Adolf von Strümpell

Lehrbuch der speziellen Pathologie und Therapie der inneren Krankheiten

für Studierende und Ärzte

Adolf von Strümpell

Lehrbuch der speziellen Pathologie und Therapie der inneren Krankheiten
für Studierende und Ärzte

ISBN/EAN: 9783742809148

Hergestellt in Europa, USA, Kanada, Australien, Japan

Cover: Foto ©Lupo / pixelio.de

Manufactured and distributed by brebook publishing software
(www.brebook.com)

Adolf von Strümpell

Lehrbuch der speziellen Pathologie und Therapie der inneren Krankheiten

Lehrbuch
der
Speciellen Pathologie und Therapie
der
inneren Krankheiten.

Für Studirende und Aerzte

von

Dr. ADOLF STRÜMPELL,
PROFESSOR UND DIREKTOR DER MEDICIN. POLIKLINIK AN DER UNIVERSITÄT LEIPZIG.

ERSTER BAND.

MIT 45 HOLZSCHNITTEN.

LEIPZIG,
VERLAG VON F. C. W. VOGEL.
1883.

MEINEM VATER

LUDWIG STRÜMPELL,

PROFESSOR DER PHILOSOPHIE AN DER UNIVERSITÄT LEIPZIG

GEWIDMET

zur Feier seines fünfzigjährigen Doctorjubiläums

AM 11. MÄRZ 1883.

VORWORT.

In dem Werke, dessen erster Band hiermit der Oeffentlichkeit übergeben wird, habe ich den Versuch gemacht, eine kurz gefasste, aber doch in Bezug auf alle wichtigen und mit Sicherheit festgestellten Thatsachen möglichst vollständige Darstellung unserer gegenwärtigen Kenntnisse im Gebiete der speciellen Pathologie und Therapie der inneren Krankheiten zu geben. Während alles Hypothetische ganz vermieden oder nur kurz angedeutet ist, suchte ich andererseits nicht nur die klinischen Erfahrungsthatsachen als solche mit hinreichender Genauigkeit aufzuzählen, sondern vorzugsweise auch durch beständige Hinweisung auf die Ergebnisse der allgemein-pathologischen und pathologisch-anatomischen Forschung ein Verständniss der Entwicklung und des inneren Zusammenhangs der einzelnen Krankheitserscheinungen herbeizuführen. In Betreff der Therapie mussten zwar häufig die Grenzen unseres Könnens hervorgehoben werden; indessen glaube ich doch die Bedürfnisse der Praxis in genügender Ausführlichkeit berücksichtigt zu haben. Um Wiederholungen zu vermeiden, sind vollständige Receptformeln nur in geringer Zahl in den Text aufgenommen. Am Schluss des Werkes wird eine reiche, geordnete Auswahl derselben als Anhang angefügt werden.

Wenn bei der Abfassung dieses Lehrbuches auch in erster Linie selbstverständlich die neuere Litteratur unseres Faches benutzt ist, so wird der kundige Leser doch an nicht wenigen Stellen die Resultate eigener Erfahrungen und Beobachtungen des Verfassers erkennen. Dieselben entstammen einer mehr als sechsjährigen Thätigkeit an der hiesigen medicinischen Klinik, deren reiches Material zuerst unter C. Wunderlichs, dann unter E. Wagners Leitung als Assistent benutzen zu können ich das Glück hatte.

Das ganze Werk ist auf zwei Bände berechnet. Die erste Abtheilung des zweiten Bandes, welche hoffentlich im Herbst dieses Jahres erscheinen kann, wird eine Darstellung der gesammten Nervenpathologie enthalten.

Leipzig, den 1. März 1883.

Adolf Strümpell.

Inhaltsverzeichniss.

Acute Infectionskrankheiten.

Krankheiten der Respirationsorgane.

ERSTER ABSCHNITT.

Krankheiten der Nase.

ZWEITER ABSCHNITT.
Krankheiten des Kehlkopfs.

DRITTER ABSCHNITT.
Krankheiten der Trachea und der Bronchien.

VIERTER ABSCHNITT.
Krankheiten der Lunge.

FÜNFTER ABSCHNITT.

Krankheiten der Pleura.

Krankheiten der Circulationsorgane.

ERSTER ABSCHNITT.

Krankheiten des Herzens.

ZWEITER ABSCHNITT.

Krankheiten des Pericardiums.

DRITTER ABSCHNITT.

Krankheiten der Gefässe.

Krankheiten der Digestionsorgane.

ERSTER ABSCHNITT.

Krankheiten der Mundhöhle, der Zunge und der Speicheldrüsen.

---

*) Im Text ist die Capitelzahl aus Versehen um eins zu gering angegeben.

Seite

ZWEITER ABSCHNITT.

Krankheiten des weichen Gaumens, der Tonsillen, des Pharynx und des Nasenrachenraums.

DRITTER ABSCHNITT.

Krankheiten des Oesophagus.

VIERTER ABSCHNITT.

Krankheiten des Magens.

FÜNFTER ABSCHNITT.

Krankheiten des Darms.

SECHSTER ABSCHNITT.
Krankheiten des Bauchfells.

SIEBENTER ABSCHNITT.
Krankheiten der Leber, der Gallenwege und der Pfortader.

ACUTE INFECTIONSKRANKHEITEN.

ERSTES CAPITEL.

Typhus abdominalis.

(Ileotyphus. Enterischer Typhus. Typhoid.)

Aetiologie. Als Ursache des abdominalen Typhus müssen wir nach unseren heutigen Anschauungen eine Infection des Körpers mit einem specifischen, organisirten Krankheitsgifte annehmen. Dieses Gift ist uns zur Zeit noch nicht mit Sicherheit bekannt. Indessen sind neuerdings von KLEBS, EBERTH und FRIEDLÄNDER in der Darmschleimhaut, den Mesenterialdrüsen und der Milz von Kranken, welche im Anfangs- und Höhestadium des Typhus gestorben waren, Spaltpilze in Form der *Bacillen* (Stäbchenbacterien) gefunden worden, welche mit Wahrscheinlichkeit als die specifischen Typhuspilze betrachtet werden dürfen. Im Blute Lebender sind dieselben noch nicht mit Sicherheit nachgewiesen worden.

Als hauptsächlichste Entwicklungsstätte für die Spaltpilze des Typhus müssen wir den *Erdboden* betrachten. In diesem vor allem sind die Bedingungen zu suchen, welche eine zeitweilige besonders reichliche Entwicklung der Typhuspilze gestatten und so den Anlass zu gehäuften Erkrankungen an Typhus, zu sogenannten *Typhus-Epidemien* geben. Von BUHL und PETTENKOFER ist der Nachweis geführt worden, dass in München bei hohem Grundwasserstande weniger, bei einem unter dem Mittel befindlichen Grundwasserstande zahlreichere Typhusfälle vorkommen. Die analoge Erscheinung hat VIRCHOW für die Typhusfrequenz in Berlin constatirt. Die dem Boden continuirlich entsteigende Grundluft kann nachgewiesenermaassen Spaltpilze mit sich führen, kann dieselben dadurch nicht nur der Luft im Freien, sondern auch unserer Stubenluft mittheilen, durch deren Einathmung dann die Infection zu Stande kommt.

Von manchen Autoren sind aber auch noch andere Möglichkeiten der Infection betont worden. Namentlich hat man dem *Trinkwasser* bei der Ausbreitung vieler Typhus-Epidemien eine grosse Rolle zugeschrieben. In diesen Epidemien sollen nur in *den* Häusern Erkrankungen vorgekommen sein, deren Bewohner die gleiche Wasserversorgung hatten. Häufig hat man in solchen Fällen eine Verunreinigung des Wassers durch benachbarte Abtritte, Senkgruben u. dgl. gefunden. Hierbei ist aber stets daran festzuhalten, dass nicht die Verunreinigung mit Abfallsstoffen und Zersetzungsproducten überhaupt, sondern nur die Beimengung der specifischen Typhuskeime die Krankheit erzeugen kann.

In England ist man in den letzten Jahren darauf aufmerksam geworden, dass in mehreren Epidemien die Ausbreitung des Typhus sich auf diejenigen Bewohner beschränkte, welche ihre *Milch* aus einer und derselben Quelle bezogen. Man hat bis jetzt aber weniger auf eine etwaige Erkrankung der milchgebenden Thiere, als auf eine Verunreinigung der Milch durch die Gefässe oder durch beigemischtes Wasser Gewicht gelegt.

In der Schweiz endlich (Epidemie in Kloten) sind nach dem Genuss von *Fleisch kranker Kälber* zahlreiche Erkrankungen vorgekommen, welche sowohl nach ihren klinischen Symptomen, als nach dem pathologisch-anatomischen Befunde von Huguenin für Abdominaltyphus gehalten worden sind.

Die *Contagiosität* des Typhus, d. h. die Uebertragung desselben *direct* von Person zu Person wird zwar von Einigen behauptet, von den Meisten aber, wohl mit Recht, ganz in Abrede gestellt. Dagegen erkranken relativ häufig Personen, welche viel mit den *Dejectionen* und der *Wäsche* Typhuskranker zu thun haben.

Die Bedingungen für eine reichlichere Entwicklung und Uebertragung der Typhuskeime sind zweifellos von der *Jahreszeit* abhängig. Nach den bisherigen Zusammenstellungen fallen die meisten Typhusepidemien in die Monate *August bis November*, während gewöhnlich vom December bis zum Frühjahr die Zahl der Typhusfälle erheblich abnimmt.

Wie bei den meisten anderen Infectionskrankheiten, hängt das Zustandekommen der Infection auch beim Typhus nicht nur von den äusseren Bedingungen, sondern auch von einer *individuellen Disposition* ab, für deren nähere Verhältnisse uns freilich bis jetzt jedes Verständniss abgeht. Auch in den stärksten Typhusherden, wo die Gelegenheit zur Infection sicher eine allgemeine ist, bleiben manche Personen von der Krankheit verschont.

Zweifellos ist der Einfluss, welchen das *Lebensalter* auf die Disposition zur Erkrankung ausübt. Der Typhus ist vor allem eine Krankheit der *jugendlichen, kräftigen Individuen* im Alter von 15—30 Jahren. Im höheren Alter wird er auffallend seltener, wenngleich auch Erkrankungen von 60- und 70-Jährigen vorkommen. Die früher oft betonte Immunität jüngerer *Kinder* gegen den Typhus beruht auf einer Verkennung der Krankheit. Nur Kinder unter einem Jahre scheinen in der That selten befallen zu werden. Im Uebrigen kommen Typhusfälle bei Kindern keineswegs selten vor.

Ein besonderer Einfluss des *Geschlechts* auf die Häufigkeit der Typhus-Erkrankung ist *nicht* mit Sicherheit zu constatiren.

Psychische Erregungen, Erkältungen, gröbere Diätfehler sollen die Disposition zur Erkrankung steigern. Andererseits hat man viele Umstände angeführt, welche eine gewisse Immunität gegen den Typhus gewähren sollen, so namentlich die Schwangerschaft, das Wochenbett, andere, bereits bestehende Krankheiten (Tuberkulose, Herzfehler u. a.). Die meisten dieser Angaben erweisen sich bei ausgedehnterer Erfahrung als sehr zweifelhaft. Sicher aber scheint zu sein, dass das *einmalige Ueberstehen* eines Typhus eine ziemliche (jedoch nicht absolute) Immunität gegen ein späteres, neues Befallenwerden von der Krankheit gewährt.

Allgemeiner Krankheitsverlauf. Vielfache Erfahrungen haben gezeigt, dass nach stattgefundener Infection mit Typhusgift erst eine gewisse Zeit verstreicht, ehe die Krankheitssymptome auftreten. Die „*Incubationsdauer*" des Typhus hat, im Gegensatz zu manchen anderen Infectionskrankheiten, keine ganz bestimmte Länge. Sie beträgt durchschnittlich 2—3 Wochen, zuweilen weniger, zuweilen sicher noch mehr. Während dieser Zeit fühlen sich die Kranken entweder noch ganz wohl oder es treten einzelne leichte Beschwerden auf, welche je nach der Empfindlichkeit der Kranken mehr oder weniger von denselben beachtet werden. Diese „*Prodromalerscheinungen*" bestehen in allgemeiner Mattigkeit, Unlust zur Arbeit, Appetitlosigkeit, leichten Kopfschmerzen, Gliederschmerzen u. dgl. Sie dauern manchmal nur wenige Tage. Nicht selten geben die Kranken später aber auch an, dass sie das „Herannahen der Krankheit schon Wochen lang in sich gefühlt hätten".

Der Uebergang der Prodromalerscheinungen in die eigentliche Krankheit geschieht zuweilen so allmählich, dass es ganz unmöglich ist, einen bestimmten Tag als *ersten* Krankheitstag zu bezeichnen und zum Ausgangspunkte der Zählung zu machen. Gewöhnlich aber sind es die ersten Fiebererscheinungen, Frösteln, Hitze und das damit verbundene vermehrte allgemeine Krankheitsgefühl, welche den Beginn der Krankheit wenigstens annähernd feststellen lassen. Ein ausgesprochener *initialer*

Schüttelfrost gehört entschieden zu den Ausnahmen.[1]) Nach dem Beginne des Fiebers werden die meisten Kranken bald bettlägerig, doch kommt es oft genug vor, dass die Kranken theils aus eigener Energie sich zwingen, oder auch durch Noth gezwungen werden, noch Tage lang fortzuarbeiten!

Man hat mehrfach versucht, den gesammten Krankheitsverlauf des Abdominaltyphus in Perioden einzutheilen. Am natürlichsten erscheint die Eintheilung in die drei Stadien der Entwicklung, der Höhe und der Abheilung der Krankheit (Stadium incrementi, St. acmes und St. decrementi). In der gewöhnlichen ärztlichen Sprechweise rechnet man am häufigsten nach Krankheitswochen. Die erste Woche entspricht dem Anfangsstadium, die zweite und in allen schwereren Fällen auch die dritte Woche der Höhe der Krankheit, die vierte (in den leichten Fällen die dritte) Woche der Abheilung. Bei der grossen Mannigfaltigkeit des Krankheitsverlaufes kommen aber natürlich die verschiedensten Abweichungen von diesem Schema vor.

In der *ersten Woche*, dem *Initialstadium*, nehmen die allgemeinen Krankheitserscheinungen rasch zu. Die Kranken werden in schwereren Fällen sehr matt und hinfällig, haben meist ziemlich intensiven *Kopfschmerz*, vollständige Appetitlosigkeit, aber starken Durst. Das allmählich immer höher ansteigende *Fieber* gibt sich durch die subjectiven Empfindungen des abwechselnden Frostes und der Hitze, objectiv durch die heisse, trockne Haut, die trocknen Lippen, die *trockne, belegte Zunge* zu erkennen. Der Schlaf ist unruhig. Hervorstechende Symptome von Seiten der Brust- und Abdominalorgane fehlen meistens. Nur zuweilen klagen die Kranken über Oppressionsgefühl auf der Brust oder haben etwas Husten. Der *Puls* ist beschleunigt, voll, zuweilen schon jetzt dicrot. Manchmal tritt vorübergehend mässiges *Nasenbluten* ein. Der *Leib* ist gewöhnlich nicht besonders aufgetrieben, gar nicht oder nur wenig empfindlich. Der *Stuhl* ist meist angehalten. Die *Milz* zeigt meist schon jetzt eine deutlich nachweisbare Schwellung.

Gewöhnlich schon vor dem Ende der ersten Woche beginnt das *Höhestadium* der Krankheit. Die schweren Allgemeinerscheinungen halten an oder steigern sich noch weiter. Das Fieber erhält sich dauernd auf einer ziemlichen Höhe. Die Benommenheit der Kranken nimmt zu. Nicht selten stellen sich, besonders Nachts, *Delirien* ein. Auf den

---

1) Nach den Darstellungen mancher Autoren zu schliessen, scheint an einigen Orten ein initialer starker Frost häufiger vorzukommen. Bei uns in Leipzig kommt ein initialer Schüttelfrost sehr selten vor.

Lungen entwickelt sich eine mehr oder weniger intensive und ausgebreitete *Bronchitis*. Der Leib wird stärker aufgetrieben. Auf der Rumpfhaut treten gewöhnlich am Anfange der zweiten Woche eine Anzahl kleiner, blassrother Flecke, die *Roseolen*, auf. An Stelle der Verstopfung tritt ein mässig starker *Durchfall*. Täglich erfolgen 2—4 dünne, hellgelbe Stühle.

Die *dritte Woche*, während welcher in den schweren Fällen die genannten Symptome fortdauern, ist vorzugsweise die Zeit der zahlreichen *Complicationen* und besonderen Krankheitsereignisse, von denen unten ausführlich die Rede sein wird. Nimmt die Krankheit einen günstigen Verlauf, so tritt am Ende der dritten Woche ein *Nachlass des Fiebers* ein. Damit werden gewöhnlich auch die Allgemeinerscheinungen besser. Das Sensorium wird freier, die Kranken schlafen besser, bekommen etwas Appetit. Die vorhandenen Erscheinungen von Seiten der Lungen, der Digestionsorgane lassen nach und die Kranken treten allmählich in die *Reconvalescenz* ein.

Dieser kurzen Skizze des Krankheitsverlaufes entsprechen die meisten ausgebildeten mittelschweren Fälle. Ausser diesen aber gibt es noch so zahlreiche Formen und Abweichungen von dem gewöhnlichen Bilde der Krankheit, dass es fast unmöglich erscheint, vollständig alle Vorkommnisse beim Abdominaltyphus aufzuzählen. Dazu kommt, dass die *einzelnen Epidemien nach Zeit und Ort Verschiedenheiten ihres Gesammtcharakters darbieten*. Besondere Verlaufsweisen, einzelne specielle Complicationen treten in manchen Epidemien häufiger auf, als in anderen.

Wir beginnen die Darstellung der specielleren Verhältnisse mit der Besprechung des Fieberverlaufes.

Fieberverlauf. Die Beobachtung der Eigenwärme beim Typhus ist so unerlässlich nothwendig für die Beurtheilung jedes einzelnen Falles, dass kein wissenschaftlicher Arzt einen Typhus ohne regelmässig angestellte Temperaturmessungen behandeln darf. Die Messungen sollen, wenn möglich, im Rectum gemacht werden. Die Häufigkeit der Messungen muss sich natürlich nach den äusseren Umständen richten, doch werden 2—4 Messungen täglich wohl meist angestellt werden können. Nachts, zumal wenn die Kranken schlafen, braucht in der Regel nicht gemessen zu werden. Eine Uebersichtlichkeit des Fieberverlaufs ist nur dadurch zu gewinnen, dass die Einzelmessungen graphisch in einer fortlaufenden „*Temperaturcurve*“ dargestellt werden.

Die typische Curve des Abdominaltyphus (vgl. Fig. 1) zerfällt in drei resp. vier Abschnitte. Der erste Abschnitt, die *Initialperiode* oder das *pyrogenetische Stadium*, kommt am seltensten zur Beobachtung, da die

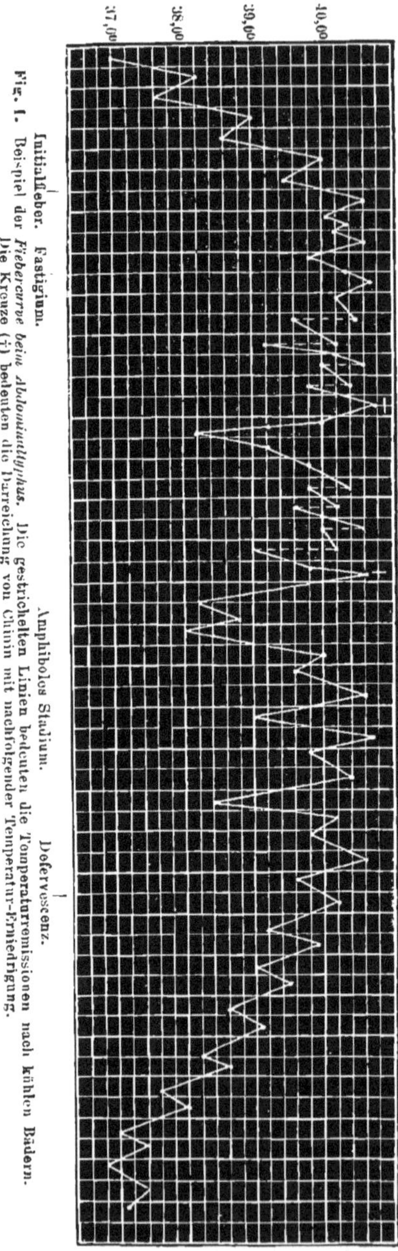

Fig. 1. Beispiel der *Fiebercurve beim Abdominaltyphus.* Die gestrichelten Linien bedeuten die Temperaturremissionen nach kühlen Bädern. Die Kreuze (+) bedeuten die Darreichung von Chinin mit nachfolgender Temperatur-Erniedrigung.

Kranken zu dieser Zeit meist noch nicht ärztlich behandelt werden. Die Initialperiode des Fiebers dauert etwa 3—4 Tage, während welcher die Temperatur *allmählich staffelförmig ansteigt,* so dass sowohl die Morgen- wie die Abendtemperatur jedes Tages ca. 1°—1½° höher, als an dem vorhergehenden Tage ist. Ein plötzliches hohes Ansteigen des Fiebers, wie bei manchen anderen Krankheiten, kommt im Beginne des Abdominaltyphus nicht vor.

Der zweite Abschnitt der Curve stellt das sogenannte *Fastigium* dar. Es entspricht dieses dem Höhestadium der Krankheit. Während dieser Zeit zeigt das Fieber in den meisten schwereren Fällen im Allgemeinen den Charakter der „*Febris continua*", d. h. die spontanen Remissionen des Fiebers betragen selten mehr, als 1° C. Hierbei fallen fast stets die tieferen Temperaturen in die Morgenstunden, die höheren in die Abendstunden. Die Morgenremissionen betragen in den mittelschweren Fällen 39,0°—39,5°, die Abendexacerbationen 40,0° bis 40,5°. Temperaturen, welche an 41° C. heranreichen oder diese Höhe überschreiten, kommen nur in sehr schweren Fällen vor. Tiefere Morgenremissionen sind stets ein günstiges Zeichen, während Morgentemperaturen von 40° C. und darüber gewöhnlich auf einen schweren Verlauf schliessen lassen. Die Dauer des Fastigiums ist je nach der Schwere und Hartnäckigkeit des Falles verschieden. Sie kann nur wenige Tage betragen oder 1 ½—2 Wochen, in intensiven Fällen noch länger.

In vielen leichten und mittelschweren Fällen schliesst sich unmittelbar ans Fastigium die Periode der Abheilung an. In schweren Fällen aber schiebt sich nicht selten zwischen diese beiden Perioden noch ein Stadium ein, welches WUNDERLICH sehr bezeichnend das *amphibole Stadium* genannt hat. Die Temperaturcurve wird unregelmässig, schwankender. Die Morgenremissionen sind zuweilen schon recht tief, ja bis an die Norm reichend, die Abendtemperaturen aber oft noch sehr hoch. Man hat daher dieses Stadium auch die *„Periode der steilen Curven"* genannt. Im Allgemeinen gilt überhaupt der Satz, dass man, je längere Zeit ein Abdominaltyphus andauert, um so mehr Unregelmässigkeiten im Fieberverlauf erwarten muss.

Das letzte Stadium, in den leichten und mittelschweren Fällen das *dritte*, in den schweren Fällen gewöhnlich erst das *vierte*, ist die *Periode der Defervescenz, der Abheilung.* Das Charakteristische dieser Periode beim Typhus liegt darin, dass die Entfieberung niemals kritisch (rasch), sondern stets allmählich, in Form einer *Lysis* geschieht. Gewöhnlich geht die Temperatur staffelförmig hinunter, so dass mit jedem folgenden Tage sowohl die Morgenremissionen, als auch die Abendsteigerungen um ½—1° C. niedriger werden. Die Zickzack-Form der Curve, wobei kleine Unregelmässigkeiten natürlich sehr häufig vorkommen, muss als die Regel gelten. Die Dauer der Defervescenz ist gewöhnlich eine längere, als die Dauer des Initialstadiums. Sie beträgt etwa 5—8 Tage, oft noch mehr. Nicht gar selten findet die Entfieberung aber auch in der Weise statt, dass die Morgenremissionen vom Beginn der Defervescenz-Periode an sogleich sehr tief, bis zur Norm hinuntergehen, während die Abendsteigerungen von Tag zu Tag niedriger werden, bis auch sie die Norm nicht mehr übersteigen. Viel seltner kommt eine dritte Form der Abheilung vor, bei welcher die Morgenremissionen alltäglich tiefer werden, während die Abendsteigerungen noch einige Tage lang etwa die gleiche Höhe beibehalten. Einigemal habe ich das Fieber während der Abheilung einen tertianen Typus annehmen sehen.

An die eben gegebene Darstellung des Fiebertypus müssen wir jetzt noch eine Anzahl praktisch wichtiger Bemerkungen anknüpfen.

Die *Initialperiode* bietet besondere Abweichungen von dem angegebenen Verhalten nicht dar.

Das *Fastigium* zeigt, wie schon erwähnt, die grössten Verschiedenheiten in seiner Dauer. In leichten Fällen *fehlt es ganz*, so dass diese nur aus einer Periode des allmählich ansteigenden Fiebers und einer sich fast unmittelbar daran anschliessenden allmählichen Defervescenz bestehen. Die Gesammtdauer solcher leichter Fälle beträgt nur 1½ bis 2 Wochen. In anderen, ziemlich häufigen Fällen, welche zwar oft recht lange dauern, aber doch meist zu den *leichten* gehören, zeigt das Fieber nicht den continuirlichen Charakter, sondern ist *remittirend*. Die Unterschiede zwischen den Morgen- und Abendtemperaturen betragen 1½—2°. Wir haben in Leipzig, namentlich in der Herbstepidemie 1878, sogar eine Anzahl Fälle gesehen, wo das Fieber fast während der ganzen Krankheit exquisit *intermittirend* war, wo während 2—3 Wochen stets auf normale Morgentemperaturen abendliche Steigerungen bis 40° und darüber folgten. Auch diese Fälle gehörten ihrem Gesammtverlauf nach zu den leichteren.

Verschiedene Einflüsse (abgesehen von therapeutischen Eingriffen) können im Verlauf des Fastigium eine *vorübergehende tiefere Temperaturremission* zur Folge haben. Am 7.—10. Tage der Krankheit kommt eine solche zuweilen spontan vor. Beim Eintritt stärkerer *Darmblutungen* (s. unten) sinkt die Temperatur häufig mehrere Grade, ebenso bei den seltneren starken *Blutungen aus der Nase*. Tritt bei typhuskranken Frauen *Abort* oder *Frühgeburt* ein, so beobachtet man ebenfalls oft einen tiefen Niedergang der Eigenwärme, selbst wenn der Blutverlust dabei nicht sehr stark ist. Auch *Darmperforationen* bewirken häufig rasches Sinken der Temperatur. Zuweilen werden eintretende *Psychosen* von einer mässigen, aber auffallenden Erniedrigung der Temperatur begleitet. Endlich sind die mit eintretender Herzschwäche (sehr kleiner, aber ungemein frequenter Puls) und allgemeiner Prostration verbundenen plötzlichen tiefen Senkungen der Temperatur zu erwähnen, welche man als *Collaps* bezeichnet. Jeder derartige stärkere Collaps gehört zu den gefährlichsten Ereignissen und erfordert ein rasches und energisches Eingreifen von Seiten des Arztes.

Eintretende *locale Complicationen* (Pneumonien, Entzündungen der Parotis u. a.) sind häufig mit einer weiteren *Steigerung des Fiebers* verbunden. Zugleich wird das Fieber dabei oft unregelmässiger.

Die *Periode der Defervescenz* erleidet am häufigsten dadurch eine Abweichung von dem typischen Verhalten, dass sie sich sehr in die Länge zieht, in ein „*lentescirendes Stadium*“ übergeht. Die Temperaturen sind Morgens meist normal, Abends treten aber immer wieder kleine oder mässige Fiebersteigerungen ein. Die Ursache dieses lange Zeit anhaltenden Fiebers kann manchmal in irgend einer noch nicht völlig abgeheilten Localcomplication gefunden werden, sehr häufig ist aber eine solche auch nicht nachweislich. Man ist dann gewöhnlich geneigt, an lentescirende, nicht zur Heilung gelangende Darmgeschwüre oder an Affectionen der Mesenterialdrüsen u. dgl. zu denken. Die Dauer des lentescirenden Fiebers kann Wochen betragen. Dasselbe schliesst sich besonders an abgelaufene *schwere* Fälle an, doch können namentlich bei älteren oder sonst schwächlichen Leuten auch leichtere Fälle relativ früh den lentescirenden Charakter annehmen.

Der Eintritt in die völlige *Reconvalescenz* ist durch kein einziges Anzeichen auch nur annähernd so sicher zu bestimmen, als durch das Ausbleiben der Temperatursteigerungen. Zuweilen treten aber in der Reconvalescenz vorübergehende *neue Temperatursteigerungen* ein, nach einem *Diätfehler*, nach länger dauernder *Obstipation* oder nach einer *psychischen Erregung*. In anderen Fällen hängt das neue Fieber von irgend einer *localen Nachkrankheit*, z. B. einem Furunkel, einem Drüsenabscess u. dgl. ab. Manchmal ist aber auch eine Ursache für das Fieber trotz genauester Untersuchung nicht nachweislich. So kommen namentlich in der ersten Zeit der Reconvalescenz zuweilen hohe, sogar unter Frost eintretende Steigerungen vor, die sich einigemal wiederholen können, stets aber bald zur Norm zurückkehren. Für diese kurzdauernden, aber hohen Fiebersteigerungen lässt sich gewöhnlich gar keine bestimmte Ursache nachweisen. Vielleicht darf man an eine Affection der Mesenterial-Lymphdrüsen denken. Jedoch sind diese plötzlichen hohen Steigerungen fast immer ohne weitere Bedeutung.

Die unter den eben angegebenen Verhältnissen eintretenden neuen Fiebersteigerungen bezeichnet man am besten als *Nachfieber* im Gegensatz zu den eigentlichen *Typhus-Recidiven.* Beim abdominalen Typhus kann sich nämlich nach Ablauf der Krankheit der ganze Process noch einmal wiederholen, welchen Vorgang man mit dem Namen eines *Recidivs*, eines *Rückfalls* bezeichnet. Die näheren Verhältnisse des Fiebers hierbei werden unten im Zusammenhange mit allen übrigen Eigenthümlichkeiten der Typhus-Recidive besprochen werden.

Erscheinungen und Complicationen von Seiten der einzelnen Organe.[1])

1. **Digestionsapparat.** Wenn wir bei der Besprechung der specielleren Verhältnisse mit den Erscheinungen von Seiten des *Darmkanals*

1) Um Wiederholungen zu vermeiden, haben wir im Folgenden die Besprechung der *anatomischen Veränderungen* mit der Darstellung der klinischen Symptome vereinigt.

beginnen, so ist dies dadurch gerechtfertigt, dass die *anatomischen Veränderungen* im Darm für den Abdominaltyphus von pathognostischer Bedeutung sind und demselben seinen Namen verschafft haben. In *klinischer* Beziehung können diese Veränderungen zwar zuweilen auch von hervorragendster Bedeutung werden, in der Mehrzahl der Fälle aber treten die Darmerscheinungen klinisch gegenüber den von der Gesammtinfection des Körpers abhängigen Allgemeinerscheinungen durchaus in den Hintergrund.

Die charakteristisch typhöse Darmaffection besteht in einer Erkrankung der *Peyer'schen Plaques*, besonders im *unteren Ileum.* In der ersten Woche schwellen die Plaques an (*Stadium der markigen Infiltration*). In der zweiten Woche bilden sich auf der Oberfläche derselben *nekrotische Schorfe*, welche sich in der dritten Woche abstossen und so die Entstehung der *typhösen Geschwüre* bewirken. Gegen Ende der dritten Woche *reinigen* sich die Geschwüre, worauf in der vierten Woche die *Heilung* der Geschwüre erfolgt. Es bilden sich glatte, oft diffus pigmentirte *Narben*, welche erfahrungsgemäss nie zu Stenosirungen des Darmes führen. Ausser an den eigentlichen Plaques gehen dieselben Processe auch an mehr oder weniger zahlreichen *solitären Follikeln* vor sich. An der übrigen Schleimhaut finden sich die Zeichen des einfachen Katarrhs.

Die Zahl und Intensität der gebildeten Geschwüre steht durchaus nicht constant in directem Verhältniss zur Schwere des Falles. Wenn auch häufig eine besonders ausgebreitete Darmaffection bei tödtlich endenden Fällen gefunden wird, so beobachtet man andrerseits auch *letale Fälle, bei denen sich nur einige wenige Geschwüre im Darm vorfinden.* In Fällen mit ausgebreiteter Darmaffection findet man oft auch im *Dickdarm* follikuläre Geschwüre (*Colotyphus*).

Man hat Grund anzunehmen, dass in den leichten Typhusfällen gar keine ausgedehntere Geschwürsbildung stattfindet, sondern die markige Schwellung unmittelbar wieder in die Norm übergeht.

Die *klinischen Symptome von Seiten des Darmkanals* treten, wie gesagt, nur ausnahmsweise in den Vordergrund der Krankheit. In der ersten Zeit des Typhus besteht in der Regel *Verstopfung.* Dieselbe kann in manchen Fällen während der ganzen Krankheit andauern, so dass die Kranken nur alle 2—3 Tage, häufig erst nach einem Clysma, eine Stuhlentleerung haben. In der Regel aber stellt sich von der zweiten Woche an ein mässiger *Durchfall* ein. Die Zahl der täglich entleerten Stühle beträgt etwa 2—4, zuweilen auch mehr. Ihr Aussehen ist gewöhnlich charakterisirt durch die hellgelbe Farbe („*erbsen-*

farbene Stühle"). Beim Stehen schichten sie sich in eine obere, trübe, flüssigere und in eine untere, aus gelben, krümlichen Massen bestehende Schicht. Ihre Reaction ist meist alkalisch und finden sich daher in ihnen mikroskopisch oft zahlreiche Tripelphosphat-Krystalle.

Starke Diarrhoeen (10—20 Stühle täglich) kommen relativ selten vor. In einigen schweren Fällen sahen wir die Stühle einen dysenterischen Charakter annehmen. Die Section zeigte hier eine besonders starke Affection des Colon, mit diphtheritischer Entzündung der Schleimhaut desselben.

Meteorismus des Darms, besonders des Dickdarms, kommt sehr häufig vor, bleibt aber in der Mehrzahl der Fälle in mässigen Grenzen. Es kommen schwere Typhusfälle vor, bei welchen der Leib sogar stets eingesunken ist. Sehr hochgradiger Meteorismus ist eine unangenehme Complication. Wir sahen einen letal endenden Fall mit ungewöhnlich hochgradigem Meteorismus, bei welchem es sich um einen fast ausschliesslichen *Colotyphus* handelte. Die kolossale Ausdehnung des ganzen Dickdarms hatte die Auftreibung des Leibes bewirkt. Das bei vielen Typhuskranken durch Druck auf die Ileocoecalgegend zu erzeugende Geräusch („*Ileocoecalgurren*") galt früher, aber wohl mit Unrecht, als besonders charakteristisch für den Typhus. *Spontaner Leibschmerz* fehlt häufig ganz. Zuweilen aber kommen doch Fälle vor, wo die Patienten fast während der ganzen Krankheit immerfort über Leibschmerzen klagen. Gegen *Druck* ist der Leib meist etwas, selten hochgradig empfindlich. Stärkere Druckempfindlichkeit findet sich zuweilen bei eintretender Verstopfung. Manchmal weist sie auch auf eine Betheiligung des Peritoneums (auch *ohne* Perforation, s. unten) hin.

Wir haben jetzt noch zwei praktisch äusserst wichtige Erscheinungen zu besprechen, welche beide in directem Zusammenhange mit der Natur der typhösen Darmerkrankung stehen: die Darmblutungen und die Perforation des Darmes.

Darmblutungen entstehen im Verlauf des Typhus fast immer dadurch, dass bei der Bildung und Abstossung der Geschwürsschorfe Gefässwände arrodirt werden. Das Blut wird in den Darm ergossen und mit dem Stuhl entleert. Die Darmblutungen kommen, entsprechend den anatomischen Vorgängen an den Peyer'schen Plaques, am häufigsten gegen Ende der zweiten und in der dritten Woche des Typhus vor. Die Menge des entleerten Blutes kann $^1/_2$—1 Liter und mehr betragen. Die Farbe desselben ist meist ziemlich dunkel, die späteren Stühle sehen gewöhnlich theerartig schwarz aus. LIEBERMEISTER gibt an, bei 7,3 % der Typhuskranken Darmblutungen beobachtet zu haben,

Griesinger bei 5,3 %. Wir selbst sahen in den letzten Jahren in der Leipziger medicinischen Klinik unter 472 Fällen 45 mal Darmblutung, also bei 9,5 %. In den einzelnen Epidemien ist aber die Häufigkeit recht verschieden. Sie stieg z. B. im Jahre 1880 auf 18 %.

Die *Bedeutung der Darmblutung* ist stets eine ernste. Auch geringe Blutungen sind zu beachten, da sie die Vorläufer stärkerer Blutungen sein können. Doch werden häufig auch schwere Darmblutungen von den Kranken glücklich überstanden. Von den oben erwähnten 45 Typhusfällen mit Darmblutung endeten 26 mit völliger Genesung. In 8 Fällen trat der Tod als unmittelbare Folge der Blutung ein. 11 Fälle endeten später noch tödtlich.

Nach jeder stärkeren Darmblutung treten die Zeichen der allgemeinen Anämie, oft auch des Collapses hervor. Das Sinken der Eigenwärme ist schon oben erwähnt. Auf schwere Gehirnerscheinungen wirkt die Blutung zuweilen insofern günstig ein, als die vorher benommenen oder delirirenden Kranken klarer werden. Manchmal schliesst sich die Abheilung des Typhus unmittelbar an die Blutung an.

Viel ominöser, als die Darmblutungen, ist der Eintritt einer *Darmperforation* in Folge Durchbruchs eines Typhusgeschwürs, und die sich daran anschliessende *eitrige* oder gar *jauchige Peritonitis.* Der Eintritt der Perforation ist zuweilen durch einen vom Kranken plötzlich empfundenen heftigen *Schmerz* markirt, kann in schweren Fällen aber auch leicht übersehen werden. Der Leib wird meist (nicht immer) stark *aufgetrieben und gegen Druck sehr empfindlich,* so dass auch benommene Kranke bei der Untersuchung stöhnen. Der Nachweis des Eintritts von Luft in die Bauchhöhle durch Verschwinden der Leberdämpfung ist unsicher, da die Leberdämpfung auch durch vorgelagerte, aufgetriebene Darmschlingen verdeckt sein kann. Das Aussehen der Kranken bei eingetretener Perforation wird rasch sehr verfallen, die Wangen sinken ein, die Nase wird spitz und kühl. Häufiges *Aufstossen* und *Erbrechen* stellen sich meist ein. Der Puls wird klein, sehr frequent. Die Eigenwärme sinkt gewöhnlich mit dem Eintritt der Peritonitis. Später macht sie meist grosse Schwankungen.

Darmperforationen kommen am häufigsten in der 3.—4. Krankheitswoche vor. In lentescirenden Fällen sind aber auch noch sehr spät eintretende Perforationen zu befürchten. Die Perforation erfolgt meist in einer der unteren Dünndarmschlingen, selten auch im Processus vermiformis oder im Dickdarm. Fast ausnahmslos tritt rasch, spätestens nach einigen Tagen der Tod ein. Unter 56 Todesfällen an Typhus in den letzten Jahren verloren wir 5 d. i. 9% an Perforationsperitonitis.

Vereinzelte Fälle von *Heilung* sind berichtet worden, bei denen die Peritonitis durch rasche Verklebung der Därme wahrscheinlich beschränkt blieb.

Hier sei erwähnt, dass beim Typhus zuweilen auch durch directe Fortsetzung des Processes auf die Serosa ohne eigentliche Perforation locale oder allgemeinere *Peritonitis* entstehen kann. In einem Fall sahen wir durch die peritonitischen Stränge und Pseudomembranen eine völlige Abknickung des Darmes, *Ileus* und Tod eintreten.

Fast ebenso constant, wie die anatomischen Veränderungen im Darm, findet sich beim Typhus eine *Anschwellung der mesenterialen* (seltner auch der retroperitonealen) *Lymphdrüsen.* Zuweilen kommt es zur Erweichung (Vereiterung) derselben. In abgelaufenen Fällen findet man in den Drüsen häufig starke Kalkablagerungen. *Klinisch* sind diese Veränderungen insofern wichtig, als man, wie erwähnt, ein kürzer oder länger dauerndes Nachfieber ohne sonst nachweisliche Ursache beim Typhus meist auf die Affection der Mesenterialdrüsen bezieht. In einigen seltenen Fällen hat man auch in Folge des Durchbruchs einer vereiterten Drüse allgemeine Peritonitis beobachtet.

Anschwellung der Milz (acuter Milztumor) gehört, wie bei vielen anderen acuten Infectionskrankheiten, so auch beim Abdominaltyphus zu den constantesten Erscheinungen. Die Vergrösserung der Milz ist oft schon gegen Ende der ersten Woche nachweislich und daher von ziemlich grosser diagnostischer Bedeutung. Die Percussion der Milz wird aber gerade beim Typhus durch den bestehenden Meteorismus zuweilen recht erschwert und unsicher. Der sicherste Nachweis der Milzvergrösserung geschieht daher immer durch die *Palpation*, welche bei einiger Uebung in der Mehrzahl der Fälle ein positives Resultat ergibt. *Fehlen des Milztumors* beobachtet man am häufigsten beim Typhus der älteren Leute. Auch nach starken Darmblutungen kann die Milz beträchtlich abschwellen. *Schmerzen in der Milzgegend,* durch Zerrung der ausgedehnten Kapsel entstanden, kommen relativ selten vor. Die zuweilen entstehenden *Milzinfarcte* können in seltenen Fällen Ausgangspunkt einer Peritonitis werden.

Symptome von Seiten der *Leber* kommen beim Typhus nur selten vor. Die anatomischen Vorgänge der *„parenchymatösen Degeneration“* und die häufigen, kleinen, von Wagner entdeckten *Lymphombildungen* in der Leber haben keine klinische Bedeutung. Die secernirte *Galle* ist gewöhnlich blass, an Menge gering, wovon zum Theil die helle Färbung der Stühle abhängig ist. *Icterus* wird nur selten beim Typhus beobachtet. Eine sehr seltene von Anderen und auch von uns einmal gesehene Complication ist *acute gelbe Leberatrophie.*

Der *Magen* bietet beim Typhus keine besonderen anatomischen Veränderungen dar. *Appetitlosigkeit* ist ein fast constantes Symptom im Beginn und im grössten Theil des Verlaufs aller schwereren Fälle. Erst mit dem Beginn der Abheilung stellt sich gewöhnlich etwas Appetit ein, welcher bei ungestörter Reconvalescenz bald einen beneidenswerthen Grad erreicht. *Erbrechen* im Beginn oder im Verlauf der Krankheit kommt in der Regel nur dann vor, wenn ein Diätfehler begangen wird. Als Symptom der Peritonitis haben wir es schon oben erwähnt.

Die Veränderungen in der *Mundhöhle* und im *Rachen* der Typhuskranken verdienen grosse Aufmerksamkeit von Seiten des Arztes. Die *Lippen* und die *Zunge* sind in schweren Fällen trocken und rissig. Erstere sind oft mit trocknen, schwärzlichen Krusten bedeckt („fuliginöser Belag“). Die Zunge ist Anfangs gewöhnlich stark belegt, später reinigt sie sich von den Seiten und von der Spitze aus. In schweren Fällen tritt, namentlich bei ungenügender Reinhaltung des Mundes, leicht stärkere *Stomatitis* ein, wobei es zu oberflächlichen Ulcerationen in der Mundschleimhaut und an den Zungenrändern kommen kann. Das *Zahnfleisch* wird locker, leicht blutend, von *scorbutischer* Beschaffenheit.

Wirkliche *Angina* kommt, wenigstens bei uns in Leipzig, zu Anfang des Typhus fast nie vor. Die oft geklagten Schlingbeschwerden beruhen auf der Trockenheit des Pharynx. In schweren Fällen kann es zu *Soorbildung* im Rachen kommen, welche sich dann oft weit in den Oesophagus hinein fortsetzt.

Besondere Bedeutung erhalten die Veränderungen der Mundhöhle dadurch, dass sie sich auf wichtige benachbarte Organe unmittelbar fortsetzen können. Auf diese Weise entstehen namentlich die in schweren Fällen nicht gar seltenen *Entzündungen des Mittelohres*, welche zu Perforation des Trommelfells und eitrigem Ohrenausfluss führen. Auch die nicht seltenen *Entzündungen der Parotis* entstehen unseres Erachtens auf analoge Weise, während sie von Anderen als besondere Localisation des typhösen Giftes angesehen werden. Die Parotitiden kommen am häufigsten in der dritten Krankheitswoche vor, gewöhnlich einseitig, zuweilen auch beiderseitig. Sie gehen fast immer in Eiterung über und brechen nach aussen oder in den äusseren Gehörgang durch, wenn nicht rechtzeitige Incision erfolgt.

2. **Respirationsorgane.** *Lungenaffectionen* gehören zu den häufigsten und wichtigsten Complicationen des Typhus, sie stehen aber grösstentheils *nicht* in directer Beziehung zu der typhösen Infection. Die *Bronchitis*, welche man in schweren Fällen, namentlich solchen, die erst spät in geeignete Behandlung kommen, sehr häufig antrifft, beruht gewiss vor-

vorzugsweise nur auf der mangelhaften Expectoration des Bronchialsecrets und auf Aspiration von Entzündungserregern aus der Mund- und Rachenhöhle.

Zahlreiche leichtere und mittelschwere Fälle von Typhus verlaufen bei geeigneter Pflege ohne jede nachweisbare Bronchitis. In vielen anderen, oft auch schweren Fällen, bleibt die Bronchitis in mässigen Schranken, namentlich wenn die Kranken frühzeitig in richtige Pflege und Behandlung kommen. In schweren Fällen aber, bei denen stärkere Störungen von Seiten des Nervensystems auftreten, wo die benommenen Kranken schlecht expectoriren, sich häufig verschlucken, beständig in passiver, herabgesunkener Rückenlage verharren, lässt sich das Auftreten einer stärkeren diffusen Bronchitis, vorzugsweise in den unteren Lungenlappen, kaum vermeiden. In solchen Fällen bleibt es auch meist nicht bei einer blossen Bronchitis, sondern es treten *katarrhalische, lobuläre Pneumonien* auf. In die Kategorie der Aspirationspneumonien gehören auch fast immer die sogenannten *hypostatischen Pneumonien.* Aus der Art der Entstehung der Lungenaffectionen ist es begreiflich, dass die Bronchitis zuweilen einen putriden Charakter annimmt und dass die lobulären Herde in schweren Fällen nicht selten in echte *Gangrän* übergehen. Reichen solche Herde bis an die Pleura heran, so geben sie den Anlass zur Entstehung einer fast immer *eitrigen Pleuritis.* In seltenen Fällen kann durch Perforation eines Gangränherdes in die Pleura *Pneumothorax* zu Stande kommen. Verschiedene Umstände begünstigen das Auftreten der Lungenerscheinungen. So sieht man bei älteren Leuten, bei Kyphoskoliotischen, bei Kranken, die schon vorher an Emphysem, an Herzfehlern u. dgl. litten, besonders leicht sich schwerere Bronchitis mit ihren Folgezuständen entwickeln.

Die *subjectiven Brustbeschwerden* treten bei den Typhösen mit Lungencomplicationen meist nicht sehr in den Vordergrund. Nur zuweilen kommen Fälle vor, wo die Kranken von Anfang an viel über Brustschmerzen und Beklemmung auf der Brust, Husten und Seitenstechen klagen. Doch braucht in solchen Fällen der objective Befund der Lungenuntersuchung gar nicht immer besonders hochgradig zu sein. Die schwereren Lungencomplicationen kommen meist bei solchen Kranken vor, deren Sensorium mehr oder weniger benommen ist. Dieselben klagen daher wenig, empfinden die Dyspnoë nicht sehr, husten und expectoriren nur wenig. In solchen Fällen kann nur eine genaue *objective Untersuchung der Lungen* über deren Zustand Auskunft geben. Bei der Auscultation findet man in den leichteren Fällen vorwiegend trockne, pfeifende, bronchitische Geräusche, in den schwereren Fällen, namentlich über den unteren Lungenlappen, feuchtes, feineres oder gröberes Rasseln. Man wird bei reichlichen, feuchten Rasselgeräuschen gewöhnlich mit Recht schon die Bildung lobulärer Pneumonien vermuthen dürfen, obwohl deren sicherer Nachweis erst beim Confluiren der Herde zu ausgedehnteren Verdichtungen, welche Dämpfung des Percussionsschalls verursachen, möglich ist.

Ausser den bisher genannten Lungenaffectionen kommen aber beim Typhus auch echte, *lobäre, croupöse Pneumonien* vor. Diese müssen in der That als directe Wirkungen („Localisationen") des typhösen Giftes aufgefasst werden. Die croupöse Pneumonie beim Typhus unterscheidet sich anatomisch nicht von der gewöhnlichen genuinen Pneumonie. Sie tritt manchmal schon früh, in der zweiten Krankheitswoche auf, befällt sowohl die unteren, wie die oberen Lungenlappen. Liebermeister gibt auch an, in der Reconvalescenzzeit nicht selten lobäre Pneumonien beobachtet zu haben. In Fällen mit frühzeitigem Eintritt der Pneumonie kann die Diagnose zwischen Typhus und primärer Pneumonie zuweilen recht schwierig sein[1]).

Larynxaffectionen. Einfache *katarrhalische*, zu Heiserkeit führende *Laryngitis*, in schwereren Fällen verbunden mit oberflächlichen *Geschwüren* an den Stimmbändern oder an der hinteren Kehlkopfwand, ist auf dieselben Ursachen, wie die Bronchitis, zurückzuführen. Viel gefährlicher sind die zum Glück nur selten auftretenden tiefgreifenden Processe im Kehlkopf, namentlich die an den Aryknorpeln vorkommende *Perichondritis laryngea.* Sie gilt mit Recht als eine prognostisch stets sehr ungünstige Complication, welche durch ein rasch eintretendes *Glottisödem* hochgradige Kehlkopfstenose und Erstickungsgefahr erzeugen kann. Diese schweren typhösen Larynxaffectionen werden von Einigen, namentlich von Klebs, stets für directe Wirkungen des typhösen Infectionsstoffes gehalten.

Von *Affectionen der Nasenschleimhaut* sind die *Blutungen* aus der Nase als wichtig zu erwähnen. Sie kommen im Beginn des Typhus ziemlich häufig vor und haben dann insofern sogar eine günstige Einwirkung, als sie nicht selten den Kopfschmerz der Kranken mildern. In der späteren Zeit kann Nasenbluten aber eine sehr unangenehme Complication werden, da es zuweilen sehr schwer zu stillen ist. Wir haben einen Fall durch unstillbares Nasenbluten tödtlich enden sehen. Sonstige

---

1) Vgl. in dem Capitel über croupöse Pneumonie die Bemerkungen über den sogenannten „*Pneumotyphus*".

Affectionen der Nase kommen fast nie vor. Es gilt sogar als alte Regel, dass der Typhus niemals mit Schnupfen anfängt.

3. **Nervensystem.** Schon die alte, bei Laien noch jetzt gebräuchliche Bezeichnung „*Nervenfieber*“ für den Typhus weist auf die Häufigkeit und Schwere der vorkommenden nervösen Störungen hin. Eine gewisse leichte *Benommenheit* des Sensoriums fehlt nur in wenigen schwereren Fällen. Häufig steigert sie sich zu grösserer Apathie und Somnolenz. Die Kranken antworten sehr einsilbig und unvollständig auf alle Fragen, ihre anamnestischen Angaben sind oft verkehrt und widersprechend. In den schwersten Fällen kommt es zu Sopor und tiefem Coma. Die älteren Aerzte bezeichneten die Fälle mit dieser Form der nervösen Störungen als *febris nervosa stupida.* Im Gegensatz hierzu stand die *f. nervosa versatilis,* diejenige Form nervöser Störung, bei welcher psychische Erregungszustände vorherrschen. *Delirien* gehören in schwereren Fällen zu den häufigsten Erscheinungen. Namentlich wenn die Kranken sich selbst überlassen sind und während der Nacht sind die Delirien am stärksten. Die Kranken versuchen in Folge ihrer Wahnvorstellungen das Bett zu verlassen, unterhalten sich über Personen und Gegenstände ihrer früheren Umgebung, sind oft sehr laut und unruhig, schreien laut auf, wenn sie von ängstlichen Wahnideen geplagt werden. Die beiden oben erwähnten Formen gehen übrigens vielfach ineinander über. Zuweilen hört man tief soporöse Kranke leise murmelnd vor sich hin deliriren („mussitirende Delirien“).

Mit tiefergreifenden Störungen des Bewusstseins combiniren sich häufig *motorische Störungen.* An den Muskeln des Gesichts und der Extremitäten sieht man einzelne kleine Zuckungen. *Subsultus tendinum* nannten die Alten das dabei sichtbare Vorspringen der Sehnen, besonders an den Handrücken. Als ominös gilt mit Recht das *Zähneknirschen*, welches durch Krampfzustände in der Kaumuskulatur hervorgerufen wird. In den Armen und Beinen, auch am Unterkiefer sieht man oft anhaltendes *Zittern.* Namentlich in solchen Fällen sind, wie wir es bei zahlreichen Kranken nachgewiesen haben, die *Sehnenreflexe* und die *mechanische Erregbarkeit* der Muskeln erhöht. Bei eintretendem tieferen Coma werden die Muskeln schlaff, die Augenstellung wird uncoordinirt, die Reflexerregbarkeit nimmt ab oder erlischt fast ganz.

Kopfschmerz, besonders in der Stirn- und Schläfengegend, ist im *Anfange* der Krankheit eines der constantesten Symptome. Der Schmerz kann zuweilen grosse Heftigkeit erreichen. In der zweiten Woche lässt er aber fast immer nach.

Fragt man nun nach der Ursache aller der genannten, oft so

schweren nervösen Symptome, so ist vor allem hervorzuheben, dass die nachweisbaren *anatomischen Veränderungen* im Nervensystem, speciell im Gehirn, in gar keinem Verhältniss zu der Schwere der im Leben beobachteten Erscheinungen stehen. Kleine Blutungen an den Gehirnhäuten, Trübung oder Oëdem derselben, feuchte Beschaffenheit der Gehirnsubstanz u. dgl. sind die zuweilen gemachten Befunde, deren Beziehung zu den Krankheitssymptomen aber oft mehr als zweifelhaft ist. Auch die angeblich gefundenen mikroskopischen Veränderungen im Gehirn können noch keineswegs als bedeutungsvoll und gesichert angesehen werden. Nur in sehr seltenen Fällen hat man grössere Blutungen im Gehirn oder eitrige Meningitis gefunden. Namentlich mit der Diagnose der letzteren aber soll man sehr vorsichtig sein, da die scheinbar prägnantesten meningitischen Symptome (Nackenstarre, Steifigkeit der ganzen Wirbelsäule, Hinterhauptskopfschmerz u. s. w.) bei Typhösen vorkommen können, bei welchen die Section keine Spur einer Meningitis ergibt.

Die Ansicht, nach welcher die nervösen Erscheinungen hauptsächlich eine Folge der febrilen Temperatursteigerung sein sollen, können wir nach vorurtheilsfreier Beobachtung sehr zahlreicher Fälle unmöglich für allgemeingültig erachten. Wenngleich ein schädlicher Einfluss der erhöhten Körpertemperatur auf das Nervensystem gewiss nicht in Abrede gestellt werden kann, so ist doch die Incongruenz zwischen der Höhe des Fiebers und der Schwere der nervösen Störungen in zahlreichen Fällen aufs unzweideutigste hervortretend. Man sieht Fälle mit tagelangem, continuirlich hohem Fieber, in welchen die Kranken subjectiv sich ganz wohl fühlen und keine Zeichen einer irgend stärkeren Gehirnstörung darbieten. Viel häufiger aber sind die entgegengesetzten Fälle, bei welchen von vornherein niedriges Fieber besteht und trotzdem die schwersten nervösen Erscheinungen sich einstellen. Noch neuerdings sind von FRÄNTZEL derartige, besonders eclatante Fälle veröffentlicht worden.

Nach alledem können wir nur die *specifische typhöse Infection* für die Ursache der schweren nervösen Erscheinungen halten. Das stärkere Vorwiegen oder Zurücktreten der Gehirnsymptome in den einzelnen Fällen entspricht der wechselnden Intensität auch aller anderen Wirkungen des typhösen Giftes. In einigen Fällen können wir eine besondere *Disposition* der erkrankten Individuen für schwere Nervenstörungen annehmen. So besonders bei Potatoren, ferner bei Leuten, welche kurz vor der Krankheit eine schwerere psychische Erregung durchmachen mussten.

Eigentliche *Geistesstörungen, Psychosen*, kommen im Verlaufe oder in der Reconvalescenz des Typhus nicht sehr selten vor. Sie haben in der Regel den Charakter der *melancholischen Depression*. Wiederholt sahen wir Zustände, in welchen die Kranken fast regungslos mit offenen Augen im Bett lagen und behaupteten, „sie wären todt" oder dgl. In anderen Fällen treten psychische Erregungszustände, zuweilen mit Hallucinationen verbunden, auf. In einem Fall sahen wir bei einem offenbar nervös angelegten Mädchen ein exquisit *hysterisches Irresein* während des Typhus ausbrechen. Einigemal zeigte sich die psychische Aufregung beim Eintritt eines *Recidivs* so stark, dass sie in wirkliche Psychose überging. Die meisten Fälle von Psychosen im Verlaufe oder in der Reconvalescenz des Typhus enden mit Genesung.

Schliesslich haben wir noch einige im Verlauf oder nach Ablauf des Typhus vorkommende Nervenkrankheiten zu erwähnen. *Neuralgien*, besonders im Gebiet des Trigeminus, der Occipitalnerven u. a. kommen gelegentlich sowohl zu Anfang, wie am Ende der Krankheit vor. Grosse *Hyperästhesie* der Haut und Muskeln tritt in der Reconvalescenz, namentlich an den unteren Extremitäten nicht selten auf. *Lähmungen* einzelner Muskeln (z. B. des Serratus anticus m.) oder einzelner Extremitäten wurden im Anschluss an Typhus wiederholt beobachtet. Sie gehören meist in die Gruppe der atrophischen Lähmungen. Auch Ataxie oder spastische Lähmung der Beine kommt in seltenen Fällen als Nachkrankheit vor.

4. **Circulationsorgane.** Gröbere anatomische Störungen des *Herzens* (Endocarditis und Pericarditis) kommen nur sehr selten vor. Die zuweilen bei Sectionen gefundene geringe Endocarditis mitralis hat gar keine klinische Bedeutung. Grosse Bedeutung wird dagegen von einigen Autoren der oft vorkommenden „*parenchymatösen Degeneration*" oder *Verfettung des Herzmuskels* zugeschrieben, weil sie die *Ursache* eintretender Herzschwäche sein soll. Wir können eine sichere Beziehung der genannten anatomischen Veränderungen zu den im Leben beobachteten Symptomen von Herzschwäche nicht zugeben. Jedenfalls stehen erfahrungsgemäss beide Erscheinungen in keinem constanten Verhältniss zu einander.

Die *Pulsfrequenz* ist beim Typhus fast immer *erhöht*, durchschnittlich etwa auf 100—120 Schläge in der Minute. Anhaltende Steigerung der Pulsfrequenz bei Erwachsenen auf 140 und darüber ist stets ein ungünstiges Symptom. Vorübergehende Pulssteigerungen durch psychische Erregung, körperliche Anstrengung (zuweilen schon durch blosses Aufsetzen im Bett) u. dgl. kommen bei Typhuskranken besonders leicht zu Stande. Die abnorm vermehrte Pulsfrequenz hängt gewiss zum Theil von der erhöhten Körpertemperatur ab. Dass aber noch andere Einflüsse aufs Herz in Betracht kommen, lehrt der Umstand, dass durchaus nicht in allen Fällen ein Parallelismus zwischen der Höhe des Fiebers und der Pulsfrequenz besteht. Man beobachtet sogar Fälle, in denen der Puls während der ganzen Krankheit eine normale oder sogar subnormale Frequenz trotz bestehenden Fiebers zeigt. Nach erfolgter Abheilung kommen *subnormale Pulszahlen* öfter vor.

Kleine *Unregelmässigkeiten* des Pulses finden sowohl auf der Höhe, wie nach Ablauf des Typhus nicht selten statt. Stärkere Arythmie ist stets ein etwas bedenkliches Symptom. Doch geht sie in vielen Fällen auch ohne weitere Folgen wieder vorüber.

Dikrotie des Pulses kommt so häufig vor, dass sie noch jetzt von älteren Aerzten als charakteristisch für den Typhus angesehen wird. Sie beruht auf einer Spannungsabnahme der Arterienwand.

In Folge abgeschwächter Herzthätigkeit kann es zu *Thrombenbildung in den Venen*, besonders in den Venen der unteren Extremitäten kommen. Dieselbe ist die Ursache der nicht selten in der Reconvalescenz vorkommenden Anschwellung eines Beins, welche meist nach einigen Wochen wieder zurückgeht. In manchen Fällen treten die Thrombosen aber auch in früheren Stadien, bei sonst noch so kräftigen Individuen auf, dass man sie nur gezwungen auf „Herzschwäche" beziehen kann und an eine locale specifische Ursache denken muss. Von solchen Schenkelvenen-Thrombosen aus kann, aber zum Glück nur in sehr seltenen Fällen, *Embolie der Lungenarterie* mit plötzlichem Tod erfolgen.

In schweren, tödtlich verlaufenen Fällen findet man zuweilen auch *Thromben im Herzen* mit Embolien in die Lungen resp. Milz, Nieren u. s. w.

Auf Herzschwäche und mangelhafte Circulation sind auch die in der Reconvalescenz, besonders nach dem ersten Aufstehen der Patienten sehr häufig sich einstellenden *Oedeme an den Knöcheln und Unterschenkeln* zu beziehen. In einem Fall sahen wir bei einem 14jährigen Mädchen nach Ablauf eines schweren Typhus einen *allgemeinen Hydrops* sich entwickeln, als dessen mögliche Ursache die Section nichts anderes, als ein äusserst atrophisches und schlaffes Herz ergab.

5. **Haut.** Das für den Typhus charakteristische und diagnostisch sehr wichtige Exanthem sind die *Roseolen*, welche in sehr wechselnder Zahl gewöhnlich am Rumpf, besonders an der Bauchhaut, zu Anfang der zweiten Krankheitswoche auftreten. In seltenen Fällen, besonders

bei älteren Leuten, scheinen sie ganz zu fehlen. Zuweilen aber treten sie sehr reichlich auf, sind dann auch an den Oberschenkeln, an den Armen, selten auch im Gesicht zu finden. Manchmal blassen sie nach wenigen Tagen wieder ab. Oft bleiben sie viel längere Zeit sichtbar und können dann in *geringem* Grade petechial werden, also auf Druck nicht mehr ganz verschwinden. Oft zeigen sie mehrfache Nachschübe. Wir haben sogar mehrere Fälle gesehen, in denen noch einige Tage nach Aufhören des Fiebers immer wieder neue Roseolen sich zeigten.

In Bezug auf andere Exantheme ist zunächst zu erwähnen, dass *Herpes labialis* so selten beim Typhus vorkommt, dass in diagnostisch zweifelhaften Fällen sein Auftreten stets *gegen* die Diagnose Typhus spricht. Von sonstigen Exanthemen kommen *Miliaria*, *Urticaria* und oberflächliche *Pusteln* zuweilen vor. Als *Pelioma typhosum* (taches bleuâtres) bezeichnet man kleine, besonders am Rumpf zuweilen auftretende bläuliche Flecke. *Furunkel* und *Abscesse* in der Haut kommen namentlich als unangenehme Nachkrankheit nach Ablauf schwerer Fälle häufig vor. In der Haut der Achselhöhlen bilden sich während der Reconvalescenz manchmal *Schweissdrüsenabscesse*. Ausgedehnte *Hauthämorrhagien* kommen sehr selten (bei allgemeiner hämorrhagischer Diathese) vor. Häufig dagegen treten in der Reconvalescenz an den Unterschenkeln kleine, gewöhnlich *folliculäre Blutungen* in der Haut auf. An den unteren Extremitäten, besonders den Zehen, ist in seltenen Fällen *Gangrän* beobachtet worden. Wir sahen in einem Fall ausgedehnte Gangrän der Bauchhaut (ohne nachweisliche Ursache).

Schliesslich muss hier der in schweren Fällen oder bei mangelhafter Pflege leicht sich entwickelnde *Decubitus* erwähnt werden. Er kommt besonders auf den Nates, in der Falte zwischen denselben, und an den Hacken vor. Ausgedehnter brandiger Decubitus mit weitreichender Unterminirung der Haut kann eine gefährliche, ja letale Complication des Typhus werden.

In der Reconvalescenz schwerer Typhen zeigt die Haut häufig eine ziemlich starke *Abschuppung der Epidermis*. Bekannt ist das starke *Ausgehen der Haare*. Auch an den *Nägeln* sieht man nicht selten Veränderungen.

6. **Muskeln, Knochen, Gelenke.** Ob die von ZENKER entdeckte, beim Typhus wie bei anderen schweren Krankheiten vorkommende *Degeneration der willkürlichen Muskeln* („körnige" und „wachsartige" Degeneration) klinische Symptome macht, ist nicht genau zu bestimmen. Vielleicht sind auf sie die häufig vorkommende grosse *Muskelhyperästhesie* und die spontanen *Muskelschmerzen*, welche für den Kranken

sehr lästig werden, zu beziehen. *Blutungen* in den Muskeln finden sich zuweilen in schweren Fällen.

Knochen- und *Gelenkaffectionen* kommen selten vor. Wir sahen *Periostitis* an der Tibia und an einer Rippe nach Ablauf des Typhus auftreten. Ebenso selten sind *Gelenkschwellungen.*

7. **Harn- und Geschlechtswerkzeuge.** Echte acute hämorrhagische *Nephritis* ist eine sehr seltene Complication des Typhus. Sie kommt aber vor und hat sogar Anlass zur Aufstellung einer besonderen „renalen Form des Abdominaltyphus" gegeben. Sehr häufig tritt aber auf der Höhe der Krankheit einfache (sog. febrile) *Albuminurie* auf, welche keine schlimme Bedeutung hat. Nicht selten entwickelt sich gegen Ende der Krankheit eine *Cystitis.*

Bei Männern ist zuweilen *Orchitis* beobachtet worden. Bei Frauen treten im Beginn des Typhus nicht selten die Menses ein. In der späteren Zeit und in der Reconvalescenz schwerer Fälle cessiren zuweilen die Menses einigemal. Bei Schwangeren, die vom Typhus befallen werden, ist die Gefahr des Eintritts eines *Abortus* resp. einer *Frühgeburt* eine ziemlich grosse.

Verlaufseigenthümlichkeiten.

Wie sich aus dem vorstehend Mitgetheilten eine fast unerschöpfliche Mannigfaltigkeit der beim Typhus möglichen Complicationen ergibt, so zeigt auch der *Gesammtverlauf* so mannigfache Formen und Eigenthümlichkeiten, dass wir im Folgenden nur die wesentlichsten und wichtigsten derselben anführen können.

Vor allem sind hier die zahlreich vorkommenden *leichten* und *unausgebildeten* Fälle zu erwähnen (*Typhus levissimus*). Ihre Hinzugehörigkeit zum Typhus ist erst in neuerer Zeit, besonders durch Griesinger erkannt worden, während früher diese Fälle mit allen möglichen Namen, besonders häufig als *„gastrische Fieber"* bezeichnet wurden. Die Dauer dieser leichten Typhen beträgt nur 8—14 Tage. Das Fieber ist mässig, oft stark remittirend. Ein eigentliches Fastigium fehlt fast ganz. Alle typhösen Erscheinungen sind nur gering ausgeprägt. Schwere Lungen- und Gehirnerscheinungen fehlen. Dagegen besteht meist mässige Diarrhoe, die Milz ist deutlich geschwollen und oft sind Roseolen zu finden. Die Diagnose dieser Fälle ist natürlich um so schwerer, je weniger ausgebildet die typhösen Symptome sind. Am sichersten wird die Diagnose, wenn ein ätiologischer Zusammenhang dieser Fälle mit anderen sicheren Typhen nachgewiesen werden kann.

Vom Typhus levis unterscheidet LIEBERMEISTER mit Recht den *Abortivtyphus.* Darunter sind Fälle zu verstehen, welche mit schweren Initialerscheinungen und hohem Fieber beginnen, so dass man einen schweren Verlauf erwartet. Schon nach einigen Tagen aber lassen die heftigen Symptome nach und es erfolgt rasche Reconvalescenz.

Andrerseits gibt es Fälle, die anfangs lange Zeit so wenig subjective Beschwerden machen, dass die Kranken gar nicht bettlägerig werden (*Typhus ambulatorius*). Erst in relativ später Zeit tritt eine plötzliche Verschlimmerung, eine schwere Complication auf. So ist es vorgekommen, dass scheinbar gesunde Menschen unter plötzlichem Eintritt aller Zeichen einer schweren Perforationsperitonitis gestorben sind und die Section einen fortgeschrittenen Typhus in der 3. Woche ergab.

Sehr wichtig für die Beurtheilung des Einzelfalles sind die *individuellen Verhältnisse* des Kranken, welche in mannigfacher Weise das Krankheitsbild modificiren können.

Bei *Kindern* ist vor allem die Thatsache bemerkenswerth, dass die *typhöse Darmaffection viel weniger, als bei Erwachsenen, zur Geschwürsbildung neigt.* Daraus erklärt sich das viel seltnere Vorkommen von Darmblutungen und Peritonitiden bei Kindern. Schwerere *Gehirnerscheinungen* treten sehr häufig auf. Eigenthümlich ist das nicht selten vorkommende beständige durchdringende *Schreien* in schweren Fällen. Andere leichtere Fälle zeichnen sich durch die anhaltende *Schlafsucht* der Kinder aus.

Bei *alten Leuten* ist die Diagnose des Typhus oft sehr schwer, da viele Fälle einen unregelmässigen Verlauf zeigen. Das Fieber ist meist nicht sehr hoch und zeigt fast niemals in deutlicher Weise den oben beschriebenen Typus des typhösen Fiebers. Roseolen, Milzschwellung, charakteristische Stühle fehlen nicht selten. Meist wiegen die Lungen- oder Gehirnerscheinungen vor.

Bei *Fettleibigen* verläuft der Typhus erfahrungsgemäss häufig besonders schwer, so dass die Prognose, namentlich wegen eintretender Lungenaffectionen, stets bedenklich erscheinen muss.

Säufer sind, wie bei allen anderen acuten Krankheiten, auch beim Typhus besonders gefährdet. Leicht treten gefährliche Schwächezustände des Herzens auf. Schwere Gehirnsymptome sind häufig, auffallender Weise aber nur selten in der Form des eigentlichen Delirium tremens, wie es bei der Pneumonie so oft auftritt.

Der Einfluss vorhergegangener starker psychischer Erregungen, sowie der Einfluss gewisser schon früher bestehender Krankheiten (Herzfehler, Emphysem, Kyphoskoliose u. a.) ist schon oben erwähnt worden.

Typhusrecidive.

Der abdominale Typhus zeigt in manchen Fällen die Eigenthümlichkeit, dass nach vollständigem Ablauf der Krankheit der ganze Krankheitsprocess sich noch einmal wiederholt. Diese *Recidive* beruhen zweifellos nicht auf einer neuen Infection des Körpers, sondern auf einer nochmaligen Entwicklung (einer neuen Generation?) des noch vorhandenen Infectionsstoffes. Das ausgebildete Recidiv stimmt klinisch und anatomisch in allen Einzelnheiten mit der ersten typhösen Erkrankung überein, nur ist gewöhnlich beim Recidiv Alles zusammengedrängter, kürzer dauernd, als bei dem ersten Anfall. Die fieberfreie Zwischenzeit zwischen dem letzteren und dem Recidiv beträgt ca. 7—10 Tage, selten mehr, häufig noch weniger. Zuweilen schliesst sich das Recidiv unmittelbar an die Abheilung an. Ja, es kommt vor, dass diese noch nicht ganz vollendet ist und schon das neue staffelförmige Ansteigen der Temperatur beginnt. Man spricht in solchen Fällen, wo die neue Exacerbation noch *vor* völligem Ablauf der ersten Krankheit eintritt, von einer *Recrudescenz*, welche zuweilen durchaus dieselbe Bedeutung, wie ein echtes Recidiv hat. In der Zwischenzeit zwischen den beiden Anfällen sind viele Kranke vollständig wohl und befinden sich scheinbar in voller Reconvalescenz. Manchmal aber kommen in der Zwischenzeit kleine abendliche Steigerungen der Fiebers vor. Bemerkenswerth ist, dass in Fällen, bei denen später ein Recidiv eintritt, die *Milz* nach dem ersten Anfall gewöhnlich nicht abschwillt.

Die *Dauer* des Recidivs ist in der Regel kürzer, als die des ersten Anfalls. Sie beträgt selten mehr als 2—2½ Wochen. Die Temperatur steigt rascher, in 2—3 Tagen an, das Fastigium ist kürzer, der Abfall steiler. Die absolute Höhe der Temperatur kann recht beträchtlich sein und die höchsten Temperaturen des ersten Anfalls übersteigen. Roseolen treten schon am 3.—4. Tage auf. Die Stühle werden wieder dünn, die Milz schwillt wieder stärker an, alle möglichen Complicationen können sich einstellen. Im Ganzen jedoch darf die Gefährlichkeit der Recidive nicht übertrieben werden. An leichte Fälle können sich freilich auch sehr schwere Recidive anschliessen. Andrerseits kommen häufig rudimentäre Recidive vor.

Die *Häufigkeit* der Recidive wechselt in den verschiedenen Epidemien ziemlich beträchtlich. Wir in Leipzig hatten in den letzten Jahren im Ganzen in ca. 9% der Fälle Recidive, doch wechselte die Zahl derselben in den einzelnen Jahren zwischen 4% und 16%. Unter ca. 500

Fällen sahen wir dreimal *zwei* ausgebildete Recidive nach einander eintreten.

Diagnose. Die Diagnose des Typhus kann zu den leichtesten, in anomalen Fällen dagegen oder solchen, die erst spät zu Beobachtung kommen, zu den schwersten gehören. Zu beachten sind vor allem der *allmähliche* Anfang der Krankheit, die Höhe und der Verlauf des Fiebers *ohne nachweisliche Localaffection* und die *Roseolen.* Die charakteristischen Stühle, der Meteorismus, die Milzschwellung sind werthvolle Merkmale, aber doch vieldeutiger. Sind ätiologische Momente vorhanden (vor allem sichere Erkrankungsfälle an Typhus in der Umgebung des Patienten), so sind diese in zweifelhaften Fällen von grosser diagnostischer Bedeutung. Zuweilen kann erst durch den Eintritt gewisser Symptome die Diagnose sicherer werden, z. B. durch das Auftreten einer Darmblutung, durch die charakteristische Art der Abheilung, durch den Eintritt eines Recidivs u. dgl. Als erste diagnostische Regel gilt, dass man nur ausnahmsweise nach einer *einmaligen* Untersuchung des Kranken die Diagnose Typhus stellen soll. Gewöhnlich kann erst eine mehrtägige genaue Beobachtung diese Diagnose mit wirklicher *Sicherheit* feststellen. Die Differentialdiagnose zwischen Typhus und einigen anderen acuten Krankheiten (Miliartuberkulose, acute Endocarditis, Meningitis u. a.) wird bei diesen letzteren besprochen werden.

Prognose. Die *Prognose* des Typhus soll in *keinem* Fall als durchaus günstig hingestellt werden, da auch in den scheinbar leichtesten Fällen gefährliche Zwischenfälle eintreten können. Immerhin aber gehört der Typhus, namentlich bei sorgsamer Pflege und Behandlung, nicht zu den besonders gefährlichen Krankheiten, und auch in sehr schweren Fällen darf man noch auf Genesung hoffen. Die *Gefahr* des Typhus liegt zunächst in der *Schwere der Infection*, wie sie sich uns vor allem (doch nicht immer) durch die Höhe des Fiebers und die Intensität der Allgemeinerscheinungen kund thut. Eine fernere Gefahr liegt in dem Auftreten der *Complicationen.* Wir haben oben im Einzelnen die vorkommenden Complicationen und deren Bedeutung genauer besprochen. Eine dritte Reihe von Gefahren liegt endlich in der *Constitution* und *Individualität* des Kranken. Auch die hier in Betracht kommenden Verhältnisse sind bereits mehrfach erwähnt worden. Eine sorgsame Erwägung *aller* dieser Verhältnisse muss das Urtheil über die Gefährlichkeit jedes Einzelfalles leiten.

Die *Mortalität* des Typhus ist in den einzelnen Epidemien eine recht wechselnde, da zweifellos die schweren Fälle zu manchen Zeiten viel häufiger vorkommen, als zu anderen. Allgemein gültige statistische Angaben lassen sich daher schwer machen. Im Allgemeinen kann man als Durchschnitt jetzt etwa 10% Mortalität rechnen und hiernach den Charakter der einzelnen Epidemien bestimmen. Nach übereinstimmenden Berichten zahlreicher Beobachter ist die Mortalität des Typhus durch die jetzt übliche Behandlungsweise entschieden geringer geworden, als früher, wo sie nicht selten 20—25% betrug.

Therapie. Eine *specifische Therapie* des Typhus, d. h. ein Mittel, welches die specifische Krankheitsursache im Körper zerstören oder unschädlich machen kann, kennen wir bisjetzt noch nicht. Die antiseptischen und antibacteritischen Mittel (Chinin, Salicylsäure, Benzoesäure u. s. w.) üben zwar einen deutlichen Einfluss auf das Fieber aus, sind aber, wenigstens in den anwendbaren Dosen, nicht im Stande, den Krankheitsverlauf im Ganzen wesentlich zu modificiren. Eine zwar geringe, aber statistisch nachweisbare günstige Wirkung auf den Gesammtverlauf schreibt LIEBERMEISTER dem schon von früheren Aerzten empfohlenen *Jod* zu. Von einer Lösung Jodi 1,0, Kalii jodati 2,0, Aq. dest. 10,0 sollen alle zwei Stunden 4—5 Tropfen in einem Weinglase Wasser genommen werden. Eigene Erfahrung über dieses Mittel fehlt uns.

Eine specifische Wirkung auf den Typhus wird auch dem *Calomel* zugeschrieben. Namentlich hat WUNDERLICH hervorgehoben, dass die im Anfange der Krankheit mit einigen grösseren Dosen Calomel behandelten Fälle durchschnittlich einen günstigeren und leichteren Verlauf zeigen, als die übrigen, nicht so behandelten Fälle. WUNDERLICH glaubte sogar, dass man zuweilen auf diese Weise den Typhus coupiren könne. Wenn man auch letzteres nicht erwarten darf, so ist es doch sicher ein zweckmässiges und auch von uns vielfach erprobtes Verfahren, Typhösen, welche in der ersten oder im Beginn der zweiten Woche in die Behandlung kommen, zunächst 2—3 Pulver von 0,3 Calomel zu geben. Da gewöhnlich Verstopfung besteht, so ist schon die abführende Wirkung des Mittels erwünscht. Auch auf die Temperatur wirkt es häufig etwas erniedrigend ein. Geringer Durchfall ist keine Contraindication gegen die Darreichung des Calomels. Blos bei schon bestehender stärkerer Diarrhoe soll man es nicht anwenden.

Von der grössten praktischen Wichtigkeit ist eine richtige und sorgsame *diätetisch-symptomatische Behandlung* der Kranken. Das Krankenzimmer darf nicht zu heiss sein und muss nach Möglichkeit gelüftet werden. Das Lager des Kranken ist so gut, als möglich, herzurichten. Durch eine richtige *Prophylaxe des Decubitus* wird nicht nur einem für den Kranken schmerzhaften und gefährlichen Symptom vorgebeugt, sondern auch dem Arzt und Pflegepersonal viel Mühe und Arbeit erspart. Schwere Kranke sollen auf ein Luft- oder, wenn möglich, auf ein Wasserkissen gelagert werden. Die Kranken sind anzuhalten, nicht immer auf dem Rücken zu liegen, sondern öfter abwechselnde Seitenlagen einzunehmen. Rücken, Kreuzgegend und Hacken müssen häufig mit Kampferspiritus oder Franzbranntwein gewaschen werden. Auch der kleinste eingetretene Decubitus ist sorgsam zu behandeln, täglich zwei mal zu reinigen (Abspülen mit Salicyllösung 1 : 300) und mit Ungt. Balsami peruviani 1 : 30 zu verbinden. Bei ausgedehnterem Decubitus ist Einpudern mit Jodoformpulver sehr zweckmässig. Sehr zu achten ist darauf, dass die Haut nicht unterminirt wird. In solchem Falle muss rechtzeitig gespalten resp. drainirt werden.

Nicht genug anzuempfehlen ist die möglichste *Reinigung der Mundhöhle.* Leichtere Kranke können sich selbst den Mund reinigen, bei schwereren Kranken muss die Mundhöhle häufig mit kaltem Wasser oder Boraxlösung (1 : 30) gewaschen werden. Bei Trockenheit der Zunge und Lippen ist Bestreichen derselben mit Glycerin empfehlenswerth. Die Wichtigkeit grösster Reinlichkeit in dieser Beziehung ist durch den häufigen Zusammenhang der Entzündungen des Mittelohrs und der Parotis mit der Stomatitis einleuchtend.

Die *Diät* der Typhuskranken muss flüssig und doch nahrhaft sein. Milch ist sehr zweckmässig und stets zu verordnen, wird aber leider nur von den wenigsten Kranken auf die Dauer genommen. Besser wird sie mit einem Zusatz von Kaffee vertragen. Auch Cacao, mit Milch gekocht, kann zur Abwechslung gereicht werden. Bei schweren Kranken haben wir häufig Nestle'sches Kindermehl angewandt. Bouillon und Suppen (namentlich die schleimigen Suppen, Sago, Reis) werden durch den Zusatz von Ei nahrhafter gemacht. Dem oft grossen Verlangen der Kranken nach etwas festerer Nahrung kann man durch eingeweichte Semmel oder Zwieback unbedenklich Rechnung tragen. Nehmen die Kräfte eines Kranken in gefährlicher Weise ab, so ist fein geschabtes rohes Rindfleisch auch trotz bestehenden Fiebers zu erlauben. Namentlich bei lentescirendem Fieberverlauf muss man oft noch während des Andauerns des Fiebers die Kranken besser zu ernähren anfangen. Das beste *Getränk* ist kaltes Wasser, welches den Kranken oft *angeboten* werden muss. Die Limonaden und Fruchtsäfte werden den Kranken auf die Dauer zuwider. Kohlensäurehaltige Getränke sind zu vermeiden, da sie den Leib auftreiben. Kalter Thee, mit Milch vermischt, ist ein zweckmässiges Getränk. *Wein* ist in allen schwereren Fällen zu verabreichen, auch *Bier* kann in kleineren Mengen unbedenklich gestattet werden. In der *Reconvalescenz* sei man mit der Ernährung besonders vorsichtig, da Diätfehler oft von schlechten Folgen sind. Erst wenn die Kranken 1—1½ Wochen ganz fieberfrei sind, kann man die festeren Fleischspeisen gestatten.

Die *symptomatische Behandlung* des Typhus richtet sich vor allem gegen das *Fieber*. Wenn wir auch nicht in der Höhe des Fiebers die ausschliessliche und hauptsächlichste Gefahr der Krankheit erblicken, so kann es doch keinem Zweifel unterliegen, dass die jetzt übliche antifebrile Behandlung des Typhus einen wesentlichen Fortschritt in der Therapie darstellt. Wir können dieselbe um so mehr allen anderen therapeutischen Maassnahmen voranstellen, als das Hauptmittel der antifebrilen Methode, die Anwendung der *kalten Bäder*, nicht nur die Körpertemperatur herabsetzt, sondern auch noch in mancher anderen Beziehung von grösstem Nutzen ist. Sowohl in den Spitälern, als vielfach auch schon in der Privatpraxis hat sich daher die „*Kaltwasserbehandlung*" des Typhus Eingang verschafft.

Die Bäder sind *Vollbäder*, so dass der Kranke bis zum Hals vom Wasser bedeckt ist. Die Badewanne muss neben dem Bette des Kranken stehen. In Spitälern, wo Rollbetten zur Verfügung stehen, ist es zweckmässiger, die Kranken in die Badestube zu fahren. Jeder schwere Kranke soll ins Bad gehoben und im Bade gehalten und gestützt werden, damit mit dem Bade keine körperliche Anstrengung verbunden ist. Während des Bades ist die Haut leicht zu frottiren, wodurch stärkeres Frieren des Kranken vermieden wird. Die Temperatur des Wassers ist bei den ersten angewandten Bädern nicht gleich zu niedrig zu nehmen. Man fängt mit Bädern von ca. 26° C. an, bei älteren oder empfindlichen und ängstlichen Personen mit noch wärmeren Bädern. Haben sich die Kranken an die Temperatur des Wassers gewöhnt, so kann man das Bad weiter abkühlen. Bäder unter 20° C. haben wir fast nie angewendet und halten sie auch für entbehrlich. Für gewöhnlich reichen Bäder von 24° C. vollständig aus. Die Dauer eines Bades beträgt durchschnittlich 10 Minuten. Tritt starkes Frieren ein oder sind die Kranken sehr unruhig im Bade, so muss man die Dauer desselben abkürzen. Nach dem Bade wird der Kranke sofort ins Bett gehoben, in ein bereit liegendes Laken gewickelt und unter ziemlich starkem Frottiren der Extremitäten und des Rückens abgetrocknet. Das feuchte Laken wird dann entfernt, der Kranke wird wärmer zugedeckt und erhält etwas heisse Bouillon oder einige Schluck starken Wein. Etwa

$^1/_2$ Stunde nach dem Bade wird der Effect des Bades auf die Körpertemperatur durch Rectalmessung festgestellt. Derselbe gilt als genügend, wenn die Temperatur 1—2° niedriger ist, als vor dem Bade. Häufig ist die Abkühlung noch eine stärkere; doch kann das Fieber in schweren Fällen auch eine solche *Resistenz* zeigen, dass die Remission nur wenige Zehntel beträgt.

Insoweit die Höhe des Fiebers die Indication zu den Bädern abgibt, kann man etwa 39,8° im Rectum als diejenige Temperatur annehmen, bei welcher gebadet werden soll. Häufiger als alle *drei Stunden* soll aber in der Regel nicht gebadet werden, da die Bäder sonst für den Kranken zu angreifend werden. *Nachts* haben wir nur sehr selten gebadet, wenn sehr hohe Temperaturen oder sonstige schwere Symptome ein Bad dringend erforderten. Es ist sicherlich falsch, einen ruhig schlafenden Kranken, auch wenn er über 40° hat, zu wecken, um ihn ins kalte Wasser zu stecken. In Fällen, bei welchen die Eigenwärme spontan grössere Remissionen macht, ist es häufig unnütz, bei dem nur vorübergehend höheren Fieber die Patienten den Unannehmlichkeiten des kalten Bades auszusetzen.

Wie gesagt, ist aber die Abkühlung der Kranken durchaus nicht der einzige wohlthätige Einfluss, den die Bäder ausüben. Vielmehr kommen noch zwei andere wichtige Factoren in Betracht, nämlich die *Einwirkung auf die Respirationsorgane* und vor allem auf das *Nervensystem.* In ersterer Hinsicht ist die Anregung tiefer Inspirationen und besserer Expectoration von grösster Wichtigkeit, weil hierdurch das Zustandekommen von Atelektasen und Pneumonien wesentlich beschränkt werden kann. Der Einfluss aufs Nervensystem aber kann nicht hoch genug angeschlagen werden. Das Sensorium wird freier, die Apathie und Benommenheit der Kranken nimmt ab, kurz, das ganze Bild des schweren Status typhosus ist unter der Kaltwasserbehandlung ein wesentlich seltneres geworden, als früher. Dass hiervon wiederum eine Menge secundärer wohlthätiger Folgen abhängen, liegt auf der Hand. Schliesslich ist auch noch der Nutzen der Bäder für die *Hautpflege* zu erwähnen. Decubitus kommt seit Einführung der Kaltwasser-Behandlung viel seltner vor, als früher.

Alle diese günstigen Einwirkungen der Bäder müssen den Kreis der Indicationen für dieselben erweitern. Also auch ohne dass höheres Fieber besteht, ja selbst bei normaler Körpertemperatur kann es gegen bestehende schwerere Lungen- oder Gehirnerscheinungen kein besseres Mittel geben, als die Bäder. In solchen Fällen wird man die Bäder häufig etwas wärmer anwenden und *Uebergiessungen* des Kopfes und

Rückens mit kälterem Wasser anordnen. Hierbei müssen die Ohren stets mit Watte verstopft werden, um das Eindringen des kalten Wassers in die Ohren zu vermeiden.

Als *Contraindicationen* gegen die Bäder sind vor allem der Eintritt jeder, auch noch so geringen *Darmblutung* und der Verdacht einer sich entwickelnden *Peritonitis* zu nennen. Hier ist Ruhe das erste Erforderniss für den Kranken und müssen daher die Bäder sofort ausgesetzt werden. Als fernere Contraindicationen sind zu nennen grosse Schwäche der Patienten und grosse Empfindlichkeit derselben, so dass die durch das Bad hervorgerufene Aufregung schädlich werden kann. Zuweilen entstehen nach den Bädern starke rheumatoide Schmerzen in den Gliedern. Manchmal scheinen die Bäder den Eintritt einer Furunculose zu begünstigen. Beim Eintritt schwererer Larynxaffection, bei Otitis und Nephritis lässt man die Bäder wärmer machen. Ueberhaupt kann die Kaltwasserbehandlung nicht in ein therapeutisches Schema gebracht werden, sondern muss stets den individuellen Verhältnissen angepasst sein.

In den Fällen, in welchen trotz bestehenden hohen Fiebers kalte Bäder nicht angewandt werden können, ferner in den Fällen, wo durch die Bäder allein ein ausreichender antipyretischer Effect nicht erzielt wird, kommen die *inneren* Mittel in Betracht, welche das Fieber herabzusetzen im Stande sind, vor allem *Chinin* und *salicylsaures Natron*. Die bedeutende Einwirkung beider Mittel auf die Körpertemperatur ist unzweifelhaft. Welchem von beiden der Vorzug gebührt, lässt sich schwer bestimmen. Wir wenden im Ganzen beim Typhus das Chinin lieber an, als das salicylsaure Natron, und halten eine combinirte Behandlung desselben mit Bädern und Chinin für viele Fälle passend. Die Bäder kommen Tags in Anwendung, Chinin wird Abends bei hohem Fieber gereicht, wodurch die Bäder Nachts entbehrlich werden. Stets ist eine grössere Dosis Chinin auf *einmal* zu verabreichen, und zwar 1,0—1,5 Grm. in Lösung. Noch grössere Gaben wenden wir nur ausnahmsweise an, halten sie auch für entbehrlich und nicht für absolut ungefährlich. Die Grösse des Temperaturabfalls nach dem Chinin ist je nach der Resistenz des Fiebers sehr verschieden. Sie beträgt durchschnittlich 1½—2°. Ebenso wichtig, wie die Stärke der Temperaturherabsetzung, ist ihre *Dauer*. Diese kann 12—24 Stunden betragen. Das *salicylsaure Natron* wird in Dosen zu 4—6 Grm. auf einmal gegeben. Es schmeckt schlechter, als Chinin, und erregt leichter Erbrechen. Die Temperatur-Defervescenz danach ist im Ganzen grösser, als die Chininwirkung, aber weniger lange anhaltend.

Die Wirkung anderer Antipyretica (*Conchinin*, *Thymol*, *Resorcin* u. s. w.) kann hier nicht näher besprochen werden. Dieselben sind in der Therapie des Typhus vollständig entbehrlich.

Bei eintretender *Darmblutung* sind die Hauptmittel *Eis* und *Opium*. Flache, nicht zu schwere, wenn möglich an einem Reifen befestigte Eisblasen werden aufs Abdomen gelegt. Innerlich erhält der Kranke zweistündlich ein Opiumpulver zu 0,03—0,05, rein oder mit einem Zusatz von Plumbum acet. (Opii 0,03, Plumbi acet. 0,05, Sacch. alb. 0,5). Liquor ferri sesquichlorati (stündlich 5—10 Tropfen in Wasser) wird häufig angewandt, ist aber von recht zweifelhafter Wirkung. Erst nachdem die Blutung mindestens 3—4 Tage sistirt hat, kann man mit den Bädern vorsichtig wieder anfangen.

Bei eingetretener *Peritonitis* ist die Therapie im Ganzen die gleiche. Vor allem kommt Opium in noch grösseren Dosen in Anwendung, leider meist ohne Erfolg. Vielleicht hat die chirurgische Behandlung der Peritonitis eine Zukunft.

Bei stärkerem *Durchfall* giebt man eine Mixtura gummosa, Tannin, Bismuthum subnitricum oder kleine Opiumdosen. *Verstopfung* im Anfange der Krankheit wird durch Calomel beseitigt. In späteren Stadien versucht man zunächst immer durch Klystiere Stuhl herbeizuführen. Gelingt dies nicht, so muss Rheum oder Ricinusöl angewandt werden. Hochgradiger *Meteorismus* wird durch kalte Umschläge auf den Leib oder Eisblasen verringert. Durch die Einführung eines längeren Darmrohrs ins Rectum können oft erhebliche Mengen von Luft und Gasen entleert werden. Ueber die Punction meteoristischer Därme fehlen uns eigene Erfahrungen.

Bei schwereren *Lungenerscheinungen* sind, wie gesagt, die Bäder das Hauptmittel. Innerlich können Liq. Ammonii anisat. und Flores Benzoës (Pulver zu 0,1—0,2) versucht werden. Bei *hoher Pulsfrequenz* legt man eine Eisblase aufs Herz. *Digitalis* (2—3 Pulver von 0,3) kann angewandt werden, erheischt aber grosse Vorsicht.

Auch gegen die *Nervenerscheinungen* sind die Bäder die wirksamste Therapie. In der Zwischenzeit wird der Kopf mit einer Eisblase bedeckt. Bei starken Erregungszuständen sind kleine Morphiumdosen von sichtlichem Nutzen.

Raschheit und Energie des Eingreifens erfordern die eintretenden *Collapszustände* und *Erscheinungen von Herzschwäche*. Als innerlich zu verabreichende Reizmittel sind starker Wein, Campher (0,1—0,3 in Pulverform), Moschus (0,3—0,5 pro dosi), Spirit. aethereus zu nennen. Schneller wirksam und viel bequemer in der Anwendung sind die *sub-*

cutanen Aether- und Campherinjectionen (von einer Lösung von 2,0 Campher auf 8,0 Ol. Olivarum 1—2 stündlich eine bis zwei ganze Pravaz'sche Spritzen voll). Um die Respiration anzuregen, dienen vor allem kalte Uebergiessungen des Nackens. In manchen Fällen gelingt es auch durch *künstliche Respiration*, die schon stockende Athmung wieder in Gang zu bringen.

Die zahlreichen vorkommenden Complicationen und Nachkrankheiten, welche hier nicht alle noch einmal erwähnt werden können, sind nach den üblichen Regeln zu behandeln.

Die *Prophylaxe* gegen die Weiterverbreitung der Krankheit erfordert vor allem eine sorgfältige Desinfection der Ausleerungen, ferner der Wäsche und Geräthschaften, welche von dem Kranken benutzt worden sind.

ZWEITES CAPITEL.

Exanthematischer Typhus.

(Flecktyphus. Petechialtyphus.)

Der exanthematische Typhus ist eine mit dem Abdominaltyphus früher vielfach zusammengeworfene, von diesem aber durchaus verschiedene acute Infectionskrankheit. Die Aehnlichkeiten beider Krankheiten, welche zu der gemeinschaftlichen klinischen Bezeichnung Anlass gegeben haben, bestehen nur in dem schweren fieberhaften Allgemeinzustande und einer Anzahl Complicationen, welche bei beiden Krankheiten vorkommen können. Ein durchgreifender Unterschied liegt aber in dem Gesammtverlauf beider Krankheiten und vor allem in dem constanten Fehlen der für den Abdominaltyphus charakteristischen Darmaffection bei dem Flecktyphus. Der principielle Unterschied beider Affectionen, welcher in der Verschiedenheit der specifischen Ursachen derselben liegen muss, lässt sich zur Zeit noch nicht nachweisen, da wir die organisirten Krankheitserreger des Flecktyphus noch nicht mit Sicherheit kennen.

Aetiologie. Ueber die Art und Weise, wie die Infection beim exanthematischen Typhus erfolgt, herrschen im Ganzen dieselben Theorien und Meinungsverschiedenheiten, welche wir beim Abdominaltyphus angeführt haben. Nur darin besteht ein wesentlicher Unterschied beider Krankheiten, dass der exanthematische Typhus zweifellos zu den direct *contagiösen* Krankheiten gerechnet werden muss. Die Contagiosität desselben wird von vielen Autoren als sehr hochgradig bezeichnet. Durch günstige hygienische äussere Verhältnisse kann sie aber entschieden bedeutend vermindert werden. In den gut ventilirten Baracken des Leipziger Krankenhauses z. B. sind Fälle von Uebertragung der Krankheit auf Aerzte, Pflegerinnen und andere Patienten nur vereinzelt vorgekommen. Andererseits hat gerade der Flecktyphus bei ungünstigen äusseren Verhältnissen schon oft die weiteste Ausbreitung gefunden und die schrecklichen, unter dem Namen des „Hungertyphus", „Kriegstyphus" u. s. w. beschriebenen Epidemien gehören zum grössten Theil dem exanthematischen Typhus an. Gegenwärtig kommt derselbe ständig vorzugsweise in England (namentlich Irland ist seit vielen Jahren eine berüchtigte Brutstätte der Krankheit), im Osten Deutschlands (Posen, Ost- und Westpreussen, Schlesien), in Polen, Galizien und Russland vor. In Mitteldeutschland sind die alljährlich an einzelnen Orten in grösserer oder kleinerer Zahl vorkommenden Fälle fast ausnahmslos auf Einschleppung der Krankheit zurückzuführen.

Der Flecktypus befällt vorzugsweise jüngere Leute im Alter von 20—40 Jahren. Doch kommt die Krankheit auch bei Kindern und relativ häufig bei älteren Leuten vor. Eine auffallende Abhängigkeit der Epidemien von den Jahreszeiten ist nicht zu bemerken. Wie beim Abdominaltyphus, so scheint auch beim Flecktyphus das einmalige Ueberstehen der Krankheit eine Immunität gegen eine neue Erkrankung zu gewähren.

Verlauf und Symptome der Krankheit. Das charakteristische Verhalten des Flecktyphus lässt sich, namentlich dem Abdominaltyphus gegenüber, dahin zusammenfassen, dass die Krankheit viel plötzlicher und rascher beginnt, in kurzer Zeit einen sehr bedeutenden Höhegrad der Schwere des Fiebers und der Allgemeinerscheinungen erreicht, aber kürzere Zeit, selten über 2 Wochen, andauert und in meist *kritischer* Weise in die Genesung übergeht.

Die Dauer der *Incubationszeit* scheint ziemlich verschieden zu sein. Nach MURCHISON soll sie gewöhnlich über 9 Tage betragen. Zuweilen, aber nicht constant, gehen dem eigentlichen Ausbruch der Krankheit mehrtägige leichte *Prodromalerscheinungen* vorher, bestehend in Mattigkeit, Appetitmangel, Kopf- und Gliederschmerzen. Dann aber beginnt die eigentliche Erkrankung in der Regel ziemlich plötzlich, oft mit einem ausgesprochenen *initialen Schüttelfrost.* Die Temperatur steigt dabei rasch in die Höhe und kann schon am ersten Abend 40°—40,5° erreichen. Nicht selten erfolgt ein- oder mehrmaliges *Erbrechen.* In wenigen Tagen bildet sich ein schwerer fieberhafter Allgemeinzustand aus. Die Kranken fühlen sich im höchsten Grade matt und abgeschlagen. Häufig bestehen heftige *Kreuz-* und *Gliederschmerzen.* Bald stellen sich *nervöse Störungen* ein: anhaltender intensiver Kopfschmerz, Schwindel, Flimmern vor den Augen, Ohrensausen, in schwereren Fällen rasch zunehmende Benommenheit und Delirien. Das *Fieber* erreicht in schwereren Fällen von exanthematischem Typhus oft 41°, ist nicht selten sogar noch höher und zeigt einen ziemlich continuirlichen, in den Morgenstunden nur wenig remittirenden Verlauf. Die Haut ist dabei heiss und trocken, die Zunge trocken und stark belegt, die Respiration mässig, der Puls stark beschleunigt. Auf den Lungen entwickeln sich sehr häufig die Zeichen einer ausgebreiteten *Bronchitis.* Auch *Katarrhe der Nase* und der *Conjunctivae* kommen zuweilen vor. Stärkere *Darmerscheinungen* fehlen meist ganz, gelegentlich kommt aber auch geringer Meteorismus und Durchfall vor. Die *Milz* ist fast constant stark geschwollen. Nur in einigen Epidemien soll die Milzschwellung vermisst worden sein (?). Der *Harn* ist concentrirt, spärlich, zuweilen etwas eiweisshaltig.

Am 3.—7. Tage der Krankheit erscheint das charakteristische *Exanthem*, welchem die Krankheit ihren Namen verdankt. Dasselbe besteht in einer meist sehr reichlichen und ausgebreiteten *Roseolaeruption* am Rumpf und an den Extremitäten, manchmal auch im Gesicht. Zuweilen ist das Exanthem grossfleckiger und kann dann grosse Aehnlichkeit mit einem frischen Masernexanthem haben. Zwischen den einzelnen Roseolen ist die Haut nicht selten diffus erythematös geröthet. Nach 2—3 Tagen werden die Roseolen hämorrhagisch und verwandeln sich in hellere oder dunklere *Petechien.* Gewöhnlich kommt es nur in leichten Fällen vor, dass die Roseolen, auch ohne vorher petechial zu werden, wieder abblassen. In seltenen, aber sicher constatirten Fällen ist das Exanthem nur gering oder kann selbst ganz fehlen. *Herpes* kommt vor, ist aber selten.

In der *2. Woche* tritt in leichten Fällen schon ein Nachlass des Fiebers und eine Besserung der Allgemeinerscheinungen ein. Dieselbe markirt sich häufig durch eine ca. am 7. Tage eintretende tiefere Temperaturremission. In schweren Fällen dagegen steigern sich alle Symptome. Die Schwäche nimmt weiter zu, die nervösen Erscheinungen erreichen den höchsten Grad des schweren „Status typhosus". Stärkste Benommenheit bis zu völligem Coma oder heftige Delirien stellen sich ein. Auf den Lungen bilden sich lobuläre Pneumonien aus. Das Fieber dauert in gleicher Heftigkeit fort. Unter diesen Erscheinungen kann die Krankheit ein tödtliches Ende nehmen. In günstigen Fällen aber tritt, zuweilen nach einer vorherigen besonders hohen Fiebersteigerung (Perturbatio critica) am 14.—17. Tage, selten einige Tage früher oder später, ein rascher Nachlass der Krankheitserscheinungen ein. Vor allem zeigt die Temperatur einen Abfall in Form der *Krise*, d. h. sie sinkt in 1—2 Tagen mit nur kurzer Unterbrechung zur Norm herab. Auch in den Fällen, in welchen das Fieber staffelförmig abfällt, erfolgt die Entfieberung immer in erheblich kürzerer Zeit, als beim abdominalen Typhus. Das Exanthem blasst rasch ab, die Kranken erholen sich allmählich und gewöhnlich tritt vollständige und dauernde Genesung ein. *Recidive* sind zwar von einigen Beobachtern auch beim Flecktyphus gesehen worden, müssen aber jedenfalls, wenigstens in unseren jetzigen Epidemien, äusserst selten sein.

Die **Complicationen**, welche beim exanthematischen Typhus vorkommen können, brauchen wir nicht ausführlich zu besprechen, da wir hierbei das beim Abdominaltyphus schon Gesagte grösstentheils wiederholen müssten. Es sind dies eben Complicationen, wie sie bei allen schweren Allgemeinerkrankungen vorkommen können: *Otitis, Parotitis,* lobuläre, selten lobäre *Pneumonie,* ebenfalls selten *Icterus, Nephritis,* häufiger *Furunkel, Zellgewebsvereiterungen, Decubitus* u. s. w. Die für den Abdominaltyphus charakteristischen Darmcomplicationen (Blutung, Peritonitis) müssen natürlich fehlen. *Nachkrankheiten* sind selten. Zuweilen hat man lang dauernde anämische Zustände, Neuralgien und Lähmungen beobachtet.

Sowohl in Bezug auf den Eintritt einzelner Complicationen, als auch namentlich in Bezug auf den Gesammtverlauf und den Gesammtcharakter der Fälle zeigen die einzelnen Epidemien des Flecktyphus grosse Verschiedenheiten. So zeichnen sich namentlich einzelne Epidemien durch das häufigere Vorkommen *leichter Formen* der Krankheit aus (*Typhus ex. levissimus,* unpassend von Einigen als „Febricula" bezeichnet). In diesen Fällen läuft der Gesammtprocess der Krankheit in 5—8 Tagen ab.

Diagnose. Zuweilen ist die Unterscheidung des Flecktyphus von dem Abdominaltyphus eine Zeit lang sehr schwierig. Zur Entscheidung dienen hierbei vor allem die folgenden Momente: 1. Die Art des Anfangs, welcher beim Flecktyphus viel rascher erfolgt, als beim Abdominaltyphus. 2. Die beim Flecktyphus gewöhnlich grössere Schwere und der frühzeitigere Eintritt der nervösen Störungen. 3. Das Exanthem, welches nur selten beim Abdominaltyphus so ausgebreitet ist. 4. Die beim Flecktyphus viel stärker ausgesprochenen Kreuz- und Gliederschmerzen. 5. Bleibt trotzdem die Beurtheilung zweifelhaft, so entscheidet schliesslich doch fast immer die Art der Abheilung der Krankheit, welche in schweren Fällen von Abdominaltyphus durchschnittlich viel später und langsamer eintritt.

Die **Prognose** richtet sich vor allem nach der Schwere des Fiebers und der nervösen Symptome. Von Complicationen werden am häufigsten die ausgebreiteten lobulären Lungenaffectionen gefährlich. Die *Mortalität* ist in den einzelnen Epidemien sehr verschieden. Sie beträgt zuweilen nur 6—7 %, kann aber bis auf 20 % steigen.

Die **Therapie** richtet sich im Ganzen durchaus nach denselben Grundsätzen, welche wir beim Abdominaltyphus besprochen haben. Vor allem ist auch hier eine vernünftig geleitete *Kaltwasserbehandlung* häufig im Stande, die Schwere vieler Krankheitserscheinungen (Fieber, Nerven- und Lungenerscheinungen) wesentlich zu mildern.

DRITTES CAPITEL.

Typhus recurrens.

(Rückfallstyphus. Febris recurrens.)

Aetiologie. Das grosse Interesse, welches sich an die zuerst von englischen Pathologen als *Relapsing-fever*, von Griesinger als *Febris recurrens* bezeichnete Krankheit knüpft, hat seinen Grund einmal in dem eigenthümlichen, anfallsweisen Verlauf derselben, vor allem aber in dem Umstande, dass wir bei dieser Krankheit mit Bestimmtheit den specifischen parasitären Infectionsstoff kennen und mit Leichtigkeit in jedem einzelnen Falle nachweisen können. Im Jahre 1873 wurde von Obermeier in Berlin die Entdeckung gemacht, dass sich im Blute der Recurrenskranken zu gewissen Zeiten constant eigenthümliche fadenförmige Mikroorganismen vorfinden. Diese Entdeckung ist seitdem allerorts bestätigt worden und man darf behaupten, dass der *einmalige* sichere Nachweis dieser „*Spirillen*“ oder „*Spirochäten*“ genannten Gebilde im Blut die Diagnose eines Recurrens mit absoluter Sicherheit zu stellen berechtigt. Jeder, der einmal Gelegenheit gehabt hat, eine grössere Recurrensepidemie zu beobachten, wird nicht nur zu der Ansicht von der parasitären Natur dieser Krankheit gezwungen, sondern sich auch der Ziele bewusst werden, welche wir für die Aetiologie, Pathologie und Therapie der Infectionskrankheiten überhaupt zu erstreben haben.

In *Deutschland* ist der Rückfallstyphus erst seit dem Jahre 1868 in epidemischer Ausbreitung bekannt geworden. 1872 und 1873 herrschten in Breslau und Berlin grössere Epidemien. Die letzte grosse Ausdehnung gewann die Krankheit in den Jahren 1879 und 1880, in welchen sie sich über den grössten Theil von Nord- und Mitteldeutschland ausbreitete und zu zahlreichen genauen Studien und Beobachtungen Anlass gab. Befallen wurden fast nur Leute aus den ärmeren Bevölkerungsschichten, vor allem aus der zahlreichen Klasse der umherwandernden, arbeitslosen Handwerker. In den unreinlichen Spelunken und Herbergen, welche diesen Leuten als Obdach dienen, waren allenthalben die Haupt-Infectionsherde der Krankheit nachweisbar.

Die Art und Weise der Infection ist uns grösstentheils noch unbekannt. Die directe *Contagiosität* der Krankheit wird von allen Beobachtern anerkannt. Dieselbe kann aber, wenigstens nach den Erfahrungen in unserer letzten Epidemie und bei günstigen hygienischen Verhältnissen, keine sehr grosse sein. Im Leipziger Krankenhaus, in welchem über 250 Recurrenskranke behandelt wurden und die Isolation derselben keineswegs streng durchgeführt werden konnte, ist kein einziger Fall von Infection vorgekommen. Sicher kann die Krankheit durch directe *Impfung* mit dem Blute von Recurrenskranken übertragen werden, wie von einem russischen Arzt durch Impfversuche an gesunden Menschen festgestellt worden ist. Wiederholt sind auch Aerzte bei Sectionen von Recurrensleichen inficirt worden. Auf *Affen* kann die Krankheit ebenfalls mit Sicherheit übergeimpft werden, während die anderen Säugethiere gegen dieselbe immun zu sein scheinen.

Verlauf und Symptome der Krankheit. Die *Incubationsdauer* beim Recurrens beträgt etwa 5—8 Tage. Nur ausnahmsweise zeigen sich in der letzten Zeit einige leichte Prodromalerscheinungen. Die Krankheit selbst beginnt *plötzlich* mit mehr oder weniger starkem Frost und sofort eintretendem intensiven, allgemeinen Krankheitsgefühl. Heftiger Kopfschmerz, grosse Mattigkeit, Appetitlosigkeit und vor allem starke *Schmerzen im Kreuz und in den Gliedern* stellen sich ein. Die *Temperatur* steigt rasch in die Höhe und erreicht schon am ersten oder zweiten Tage meist 41° und darüber. Die *Haut* ist heiss und trocken, und nimmt gewöhnlich bald ein sehr charakteristisches *schmutzig-gelbliches* Colorit an. *Herpes labialis* haben wir in Leipzig häufig beobachtet, in anderen Epidemien scheint er seltener gewesen zu sein. Die *Zunge* wird trocken, stark belegt. Zuweilen erfolgt *Erbrechen*. Der *Stuhl* ist angehalten, oder es besteht leichter Durchfall. Die *Milz* schwillt rasch an und erreicht meist eine noch beträchtlichere Grösse, als beim abdominalen und exanthematischen Typhus. Die *Leber* zeigt ebenfalls eine geringe Schwellung. Auf den *Lungen* findet man zuweilen Zeichen einer leichten, ausnahmsweise auch einer schwereren Bronchitis. Der *Puls* ist stark beschleunigt. Schwere *Gehirnerscheinungen*, abgesehen von mässiger Apathie und Benommenheit, kommen *selten* vor. Nur bei Säufern sahen wir einigemal ein Delirium tremens ausbrechen. Sehr charakteristisch ist, wie schon erwähnt, die auffallende *Hyperästhesie der Muskeln*, besonders in den Waden, gegen Druck.

Nachdem diese Symptome unter anhaltendem, meist sehr hohem Fieber etwa 5—7 Tage gedauert haben, erfolgt unter profusem Schweiss ein *kritischer Abfall* der Temperatur. Damit tritt bald eine so erhebliche Besserung des Gesammtbefindens ein, dass die Kranken sich für völlig genesen halten und meist sehr ungläubig die Prophezeihung des Arztes auf einen Rückfall des Leidens anhören. Nur in seltenen, freilich sicher constatirten Fällen, bleibt es bei *einem* Anfall, in der grossen Mehrzahl tritt nach circa einer Woche Pause ein zweiter, oft später noch ein dritter, selten sogar noch ein vierter und fünfter Anfall ein, bei welchen allen sich die genannten Symptome in mehr oder weniger ausgebildeter und intensiver Weise wiederholen. Da das einzig sichere und constante Zeichen der wiederkehrenden Anfälle (der sogenannten *Relapse*) der neue Eintritt von Fieber ist, so besprechen wir die Eigenthümlichkeiten derselben am besten im Zusammenhange mit dem Fieberverlauf.

Fieberverlauf (s. Fig. 2 S. 41). Der Beginn des Fiebers im ersten Anfall ist, wie gesagt, fast immer ein plötzlicher und rasch ansteigender. Die Gesammtdauer des Fiebers beträgt am häufigsten 5—7 Tage, doch kommen nicht selten auch kürzer (nur 3—4 Tage) oder länger (9 bis 12 Tage haben wir beobachtet) dauernde Anfälle vor. Während dieser Zeit kann das Fieber eine ziemlich gleichmässige Höhe einhalten, häufiger aber kommen starke Remissionen vor, die sich bis zu ausgebildeten *Pseudokrisen* steigern. Die Temperatur sinkt dann Morgens bis zur Norm oder unter dieselbe, so dass man glauben kann, die definitive Entfieberung sei eingetreten. Am Abend steigt die Temperatur aber wieder bis zur früheren Höhe an. Diese Pseudokrisen kommen am häufigsten gegen Ende des Anfalls vor, zuweilen aber auch schon in den ersten Tagen desselben. Die absoluten, beim Recurrens erreichten

Temperaturhöhen sind in der Regel *sehr beträchtlich*. Temperaturen zwischen 41° und 41,5° werden sehr oft beobachtet und haben als solche beim Recurrens keine besonders üble Bedeutung. Die höchste von uns beobachtete Temperatur beträgt 42,2°. Zuweilen kommen aber auch Fälle mit niedrigerer Temperatur (zwischen 39,0° und 40,0°) vor. Die *Entfieberung* am Ende des Anfalls erfolgt in der grossen Mehrzahl der

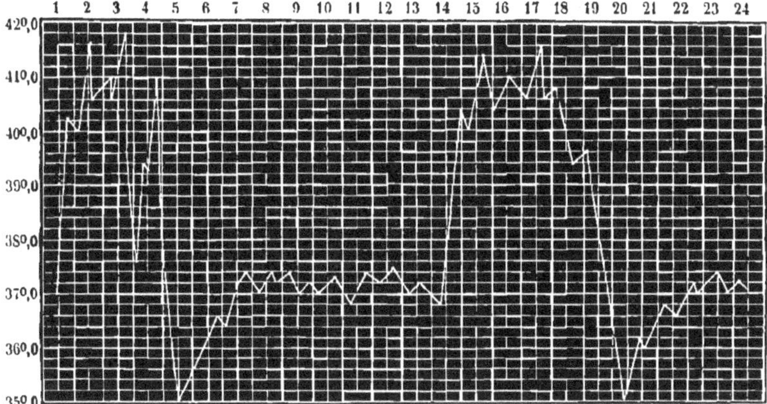

Fig. 2. Beispiel der Fiebercurve beim Typhus recurrens.

Fälle kritisch, nur selten in raschem staffelförmigen Abfall. Da der Krise häufig eine besonders hohe letzte Abendsteigerung vorhergeht (Perturbatio critica), so ist der unter starkem Schweiss meist während der Nacht erfolgende Temperaturabfall ein sehr bedeutender. Er kann 5—6° C. betragen. Die Temperatur sinkt fast stets unter die Norm, oft bis gegen 35° C.; in einem Fall sahen wir einen Abfall sogar bis auf 33,4°.

Auf den ersten Anfall folgt eine Pause (*Apyrexie*), deren Dauer im Mittel etwa 6—7 Tage beträgt, zuweilen weniger, häufig mehr. Die längste von uns beobachtete Dauer der Apyrexie betrug 17 Tage. Während dieser Zeit steigt die meist subnormal gefallene Temperatur wieder zur Norm an und verbleibt auf dieser. Zuweilen treten auch kleine abendliche Steigerungen über 38,0°, entweder ohne nachweisliche Ursache, oder von irgend einer Complication (Otitis, Furunkel u. dgl.) abhängig, ein. Dann erfolgt wiederum meist plötzlich in den Morgenstunden unter Frieren eine neue Fiebersteigerung, der Beginn des *zweiten Anfalls* (des ersten Relapses). Während desselben zeigt die Temperatur im Ganzen durchaus dieselben Eigenthümlichkeiten, wie im ersten Anfall.

Durchschnittlich ist aber die Gesammtdauer desselben 1—2 Tage kürzer, als die des ersten Anfalls. Doch kommt auch das umgekehrte Verhalten vor. Erwähnen möchte ich noch, dass wir nicht selten einen oder zwei Tage vor dem eigentlichen Beginne des zweiten (ebenso des dritten) Anfalls bereits eine etwas höhere Abendsteigerung (auf etwa 38,5^0) beobachteten.

In manchen Epidemien scheint die Febris recurrens vorherrschend nur in je *zwei* Anfällen aufgetreten zu sein, so dass nur in etwa $^1/_{10}$ der Fälle oder noch seltener noch ein dritter Anfall erfolgte. In der letzten Epidemie erfolgte dagegen in der *Mehrzahl* der Fälle noch ein dritter Anfall (zweiter Relaps). Dabei war in der Regel die Zwischenzeit zwischen dem zweiten und dem dritten Anfall circa 1—2 Tage länger, als die erste Apyrexie. In früheren Epidemien dagegen scheint die zweite Apyrexie, wenn überhaupt vorhanden, meist etwas kürzer, als die erste, gewesen zu sein. Die *Dauer* des dritten Anfalls ist dagegen übereinstimmend nach allen Berichten entschieden kürzer, als die der beiden ersten Anfälle. Sie beträgt gewöhnlich 2—3 Tage; nur selten sahen wir das Fieber noch 4—6 Tage anhalten.

Ein *vierter* oder gar noch *fünfter* Anfall gehört zu den Ausnahmen. In der Regel sind dieselben auch nur rudimentär entwickelt und bestehen häufig nur in eintägigen Fiebersteigerungen. Je genauer und länger man bei Recurrenskranken in der Reconvalescenz noch Temperaturmessungen vornimmt, um so häufiger wird man noch nach langer Zeit einzelne kleine Temperatursteigerungen nachweisen können, welche vielleicht die Bedeutung letzter rudimentärer Anfälle haben.

Verhalten der Spirillen. Die Zahl der Recurrensfälle, bei welchen im Blute, trotz *genauer* Untersuchung, keine Spirillen nachgewiesen werden können, ist so verschwindend klein, dass sie gegenüber der grossen Mehrzahl der Fälle, in welchen dieser Nachweis leicht und sicher gelingt, gar nicht in Betracht kommt. Man untersucht am besten einen Blutstropfen ohne jede weitere Beimengung. Eine Immersionslinse ist durchaus überflüssig. Mit einer guten Linse Hartnack 8 sind die Spirillen vollkommen deutlich sichtbar. Wir haben sie auch wiederholt mit Nr. 7 gesehen. Das Sehen der Spirillen erfordert freilich einige Uebung, die man sich aber leicht erwirbt. Häufig wird man durch kleine Stösse und Bewegungen der rothen Blutkörperchen aufmerksam und sieht dann die zarten, schmalen Fäden, welche etwa die Länge von 3—6 Durchmessern rother Blutkörperchen haben (Fig. 3, S. 43). Sie zeigen eine fast beständige, lebhaft sich schlängelnde Bewegung. Oft krümmt sich das ganze Fädchen zusammen, um sich dann wieder zu strecken. Die Spirillen sieht man theils einzeln, theils zu Knäueln von 4—20 Stück ineinander verwickelt. Die Gesammtzahl der im Gesichtsfelde sichtbaren Spirillen ist in den einzelnen Fällen sehr verschieden und steht in *keinem* directen Verhältnisse zu der Schwere des Falles. Manchmal findet man erst nach langem Suchen einige Spirillen. in anderen Fällen sieht man in einem Gesichtsfelde zwanzig und mehr. Von grösstem Interesse ist die *Abhängigkeit ihres Auftretens im Blute von den Fieberanfällen.* Nur selten und vereinzelt sind schon am ersten Tage des Anfalls Spirillen im Blute zu finden. In den folgenden Tagen nimmt ihre Zahl zu. Kurz vor dem Ende des Anfalls, also vor der definitiven Krise, verschwinden sie meistens ganz. Sehr selten und nur vereinzelt sind sie auch noch nach der Krise gefunden worden. Dagegen sind sie während der oben beschriebenen *Pseudokrisen* von Anderen, wie auch von uns sehr häufig im Blute gefunden worden, so dass also das Vorhandensein von Spirillen bei normal gewordener Körpertemperatur ein Wiederansteigen derselben sehr wahrscheinlich macht. Bisher sind Spirillen nur im *Blute* gefunden worden (auch im Menstrualblut, in blutigem Harn, Auswurf u. s. w.), noch niemals in den Organen und in den Secreten des Körpers (Harn, Milch, Schweiss, Herpesbläscheninhalt). Es kann wohl kaum einem Zweifel unterliegen, dass die in den verschiedenen Anfällen auftretenden Spirillen als verschiedene Generationen aufzufassen sind. Ueber die Art und den Ort ihrer Entwicklung wissen wir aber noch nichts. In den letzten rudimentären Anfällen findet man, wenn überhaupt, auch meist nur spärliche Spirillen. Sterben die Kranken während eines Anfalls, so sind die Spirillen noch im Leichenblut zu finden. Die künstlichen Züchtungsversuche von Spirillen haben bis jetzt wenig Erfolg gehabt. Nach einer neueren Angabe von ALBRECHT sollen sich auch ausserhalb des Körpers in Blut, welches in der fieberfreien Zeit einem Recurrenskranken entnommen ist, Spirillen entwickeln.

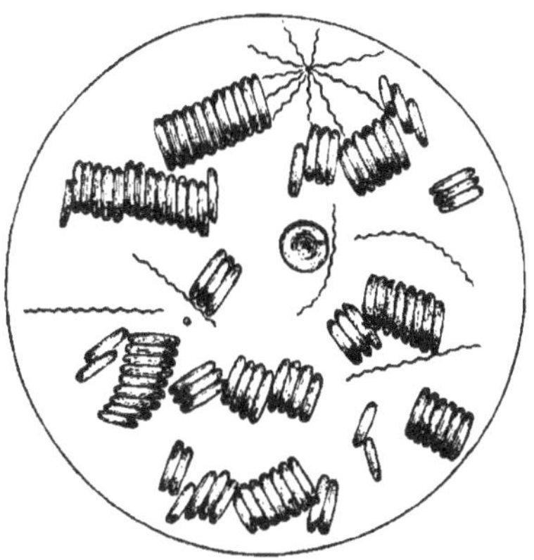

Fig. 3. Recurrens-Spirillen im Blut.

Von sonstigen *Blutbefunden* beim Recurrens sind zu erwähnen eine sehr häufige leichte Vermehrung der weissen Blutkörperchen, dann das oft auffallend reichliche Vorkommen kleinster Körperchen im Blute, deren Bedeutung (Sporen?) noch ganz ungewiss ist, und endlich eigenthümliche, ziemlich grosse, mit Fettkörnchen durchsetzte Zellen, welche von Ponfick im Venenblut nachgewiesen sind und angeblich aus der Milz stammen sollen. Auch verfettete Endothelzellen sind im Blut gefunden worden.

Complicationen sind beim Recurrens im Ganzen selten. Als wichtig sind *schwerere Augenaffectionen* zu nennen, namentlich Iritis und Iridochorioiditis. Ferner kommen zuweilen Parotitis, Laryngitis, Pneumonien vor. Schwerere *dysenterische Darmaffectionen* sind einige mal beobachtet. In einem tödtlich endenden Fall sahen wir eine ganz eigenthümliche Darmaffection, bestehend in hämorrhagisch-nekrotischen Schleimhautherden im Dickdarm und unteren Ileum. Relativ häufig kommt in schweren Fällen *acute hämorrhagische Nephritis* vor. Als wichtiger und *charakteristischer* Leichenbefund sind noch die in der *Milz* vorkommenden, infarctähnlichen, keilförmigen weissen Herde zu nennen. Sie erhalten eine klinische Bedeutung dadurch, dass sie der Ausgangspunkt einer Peritonitis oder pyämischer Zustände werden können. Auch *Milzabscess* ist beobachtet worden. Eine nicht seltene, zuweilen gefährlich werdende Complication bildet heftiges und nur schwer zu stillendes *Nasenbluten.*

Verschiedene Formen des Verlaufs kommen, wie bei allen anderen acuten Infectionskrankheiten, auch bei dem Typhus recurrens vor. Zu erwähnen sind zunächst leichte, abortive Fälle, in denen die Zahl der Anfälle gering, die Dauer jedes derselben sehr kurz ist. Ferner sind Fälle beschrieben worden, welche einen intermittensähnlichen Charakter gezeigt haben. Vor allem zu erwähnen aber ist jene schwere Form des Recurrens, welche von Griesinger zuerst in Aegypten beobachtet und unter dem Namen des „*biliösen Typhoïds*" beschrieben worden ist. Nachdem auch bei dieser Krankeitsform das Vorkommen der Spirillen sichergestellt ist, nachdem sogar gezeigt ist, dass durch Impfung auf einen anderen Menschen (!) ein gewöhnliches Recurrens hervorgerufen werden kann, ist über die Zusammengehörigkeit der beiden Krankheiten kein Zweifel mehr möglich. Das biliöse Typhoïd tritt in durchaus gleichen Anfällen, wie das Recurrens auf. Das allgemeine Krankheitsbild ist aber ein viel schwereres: in der Regel tritt starker Icterus auf und der Ausgang ist häufig ein tödtlicher.

Die **Prognose** bei dem gewöhnlichen Recurrens ist im Ganzen eine sehr günstige. In den letzten Epidemien betrug die Mortalität meist nur 2—4 %. Die vorgekommenen Todesfälle liessen sich zum Theil auf durchaus mangelhafte Pflege zurückführen. In den übrigen Fällen erfolgte der Tod durch Complicationen (Pneumonie, Nephritis u. s. w.).

Die **Therapie** des Rückfallstyphus muss bis jetzt eine rein symptomatische sein. Bei der kurzen Dauer und dem oft stark intermittirenden Charakter des Fiebers ist eine antipyretische Behandlung meist unnöthig. Die kalten Bäder werden zudem von den meisten Recurrenskranken der grossen Muskelschmerzhaftigkeit wegen schlecht vertragen.

Ein Mittel, auf den Krankheitsprocess selbst einzuwirken, die Wiederkehr der Anfälle zu verhindern, kennen wir nicht. Grosse Dosen von Chinin, Salicylsäure u. s. w. sind zu diesem Zweck häufig, aber stets ohne Erfolg angewandt worden. Neuerdings ist dem Gebrauche des *Calomels* ein günstiger Einfluss auf den Gesammtverlauf zugeschrieben; die Zahl der Anfälle soll sich dabei vermindern.

VIERTES CAPITEL.

Scharlach.

(Scarlatina.)

Mit der Schilderung des Scharlachs beginnen wir die Besprechung derjenigen acuten Infectionskrankheiten, welche man gewöhnlich unter dem Namen der „*acuten Exantheme*“ zusammenfasst. Man rechnet ausser dem *Scharlach* hierzu noch die *Masern, Rötheln, Pocken, Varicellen* und zuweilen auch die *Gesichtsrose*. Das Gemeinschaftliche dieser Krankheiten liegt darin, dass bei ihnen allen ein sehr charakteristischer Hautausschlag zur Entwicklung gelangt, dessen klinische Bedeutung an sich in den meisten Fällen zwar gering ist, welcher aber bei seinem für die einzelnen Krankheiten durchaus charakteristischen Aussehen wesentlich zur Diagnose derselben benutzt wird. Ein Theil der acuten Exantheme, nämlich Scharlach, Masern, Rötheln und Varicellen, zeigt noch insofern eine besondere Zusammengehörigkeit, als die genannten Krankheiten vorzugsweise bei *Kindern* vorkommen.

Aetiologie. Die Infection mit dem specifischen Scharlachgift erfolgt fast immer auf dem Wege der Ansteckung. Der Scharlach ist eine in hohem Grade *contagiöse Krankheit*. Schon ein einmaliger kurzer Aufenthalt in der Nähe eines Scharlachkranken kann zur Ansteckung genügen. Durch Gegenstände, mit denen ein Kranker in Berührung kam, kann die Krankheit ebenfalls übertragen werden, so namentlich durch Wäsche,

Kleider, Möbel, Spielzeug u. s. w. In England hat man wiederholt an die Möglichkeit einer Verschleppung des Scharlachcontagiums durch Milch gedacht. Personen, welche mit Scharlachkranken verkehrt haben, können die Uebertragung vermitteln, ohne selbst zu erkranken. Zahlreiche Beobachtungen sprechen dafür, dass das Scharlachgift äusserst resistent ist und seine Ansteckungsfähigkeit Monate lang bewahren kann (sogenannte „*Tenacität*“ des Scharlachcontagiums). Hieraus ergibt sich, wie schwierig, ja oft unmöglich es in dem einzelnen Falle sein kann, die Quelle der Ansteckung nachzuweisen. Die Ansteckungsfähigkeit der Scharlachkranken dauert bis zur Beendigung des Desquamationsstadiums an.

Die nähere Art der Ansteckung ist uns, ebenso wie das specifische Gift des Scharlachs selbst, noch nicht sicher bekannt. Angaben über das Vorkommen von Bacterien im Blute und in den Geweben Scharlachkranker sind zwar schon mehrfach gemacht worden, bedürfen aber noch der näheren Begründung. Ein Hervorrufen der Krankheit durch directe *Impfung* mit dem Bläscheninhalt oder mit Blut Scharlachkranker ist wiederholt gelungen.

Die *Disposition* zur Erkrankung an Scharlach ist entschieden weniger allgemein verbreitet, als z. B. die Disposition für die Masern- oder Pockenerkrankung. In Familien mit mehreren Kindern erkranken häufig, auch bei gleicher Gelegenheit zur Infection für alle Kinder, nur einige derselben, während die anderen gesund bleiben. Mit zunehmendem *Lebensalter* nimmt die Disposition zur Erkrankung wesentlich ab, obwohl noch immer häufig genug Scharlachfälle bei Erwachsenen vorkommen. Die meisten Fälle betreffen Kinder von 2—10 Jahren. Im ersten Lebensjahre ist Scharlach selten. Von Interesse ist die namentlich in chirurgischen Kliniken gemachte Beobachtung, dass Kinder mit frischen Verletzungen oder Operationswunden besonders leicht an Scharlach erkranken. Mit sehr seltenen Ausnahmen befällt die Krankheit den Menschen nur einmal.

Der Scharlach ist jetzt über die ganze Erde ausgebreitet. Bei uns in Deutschland kommen sporadische Fälle fast immer vor, während zeitweise, besonders im Herbste, an einzelnen Orten mehr oder weniger ausgebreitete *Epidemien* auftreten. Wie bei vielen anderen Infectionskrankheiten, unterscheiden sich die einzelnen Epidemien von einander nicht unbeträchtlich durch den allgemeinen Krankheitscharakter, vor allem durch die vorwiegende Leichtigkeit oder Bösartigkeit der Erkrankungen.

Krankheitsverlauf und Symptome. Das *Incubationsstadium* des Scharlachs dauert ungefähr 4—7 Tage. Ausgesprochene Prodromalerscheinungen während dieser Zeit fehlen fast immer. Die Krankheit beginnt ziemlich plötzlich mit *Fieber*, welches oft durch Frieren, zuweilen sogar durch einen richtigen Schüttelfrost eingeleitet wird, und mit *Halsschmerzen*, welche von der in der grössten Mehrzahl der Fälle sich entwickelnden *scarlatinösen Angina* abhängen. Dazu kommen meist ziemlich intensive *Gehirnerscheinungen*, Kopfschmerz, Benommenheit, unruhiger Schlaf, bei kleineren Kindern zuweilen sogar Convulsionen, und ferner als sehr häufiges und charakteristisches Initialsymptom ein- oder mehrmaliges *Erbrechen*.

Gewöhnlich schon gegen Ende des ersten oder am zweiten Krankheitstage tritt das charakteristische *Scharlachexanthem* hervor, zuerst am Halse, auf der Brust und im Gesicht, bald aber fast die ganze Haut des Körpers einnehmend. Das Exanthem besteht anfangs aus zahllosen, dicht stehenden, kleinen rothen Punkten, welche sehr bald durch ein diffuses, intensiv „scharlachrothes" *Erythem* verbunden werden. Die kleinen, etwas erhabenen Punkte entsprechen meist den Haarfollikeln. Die diffuse Röthe ist durch eine hochgradige Hyperämie der Haut bedingt, welche auf Druck vollständig verschwindet. Die lebhafteste Röthung zeigt gewöhnlich der Rücken. Im *Gesicht* bleiben die Lippen und das Kinn meist blass und contrastiren in sehr auffallender und charakteristischer Weise mit den lebhaft gerötheten Wangen. Macht man mit irgend einem stumpfen Gegenstande Striche auf der vom Exanthem befallenen Haut, so entstehen nach kurzer Zeit durch Contraction der Gefässe entsprechende weisse Streifen. Man kann so auf den Rücken der Kranken ganze Figuren oder Buchstaben hinmalen. Uebrigens ist dieses Verhalten keineswegs dem Scharlacherythem ausschliesslich eigenthümlich, sondern kommt bei anderen Erythemen in gleicher Weise vor.

Das Exanthem bleibt etwa 3—4 Tage in voller Blüthe stehen, in der ersten Zeit an Lebhaftigkeit noch etwas zunehmend. Bei Licht erscheint es häufig noch intensiver, als am Tage. Während dieser Zeit dauern die schweren Allgemeinerscheinungen, das Fieber, die meist auffallend hohe Pulsfrequenz, die Kopfsymptome und die anginösen Beschwerden fort. Die *Milz* ist zuweilen etwas, aber fast niemals stark geschwollen. Dann fängt das Exanthem an abzublassen, das Fieber hört allmählich in *lytischer* Weise auf, das Allgemeinbefinden und die Schlingbeschwerden bessern sich und am Ende der ersten oder beim Beginn der zweiten Krankheitswoche treten in den normal verlaufenden Fällen die Kranken in die volle Reconvalescenz ein. Mit dem Verschwinden des Exanthems beginnt gewöhnlich auch die sehr charakteristische, in *grösseren Lamellen* stattfindende Abschuppung der Epidermis. Namentlich an Händen und Füssen ist die Abschuppung am ausgesprochensten und häufig ist es eine Lieblingsbeschäftigung der kleinen Reconvalescenten, sich selbst die Epidermis in grösseren oder kleineren Fetzen abzuziehen. Auch in den scheinbar leichtesten und gutartigsten Fällen kann die Reconvalescenz von neuem unterbrochen werden durch den durch nichts mit Sicherheit zu verhütenden Eintritt der secundären *Scharlach-Nephritis.*

An diesen allgemeinen Ueberblick des Krankheitsverlaufs schliessen wir jetzt die ausführlichere *Besprechung der einzelnen allgemeinen und localen Symptome* an, wobei sich die grosse Mannigfaltigkeit der klinischen Erscheinungen, welche der Scharlach darbietet, ergeben wird.

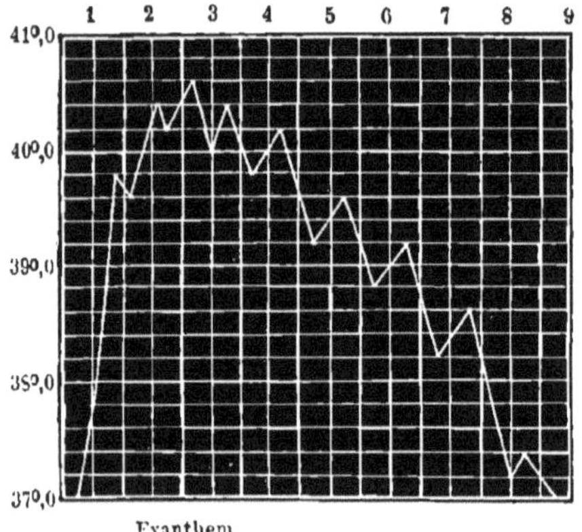

Fig. 4. Beispiel einer normalen Scharlachcurve.

1. *Fieber* (s. Fig. 4). Wenn auch in einzelnen *rudimentären* Erkrankungsfällen das Fieber ganz oder fast ganz fehlt, so sind doch alle irgend erheblichen Scharlachfälle mit meist hohem Fieber verbunden. Entsprechend dem raschen Anfang der Krankheitssymptome überhaupt, steigt auch das Fieber gleich am ersten Krankheitstage rasch in die Höhe, etwa bis 40—40,5°, erfährt am zweiten Tage häufig noch eine etwas höhere Steigerung, um dann, mit meist nur geringen Schwankungen, während des ganzen Blüthestadiums des Exanthems anzudauern. Temperaturen von 40,5—41° werden während dieser Zeit nicht selten beobachtet. Mit dem Abblassen des Exanthems und dem Nachlass der übrigen Krankheitserscheinungen tritt die *Defervescenz* ein, nur selten, in leichten Fällen, in Form einer Krise, fast immer in protrahirter, lytischer Weise, ähnlich, aber unregelmässiger und rascher, wie beim abdominalen Typhus. Ein Andauern des Fiebers bis in die zweite Krankheitswoche hinein ist fast stets (doch nicht immer) von nachweislichen Complicationen abhängig, vor allem von einer fortdauernden schwereren Angina oder von eingetretenen entzündlichen Veränderungen der Halslymphdrüsen, oder endlich nicht selten von eitriger Mittelohrentzündung.

2. *Rachentheile.* Eine Erkrankung des Rachens bildet die constan-

teste beim Scharlach vorkommende Localaffection. Nur in den seltensten Fällen scheint sie ganz zu fehlen. Die Form und Intensität der Erkrankung kann äusserst verschieden sein. Die leichteste Form bildet eine einfach *katarrhalische, erythematöse Angina*, bei welcher ohne stärkere Schwellung eine mehr oder weniger intensive Röthung des weichen Gaumens und der Tonsillen besteht, oft verbunden mit einer deutlich sichtbaren Schwellung der kleinen Schleimfollikel. In den Fällen mit intensiver Röthung findet sich häufig auch eine verschieden hochgradige *Schwellung* der Rachentheile. Diese Fälle bilden den Uebergang zu der *parenchymatösen Angina*, bei welcher die Mandeln intensiv geschwollen, der weiche Gaumen und die Uvula stärker ödematös sind. In den Mandeln können sich kleinere lacunäre Eiterherde oder auch grössere *Abscesse, Nekrotisirungen* und selbst *Gangränescirungen* des Gewebes bilden. Bei der Abstossung der nekrotisirten Partien kann es in seltenen Fällen zu nicht unbeträchtlichen Blutungen aus den Tonsillen kommen. Nach Ablauf der schwereren Anginen bleibt oft eine chronische Hypertrophie der Tonsillen zurück.

Bei allen schwereren Formen der Scharlachangina finden wir immer eine *Anschwellung der submaxillaren Lymphdrüsen*, wobei auch das ganze umgebende Bindegewebe ödematöse Schwellung und Infiltration zeigt. Diese Schwellung setzt sich in schweren Fällen auf den Boden der Mundhöhle und die ganze Halsgegend fort. Sehr häufig nimmt die Schwellung der Lymphdrüsen und deren Umgebung den Ausgang in Abscessbildung.

Als besonders wichtige und mit Recht gefürchtete Form der scarlatinösen Rachenaffection ist endlich die *croupöse* resp. *diphtheritische Entzündung* zu nennen. Wir halten es für principiell falsch, von einer „Complication des Scharlachs mit Diphtherie" zu sprechen. Die Scharlachdiphtherie hat in *ätiologischer* Hinsicht mit der gewöhnlichen echten Diphtherie nichts zu thun. Sie ist eine von dem specifischen Scharlachgift hervorgerufene Rachenaffection, welche wir *anatomisch* als croupösdiphtheritisch bezeichnen müssen und welche sich freilich *anatomisch* von der primären echten Diphtherie gar nicht oder nur wenig unterscheidet, wenigstens dem äusseren Ansehen nach. Mikroskopisch sollen dagegen nach HEUBNER's Untersuchungen zwischen der primären und der Scharlachdiphtherie deutliche Unterschiede bestehen.

Die Scharlachdiphtherie kann zu jeder der oben genannten Formen der Angina hinzutreten, entweder schon gleich im Beginn der Krankheit, besonders in sehr schweren Fällen, oder erst später am Ende der ersten oder erst in der zweiten Woche. Sie ist fast ausnahmslos das

Anzeichen einer schweren Erkrankung und daher meist mit hohem Fieber und schweren Allgemeinerscheinungen verbunden. Die secundären Anschwellungen der Halslymphdrüsen und des umgebenden Bindegewebes sind hochgradig und dabei sehr schmerzhaft. Wie bei den übrigen Formen schwerer Angina ist auch in den Fällen von Rachendiphtherie fast stets gleichzeitig eine intensive *Stomatitis* und häufig auch eine eitrige *Entzündung der Nasenschleimhaut* vorhanden. An den Nasenflügeln und an den Mundwinkeln bilden sich oft oberflächliche Geschwüre. Dagegen ist es eine klinisch sehr wichtige und interessante Eigenthümlichkeit der Scharlachdiphtherie, dass sie im Gegensatz zur primären Rachendiphtherie nur *selten auf den Kehlkopf fortschreitet.* In einzelnen Fällen kommt es freilich auch beim Scharlach zu den Erscheinungen des Larynxcroup. Eine gefährliche, aber zum Glück seltene Complication ist die Entwicklung eines *Glottisödems.* Diphtheritische Lähmungen scheinen sich nach der Scharlachdiphtherie fast niemals zu entwickeln.

An die Besprechung der scarlatinösen Rachenaffectionen reiht sich naturgemäss die Besprechung der Erkrankung gewisser Nachbarorgane an, welche sicher zum grössten Theil als eine Folge directer Fortpflanzung oder Uebertragung des entzündlichen Processes vom Rachen her angesehen werden muss.

Die *Stomatitis* haben wir bereits erwähnt, ebenso die Affection der benachbarten *Lymphdrüsen* und deren Umgebung. *Parotitis* wird in schweren Fällen nicht selten beobachtet. Vor allem aber wichtig, weil häufig zu andauernden schweren Functionsstörungen führend, ist die *scarlatinöse Ohrentzündung* (Otitis media).

Dieselbe stellt sich gewöhnlich zur Zeit der Abschuppung ein und ist anatomisch entweder ein einfacher Mittelohrkatarrh oder in schweren Fällen eine wirkliche Diphtherie des Mittelohrs. Da die Schwerhörigkeit und die Schmerzen im Ohr neben den übrigen Erscheinungen leicht zu übersehen sind, so wird oft erst bei eintretender *Perforation des Trommelfells* und danach *entstehendem eitrigen Ohrenausfluss* die Ohrenaffection erkannt. Nach dem Ablauf derselben bleibt sehr häufig eine *andauernde Schwerhörigkeit* zurück. Nach einigen statistischen Zusammenstellungen ist bei 4—5 % aller Schwerhörigen das Leiden auf einen in der Jugend durchgemachten Scharlach zurückzuführen. Eine unmittelbare Gefahr hat die Scharlachotitis selten, doch sind auch Fälle von eitriger Meningitis danach beobachtet worden.

Die in schwereren Fällen von Scharlachangina fast stets gleichzeitig vorhandene eitrige oder sogar diphtheritische *Entzündung der Nasenschleimhaut* ist ebenfalls schon erwähnt worden. In seltenen Fällen kann auch, jedenfalls in Folge directer Uebertragung, eitrige *Conjunctivitis* entstehen.

3. *Haut.* Das charakteristische *Scharlachexanthem*, wie es sich in der grossen Mehrzahl der Fälle in übereinstimmender Weise entwickelt, ist oben beschrieben worden. Es erübrigt uns, noch einige Abweichungen desselben von dem gewöhnlichen Verhalten anzuführen.

Zunächst kann das Exanthem nur *rudimentär* entwickelt sein. Es ist dann wenig intensiv und nur an einem begrenzten Körpertheil (Gesicht, Rumpf, Extremitäten) sichtbar.

Abweichungen der Form kommen nicht selten vor: zuweilen findet sich eine stärkere Entwicklung von Knötchen in der Haut (*Sc. papulosa*); sehr oft entwickeln sich auf der Haut kleine Bläschen (*Sc. miliaris*). Letztere Form des Exanthems, unter dem Namen des *Scharlachfriesels* bekannt, kommt besonders am Rumpf, doch auch an den Extremitäten vor, und ist häufig durch stärkeres Schwitzen, Einwicklungen des Körpers u. dgl. veranlasst. Manche Epidemien zeichnen sich durch das besonders häufige Vorkommen des Scharlachfriesels aus. Seltener sind die Fälle, in welchen das Exanthem ein *fleckiges* Aussehen zeigt, wodurch es dem Masernausschlag ähnlich wird. In solchen Fällen unregelmässiger Vertheilung des Exanthems spricht man von einer *Sc. variegata*. Kleinere *Hämorrhagien* der Haut haben keine üble Bedeutung. Ausgebildete Fälle von *hämorrhagischem Scharlach* aber sind stets höchst gefährlich und meist mit allgemeiner hämorrhagischer Diathese verbunden. Andere Hautaffectionen, namentlich *Herpes* und *Urticaria*, kommen neben dem Scharlachexanthem nicht gerade selten vor. *Furunkulose* nach Ablauf des Exanthems ist wiederholt beobachtet.

Die *Abschuppung der Epidermis* schliesst sich meist an das Abblassen des Exanthems unmittelbar an, kann jedoch auch später (nach einigen Tagen oder gar erst nach 1—2 Wochen) eintreten. Ihre Intensität entspricht im Allgemeinen der Stärke des Exanthems, doch kann auch auf ein rudimentäres Exanthem starke Abschuppung folgen. Selten ist die Abschuppung, wie bei den Masern, kleienförmig, meist *lamellös*.

4. *Nieren.* Nächst den schwereren Rachenaffectionen sind die beim Scharlach vorkommenden Erkrankungen der Niere die wichtigste und gefährlichste Complication. Zunächst können schon *zur Zeit des Höhestadiums der Krankheit*, wie bei vielen anderen Infectionskrankheiten, Störungen von Seiten der Niere auftreten. Der Harn zeigt einen geringen, in einigen Fällen sogar einen ziemlich starken Eiweissgehalt. Dabei ist sein Aussehen aber meist nicht erheblich verändert, und mikroskopisch enthält der Harn nur wenig abnorme Bestandtheile: einige

weisse und rothe Blutkörperchen, spärliche hyaline Cylinder, zuweilen vereinzelte Nierenepithelien. Diese *initiale Albuminurie* beim Scharlach hat fast niemals eine schlimme Bedeutung.

Die eigentliche *Scharlachnephritis* tritt erst gegen Ende der zweiten oder am Anfang der dritten Krankheitswoche auf, zuweilen noch später (wir sahen sie einmal erst am 33. Krankheitstage beginnen). Sie stellt also gewissermaassen eine Art Recidiv, einen Relaps der Krankheit mit anderer Localisation vor. Sie kann in so leichter Form auftreten, dass sie keinerlei subjective Beschwerden verursacht und ohne genaue Untersuchung des Harns ganz übersehen werden würde. Oder sie ist mit den schwersten Erscheinungen verbunden, welche in kurzer Zeit zum Tode führen können. Die Scharlachnephritis kann auf schwere und ebenso auch auf die leichtesten Scharlachfälle folgen. Hieraus ergibt sich die praktische Regel, in *jedem* Scharlachfall während der Reconvalescenz den Harn so oft und so genau, wie möglich, zu untersuchen. Ueber die Häufigkeit der Complication im Allgemeinen kann keine speciellere Angabe gemacht werden, da dieselbe in verschiedenen Epidemien offenbar verschieden ist.

Der *Eintritt der Nephritis* ist nicht selten mit einer geringen oder auch ziemlich hohen (bis 40° C.) neuen Fiebersteigerung verbunden. Nach unseren Erfahrungen tritt sogar das *Fieber* manchmal 1—2 Tage früher ein, als die Veränderungen des Harns. Auch während des weiteren Verlaufs der Nephritis ist sehr häufig ein mässiges remittirendes Fieber vorhanden. In einigen Fällen, besonders den leichten, kann es aber fast ganz fehlen. Der *Puls* nimmt meist an Spannung zu, ist beschleunigt, in einigen Fällen aber auch verlangsamt und zuweilen unregelmässig. Von sonstigen objectiven Erscheinungen fällt gewöhnlich am frühesten ein leichtes Gedunsensein des meist blassen Gesichts auf. Namentlich um die Augenlider herum tritt deutliches *Oedem* auf. In leichteren Fällen bleibt das Oedem beschränkt, in anderen wird es ausgebreiteter und stärker, gewöhnlich zuerst an den abhängigen Theilen des Rumpfes, später an den Extremitäten. In schweren Fällen kommt es zu hochgradigem *allgemeinen Hydrops.* Daneben entstehen dann gewöhnlich Ergüsse in die inneren Körperhöhlen, vor allem *Ascites* und *Hydrothorax* mit ihren Folgezuständen. Letzterer, manchmal mit stärkerer Bronchitis verbunden, wird durch die Behinderung der Athmung gefährlich.

Vor allem wichtig sind die *Veränderungen des Harns.* In leichteren Fällen sind diese Veränderungen gering, in den schwereren Fällen aber sehr ausgeprägt. Die *Menge* des Harns nimmt beträchtlich ab.

Zuweilen tritt mehrtägige fast völlige Anurie ein. Der Harn ist in allen schwereren Fällen trübe, dunkel, oft deutlich hämorrhagisch gefärbt, von höherem spec. Gewicht (ca. 1015—1025) und stark *eiweisshaltig*. In dem meist reichlichen Sediment finden sich zahlreiche *hyaline Cylinder* von allen Längen und Breiten, frei oder mit rothen oder weissen Blutkörperchen, mit Detritus, mit Hämatoidinkörnern, Bacterien u. s. w. besetzt. In länger dauernden Fällen sind die Cylinder oft in mässigem Grade verfettet. Sehr häufig findet man auffallend breite und lange, *opake, gelbe, sogenannte Wachscylinder*. In vielen Fällen von Scharlachnephritis zeichnet sich der Harn durch die sehr zahlreichen isolirten oder an den Cylindern aufsitzenden *weissen Blutkörperchen* aus, welche gewiss grösstentheils aus den Nieren selbst stammen. *Rothe Blutkörperchen*, zum Theil als entfärbte Ringe sichtbar, sind in den ersten Tagen gewöhnlich spärlicher, später oft massenhaft, besonders an einzelnen Tagen, vorhanden. *Nierenepithelien* kommen nicht selten vor, doch kann man nicht behaupten, dass sie gerade besonders häufig und reichlich gefunden werden. Schliesslich muss noch bemerkt werden, dass in einigen seltenen Fällen bei der Section starke Nephritis gefunden wurde, während der Harn gar keine oder nur geringe Abnormität gezeigt hatte. Dass es auch einen *Hydrops scarlatinosus ohne Nephritis* gibt, ist neuerdings von QUINCKE festgestellt worden.

Urämische Erscheinungen, von den leichtesten bis zu den schwersten Graden, kommen nicht selten vor. Ihre nähere Beschreibung wird später bei der Besprechung der Nierenkrankheiten gegeben werden. Schwere Urämie (Convulsionen, Coma) kann zum Tode führen; jedoch ist bemerkenswerth, dass gerade bei Kindern die scheinbar schwersten Fälle von Urämie relativ häufig doch noch in Genesung übergehen.

Die *Dauer* der scarlatinösen Nephritis ist sehr verschieden, je nach der Schwere der Affection. In den günstig verlaufenden Fällen sind meist während 2—4 Wochen die Harnveränderungen nachweisbar, oft noch länger. Ein *tödtlicher Ausgang* tritt entweder durch Urämie ein oder noch häufiger unter dyspnoischen, wohl meist vom Ascites und Hydrothorax abhängigen Erscheinungen, zuweilen auch unter dem Bilde der Herzinsufficienz, welche in seltenen Fällen sich ganz plötzlich entwickeln kann. Ein Uebergang der Scharlachnephritis in chronische Nephritis kommt vor, ist aber selten.

Die *anatomische Form* der Nierenerkrankung ist die der gewöhnlichen acuten, mehr oder weniger stark hämorrhagischen Nephritis. Nicht selten ist man erstaunt über die anscheinend geringen Veränderungen in den Nieren trotz der schweren vorhergehenden klinischen Erscheinungen. Charakteristisch für den Scharlach soll die zuerst von KLEBS beschriebene *Glomerulo-Nephritis* sein. In Leipzig ist dieselbe, wenigstens in den letzten Jahren, nicht zur Beobachtung gekommen. In Fällen, welche einige Wochen gedauert haben, findet sich meist bereits deutliche beginnende *Herzhypertrophie*, wie FRIEDLÄNDER zuerst nachgewiesen hat und wir bestätigen können. Die Hypertrophie des linken Ventrikels konnte von uns einige mal auch schon klinisch deutlich nachgewiesen werden.

5. *Gelenke.* Im Beginne der Abschuppung oder noch früher treten beim Scharlach zuweilen Schmerzhaftigkeit und Anschwellungen mehr oder weniger zahlreicher Gelenke an den Armen, wie an den Beinen auf. Diese Affection, früher *Rheumatismus scarlatinosus*, jetzt meist *Synovitis scarlatinosa* genannt, ist meist gutartiger Natur und bald wieder vorübergehend. Nur selten kommen intensivere, selbst eitrige Gelenkentzündungen vor.

Einige mal sahen wir auch eine sehr auffallende Schmerzhaftigkeit der *Muskeln* an den Oberschenkeln mit leichter diffuser Schwellung verbunden.

6. Die bisher genannten Complicationen sind die häufigsten und für den Scharlach besonders charakteristisch. Zuweilen kommen noch vor: *Entzündungen der serösen Häute* (besonders Endo- und Pericarditis, Pleuritis), *Pneumonien*, stärkere *Darmerscheinungen* (Durchfall), welche von einem folliculären Darmkatarrh abhängen u. s. w.

Verschiedene Formen des Verlaufs. Schon aus der Verschiedenheit und grossen Zahl der bisher angeführten, beim Scharlach vorkommenden Affectionen geht die Mannigfaltigkeit in dem klinischen Krankheitsbilde des Scharlachs hervor. Dazu kommt, dass auch der *Gesammtverlauf* der Krankheit eine Menge Eigenthümlichkeiten zeigen kann, von denen eine erschöpfende Darstellung zu geben kaum möglich ist. Wir führen in übersichtlicher Weise nur die wichtigsten der von dem typischen Verlauf abweichenden Formen an.

1. *Rudimentäre leichte Fälle*, in denen die Krankheit gar nicht zur vollen Entwicklung kommt. Hierher gehören Fälle von einfacher *Angina* ohne deutliches oder mit nur ganz schwachem, partiellen Exanthem (*Sc. sine exanthemate*). Zuweilen tritt selbst die Angina kaum deutlich hervor, und es besteht nur ein kurzdauerndes leichtes Fieber mit geringen Allgemeinstörungen. Diese Fälle als Scharlach zu erkennen, ist nur mit Berücksichtigung des ätiologischen Zusammenhangs mit anderen *sicheren* Scharlachfällen möglich. Wir sahen solche Fälle nament-

lich dann, wenn in den Kinderstuben des Spitals Scharlach ausgebrochen war. Ein weiteres Moment, die richtige Bedeutung dieser Fälle zu erkennen, liegt in der Möglichkeit des späteren Entstehens einer Scharlachnephritis. *Auch an die leichtesten Fälle kann sich eine schwere acute Nephritis anschliessen.*

2. *Rudimentäre Formen mit bösartigem Verlauf.* Hierher gehören die Fälle, in welchen das Exanthem fehlt oder gering ist, aber von Anfang an die schwersten Allgemeinsymptome auftreten: sehr hohes Fieber, enorme Pulsfrequenz, Delirien u. s. w. Die Fälle beruhen auf einer ungewöhnlich schweren Infection. Der Ausgang ist meist ein rasch tödtlicher. Auch mit ausgebildetem Exanthem kommen derartige schwere, in wenigen Tagen ohne weitere Localaffection tödtliche Fälle vor.

3. *Schwere Formen mit mehr protrahirtem Verlauf*, in welchen letzterer aber nicht oder nicht ausschliesslich durch besondere Complicationen, sondern ebenfalls durch die Schwere der Infection bedingt ist. Hierher gehört die sogenannte *typhöse Form* des Scharlachs mit andauerndem hohen Fieber und schweren Allgemeinerscheinungen. Endlich gehört hierher auch die *hämorrhagische Form des Scharlach*, bei welcher auf der Haut, in den Schleimhäuten, den serösen Häuten ausgedehnte Hämorrhagien entstehen. Diese Form kann auch sehr acut verlaufen. In allen bösartigen Formen können ausserdem schwere locale Complicationen vorkommen, namentlich diphtheritische oder gangränöse Anginen u. s. w.

4. Erwähnt muss noch werden, dass in freilich sehr seltenen Fällen *Scharlachrecidive* vorkommen, bei denen nach scheinbarem Ablauf der ersten Erkrankung ein neues Exanthem mit allen übrigen Erscheinungen ausbricht. In anomalen, schwer verlaufenden Fällen kommt es zuweilen in dem späteren Verlauf derselben zu einem neuen unausgebildeten (meist fleckigen) Exanthem, welches THOMAS als *Pseudorecidiv* bezeichnet.

Die **Diagnose** des Scharlach wird in den meisten Fällen aus dem charakteristischen Exanthem gestellt, unter Berücksichtigung der gleichzeitigen übrigen Symptome. Dabei ist aber zu bedenken, dass in seltenen Fällen durchaus scharlachähnliche Exantheme auch sonst vorkommen: 1. nach dem Gebrauch gewisser *Medicamente,* so namentlich nach Atropin (Belladonna), Chinin, Copaivabalsam, Chloralhydrat u. a.; ebenso nach dem Genuss von Krebsen, Fischen u. dgl.; 2. als Symptom *anderer Infectionskrankheiten*, z. B. Typhus, Pocken und vor allem bei *septischen Erkrankungen* (s. u.). Bei der Diagnose anomaler Scharlachfälle verdienen die Aetiologie und das eventuelle Auftreten einer secundären Nephritis vor allem Berücksichtigung.

Die **Prognose** *muss* in jedem Fall von Scharlach vorsichtig gestellt werden. Aus der Darstellung des Verlaufs der Krankheit geht zur Genüge hervor, wie auch in den anfangs scheinbar günstigsten Fällen weiterhin gefährliche Complicationen, vor allem Nephritiden, sich einstellen können.

Therapie. Die grosse Zahl der normal verlaufenden Scharlachfälle heilt vollständig ohne unser Zuthun. Die therapeutische Aufgabe des Arztes bei denselben besteht nur in der Anordnung der allgemeinen hygienischen und diätetischen Maassregeln. Das Krankenzimmer soll kühl sein, die Diät ein wenig streng. Für Reinlichkeit der Haut und des Mundes ist zu sorgen, mehrmaliges Wechseln der Wäsche ist nicht nur erlaubt, sondern sogar sehr wünschenswerth. Die bei den Laien sehr beliebten *Speckeinreibungen der Haut* sind nicht unzweckmässig und besonders bei spröder, trockner Haut nach dem Abblassen des Exanthems empfehlenswerth.

Eine eingreifendere Behandlung verlangt jede stärkere *Angina.* Grössere Kinder können selbst gurgeln (Kali chloricum in ca. 2 proc., Carbolsäure in ½ proc. Lösung). Auch Inhalationen mit Carbolsäure sind, wenn ausführbar, empfehlenswerth. Bei schwerem Allgemeinzustande, bei kleineren oder unwilligen Kindern muss die ganze Mundhöhle und der Rachen häufig vermittelst einer Wundspritze ausgespült werden. Entstandene Tonsillarabscesse können in manchen Fällen künstlich geöffnet werden. Bei der Behandlung der Scharlachdiphtherie sind dieselben Mittel, wie bei der echten Diphtherie zu versuchen (s. u.). Bei gleichzeitiger *Nasenaffection* ist vor allem fleissiges Ausspülen und Aussprizen der Nase bei *vornübergebeugtem Kopfe* auszuführen. Sorgfältig ist auf den etwaigen Eintritt einer *Otitis* zu achten. Es unterliegt leider keinem Zweifel, dass gerade hierbei von Seiten der Aerzte oft Unterlassungssünden begangen werden. Rechtzeitiges Ausspülen der Ohren, ev. Lufteinblasungen in die Trommelhöhle und Paracentese des Trommelfells können manches Unheil verhüten.

Stärkere *Drüsenaffectionen* am Halse gehen, wie erwähnt, sehr häufig in Eiterung über und müssen dann chirurgisch behandelt werden. Bei beginnender oder noch mässiger Schwellung kann man versuchen, durch 2—3 mal tägliches Einreiben von Jodoformsalbe (1 : 15) die Zertheilung der Geschwulst herbeizuführen. Eisumschläge werden meist schlechter vertragen, als warme Umschläge (gewärmte, mit Kleie gefüllte Kissen oder Breiumschläge).

Bei stärkerem *Fieber* ist ein kühles Bad oder Abends eine bis zwei kalte Abreibungen des Körpers zu verordnen. Besteht länger andauerndes hohes Fieber mit gleichzeitigen stärkeren Allgemeinsymptomen, besonders von Seiten des Nervensystems, so ist eine maassvolle Kaltwasserbehandlung dringend zu empfehlen. Die Bäder brauchen selten kälter, als 22—25° R. zu sein, und sind etwa 2—3 mal täglich anzuwenden, in schweren Fällen häufiger. Bei schweren Nervenstörungen sind im Bade kalte Uebergiessungen anzuordnen. Wein oder starker Kaffee sind daneben als Reizmittel zu verabfolgen, bei Collapszuständen Campherinjectionen. Antipyretica (Chinin, salicyls. Natr.) werden ebenfalls oft verordnet, sind aber durchaus entbehrlich.

Bei abnorm hoher *Pulsfrequenz* und der Gefahr eintretender Herzschwäche wendet man, ausser Reizmitteln, eine Eisblase aufs Herz an. Mit Vorsicht kann auch Digitalis versucht werden.

Die scarlatinösen *Gelenkentzündungen* werden zuweilen durch Natron salicylicum (3—4 Grm. auf einmal) gebessert. In anderen Fällen liess uns aber das Mittel im Stich.

Der *Scharlachnephritis* vorzubeugen sind wir durch kein Mittel im Stande. Die ärztliche Politik erfordert es dringend, um den Verdacht des Verschuldens nicht hervorzurufen, in jedem Fall von vornherein auf die Möglichkeit ihres Eintritts hinzuweisen, Erkältungen und Diätfehler möglichst zu vermeiden. Die Behandlung der Nephritis und der davon abhängigen Folgezustände ist in dem Abschnitt über Nierenkrankheiten nachzulesen.

Auch bei ungestörter Reconvalescenz müssen die Scharlachkranken fast immer 3—4 Wochen im Bett gehalten werden.

Wegen der Gefährlichkeit der Krankheit ist bei jedem Erkrankungsfall in einer Familie die Isolirung, wo möglich vollständige Entfernung der übrigen Kinder, durchaus zu verlangen und bei Nichtbefolgung dieses Rathes jede Verantwortlichkeit für etwaige weitere Erkrankungen und deren Folgen abzulehnen.

FÜNFTES CAPITEL.

Masern.

(Morbilli.)

Aetiologie. Gegenüber dem heimtückischen Scharlach stellen die Masern eine viel gutartigere, auch von den Müttern meist nur wenig gefürchtete Kinderkrankheit dar. Die Verbreitung der Krankheit und die Empfänglichkeit für dieselbe ist eine so allgemeine, dass die Masern als ein fast unvermeidliches, aber auch leicht zu ertragendes Uebel gelten. In der That giebt es verhältnissmässig wenige Menschen, welche die Masern nicht durchmachen müssen, und dass Erwachsene so viel seltener daran erkranken, als Kinder, hat wohl nur darin seinen Grund, dass die meisten älteren Personen eben schon als Kinder die Krankheit gehabt haben. Ein zweimaliges Erkranken desselben Menschen an den Masern kann vorkommen, gehört aber sicher zu den grössten Seltenheiten.

Die Masern treten meist *epidemisch* auf. Sporadische Fälle, wie sie beim Scharlach zu jeder Zeit vorkommen, gehören zu den Ausnahmen. Die rasche Ausbreitung der einmal ausgebrochenen Krankheit ist eine Folge der grossen *Contagiosität* derselben. Erkrankt ein Kind in einer Familie an den Masern, so erkranken auch die anderen Kinder fast immer daran. Auch durch gesunde Personen und durch Gegenstände kann die Ansteckung übertragen werden. Das vorauszusetzende, specifische Maserngift und die Art der Uebertragung desselben sind uns noch nicht bekannt. Durch *Impfung* gesunder Kinder mit dem Blute oder mit Secretflüssigkeiten von Maserukranken kann die Krankheit hervorgerufen werden.

Krankheitsverlauf und Symptome. Die Dauer des *Incubationsstadiums* ist bei den Masern ziemlich constant. Dieselbe beträgt 10 Tage bis zum Beginn der ersten Krankheitssymptome und 13—14 Tage bis zum Ausbruch des Exanthems. Diese Zahlen sind besonders durch Beobachtungen von PANUM auf den Faröerinseln bei Gelegenheit der ersten Einschleppung von Masern auf diesen Inseln festgestellt worden. Besondere Krankheitssymptome, abgesehen von einigen kleineren Temperatursteigerungen, kommen während der Incubationszeit nicht vor. Nach 10 Tagen beginnt, meist plötzlich, das *Prodromalstadium* der Krankheit, und zwar mit einer raschen *Fiebersteigerung* bis 39—40° C. Zugleich treten die charakteristischen katarrhalischen Erscheinungen der Masern auf: mehr oder minder starke *Conjunctivitis*, kenntlich durch die Lichtscheu, die Röthung und stärkere Thränensecretion der Augen, *Katarrh der Nase* (Schnupfen), kenntlich durch die reichliche Nasensecretion, durch das häufige Niesen, zuweilen auch durch Nasenbluten, und endlich Zeichen eines meist mässigen *Katarrhs der oberen Luftwege*, durch welchen die Stimme etwas belegt und heiser wird und ein geringer Husten entsteht. Daneben ist das Allgemeinbefinden gestört, die Kinder sind unruhig, haben Kopfschmerzen, wenig Appetit u. dgl. Auch Symptome einer leichten Angina kommen nicht selten vor, treten aber lange nicht so in den Vordergrund der Erscheinungen, wie beim Scharlach.

Diese Prodromalerscheinungen dauern, wie gesagt, 3—4 Tage. Dann beginnt der Ausbruch des Exanthems, das *Eruptionsstadium* der Masern. Demselben geht sehr häufig ein oder zwei Tage eine eigenthümliche *fleckige Röthung am harten und weichen Gaumen* vorher, welche gewöhnlich als „Schleimhautexanthem" aufgefasst wird. Der eigentliche *Masernausschlag* beginnt fast stets im Gesicht, auf den Wangen, der Stirn, um den Mund herum (im Gegensatz zu der charakteristischen Blässe des Kinns beim Scharlach) und breitet sich von da aus abwärts auf den ganzen übrigen Körper aus. Der Ausschlag besteht im Anfang aus kleinen, den Follikeln entsprechenden Knötchen, welche sich aber bald mit einem blassrothen, leicht erhabenen Hof umgeben und vielfach miteinander confluiren. So entstehen kleinere und grössere, ganz flache Quaddeln von sehr unregelmässig gezackter, rundlicher oder eckiger Form, welche sich vielfach berühren, aber meist immer noch kleinere normale Hautstellen zwischen sich lassen. Innerhalb der einzelnen Quaddeln bleiben die kleinen folliculären Knötchen sichtbar.

Mit dem Beginn des Exanthems steigt das Fieber, welches in den letzten Tagen des Prodromalstadiums gering ist, wieder hoch an, bis ca. auf 40—40°,5. In $1\frac{1}{2}$—2 Tagen hat das Exanthem seine volle Entwicklung und grösste Ausbreitung erreicht. So lange halten auch das Fieber und die katarrhalischen Erscheinungen an. Dann erfolgt eine meist rasche, fast *kritische Entfieberung*, während das Exanthem nach kurzem Blüthestadium erst allmählich in den folgenden 2—3 Tagen abblasst. Damit lassen auch die katarrhalischen Erscheinungen nach; auf der Haut beginnt eine mehr oder weniger starke Abschuppung der Epidermis, welche fast nie lamellös, wie beim Scharlach, sondern kleinschuppig, „kleienförmig" ist. Nach 8—10 Tagen befinden sich die Kranken, wenn die Masern normal verlaufen, in voller Reconvalescenz.

Nach dieser übersichtlichen Darstellung des gewöhnlichen Verlaufs müssen wir noch einzelne vorkommende Symptome und Complicationen etwas näher besprechen.

Das *Fieber* (s. Fig. 5, S. 60) der Masern zeigt, wie schon aus dem Gesagten hervorgeht, einen ziemlich typischen Verlauf. Es beginnt mit einer ziemlich hohen und raschen Steigerung am Anfang der Krankheit. Am Morgen des zweiten Tags findet meist eine tiefe, manchmal sogar zur Norm gehende Remission statt. In den letzten zwei Tagen des Prodromalstadiums ist das Fieber mässig, fast nie so hoch, wie am Anfange. Mit dem Ausbruch des Exanthems tritt eine neue rasche und meist *höhere* Steigerung, als im Anfang, ein, so dass man also sehr wohl zwei Fieberperioden, das *Prodromalfieber* und das *Eruptionsfieber*, unterscheiden kann. Letzteres dauert aber nur kurze Zeit und hält nicht, wie beim Scharlach, während der ganzen Dauer des Exanthems an. Es fällt *kritisch* ab, wenn das Exanthem seine Blüthe erreicht hat. Kleinere Steigerungen kommen freilich in den folgenden 1—2 Tagen zuweilen noch vor. Ein höheres, noch länger andauerndes Fieber weist aber stets auf eingetretene Complicationen, besonders von Seiten der Respirationsorgane, hin.

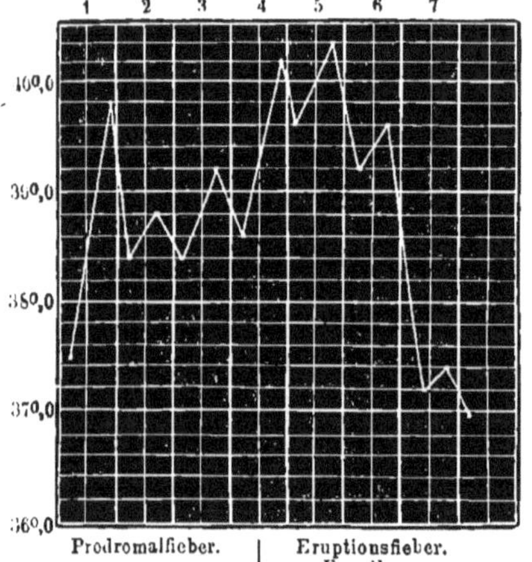

Fig. 5. Beispiel der Fiebercurve bei Masern.

Das *Exanthem*, dessen bei weitem häufigste Form oben beschrieben ist, kann in einigen Fällen mannigfache Verschiedenheiten darbieten. Zuweilen ist es nur *rudimentär* entwickelt. Zuweilen fängt es nicht, wie gewöhnlich, im Gesicht, sondern an einer anderen Körperstelle an, was meistens als Anzeichen eines auch sonst anomalen Falles gilt. Die einzelnen Flecke können kleiner, als gewöhnlich sein und ganz getrennt voneinander bleiben (*M. papulosi*). In anderen Fällen ist der Ausschlag so confluirend (*M. confluentes*), dass er dem Scharlachexanthem ähnlich wird. Auch *Bläschenbildungen* (*M. vesiculosi*) kommen vor, aber viel seltener, als beim Scharlach. *Hämorrhagische Masern* kommen auch vor, meist aber nur in Form kleiner capillärer Blutungen bei sonst durchaus gutartigem Verlauf. Freilich sind auch sehr seltene Fälle von bösartigem Verlauf mit allgemeiner hämorrhagischer Diathese, ähnlich dem hämorrhagischen Scharlach, beschrieben worden. Ob die „schwarzen Masern“ der alten Autoren wirklich Masern gewesen sind, ist zweifelhaft. Neben dem eigentlichen Masernexanthem zeigen sich zuweilen auf der Haut auch andere Ausschläge, so namentlich Herpes, Urticaria, Pusteln u. s. w.

Die **Complicationen der Masern** stellen meist Steigerungen oder abnorme Formen und Ausbreitungen derjenigen Affectionen vor, welche auch bei dem gewöhnlichen leichten Masernverlauf beobachtet werden. Gegenüber der grossen Mehrzahl der leicht und normal verlaufenden Fälle kommen schwerere Complicationen bei den Masern viel seltener vor, als beim Scharlach. Nur einzelne Epidemien zeichnen sich durch einen bösartigeren Charakter aus.

Schwerere Augenaffectionen bilden sich zuweilen aus, so besonders blennorrhoische Conjunctivitis, Keratitis, Iritis.

Stärkere *Entzündungen der Nasenschleimhaut*, des *Rachens* und *Kehlkopfs* können den Krankheitsverlauf in die Länge ziehen. Dieselben sind häufig nur Steigerungen des gewöhnlichen *Katarrhs* dieser Schleimhäute. *Mittelohrentzündungen* kommen ebenfalls zuweilen vor. Eine intensivere *Laryngitis*, mit stärkerer Schwellung der befallenen Theile, kann viele Beschwerden und sogar Stenosenerscheinungen („Pseudocroup") hervorrufen. Auch wirkliche *croupöse* und *diphtheritische Processe im Rachen und Kehlkopf* kommen vor. Die *Maserndiphtherie* ist zwar viel seltener, als die Scharlachdiphtherie, kann aber den gleichen traurigen Verlauf nehmen. Erwähnenswerth ist, dass gerade bei den Masern zuweilen echter *Larynxcroup* ohne gleichzeitige Rachenaffection vorkommt.

Die bei weitem häufigste und beachtenswertheste Complication der Masern besteht in dem Auftreten *schwerer Lungenerscheinungen.* Die gewöhnliche leichte Masernbronchitis wird sehr intensiv, steigt bis in die kleineren Bronchien herab (*capilläre Bronchitis*) und führt dann meistentheils zu mehr oder weniger ausgedehnten lobulären, *katarrhalischen Pneumonien.* Dieselben lassen sich fast immer vermuthen, wenn auf den Lungen verbreitetes, reichliches Rasseln bei gleichzeitig fortdauerndem Fieber und ausgesprochenen Respirationsbeschwerden (Husten, Dyspnoë) nachweislich ist. Die Percussion giebt nur bei stärkerer Confluenz der einzelnen Herde deutliche Dämpfung. Viel seltener, als die lobulären Pneumonien, kommt echte *lobäre croupöse Pneumonie* vor, welche auf einen oder einige Lappen beschränkt bleibt, mit hohem Fieber verläuft und mit einer ausgesprochenen Krise endigen kann.

Die erwähnten Lungenerscheinungen treten meist auf der Höhe der Krankheit auf und halten nach Abblassen des Exanthems an. Sie können Wochen lang die Reconvalescenz verzögern. In anderen Fällen scheinen die Masern anfänglich normal zu verlaufen, die Temperatur ist schon gefallen und jetzt erst beginnt neues Fieber und stellen sich schwerere Störungen von Seiten der Lungen ein. Dieselben sind stets als eine ernsthafte Complication aufzufassen, welche namentlich bei schwächlichen Kindern unter den Erscheinungen der Atheminsufficienz oder auch durch allgemeine Erschöpfung zum Tode führen kann.

Zuweilen kommen schwerere *Darmerscheinungen* bei den Masern vor, namentlich stärkere, durch einen Darmkatarrh bedingte Durchfälle.

Charakteristisch für Masern ist, dass diese Durchfälle in schwereren Fällen eine ausgesprochen *dysenterische* Beschaffenheit (blut- und schleimhaltige Stühle) annehmen können. Diese Erscheinung beruht auf der Entwicklung einer folliculären, ulcerösen Dickdarmaffection.

In einzelnen Fällen treten gelegentlich noch andere Complicationen auf, welche alle aufzuzählen unmöglich ist. *Nephritis* kommt vor, aber ungemein viel seltener, als beim Scharlach. Einfache Albuminurie auf der Höhe der Krankheit beobachtet man nicht selten. Sie hat aber meist keine besondere klinische Bedeutung. Als eine für die Masern, wie es scheint, charakteristische, aber sehr seltene Complication ist noch das Auftreten einer Gangrän der Wange, einer sogenannten *Noma*, zu erwähnen.

Verlaufseigenthümlichkeiten sind bei den Masern ungleich seltener, als beim Scharlach. Doch kommen auch hier *ungewöhnlich leichte (rudimentäre) Fälle*, in denen entweder das Exanthem oder die sonstigen Localerscheinungen auffallend gering sind, und *abnorm schwere* Fälle vor. Letztere zeichnen sich durch die ungewöhnliche Höhe oder die Dauer des Fiebers, die schweren Allgemeinerscheinungen und nervösen Symptome, das frühe Auftreten von Complicationen aus. Man hat solche Fälle als „*typhöse Masern*“ bezeichnet. Die schwere Form der hämorrhagischen Masern ist schon oben erwähnt.

Bemerkenswerth ist die klinische Beziehung, welche die Masern zu einigen anderen Infectionskrankheiten haben, zum *Keuchhusten* und zur *Tuberkulose*. Nicht nur kommen in wechselnder Reihenfolge Masern und Keuchhusten (s. d.) bei demselben Individuum kurz nacheinander vor, sondern auch ganze Epidemien beider Krankheiten herrschen relativ häufig gleichzeitig. Die *Tuberkulose* ist als eine klinisch wichtige *Nachkrankheit* der Masern zu erwähnen. Ihr Auftreten ist nur in dem Sinne aufzufassen, dass bei Kindern, welche schon die Anlage zur Tuberkulose in sich haben, die mit so vorherrschender Lungenaffection verlaufenden Masern die Entwicklung und Ausbreitung der Tuberkulose begünstigen oder dass vielleicht auch bei vorher gesunden Kindern durch die Masern eine Disposition zur Tuberkulose hervorgerufen wird.

Die **Diagnose** der Masern wird, wie bei den übrigen acuten Exanthemen, vorzugsweise aus der Hautaffection gestellt. Persönliche Erfahrung schärft den Blick mehr, als die ausführlichsten Beschreibungen. Zu bedenken ist, dass *masernähnliche Ausschläge* auch bei anderen Affectionen vorkommen, so besonders bei den Rötheln, beim Scharlach, dem exanthematischen Typhus, im Beginn der Pocken und auch bei florider Lues. In zweifelhaften Fällen machen die übrigen Symptome, vor allem aber der weitere Verlauf der Krankheit die sichere Entscheidung möglich.

Wie gut im Allgemeinen bei den Masern die **Prognose** ist, haben wir schon oben hervorgehoben. Doch muss hier nochmals erwähnt werden, dass nicht alle Epidemien den gleichen gutartigen Charakter zeigen und dass die Möglichkeit von Complicationen und namentlich die Gefahr schwererer Lungenaffectionen in jedem Masernfalle im Auge behalten werden muss.

Therapie. Masernkranke sollen im Allgemeinen etwas wärmer gehalten werden, als Scharlachkranke. Auch in den scheinbar leichtesten Fällen sind die Kinder bis zur beendeten Abschuppung im Bette zu behalten. Normale Fälle verlaufen ohne jeden besonderen therapeutischen Eingriff in günstiger Weise. Beachtung verdienen aber immer die katarrhalischen Erscheinungen, da eine Vernachlässigung derselben sicher zu einer Steigerung derselben führen kann. Vor allem ist *Reinlichkeit* die Hauptsache, Reinigung der Augen, der Nasenhöhle und Mundhöhle durch Waschungen und Ausspülungen mit lauem Wasser. Schwerere Augenaffectionen sind nach den üblichen ophthalmologischen Regeln zu behandeln. Ungt. Hydrargyri oxydati flavi 0,1 : 10,0 und Atropin kommen besonders zur Anwendung. Die Behandlung der etwaigen croupösen Rachen- und Kehlkopfaffection geschieht in der gewöhnlichen Weise. Gegen die *Lungenaffectionen* sind laue Bäder, eventuell mit kühleren Uebergiessungen, das wirksamste und wenn nur irgend möglich anzuwendende Mittel. Durch die Anregung tieferer Inspirationen, durch die Beförderung der Expectoration kann die Entwicklung schwererer Lungenaffectionen resp. das Fortschreiten derselben noch am ehesten gehindert werden. Daneben werden Inhalationen warmer Wasserdämpfe oder medicamentöser Flüssigkeiten oft mit günstiger Wirkung angewandt. Der Ersatz der Bäder durch kalte Einwicklungen ist unserer Meinung nach nur da gerechtfertigt, wo die Bäder nicht ausführbar sind. Die Einwicklungen stehen den Bädern an Wirksamkeit bedeutend nach und sind trotzdem für die Kranken viel unangenehmer. Medicamente von einigermassen sicherer Wirksamkeit gegen die Lungenaffection kennen wir nicht. Zuweilen wird man sich bei starker Schleimanhäufung in den Bronchien zur Darreichung eines Brechmittels entschliessen. Als sogenannte Expectorantien sind Ipecacuanha, Liq. Ammonii anisat., Benzoë u. a. zu versuchen. Dass neben jeder sonstigen Behandlung der Kräftezustand der Patienten durch Verabfolgung von Wein, Bouillon, Milch, Eiern u. dgl. möglichst zu erhalten ist, braucht kaum besonders erwähnt zu werden.

Eine strenge *Prophylaxis* gegen die Masernerkrankung wird bei der in der Regel zu erwartenden Leichtigkeit der Affection nicht angewandt. Erkrankt ein Kind in einer Familie, so ist es für die Isolirung der übrigen Kinder meist schon zu spät und für die Familie selbst von Vortheil, wenn alle Kinder auf einmal die doch meist unvermeidliche Krankheit durchmachen. Nur beim Ausbruch bösartigerer Fälle ist eine Isolirung rathsam.

SECHSTES CAPITEL.

Rötheln.

(Rubeolae.)

Die Rötheln sind eine den Masern ähnliche, von diesen aber specifisch verschiedene Krankheit. Sie sind früher oft mit Masern (vielleicht auch mit Scharlach) verwechselt worden. Ueber ihre Sonderstellung kann aber jetzt nach den Beobachtungen von Steiner, Thomas u. a. kein Zweifel mehr herrschen. In der That kommen Epidemien vor, in denen *alle* Fälle die den Rötheln zugeschriebenen charakteristischen Eigenthümlichkeiten zeigen und, was vor allem beweisend ist, erkranken Kinder, welche diese „Rötheln" durchgemacht haben, später noch häufig genug an Masern und an Scharlach. Im einzelnen Falle kann es freilich oft sehr schwierig sein, zu entscheiden, ob es sich um Rötheln oder um einen leichten Masernfall handelt. Geleugnet aber kann die Existenz der Rötheln nur von Solchen werden, welche sie niemals gesehen haben.

Nach circa 2—3wöchentlicher *Incubation* beginnt die Krankheit mit dem Ausbruch des Exanthems. *Prodromalerscheinungen* fehlen ganz oder dauern höchstens einen halben Tag. Das *Exanthem* hat entschiedene Aehnlichkeit mit dem Masernausschlag, ist aber kleinfleckiger. Die einzelnen Flecke sind oft nur linsengross, selten grösser, dabei von rundlicher Form und nur ausnahmsweise so zackig und unregelmässig gestaltet, wie die Masernflecke. Sie sind im ganzen Gesicht, am Kopf, am Rumpf und an den Extremitäten sichtbar, blassroth, sehr wenig erhaben und zeigen geringe Neigung, mit einander zu confluiren. Zuweilen kommt auch, wie bei den Masern, eine anfängliche leicht fleckige Röthung am Gaumen vor. Nach 2—4 Tagen blasst das Röthelnexanthem ab. Eine deutliche Abschuppung findet meist nicht statt.

Andere Krankheitserscheinungen, ausser dem Exanthem, treten bei den Rubeolen nur in sehr geringem Grade hervor. *Fieber* scheint in manchen Fällen ganz zu fehlen. Meist besteht aber 1—2 Tage eine leichte Temperaturerhöhung bis höchstens 39°,0. Ausserdem beobachtet man neben dem Exanthem Zeichen eines mässigen *Katarrhs der Nase*, des *Rachens* und des *Larynx*, bestehend in geringem Schnupfen und Husten. Zuweilen schwellen die Hals- und Nackenlymphdrüsen ein wenig an. Das Allgemeinbefinden ist gewöhnlich so wenig gestört, dass die Kinder kaum im Bett zu halten sind. Schwerere *Complicationen* kommen fast nie vor.

Die **Prognose** der Rötheln ist demgemäss als durchaus günstig zu bezeichnen und die Anwendung einer besonderen *Therapie* ist unnöthig.

SIEBENTES CAPITEL.

Pocken.

(Blattern. Variola, Variolois.)

Aetiologie. Schon seit Jahrhunderten bekannt, wenn auch früher vielfach mit anderen Krankheiten verwechselt und zusammengeworfen[1]), sind die Pocken eine der gefürchtetsten acuten Infectionskrankheiten, welche auf ihren früheren Seuchezügen Tausende von Opfern gefordert hat. Erst nach der Entdeckung der Thatsache der prophylaktischen Impfung und nach der immer mehr und mehr sich ausbreitenden Einführung derselben hat die Krankheit wenigstens einen Theil ihrer Schrecken verloren.

Trotz zahlreicher Angaben über das Vorkommen von Mikroorganismen in den Pockeneruptionen der Haut und der Schleimhäute, müssen wir doch sagen, dass uns das specifische, organisirte Pockengift, so sehr wir auch dessen Existenz anzunehmen berechtigt sind, noch nicht mit Sicherheit bekannt ist. Die meisten der in den Pockenefflorescenzen in der That leicht nachzuweisenden Bacterien stammen aus der umgebenden Luft und haben mit dem specifischen Pockenprocess nichts zu thun. Auch die in inneren Organen (Leber, Milz, Nieren) gefundenen Bacterienherde werden jetzt selbst von ihrem Entdecker Weigert für eine Complication der Pocken mit septischen Processen, aber nicht für etwas der Variola Eigenthümliches gehalten.

Die Disposition zu den Pocken, insofern sie nicht durch die Vaccination (s. u.) eine Verminderung erfahren hat, ist eine allgemein ver-

1) Die Namen *small-pox* und *petite-vérole* weisen auf die frühere Verwechselung mit der Syphilis hin, welche man als „grosse Pocken" bezeichnete.

breitete. Die Krankheit kommt in jedem Alter, auch schon während des Uterinlebens, vor. Dagegen sollen Patienten, welche an einer anderen acuten Infectionskrankheit (Scharlach, Masern, Typhus) leiden, während dieser Zeit vor einer Ansteckung mit Pocken ziemlich sicher sein. Ein einmaliges Ueberstehen der Pocken gewährt mit sehr seltenen Ausnahmen Schutz gegen eine nochmalige Erkrankung.

Die Erkrankung an den Pocken erfolgt stets durch Uebertragung des Giftes von einem bereits kranken Individuum auf ein gesundes. In vielen Fällen kann man freilich den näheren Modus der Uebertragung nicht feststellen. Die Ansteckung kann durch directe Contagion oder auch durch Gegenstände und Geräthschaften, mit welchen ein Kranker in Berührung kam, vermittelt werden. Auch die Leichen Pockenkranker sind noch ansteckend. Ueberhaupt sprechen manche Erfahrungen für eine ziemlich grosse Tenacität des Pockengiftes. Die Uebertragbarkeit der Krankheit durch directe Impfung mit dem Inhalt der Pockenpusteln auf gesunde Menschen (angeblich auch auf Affen) ist sicher nachgewiesen worden.

Krankheitsverlauf. Variola und Variolois. Das *Incubationsstadium* bei den Pocken ist von ziemlich constanter Dauer; es beträgt 14 Tage, häufig eine etwas kürzere, selten längere Zeit. Während desselben fehlen *Prodromalerscheinungen* meist ganz oder sind nur in unbedeutendem Grade vorhanden.

Die Krankheit selbst beginnt plötzlich mit meist sehr charakteristischen Symptomen: *Schüttelfrost, Fieber, Kopfschmerzen* und intensiven *Kreuzschmerzen.* Nur in relativ seltenen Fällen fehlt eins oder das andere dieser Symptome oder ist gering. Die *Allgemeinerscheinungen* können sehr schwer sein: trockne Zunge, Benommenheit, Schlaflosigkeit, Delirien. Das *Fieber* dauert während der nächsten Tage in intensiver Weise fort. Der Puls ist stark beschleunigt. Daneben besteht meist totale *Appetitlosigkeit,* nicht selten kommt *Erbrechen* vor. Der Stuhl ist angehalten, seltener durchfällig. Manchmal tritt eine leichte *Angina* auf, in den Lungen zuweilen etwas *Bronchitis.* Die *Milz* ist in den meisten schwereren Fällen angeschwollen, der *Harn* häufig leicht eiweisshaltig. Auffallend oft sieht man bei erkrankten Frauen die *Menstruation* (rechtzeitig oder zu früh) eintreten. Auf der *Haut* findet man von dem eigentlichen Pockenexanthem noch nichts, wohl aber vom zweiten Krankheitstage an nicht selten andere charakteristische Exantheme, welche man als *Initialexantheme* der Pocken bezeichnet. Dieselben sind entweder ein mehr diffuses oder mehr fleckiges, am Rumpf und an den Extremitäten in verschiedenem Maasse ausgebreitetes *Erythem* oder ein *kleinfleckiges, hämorrhagisches Exanthem,* welches vorzugsweise in der Unterbauchgegend und an den Innenflächen der Oberschenkel auftritt (im sogenannten *Schenkeldreieck* SIMON's). Auffallender Weise wird gerade diese Hautgegend später von dem eigentlichen Pockenexanthem meist verschont. Das Erythem schwindet bald wieder, die hämorrhagischen Flecken bleiben längere Zeit sichtbar.

Die Dauer des eben geschilderten *Initialstadiums* beträgt gewöhnlich drei Tage. Schwere Erscheinungen während desselben schliessen einen späteren gutartigen Verlauf nicht aus, leichte Erscheinungen sind fast stets ein günstiges Zeichen.

Am Ende des dritten oder am vierten Krankheitstage beginnt unter ausgesprochenem Herabgehen des Fiebers die Entwicklung der eigentlichen Pockenbildung auf der Haut, das *Stad. eruptionis*, welchem sich das Blüthe- und Eiterungsstadium (*St. floritionis* und *suppurationis*) und schliesslich das *St. exsiccationis*, das Stadium der Eintrocknung des Exanthems, anschliesst. Während dieser Zeit manifestirt sich ein deutlicher Unterschied in den einzelnen Fällen, welcher zwar durchaus nicht eine ganz scharfe Grenze hat, aber immerhin auffallend genug ist, um die Aufstellung zweier Typen der Pockenerkrankung zu rechtfertigen. Wir meinen die Sonderung der Pocken in eine *schwere Form* (*Variola vera*) mit reichlichem Exanthem, entwickelter Pustelbildung auf der Haut und einem davon abhängigen zweiten Fieberstadium, dem Suppurationsfieber, und in eine *leichte Form* (*Variolois*) mit spärlicherem Exanthem und mit geringem oder meist ganz fehlendem Suppurationsfieber. Diese beiden Formen müssen wir jetzt gesondert besprechen.

Variola vera.

Die Pockeneruption beginnt fast immer zuerst im Gesicht und am behaarten Kopfe, etwas später tritt sie am Rumpf und an den Armen, zuletzt an den Beinen auf. Sie beginnt in der Form kleiner, rother Stippchen und Fleckchen, welche in ca. zwei Tagen zu kleinen Knötchen sich entwickeln. Fährt man mit der Hand über dicht stehende, entwickelte Pockenknötchen hin, so nimmt man ein eigenthümlich weiches, sammetartiges Gefühl wahr. Auf der Spitze dieser Knötchen bildet sich ein kleines Bläschen, welches an Ausdehnung immer mehr und mehr zunimmt, dessen Inhalt immer trüber und eitriger wird, bis schliesslich am sechsten Tage nach der Eruption, also am neunten Krankheitstage, die Entwicklung der eigentlichen *Pockenpusteln* vollendet ist. Dieselben zeigen in der Regel auf ihrer Höhe eine kleine Delle, den sog. „*Pockennabel*", und sind von einem rothen Saum, dem „*Halo*", umgeben. Wo die Pocken besonders dicht stehen, so namentlich im Gesicht, ist auch die zwischenliegende Haut diffus geschwollen und sind die localen Beschwerden (brennender Schmerz) sehr bedeutend. Das Gesicht wird äusserst entstellt, die Augen können oft in Folge des Oedems gar nicht geöffnet werden. Besonders intensiv sind häufig auch die Hände befallen, ferner alle Hautstellen, welche vorher irgend einer Schädlichkeit ausgesetzt waren (Kleiderdruck, Einreibungen u. dgl.). Das geringe Befallenwerden der Haut im sog. Schenkeldreieck ist schon oben erwähnt worden.

Gleichzeitig mit der Pockeneruption auf der Haut, oder sogar etwas früher, entwickeln sich ganz analoge Efflorescenzen auch auf den *Schleimhäuten*. Vor allem treten dieselben auf der Schleimhaut der Mund- und Rachenhöhle, auf der Zunge, auf dem weichen Gaumen, in der Nasenhöhle, ferner im Kehlkopf, in der Trachea, im oberen Oesophagus, selten und spärlich auch in der Vagina und im Mastdarm auf. Es entwickeln sich hier aber keine eigentlichen Pusteln, sondern in Folge der Maceration der obersten Schichten entwickeln sich kleine, durch Confluenz zuweilen grösser werdende, oberflächliche Geschwüre. Die Beschwerden, welche durch die Pockeneruption in der Mund- und Rachenhöhle hervorgerufen werden, sind selbstverständlich sehr hochgradig. Die Pocken im Larynx manifestiren sich durch Heiserkeit, zuweilen sogar durch stenotische Erscheinungen.

Wie erwähnt, tritt mit dem *Beginn des Exanthems* eine sehr deutliche Ermässigung des Fiebers ein, welche aber bei der Variola vera die Norm nicht oder nur vorübergehend erreicht. Auch die übrigen Krankheitserscheinungen, vor allem die Kopf- und Kreuzschmerzen, lassen nach. Mit dem *Beginn der Suppuration* tritt eine neue Fiebersteigerung und damit auch eine neue Verschlimmerung des Allgemeinzustandes ein. Jetzt ist die Zeit der gefürchteten schweren Delirien, während welcher die Kranken streng überwacht werden müssen, um Unglücksfälle zu verhüten, ferner auch die Zeit der möglicher Weise eintretenden Complicationen (s. u.).

Am 12. oder 13. Krankheitstage beginnt das *Exsiccationsstadium* der Krankheit. Der eitrige Inhalt der zum Theil geplatzten Pusteln trocknet zu gelblichen Borken ein, die Haut schwillt ab und wenige Tage später beginnen die Krusten und Borken sich abzustossen. Mit dem Beginne der Eintrocknung lässt auch das Fieber nach, die localen, wie die allgemeinen Beschwerden werden immer geringer, der Kranke tritt in die Reconvalescenz ein. Oft ist die Heilung der Pockenpusteln mit einem äusserst heftigen Jucken verbunden. Nach vollendeter Abstossung der Borken, d. i. etwa nach 3—4 Wochen, bleiben auf der Haut pigmentirte Stellen zurück, welche erst nach Monaten verschwinden. In allen Fällen, in denen die Cutis selbst durch die Eiterung in ausgedehnterer Weise zerstört war, kann die Heilung nur durch Narbenbildung zu Stande kommen. So entstehen die bekannten, durch das ganze spätere Leben hindurch sichtbar bleibenden *Pockennarben.*

Variolois.

Die Variolois ist keine von der Variola vera irgendwie principiell verschiedene Krankheit, sondern stellt nur eine leichtere Form des Pockenprocesses dar. Eine scharfe Grenze zwischen den beiden genannten Formen existirt nicht. Hauptsächlich beobachtet man die Variolois bei Leuten, deren Disposition für die Pockenerkrankung durch die Vaccination herabgesetzt ist.

Wie schon erwähnt, kann man aus dem Verhalten der Krankheit während des Initialstadiums noch nicht mit Bestimmtheit entscheiden, ob sich eine Variola vera oder eine Variolois entwickeln werde. Besonders leichte Initialerscheinungen sprechen für die letztere und ebenso gilt das Auftreten des oben erwähnten erythematösen Initialexanthems für ein prognostisch günstiges Zeichen.

Bald nach Beginn der Pockeneruption ist die Entscheidung fast immer zu treffen. Bei der Variolois ist die Eruption spärlicher oder sogar ganz vereinzelt. Sie zeigt häufig Unregelmässigkeiten und beginnt durchaus nicht immer, wie bei der Variola vera, im Gesicht, sondern häufig auch am Rumpf. Die einzelnen Efflorescenzen unterscheiden sich in keiner Beziehung von denen der Variola vera. Oft aber kommt es vor, dass sie nicht alle Stadien bis zur starken Eiterung durchmachen, sondern schon vorher sich wieder zurückbilden. Zuweilen spricht man in solchen Fällen, wo blos Knötchen oder Bläschen entstehen, von einer *Variolois verrucosa* resp. *miliaris.* Mit der Spärlichkeit und der geringeren Pustelbildung des Exanthems hängt es zusammen, dass bei der Variolois ein *Suppurationsfieber* ganz fehlt oder nur angedeutet ist. Gewöhnlich fällt die Temperatur mit dem Ausbruch des Exanthems in kritischer Weise zur Norm und bleibt dann dauernd normal. Die Exsiccation beginnt oft schon am 8.—10. Krankheitstage, so dass also die Gesammtdauer der Krankheit bei der Variolois wesentlich kürzer ist, als bei der Variola vera. Schwerere Complicationen kommen nur sehr selten vor. Pockenentwicklung auf den Schleimhäuten findet auch bei der Variolois häufig statt, aber ebenfalls im Ganzen spärlich und wenig intensiv.

Fieberverlauf, Erscheinungen von Seiten einzelner Organe und Complicationen.

1. *Fieber* (s. Fig. 6). Im *Initialstadium* steigt, wie erwähnt, meist unter ausgebildetem Schüttelfrost, die Temperatur rasch in die Höhe und erreicht während der nächsten Tage sehr gewöhnlich 40—41° C. Am 3.—6. Krankheitstage, mit der Entwicklung der ersten Knötchen, sinkt sie und erreicht nun bei der *Variolois* rasch und dauernd die Norm. Bei der *Variola vera* geschieht der Abfall langsamer, unvollständiger, um mit dem Beginn der Eiterung von neuem zu steigen. Die Intensität dieses *Suppurationsfiebers* steht meist in directem Verhältniss zu

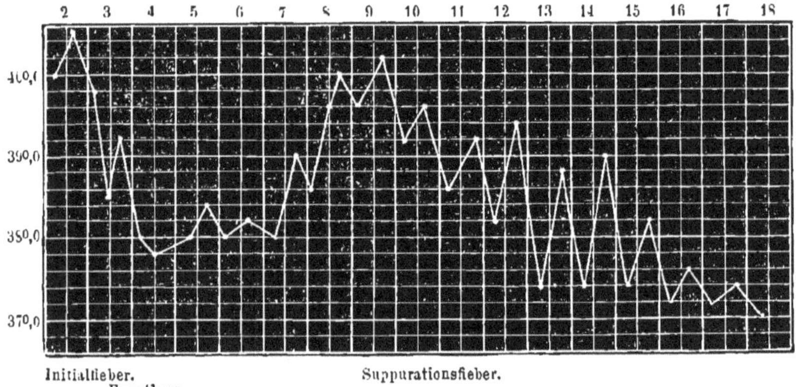

Fig. 6. Beispiel der Fiebercurve bei Variola vera.

der Stärke der Hautaffection. Unter mannigfachen Schwankungen beträgt die Dauer des Suppurationsfiebers in schweren Fällen selten unter einer Woche. Temperaturen von 40° und mehr werden oft erreicht. Dann geht die Temperatur lytisch herunter. Bei eintretendem Tode beobachtet man zuweilen äusserst hochgradige Temperatursteigerungen, bis auf 42—43° C.

2. *Haut.* Das makroskopische Verhalten der Pockeneruption ist oben bereits beschrieben. Es erübrigt uns noch, die *histologischen Verhältnisse* kurz zu erwähnen. Die ersten Veränderungen finden sich in den Zellen der tieferen Schichten des Rete Malpighi. Durch die Einwirkung der aus den Gefässen des Papillarkörpers austretenden Lymphe quellen die Zellen auf und verwandeln sich in schollige, homogene, kernlose Gebilde („Coagulationsnekrose" nach Weigert). Die immer reichlicher werdende Lymphe drängt die Epithelien auseinander. Diese werden dadurch zu Fäden und Membranen umgewandelt, welche ein deut-

liches Maschenwerk in dem Pockenbläschen bilden. Daher kommt es, dass beim Anstechen eines solchen Bläschens nie der ganze Inhalt desselben auf einmal entleert werden kann. Mit der Lymphe treten zugleich massenhaft weisse Blutkörperchen aus den Gefässen aus, welche den Inhalt des Bläschens schliesslich in Eiter verwandeln. Durch Proliferationsvorgänge der umgebenden, noch gesunden Epithelien entsteht die Erhebung der Randtheile, während die abgestorbene Partie in der Mitte die Pockendelle bildet. Schmilzt auch ein Theil des Papillarkörpers selbst durch Eiterung ein, so kann die Heilung nur durch Narbenbildung erfolgen, während beim Beschränktbleiben des Processes auf das Epithel völlige Regeneration desselben stattfindet.

Als secundäre, in der Haut zuweilen vorkommende Complicationen sind noch grössere *Abscesse*, *Phlegmonen*, *Erysipele*, *Decubitus* und *Gangrän* zu erwähnen.

3. *Respirationsorgane. Bronchitiden* und *lobuläre Pneumonien* gehören in schweren Fällen zu den häufigsten Complicationen. In der Trachea und den grösseren Bronchien kommen wirkliche Pockenpusteln vor. Die Bronchopneumonien stellen in der Mehrzahl der Fälle secundäre Erkrankungen vor. Nicht selten führen sie zu *eitriger Pleuritis.* Ferner kommen im Floritionsstadium relativ häufig auch echte *croupöse lobäre Pneumonien* vor.

Im *Kehlkopf* kann es zu ausgedehnten *ulcerösen Processen*, zu *Perichondritis* und *Glottisödem* kommen.

4. *Digestionsapparat.* Während im oberen Oesophagus Pocken vorkommen, werden solche auf der Magen- und Darmschleimhaut nicht beobachtet. Häufig aber kommen Zeichen des Katarrhs vor, vor allem *Durchfälle.* Die *Milz* ist meist vergrössert. Die parenchymatösen Veränderungen der *Leber* haben keine klinische Bedeutung.

Zu erwähnen ist noch das Vorkommen *diphtheritischer Rachenaffectionen* in schweren Fällen. Auch *Parotitis* kann sich entwickeln.

5. *Sinnesorgane.* Auf den Augenlidern und der Conjunctiva kommen echte Pockenpusteln vor. In der späteren Zeit der Variola können sich *Keratitis, Iritis* und *Chorioiditis* entwickeln.

Noch häufiger sind Affectionen des *Ohres*, vor allem eitrige Mittelohrentzündungen.

6. *Gelenkschwellungen* kommen im Suppurationsstadium zuweilen vor, besonders in den Schultern und Knieen, ebenso *Periostitiden.*

7. *Nervensystem.* Während für die schweren nervösen Störungen zur Zeit der Krankheit selbst ein anatomisches Substrat fehlt, kommen nach Ablauf der Pocken zuweilen *spinale Erkrankungen* unter dem Bilde

von Lähmungen oder Ataxien vor, als deren Ursache WESTPHAL zahlreiche, disseminirte Entzündungsherde im Rückenmark nachgewiesen hat.

8. *Albuminurie* kommt ziemlich häufig vor, echte *Nephritis* dagegen ist eine sehr seltene Complication.

Verlaufsanomalien. Abgesehen von den beiden bisher besprochenen typischen Formen, kommen anomal verlaufende Fälle in mannigfaltiger Weise vor. Zunächst *abnorm leichte Fälle* mit fast fehlenden Initialerscheinungen oder auch mit fehlendem oder nur undeutlichem Exanthem. Ferner *Abortivfälle* mit schweren Anfangssymptomen, aber auffallend rascher Abheilung. Wichtiger sind die *abnorm schweren Fälle.* Hierher gehört die *Variola confluens*, welche eigentlich nur die stärkste Entwicklung des typischen Pockenprocesses darstellt. Nach meist schon sehr heftigen Initialerscheinungen bricht ohne erheblichen Nachlass des Fiebers ein nach Hunderten von Pusteln zählendes Pockenexanthem aus, welches namentlich im Gesicht und an den Händen die Haut in eine confluirende eiternde Fläche verwandelt. Die localen Beschwerden, sowie die Intensität des Fiebers und der Allgemeinerscheinungen, namentlich der nervösen Symptome, erreichen den höchsten Grad. Zugleich findet eine besonders reichliche Pockeneruption auf den Schleimhäuten statt. Häufig stellen sich die oben erwähnten Complicationen von Seiten der einzelnen Organe ein. Der Ausgang ist oft ein letaler, die etwaige Genesung durch langwierige Nachkrankheiten nicht selten verzögert.

Die bösartigste anomale Form stellen die *hämorrhagischen Pocken* dar, mit welchem Namen aber zwei verschiedene Processe bezeichnet werden. Zunächst kann unter Umständen jede Pockeneruption mehr oder weniger stark hämorrhagisch werden, ohne dass hierdurch an sich das Gesammtbild der Krankheit wesentlich geändert wird. Dies kommt besonders bei alten Leuten, bei Cachectischen, bei Potatoren u. dgl. vor. Ferner kommt, gewöhnlich nach einem schon durch besondere Intensität der Erscheinungen ausgezeichneten Initialstadium, eine sehr schwere, meist rasch tödtliche Form der Pocken vor, bei welcher die reichliche Eruption von Pocken bald hämorrhagisch wird und daneben auch Blutungen in den Schleimhäuten und den inneren Organen auftreten (*schwarze Blattern*, *Variola haemorrhagica pustulosa* nach CURSCHMANN).

Davon verschieden, wenn auch durch Uebergangsformen verbunden, ist aber diejenige Form der hämorrhagischen Pocken, bei welcher die acute hämorrhagische Diathese schon im *Initialstadium* der Krankheit ausbricht und fast stets schon *vor* der Eruption eines eigentlichen Pockenexanthems zum Tode führt. Diese fürchterlichste Form der Pocken nennt man *Purpura variolosa.* Ihre Zugehörigkeit zu den Pocken wird mit Sicherheit nur durch die ätiologischen Verhältnisse begründet. Sonst wäre sie von gewissen anderen acuten septischen Processen gar nicht zu trennen. Sie befällt besonders kräftige, jugendliche Individuen. Frost, Kopfschmerzen und Kreuzschmerzen bilden auch hier die Anfangssymptome. Schon am 2. oder 3. Krankheitstage aber bilden sich Hauthämorrhagien, welche mit fast sichtlicher Schnelligkeit wachsen und namentlich in der Unterbauchgegend am ausgebreitetsten werden. Dazu kommen Blutungen in die Augenlider, Conjunctivae, Mund- und Rachenhöhle und, wie die Section zeigt, auch zahlreiche Blutungen in den inneren Organen. Der Tod erfolgt unter den schwersten Allgemeinerscheinungen, selten später, als am 5. oder 6. Krankheitstage.

Diagnose. So sicher in allen ausgebildeten Fällen die Diagnose der Pocken gestellt werden kann, so schwierig, ja unmöglich ist oft die Entscheidung im Beginn der Krankheit oder auch im Beginn des Exanthems. Ein sich entwickelnder Variolenausschlag kann namentlich mit papulösen Masern, mit exanthematischem Typhus, mit luetischen Ausschlägen, mit gewissen Formen von beginnendem Erythema exsudativum verwechselt werden. Eine ausführliche Besprechung aller hierbei in Betracht zu ziehenden, diagnostisch zu verwerthenden Momente ist hier unmöglich. Vor allem wird man nicht blos die Erscheinungen von Seiten der Haut, sondern auch alle übrigen Symptome in Betracht ziehen müssen. Oft aber kann erst durch die weitere Beobachtung eines zweifelhaften Falls die sichere Diagnose gestellt werden.

Prognose. Die meisten in prognostischer Hinsicht wichtigen Thatsachen sind bereits hervorgehoben worden. Es mag noch einmal daran erinnert werden, dass im Initialstadium die Prognose des Einzelfalls meist noch zweifelhaft bleiben muss. Leichte Initialerscheinungen, das erythematöse Initialexanthem gelten als prognostisch günstige Momente. Im Floritionsstadium entscheidet zunächst die Reichlichkeit des Exanthems über die Schwere des Falls. Die individuellen Verhältnisse (Alter, Constitution, Potatorium u. s. w.) kommen selbstverständlich ebenfalls in Betracht. Die Gefahr der confluirenden Pocken und die fast absolute letale Prognose der echten hämorrhagischen Pocken sind ebenfalls bereits besprochen worden. Die *Mortalität* schwankt in den einzelnen Epidemien sehr bedeutend. Als Durchschnittszahl kann man etwa 15—30 % annehmen. Dass die Sterblichkeit an den Pocken nach Einführung der Schutzpockenimpfung bedeutend abgenommen hat, kann keinem Zweifel unterliegen.

Therapie. 1. *Prophylaxis. Vaccination.* Wie bei allen anderen ansteckenden Krankheiten, kann nur die möglichste Isolirung der Pockenkranken die Ausbreitung der Krankheit beschränken. In den Epidemien der neueren Zeit hat man daher auch durch Einrichtung besonderer Pockenspitäler dieser Forderung nach Möglichkeit zu entsprechen versucht. Ferner sind alle Geräthschaften, mit denen ein Pockenkranker in Berührung kam, seine Kleider, Betten u. s. w. sorgsamst zu desinficiren, am besten durch die Anwendung hoher Hitzegrade (115—120° C.).

Ausser diesen, auch bei vielen anderen Krankheiten angewandten Vorsichtsmaassregeln, kennen wir ferner gegen die Pocken ein prophylaktisches Verfahren, welches auf einer der merkwürdigsten und schwerverständlichsten, aber segensreichsten Thatsachen im Gebiete der Infectionskrankheiten beruht — wir meinen die *prophylaktische Impfung*. Schon lange musste es auffallen, dass ein einmaliges Ueberstehen der Krankheit eine grosse Immunität gegen eine neue Ansteckung gewährt. Man kam daher auf den Gedanken, Kinder absichtlich der Ansteckungsgefahr auszusetzen, um sie für ihr späteres Leben vor den Pocken zu sichern. Auch ein wirkliches Einimpfen der Pocken soll in Indien und China schon lange geübt worden sein und wurde im Jahre 1717 zuerst von einer Engländerin, der Lady Montague, an ihrem eigenen Sohne mit Erfolg angewandt. Diese Methode der *Variolation* konnte aber keine sehr grosse Bedeutung gewinnen, da die Impfpocken selbst in nicht seltenen Fällen tödtlich verliefen und ihrerseits wieder zu einer weiteren Ausbreitung der Krankheit auf dem Wege der Ansteckung Anlass gaben. Da erschien im Jahre 1798 eine Schrift von dem englischen Wundarzt Edward Jenner, in welcher derselbe zum ersten Mal der medicinischen Welt eine Thatsache mittheilte, welche, den Landleuten seines Heimathortes schon bekannt, von Jenner zuerst wissenschaftlich festgestellt und in ihrer eminenten Wichtigkeit erkannt worden war. An den Zitzen und dem Euter der Kühe kommt nicht selten eine pockenähnliche Erkrankung vor (*Variola vaccina*), welche anscheinend ein locales Leiden darstellt und auf den Menschen leicht übergeimpft werden kann. Dabei entwickeln sich dann auf der Haut des Geimpften ebenfalls Vaccinepusteln, welche fast ausnahmslos ohne erheblichere Störung des übrigen Körpers wieder abheilen. Die so vaccinirten Personen zeigen nun dieselbe Immunität gegen eine Pockenerkrankung, wie Leute, welche die Variola selbst durchgemacht haben. Die Jenner'schen Angaben wurden bald allerorten bestätigt und führten zu der immer mehr und mehr sich ausbreitenden Methode der *prophylaktischen Vaccination*, welche gegenwärtig schon in einigen Staaten gesetzlich eingeführt ist und gegen deren Segnungen nur einseitige Verblendung oder beklagenswerthes Vorurtheil noch ankämpfen kann.

Die *Impfung* geschieht entweder direct vom Thier (*animale Impfung*), oder durch Weiterimpfung von Mensch zu Mensch vermittelst der sogenannten „*humanisirten Lymphe*". Die aus einer Vaccinepustel stammende Lymphe kann rein oder mit Glycerin vermischt lange Zeit aufbewahrt werden, ohne ihre Wirksamkeit zu verlieren. Die Aufbewahrung geschieht in zugeschmolzenen Glasröhrchen oder auf die Weise, dass man die Lymphe auf kleine, aus Knochen gefertigte Stäbchen antrocknen lässt. Das gegenwärtig am meisten geübte Impfverfahren besteht darin, dass man auf der Haut des Oberarms drei, nicht zu eng aneinander liegende oberflächliche Einschnitte macht und in dieselben die Vaccinelymphe hineinbringt. Nach 3—4 Tagen schwillt die Umgebung an und in 7—8 Tagen haben sich bei normalem Verlauf die Vaccineblasen entwickelt, welche nun eitrig werden, dann eintrocknen und schliesslich mit der bekannten Narbenbildung abheilen. Die Dauer des ganzen Processes beträgt ca. 3 Wochen. Hat die Impfung keinen oder nur einen unvollständigen Erfolg, so soll sie nach einigen Monaten wiederholt werden. Die Schutzkraft der Vaccination gegen die Variolen erlischt mit der Zeit und ist daher eigentlich alle 5—6 Jahre eine *Revaccination* nothwendig. Die erste Impfung bei den Kindern wird gewöhnlich im 3. oder 4. Lebensmonat vorgenommen. Bei schwächlichen Kindern wartet man länger, wenn nicht gerade eine Pockenepidemie herrscht.

Absolut ungefährlich ist freilich die Impfung nicht. Wie an jede kleine Hautwunde sich ein Erysipel oder ein septischer Process anschliessen kann, so ist dieses natürlich auch bei den Impfwunden der Fall. Das *Impferysipel* bildet eine bekannte und gefürchtete, aber bei guten äusseren sanitären Verhältnissen doch sehr seltene Complication. Häufiger, aber ungefährlich, ist die sogenannte *Impfroseola*, ein zuerst am geimpften Arm, später auch am übrigen Körper auftretender Roseolaausschlag. Dass gleichzeitig mit der Vaccine andere Krankheiten (besonders Syphilis) übergeimpft werden können, ist möglich, kommt aber sicher nur äusserst selten vor, viel seltener, als die Impfgegner es behaupten, und kann auch wohl bei genügender Sorgsamkeit der Impfärzte ganz vermieden werden. Einen entschiedenen Schutz gegen eine Anzahl der möglichen Gefahren bei der Impfung gewährt die ausschliessliche Anwendung *animaler Lymphe.* In neuerer Zeit gewinnt daher mit Recht die ausschliessliche Impfung mit animaler Lymphe immer mehr an Ausbreitung.

2. Die *Behandlung der Pocken* ist eine rein symptomatische. Nach dem einmal eingetretenen Beginn einer Variola hat eine jetzt noch vorgenommene Impfung gar keinen Einfluss auf den weiteren Verlauf der

Krankheit. Im *Initialstadium* können gegen das Fieber und die Allgemeinerscheinungen kühle *Bäder* mit Vortheil angewandt werden. Gegen die Kopfschmerzen verordnet man eine Eisblase, gegen die Kreuzschmerzen sei man mit der Anwendung localer Hautreize vorsichtig, weil die spätere Pockeneruption an allen irgendwie gereizten Hautstellen besonders reichlich zu sein pflegt. Erweist sich die Krankheit im Eruptionsstadium als *Variolois*, so ist eine weitere specielle Behandlung, ausser allgemeinen diätetischen Maassnahmen, unnöthig. Die *Variola vera* erfordert dagegen ein ärztliches Eingreifen. Zahllos sind die Vorschläge, welche man für die Behandlung des Ausschlags selbst gemacht hat, vor allem in der Absicht, den Pockenprocess aufzuhalten und dadurch die Narbenbildung zu verhindern. Namentlich ist Einpinseln mit Jodtinctur oder mit starker Höllensteinlösung empfohlen worden. Von den meisten Aerzten werden gegenwärtig kalte Umschläge angewandt, welche den Schmerz und die Spannung in der Haut mildern. Auch das Auflegen von Salben und Oelen ist den meisten Kranken angenehm. SCHWIMMER empfiehlt vom Beginn der Eruption an eine Paste nach folgender Vorschrift: Acidi carbol. 4,0—10,0, Olei olivarum 40,0, Cretae opt. tritae 60,0. M. f. pasta mollis. Mit dieser Paste werden Leinwandlappen bestrichen und auf die vorzugsweise befallenen Hautpartien (Vorderarme, Hände, Unterschenkel) aufgelegt. Das Gesicht wird mit einer Larve bedeckt, in welcher für Mund, Nase und Augen Ausschnitte angebracht sind. Die Umschläge werden alle 12 Stunden gewechselt. Bei dieser Behandlung sollen die localen Beschwerden gemildert werden, die Eiterung ist gering, die Eintrocknung erfolgt relativ rasch. Auf der HEBRA'schen Klinik in Wien wurden schwere Pockenkranke mit bestem Erfolge im continuirlichen Bade behandelt.

Gegen die Affection der Mund- und Rachenhöhle wendet man vorsichtige Waschungen und Gurgeln mit Lösungen von Kali chloricum (10 : 300), Carbolsäure, Borax, hypermangansaurem Kali, Liquor ferri sesquichlorati u. dgl. an. Bei hohem Fieber wird oft, wenn auch mit zweifelhaftem therapeutischen Erfolg, Chinin angewendet. Nach mehreren Mittheilungen aus den letzten Jahren können *kalte Bäder* bei den Pocken sehr gut angewandt werden. Starke nervöse Erscheinungen erfordern zuweilen den Gebrauch von Narcoticis, mit welchen man aber vorsichtig sein soll. Gegen die bösartigen Formen der hämorrhagischen Pocken ist, wie gesagt, leider jede Therapie erfolglos.

ACHTES CAPITEL.

Varicellen.

(Spitzpocken, Windpocken, Wasserpocken.)

Die Varicellen sind eine echte Kinderkrankheit, von welcher Erwachsene so gut wie gar nicht befallen werden. Die Krankheit ist contagiös und kommt häufig in epidemischer Ausbreitung vor.

Nach einem *Incubationsstadium* von etwa 13—17 Tagen treten ohne alle Prodromalsymptome, unter meist mässigen Fiebererscheinungen, im Gesicht und am Rumpf linsengrosse und etwas grössere Bläschen auf, gewöhnlich von einem kleinen rothen Hof umgeben, an Zahl sehr wechselnd, von einem Dutzend bis zu hundert und mehr. Nach zwei Tagen ist die Eruption beendet, doch kommen nicht selten Nachschübe vor. Die Bläschen entwickeln sich fast nie zu wirklichen Pusteln und zeigen höchstens eine leichte Trübung ihres Inhalts. Genauere histologische Untersuchungen über ihren Bau sind noch nicht angestellt, doch sind die Bläschen in ähnliche Fächer abgetheilt, wie die echten Pockenpusteln. Nach wenigen Tagen trocknen sie wieder ein und in 1 bis 1½ Wochen ist der ganze Process gewöhnlich abgelaufen. Auf der Mund- und Rachenschleimhaut treten ebenfalls oft einzelne Bläschen auf. Irgend welche schwerere Complicationen werden fast nie beobachtet.

In seltenen Fällen kann die Krankheit rudimentär verlaufen, so dass nur eine varicellöse Roseola entsteht, welche ohne Bläschenbildung wieder verschwindet. Umgekehrt verlaufen einige Fälle mit etwas heftigeren Allgemeinerscheinungen, mit höherem Fieber, sogar vorübergehend bis 41,0°. In der Mehrzahl der Fälle aber ist das Befinden der Kinder so wenig gestört, dass kaum ein Arzt zu Rathe gezogen wird.

Die *Diagnose* der Varicellen ist fast immer leicht und sicher zu stellen. Früher hat man die Krankheit vielfach mit den Pocken zusammengeworfen und noch heute hält die HEBRA'sche Schule in Wien unbegreiflicher Weise an der Identität der Varicellen und Pocken fest. Man muss also, um Missverständnisse zu vermeiden, wissen, dass manche Dermatologen (die inneren Kliniker sind gegenwärtig wohl alle von der Selbständigkeit der Varicellen überzeugt) mit dem Namen Varicellen auch die leichtesten Pockenfälle bezeichnen.

Die *Prognose* der Varicellen ist durchaus günstig. Eine besondere *Therapie* ist unnöthig, doch lässt man die Kinder bis zur Abheilung des Exanthems im Bett liegen.

NEUNTES CAPITEL.

Erysipel.

(Rothlauf. Rose.)

Aetiologie. Unter *Erysipel* versteht man eine durch Röthung, Schwellung und Schmerzhaftigkeit zu erkennende Entzündung der Haut, welche die Eigenthümlichkeit zeigt, sich per continuitatem von ihrem Ausgangspunkte aus über einen mehr oder weniger grossen Theil der Haut allmählich fortzupflanzen. Man unterscheidet gewöhnlich ein *traumatisches* und ein *idiopathisches* (exanthematisches) *Erysipel.* Das erstere kann sich an jede Verwundung der Haut anschliessen, wenn die Wunde durch das specifische Erysipelgift inficirt wird. Das Wunderysipel gehört also zu den accidentellen Wundkrankheiten und wird hier nicht näher besprochen werden; ebenso das *puerperale Erysipel,* welches sich an die bei der Geburt entstandenen Verletzungen der weiblichen Genitalien anschliessen kann, und das *Erysipel der Neugeborenen,* welches gewöhnlich von kleinen Rhagaden am After oder von der Nabelwunde seinen Ausgang nimmt.

Das sogenannte *idiopathische Erysipel* kommt fast ausschliesslich im Gesicht vor oder nimmt wenigstens von hier seinen Ausgangspunkt. Im weiteren Verlauf breitet es sich freilich sehr häufig auf die behaarte Kopfhaut, nicht selten auch weiter auf die Rumpfhaut aus. Es bildet eine klinisch durchaus wohl charakterisirte Krankheit. Trotzdem erscheint es fraglich, ob man das Gesichtserysipel principiell von dem Wunderysipel trennen darf oder nicht. Viele Autoren sind der Ansicht, dass auch das Gesichtserysipel im Grunde genommen stets ein traumatisches Erysipel sei, welches von kleinen und daher meist übersehenen oder gar nicht nachweisbaren Verletzungen der Haut ausgeht. Diese Ansicht, welche in der That von vornherein sehr annehmbar erscheint, hat für manche Fälle auch entschieden Gültigkeit. So sieht man namentlich von Excoriationen an der Nase und an den Rändern der Nasenlöcher oder von leichten Schrunden und Kratzeffecten an der Ohrmuschel Erysipele ihren Ausgangspunkt nehmen. Gar nicht selten geht dem Auftreten des Erysipels ein *Schnupfen* voran und findet man dann die erste entzündliche Schwellung der Haut an der Nase. Auch diese Thatsache wird gewöhnlich so erklärt, dass die katarrhalische Affection der Nasenschleimhaut leicht zu kleinen Erosionen derselben führt, welche die Gelegenheitsursache für die erysipelatöse Infection abgeben. Dagegen giebt es aber auch Fälle von Gesichtsrose, bei denen irgend eine

Hautexcoriation absolut nicht nachweisbar ist und denen ein mehrtägiges allgemein fieberhaftes Initialstadium vorangeht, ehe die Localisation in der Haut auftritt. Solche Fälle legen wiederum den Gedanken nahe, das Erysipel mit den acuten Exanthemen zu vergleichen.

Das Gesichtserysipel kommt vorzugsweise bei jugendlicheren Individuen vor, anscheinend bei Frauen etwas häufiger, als bei Männern. Bei den Laien spielt die Erkältung als Ursache der Rose eine grosse Rolle, jedenfalls mit Unrecht. Meist ist, von den oben erwähnten prädisponirenden Momenten (Schnupfen, kleine Verwundungen u. dgl.) abgesehen, keine bestimmte Ursache für das Entstehen der Krankheit nachweisbar. In manchen Fällen spielen *endemische Einflüsse* eine zweifellose Rolle. Vom Wunderysipel ist es schon lange bekannt, dass es in einzelnen Krankenhäusern und Krankenstuben sich so einnisten kann, dass jeder darin verpflegte Verwundete Gefahr läuft, an Erysipel zu erkranken. Doch auch das scheinbar idiopathische Erysipel tritt zuweilen an einzelnen Orten auffallend häufig auf. Ebenso kommt es vor, dass mehrere Mitglieder derselben Familie zu gleicher Zeit an Gesichtsrose erkranken. Ob das Erysipel auch *contagiös* ist, erscheint uns zweifelhaft. Wo gleichzeitig mehrere Erkrankungen vorkommen, stammen dieselben wahrscheinlich alle von demselben Infectionsherde.

Entgegengesetzt dem Verhalten der acuten Exantheme, hat das Erysipel die Eigenthümlichkeit, dieselben Personen mit besonderer Vorliebe mehrmals zu befallen. Es giebt Leute, die fast alle 1—2 Jahr einmal an der Gesichtsrose erkranken. Manchmal liegt der Grund hierfür wahrscheinlich in irgend einer zu Erysipel disponirenden chronischen Erkrankung (z. B. chronische Ozaena), in anderen Fällen ist aber durchaus kein Grund für diese Disposition aufzufinden. Zu Erysipel besonders disponirt scheinen marastische Kranke zu sein. Wenigstens sahen wir im Spitale relativ häufig Gesichtserysipel auftreten bei Phthisikern, Carcinomkranken u. dgl. in dem letzten Stadium der Krankheit. Eine Uebertragung des Erysipels durch *Impfung* auf andere Menschen und auf Thiere ist wiederholt gelungen.

Krankheitsverlauf und Symptome. In vielen Fällen beginnen die ersten subjectiven Krankheitserscheinungen gleichzeitig mit der vom Kranken bemerkten Anschwellung der Haut und sind dann vorherrschend localer Natur: *Schmerz* und *Spannungsgefühl in der Haut.* Bald treten dann gewöhnlich auch subjective *Fiebersymptome* auf, allgemeines Unwohlsein, Appetitlosigkeit und Kopfschmerzen. In anderen Fällen fängt die Krankheit mit heftigeren Allgemeinsymptomen an, mit einem initialen Schüttelfrost, mit heftigen Kopfschmerzen und grosser allgemeiner Mattigkeit. Fast gleichzeitig, zuweilen aber auch erst *2—3 Tage später* bemerken die Patienten die Anschwellung im Gesicht. In einer kleinen Anzahl von Fällen beginnt die Krankheit mit ausgesprochenen *anginösen Beschwerden.* Wir beobachteten drei in derselben Familie fast gleichzeitig vorkommende Fälle von Gesichtserysipel, bei welchen eine 4—5 Tage dauernde starke Angina dem Auftreten der Hautaffection voranging.

Die *erysipelatöse Hautaffection* beginnt immer an einer umschriebenen Stelle, gewöhnlich an der Nase, seltener auf der Wange oder an den Ohren. Die Haut schwillt beträchtlich an, röthet sich, wird glatt und glänzend, fühlt sich heiss an und die Röthung und Schwellung breitet sich immer mehr und mehr aus. Die Grenze der erkrankten Haut gegen die noch gesunde Haut hin wird gewöhnlich von einem scharfen, erhabenen, sicht- und fühlbaren Rande gebildet. So lange das Erysipel noch im Fortschreiten begriffen ist, sieht man vom Rande desselben ausgehend oder auch etwas von diesem entfernt zuerst kleine rothe Streifen und Fleckchen, welche allmählich an In- und Extensität zunehmen und schliesslich miteinander verschmelzen. Stärkere Hautfalten setzen nicht selten dem Fortschreiten des Erysipels ein zeitweises Hinderniss entgegen. So sieht man namentlich häufig an den Nasolabialfalten das Erysipel sich begrenzen. Auch der Beginn der behaarten Kopfhaut bildet oft die Grenze, bis zu welcher das Erysipel fortschreitet. Häufig wird aber auch das ganze Capillitium befallen und die Affection kommt erst an der Haargrenze des Nackens zum Stillstand. Nur in einer relativ kleinen Zahl der Fälle breitet es sich noch weiter aus, befällt den Rücken, die Arme, die vordere Rumpfhaut und geht selbst bis zu den Füssen herab (*Erysipelas migrans*). In solchen Fällen ist das Erysipel im Gesicht schon längst abgeheilt, während es unten immer weiter fortwandert. Gegen das Ende ihres Fortschreitens wird die erysipelatöse Entzündung meist sichtlich schwächer, tritt nur noch in einzelnen Flecken auf, bis sie endlich ganz zum Stillstand kommt. In der Mehrzahl der Fälle wird nur das Gesicht, die Ohren und ein Theil des Capillitiums befallen.

Nicht selten wird die Epidermis an den befallenen Stellen zu kleineren oder grösseren Blasen abgehoben und man spricht dann von einem *E. vesiculosum* oder *E. bullosum.* Wird der Inhalt der Blasen eitrig, so hat man ein *E. pustulosum.* In seltenen Fällen kann die Infiltration der Haut so intensiv werden, dass es zu localer Nekrose und Gangrän kommt (*E. gangraenosum*). Am häufigsten sieht man dies an den Augenlidern.

Die *mikroskopische Untersuchung* der von Erysipel befallenen Haut ergiebt eine starke Hyperämie aller Gefässe und eine sehr beträchtliche seröse und zellige Infiltration der Haut und des subcutanen Bindegewebes. Vielfach gehen Epithelzellen zu Grunde. Das ganze Gewebe und die Lymphgefässe sind namentlich am Rande der Affection mit *Mikrokokken* erfüllt, welche aller Wahrscheinlichkeit nach die eigentliche Krankheitsursache des Erysipels darstellen.

Die Abheilung der Hautaffection erfolgt an jeder einzelnen befallenen Hautpartie meist schon nach 4—5 Tagen. Die Epidermis zeigt dabei gewöhnlich eine starke Abschuppung und das Gesicht hat nach Ablauf der Krankheit oft einen schöneren Teint, als vorher.

Die übrigen Krankheitserscheinungen, vor allem die Allgemeinsymptome und das Fieber, entsprechen im Ganzen in ihrer Intensität der Stärke und Ausbreitung der Hautaffection. Nur relativ selten sieht man ein Missverhältniss zwischen den localen und den allgemeinen Erscheinungen.

Das *Fieber* beim Gesichtserysipel steigt anfangs gewöhnlich rasch und hoch an. Nur selten sahen wir Fälle, in welchen erst 1—2 Tage nach dem Auftreten der Hautaffection höheres Fieber eintrat. Die absoluten, beim Erysipel erreichten Fieberhöhen sind oft sehr beträchtlich. Temperaturen von 41,0 sind durchaus nichts Seltenes. Als höchste Temperatur sahen wir 41°,8. Während des Bestehens und Fortschreitens des Erysipels ist das Fieber fast nie continuirlich, selten schwach remittirend; sehr häufig wird es durch starke, selbst bis zur Norm gehende Intermissionen unterbrochen, um dann von neuem rasch und hoch anzusteigen. Die definitive Entfieberung geschieht zuweilen in Form einer echten Krise. Bei intensiven ausgebreiteteren Erysipelen und beim Erysipelas migrans dagegen erfolgt die Entfieberung häufiger in Form einer raschen oder langsameren Lysis. Beim Erysipelas migrans sahen wir die Hautaffection in rudimentärer Weise noch etwas fortschreiten, während das Fieber bereits vollständig aufgehört hatte.

Von den *übrigen Krankheitserscheinungen* sind zunächst die *Kopfschmerzen* zu nennen, welche oft sehr intensiv sind und nicht blos von der localen Affection des Capillitiums abhängen. Auch sonstige *schwerere Gehirnerscheinungen* kommen bei der Gesichtsrose relativ häufig vor. Die Kranken sind sehr unruhig, schlaflos; Nachts treten leichte oder selbst heftige Delirien auf. In anderen Fällen zeigt sich eine starke Benommenheit der Kranken. Alle diese Erscheinungen hängen zum Theil von der Allgemeininfection ab, zum Theil kann man aber auch an Circulationsstörungen in den Gehirnhäuten und dem Gehirn selbst denken, welche vielleicht in dem Befallensein der Kopfhaut ihren Grund haben. Bei Potatoren kommt es nicht selten zu dem Ausbruch eines Delirium tremens.

Eins der constantesten Symptome beim Gesichtserysipel sind *Störungen von Seiten des Magens und Darmkanals.* Der *Appetit* liegt meist gänzlich darnieder, die *Zunge* ist dick belegt. *Erbrechen*, sowohl im Anfange, wie im weiteren Verlauf der Krankheit, kommt häufig vor. Der *Stuhl* ist angehalten. In anderen Fällen bestehen ziemlich starke Durchfälle. Eine sichere anatomische Ursache für alle diese Symptome ist nicht bekannt.

Die *Gesammtdauer der Krankheit* ist in den einzelnen Fällen sehr verschieden. Ganz leichte Fälle kommen nach wenigen Tagen zur Heilung. Die Mehrzahl der mittelschweren Fälle dauert etwa 1—1 $^1/_2$ Wochen. Bei einem Erysipelas migrans dagegen kann sich die gesammte Krankheitsdauer auf viele Wochen ausdehnen. Einige mal sahen wir nach mehrtägigem gänzlich fieberfreien Intervall *Recidive* des Erysipels, entweder wieder im Gesicht oder auch an einer vorher noch nicht befallenen Hautstelle.

Complicationen localer Natur sind beim Erysipel verhältnissmässig selten. Die *Lymphdrüsen* des Halses und Nackens sind sehr gewöhnlich etwas geschwollen, doch nimmt diese Schwellung fast nie stärkere Dimensionen an. *Bronchitis* und *lobuläre Pneumonien* können sich in schweren Fällen entwickeln, haben aber nichts Charakteristisches. Von einigen Beobachtern ist auf das Vorkommen von *Pleuritis, Endocarditis* und *Pericarditis* bei Erysipel besonders aufmerksam gemacht worden. Die *Milz* schwillt in meist geringem Grade an. Zuweilen kommt ein leichter *Icterus* vor. Der *Harn* zeigt häufig einen geringen Eiweissgehalt, echte Nephritis kommt aber jedenfalls nur selten vor. *Gelenkschwellungen* sind wiederholt beobachtet worden. Häufiger sind sie bei den schweren chirurgischen Formen des Erysipels, welche mit allgemeinen septischen und pyämischen Zuständen combinirt sind. *Eitrige Meningitis* kommt vor, ist aber sehr selten und auch bei den schwersten Gehirnerscheinungen soll man sie nie mit Sicherheit diagnosticiren.

Relativ häufig sind Complicationen von Seiten der *Haut* selbst. *Herpes labialis* sahen wir bei Gesichtserysipel ziemlich häufig, einige mal auch *Urticaria.* Viel wichtiger sind die in schweren Fällen sich bildenden *Hautabscesse,* phlegmonöse, ja selbst gangränöse Entzündungen des Hautzellgewebes. Im Gesicht kommen sie am häufigsten an den Augenlidern vor und können hier für das Auge gefährlich werden. Nach Ablauf schwerer Wandererysipele sieht man nicht selten zahlreiche Abscesse in der Haut des Rumpfes und der Extremitäten sich bilden, welche die definitive Reconvalescenz sehr verzögern.

Die **Diagnose** des Erysipels macht fast nie Schwierigkeiten, sowie die Hautaffection sich entwickelt hat. Verwechslungen mit phlegmonösen Hautentzündungen, mit Lymphangoitiden sind bei gehöriger Aufmerksamkeit stets zu vermeiden. Vor allem ist auf den charakteristischen Rand des Erysipels und die Art seines Fortschreitens zu achten. Auch die Unterscheidung der Gesichtsrose von gewissen acuten Formen des Gesichtseczems und der Urticaria macht fast nie Schwierigkeiten.

Die **Prognose** des Gesichtserysipels, wenn dasselbe sonst gesunde Leute befällt, ist in der grossen Mehrzahl der Fälle günstig. Ein ungünstiger Ausgang kommt zuweilen in schweren Fällen bei Potatoren vor, welche ein Delirium tremens bekommen. Ferner kennen wir einen Fall von tödtlichem Ausgang in Folge von Gangrän des Augenlids mit consecutiver eitriger Entzündung des orbitalen Zellgewebes. Das E. migrans kann bei schwächlichen Leuten durch allgemeine Entkräftung gefährlich werden. — Die Prognose der chirurgischen Erysipele ist verhältnissmässig viel ungünstiger, doch gehört ihre Besprechung nicht hierher.

Therapie. Bei den meisten leichten und mittelschweren Fällen ist eine besondere Therapie ganz unnöthig. Um die localen Beschwerden zu mildern, pudert man die Haut gewöhnlich mit Amylumpulver ein oder bestreicht sie mit Olivenöl oder Vaseline. Eine Eisblase auf den Kopf thut den meisten Kranken wohl. Will man etwas verschreiben, so ist eine Mixtura acidi phosphorici oder muriatici (2,0 Säure auf 120,0 Wasser mit 30,0 Syrupus Rubi Idaei) am geeignetsten.

In schwereren Fällen können das hohe Fieber und vor allem die schweren nervösen Erscheinungen einen therapeutischen Eingriff verlangen. Ein wirksameres Mittel hiergegen, als die *kalten Bäder* (2 bis 3 mal täglich), giebt es nicht. Dieselben werden von den Erysipelkranken meist sehr gut vertragen. Zur Darreichung von Chinin hat man bei der Neigung der Körpertemperatur zu spontanen tiefen Intermissionen selten Veranlassung. Entwickelt sich aus dem Gesichtserysipel ein *Erysipelas migrans*, so wäre es die Hauptaufgabe der Therapie, dem unaufhaltsamen Fortschreiten der Krankheit einen Damm zu setzen. Leider lassen aber die hiergegen empfohlenen Mittel nur zu häufig im Stich. Die früher übliche Methode, mit dem Lapisstift an der Grenze des Erysipels eine Aetzung zu machen, ist als unwirksam jetzt fast allgemein verlassen. HUETER empfiehlt, etwas entfernt von dem Rande des Erysipels subcutane *Injectionen einer 2procentigen Carbolsäure-*

lösung zu machen. Wir sahen von dieser an sich gewiss rationellen Methode meist keinen eclatanten Erfolg. Wiederholt wandten wir die PIROGOFF'sche Camphercur an. Der Kranke erhält 1—2stündlich ein Pulver von 0,15 Camphorae tritae, daneben innerlich reichliche Mengen heissen Thees, um eine starke Schweissbildung zu erzielen. In schweren Fällen verdient diese Methode versucht zu werden. Zahlreiche andere innere Mittel sind ebenfalls gegen das Erysipel empfohlen worden, deren Aufzählung wir uns aber ersparen können. In England wird namentlich der Liquor ferri sesquichlorat. (gewöhnlich als Ta. Bestuscheffii) in Dosen von 6—10 Grm. pro die angewandt. Von der Darreichung grosser Dosen Salicylsäure und benzoësauren Natrons sahen wir keinen Einfluss auf das Fortschreiten des Erysipels. Die Hauptsache bleibt in den schweren Fällen, die Kräfte des Patienten durch richtige Pflege und Ernährung möglichst zu erhalten. Die sich bildenden Hautabscesse erfordern eine rechtzeitige Eröffnung, dann heilen sie meist rasch.

ZEHNTES CAPITEL.

Diphtherie.

(Diphtheritis. Croup. Cynanche contagiosa. Rachenbräune.)

Aetiologie und allgemeine Pathologie. Unter „Diphtherie“ im *klinischen* Sinne verstehen wir eine wohlcharakterisirte, specifische acute Infectionskrankheit, deren hauptsächlichste anatomische Localisation in einer croupös-diphtheritischen Entzündung des Rachens und der oberen Luftwege besteht. In rein *anatomischem* Sinne haben die Ausdrücke „croupös“ und „diphtheritisch“ dagegen eine allgemeinere Bedeutung. Sie dienen zur Bezeichnung einer bestimmten Entzündungsform, welche auf fast allen Schleimhäuten (besonders auch auf der Darm- und Blasenschleimhaut) vorkommen und durch Schädlichkeiten ganz verschiedener Art hervorgerufen sein kann.

Das *anatomische* Charakteristicum der croupös-diphtheritischen Entzündung besteht in der Bildung eines fibrinösen Exsudats, welches entweder in der Form grau-weisser, ziemlich derber, elastischer, relativ leicht abziehbarer Membranen der von ihrem Epithel entblössten Schleimhaut aufsitzt (*Croupmembranen*) oder daneben auch noch mehr oder weniger tief in das eigentliche Gewebe der Schleimhaut selbst eingelagert ist (*diphtheritische Infiltration mit Nekrose des Gewebes*). Ein principieller Gegensatz zwischen Croup und Diphtherie existirt nicht. Auch die

Croupmembran sitzt nie auf der intacten Schleimhaut, sondern an Stelle des vorher total oder wenigstens zum grössten Theil ertödteten Epithels derselben. Die kernlos gewordenen scholligen Epithelreste trifft man noch zuweilen innerhalb des feineren oder gröberen Netzwerks an. Der vorherige Untergang der Epithelien ist also zum Zustandekommen der fibrinösen (croupösen) Entzündung unbedingt nothwendig, und nur da, wo die entzündungserregende Ursache gleichzeitig auch das Epithel ertödtet, kann sich fibrinöses Exsudat bilden. An der Bildung des letzteren sind die Epithelien wahrscheinlich nicht betheiligt, das Material zur Fibrinbildung stammt vielmehr aus dem Fibrinogen des entzündlichen Transsudates und aus den Zerfallsproducten der ausgewanderten weissen Blutkörperchen. Sowohl die Membranen selbst, wie namentlich auch das ganze Schleimhautgewebe unterhalb der croupösen resp. diphtheritischen Exsudation ist mit reichlichen Rundzellen durchsetzt. Erfolgt Heilung, so braucht, wenn Croup vorhanden war, nach Abstossung der Membranen nur das Epithel regenerirt zu werden, eine Aufgabe, welche ausschliesslich von den am Rande übrig gebliebenen Epithelresten erfüllt werden kann. Die Heilung einer diphtheritischen Entzündung kann aber nur dadurch zu Stande kommen, dass durch demarkirende Eiterung die gesammte, nekrotisch gewordene Schleimhautpartie abgestossen und durch *Narbengewebe* ersetzt wird.

Dies ist in kurzen Grundzügen die gegenwärtige Anschauung über die croupös-diphtheritischen Entzündungen, wie sie sich allmählich durch die Arbeiten von E. Wagner, Weigert u. A. herausgebildet hat. Dabei haben wir die *ätiologischen* Momente noch gar nicht berührt. Aus dem Vorhergehenden geht aber schon hervor, wie vielfältig dieselben sein können. Denn alles, was das Epithel einer Schleimhaut zerstört und zugleich entzündungserregend wirkt, kann Croup hervorrufen: *mechanische Momente* (Kothmassen, Gallen- und Nierensteine), *chemische Reize* (Aetzmittel, besonders Ammoniak, Säuren), endlich eine Anzahl *specifischer, infectiöser Krankheitsgifte.* Zu diesen gehört auch das specifische Gift der *Rachendiphtherie.* Wir haben allen Grund, dasselbe für organisirt zu halten und in der That kann man auch in jeder diphtheritischen Rachenschleimhaut leicht massenhaft *Bacterien* nachweisen. Zweifelhaft muss aber immer noch bleiben, ob dies auch die wirklichen Diphtheriebacterien und nicht blos aus der Mundhöhle stammende, in den Membranen angesiedelte Mikrokokken sind.

Die Diphtherie ist vorzugsweise eine Krankheit des *Kindesalters.* Nach dem 10. Lebensjahre wird sie viel seltener. Sporadische Fälle kommen in den grösseren Städten zu jeder Zeit vor, zeitweise steigert sich aber die Häufigkeit der Fälle zu einer en- und epidemischen Ausbreitung der Krankheit. Häufig kann das Entstehen derselben auf directe Ansteckung zurückgeführt werden, oft bleibt aber auch die Art der Infection unbekannt. Die *Incubationsdauer* der Diphtherie beträgt etwa 2—5 Tage.

Krankheitsverlauf und Symptome. In den meisten Fällen beginnt die Krankheit mit allgemeinem Unwohlsein, Kopfschmerz, Fieber und *Schlingbeschwerden.* Da kleinere Kinder über die letzteren aber häufig gar nicht klagen und auch bei älteren Kindern die Halsschmerzen im Beginn der Krankheit zuweilen gar nicht in den Vordergrund der Erscheinungen treten, so muss es als eine für den Arzt äussert wichtige Regel gelten, bei *jedem Kinde,* welches unbestimmte, allgemeine Krankheitssymptome zeigt, sorgfältig die Rachentheile zu inspiciren. Nur so kann man sich vor unangenehmen späteren Ueberraschungen und berechtigten Vorwürfen von Seiten der Eltern sicher stellen. Bei beginnender Diphtherie sieht man die Schleimhaut des weichen Gaumens geröthet, die Mandeln mehr oder weniger stark geschwollen und auf der Innenfläche derselben, zuweilen auch schon auf den Gaumenbögen, auf der Uvula, nur selten auch auf der hinteren Pharynxwand und am harten Gaumen kleine, grauweissliche, ziemlich fest auf der Schleimhaut haftende Beläge. Die Ausbreitung derselben ist in den einzelnen Fällen sehr verschieden. In den leichtesten Formen der Krankheit sitzen sie nur auf den Tonsillen und greifen nur wenig auf den weichen Gaumen oder die den Tonsillen zugekehrten Flächen des Zäpfchens über. In den schwereren Fällen nimmt die Ausbreitung der Membranen in den nächsten Tagen rasch zu. Fast constant tritt sehr bald eine meist beträchtliche *Schwellung der Lymphdrüsen* am Kieferwinkel ein. Dabei dauert die Störung des Allgemeinbefindens fort. Die Kinder sind unruhig, vollständig appetitlos, nicht selten tritt Erbrechen ein. Das *Fieber* zeigt keinen typischen Verlauf, ist unregelmässig, erreicht aber oft eine ziemliche Höhe, bis 40° und darüber. Der *Puls* ist stark beschleunigt. Im *Harn* findet sich zuweilen ein leichter Eiweissgehalt.

Während in leichten Fällen die localen und allgemeinen Symptome mässig bleiben und nach 1—1½ Wochen eine entschiedene, rasch fortschreitende Besserung eintritt, treten in schweren Fällen entweder schon in den ersten Krankheitstagen, oder auch später, weitere gefahrbringende Symptome auf. Dieselben bestehen theils in einem Fortschreiten der croupösen Entzündung auf benachbarte Organe, theils in der Entwicklung einer schweren Allgemeininfection.

Sehr häufig setzt sich die diphtheritische Rachenentzündung auf die *Nase* fort. Der „diphtheritische Schnupfen“ ist zwar an sich nicht gefährlich, ist aber doch meist Zeichen eines schwereren Falls. Oft handelt es sich nur um eine einfache katarrhalisch-eitrige Entzündung der Nasenschleimhaut, doch kommen auch echt croupöse Processe auf derselben vor. Erkannt wird die Betheiligung der Nase durch den starken eitrigen Ausfluss. An den Nasenlöchern bilden sich gewöhnlich bald Excoriationen und oberflächliche Geschwüre.

Die gefährlichste Complication bildet das *Fortschreiten des Processes auf den Kehlkopf*, weil hierdurch ein mechanisches Athemhinderniss geschaffen wird, welches zumal bei den kleinen Dimensionen des kindlichen Kehlkopfes in einer grossen Anzahl Fälle lebensgefährlich wird. In früherer Zeit wurde die croupöse Entzündung des Larynx als besondere Krankheit von der Rachendiphtherie unterschieden, eine Meinung, an welcher einige Kinderärzte noch jetzt festhalten. Allein diese Ansicht widerspricht durchaus den klinischen und vor allem den anatomischen Thatsachen. Es giebt gewiss Fälle, in welchen die Rachenaffection relativ gering, der Kehlkopfcroup dagegen hochgradig ist, aber eine Trennung beider Krankheiten ist absolut unhaltbar. Anatomisch ist das Vorkommen eines primären echten Larynxcroup ohne Rachendiphtherie noch nie mit Sicherheit constatirt worden. Im Leben können freilich wenig ausgebreitete diphtheritische Veränderungen im Rachen leicht übersehen werden, zumal wenn sie an der hinteren Gaumenfläche oder an der Epiglottis sitzen. In solchen Fällen sind dann zuweilen die plötzlich, oft Nachts, eintretenden Symptome des Larynxcroup scheinbar das erste Krankheitssymptom. Die objective Untersuchung des Rachens ergiebt aber fast stets das Vorhandensein croupöser Beläge auf der Pharynxschleimhaut. Auch das Vorkommen von sog. „*ascendirendem Croup*“, bei welchem die Larynxaffection zeitlich der Rachenaffection vorangeht, ist zweifelhaft, wenn auch der klinische Verlauf einiger Fälle hierfür zu sprechen scheint.

Das Befallensein des Kehlkopfs bei der Diphtherie macht sich zuerst gewöhnlich durch eintretende *Heiserkeit der Stimme* bemerklich. Dazu kommen der eigenthümlich rauhe, bellende, von den Eltern so sehr gefürchtete „*Crouphusten*“, und endlich die Zeichen der beginnenden *Larynxstenose*. Die Athmung wird nicht besonders beschleunigt, aber angestrengt, die accessorischen Respirationsmuskeln spannen sich immer mehr und mehr an, die Kinder werden unruhiger, ängstlicher, das Gesicht blass und livide. Die Hauptursache der Dyspnoë ist zweifellos die durch die croupösen Auflagerungen bedingte *mechanische Stenose*. Daneben mögen vielleicht auch noch eintretende Lähmungen der Kehlkopfmuskeln eine Rolle spielen. Wenn einzelne Membranen zum Theil sich loslösen und flottiren, kommen zuweilen Ventilwirkungen zu Stande, indem die Membranen bei jeder Inspiration angesogen, von dem exspiratorischen Luftstrom dagegen zur Seite gedrängt werden. Bei eingetretener Stenose wird die Respiration schnarchend, geräuschvoll, namentlich die Inspiration langgezogen und „sägend", von einem starken Herabsteigen des Kehlkopfes begleitet. Von besonderer diagnostischer Wichtigkeit sind die *inspiratorischen Einziehungen* des Jugulum, Epigastrium und der unteren seitlichen Thoraxpartien. Sie sind die directe Folge des ungenügenden Lufteintritts in die Lungen. Weil letztere der inspiratorischen Thoraxerweiterung nicht genügend folgen können, werden die genannten Theile von dem äusseren Luftdruck nach innen gedrückt. Der Grad der Dyspnoë ist oft wechselnd. Durch das Losstossen und Aushusten der Membranen kann die Respiration vorübergehend freier werden, bis neue Exsudationen oder Vorlagerungen von Membranen neue Erstickungsanfälle hervorrufen. Heilungsfälle können auch jetzt noch eintreten. Die Membranen werden ausgehustet und nicht wieder neugebildet. Leider gehört aber dieser günstige Ausgang zu den Seltenheiten. In der Mehrzahl der Fälle nehmen die suffocatorischen Erscheinungen immer mehr zu, die Respiration wird rascher, oberflächlicher, die Kinder benommener in Folge der eintretenden CO_2-Vergiftung. Der Puls wird sehr klein, frequent, unregelmässig und unter leichten Convulsionen tritt der Tod ein.

Die *anatomische Untersuchung* zeigt in diesen Fällen meist ein Herabsteigen der *croupösen Entzündung bis in die grösseren oder sogar bis in die kleineren Bronchien,* deren Lumen fast vollständig von den Membranen ausgefüllt sein kann. Sehr häufig sind *lobuläre Pneumonien* der unteren Lappen, welche wohl meistentheils Aspirations- und Verschluckungspneumonien sind. Doch kommen auch echte croupöse Entzündungen des Lungenparenchyms vor. Während des Lebens sind die Lungencomplicationen meist mehr zu vermuthen, als zu diagnosticiren. Die croupöse Bronchitis als solche macht keine besonderen auscultatorischen Erscheinungen. Bei reichlichem Rasseln über den unteren Lungenlappen kann man das Vorhandensein lobulärer Herde meist annehmen, auch wenn keine Dämpfung nachweislich ist.

Ausser den Gefahren, welche die Ausbreitung der Diphtherie auf die Luftwege mit sich bringt, kann auch die *Allgemeininfection des Körpers* Ursache des tödtlichen Verlaufes der Krankheit werden. Wenn die Diphtherie auch wahrscheinlich als locales Leiden beginnt, so erfolgt doch sicher von der Primäraffection aus eine Aufnahme von Infectionsstoffen in den Körper, welche namentlich auf das Nervensystem ihren deletären Einfluss ausüben. In solchen Fällen sieht man, ohne dass eine hochgradigere Larynxstenose sich entwickelt, die Kinder somnolent werden, die Pulsfrequenz immer mehr ansteigen, bis schliesslich durch „Herzparalyse" der Tod eintritt. Zuweilen tritt auch in scheinbar günstigen Fällen plötzliche, rasch zum Tode führende Herzschwäche ein. In den schweren Formen der Diphtherie bei Erwachsenen ist die Allgemeininfection noch häufiger das gefahrdrohende Moment, als die Larynxstenose, welche hier bei den grösseren Dimensionen des Kehlkopfes schwerer zu Stande kommt. In anderen Fällen kann auch ohne eigentliche Larynxstenose die Ausbreitung des Croups bis auf die feineren Bronchien den Erstickungstod herbeiführen. Die schwere Allgemeininfection (*„septische Diphtherie"*) kommt besonders in den Fällen vor, in welchen die localen Processe im Rachen von ungewöhnlicher Intensität sind und statt der croupösen Auflagerungen tiefer greifende nekrotische oder selbst brandige Processe sich in der Schleimhaut entwickeln (*„gangränöse Diphtherie"*). Auch die Lymphdrüsenaffection am Halse pflegt in diesen Fällen besonders intensiv zu sein.

Complicationen von Seiten anderer Organe, als der bereits besprochenen, sind relativ selten. Ausser auf Nase und Kehlkopf setzt sich zuweilen die Affection auf die Tuba Eustachii und das *Mittelohr* fort, ferner auf die vorderen Theile der *Mundhöhle* (Zahnfleisch, Lippen), durch die Nase hindurch auf die *Thränenkanäle* und die *Conjunctiva.* Auffallend ist das sehr seltene Uebergreifen des Croups auf den Oesophagus. Durch Uebertragung des Infectionsstoffs mittelst der Finger u. dgl. können auf Excoriationen oder zufälligen Verletzungen der Haut diphtheritische Auflagerungen entstehen. Ebenso entstehen wahrscheinlich auch manche *Augenentzündungen* und die bei Kindern zuweilen beobachtete Diphtherie an den äusseren *Genitalien.* Von den übrigen Organen findet man die *Nieren* am häufigsten bei der Diphtherie erkrankt. Schon auf der Höhe der Krankheit enthält der Harn zuweilen Eiweiss und Cylinder. Bei den Sectionen finden sich leichtere oder schwerere Formen acuter Nephritis. Nur sehr selten führt die diphtheritische Nephritis zu Oedemen, wie die Scharlachnephritis. Auch als Nachkrankheit kommt Nephritis vor, jedoch selten.

Die interessanteste und häufigste Nachkrankheit bilden die *diphtheritischen Lähmungen.* Sie treten etwa 2—3 Wochen nach Ablauf der Rachenaffection auf und schliessen sich scheinbar an leichte Fälle noch häufiger an, als an schwere. Am häufigsten ist die *Lähmung des weichen Gaumens.* Die Sprache wird näselnd, das Schlucken erschwert und wegen mangelhaften Abschlusses des Nasenrachenraums beim Schlucken kommt bei jedem Schlingact Flüssigkeit wieder zur Nase heraus. Sehr häufig ist dabei die Rachenschleimhaut *anästhetisch* und hat ihre Reflexerregbarkeit verloren. Ferner kommen ein- und doppelseitige *Stimmbandlähmungen* vor, ebenfalls oft mit Anästhesie der Rachenschleimhaut verbunden, *Augenmuskellähmungen*, namentlich Lähmungen der *Accommodation*, und am seltensten *Lähmungen der Rumpfmuskeln und Extremitäten*, welche sehr ausgebreitet werden können. In einigen Fällen tritt an den Beinen keine Lähmung, aber ausgesprochene *Ataxie* auf. Die *anatomische Ursache* dieser Zustände scheint nicht immer eine und dieselbe zu sein, sondern sowohl im Rückenmark, wie namentlich auch in den peripheren Nerven kann es nach der Diphtherie zu ziemlich hochgradigen und anatomisch nachweisbaren degenerativen Vorgängen kommen.

Diagnose. Dass eine wirkliche Diphtherie verkannt wird, kommt bei genügender Aufmerksamkeit von Seiten des Arztes fast niemals vor. Die charakteristischen Auflagerungen, die schweren Allgemein- und Localsymptome sichern die Diagnose. Viel häufiger passirt es, dass namentlich bei Erwachsenen andere Formen der Angina für Diphtherie gehalten werden, vor allem lacunäre und nekrotische Entzündungen der Tonsillen (vgl. die betr. Abschnitte). Man darf eben nicht jeden weissen Fleck auf den Mandeln für Diphtherie halten. Als diagnostischer Anhaltepunkt dient vorzugsweise der Umstand, dass die genannten Affectionen sich streng auf die Tonsillen beschränken und nicht, wie die Diphtherie es fast stets thut, auf den weichen Gaumen übergreifen. Ferner erkennt man die lacunären Pfröpfe meist leicht an ihrer Anordnung. Die weissliche Masse derselben besteht aus reichlichen Pflasterepithelien und Eiterkörperchen und hat, ebenso wie die oberflächlichen Nekrosen der Mandeln, nichts mit einer Croupmembran zu thun. Zuweilen ist freilich die Unterscheidung einer leichten Diphtherie von einer nekrotischen Angina etwas schwierig, ja vielleicht gar nicht sicher möglich. In solchen Fällen ist es rathsam, namentlich bei Kindern, stets die Möglichkeit einer Diphtherie ins Auge zu fassen und darnach die nöthigen Vorsichtsmaassregeln zu ergreifen.

Prognose. Auch den Laien ist die üble Prognose der Diphtherie allgemein bekannt. Gerade der Umstand, dass so häufig die bestentwickelten und gesundesten Kinder der Krankheit zum Opfer fallen, verknüpft in so vielen Familien den Namen der Diphtherie mit den traurigsten Erinnerungen. Freilich giebt es zahlreiche leichte Fälle der Krankheit, in welchen schon nach 1—2 Wochen, und auch schwerere

Fälle, in denen nach 3—4 Wochen Genesung eintritt. In der Mehrzahl der Fälle, bei denen der Process auf den Larynx sich ausbreitet oder bei denen die Symptome schwerer Allgemeininfection auftreten, kann aber ärztliches Eingreifen leider den ungünstigen Ausgang der Krankheit nicht hemmen. Worin die Gefahren der Krankheit bestehen und wie dieselben erkannt werden, geht aus der Beschreibung der Symptome zur Genüge hervor.

Therapie. Wenn wir von dem Gedanken ausgehen, dass die Diphtherie zunächst einen blos localen Process darstellt, so erscheint, wenigstens im Anfange der Krankheit, eine locale Behandlung derselben gewiss rationell. Leider entspricht der praktische Erfolg aber nur wenig der Theorie. Eine wirkliche, vollständige Zerstörung der croupösen Auflagerungen ist einfach unmöglich und die dabei angewandten Manipulationen sind bei den widerstrebenden Kindern so schwierig und quälend, dass gegenwärtig die meisten Aerzte von den Pinselungen und Aetzungen des Rachens ganz absehen. Will man trotzdem im *Anfange* der Krankheit noch einen Versuch mit einer energischen Localbehandlung machen, so empfiehlt sich hierzu am meisten eine concentrirte Höllensteinlösung (1 : 10), ausserdem Jodtinctur oder absoluter Alkohol. Ist die Krankheit schon weiter fortgeschritten, so quäle man die Patienten nicht unnütz damit. Die beste Methode, wenigstens nach Möglichkeit, die Rachenhöhle zu desinficiren und zu reinigen, sind Inhalationen und Ausspülen des Mundes mittelst einer gewöhnlichen Wundspritze. Die *Inhalationen zerstäubter Flüssigkeiten* können von Erwachsenen und verständigeren Kindern meist gut gemacht werden. Bei kleineren oder schwer kranken Kindern kann man wenigstens einen beständigen Spray am Bette unterhalten, so dass die eingeathmete Luft stets mit den zerstäubten Theilen angefüllt ist. Am häufigsten wendet man hierzu 5proc. Carbollösung an. Da aber hierbei die Gefahr einer Carbolintoxication nicht ganz ausgeschlossen werden kann, so ist es zweckmässig, den Spray zeitweise auch mit *Bor-Salicylwasser* (4,0 Ac. salicyl., 20 Ac. boricum, 1200,0 Aq. destill.) oder mit einer 2proc. Lösung von *Natr. subsulfurosum*[1]) machen zu lassen. Zu directen Inhalationen sind am empfehlenswerthesten 1—2proc. Carbollösungen, Aq. Calcis mit Aq. destill. zu gleichen Theilen gemischt, 2proc. Lösungen von Kali chloricum. Das *Ausspritzen der Nasen-, Mund-* und *Rachentheile* lässt sich mit einigem Geschick bei fast allen Kindern im Ganzen leicht bewerkstelligen. Die Kinder wer-

1) Auf der hiesigen chirurgischen Klinik wurde früher je 100 Ccm. dieser Lösung ein Theelöffel einer 20proc. Milchsäurelösung hinzugesetzt, wodurch eine Ausscheidung von äusserst fein vertheiltem Schwefel hervorgerufen wird.

den dazu im Bett aufgesetzt, der Kopf stark nach vorn übergebeugt. Man benutzt einfaches warmes Wasser oder Salicyllösung (1:400) oder 1 procentige Carbollösung. In neuerer Zeit ist das öftere Eingiessen einiger Theelöffel kalten Wassers in die Nase (das „kalte Nasenbad“) als zweckmässig empfohlen worden. Man kann auch durch Einstreuen oder, wenn möglich, durch directes Auftupfen von Jodoformpulver zur Desinfection der Mundhöhle beitragen.

Die so zahlreichen gepriesenen *inneren Mittel* sind fast alle wieder verlassen worden. *Kali chloricum* in grösseren Dosen ist wegen der möglichen Intoxication (Hämoglobinurie!) gefährlich. Gerühmt worden sind ferner *Pilocarpininjectionen* (0,01 pro dosi), welche die Losstossung der Membranen erleichtern sollen, jedoch nicht ganz ungefährlich sind. Diese und andere Mittel mag man versuchen, von ihrer Heilkraft wird man sich schwerlich überzeugen.

Das Uebergreifen der Krankheit auf den Kehlkopf zu verhindern, sind wir ausser Stande. Ist der Kehlkopf befallen und tritt in Folge der hierdurch eintretenden Larynxstenose direct Erstickungsgefahr ein, so ist die *Tracheotomie* das einzige Mittel, von dem noch Hülfe zu erwarten ist. Die Tracheotomie ist nie durch die Krankheit als solche, oder durch die Schwere des Falls an sich indicirt, sondern *nur* durch eine bestehende mechanische Larynxstenose. Die Stellung der Indication zur Tracheotomie ist im Einzelfalle daher durchaus nicht immer ganz leicht. Namentlich bei schwerem Allgemeinzustande, bei bereits schlechter Respiration kann das Urtheil über eine etwa bestehende Larynxstenose recht schwer sein. Ist der Croup bereits auf die Bronchien fortgeschritten, so kann die Tracheotomie keinen nennenswerthen Erfolg haben, ebensowenig in den Fällen, in welchen die Schwere der Allgemeininfection oder beginnende Herzparalyse die Gefahr bedingt. Daher kommt es, dass auch die Resultate der Tracheotomie nicht besonders glänzend sind. Durchschnittlich gelangen nur etwa $\frac{1}{4}$—$\frac{1}{3}$ der tracheotomirten Fälle zur Heilung. Aber schon diese Zahl genügt, um die Operation zu einer der segensreichsten zu machen. Ueber ihre Ausführung und die Nachbehandlung nach derselben vergleiche man die Lehrbücher der Chirurgie.

Das noch jetzt vielfach geübte Verfahren, durch künstlich herbeigeführtes *Brechen* die Membranen aus dem Kehlkopf zu entfernen, ist selten nützlich und für die Kinder quälend und angreifend. Sehr wohlthuend können dagegen *warme Bäder mit kühleren Uebergiessungen* sein, welche tiefe Respirationen und kräftigere Hustenstösse anregen, zugleich auch auf das gesammte Nervensystem erfrischend einwirken. Auch die von den Hydrotherapeuten so vielfach angewandten feuchten Einwicklungen des ganzen Körpers werden von manchen Kindern recht gut vertragen. Einen besonderen Nutzen zeigen sie in schweren Fällen nicht. Priessnitz'sche oder kalte (Eis-) Umschläge um den Hals werden fast in allen Fällen verordnet, schon ut aliquid fiat. Sehr bedacht sei man auf die möglichste Erhaltung der Kräfte bei den Patienten durch Darreichung von guter Nahrung und Wein.

Die *diphtheritischen Lähmungen* geben in der Mehrzahl der Fälle eine gute Prognose und heilen vollständig nach einigen Wochen oder Monaten. Man behandelt sie am besten mit dem *constanten Strom*. Von innerlichen Mitteln ist namentlich *Strychnin*, in subcutanen Injectionen zu 0,001—0,002, empfohlen worden.

ELFTES CAPITEL.

Dysenterie.

(Ruhr.)

Aetiologie. Unter „*Dysenterie*“ versteht man eine sporadisch oder häufiger epidemisch auftretende Krankheit des Dickdarms, welche durch eine wahrscheinlich zunächst locale Infection mit einem noch nicht bekannten organisirten Krankheitsgifte hervorgerufen wird. Die eigentliche Heimath der Ruhr sind die tropischen und südlicheren Länder, in welchen die Krankheit in viel grösserer Heftigkeit und Ausbreitung beobachtet wird, als bei uns. So soll z. B. die Sterblichkeit an der Ruhr unter den Soldaten der englisch-indischen Armee 30 % der Gesammtmortalität betragen. In unserem Klima kommen die meisten Epidemien im Spätsommer und Herbst vor. Endemische Einflüsse spielen bei der Ruhr sicher eine grosse Rolle, indem die Bodenverhältnisse an einigen Orten für die Entwicklung und Ausbreitung des Ruhrkeims offenbar sehr günstig, an anderen wiederum sehr ungünstig sind. Nur so erklärt sich die Immunität einzelner Orte gegenüber der starken Ausbreitung der Krankheit an anderen. Die Art der Infection ist uns noch unbekannt. Direct contagiös scheint die Krankheit nicht zu sein. Dagegen ist eine Weiterverbreitung der Ruhr durch die Stuhlentleerungen Ruhrkranker (gemeinsame Aborte, Nachtgeschirre, Bettwäsche u. s. w.) sehr wahrscheinlich. Die früher als Krankheitsursachen öfter angegebenen Erkältungen und Diätfehler können wir selbstverständlich höchstens als prädisponirende Momente gelten lassen.

Die **anatomischen Veränderungen** der Dickdarmschleimhaut bestehen in allen schwereren Fällen in einer ausgesprochenen *croupös-diphtheritischen Entzündung* derselben. Die allgemeinen pathologischen Bemerkungen, welche wir über den Croup des Rachens und Larynx gemacht haben, gelten daher alle auch für die analoge Veränderung der dysenterischen Darmentzündung. Auch hier handelt es sich um einen primären Untergang des Epithels und die Bildung eines fibrinösen Exsudats an Stelle desselben und tiefer im Gewebe der Schleimhaut selbst. Daneben findet eine intensive eitrige und zugleich stark *hämorrhagische* Infiltration der Mucosa und Submucosa statt. Für das blosse Auge erscheint in den intensivsten Fällen die ganze Darmwand stark verdickt, die Serosa injicirt, die Innenfläche in eine missfarbene, dunkelrothe, uneben-höckrige Geschwürsfläche verwandelt. Die Affection betrifft zuweilen nur das Rectum und die Flexura sigmoidea, in schwereren Fällen aber den ganzen Dickdarm bis zur Ileocoecalklappe hinauf oder auch noch das untere Ileum. Neben dieser schweren Form der *diphtheritischen* oder gar *brandigen Ruhr* giebt es aber auch leichtere Formen, welche man als *katarrhalische Ruhr* bezeichnet. Die Schleimhaut befindet sich hier im Zustande einer intensiven hämorrhagisch-eitrigen Entzündung; doch sitzen auch hier an Stelle des Epithels schon kleine, weisse abziehbare Croupmassen, welche sich aber nie zu grösseren zusammenhängenden Membranen ausbilden. Zwischen den beiden Formen, der leichteren katarrhalisch-croupösen und der schwereren diphtheritischen Ruhr, besteht keine scharfe Grenze und es finden sich zahlreiche Uebergänge und Combinationen.

Schliesslich müssen wir hervorheben, dass genau die gleichen anatomischen Veränderungen im Dickdarm, wie bei der specifischen Dysenterie, auch durch andere Momente hervorgerufen werden können. So kann namentlich eine lange anhaltende Stagnation von Kothmassen im Rectum in Folge der rein mechanischen Verletzung des Epithels Anlass zu diphtheritischen Processen in der Schleimhaut geben. Auch bei allen möglichen sonstigen schweren Allgemeinerkrankungen, bei Typhus, Masern, Pocken, besonders bei septischen Processen, bei Phthisikern u. s. w. kommen im Dickdarm sogenannte *„secundäre Dysenterien"* vor, am häufigsten in Spitälern. Ob diese *ätiologisch* mit der echten Dysenterie identisch sind, ist zweifelhaft.

Symptome und Krankheitsverlauf. Während der ganzen Krankheit treten die *Symptome von Seiten des Darms* am meisten hervor. Die Krankheit beginnt, nachdem zuweilen schon einige Zeit vorher leichtere Unregelmässigkeit des Stuhles bestanden, mit *mässiger Diarrhoe.* Die

Stühle sind anfangs dünn, aber noch fäculent, erfolgen 2—6 mal täglich. Nach wenigen Tagen steigert sich der Durchfall und nimmt jene, für die Ruhr so sehr charakteristischen Eigenthümlichkeiten an.

Die *Stühle* werden sehr zahlreich, erfolgen 10—20—60 und mehr mal des Tages, ja in schweren Fällen besteht eigentlich ein fast continuirlicher, quälender Stuhldrang. Bei jeder und namentlich *nach* jeder Entleerung stellt sich ein meist sehr schmerzhafter *Tenesmus* ein, ein Drängen und Pressen, welches von einem intensiven brennenden Schmerz am After begleitet ist. Die Stühle verlieren rasch ihre gewöhnliche fäculente Beschaffenheit ganz oder wenigstens zum grossen Theil. Sie werden sehr spärlich, so dass jedes mal nur ca. 10—15 Grm. entleert werden. Der Hauptmasse nach bestehen sie gewöhnlich aus einer serösschleimigen Flüssigkeit, in welcher zahlreiche kleinere und grössere Fetzen und Partikelchen suspendirt sind. Diese bestehen aus blutigtingirten Schleimklümpchen, aus kleinen Blutstreifen, aus nekrotischen Schleimhautpartikelchen u. dgl. Je nach dem Vorwiegen des einen oder des anderen der Hauptbestandtheile des dysenterischen Stuhls, Schleim, Eiter, Blut, kann man schleimige, eitrige, blutige Stühle oder alle möglichen Combinationen derselben unterscheiden. Daneben finden sich oft noch einige Reste von Fäcalmassen, meist mit Schleim überzogen. Zuweilen sieht man reichliche sagokorn- oder froschlaichähnliche Schleimklümpchen im Stuhl. Sie stellen wahrscheinlich die Schleimabgüsse ausgefallener Follikel dar. *Mikroskopisch* besteht die Hauptmasse des dysenterischen Stuhles aus Eiterkörperchen und rothen Blutkörperchen. Daneben findet man Cylinderepithelien, massenhafte Fäulnissbacterien und Detritus. Die rein dysenterischen Stühle stinken nicht. Nur in den schwersten Fällen brandiger Ruhr werden schwärzliche, äusserst übelriechende Stühle entleert.

Neben dem Tenesmus am After stellt sich zuweilen auch ein krampfhafter *Schmerz bei der Harnentleerung* ein. Zuweilen treten heftige *Kolikanfälle* auf. Der *Leib* ist meist etwas gespannt und entsprechend dem Verlaufe des Colons auf Druck empfindlich, dabei aber nicht aufgetrieben. Die *Afteröffnung* zeigt nicht selten entzündliche Röthung und Excoriationen. *Magensymptome* sind im Ganzen selten, abgesehen von der in allen schwereren Fällen bestehenden vollständigen Appetitlosigkeit. Zuweilen kommt *Erbrechen,* selten quälender *Singultus* vor. Die *Zunge* ist trocken, schmierig belegt.

Die eben geschilderten Darmsymptome dauern ca. 1—1½ Wochen an. Mit ihnen bildet sich in allen intensiveren Fällen ein ziemlich *schwerer Allgemeinzustand* aus. Die Kranken bekommen ein auffallend collabirtes Aussehen, werden sehr matt und schwach, der Puls wird klein und frequent, die Haut kühl, spröde, die Stimme matt und heiser, die Muskeln werden schmerzhaft, die Kranken magern beträchtlich ab. Die *Temperaturverhältnisse* bieten wenig Charakteristisches und Typisches dar. In manchen Fällen besteht gar kein oder nur geringes Fieber, oft treten sogar subnormale Temperaturen auf. In den meisten Fällen aber besteht ein unregelmässiges, remittirendes Fieber, welches selten 40° übersteigt.

In den schwersten Fällen kann unter den Zeichen einer immer mehr zunehmenden allgemeinen Schwäche der *Tod* eintreten. Im Ganzen ist aber bei uns der günstige Ausgang viel häufiger. Die Beschwerden lassen allmählich nach, die Stühle nehmen immer mehr und mehr wieder eine fäculente Beschaffenheit an, die Kräfte des Patienten heben sich und nach 1½—3 Wochen tritt volle *Reconvalescenz* ein. Eine dritte Möglichkeit ist der Uebergang der Krankheit in eine *chronische Ruhr*, wobei sich Monate oder gar Jahre lang die Symptome einer chronischen Dickdarmaffection, gewöhnlich mit den Zeichen allgemeiner Cachexie verbunden, hinziehen können.

Auch ganz *leichte, rudimentäre Formen* der Ruhr kommen vor, welche schon nach wenigen Tagen in Besserung übergehen. In allen Fällen bleibt noch ziemlich lange Zeit nach dem Ueberstehen der Krankheit eine grosse Empfindlichkeit des Darms zurück. Auch neue Verschlimmerungen und Rückfälle der Krankheit beobachtet man nicht selten.

Complicationen der Ruhr von Seiten anderer Organe sind, wenigstens in unseren Epidemien, selten. Erwähnt werden, namentlich von Aerzten in den südlicheren Ländern, *Leberabscesse*, deren Entstehung wohl am ehesten auf metastatische Vorgänge von den Pfortaderwurzeln her zurückzuführen ist. Ferner kommen *Gelenkaffectionen* vor und Entzündungen der *serösen Häute*. Einige mal hat man *Perforationsperitonitis* beobachtet. Auch eine Combination der Ruhr mit „allgemeiner *scorbutischer Diathese*" ist beschrieben worden.

Die **Diagnose** der Ruhr bietet fast nie besondere Schwierigkeiten dar. Sie wird ausschliesslich aus den Darmsymptomen und der Beschaffenheit der Stühle gestellt. Nur die secundären Dysenterien bei sonstigen schweren Erkrankungen können leicht übersehen werden.

Die **Prognose** richtet sich vorherrschend nach dem Charakter der Epidemien, welche, wie gesagt, in unserem Klima im Ganzen gutartig sind. Gefährlich kann namentlich bei älteren Leuten die allgemeine Schwäche und der sich ausbildende Collapszustand werden.

Therapie. Die *Prophylaxis* erfordert mögliche Isolirung der Kranken und Desinfection aller Ausleerungen derselben. Gesunde müssen sich zur Zeit einer Ruhrepidemie vor allen Erkältungen und Diätfehlern in Acht nehmen, weil diese erfahrungsgemäss die Disposition zur Erkrankung erhöhen.

Die Ruhrkranken müssen warm gehalten werden und auch in leichteren Fällen unbedingt das Bett hüten. Die Diät muss streng sein. Namentlich bei kräftigeren Individuen kann man einige Tage ganz gut blos mit Schleimsuppen, Milch, Fleischbrühe auskommen. Schwächlicheren Kranken verabreiche man aber mit Vorsicht von Anfang an etwas kräftigere Kost, Eier, Bouillon, Fleischsolution, Wein u. dgl. Das Getränk wird von den Kranken meist besser lauwarm, als kalt vertragen.

Die *medicamentöse Therapie* besteht im Anfange der Krankheit nach den Erfahrungen fast aller Aerzte in der Darreichung milder *Abführmittel*. Während man durch Opium meist keine Besserung des Durchfalls und des Tenesmus erzielen kann, tritt sehr gewöhnlich eine entschiedene Erleichterung für die Kranken nach dem Gebrauch der Abführmittel ein. Man giebt in den ersten Tagen, eventuell auch noch später, täglich 2—4 Esslöffel Ol. Ricini. Ist das Mittel den Kranken sehr widerlich, so kann man es durch ein starkes Rheuminfus (10,0 : 100,0) ersetzen. In den südlicheren Ländern sind grosse Calomeldosen (0,5—1,0) gebräuchlich, welche von den dortigen Aerzten sehr gerühmt werden. In der späteren Zeit der Krankheit kann man sich mit der innerlichen Darreichung einer einfachen Emulsio amygdalina begnügen. Oder man giebt innerlich eine Schüttelmixtur von Bismuth. subnitr. 5,0, Mucil. Gummi arab. und Syr. simpl. ana 15,0, Aq. dest. 120,0. Bei etwaigen neuen Verschlimmerungen soll man aber immer wieder ein Laxans versuchen.

Brechmittel im Anfange der Krankheit werden im Süden häufig, bei uns dagegen nur selten angewandt. Die *Ipecacuanha* („Ruhrwurzel") in grösseren Dosen (1—2 Grm.) wird von Manchen sogar für ein Specificum gehalten. Ferner hat man vielfache Versuche gemacht, den Dickdarm *local* mit Irrigationen zu behandeln. Doch kann man allen diesen Methoden und Mitteln nicht gerade sehr glänzende Resultate nachrühmen. Von entschieden palliativer Wirkung sind Klystiere aus dünnem Amylumkleister mit Zusatz von 20—30 Tropfen Opiumtinctur. Auch *Suppositorien aus Ol. Cacao* mit Zusatz von Extr. Opii lindern oft den Stuhlzwang. Empfohlen sind ferner Klystiere (von je 60—100 Grm.) mit Argentum nitricum (0,05—0,3), Plumb. acet. (0,1—0,5), Kali chlor. (1—1,5) und vielen anderen Zusätzen. Die Erfolge derartiger Klystiere sind aber zweifelhaft. Die Umgebung des Afters muss man in allen Fällen durch häufiges Waschen und Einölen vor Entzündung schützen.

Die Behandlung der Schwächezustände und Collapse geschieht mit den üblichen Reizmitteln (Wein, Aether, Campher). Bei der *chronischen Ruhr* ist vor allem ein lange fortgesetztes strenges diätetisches Regime zu beobachten. Innerlich empfohlen werden *Adstringentien* (Tannin, Colombo u. s. w.), ferner *Bismuth. subnitr.*, *Argent. nitr.*, *Plumb. acet.* u. a. In den chronischen Fällen dürften vielleicht längere Zeit fortgesetzte ausgiebige Irrigationen des Rectums mit irgendwelchen leicht adstringirenden oder desinficirenden Flüssigkeiten von guter Wirkung sein.

ZWÖLFTES CAPITEL.

Cholera.

(Asiatische Cholera.)

Historisches. Die Heimath der echten asiatischen Cholera ist Indien. Obwohl dort wahrscheinlich schon früher die Krankheit endemisch geherrscht hat, trat doch die erste genau bekannt gewordene und sehr ausgebreitete Epidemie im Jahre 1817 auf. In den nächsten Jahren breitete sich die Cholera nach allen Richtungen hin aus und gelangte über Persien nach Astrachan. In den Jahren 1830—1832 machte die Krankheit ihren ersten grossen Seuchezug über Europa, breitete sich über das ganze europäische Russland aus, kam 1831 nach Deutschland, 1832 nach England und Frankreich. Bis 1838 folgten viele kleinere Epidemien, dann trat eine vollständige Pause bis 1846 ein, in welchem Jahre wiederum von Asien aus die Krankheit sich über Europa ausbreitete. Seitdem sind an vielen Orten zahlreiche Epidemien aufgetreten, auf deren Ausbreitung im Einzelnen wir hier nicht näher eingehen können. Die letzten ausgedehnteren Choleraerkrankungen in Deutschland kamen 1866 während des deutsch-österreichischen Krieges vor.

Aetiologie. Dass die eigentliche Krankheitsursache der Cholera in der Infection des Körpers mit einem specifischen, organisirten Choleragift besteht, kann nicht zweifelhaft sein. Der sichere Nachweis dieses Giftes ist bisher aber noch nicht gelungen. In Indien entwickelt sich vielleicht dieses Gift primär im Boden. Seine weitere Ausbreitung aber erfolgt immer nur durch Cholerakranke, welche das Gift von einem Orte zum anderen verschleppen. Ganz vorzugsweise, wenn nicht ausschliesslich ist das Gift an die *Dejectionen* der Kranken gebunden. Jeder Ort, an welchen die Dejectionen eines Cholerakranken gelangen, kann der Ausgangspunkt einer weiteren Ausbreitung der Krankheit werden. Hierzu bedarf es aber, wie namentlich durch PETTENKOFER nachgewiesen ist, einer besonderen, für die weitere Entwicklung und Vermehrung der Cholerakeime günstigen Beschaffenheit des Bodens. Wo diese nothwendiger Weise vorauszusetzenden Eigenschaften des Bodens fehlen, da erfolgt entweder gar keine oder nur eine sehr geringe Ausbreitung der Krankheit. Diese Thatsache wird durch die Immunität mancher Orte gegen die Cholera bewiesen. Welches die günstigen Bedingungen sind, unter denen das Gift sich weiter entwickeln kann, ist uns erst zum kleinen Theil bekannt. Vor allem scheinen eine poröse Beschaffenheit des Bodens und ein bestimmter Feuchtigkeitsgrad desselben in Betracht zu kommen. Letzteres Moment erklärt es, warum so häufig die Ausbreitung der Cholera (ähnlich wie die des Abdominaltyphus) mit dem Sinken eines vorher hohen Grundwasserstandes zusammenfällt. Wahrscheinlich können auch die Dejectionen Cholerakranker direct die Infection bewirken. Daher kommt es, dass häufig Wärterinnen, Wäscherinnen, Aerzte u. dgl. angesteckt werden. Die blosse Berührung der Kranken, die exhalirte Luft derselben scheinen die Ansteckung nicht oder nur wenig zu vermitteln. Auch die Ansteckungsfähigkeit der Choleraleichen wird geleugnet. Auf welchem Wege bei erfolgender Infection das Gift in den Körper gelangt, ist noch nicht sicher festgestellt. Vielfach hat man das Trinkwasser beschuldigt, meist gewiss ohne genügenden Grund. Gewöhnlich nimmt man jetzt ein Eindringen des Giftes mit der Athemluft an. Eine Uebertragung der Krankheit auf Thiere ist bisher noch nicht gelungen.

Die meisten Epidemien fallen in die *Sommer*-Monate. Die *Disposition* zur Erkrankung ist sehr allgemein verbreitet, wenn auch einzelne merkwürdige Ausnahmen hiervon vorkommen. Das *Geschlecht* bedingt keinen durchgreifenden Unterschied. Wichtiger ist der Einfluss des *Lebensalters*. Obwohl die Krankheit schon bei Säuglingen vorkommt, ist im Ganzen doch die Erkrankung bei Kindern seltener, als bei Erwachsenen. Aeltere Leute sind ebenfalls der Erkrankung sehr ausgesetzt (im Gegensatz zum Abdominaltyphus). Von den meisten Autoren wird auf gewisse *Gelegenheitsursachen* grosses Gewicht gelegt, weniger auf Erkältungen, als besonders auf Diätfehler und bereits bestehende leichte Magen-Darmkatarrhe, welche nach vielfachen Erfahrungen die Disposition zur Erkrankung wesentlich erhöhen sollen. Die *Incubationsdauer* beträgt 1—3 Tage, selten noch länger.

Krankheitsverlauf und Symptome. Die Cholera besteht in einer acuten, mit reichlicher Transsudation von Flüssigkeit verbundenen Entzündung des Darmkanals, vor allem des Dünndarms. Wie bei den meisten anderen acuten Infectionskrankheiten, wechselt die Intensität der Krankheit von den leichtesten bis zu den schwersten Graden. Die richtige Deutung der leichtesten Fälle ist natürlich nur in Hinsicht auf die herrschende Epidemie möglich. Man bezeichnet derartige leichte Fälle als *einfache Choleradiarrhoe*. Die Symptome sind die eines intensiveren acuten Darmkatarrhs: dünnflüssige, ziemlich reichliche, schmerzlose Stühle, etwa 3—8 in 24 Stunden. Daneben besteht ein ziemlich beträchtliches allgemeines Krankheitsgefühl, vollständige Appetitlosigkeit, Durst, zuweilen auch schon Andeutungen schwererer Cholerasymptome, Erbrechen, leichte Wadenschmerzen und Verminderung der Harnmenge. In vielen Fällen tritt nach einigen Tagen oder nach einer Woche Heilung ein. In anderen Fällen aber schliesst sich an die anfängliche leichte Diarrhoe nach etwa 1—3 Tagen, selten noch später, ein schwerer Choleraanfall an. Man spricht dann von einer „*prämonitorischen Choleradiarrhoe*".

An die leichte Form der Erkrankung schliessen sich in allmählichem Uebergang die als „*Cholerine*" bezeichneten Fälle an. Die Cholerine zeigt die Symptome eines heftigen, ziemlich plötzlich, oft Nachts auftretenden Brechdurchfalls. Neben dem Durchfall, der bisweilen schon die charakteristischen Eigenthümlichkeiten des ausgeprägten Choleradurchfalls zeigt, stellt sich bald auch *Erbrechen* ein. Dabei sind die Allgemeinerscheinungen ziemlich schwer, die Mattigkeit und Abgeschlagenheit gross. Die Stimme wird schwach, die Extremitäten fühlen sich kühl an, der Puls ist klein und beschleunigt, schmerzhafte Wadenkrämpfe stellen sich ein, der Harn wird spärlich, nicht selten etwas eiweisshaltig. Der ganze Anfall dauert etwa 1—2 Wochen, bis völlige Genesung eintritt. Ein schwankender Verlauf mit mehrmaligen Besserungen und neuen Verschlimmerungen ist nicht selten.

Von diesen mittelschweren Fällen findet nun wiederum ein continuirlicher Uebergang zu der ausgesprochenen, *schweren Form der eigentlichen Cholera* statt. Zahlenangaben über die Häufigkeit der einzelnen Formen lassen sich nicht machen, da sich viele leichtere Fälle der Beobachtung entziehen.

Der eigentliche Choleraanfall beginnt zuweilen plötzlich mit den schwersten Erscheinungen. In der Regel geht demselben aber, wie schon erwähnt, eine kurzdauernde *prämonitorische Diarrhoe* vorher, welche sich nach 1—3 Tagen meist ebenfalls plötzlich zu den schweren Symptomen des *zweiten Stadiums*, des sog. *Stadium algidum*, zur „*asphyktischen Cholera*" steigert. Die ersten Erscheinungen sind plötzlich eintretende grosse allgemeine Schwäche, Frösteln und Eingenommensein des Kopfes. Bald stellen sich auch die charakteristischen *Magendarmsymptome* ein.

Die *Diarrhoe* wird sehr heftig. In kurzen Zwischenräumen erfolgen sehr reichliche, schmerzlose Ausleerungen, welche anfangs noch eine etwas fäculente Beschaffenheit zeigen, sehr bald aber ein charakteristisches „*reiswasserähnliches*“ oder „*molkenartiges*“ *Aussehen* bekommen. Die Menge jeder Stuhlentleerung beträgt ca. 200 Grm. Die Stühle sind ganz farblos, fast geruchlos, wässrig, und setzen beim Stehen meist einen feinkörnigen, grauweissen Bodensatz ab. Mikroskopisch findet man in ihnen reichliche Mikroorganismen, Epithelien und zahlreiche Tripelphosphatkrystalle. Ihre Reaction ist neutral oder alkalisch. Sie enthalten nur 1—2 % feste Bestandtheile, wenig Eiweiss, relativ viel Kochsalz. In manchen schweren Fällen treten auch geringere und stärkere Blutbeimengungen im Stuhle auf.

Die stürmischen Ausleerungen fehlen nur in sehr wenigen Fällen ganz oder fast ganz, namentlich dann, wenn der Tod schon nach wenigen Stunden eintritt (sog. *Cholera sicca*).

Bald nach dem Auftreten des Durchfalls stellt sich häufiges, aber meist leicht erfolgendes *Erbrechen* ein. Das Erbrochene besteht zum Theil aus dem genossenen Getränk, zum Theil ist es aber auch ein wirkliches, von der Magen- und Darmschleimhaut herstammendes Transsudat. Neben und nach dem Erbrechen tritt oft *Singultus* auf.

Ausser den genannten hervorstechendsten Symptomen von Seiten des Digestionsapparates, dem profusen Durchfall und dem Erbrechen, besteht vollständige *Appetitlosigkeit*, dabei aber heftiger *Durst*. Die *Zunge* ist dick belegt, trocken. Das *Abdomen* ist gewöhnlich flach, weich, zuweilen auch eingezogen und hart. Nicht selten fühlt man das Schwappen der mit Flüssigkeit gefüllten Därme. Eigentlicher *Leibschmerz* besteht nur in mässigem Grade, gewöhnlich in Form eines „Druck- und Hitzegefühls“ um den Nabel herum.

Gleichzeitig mit den Magendarmsymptomen entwickeln sich auch von Seiten anderer Organe die schwersten Erscheinungen. Vor allem leidet der *Circulationsapparat*.

Die *Herzaction* ist im Beginne des Anfalls zuweilen erregt. Die Kranken klagen über Herzklopfen und werden von einer heftigen Präcordialangst befallen. Schon nach kurzer Zeit stellt sich aber eine immer mehr und mehr zunehmende *Herzschwäche* ein. Die Herzaction wird sehr schwach, die Herztöne immer leiser. Der Radialpuls wird sehr klein, meist etwas beschleunigt, die Arterie eng, contrahirt. In schweren Fällen sind die Kranken schon nach wenigen Stunden ganz pulslos.

Die enorme Abschwächung der Circulation macht sich bald im *Aeussern der Kranken* bemerkbar. Gesicht und Extremitäten werden kühl und schliesslich eiskalt, die Färbung theils livide, theils bleigrau, an den Lippen fast schwarz. Die Temperaturabnahme der äusseren Haut kann bis unter 35° C. sinken. Dagegen ergeben Rectalmessungen nicht selten *Fiebertemperaturen* bis 39° und mehr. Augen und Wangen sinken tief ein, die Haut wird runzlig, verliert alle Elasticität. Die *Stimme* wird heiser (vox cholerica) und matt. Die *Respiration* ist mühsam und oberflächlich. Das *Sensorium* bleibt oft bis zuletzt klar, doch ist meist eine grosse Apathie und allgemeine Stumpfheit des Bewusstseins vorhanden. Nur selten sind die Kranken unruhig und aufgeregt. Alle *Reflexvorgänge* sind stark herabgesetzt.

Eine charakteristische Erscheinung sind die meist sehr *schmerzhaften Muskelkrämpfe*, tonische Zusammenziehungen der Muskeln, vor allem in den Waden, seltener auch in den Fusszehen, Oberschenkeln, Armen und Händen. Die Muskelkrämpfe treten spontan oder bei den geringsten Anlässen ein, dauern einige Minuten an und kehren nach kurzer Unterbrechung wieder. Der eigentliche Grund ihres Entstehens ist noch unklar. In geringerem Grade beobachtet man sie ausser bei der Cholera, auch bei sonstigen schweren acuten Darmerkrankungen, so besonders bei der Cholera nostras.

Fast constant ist bei dem ausgebildeten Choleraanfall die *Verminderung oder das vollständige Aufhören der Harnsecretion.* In den Fällen, in welchen noch etwas Harn entleert wird, ist derselbe concentrirt, sedimentirend, sehr häufig eiweisshaltig. In manchen schweren Fällen aber gelangt Tage lang kein Tropfen Harn in die Blase. Diese vollständige Unterdrückung der Harnsecretion dauert bis zum Tode oder bis zur etwa eintretenden Besserung.

Die bisher geschilderten Symptome, welche in ihrer Gesammtheit das Stadium algidum darstellen, dauern fast nie länger als 1—2 Tage. In vielen Fällen tritt während dieser Zeit, zuweilen schon nach wenigen Stunden, am häufigsten während der zweiten Hälfte des ersten Tages, unter Zeichen der tiefsten allgemeinen Entkräftung der Tod ein. In anderen Fällen aber folgt jetzt das „*Stadium der Reaction*“. Dasselbe kann ein wirkliches Ausgleichsstadium sein und direct zur *Reconvalescenz* führen. Die Ausleerungen werden seltener und wieder fäculenter, das Erbrechen hört auf. Der Puls wird kräftiger, die Cyanose und Kälte der peripheren Theile nehmen ab, nicht selten tritt ein starker Schweiss auf. Nach einigen Tagen wird wieder der erste Harn entleert, welcher fast constant ziemlich stark eiweisshaltig ist, daneben gewöhnlich auch

Blutkörperchen und Cylinder enthält. In den Fällen ungestörter Reconvalescenz wird der Harn sehr bald wieder ganz normal. Nach 1—2 Wochen Krankheitsdauer ist der Kranke als vollständig genesen zu betrachten.

Häufig treten aber auch Abweichungen von diesem günstigen Verlauf des Reactionsstadiums auf. Zunächst kann die Genesung durch mannigfache *Rückfälle* in den früheren Zustand unterbrochen werden, welche noch tödtlich werden können. Oder statt der Reconvalescenz bildet sich ein schweres, meist fieberhaftes *drittes Stadium* aus, welches man gewöhnlich mit dem Namen des *Choleratyphoids* bezeichnet, obwohl dasselbe sowohl in seinen klinischen Erscheinungen, wie in seinen Entstehungsursachen mannigfache Unterschiede darbietet.

Das Choleratyphoid stellt zuweilen einen wirklich „*typhösen*", *schwer fieberhaften Allgemeinzustand* dar. Es besteht ziemlich beträchtliche Temperaturerhöhung, Kopfschmerz, Benommenheit. Der Puls ist voll und beschleunigt, das Gesicht geröthet. Auf der Haut, besonders an den Extremitäten, treten zuweilen die sog. *Choleraexantheme* auf, in Form von Erythemen, Roseola, Urticaria u. dgl. Diese Form des Choleratyphoids geht nach einigen Tagen in Genesung oder auch in einen der folgenden Zustände über.

Eine andere Form des sog. Choleratyphoids wird bedingt durch das Auftreten der verschiedensten *entzündlichen Localaffectionen.* Hierher gehören vor allem schwere *diphtheritische* (dysenterische) *Entzündungen des Dünn- und Dickdarms* mit Entleerung stinkender eitriger und blutiger Stühle, ferner *Pneumonien*, eitrige *Bronchitiden*, diphtheritische Entzündungen des *Larynx, Pharynx,* der *Blase,* der *weiblichen Genitalien, Parotitis,* zuweilen *Erysipele* und *pyämische Zustände.* Wie mannigfach hierdurch das Krankheitsbild werden kann, liegt auf der Hand, zumal neben allen diesen Zuständen noch die Darmerscheinungen oder die Symptome der Choleranephritis bestehen können. Durch die Entwicklung dieser Localaffectionen wird oft auch der Grund zu mannigfachen *Nachkrankheiten* gelegt.

Die *Choleranephritis* bildet die Ursache der dritten, der *urämischen Form des Choleratyphoids.* Die Harnsecretion bleibt stockend. Der spärliche, noch entleerte Harn enthält reichliche Cylinder, Eiweiss, oft auch Nierenepithelien, weisse und rothe Blutkörperchen. Etwa gegen Ende der ersten Krankheitswoche oder schon früher treten schwere nervöse, als urämische zu deutende Symptome auf: zuerst Kopfschmerz und Erbrechen, dann Sopor, Coma oder Delirien und Convulsionen. Die Mehrzahl dieser Fälle endet tödtlich.

Anatomische Veränderungen. Fragen wir nun, nachdem wir die Mannigfaltigkeit der Erscheinungen und Verlaufsarten kennen gelernt haben, nach den anatomischen Veränderungen, welche dem Choleraprocess zu Grunde liegen, und nach dem Zusammenhang der Erscheinungen, so müssen wir in manchen Punkten die Antwort schuldig bleiben. Der Hauptsache nach stellt die Cholera eine intensive *Localaffection des Darms* dar. Man findet bei den im Stadium algidum Gestorbenen den Darm angefüllt mit grossen Mengen reiswasserähnlicher Flüssigkeit. Die Serosa des Darms ist rosenroth injicirt, die Schleimhaut befindet sich im Zustande lebhafter katarrhalischer Entzündung, ist geschwollen, geröthet, häufig auch von kleinen Hämorrhagien durchsetzt. Die solitären Follikel und die Plaques sind ebenfalls meist geschwollen. Mikroskopisch findet man in der Mucosa und Submucosa eine ziemlich beträchtliche kleinzellige Infiltration. Viel Gewicht hat man auf die starke *Desquamation des Epithels* gelegt, weil diese die Ursache der reichlichen Transsudation in den Darm hinein sein sollte.[1]) Doch fragt es sich, ob nicht wenigstens ein Theil der Epithelabstossung erst postmortal zu Stande kommt. Die in späteren Stadien nicht selten gefundenen croupös-diphtheritischen Processe in der Darmschleimhaut, welche sich bis in den Dickdarm hineinerstrecken können, sprechen freilich entschieden für einen vorhergehenden Epithelverlust.

Durch die beschriebenen anatomischen Veränderungen im Darm werden die schweren Darmerscheinungen der Cholera hinreichend erklärt. Nicht sicher zu entscheiden aber ist die weitere Frage, ob alle übrigen Erscheinungen, vor allem die schweren Symptome der Herzschwäche und die Circulationsstörung mit ihren Folgen, blos durch den reichlichen Wasserverlust des Körpers bedingt sind, wie Manche meinen, oder ob hier noch Wirkungen einer Allgemeininfection des Körpers vorliegen. Uns erscheint letzteres im Hinblick auf den oft so rasch, schon nach wenigen Stunden eintretenden Tod wahrscheinlicher. Auch die reflectorischen Beziehungen zwischen den Unterleibsorganen und der Herzinnervation spielen wahrscheinlich beim Zustandekommen der schweren Circulationsstörungen eine wichtige Rolle.

Die übrigen Leichenbefunde entsprechen grösstentheils dem schon während des Lebens zu Beobachtenden. Die *Muskeln* zeigen eine früh eintretende und lang anhaltende Starre, durch welche die Leichen oft

---

1) Uebrigens ist zu bemerken, dass einzelne Autoren, so namentlich Cohnheim, die Flüssigkeit, welche den Darm bei der Cholera anfüllt, gar nicht für ein Transsudat, sondern für das Product der unter dem Einfluss des Choleragiftes eintretenden ausserordentlich profusen Secretion der Dünndarmdrüsen ansehen.

in ungewöhnliche Stellungen versetzt werden. Alle *inneren Organe* erscheinen auffallend trocken, blass, blutleer. Das *Herz* ist im linken Ventrikel contrahirt. Das *Blut* ist grösstentheils in den grossen Venen, im rechten Herzen, in den Sinus der Dura mater angesammelt, sieht eingedickt, „heidelbeerartig" aus und zeigt nur spärliche Gerinnsel. Die *Milz* ist nicht vergrössert. In den *Nieren* findet sich, besonders in der Rinde, starke (venöse) Hyperämie. Mikroskopisch lassen sich die mehr oder weniger weit fortgeschrittenen Zeichen einer parenchymatösen Nephritis nachweisen. Ueber die Entstehung der Nephritis herrschen verschiedene Ansichten. Während die Nephritis von Einigen für die Folge der Ischämie der Nieren angesehen wird, glauben wir nach Analogie mit den übrigen Infectionskrankheiten das infectiöse Moment für die Entwicklung der Nephritis besonders verantwortlich machen zu müssen. In den Leichen der in späterer Zeit Gestorbenen ist die charakteristische Trockenheit der Gewebe verschwunden. Neben der Nephritis können, wie schon oben erwähnt, die verschiedensten Localerkrankungen als Todesursache gefunden werden.

Die **Diagnose** der Cholera hat zur Zeit einer herrschenden Epidemie in allen ausgebildeten Fällen keine Schwierigkeit. In Betreff der ätiologischen Hinzuziehung der leichteren und leichtesten Formen zur Cholera bleibt dem individuellen Ermessen oft ein ziemlich weiter Spielraum übrig. Die Diagnose sporadischer Fälle wird zunächst immer mit einer gewissen Reserve gestellt werden müssen. Namentlich muss man sich erinnern, dass ausser dem specifischen Choleragift auch andere verwandte Ursachen heftige Darmerkrankungen hervorrufen können, deren klinisches Bild den leichteren Formen der Cholera durchaus ähnlich ist. Hierher gehört vor allem die in unseren Gegenden vorkommende Brechruhr (Cholera nostras). Ferner ist bemerkenswerth, dass gewisse Vergiftungen, vor allem die *acute Arsenvergiftung*, der Cholera äusserst ähnliche Krankheitserscheinungen hervorrufen.

Die **Prognose** ist im Anfange der Erkrankung auch bei leichten Erscheinungen stets mit Rerserve zu stellen, da, wie erwähnt, eine prämonitorische einfache Diarrhoe den schwersten Choleraanfällen vorhergehen kann. Im Anfall selbst wird die Prognose um so ernster, je mehr sich das Krankheitsbild der asphyktischen Cholera ausbildet. Die *Mortalität* in manchen Epidemien ist ungeheuer gross. Ganze Familien, Häuser, Strassen können in kurzer Zeit aussterben. Speciellere Zahlenangaben lassen sich schwer machen. Zählt man nur die ausgebildeten Fälle, so sind Mortalitätsziffern von 50—70% nichts Seltenes. In etwa $^2/_3$ der letal endenden Fälle erfolgt der Tod in den ersten Tagen des asphyktischen Stadiums, in etwa $^1/_3$ der Fälle in der als „Choleratyphoid" bezeichneten zweiten Krankheitsperiode. Von grossem Einfluss sind die allgemeinen hygieinischen und diätetischen Einflüsse, unter welchen die Patienten vor ihrer Erkrankung standen. Bei Kindern und alten Leuten ist die Sterblichkeit noch grösser, als in den mittleren Lebensjahren.

Therapie. Die Massregeln, welche gegen die weitere Ausbreitung der Cholera, wenn dieselbe an einem Orte aufgetreten ist, getroffen werden müssen, können wir hier nicht besprechen. Nur angedeutet kann werden, wie blos die möglichste Absperrung der befallenen Ortschaften das weitere Verschleppen der Krankheit durch den Verkehr verhindern kann. Ebenso kann hier nur ganz kurz darauf hingewiesen werden, wie durch die möglichste Isolirung der Kranken und durch die Desinfection ihrer Ausleerungen versucht werden muss, die weitere Uebertragung der Cholera zu beschränken. Von grösster Wichtigkeit ist die *individuelle Prophylaxis*. Nach vielfachen Erfahrungen erhöht jeder leichte Darmkatarrh die Disposition zur Choleraerkrankung und erschwert den ferneren Krankheitsverlauf. Je früher, schon zur Zeit der prämonitorischen Diarrhoe, eine sorgfältige diätetische und medicamentöse Behandlung eintritt, desto eher ist zu hoffen, die Entwicklung der schwersten Formen der Krankheit noch hindern zu können.

Das hauptsächlichste im Beginn der Cholera gebrauchte Mittel ist das *Opium*, welches den Hauptbestandtheil der zahlreichen, verschiedenen „Choleratropfen" bildet. Am besten ist die gewöhnliche Opiumtinctur in Dosen zu 10—20 Tropfen, oder Pulver mit je 0,03—0,05 Opium purum, 2—3stündlich zu nehmen. Complicirtere Formeln sind Tae. Opii spl. 1,0, Vinum Ipecacuanhae 3,0, Tae. Valerianae aetherea 10,0, Ol. Menthae pip. gtt. 5. MS. 20—30 Tropfen, oder eine Mischung von Tae. Opii benzoica 10,0 und Tae. Opii crocatae 5,0, von welcher 10—20 Tropfen zu nehmen sind.

Auch im ausgebildeten Cholera-Anfall fährt man meist mit der Darreichung des Opiums noch fort. In Bezug auf die localen Applicationen auf den Leib hat man sich, wie gewöhnlich, vor allem nach den subjectiven Empfindungen des Kranken zu richten. Häufige *kalte* Umschläge auf den Leib werden von Manchen sehr gerühmt, in anderen Fällen wird aber Wärme besser vertragen. Gegen das *Erbrechen* wendet man ausser Opium besonders Eispillen an oder kleine Mengen abgekühlter kohlensäurehaltiger Getränke. Sowie sich die schwereren *Collapserscheinungen* einstellen, muss man versuchen, durch Reizmittel die Herzthätigkeit anzuregen. Wein (Champagner), starker schwarzer Kaffee, subcutane Campher- und Aetherinjectionen, Liquor Ammonii anisatus werden vorzugsweise angewandt. Sinkt die äussere Körpertemperatur, so ist es zweckmässig, die Extremitäten zu frottiren, sie warm einzuwickeln und innerlich heissen Thee, Kaffee oder Wein zu geben. Zahlreiche sonst noch empfohlene innere Mittel führen wir gar nicht an, da ihre Wirkung mehr als zweifelhaft ist.

Die *Diät* muss nicht nur während des Anfalls selbst, sondern noch längere Zeit nach demselben äusserst vorsichtig sein. Anfangs dürfen nur Schleimsuppen, Milch, Thee, Fleischbrühen, Zwieback u. dgl. erlaubt werden.

Die Behandlung des *Choleratyphoids* ist selbstredend je nach der Form desselben sehr verschieden und richtet sich nach den bei den einzelnen Affectionen üblichen Regeln.

DREIZEHNTES CAPITEL.

Malaria-Erkrankungen.

(Wechselfieber. Kaltes Fieber. Febris intermittens. Sumpffieber.)

Aetiologie. Die Malaria ist das beste Beispiel einer rein *„miasmatischen"* Krankheit. Das Krankheitsgift derselben ist zweifellos an bestimmte Oertlichkeiten gebunden, in denen jeder Mensch der Gefahr, an Malaria zu erkranken, ausgesetzt ist. Kommt aber ein an Malaria Erkrankter an einen Malaria-freien und zur Malaria überhaupt nicht disponirten Ort, so giebt er nie die Veranlassung zur Entstehung neuer Krankheitsfälle. Ebenso wenig wird jemals die Krankheit durch den, auch noch so intimen Verkehr mit Malaria-Kranken auf einen Gesunden übertragen. Die Krankheit ist also gar nicht contagiös.

Mit Ausnahme der Polarzonen giebt es wenige Länder, in denen nicht beständig oder wenigstens zeitweise an einzelnen Orten die Malaria endemisch vorkommt. Ein grosser Unterschied aber findet sowohl in der Häufigkeit, wie namentlich in der Intensität der Erkrankungen statt. Während in Deutschland die gewöhnlichen Formen des Wechselfiebers an zahlreichen Orten sehr häufig vorkommen, gehören die schweren Formen der Krankheit zu den grossen Seltenheiten. Dagegen sind Ungarn, die unteren Donauländer, Italien (die römische Campagna, die pontinischen Sümpfe, Sicilien) berüchtigte Heimstätten der schweren Malariaformen, ebenso zahlreiche Districte in den aussereuropäischen, vor allem in den tropischen Ländern. Unbestritten ist der durch zahlreiche Beobachtungen immer wieder von neuem bekräftigte Satz, dass der *Erdboden* der eigentliche Sitz und die Entwicklungsstätte des Malariagiftes ist, dass das Gift von hier aus in die untersten Luftschichten gelangt und von da in den Körper, wahrscheinlich durch Einathmung, aufgenommen werden kann. Zu den Bedingungen, von welchen die Entwicklungsfähigkeit des Malariagiftes im Boden abhängt, gehört vor allem eine andauernde *Feuchtigkeit des Bodens.* Vielfach sind daher die *Sumpfgegenden* der Hauptsitz der Malaria, jedoch erfahrungsgemäss nicht dann, wenn grössere Wasserschichten den Boden bedecken, sondern dann, wenn in der trockneren Jahreszeit der Boden mit der athmosphärischen Luft in Berührung kommt. Denn der *Luftzutritt zu den feuchten Bodenschichten* scheint eine weitere nothwendige Bedingung für die Entwicklung der Malariakeime zu sein. Ein dritter massgebender Factor ist die *Lufttemperatur,* wie das Vorherrschen der Krankheit in den südlicheren Ländern und ihr vorzugsweises Auftreten in den Sommermonaten beweist.

Ueber die *Natur des Malariagiftes*, welches wir uns organisirt vorstellen müssen, sind namentlich von Klebs und Tommasi-Crudeli ausgedehnte Untersuchungen angestellt worden. Nach diesen ist die eigentliche Ursache der Malaria eine specifische *Bacillus-Art.* Sowohl in der Erde, wie in den untersten Luftschichten von Malariagegenden fanden die genannten Forscher eigenthümliche Bacillen und zugehörige Sporen, durch deren Uebertragung auf Kaninchen Fieberanfälle, Milzschwellung und die charakteristische Pigmentbildung (s. u.) erzeugt werden konnten. Auch Befunde von Bacillen und Sporen im Blute und in der Milz von Malaria-Kranken liegen bereits vor. Die Deutung dieser Befunde bedarf freilich noch der Bestätigung.

Die *Disposition zur Erkrankung* ist sehr verbreitet. Keine Race, kein Alter, kein Geschlecht zeigt sich immun. Sehr auffallend ist die Thatsache, dass ein einmaliges Befallensein von der Krankheit die Disposition zu neuen Erkrankungen *steigert.* Oft befinden sich Kranke, die früher Intermittens-Anfälle durchgemacht haben, in einer von Malaria freien Gegend ganz wohl, während sie leicht von neuen Anfällen oder wenigstens von stärkerem Unwohlsein heimgesucht werden, sobald sie sich wieder in eine Intermittens-Gegend begeben. Die *Incubationszeit* scheint nicht sehr constant zu sein. Man giebt sie auf 6—20 Tage an, doch kommen sicher auch noch kürzere Incubationszeiten vor.

Wir besprechen im Folgenden hauptsächlich nur die gewöhnlichen, auch bei uns in Deutschland vorkommenden intermittirenden Fieber, während wir die Darstellung der schwereren Formen kurz fassen müssen.

Verschiedene Formen der Malaria-Erkrankung.

1. **Febris intermittens.** Diese einfachste Form der Malaria-Erkrankung ist vor allem charakterisirt durch relativ kurzdauernde Fieberanfälle, welche fast immer in einem auffallend regelmässigen Typus auftreten. Oft ist ein derartiger Fieberanfall gleich das erste Symptom der Krankheit; in anderen Fällen geht den Fieberparoxysmen ein mehrtägiges *Prodromalstadium* vorher, während dessen sich die Kranken matt fühlen, keinen rechten Appetit haben, über Kopf- und Gliederschmerzen klagen und häufig schon eine leicht gelbliche Gesichtsfarbe, sowie einen nachweislichen Milztumor haben.

In dem eigentlichen *Intermittensanfall* unterscheidet man drei Stadien. Der Anfall beginnt mit dem *Froststadium*. Gleichzeitig mit einem ausgesprochenen allgemeinen Krankheitsgefühl beginnt ein intensives Frieren, ein bald schwächeres, bald sehr heftiges Zittern am ganzen Körper. Dabei fühlt sich die Haut kühl an, ist blass, im Gesicht oft etwas cyanotisch. Die Körpertemperatur im Innern ist aber bereits *erhöht* und steigt rasch immer mehr und mehr an. In der grossen Mehrzahl der Fälle beginnt der Anfall in den Morgen- oder Vormittagsstunden, nur selten Nachmittags oder gar Abends. Die Dauer des Froststadiums kann sehr verschieden sein, am häufigsten beträgt sie 1—2 Stunden.

Nach dem allmählichen Aufhören des Frierens tritt das *Stadium der trocknen Hitze* ein. Die Haut wird allmählich brennend heiss, das Gesicht röthet sich, der vorher kleine Puls wird voll, die Herzaction lebhaft erregt. Die Temperatur steigt gewöhnlich anfangs noch weiter und erreicht überhaupt während dieses Stadiums ihre höchsten Werthe. Sie bleibt nur ausnahmsweise unter 40°, erreicht gar nicht selten 41—41°,5. Die Dauer dieses Stadiums ist fast stets länger, als die des Froststadiums. Sie beträgt am häufigsten etwa 3—5 Stunden. Oft schon gegen Ende des Hitzestadiums beginnt die Temperatur wieder zu sinken, manchmal aber auch erst mit Beginn des dritten Stadiums.

In diesem, dem *Schweissstadium*, wird die Haut feucht und bald stellt sich ein profuser allgemeiner Schweiss ein. Dabei wird das Allgemeinbefinden der Kranken wesentlich besser, die Temperatur erreicht meist in wenigen Stunden die Norm und in ca. 8—12 Stunden, zuweilen in kürzerer, selten in noch längerer Zeit ist der Anfall beendet. Die Temperatur sinkt dann aber gewöhnlich langsam noch tiefer, so dass selbst am anderen Morgen die Eigenwärme noch subnormale Werthe (bis 36,0) zeigt.

Einige Eigenthümlichkeiten des *Temperaturverlaufs* im Anfall mögen hier noch erwähnt werden. Fast ausnahmslos erfolgt das Steigen der Temperatur rascher, als das Abfallen derselben. Am schnellsten steigt die Temperatur in den ersten Stunden des Froststadiums, langsamer steigt sie in der ersten Zeit des Hitzestadiums. Das Ansteigen geschieht fast immer ununterbrochen. Im Hitzestadium, während der Zeit des höchsten Fiebers (gewöhnlich um 41° herum), zeigt die Fiebercurve bei häufigen Messungen nicht selten zwei kleine Gipfel. Zuweilen erhält sich aber auch die Eigenwärme mehrere Stunden hindurch mit merkwürdiger Constanz auf genau der gleichen Temperaturhöhe. Das Sinken der Temperatur beginnt meist etwas früher, als der sichtbare Schweissausbruch. Es erfolgt langsam, zuweilen ganz continuirlich, nicht selten auch durch kleine oder sogar grössere, neue Steigerungen unterbrochen. Manchmal beobachtet man einen Temperaturabfall in sog. Treppenform, wobei die Eigenwärme $1/2$—1 Stunde constant bleibt, dann rasch etwa 1° sinkt, dann wieder eine Zeit lang constant bleibt u. s. w.

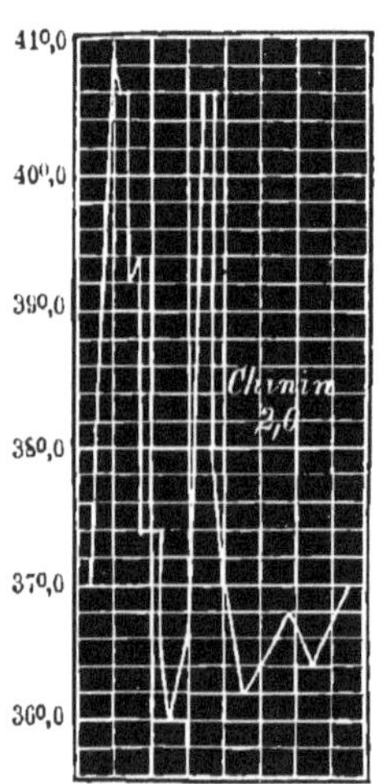

Fig. 7. Febris intermittens quotidiana.

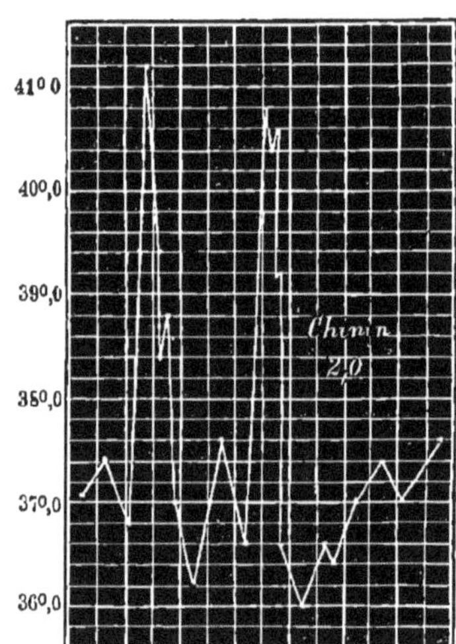

Fig. 8. Febris intermittens tertiana.

Das hauptsächlich Charakteristische liegt aber nicht in der Art des einzelnen Fieberanfalls, sondern in den *Eigenthümlichkeiten der Wiederkehr* derselben. In allen nicht behandelten Fällen treten die einzelnen Anfälle lange Zeit hindurch immer wieder von neuem auf und zwar entweder täglich (*Febris quotidiana*) oder, was wohl der häufigste Typus ist, einen Tag um den andern (*Intermittens tertiana*, vgl. Fig. 7 und 8). Selten sind noch längere, mehrtägige fieberfreie Intervalle (*I. quartana*, *quintana* u. s. w.). Erfolgen täglich zwei Anfälle, was bei uns nur selten vorkommt, so nennt man dies eine *I. quotidiana duplicata.* Erfolgt jeden zweiten Tag ein starker Anfall, während in den Zwischentagen leichtere Anfälle auftreten, so spricht man von einer *I. tertiana duplicata.* Sehr häufig treten die einzelnen Anfälle nicht genau zu der gleichen Tageszeit auf, sondern entweder stets einige Stunden früher oder — seltener — später. Man bezeichnet diese Eigenschaft der Anfälle mit dem Ausdruck „*anteponiren*“ resp. „*postponiren*“ (z. B. I. tertiana anteponens s. postponens). In veralteten Fällen können die Paroxysmen schliesslich fast alle Regelmässigkeit verlieren (*F. erratica*).

Ausser den Fieberanfällen ist die constanteste und wichtigste Erscheinung des Intermittens die meist beträchtliche, durch die Percussion und Palpation nachweisbare *Anschwellung der Milz.* Dieselbe nimmt anfangs mit jedem weiteren Anfall zu und vermindert sich auch in der Zwischenzeit nur wenig. Nach der Beseitigung der Fieberanfälle bleibt die Milzschwellung häufig noch eine Zeit lang bestehen. Die geschwellte Milz ist auf Druck empfindlich. Weniger constant und unwichtiger sind Anschwellungen der *Leber.*

Sehr charakteristisch sind gewisse *Veränderungen der Haut,* vor allem eine eigenthümlich *gelbbraune Verfärbung* derselben. Dieselbe hängt von einer abnormen Pigmentablagerung in der Haut ab. Nur selten kommt bei den leichteren Formen der Malaria echter Icterus vor.

Sehr häufig tritt während der Anfälle ein *Herpes* an den Lippen oder an der Nase auf. Einmal sahen wir einen Herpes corneae. Auch andere Hautausschläge, wie Urticaria, Purpura u. a. werden erwähnt.

Störungen von Seiten der übrigen inneren Organe sind selten. Erwähnenswerth ist eine auch von uns mehrere mal gesehene, ziemlich beträchtliche *acute Herzdilatation* während des Anfalls, welche sich aber ohne alle schlimme Folgezustände rasch wieder zurückbildete. Nicht selten hört man während des Anfalls am Herzen accidentelle, blasende Geräusche. Die *Lungen* können, besonders während der Anfälle, die Zeichen einer trocknen *Bronchitis* darbieten. Zuweilen beobachtet man stärkere *Darmerscheinungen* (Durchfälle). Katarrhalischer *Icterus* kommt nur bei den schwereren Formen vor. Der *Harn* zeigt zuweilen einen mässigen Eiweissgehalt; wirkliche *Nephritis* kommt ebenfalls nur bei den schwereren Formen vor. Die Vermehrung der *Harnstoffausscheidung* an den Fiebertagen ist die Folge des bei jedem Fieber gesteigerten Eiweisszerfalls. Als charakteristisch für die Intermittens gilt eine auffallende *Schmerzhaftigkeit der Hals- und oberen Brustwirbel.*

Ausser den ausgebildeten Wechselfieber-Anfällen kommen nicht selten *rudimentäre* und *modificirte* Anfälle vor, bei denen die einzelnen Stadien undeutlich sind oder zum Theil ganz fehlen. Namentlich sieht man dies in Fällen, welche bereits mit Chinin behandelt sind. Bei *Kindern* kommt ein ausgesprochener Schüttelfrost nicht vor. Die Kinder werden nur blass und cyanotisch. Zuweilen stellen sich bei ihnen schwerere nervöse Erscheinungen ein.

2. **Perniciöse Wechselfieber (Febres comitatae).** Dieser nur in den eigentlichen Malaria-Districten vorkommenden, gefährlichen Form der Intermittens gehen häufig erst einige leichtere Anfälle voraus. Dann aber treten ausser den noch mehr oder weniger deutlich ausgesprochenen Stadien des Fieberanfalls weitere schwere Erscheinungen auf, welche nicht selten zum Tode führen. Am häufigsten sind *schwere Symptome von Seiten des Nervensystems,* Zustände von Bewusstlosigkeit und Coma, Delirien oder Krampferscheinungen epileptischer oder tetanischer Natur. Alle diese Erscheinungen dauern nur selten länger, als die gewöhnlichen Intermittensanfälle und gehen in günstigen Fällen unter meist reichlichem Schweissausbruch wieder vollständig zurück. Die Gefahr tritt namentlich durch die Wiederholung der Anfälle ein. — Eine andere Form der perniciösen Intermittens zeigt sich in schweren *Magen-Darmerscheinungen*, welche fast ganz das Bild des *algiden Choleraanfalls* (Brechen, Durchfall, Collaps) annehmen können, oder mit heftigen cardialgischen, dysenterischen und ähnlichen Zuständen verbunden sind. Bei der sog. *Intermittens perniciosa icterica* treten während des Anfalls intensiver Icterus, Brechen, Durchfall, zuweilen auch die heftigsten nervösen Erscheinungen auf. Höchst eigenthümlich sind diejenigen Formen, bei denen in jedem Anfalle deutliche Localaffectionen (Pneumonien, Pleuritiden) nachweislich sind, welche sich mit dem Abfall der Temperatur ganz oder zum Theil zurückbilden, um im nächsten Anfalle von neuem aufzutreten.

3. **Remittirende und continuirliche Malariafieber.** Auch diese meist schweren Formen kommen nur in den stärksten Malariagegenden vor. Sie documentiren ihre ätiologische Zusammengehörigkeit mit der Intermittens dadurch, dass sie sich zuweilen aus den leichteren Formen entwickeln. Doch muss bemerkt werden, dass für manche Krankheitsbilder, welche von den Aerzten der Tropen als Malariaaffectionen beschrieben sind, die wirkliche ätiologische Identität mit der gewöhnlichen Intermittens noch nicht sicher erwiesen ist. Die *Symptome* dieser Form sind ebenfalls die einer schweren allgemeinen Infection, entweder mit vorherrschenden Magen-Darmerscheinungen, oder mit hochgradigen Nervensymptomen (Coma, Delirien, Convulsionen), oder mit Icterus,

Nierenblutungen, allgemeiner hämorrhagischer Diathese oder verschiedenen Localaffectionen (Pneumonie, Nephritis, Abscesse in der Leber und Milz u. s. w.) verbunden. Das *Fieber* ist hoch, zeigt aber keine irgendwie regelmässigen Intermissionen, sondern hält remittirend oder ziemlich continuirlich 1—2 Wochen an. Leichtere Formen können nach 8—14 Tagen in Genesung endigen, häufig aber erfolgt nach dieser Zeit oder schon früher der Tod.

Bei *allen* schweren Formen der Malaria, sowohl bei den perniciösen intermittirenden, wie bei den remittirenden und continuirlichen Fiebern, ferner bei der weiter unten noch zu besprechenden chronischen Malariakachexie, beobachtet man als eine sehr constante und merkwürdige Erscheinung eine abnorme, reichliche *Pigmentbildung*. Zu Lebzeiten der Kranken ist das Pigment mikroskopisch im *Blute* leicht nachweislich („*Melanämie*"). Man findet es in Form kleiner rundlicher Körnchen oder selbst grösserer Schollen, theils frei, theils in Zellen (weissen Blutkörperchen) eingeschlossen. In der Leiche ist das Pigment vor allem in reichlichster Menge in der vergrösserten, derben, dunkel graubraunen *Milz* zu finden. Es liegt theils neben den Gefässen, theils ist es in die zelligen Elemente der Milz eingeschlossen. Ausser in der Milz findet man Pigment in der Leber, in den Lymphdrüsen, im Knochenmark, in den Nieren, Lungen, im Gehirn u. s. w. Ob das Pigment ausschliesslich in der Milz oder auch in anderen Organen oder in der Blutbahn selbst durch den Zerfall rother Blutkörperchen gebildet wird, ist noch zweifelhaft. Von einigen Autoren ist der Pigmentbildung eine grosse *klinische* Bedeutung beigelegt worden, indem manche Symptome, namentlich die schweren Gehirnstörungen, auf einer *Pigmentembolie der kleinen Gefässe des Gehirns* beruhen sollen.

4. **Chronische Malariakachexie.** In den eigentlichen Malariagegenden kommen sowohl bei Leuten, welche häufig an ausgesprochener Intermittens oder Remittens gelitten haben, als auch bei solchen, welche nie acute Malariaanfälle gehabt haben, chronische Krankheitszustände in zum Theil recht wechselnder Form vor, welche auf einer chronischen Malariainfection beruhen. Die Kranken zeigen meist ein ausgesprochenes gelbliches Malariacolorit. Sie haben fast immer einen deutlich nachweislichen Milztumor. Dabei treten eigentliche Fieberanfälle gar nicht auf, sondern es bestehen blos Symptome allgemeiner Schwäche, Appetitlosigkeit, Uebelkeit, Neigung zu Diarrhoen, seltener zur Stuhlverstopfung, Eingenommenheit des Kopfes, Schlaflosigkeit, häufige Schweisse, Muskel- und Gelenkschmerzen, Kurzathmigkeit, Herzklopfen u. dgl. In anderen Fällen steigern sich diese Symptome. Schwerere *Nervenerschei-*

nungen, wie Zittern, Lähmungen, psychische Störungen, oder *Darmsymptome, Icterus* können auftreten. *Hydropische Zustände* entwickeln sich; *Blutungen* aus der Nase, auf der Haut, scorbutische Erscheinungen sind beobachtet worden. Grosse, pigmentreiche *Milz-* und *Lebertumoren* bilden sich allmählich. Daneben besteht zuweilen ein unregelmässiges Fieber, bald mehr intermittirend, bald remittirend. Schliesslich können sich *secundäre Erkrankungen*, wie Tuberkulose, Amyloid, Dysenterie u. dgl. hinzugesellen, an welchen der Kranke zu Grunde geht. Leichtere Formen sind einer Genesung fähig, jedoch meist nur dann, wenn der Kranke die Malariagegend vollständig zu verlassen im Stande ist.

5. **Larvirte Intermittens.** Mit diesem Namen bezeichnet man Fälle, bei welchen *ohne Fieber* gewisse andere Krankheitszustände in regelmässig intermittirenden Anfällen auftreten. Vor allem gehören hierher manche *Neuralgien*, besonders im Stirnast, seltener in den übrigen Gebieten des N. trigeminus, im Ischiadicus, Cruralis, in den Armnerven u. s. w. Auch typisch intermittirende *Cardialgien* kommen vor. Die Anfälle dauern eine halbe bis einige Stunden, sind oft mit allerlei Störungen des Allgemeinbefindens verbunden, verlaufen aber, wie gesagt, ohne Fieber. Auch die Milzschwellung fehlt.

Ausser den Neuralgien sind als larvirte Intermittens noch zahlreiche andere intermittirende Krankheitszustände beschrieben worden, so namentlich Anästhesien, Krämpfe, Lähmungen, ferner intermittirende Hämorrhagien, Oedeme, Hautaffectionen, Darmerscheinungen. Es kann indessen nicht verschwiegen werden, dass man bei der Beschreibung derartiger, oft äusserst wunderbar klingender Krankheitsfälle nicht immer mit der nöthigen Kritik verfahren hat und dass der stricte Nachweis der Hinzugehörigkeit solcher Fälle zur Malaria nicht immer geliefert worden ist.

Diagnose. Die Diagnose einer Febris intermittens, zumal in einer nicht durch besondere Häufigkeit der Malaria ausgezeichneten Gegend, ist bei der ersten Untersuchung des Kranken oft recht schwierig. Die Anamnese der Kranken ergiebt durchaus nicht immer die nöthigen Anhaltepunkte und sowohl, wenn man den Kranken zuerst in der fieberfreien Zeit sieht, als auch, wenn er während des Fieberstadiums zum ersten Mal untersucht wird, denkt man keineswegs immer sogleich an das Richtige. Bei fortgesetzter Beobachtung machen die regelmässigen Fieberanfälle im Verein mit der Milzschwellung, der charakteristischen Hautfärbung, dem Herpes, die Diagnose meist leicht und vollständig sicher. Indessen kommt es doch nicht gerade selten vor, dass ein intermittirendes Fieber anfangs für eine Malaria-Intermittens gehalten wird, während später sich irgend eine ganz andere Affection herausstellt. So können namentlich mannigfache pyämische Zustände mit latentem Ausgangspunkt, eitrige Phlebitis, acute ulceröse Endocarditis, sogar Tuberkulose anfangs zu Verwechselungen Anlass geben. Besonders hüte man sich, die Diagnose einer „unregelmässigen Intermittens" vorschnell zu stellen, da, wie wir aus eigener Erfahrung gelernt haben, solche Fälle hinterher sich fast stets als etwas anderes entpuppen. In zweifelhaften Fällen ist neben der sorgfältigen Abwägung aller Symptome und genauester objectiver Untersuchung auch die therapeutische Einwirkung des Chinins (s. u.) von diagnostischer Bedeutung. Wird ein hohes intermittirendes Fieber von grossen Chinindosen gar nicht oder nur vorübergehend beeinflusst, so muss dies jedesmal die etwa gestellte Diagnose einer Malaria-Intermittens zweifelhaft machen.

Therapie. Die Malariainfection gehört zu den wenigen Krankheiten, welche wir direct mit dem sichersten Erfolge bekämpfen können. In dem schwefelsauren *Chinin* besitzen wir ein Mittel, welches wahrscheinlich auf die Krankheitsursache selbst einwirkt und dessen therapeutische Wirksamkeit absolut unbestritten ist. Chinin ist das souveräne,' häufig ganz allein in Anwendung kommende Mittel bei allen Formen der Malaria. Bei der leichten, bei uns allein vorkommenden Form der Febris intermittens giebt man gewöhnlich das Mittel nicht sofort, wenn der Kranke in Behandlung kommt. Es ist durchaus rathsam, und für den Kranken in den meisten Fällen auch unschädlich, wenn man erst noch einen oder zwei Anfälle abwartet, theils um überhaupt die Diagnose sicher zu stellen, theils um den Typus der Anfälle (quotidian oder tertian, anteponirend oder zu gleicher Stunde auftretend) erst kennen zu lernen. Im Anfall selbst ist eine besondere Therapie für gewöhnlich nicht nöthig. Die Kranken müssen natürlich im Bett liegen, werden während des Frostes warm, während des Hitzestadiums kühler gehalten. Während der Apyrexie dürfen sie, wenn sie sich kräftig genug fühlen, mit Vorsicht ausser Bett sein. Etwa 5—6 Stunden vor dem zu erwartenden neuen Anfall giebt man *Chinin*, und zwar am besten eine grosse Dosis von 1,5—2,0 Grm. in Lösung oder in Kapseln zu $1/2$ Grm. Chininpulver. Giebt man das Chinin in Pulverform, so lässt man zweckmässig einige Tropfen Salzsäure nachher nehmen, um das Chinin im Magen leichter zu lösen. Häufig bleibt nach einer grossen Chinindosis schon der nächste Anfall aus. In anderen Fällen tritt er noch ein, aber dann gewöhnlich mit geringeren subjectiven Beschwerden, ohne Frost und mit weniger hohem Fieber. Man muss dann noch eine grosse Chinindose vor dem nächsten zu erwartenden Anfall wiederholen. Bleibt der Anfall aus, so giebt man noch mehrere Tage lang täglich 0,5 Chinin. Auch dann können, selbst noch nach einigen Wochen, *Recidive* eintreten, welche aber durch Chinin leicht wieder beseitigt werden.

Von den übrigen Chinapräparaten besitzt nach unseren Erfahrungen nur das *Conchinin* die gleiche Wirksamkeit, wie das Chinin. Es ist um die Hälfte billiger und wird genau in derselben Weise verordnet. Sein Nachtheil ist, dass es leichter Erbrechen erregt, als Chinin. Alle übrigen Chinapräparate (Chinoidin, Cinchonin u. a.) sind in ihrer Wirkung viel unsicherer.

Auch bei den perniciösen Intermittenten, bei den larvirten Formen, bei den remittirenden und continuirlichen Fiebern, bei der Malariakachexie, ist Chinin in genügend grossen Dosen das Hauptmittel. In allen länger andauernden Fällen ist es zugleich von grösster Wichtigkeit, dass der Kranke, wenn irgend möglich, die Malariagegend ganz verlässt. Manchmal können nur so Recidive vermieden und eine vollständige Heilung erzielt werden.

In älteren Fällen, in denen Chinin zuweilen nicht mehr wirkt, gilt der *Arsenik* als das Hauptmittel. Besonders bei der Malariakachexie und bei intermittirenden Neuralgien wird er angewandt, allein oder in Verbindung mit Eisen. Man giebt täglich 2—3 mal 5—8 Tropfen der Solut. Fowleri in Wasser. Zahlreiche andere, gegen die Malaria empfohlene Mittel (Eucalyptus, Piperin, Pilocarpin und viele andere) übergehen wir, da sie vollständig entbehrlich sind.

Bei der Behandlung der schweren Malariaformen kommen neben dem Chinin zahlreiche symptomatische Mittel in Betracht, welche hier nicht einzeln aufgezählt werden können. Die schweren Nerven-, Darm-, Lungen-, Nierensymptome, der Hydrops, die Anämie müssen nach den allgemein üblichen Regeln behandelt werden.

VIERZEHNTES CAPITEL.

Meningitis cerebro-spinalis epidemica.

(Epidemische Genickstarre.)

Aetiologie. Die epidemisch auftretende Cerebrospinalmeningitis ist erst seit dem Anfange dieses Jahrhunderts bekannt. In Südfrankreich und Genf wurden die ersten Epidemien beobachtet. Kleinere Epidemien traten 1822 und dann 1853 in Deutschland auf. Doch erst seit 1863 ist die Krankheit bei uns häufiger geworden. Seitdem sind namentlich in Süd- und Mitteldeutschland fast alljährlich mehr oder weniger ausgebreitete Epidemien aufgetreten. Einzelne *sporadische Fälle* können jederzeit vorkommen.

Die meisten Epidemien entwickeln sich im *Winter* und *Frühling*. Besondere Momente, welche das Entstehen der Krankheit begünstigen, kennen wir nicht. Oft zeigt die Krankheit ein entschieden *endemisches* Auftreten. Namentlich in Kasernen, Arbeitshäusern u. dgl. sind ziemlich ausgebreitete Endemien beobachtet worden. Eine *Verschleppung der Krankheit* durch erkrankte Individuen an einen anderen, bis dahin von Meningitis freien Ort scheint möglich zu sein. Eine directe *Contagiosität* zeigt aber die Meningitis nicht. Befallen werden vor allem *Kinder* und *jugendlichere Personen*, doch kommen einzelne Fälle auch bei älteren Leuten vor. Ein durchgreifender Unterschied des *Geschlechts* in Bezug auf die Häufigkeit der Erkrankung lässt sich nicht feststellen.

Sowohl der epidemische und endemische Charakter der Meningitis, als auch ihr gesammter Verlauf sprechen unzweideutig für die infectiöse Natur der Krankheit. Das infectiöse Agens selbst und der Modus der Infection sind uns noch unbekannt. Plausibel, aber noch durchaus unerwiesen ist der Gedanke, dass das specifische Gift durch die Nasenhöhle und die Löcher der Siebbeinplatte seinen Weg zu den sonst so geschützt liegenden Hüllen des Centralnervensystems findet.

Pathologische Anatomie. Die anatomische Grundlage der Krankheit ist eine *acute eitrige Entzündung der weichen Gehirn- und Rückenmarkshäute.* Nur in einigen sehr rasch tödtlich verlaufenen Fällen hat man die anatomischen Veränderungen gering und erst im Beginn angetroffen. Im Ganzen geht aber die Ausdehnung und Intensität der Localaffection der Schwere der Krankheitserscheinungen parallel. Im *Gehirn* ist die eitrige Entzündung sowohl an der Convexität, wie an der Basis entwickelt, am stärksten gewöhnlich längs den grösseren Gefässen und in den Spalten und Furchen der Gehirnoberfläche. Im *Rückenmark* ist vorzugsweise die hintere Fläche befallen, der Lumbaltheil häufig noch stärker, als die oberen Abschnitte. Der Process ist jedoch fast nie auf die Häute der Centralorgane allein beschränkt, sondern setzt sich vielfach in die eigentliche Substanz des Gehirns und Rückenmarks selbst fort. Bei der mikroskopischen Untersuchung sieht man überall um die eintretenden Gefässe herum reichliche Anhäufungen von Eiterzellen und nicht selten kommt es an manchen Stellen zur Bildung echter *encephalitischer Herde,* welche entweder nur mikroskopisch sichtbar oder schon mit blossem Auge erkennbar sind. In seltenen Fällen entwickeln sich sogar grössere *Abscesse* im Gehirn. Die *Gefässe* zeigen bis in die Centralganglien hinein starke Hyperämie und häufig findet man kleine *Hämorrhagien*. Die *Gehirnventrikel* sind meist erweitert und mit trüber seröser oder selbst eitriger Flüssigkeit erfüllt. Es liegt auf der Hand, dass diese starke Mitbetheiligung der Gehirn- und Rückenmarkssubstanz von grösster klinischer Bedeutung ist und dass sie gewiss häufig weit mehr die anatomische Ursache der schweren Krankheitserscheinungen darstellt, als die Entzündung der weichen Gehirnhäute.

Krankheitsverlauf und Symptome. Verhältnissmässig selten gehen dem Ausbruch der schwereren meningitischen Symptome leichte Prodromalerscheinungen vorher, bestehend in allgemeinem Unwohlsein, leichten Kopf- und Gliederschmerzen. Gewöhnlich beginnt die Krankheit ziemlich plötzlich und zwar mit intensivem *Kopfschmerz*, häufig vorzugsweise im Hinterhaupt, *Nackenschmerzen* und *Nackensteifigkeit* und *starkem allgemeinen Krankheitsgefühl*. Nicht selten erfolgt anfangs *Erbrechen*. Sehr häufig treten bald schwerere Bewusstseinsstörungen ein, *Benommenheit* oder *Delirien*. Gewöhnlich besteht von Anfang an *Fieber*. Ein *initialer Schüttelfrost* kommt vor, ist aber nicht die Regel.

Nach diesen, in stärkerer oder geringerer Intensität ausgesprochenen Initialerscheinungen, kann sich nun der weitere Verlauf der Krankheit sehr verschieden gestalten. Zunächst kommen *sehr acute, heftige Formen* der Erkrankung vor (*M. cerebro-spinalis siderans*), welche unter den schwersten Gehirnerscheinungen in wenigen Tagen, ja sogar schon nach wenigen Stunden tödtlich enden. Aber auch *Abortiverkrankungen* kommen vor, welche ebenfalls mit scheinbar äusserst gefährlichen, heftigen Symptomen beginnen, nach wenigen Tagen aber bereits eine auffallend rasche und vollständige Besserung zeigen. Am häufigsten sind die *Fälle von mittlerer Dauer*, welche etwa 2—4 Wochen dauern. In schweren Fällen kann jedoch der Tod schon in der ersten oder zweiten Woche eintreten. Oft zeigt die Krankheit einen weit mehr *protrahirten Verlauf* und kann sich auf 6—8 Wochen oder noch länger erstrecken, bis schliesslich Heilung oder noch sehr spät ein ungünstiger Ausgang erfolgt. Die länger andauernden Fälle zeigen zuweilen einen sehr auffallenden *intermittirenden Charakter*. Ausser den schweren Formen kommen auch in nicht geringer Zahl *leichte Fälle* vor, bei welchen alle Krankheitserscheinungen nur in geringem Grade ausgesprochen sind und nach relativ kurzer Zeit Heilung eintritt.

Die *Symptome der Meningitis* sind theils schwere Allgemeinerscheinungen von Seiten des Gehirns und Rückenmarks, theils besonders localisirte nervöse Symptome, theils endlich Folgen der Allgemeininfection (Fieber und localisirte Erkrankungen anderer Organe).

Zu den allgemeinen Gehirnerscheinungen gehört vor allem der *Kopfschmerz*. Derselbe ist gewöhnlich äusserst intensiv. Er wird hauptsächlich ins Hinterhaupt, doch zuweilen auch in die Stirn- und Schläfegegenden localisirt. Wie die meisten anderen meningitischen Symptome zeigt er während des Verlaufs der Krankheit eine sehr oft wechselnde Intensität. Er kann zeitweise nachlassen, um dann mit erneuter Heftigkeit wieder aufzutreten. Neben dem Kopfschmerz besteht oft ein ausgesprochenes Gefühl von *Schwindel* und *Eingenommensein des Kopfes*.

An den Kopfschmerz schliessen sich die intensiven *Nacken-* und *Rückenschmerzen* an, welche von der spinalen Meningitis abhängen. Sehr constant findet sich eine beträchtliche *Steifigkeit und Druckempfindlichkeit der ganzen Wirbelsäule*. Der Kopf ist oft in Folge der reflectorischen Anspannung der Nackenmuskeln nach hinten gezogen. Die ganze Wirbelsäule ist durch die Contractur der Wirbelstrecker steif und gerade, zuweilen sogar deutlich opisthotonisch gekrümmt.

In den meisten schwereren Fällen finden sich *Störungen des Bewusstseins*, von einer leichten Benommenheit an bis zu den heftigsten Delirien einerseits, oder tiefem Coma andererseits. Auch diese Erscheinungen zeigen oft einen vielfachen Wechsel in ihrer Intensität. *Allgemeine Convulsionen* kommen selten vor, nur in sehr schweren Fällen und besonders bei eintretendem ungünstigen Ausgang.

Das *Erbrechen*, welches häufig in der ersten Zeit der Krankheit, zuweilen auch noch später eintritt, ist ebenfalls als cerebrales Symptom aufzufassen.

Sehr mannigfaltig und wechselnd sind die *Symptome von Seiten der einzelnen Gehirnnerven*. Am häufigsten sieht man Störungen im Bereich der *motorischen Augennerven:* uncoordinirte Stellung der Bulbi, Nystagmus oder langsame, unfreiwillige Bewegungen der Augäpfel, Ptosis eines oder beider Augenlider, träge Reaction, Ungleichheit, auffallende Enge oder Weite der Pupillen. Im *Facialisgebiet* fällt vor allem die häufige Contractur der Gesichtsmuskeln auf, welche dem Gesicht einen eigenthümlichen, schmerzhaft verzogenen Ausdruck verleiht. *Masseterenkrampf* (Trismus) ist selten und meist von übler Vorbedeutung.

Sehr häufig sind *Störungen im Gebiete der Sinnesnerven*. Die *Schwerhörigkeit* hat zuweilen ihren Grund in der Benommenheit des Sensoriums, oft ist sie aber durch eine Betheiligung des N. acusticus an dem entzündlichen Process bedingt. Die eitrige Entzündung kann sich bis aufs Labyrinth oder selbst bis in die Paukenhöhle hinein fortsetzen. *Ohrensausen* kommt ebenfalls häufig vor. *Sehstörungen* können weit seltener constatirt werden. Ophthalmoskopisch dagegen ist Neuritis optica ein wiederholt gemachter Befund. Auch schwere eitrige Irido-Chorioiditis ist beobachtet worden, wahrscheinlich entstanden durch Fortpflanzung der eitrigen Entzündung längs der Opticusscheide. Die zuweilen vorkommende Conjunctivitis und Keratitis entsteht wahrscheinlich durch äussere Schädlichkeiten in Folge des mangelhaften Lidschlusses, der herabgesetzten Sensibilität der Theile u. dgl. Von anderen Sinnesstörungen möge noch die von uns einige mal constatirte Abnahme des Geruchsinns erwähnt werden.

Störungen im Gebiete der *Spinalnerven* sind im Ganzen seltener. Diagnostische Bedeutung hat nur die besonders in den Beinen oft sehr ausgesprochene *Hauthyperästhesie*. Dieselbe kann so heftig sein, dass die Kranken schon gegen leichten Druck der Haut oder geringe Nadelstiche äusserst empfindlich sind. Kleine *Zuckungen* in den Extremitäten kommen zuweilen vor, haben aber keine besondere Bedeutung. In dem Verhalten der *Reflexe* zeigt sich, wie dies natürlich ist, keine Constanz. Die Hautreflexe sind meist recht lebhaft, zuweilen auch die Sehnenreflexe. In einigen Fällen aber fanden wir letztere auffallend schwach oder selbst ganz fehlend, was wahrscheinlich auf einer Beeinträchtigung der hinteren Wurzelfasern beruht.

Alle die genannten localisirten nervösen Symptome beruhen theils auf der Schädigung der Nervenwurzeln durch das eitrige meningitische Exsudat, theils auch auf der Fortpflanzung der Entzündung in die Centralorgane selbst hinein. Durch letzteren Umstand erklären sich auch die zuweilen beobachteten Hemiplegien, Paraplegien, partiellen Convulsionen, Aphasie u. dgl.

Ausser den bisher besprochenen nervösen Erscheinungen kommen auch *Symptome von Seiten anderer Organe* vor. Von grosser diagnostischer Wichtigkeit ist vor allem eine Hautaffection, nämlich der bald nach dem Beginne der Erkrankung häufig auftretende *Herpes labialis* s. *facialis*. Derselbe wird in mehr, als der Hälfte der Fälle beobachtet und kommt ebensowohl bei schweren, wie bei leichten Fällen vor. Andere Exantheme, wie Roseola, Urticaria, Petechien u. a. kommen vereinzelt auch vor. Zuweilen lässt ihr symmetrisches Auftreten an beiden Körperhälften an einen nervösen Ursprung denken.

Ferner sind die in einigen Epidemien häufiger beobachteten *multiplen Gelenkschwellungen* zu erwähnen.

Stärkere Symptome von Seiten der *Verdauungsorgane*, ausser dem schon erwähnten Erbrechen, kommen selten vor. Appetitlosigkeit, Stuhlverhaltung sind, wie bei vielen schwereren Krankheiten, in der Regel vorhanden. Seltener besteht geringer Durchfall. Wir sahen einige mal leichte dysenterische Zustände. In einzelnen Fällen ist ein geringer Icterus beobachtet worden. Die *Milz* ist oft etwas vergrössert, doch kommen stärkere Milztumoren fast nie vor.

Auch der *Harnapparat* ist selten afficirt. Zuweilen enthält der Harn etwas Eiweiss und einige Cylinder. Interessant ist die, besonders in späteren Stadien vorkommende, *Polyurie*, welche wahrscheinlich nervösen Ursprungs ist. Auch Zuckergehalt des Harns ist einige mal gefunden worden. Als secundäre Affection entwickelt sich, besonders bei schweren Kranken, die catheterisirt worden sind, nicht selten *Cystitis*.

Ebenfalls secundärer Natur sind die in schweren Fällen sehr häufigen Erscheinungen von Seiten der *Lungen* und *Bronchien*. Es ist erklärlich, wie leicht sich durch Aspiration und Verschluckung bei den benommenen Kranken Bronchitiden und lobuläre Pneumonien entwickeln können.

Anatomische Störungen in den *Circulationsorganen* sind selten. Nur einige mal hat man acute Endocarditis beobachtet. Die *Pulsfrequenz* ist meist mässig beschleunigt, selten verlangsamt. Sehr häufig findet ein auffallender Wechsel in der Pulsfrequenz statt, welcher jedenfalls von wechselnden Innervationseinflüssen herrührt. Auch kleine Unregelmässigkeiten des Pulses kommen oft vor.

Das *Fieber* zeigt bei der epidemischen Meningitis keinen einheitlichen Typus und steht namentlich in keinem Verhältniss zu der Schwere der übrigen Krankheitserscheinungen. Die schwersten Fälle können ganz ohne oder mit nur geringem Fieber verlaufen. Die Mehrzahl der Fälle verläuft unter einem unregelmässig remittirenden Fieber, welches selten 40° übersteigt. Zuweilen zeigt das Fieber einen exquisit *intermittirenden* Typus. In solchen Fällen kommt auch besonders der schon mehrfach erwähnte Wechsel in der Intensität der übrigen meningitischen Erscheinungen zur Beobachtung, ohne dass aber hierbei immer die Fieberschwankungen mit den Schwankungen der übrigen Symptome parallel gehen. In den *leichten Fällen* ist auch das Fieber meist niedrig und von kurzer Dauer. Die *Abortivfälle* können anfangs hohe Temperaturen darbieten, welche aber rasch abfallen. Bei tödtlichem Ausgange steigt zuweilen die Temperatur vor dem Tode bis zu hyperpyretischen Graden (42—43°) an. In den schwereren Fällen, welche günstig enden, lässt das Fieber in Form einer unregelmässigen Lysis nach. Die übrigen meningitischen Erscheinungen dauern zuweilen erheblich länger an, als das Fieber.

Eine erschöpfende Darstellung aller Formen, Erscheinungsweisen und Verlaufsarten der Krankheit zu geben, ist unmöglich. Die Hauptformen der Krankeit sind oben erwähnt, doch stellen sie alle nur Typen dar, welche in Wirklichkeit ohne scharfe Grenze in einander übergehen. Charakteristisch ist für die epidemische Meningitis gerade der schwankende, wechselvolle Verlauf der meisten länger andauernden Fälle. Selbst vollständige, längere Zeit anhaltende Intermissionen aller Erscheinungen kommen vor, so dass man bei erneuter Verschlimmerung von einem *Recidiv* der Krankheit sprechen kann.

Nachkrankheiten bleiben nach Ablauf schwerer Fälle nicht selten zurück. Am häufigsten sind andauernde *Gehörstörungen* in Folge der oben erwähnten Labyrinth- und Mittelohraffectionen. Bei kleinen Kindern kann Taubstummheit die Folge des Gehörverlustes sein. Auch *Sehstörungen* können als Residuen einer abgelaufenen Meningitis zurückbleiben, bedingt durch Netzhautaffectionen, Opticusatrophie, oder durch Hornhauttrübungen u. dgl. Nicht gar selten hinterlässt die Meningitis schwerere *Nervenstörungen*. Oft beruhen dieselben auf einem nachbleibenden *chronischen Hydrocephalus*. Kopfschmerzen, Anfälle von Bewusstlosigkeit oder sogar Convulsionen, psychische Schwäche, Schwäche der Extremitäten u. dgl. sind die Erscheinungen desselben. Oder es bleiben localisirte, auf umschriebenen stärkeren Schädigungen der Gehirn- oder Rückenmarksubstanz beruhende Störungen nach, hemiplegische, paraplegische Lähmungen, Aphasie u. s. w. Manche dieser Störungen können sich langsam wieder zurückbilden, andere aber sind einer Heilung nicht mehr fähig.

Die **Diagnose** der Cerebrospinal-Meningitis ist in ausgebildeten Fällen nicht schwer, namentlich wenn schon durch das Herrschen einer Epidemie die Aufmerksamkeit auf die Krankheit gerichtet ist. Schwieriger ist die Diagnose bei sporadischen Fällen, namentlich dann, wenn die Patienten bereits in schwerem Zustande ohne anamnestische Angaben zur Beobachtung kommen. Für die Diagnose wichtig ist vor allem der acute Anfang der Erkrankung, der rasche Eintritt der schweren Gehirnsymptome, die charakteristischen Kopf- und Rückenschmerzen, die Nackensteifigkeit und der Herpes labialis. Sind deutliche meningitische Symptome vorhanden, so ist die Entscheidung zu treffen, ob es sich um eine primäre, epidemische, oder um eine fortgesetzte, secundäre Meningitis handelt. In letzterer Beziehung sind namentlich die Ohren der Patienten genau zu untersuchen, da bekanntlich eitrige Meningitis im

Anschluss an chronische Affectionen des Mittelohrs entstehen kann. Sehr schwer kann auch die Unterscheidung von einer *tuberkulösen Meningitis* sein. Hier sind namentlich die sonstigen, für eine etwaige Tuberkulose sprechenden Verhältnisse zu berücksichtigen, der Gesammthabitus der Kranken, Heredität, früher durchgemachte Pleuritis, nachweisliche Veränderungen in den Lungen, scrophulöse Knochen- oder Gelenkerkrankungen u. dgl. Ein bestehender Herpes spricht stets für epidemische Meningitis, kommt in seltenen Fällen aber auch bei tuberkulöser Meningitis vor. Schwierig ist zuweilen auch die Unterscheidung der Meningitis von schweren Fällen anderer acuter Infectionskrankheiten, z. B. von schwerem Typhus, septischen Erkrankungen u. dgl. Hier kann nur die sorgfältige Erwägung aller Verhältnisse zu einer richtigen Diagnose führen.

An dieser Stelle mögen noch die *secundären Meningitiden* erwähnt werden, welche zur Zeit einer herrschenden Epidemie relativ häufig bei anderen acuten Krankheiten auftreten sollen. Namentlich ist die *Combination der croupösen Pneumonie mit eitriger Meningitis* wiederholt beobachtet worden. Es ist aber schwer zu entscheiden, ob diese secundäre Meningitis in ätiologischer Hinsicht wirklich mit der epidemischen Meningitis zu identificiren ist. Ihre Diagnose ist meist schwer und nur mit einer gewissen Wahrscheinlichkeit zu stellen. Auch bei anderen acuten Krankheiten (Typhus, Gelenkrheumatismus) macht sich zuweilen zur Zeit einer herrschenden Meningitisepidemie der „genius epidemicus“ insofern geltend, als bei denselben meningitische Erscheinungen häufiger, als sonst aufzutreten scheinen. Der Nachweis eines wirklichen ätiologischen Zusammenhangs dieser Erscheinung mit der epidemischen Meningitis ist aber noch nicht sicher geführt worden.

Die **Prognose** der ep. Meningitis richtet sich vor allem nach der Schwere der Gehirnerscheinungen. Doch auch in anscheinend leichten Fällen, ja sogar noch in der ersten Zeit anscheinender Reconvalescenz sei man mit seinem Urtheil vorsichtig, da schlimme Wendungen der Krankheit zuweilen noch spät eintreten. Im Allgemeinen beträgt die Mortalität der Krankheit etwa 30—40% der Erkrankungen, wobei freilich viele ganz leichte Fälle nicht mitgerechnet sein mögen.

Die **Therapie** ist eine rein symptomatische, da wir eine specifische Behandlung der Meningitis nicht kennen. Am meisten Anwendung findet die *Application der Kälte*. Eisblasen auf den Kopf, am Nacken und wenn möglich auch längs der Wirbelsäule mit Hilfe langgestreckter Gummibeutel werden von den meisten Kranken gut vertragen und sind von entschiedener palliativer Wirkung. Auch der günstige Einfluss *localer Blutentziehungen* (Blutegel hinter den Ohren, Schröpfköpfe am Nacken und längs der Wirbelsäule) lässt sich nicht leugnen, so schwer erklärlich er sein mag. Einreibungen von *grauer Quecksilbersalbe*, sowohl örtlich, als nach Art der gewöhnlichen Schmiercur, werden oft angewandt. Ihr Nutzen ist zweifelhaft. Sehr empfehlenswerth aber ist die Anwendung der *Narcotica*, besonders subcutaner Morphiuminjectionen. Dieselben lindern die Schmerzen und verschaffen oft den unruhigen und delirirenden Kranken Ruhe und Schlaf. Auch Chloral, Bromkalium können gelegentlich angewandt werden. Als innerliches Medicament wird häufig *Jodkalium* (in Dosen zu 1½—2 Grm. täglich) verordnet, auf dessen „resorbirende" Eigenschaften, namentlich in den lentescirend verlaufenden Fällen, man rechnet.

Gegen das *Fieber* bedarf es fast nie besonderer Mittel. Chinin ist bei intermittirendem Fieber ohne nachhaltigen Einfluss. Bäder sind für die Kranken wegen der damit verbundenen Manipulationen meist schmerzhaft und unangenehm, so dass sie, wenigstens in den acuteren Stadien, selten gebraucht werden können. In späteren Stadien sind warme Bäder oft von Nutzen. Die etwaigen localen *Complicationen* (Augen-, Ohraffectionen) sind besonders zu behandeln. Gegen die zuweilen vorkommenden Gelenkschwellungen schien uns die Salicylsäure von einiger Wirkung zu sein.

FÜNFZEHNTES CAPITEL.

Septische und pyämische Erkrankungen.

(Spontane oder kryptogenetische Septicopyämie.)

Während die an grössere Verletzungen oder chirurgische Eingriffe sich anschliessenden septischen und pyämischen Processe in das Gebiet der Chirurgie gehören, kommen auch bei scheinbar vorher ganz gesunden Personen analoge Erkrankungen vor, welche unter dem Bilde einer äusserst schweren, meist tödtlichen, acuten Infection verlaufen. Die Deutung dieser Fälle macht bei Lebzeiten oft die grössten diagnostischen Schwierigkeiten. Wir glauben die Darstellung dieser interessanten und klinisch wichtigen Krankheitsformen am verständlichsten zu machen, wenn wir von dem anatomischen Befunde ausgehen und erst hieran die Frage nach der Aetiologie des Leidens und die Darstellung des klinischen Verlaufs anschliessen.

Der hervorstechendste Charakter des **anatomischen Befundes** besteht darin, dass es sich niemals um die ausschliessliche Erkrankung *eines* Organes handelt, sondern dass in mehreren, ja zuweilen fast in allen Organen zahlreiche umschriebene Erkrankungsherde gefunden werden. Dieselben bestehen theils vorzugsweise in *multiplen Abscessen*, theils in zahlreichen, umschriebenen *Hämorrhagien*, theils findet man Combinationen beider. Die *Abscesse* finden sich vorzugsweise in den Lungen, den Nieren, der Leber, der Milz, in den Muskeln, im Herzfleisch, im Gehirn, in der Schilddrüse u. s. w. Neben denselben kommen auch ausgedehntere *eitrige Entzündungen* vor, vorzugsweise eitrige Gelenkentzündungen, ferner eitrige Pleuritis, Meningitis und eitrige Processe im Auge (eitrige Chorioiditis, Panophthalmitis, Vereiterung des Glaskörpers). Die *Hämorrhagien* finden sich namentlich auf der äusseren Haut, auf den serösen Häuten (Pericardium, Pleura), in der Retina, Conjunctiva, im Gehirn, im Nierenbecken u. s. w. Ausser diesen multiplen Abscessen und Hämorrhagien besteht häufig noch eine scheinbar im Mittelpunkt der Erkrankung stehende Affection: eine *acute ulceröse Endocarditis* (vgl. unten das betr. Capitel), welche ihren Sitz am häufigsten an der Mitralis, seltener an den Aortaklappen, sehr selten an den Klappen des rechten Herzens hat. Schliesslich trifft man in der Leiche noch eine Anzahl von Veränderungen an, welche überhaupt allen schweren allgemeinen Infectionskrankheiten zukommen, nämlich *acuter Milztumor*, „trübe Schwellung" der Leber, Nieren u. s. w., dunkelrothe, trockne Muskulatur u. dgl.

Aetiologie. Ueberblickt man nun dieses anatomische Gesammtbild, so weist dasselbe mit aller Bestimmtheit auf eine den ganzen Körper durchsetzende Schädlichkeit hin, als welche man in fast allen Fällen mit völliger Sicherheit *Bacterien* nachweisen kann. Dieselben finden sich sowohl in den endocarditischen Auflagerungen, als auch in der Mitte der kleinen Entzündungsherde, wo sie ein kleines Gefäss gewöhnlich vollständig ausfüllen (sog. Mikrokokkenembolus). Während die grossen, mit blossem Auge sichtbaren Entzündungsherde eitriger Natur sind, also kleine oder grössere Abscesse darstellen, deckt das Mikroskop in den meisten inneren Organen oft noch kleinste kernlose („coagulationsnekrotische") Herde auf, welche zuweilen auch mit Hämorrhagien combinirt und gewöhnlich schon von reactiver Entzündung umgeben sind. Diese Abtödtung des Gewebes ist wahrscheinlich der erste Effect, den die Bacterien ausüben. Auch die Hämorrhagien der Haut, Retina u. s. w. sind häufig, doch nicht immer nachweislich an die Gegenwart von Mikrokokken gebunden. Den Grund, warum die Bacterien bald nur zur

Nekrose des Gewebes, bald zur Eiterung, bald zu Hämorrhagien führen, kennen wir nicht.

Dass diese Bacterien, die eigentlichen Krankheitserreger, *nur von aussen in den Körper gelangt sein können*, versteht sich von selbst, und in der That kann man bei genauer Nachforschung auch in der grossen Mehrzahl der Fälle den Ort, von wo aus die Infection erfolgte, feststellen. Danach müssen wir heutzutage den Gedanken an eine wirkliche „spontane", im Innern des Körpers entstandene Pyämie ganz fallen lassen.

Die Momente, welche zur septischen Infection am häufigsten Anlass geben, sind folgende: 1. In erster Linie stehen die *puerperalen Processe.* Sowohl nach Entbindungen, wie noch häufiger nach einem Abortus, kann die Uteruswunde die Eingangspforte für das septische Gift sein. Dabei braucht aber durchaus nicht immer an dem Uterus selbst und an seinen Adnexis eine gröbere pathologische Veränderung sichtbar zu sein. Oft genug freilich findet man diphtheritische und gangränöse Processe an der Placentarstelle, eitrige Thrombose der Uterus- und Beckenvenen u. dgl. In anderen Fällen aber ist der Uterus nur die Eingangsstelle für das septische Gift und bleibt selbst normal. 2. Eine weitere Aufnahmestelle für das septische Gift können kleine *äussere Hautverletzungen*, *kleine Excoriationen* u. dgl. sein, welche vielleicht zur Zeit der Entwicklung der schweren Krankheitserscheinungen schon in voller Heilung begriffen sind. Auch der *Decubitus* gehört hierher. 3. Von *geschwürigen Schleimhautflächen* aus kann die Infection erfolgen. So erklärt sich die Sepsis, welche man in seltenen Fällen im Anschluss an Typhus, Dysenterie, diphtheritische Processe im Rachen u. dgl. beobachtet hat. 4. Endlich können *ältere Eiterherde* in den Knochen, Gelenken und anderen Theilen den einzigen aufzufindenden Ausgangspunkt der Pyämie darstellen. Wenn hiermit gewiss alle Möglichkeiten noch nicht erschöpft sind, so wird man doch die Aetiologie im Einzelfalle meist an eins der genannten Verhältnisse anschliessen können. Je genauer man nach der möglichen Eingangspforte für das septische Gift nachforscht, um so seltener werden die Fälle sein, in welchen uns der Ort, von welchem die Infection ausgegangen ist, unbekannt bleibt.

Die weitere Propagation des septischen Giftes im Körper kann auf verschiedene Weise stattfinden. Zuweilen gelangt der Infectionsstoff durch die Lymphgefässe in den allgemeinen Kreislauf, zuweilen entsteht an der Infectionsstelle eine *eitrige Phlebitis,* von welcher aus vorzugsweise auf *embolischem Wege* die secundären Abscesse, zunächst in den Lungen, weiterhin auch in den übrigen Organen entstehen. Es scheint übrigens, dass auch in einer vom Infectionsorte entfernt gelegenen Vene eitrige Phlebitis entstehen kann. Eine wichtige Quelle für die Weiterverbreitung des septischen Materials bilden oft die *Herzklappen*. An ihnen setzt sich der Infectionsstoff, wahrscheinlich aus rein mechanischen Gründen, mit Vorliebe fest und führt zur *acuten Endocarditis*. Diese ist also in diesem Falle nur als Theilerscheinung der gesammten septischen Infection aufzufassen. Insofern aber die Herzklappen eine günstige Stätte für die Vermehrung des Giftes sind und von ihnen aus auf embolischem Wege reichliches Infectionsmaterial in die einzelnen Organe gelangt, wird die acute Endocarditis in manchen Fällen zum Mittelpunkt der gesammten Erkrankung. Indessen kann in anderen Fällen die Endocarditis auch ganz fehlen oder nur gering sein.

Krankheitsbild und Symptome. Wir berücksichtigen im Folgenden vorzugsweise diejenigen Fälle, welche für die innere Medicin von Interesse sind, d. h. bei welchen die Septicopyämie unter dem Bilde *einer scheinbar primären, acuten schweren Krankheit* verläuft. Viele wesentliche Züge dieses Krankheitsbildes sind dieselben, wie wir sie bei den Pyämien finden, welche sich an grössere Verwundungen, entzündliche puerperale Processe u. dgl. anschliessen. Aber gerade der scheinbare Mangel aller ätiologischen Momente gestaltet die Krankheit in manchen Fällen zu einer dunkeln und unklaren Affection, welche zu mannigfachen diagnostischen Irrthümern Anlass geben kann. Dazu kommt, dass die Patienten häufig erst in sehr schwerem Zustande in die ärztliche Beobachtung kommen. Auch hierdurch wird die richtige Beurtheilung der Fälle oft wesentlich erschwert.

Der *Anfang der Krankheit* ist meist ein ziemlich rascher. Die bis daher gesunden Patienten erkranken mit Fiebererscheinungen, Kopfschmerzen, rheumatoiden Schmerzen in den Muskeln, Gelenken, im Kreuz, zuweilen auch mit schwereren Magendarmsymptomen, Brechen und Durchfall. Dabei ist gewöhnlich das allgemeine Krankheitsgefühl so schwer, dass die meisten Kranken bald bettlägerig werden. Jetzt nehmen die Krankheitserscheinungen rasch zu und es entwickelt sich ein schwerer Allgemeinzustand, welcher einem intensiven Typhus, einer Miliartuberkulose, oder bei vorwiegender Zunahme der Gehirnerscheinungen (Kopfschmerz, Benommenheit, Delirien) einer Meningitis ähnlich sein kann. Bei vorherrschenden Gelenkaffectionen (s. u.) und nachweislichen Zeichen einer Endocarditis kann die Krankheit anfangs auch für einen schweren acuten Gelenkrheumatismus gehalten werden. Ausser den schweren Formen der septischen Erkrankungen, giebt es wahrscheinlich auch *leichtere Formen der septischen Infection*, welche zu weniger schweren Erscheinungen führen, einen mehr lentescirenden Verlauf annehmen und auch in schliessliche Heilung übergehen können. Diese leichteren Formen bleiben aber meist überhaupt unerkannt oder wenigstens zweifelhaft. In den ausgeprägten Fällen schwerer Septicopyämie halten die Krankheitserscheinungen fast ausnahmslos an und führen nach kürzerer oder längerer Zeit zum Tode.

Von den *Einzelerscheinungen* sind zunächst solche zu nennen, welche jeder schweren acuten Infectionskrankheit zukommen und nichts Charakteristisches darbieten. Hierher gehört die Schwere des Allgemeinzustandes, die Appetitlosigkeit, die Erscheinungen von Seiten des Sensoriums, Benommenheit, Delirien, der Kopfschmerz, die subjectiven Fiebererscheinungen, die Trockenheit der Zunge und endlich die häufig nachweisbare *acute Milzschwellung.* Neben diesen Symptomen kommen aber andere vor, welche charakteristischer sind und auf welche sich vorzugsweise die Diagnose, falls eine solche überhaupt möglich ist, stützen kann. Diese sind:

1. Der *Fieberverlauf.* Derselbe hat zwar in manchen Fällen nichts Charakteristisches und kann sogar, indem er dem Fieberverlauf beim Abdominaltyphus ähnlich ist, zu einer falschen Diagnose führen. In anderen Fällen aber zeigt die Temperaturcurve ein sehr charakteristisches Bild, nämlich ein *intermittirendes Fieber* mit hohen, oft unter Frost eintretenden Steigerungen (bis 41° und darüber) und nachfolgenden tiefen Senkungen. Die Curve kann dadurch einer quotidianen oder auch tertianen Intermittens recht ähnlich werden. Zuweilen setzt sich der Fieberverlauf auch aus solchen hohen Fieberparoxysmen und dazwischen liegenden Perioden von einfach remittirendem Fieber zusammen.

2. *Erscheinungen auf der äusseren Haut.* Dieselben sind sehr häufig und von grosser diagnostischer Wichtigkeit. Vor allem sind *Hämorrhagien der Haut* zu nennen, welche theils als kleine punktförmige Blutungen, theils als ausgedehntere Sugillate auftreten. Im ersteren Falle kann die Differentialdiagnose zwischen Sepsis und Purpura variolosa (s. d.) grosse Schwierigkeiten machen. — Von sonstigen Exanthemen kommt ein *scharlachähnliches Erythem* relativ am häufigsten vor. Es ist nicht unwahrscheinlich, dass viele Fälle, welche als schwerer Scharlach im Wochenbett beschrieben worden sind, eine septische Erkrankung vorstellen. Endlich sind noch Roseola, Quaddeln, pustulöse Exantheme, Herpes, phlegmonöse Entzündungen u. a. beobachtet worden.

3. *Erscheinungen an den Augen.* Während die wahrscheinlich embolisch entstehenden, *eitrigen Entzündungen* im Auge, welche sich zur diffusen *septischen Panophthalmitis* ausbreiten können, schon länger

bekannt sind, ist in neuerer Zeit, namentlich durch LITTEN, die Aufmerksamkeit auch auf feinere Störungen im Augenhintergrund gelenkt worden. Dieselben sind durch den Augenspiegel nachweislich und von grossem diagnostischen Werth. Hierher gehören vor allem *Netzhautblutungen,* welche zuweilen einen weissen Fleck in der Mitte erkennen lassen. Derselbe entspricht der centralen nekrotisirten Netzhautpartie. Aehnliche weisse Flecke, wahrscheinlich durch Embolie entstanden, kommen auch ohne Blutungen vor.

4. *Erscheinungen am Circulationsapparat.* Von grösster Wichtigkeit wäre es, die anatomischen Veränderungen am Herzen diagnosticiren zu können. Doch lassen uns die klinischen Symptome hier oft im Stich. Die Pulsfrequenz ist freilich oft besonders hoch, der Puls unregelmässig, aber daraus allein lässt sich noch nichts schliessen. *Endocardiale Geräusche am Herzen fehlen oft,* auch dann, wenn die Section reichliche Auflagerungen und Ulcerationen an den Klappen ergiebt. Doch schienen uns in solchen Fällen die Herztöne einige mal auffallend dumpf zu sein. Zuweilen hört man blasende Geräusche am Herzen, welche aber leicht für accidentell gehalten werden können. Auffallende *Blutveränderungen* sind nicht vorhanden. Der Nachweis von Bacterien im Blut zu Lebzeiten der Kranken konnte noch nicht geführt werden. Zuweilen bemerkt man eine leichte, aber deutliche Vermehrung der weissen Blutkörperchen.

5. Die *schweren Gehirnerscheinungen* sind grösstentheils denen bei sonstigen schweren acuten Infectionen vollständig analog. Sie können bestehen, ohne dass bei der Section gröbere Veränderungen im Gehirn gefunden werden. In anderen Fällen beruhen sie auf eitriger Meningitis, hämorrhagischer Pachymeningitis, Hämorrhagien oder Abscessen im Gehirn. Durch die letztgenannten Veränderungen können zuweilen auch localisirte Gehirnsymptome hervorgerufen werden, wie Hemiplegien u. dgl.

6. Relativ häufig und diagnostisch sehr wichtig sind *Affectionen der Gelenke,* eitrige Entzündungen derselben, zuweilen auch periarticuläre Abscesse. Treten sie frühzeitig auf, so können sie zu der irrigen Annahme eines acuten Gelenkrheumatismus führen. Eiterherde am *Periost* und im *Knochenmark* kommen auch vor, meist aber ohne besondere klinische Erscheinungen zu verursachen. Vielleicht gehören jedoch manche Fälle der schweren eitrigen „*acuten Osteomyelitis*“ in die Reihe der allgemeinen septischen Erkrankungen. Auch die bei den Sectionen oft gefundenen *Muskelabscesse* sind nur selten so ausgedehnt, dass sie im Leben diagnosticirt werden können.

7. *Erscheinungen von Seiten der Nieren* sind häufig, aber meist klinisch nicht besonders hervortretend und diagnostisch selten verwerthbar. Ein mässiger Blutgehalt und Eiweissgehalt des Harns kommt zwar oft vor, doch können Abscesse und Blutungen in den Nieren, Blutungen in der Schleimhaut des Nierenbeckens reichlich vorhanden sein, ohne dass dieselben die Beschaffenheit des Harns wesentlich verändern. In anderen Fällen aber kommt es neben den Infarkten und Abscessen zu einer diffusen *acuten septischen Nephritis*, wobei der Harn alle Charaktere des acuten Morbus Brigthii (reichlicher Eiweissgehalt, rothe und weisse Blutkörperchen, Epithelien, Cylinder) zeigt.

8. Die *Symptome von Seiten der Lungen* sind zum Theil secundärer Natur. Bronchitis, lobuläre Pneumonien entwickeln sich, wie bei allen sonstigen schweren Allgemeinerkrankungen. Die *Lungenabscesse* als solche machen meist keine objectiven Symptome, höchstens eine auffallende *Dyspnoë*, welche in keinem Verhältniss zu der Geringfügigkeit der objectiven Symptome steht. Durch Infection der Pleura von peripher gelegenen Lungenherden aus entsteht nicht selten *eitrige Pleuritis*, deren Nachweis durch eine Probepunction für die allgemeine Diagnose von Wichtigkeit werden kann.

9. Symptome von Seiten der *Abdominalorgane*. Schon erwähnt ist der acute *Milztumor*. Die Infarkte und Abscesse in der Milz entziehen sich unserer Diagnose fast ganz und können höchstens bei auffallender Schmerzhaftigkeit der vergrösserten Milz vermuthet werden. Schwerere Darmerscheinungen, profuse „*septische Diarrhoen*“ kommen zuweilen vor, ohne dass die Section besonders intensive Veränderungen im Darm ergiebt. Zuweilen hat man jedoch auch hämorrhagische und diphtheritische Processe im Darm beobachtet. — Zu erwähnen ist die relativ häufig vorkommende, leicht *icterische Färbung* der Haut, welche zuweilen von einem Duodenalkatarrh abhängt, vielleicht zuweilen aber auch als hämatogener Icterus aufzufassen ist.

Diagnose. Dass ein aus so mannigfaltigen und vieldeutigen Symptomen zusammengesetztes Krankheitsbild oft grosse diagnostische Schwierigkeiten machen muss, liegt auf der Hand. Hier seien noch einmal diejenigen Krankheiten genannt, mit welchen septische Zustände am häufigsten verwechselt werden. Mit *Abdominaltyphus* kann die Krankheit bei bestehendem schwereren Allgemeinzustande, bei vorhandenen Durchfällen, roseolaartigem Exanthem, Milztumor grosse Aehnlichkeit haben. Die Unterscheidung wird, abgesehen von den *stets besonders zu berücksichtigenden etwaigen ätiologischen Momenten*, namentlich durch den Nachweis der septischen Netzhautaffection, durch das Auftreten von Gelenkaffectionen, Hautblutungen und durch etwaiges intermittirendes Fieber möglich. — Einer *Meningitis* kann die Krankheit um so mehr ähnlich sein, als meningeale Processe, wie erwähnt, als Theilerscheinung bei der Sepsis vorkommen und dann das ganze Krankheitsbild beherrschen. Ausser den erwähnten septischen Symptomen würde hier namentlich noch der Nachweis des starken Milztumors und einer etwaigen Endocarditis von diagnostischer Bedeutung sein. — Ebenso schwierig kann die Differentialdiagnose zwischen acuter Sepsis und *acuter Miliartuberkulose* sein. Hier sind ausser der sorgfältigen Abwägung aller Einzelsymptome vor allem die ätiologischen Momente zu berücksichtigen, welche einerseits das Auftreten einer Sepsis, andererseits die Entwicklung einer acuten Miliartuberkulose (s. d.) zu erklären im Stande sind. Entscheidend für die letztere ist der sichere Nachweis miliarer Tuberkel in der Chorioidea vermittelst des Augenspiegels. — Im Anfange einer septischen Erkrankung können die auftretenden Schüttelfröste den Verdacht auf ein *Intermittens* lenken. Abgesehen von den meist bald auftretenden weiteren Krankheitserscheinungen, lässt gewöhnlich schon die Erfolglosigkeit des Chinins Zweifel an der Diagnose aufkommen. — Hat sich bei einer septischen Erkrankung eine schwerere acute Nephritis entwickelt, so kann das ganze Krankheitsbild zuweilen fälschlich für eine *Urämie* gehalten werden. Bei einer längere Zeit hindurch fortgesetzten Beobachtung wird indessen die Unterscheidung meist möglich werden. — Ueber die der acuten Sepsis ähnlichen schweren Krankheitszustände, welche bei der acuten (primären) ulcerösen Endocarditis und bei schweren Gelenkrheumatismen vorkommen, vergleiche man die betreffenden Capitel.

Die **Prognose** der besprochenen schweren septischen Erkrankungen ist fast ausnahmslos *absolut ungünstig.* Freilich kommen, wie schon erwähnt, wahrscheinlich auch leichtere, heilbare Formen der Sepsis vor, von denen aber zur Zeit ein abgeschlossenes Krankheitsbild zu geben noch nicht möglich ist.

Die **Therapie** kann nur eine rein symptomatische sein. Man versucht zwar immer wieder, durch grössere Chinindosen die auftretenden Fieberanfälle zu coupiren, aber stets ohne nachhaltigen Erfolg. Im Uebrigen kommen Bäder, Reizmittel, nöthigenfalls auch Opiate, vorzugsweise zur Anwendung.

SECHZEHNTES CAPITEL.

Lyssa.

(Wuthkrankheit. Rabies. Hydrophobie.)

Aetiologie. Lyssa der Hunde. Bei den Hunden und einigen verwandten Thieren (Wolf, Fuchs) kommt eine eigenthümliche Infectionskrankheit vor, welche durch den Biss auf den Menschen übertragen werden kann und hier die schrecklichsten Symptome von Seiten des centralen Nervensystems hervorruft.

Die Bedingungen, unter welchen die *Wuth bei den Hunden* auftritt, sind noch fast ganz unbekannt. Das vorauszusetzende specifische Wuthgift kennen wir noch nicht. Die Bedeutung der häufig angeführten ätiologischen Momente, wie grosse Hitze, Mangel an Trinkwasser, Dressur u. a. ist durchaus zweifelhaft. Eine andere Art der Uebertragung der Wuth, als durch den Biss, ist nicht bekannt. Das Wuthgift haftet am Speichel, Geifer und am Blut der kranken Thiere, und kann experimentell mit Erfolg übergeimpft werden. Dagegen wird es von intacten Schleimhäuten nicht aufgenommen, so dass der Genuss von Milch und Fleisch wuthkranker Thiere nicht schädlich ist.

Man unterscheidet bei den Hunden die *rasende Wuth* (Tollwuth) und die *stille Wuth*. Die erstere beginnt nach BOLLINGER's Schilderung mit 1—3tägigen Prodromalerscheinungen (Stad. melancolicum). Die Thiere sind traurig, schreckhaft und verschmähen jedes Futter. Dann folgt das *Irritations-* oder *maniacalische Stadium*, in welchem Anfälle von Beisssucht auftreten, die Thiere eine auffallende Sucht zu entweichen und umherzuschweifen zeigen und die Stimme eigenthümlich heulend wird. Die Hunde verschmähen ihr gewöhnliches Futter, verschlucken dagegen oft Stroh, Holz, Haare, Erde u. dgl. Im dritten, *paralytischen Stadium* treten Lähmungen ein. Die Hunde sind sehr abgemagert und elend und spätestens am 10. Krankheitstage erfolgt ausnahmslos der Tod. Bei der sogenannten *stillen Wuth* fehlt das maniacalische Stadium. Die paralytischen Erscheinungen, besonders Lähmungen der Hinterbeine und des Unterkiefers, treten früher auf und führen rasch zum Tode. Gröbere *anatomische Veränderungen* finden sich nicht vor. Man findet katarrhalische Veränderungen in den Lungen und im Darm, Stauungen in den inneren Organen, im Magen statt der gewöhnlichen Futterreste abnorme Fremdkörper.

Die Disposition zur Erkrankung an Lyssa beim *Menschen* scheint keine allgemein verbreitete zu sein, da etwa bei der Hälfte der von einem wuthkranken Thiere Gebissenen später keine Erscheinungen der Lyssa eintreten. Doch hängt dies gewiss nur zu einem Theil von mangelnder Disposition, zum anderen Theil von einer überhaupt nicht genügenden Infection durch den Biss ab. Die *Incubationsdauer* bis zum event. Ausbruche der Lyssa scheint sehr verschieden lang zu sein. Am häufigsten beträgt sie ca. 3—6 Monate, doch sind auch Beobachtungen von kürzerer und viel längerer Dauer der Incubationszeit mitgetheilt worden.

Krankheitsbild und Symptome. Die Krankheit beginnt mit den Symptomen eines allgemeinen Unwohlseins, mit Appetitlosigkeit, Kopfschmerz, unruhiger Stimmung, welche letztere zum Theil von dem Bewusstsein der bevorstehenden Krankheit abhängt. Schon in diesem *Prodromalstadium* macht sich zuweilen eine auffallende Abneigung gegen Flüssigkeiten geltend und treten schon leichte krampfhafte Störungen beim Versuch zu schlucken auf. An der gewöhnlich schon längst vernarbten Bissstelle machen sich zuweilen neue schmerzhafte Sensationen bemerklich.

Schon nach 1—2 Tagen beginnt das zweite, das *hydrophobische Stadium.* Dasselbe ist besonders charakterisirt durch eigenthümliche tonische *Krampfanfälle,* vor allem Schlundkrämpfe, aber auch weiterhin Krämpfe der Athemmuskulatur, des Rumpfes und der Extremitäten. Diese Anfälle sind mit dem schrecklichsten Angst- und Beklemmungsgefühl verbunden, so dass das Bild der Lyssa Jedem, der es auch nur einmal gesehen hat, unauslöschlich eingeprägt bleibt. Die Krämpfe entstehen wahrscheinlich stets reflectorisch bei den leisesten äusseren Anlässen, vor allem bei jedem Versuch zu schlucken, ja zuweilen schon beim blossem Anblick von Wasser. Anfangs treten sie seltener, allmählich mit immer kürzeren Pausen auf. Ihre Dauer beträgt einige Minuten bis eine halbe Stunde. Die Aufregung der Kranken kann sich zu Delirien und maniacalischen Zuständen steigern. Der *Puls* ist voll und beschleunigt, die *Temperatur* meist wenig, zuweilen auch beträchtlich erhöht. Der *Durst* ist heftig, verbunden mit brennenden Schmerzen im Halse. Oft besteht starke *Salivation.*

Nach 1—3 Tagen tritt entweder unter heftigen Convulsionen oder, nachdem noch kurze Zeit ein drittes Stadium, das *Stadium der Lähmung,* während dessen die Krampfzufälle aufgehört haben, vorangegangen ist, der *Tod* ein. Ob wirklich Heilungsfälle von Lyssa beim Menschen vorkommen, ist ungewiss.

Der *pathologisch-anatomische Befund* ist im Wesentlichen negativ und es ist auch von vornherein bei der infectiösen Natur der Krankheit nicht nothwendig, anatomische Veränderungen im Gehirn zu erwarten, welche an sich das schwere Krankheitsbild zu erklären im Stande wären. Kleinste Blutungen, Anhäufungen von Lymphzellen um die Gefässe u. dgl. sind öfter bei der mikroskopischen Untersuchung des Gehirns gefunden worden. Im *Rachen* findet man zuweilen die Zeichen des Katarrhs, die *Lungen* sind blutreich, oft ödematös, das *Blut* dunkel, wenig geronnen. *Herz*, *Leber*, *Milz* verhalten sich normal.

Die **Diagnose** kann, namentlich bei vorhandener Anamnese, aus den charakteristischen Schlingkrämpfen und dem ganzen übrigen Krankheitsbilde meist leicht gestellt werden. Vom traumatischen *Tetanus* kann die Lyssa durch den fehlenden Trismus, die fehlende charakteristische Starre der Rückenmuskeln und der Bauchdecken, den mehr anfallsweisen Charakter der Krämpfe und die meist viel längere Incubationsdauer unterschieden werden. Zu erwähnen ist noch, dass bei leicht erregbaren Individuen die blosse Furcht vor der Lyssa die entsprechenden nervösen Symptome, natürlich aber ohne schwere Folgeerscheinungen, hervorrufen kann. Auch hysterische Schlingkrämpfe können zuweilen eine gewisse Aehnlichkeit mit der Lyssa darbieten.

So aussichtslos die **Therapie** auch ist, so muss man doch versuchen, wenigstens die Qualen der Patienten zu lindern. Narcotica (Morphium, Chloral), vor allem die Chloroformnarcose, leisten hierbei die meisten Dienste. Auch Curare ist wiederholt angewandt worden und scheint in der That die Heftigkeit der Anfälle mildern zu können.

Die in *prophylaktischer Beziehung* äusserst wichtigen Maassregeln, welche der Staat zur Verhinderung der Ausbreitung der Lyssa zu treffen hat, können hier nicht näher besprochen werden. Was die individuelle Prophylaxis anbetrifft, so ist, wenn irgend möglich, jede verdächtige Bisswunde aufs gründlichste auszusaugen und zu cauterisiren (Lapisstift, Kali causticum, Glüheisen). Auch die Excision der ganzen Wunde resp. Narbe ist empfohlen worden. Innerliche Mittel, deren Gebrauch dem Ausbruch der Lyssa vorbeugen soll, sind zwar vielfach empfohlen (Canthariden, Belladonna, Calomel, Arsenik u. s. w.), aber wahrscheinlich ganz nutzlos.

SIEBZEHNTES CAPITEL.

Rotz.

(Malleus. Wurm.)

Aetiologie. Der Rotz ist eine Krankheit, welche beim *Pferde* und einigen verwandten Thieren (Esel, Maulthier) vorkommt und auf den

Menschen übertragen werden kann. Sie ist charakterisirt durch eigenthümliche knotenförmige („Rotzknoten"), seltener diffuse Neubildungen, welche grosse Neigung haben, in Eiterung überzugehen und zu zerfallen. Solche Knoten und die nach ihrem Zerfall entstehenden Geschwüre finden sich am häufigsten in der *Nasenschleimhaut.* Der eitrige Nasenausfluss bei den Pferden ist eines der ersten und wichtigsten Symptome der Krankheit. Ausserdem bilden sich ähnliche Knoten im Kehlkopf, in den Lungen, in der Leber, Milz, in den Nieren und häufig auch in der Haut. Die in der Haut entstehenden Beulen und tiefen kraterförmigen Geschwüre sind es, die vorzugsweise mit dem Namen „*Wurm*" bezeichnet werden. Die hinzugehörigen Lymphgefässe und Lymphdrüsen zeigen gewöhnlich eine starke Anschwellung. Unter Fieber und allgemeinem Verfall der Kräfte sterben die Thiere in fast allen Fällen nach 1—3 Wochen.

Die *Rotzerkrankungen beim Menschen* sind ausnahmslos auf eine Infection durch ein rotzkrankes Thier zurückzuführen, wenngleich in einzelnen Fällen die Quelle der Infection nicht nachgewiesen werden kann. Die Krankheit kommt daher vorzugsweise bei Leuten vor, welche viel mit Pferden zu thun haben, bei Pferdewärtern, Kutschern, Landwirthen, Cavalleristen u. s. w. Die Uebertragung geschieht meist durch den Eiter und das Nasensecret der kranken Thiere, von welchen Stoffen kleine Mengen auf irgend eine Excoriation an den Händen, eine Hautschrunde oder dgl. gelangen. In manchen Fällen freilich ist eine derartige directe Ueberimpfung des Rotzgiftes nicht nachzuweisen und dürfen wir vielleicht eine Infection durch ein flüchtiges Contagium annehmen. Uebrigens ist die Disposition zu der Rotzerkrankung beim Menschen keine sehr grosse. Die Krankheit gehört daher zu den Seltenheiten.

Krankheitsbild und Symptome. Die *Incubationsdauer* des Rotzes beträgt etwa 3—5 Tage, zuweilen auch länger. Die ersten Krankheitserscheinungen sind örtlicher Natur, wenn sich die Infection an eine nachweisbare Verletzung angeschlossen hat. Es entsteht dann eine stärkere Anschwellung und Schmerzhaftigkeit des betreffenden Theils mit meist ziemlich starker Betheiligung der benachbarten Lymphgefässe. In anderen Fällen beginnt aber die Krankheit mit unbestimmten Allgemeinsymptomen, Fieber, Kopf- und Gliederschmerzen, so dass der Anfang der Krankheit etwa mit einem beginnenden Abdominaltyphus Aehnlichkeit hat. Unter Zunahme der örtlichen und allgemeinen Beschwerden bilden sich bald weitere Localisationen aus, zunächst gewöhnlich *Pusteln* oder grössere *Abscesse in der Haut,* welche aufbrechen und sich nach Entleerung von übelriechendem Eiter in unregelmässige, tiefgreifende Geschwüre verwandeln. Nicht selten sind *Anschwellungen der Gelenke.* Weiterhin entwickeln sich *Schleimhautaffectionen,* vor allem *geschwürige Processe in der Nase.* Die Nase schwillt erysipelatös an und es stellt sich eitriger, übelriechender Ausfluss ein. Die Affection der Nase fehlt nur in seltenen Fällen. Auch auf den Conjunctivae, im Rachen, auf der Mundschleimhaut, im Kehlkopf kommen entzündliche und ulcerative Affectionen vor. In den *Lungen* entwickelt sich eine intensive, diffuse Bronchitis. Zuweilen treten stärkere *Magen-Darmsymptome* auf, Erbrechen und Durchfälle. Dabei entwickelt sich immer mehr und mehr das Bild einer schweren Allgemeininfection. Die Kranken werden benommen, fangen an zu deliriren. Das *Fieber* ist hoch, zuweilen ziemlich continuirlich, in seltneren Fällen durch eintretende Fröste und hohe Steigerungen dem pyämischen Fieber ähnlich. Der *Puls* ist frequent und klein. Die *Milz* ist nur selten nachweislich stärker vergrössert. Im *Harn* findet sich zuweilen ein geringer Eiweissgehalt.

In derartigen schweren, *acuten Fällen* ist der Ausgang fast immer tödtlich. Der Tod tritt nach ca. 2—4 Wochen ein. Doch giebt es auch *Fälle von mehr chronischem Verlauf,* in denen die Haut- und Schleimhautaffectionen lentescirender verlaufen, das Fieber und die Allgemeinerscheinungen geringer sind. Solche anfangs scheinbar gutartigere Fälle können später noch in die acute Form übergehen, in anderen Fällen aber tritt, oft erst nach Monate langem Verlauf, schliesslich doch noch vollständige Heilung ein.

Der **anatomische Befund** in den letal endenden Fällen hat grosse Aehnlichkeit mit dem der Pyämie. Auch beim Rotz findet man in zahlreichen inneren Organen *Abscesse,* so namentlich in den Muskeln und in den Lungen, seltener in der Milz, im Gehirn und in den übrigen Organen. In der Schleimhaut der Nasenhöhle, des Pharynx und Larynx lassen sich ähnliche Knötchen und Geschwüre, wie beim Pferde, nachweisen. In den serösen Häuten und den Schleimhäuten kommen, wie bei den septischen Processen, oft zahlreiche *Blutungen* vor. Die specifischen Träger des Infectionsstoffs sind noch nicht nachgewiesen worden.

Die **Diagnose** des Rotzes kann grosse Schwierigkeiten machen. Zuweilen ist selbst noch Angesichts des Leichenbefundes die Unterscheidung von pyämischen Erkrankungen nicht leicht. Der grösste Werth ist stets auf den Nachweis des ätiologischen Moments zu legen. Auch wenn die Infection selbst nicht nachweisbar ist, kann der Beruf des Patienten von diagnostischer Bedeutung sein. Von den Krankheitssymptomen sind vor allem die Haut- und Nasenaffection am meisten charakteristisch. Bei chronischem Verlauf der Krankheit kann eine Verwechselung mit luetischen Hautgeschwüren vorkommen.

Die **Therapie** der Rotzerkrankung ist, wie schon erwähnt, in den acuten Fällen fast aussichtslos. Soweit eine locale Behandlung möglich ist, wird man die Affectionen der Haut, der Nase und des Rachens durch Reinlichkeit und desinficirende Mittel (Carbolsäure, Salicylsäure, Chlorwasser u. s. w.) zu bessern suchen. Die übrige Behandlung (Bäder, Chinin, Reizmittel) richtet sich nach den allgemeinen, bei schweren acuten Infectionskrankheiten üblichen Regeln. Als innerliches Mittel ist das Jodkalium empfohlen worden.

ACHTZEHNTES CAPITEL.

Milzbrand.

(**Anthrax. Mycosis intestinalis. Pustula maligna. Carbunculus contagiosus.**)

Aetiologie. Das grosse allgemein-pathologische Interesse, welches sich an die Milzbranderkrankungen anschliesst, beruht darauf, dass bei keiner anderen Infectionskrankheit das Krankheitsgift so genau bekannt und in ätiologischer und morphologischer Hinsicht so vielfach studirt ist, wie das Milzbrandgift. Dasselbe ist zuerst 1849 von Pollender und, unabhängig davon, einige Jahre später von Brauell gefunden worden, und zwar wird es repräsentirt durch eine specifische Form niederer Organismen, welche man jetzt allgemein als *Bacillus anthracis* bezeichnet. Die *Milzbrandbacillen* sind kleinste cylindrische Stäbchen von etwa 0,007 bis 0,012 Mm. Länge, welche in ungeheurer Anzahl im Blut und in den Organen der an Milzbrand gestorbenen Thiere, namentlich leicht durch die neueren Tinctionsmethoden mit Anilinfarbstoffen nachgewiesen werden können. Durch Impfung von bacillenhaltigem Blute kann der Milzbrand auf zahlreiche Thierarten (Mäuse, Ratten, Meerschweinchen, Rinder, Schafe, Ziegen, auch auf Vögel) übergeimpft werden, wie besonders zuerst durch die Experimente von Davaine gezeigt wurde. Die Bacillen können aber auch *isolirt* gezüchtet und mit Erfolg eingeimpft werden. Hiermit ist der definitive Beweis geliefert, dass sie die eigentlichen Träger des Contagiums sind. Die rapide Vermehrung von Milzbrandbacillen im Blute der geimpften Thiere geschieht durch Quertheilung. Bei der künstlichen Züchtung der Milzbrandbacillen aber wachsen die Bacillen, wie KOCH gezeigt hat, zu längeren Fäden aus, in welchen nach kurzer Zeit glänzende, eiförmige Körperchen entstehen (vgl. Fig. 9a u. 9b). Die Fäden zerfallen, die kleinen glänzenden Kugeln, die *Milzbrandsporen*, werden frei und wachsen

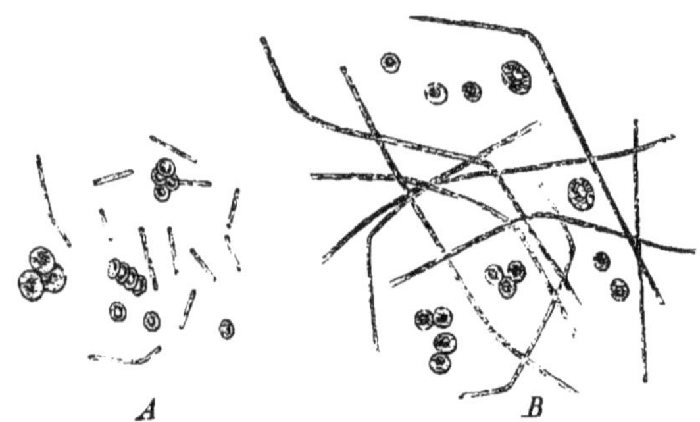

Fig. 9a. Milzbrandbacillen. (Nach KOCH.) 650:1. *A* Aus dem Blut eines Meerschweinchens. *B* Aus der Milz einer Maus nach 3stündiger Cultur in humor aqueus.

wieder zu Bacillen aus. Während diese letzteren eine relativ geringe Lebensfähigkeit besitzen, haben die Sporen eine ungemeine Widerstandskraft und können selbst nach jahrelanger Eintrocknung unter günstigen

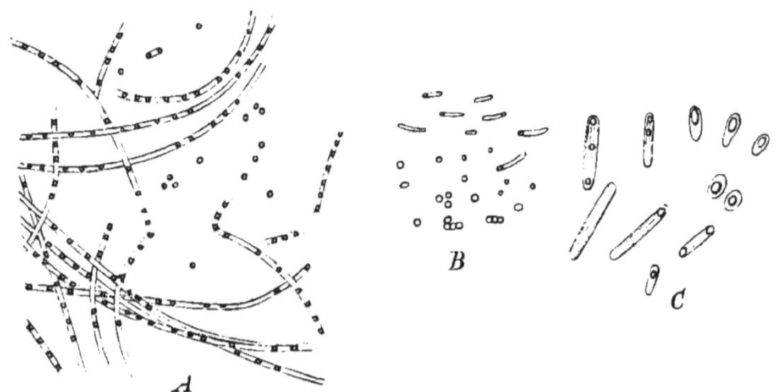

Fig. 9b. Milzbrandbacillen; Sporenbildung und Sporenkeimung. (Nach KOCH.) *A* Aus der Milz einer Maus nach 24stündiger Cultur in humor aqueus. Perlschnurartig gereihte Sporen in den Fäden. 650:1. *B* Keimung der Sporen. 650:1. *C* Dieselbe bei starker Vergrösserung. 1650:1.

äusseren Verhältnissen der Temperatur und Feuchtigkeit wieder zu weiterer Entwicklung gebracht werden. Auf Thiere übertragen, entwickeln sich aus den Sporen ebenfalls die Milzbrandbacillen und es ist wohl kaum zweifelhaft, dass die vorkommenden Erkrankungen der Thiere und Menschen mindestens ebenso häufig auf einer Infection mit Sporen, als mit bereits ausgebildeten Bacillen beruhen. Eine Reihe von Thatsachen macht es nicht unwahrscheinlich, dass die Milzbrandbacillen auch ausserhalb des Thierkörpers vorkommen und ihren Entwicklungsgang durchmachen können, so namentlich in sumpfigen Gegenden, an Flussufern u. s. w. Insofern sie von hier aus durch Ueberschwemmungen auf die Weideplätze gelangen können, erklärt sich das zuweilen plötzliche endemische Auftreten des Milzbrands an Orten, welche vorher ganz frei davon waren.

Der *Milzbrand der Thiere* ist deshalb von so grosser praktischer Bedeutung, weil er besonders bei den pflanzenfressenden Hausthieren (Rind, Schaf, Pferd) vorkommt und unter diesen grosse Verheerungen anrichten kann. Sehr auffallend ist die fast vollständige Immunität der Fleischfresser gegen den Milzbrand. Der Milzbrand bei den Thieren verläuft meist sehr acut, ja oft ganz apoplectiform, so dass die anscheinend gesunden Thiere plötzlich hinstürzen und nach wenigen Minuten unter Convulsionen und Dyspnoë verenden. In anderen Fällen zeigt die Krankheit einen etwas längeren, intermittirenden Verlauf, doch sind auch hierbei Genesungsfälle sehr selten.

Die *Uebertragung auf den Menschen* geschieht wohl meist durch directe Einimpfung des Giftes. Schäfer, Landwirthe, Fleischer u. s. w., welche mit milzbrandkranken Thieren zu thun haben, können sich durch irgend welche kleine Wunden oder Excoriationen an den Händen inficiren. Sehr oft findet die Ansteckung durch die Ueberreste der Thiere, namentlich die *Felle* und *Haare* statt. In Werkstätten und Fabriken, in welchen Wollhaare und Thierfelle verarbeitet wurden, die von kranken Thieren abstammten, sind schon oft Anthraxerkrankungen vorgekommen, so namentlich bei Seilern, Gerbern, in Rosshaar-, Wollen- und Papierfabriken. Auch bei Lumpensammlern ist die Krankheit beobachtet worden („*Hadernkrankheit*"). Eine weitere Art der Uebertragung, welche man auch bei den Thieren als häufig annimmt, wird durch *Insectenstiche* vermittelt, namentlich durch Fliegen, welche mit milzbrandkranken Thieren in Berührung kamen. Ob das Gift auch durch die unverletzte Haut, durch die Lungen, durch den Darmkanal in den Körper aufgenommen werden kann, wie vielfach behauptet wird, ist schwer zu entscheiden. Auf den Genuss von Fleisch milzbrandkranker Thiere hat man manche Fälle von sog. *Fleischvergiftungen* zurückzuführen versucht.

Der *Milzbrand beim Menschen* kommt in zwei verschiedenen Formen vor, welche sich mit einander combiniren können. Die erste Form stellt eine am Infectionsort auftretende, zunächst *locale Affection* dar, den sog. *Milzbrandkarbunkel*, die *Pustula maligna*. Die andere, seltnere Form stellt sich unter dem Bilde einer *schweren acuten Allgemeininfection* dar, bei welcher aber zuweilen gleichzeitig eine Hautaffection gefunden wird.

1. Die **Pustula maligna** entwickelt sich meist an der Hand, am Arm, am Halse, 1/2—1 Woche nach der stattgehabten Infection. An der inficirten Stelle entsteht ein kleines Bläschen, welches rasch wächst, excoriirt wird und gewöhnlich ein charakteristisches dunkelbläuliches bis schwarzes Ansehen bekommt. Die Umgebung schwillt diffus an und röthet sich. Zuweilen entstehen um die Primäraffection herum secundäre kleine Bläschen. Die Schwellung breitet sich immer mehr und mehr aus, an die Anthraxpustel schliessen sich entzündete Lymphgefässe oder Venen in Form rother Streifen an, und auch die benachbarten Lymphdrüsen werden ergriffen. Dabei besteht Fieber und ein mehr oder weniger schwerer Allgemeinzustand. In günstigen Fällen geht die Anschwellung zurück, der Schorf wird abgestossen und es erfolgt schliesslich vollständige Heilung. In anderen Fällen aber tritt neben der Localaffection die Allgemeininfection immer mehr und mehr in den Vordergrund. Das Fieber wird höher, der Allgemeinzustand schwerer. Schwerere Darmsymptome oder nervöse Erscheinungen (Benommenheit, Delirien) treten auf und zuweilen erfolgt schon nach wenigen Tagen der Tod.

2. **Mycosis intestinalis.** Anders ist das Krankheitsbild bei der zweiten Form der Milzbranderkrankung, welche man wegen des auffallenden anatomischen Darmbefundes als *Mycosis intestinalis* bezeichnet hat. Bei dieser Form tritt die Hautaffection, wenn sie überhaupt vorhanden ist, gegenüber den schweren Allgemeinerscheinungen ganz in den Hintergrund und der Zusammenhang dieser Erkrankungen mit dem Milzbrand ist überhaupt erst in den letzten Jahren, seit den Arbeiten von BUHL, WALDEYER, E. WAGNER, LEUBE u. A. erkannt worden. Die Anzahl der bisher beobachteten Fälle ist eine noch so geringe, dass ein abgeschlossenes Symptomenbild der Krankheit zu geben zur Zeit noch nicht möglich ist.

In den hierher gehörigen Fällen handelt es sich um ein meist ziemlich plötzliches Erkranken mit Frost, Erbrechen, Kopfschmerzen und Mattigkeit. Die Diagnose ist zunächst gewöhnlich ganz zweifelhaft, wenn man nicht durch den Beruf des Erkrankten an die Möglichkeit einer Milzbrandaffection erinnert wird. Untersucht man dann die Haut des Kranken genauer, so findet man in einem Theil der Fälle, doch keineswegs immer, eine Hautverletzung oder auch eine kleine, charakteristische Milzbrandpustel. In einem von uns beobachteten Falle hatte eine solche am rechten Handrücken schon seit einigen Wochen vor dem Ausbruch der schweren Symptome bestanden, war vom Patienten aber gar nicht beachtet worden. In diesem Fall scheint also auch die Allgemeininfection von der Localerkrankung ausgegangen zu sein. In anderen Fällen können aber auch erst *secundär* im Verlauf der Krankheit Hautaffectionen in Form kleiner Karbunkel entstehen. Auch *Blutungen* auf der Haut und in den Schleimhäuten kommen vor.

Von den einzelnen Symptomen sind zunächst die *Magen-* und *Darmerscheinungen* zu erwähnen. Erbrechen ist häufig, ebenso ein mässiger, schmerzloser, zuweilen blutiger Durchfall. Ausserdem tritt gewöhnlich in den Vordergrund der Symptome eine auffallende *Dyspnoë* und ein starkes *Oppressionsgefühl* auf der Brust ohne nachweisliche Lungenaffection. Sehr bald entwickelt sich ein allgemeiner Collapszustand. Die Nase und die Extremitäten werden kühl, der Puls ist beschleunigt, aber sehr klein, das Aussehen cyanotisch. Einige mal wurden auch tetanische oder epileptiforme Convulsionen beobachtet. Die *Temperatur* ist meist nur wenig erhöht, zuweilen auch subnormal. In wenigen Tagen tritt unter dem Bilde des hochgradigsten Collapses der Tod ein.

Doch auch *leichtere Formen* scheinen vorzukommen, deren Deutung freilich nicht absolut sicher sein kann. Wir sahen einige Fälle, welche aus einer Seilerwerkstatt stammten, in der russische Thierhaare verarbeitet wurden, unter mässig intensiven Allgemeinerscheinungen und geringem Fieber in ca. 2—3 Wochen günstig verlaufen.

Pathologische Anatomie. In den letal verlaufenen Milzbrandfällen ist vor allem die *Darmaffection* charakteristisch. Neben den Zeichen des Katarrhs finden sich in der Dünndarmschleimhaut und zuweilen auch im oberen Theil des Dickdarms etwa groschengrosse, dunkel hämorrhagisch infiltrirte, in der Mitte verschorfte Herde. Das Mikroskop weist in denselben, namentlich innerhalb der Gefässe, massenhaft Bacillen nach. Die *Milz* ist meist nur mässig vergrössert, aber dunkel und blutreich. In den Nieren, im Gehirn, in den serösen Häuten findet man zuweilen kleine Blutungen. Nicht selten sind *Schwellungen der Lymphdrüsen*. Wir sahen in einem Falle neben geringer Darmaffection eine beträchtliche Schwellung der Mesenterial- und eine ganz enorme Schwellung der Bronchiallymphdrüsen. In allen genannten Organen lassen sich die Bacillen ebenfalls nachweisen.

Die **Diagnose** einer Milzbrandpustel ist meist nicht schwer zu stellen, zumal wenn man auf die ätiologischen Verhältnisse aufmerksam wird. Vollständige Sicherheit giebt das Auffinden der Bacillen. Die Fälle von

Intestinalmycose können grössere diagnostische Schwierigkeiten machen. Von grösstem Belang ist natürlich auch hier der Nachweis der Bacillen im Blut, doch sind Untersuchungen hierüber am *lebenden* Menschen erst in sehr geringer Zahl bekannt geworden.

Die **Therapie** der Pustula maligna ist eine rein chirurgische. Locale Aetzungen mit Kali causticum, Salpetersäure, Carbolsäure u. dgl. werden im Beginne der Erkrankung versucht werden müssen. Später ist energische Antiphlogose (Eis, Ruhe, hohe Lagerung) die Hauptsache. Unter Umständen können Incisionen indicirt sein. Die Therapie der Intestinalmycose kann nur rein symptomatisch sein. Man versucht Chinin, Salicylsäure, starke Reizmittel u. s. w.

NEUNZEHNTES CAPITEL.

Trichinosis.

(Trichinenkrankheit.)

Naturgeschichte der Trichinen. Obgleich das gelegentliche Vorkommen der zu der Klasse der Rundwürmer (Nematoden) gehörigen *Trichina spiralis* in den Muskeln des Menschen und gewisser Thiere schon seit längerer Zeit bekannt war, wurde doch erst im Jahre 1860 durch ZENKER nachgewiesen, dass die Trichinen eine schwere, ja nicht selten lebensgefährliche Krankheit beim Menschen hervorrufen können. Seitdem sind zahlreiche einzelne Fälle und grössere Epidemien der Trichinose bekannt geworden und durch die Arbeiten von VIRCHOW, LEUCKART u. A. sind auch die anatomischen, wie entwicklungsgeschichtlichen Verhältnisse dieses eigenthümlichen Parasiten aufgeklärt.

Die Trichine kommt in zwei Formen zur Beobachtung, als *Darmtrichine* und als *Muskeltrichine.* Die Darmtrichinen sind kleine, weisse, mit blossem Auge sichtbare Würmchen, die Weibchen 3—4 Mm., die Männchen nur 1—1,5 Mm. lang. Sie besitzen wohl entwickelte Verdauungs- und Geschlechtsorgane. Das Männchen ist durch zwei am Schwanzende befindliche kleine Fortsätze ausgezeichnet. Die *Muskeltrichinen* (s. Fig. 10, S. 143) sind kleine, 0,7—1,0 Mm. lange Würmchen, welche, spiralig aufgerollt, von einer bindegewebigen, oft mit Kalksalzen imprägnirten Kapsel umschlossen, in den Muskelfasern gefunden werden.

Die merkwürdige Lebensgeschichte der Trichinen ist folgende. Gelangen lebende Muskeltrichinen (durch den Genuss von trichinösem

Schweinefleisch) in den Magen des Menschen, so werden die Kapseln aufgelöst, die frei gewordenen, in den Darm gelangenden Muskeltrichinen wachsen in 2—3 Tagen zu geschlechtsreifen Darmtrichinen aus. Sie begatten sich und im Uterus der Weibchen entwickeln sich aus den Eiern die Embryonen, welche lebendig geboren werden. Die Geburt der Embryonen beginnt 7 Tage nach der Aufnahme der Muskeltrichinen in den Magen und scheint längere Zeit anzudauern. Eine einzige Trichine soll über 1000 Junge gebären. Die Embryonen beginnen bald nach ihrer Geburt ihre Wanderung und gelangen in die willkürlichen Muskeln. Ueber die Wege, welche sie einschlagen, ist man noch nicht vollständig im Klaren. Nach Einigen nehmen die Trichinen ihren Weg durch die Darmwand und die Bauchhöhle hindurch in das Bindegewebe. Nach Anderen gelangen sie in den Lymph-, selten vielleicht auch in den Blutstrom. In den Muskeln dringen sie in die Primitivfasern ein, welche sie zum Zerfall bringen, rollen sich schliesslich spiralig zusammen, wachsen in ca. 14 Tagen zur Grösse der Muskeltrichinen aus und kapseln sich meist allein, zuweilen auch zu zweien bis vieren in eine Kapsel ein. Die Kapsel entsteht theils aus einer chitinartigen Ausscheidung der Trichinen, theils durch reactive Hyperplasie des umgebenden Bindegewebes. Damit hat der Entwicklungsprocess der Trichinen sein Ende erreicht. Die Muskeltrichinen scheinen (im Gegensatz zu den Darmtrichinen) eine sehr lange Lebensdauer zu haben und erhalten sich meist bis zum Tode ihres Wirths. Oft werden sie als zufälliger Nebenbefund bei der Section gefunden. Am reichlichsten findet man sie im Zwerchfell, in den Intercostalmuskeln, in den Kehlkopf- und Halsmuskeln (Sternocleido-Mastoidei), im Biceps u. s. w.

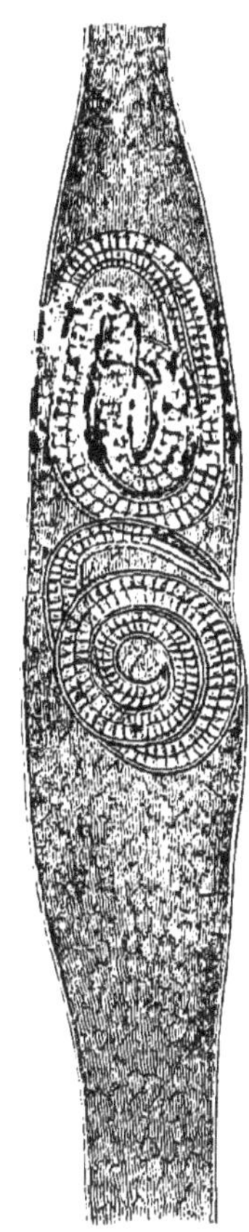

Fig. 10. Ein isolirtes Primitivbündel mit zwei freien Trichinen im Sarkolemmaschlauche. Starke Vergrösserung.

Aetiologie der Trichinenkrankheit. Die einzige bisher bekannte Ursache, welche die Trichineninfection beim Menschen hervorruft, ist der Genuss von trichinösem, rohem oder halbrohem (geräuchertem) *Schweinefleisch.* Die Schweine sind die eigentlichen Trichinenträger. Sie inficiren sich wahrscheinlich auf verschiedene Weise, durch Verschlucken von Koth trichinenkranker Menschen und Schweine, in welchem sich lebende Trichinenembryonen und Darmtrichinen befinden, oder durch das Fressen von trichinösem Fleisch anderer Schweine. Namentlich werden die Abfälle beim Schlachten oft weiter verfüttert und wird hierdurch die Trichinenkrankheit unter den Schweinen weiterverbreitet. Von manchen Seiten wird auch die Infection der Schweine durch Fressen trichinöser *Ratten* behauptet. •

Krankheitsbild und Symptome. Die Krankheitserscheinungen, welche die Trichineninvasion beim Menschen hervorruft, schliessen sich im Allgemeinen an die Entwicklungs- und Lebensvorgänge der Trichinen, wie sie oben geschildert sind, an. Im Einzelnen verwischen sich aber die unterschiedenen Stadien der Krankheit doch ziemlich häufig, was wohl namentlich auf der nicht gleichzeitigen Entwicklung aller Parasiten, auf den stattfindenden Nachschüben u. dgl. beruht. Die ersten Krankheitssymptome sind *Erscheinungen von Seiten des Magen-Darmkanals.* Anfangs beobachtet man Magendrücken, Uebelkeit, Brechen, später besonders Durchfälle, welche in einigen Fällen so heftig werden können, dass die Erscheinungen einer Cholera ähnlich sind. Der Nachweis von Darmtrichinen in den Ausleerungen ist möglich, gelingt aber doch nur selten. Zuweilen besteht auch statt des Durchfalls Verstopfung. In einigen Fällen endlich sind die initialen Magen- und Darmsymptome überhaupt nur gering. Oft klagen die Patienten schon im Anfange der Krankheit über Muskelschmerzen und Muskelsteifigkeit, welche noch nicht auf der Trichineneinwanderung beruhen können.

Die eigentlichen *schwereren Muskelerscheinungen*, welche auf der durch die Muskeltrichinen hervorgerufenen Myositis beruhen, treten erst in der zweiten Woche oder noch später auf. In manchen Fällen, in welchen wahrscheinlich die Invasion an Zahl relativ gering ist, sind die Muskelsymptome nur leicht oder selbst ganz fehlend. In den schwereren Fällen können sie aber äusserst intensiv und quälend werden. Die Muskeln schwellen an, werden prall und hart, auf Druck und spontan sehr schmerzhaft. Die Kranken vermeiden möglichst alle Bewegungen und Anspannungen der Muskeln, liegen mit gebeugten Armen, geraden oder ebenfalls gebeugten Beinen regungslos im Bett. Durch das Befallenwerden der Masseteren, Pharynx- und Larynxmuskeln entstehen *Kaubeschwerden, Schlingbeschwerden* und *Heiserkeit,* durch das Befallenwerden der Augenmuskeln *Augenschmerzen.* Vor allem wichtig sind die von der Affection der Athemmuskeln (Zwerchfell, Intercostales, Bauchmuskeln) abhängigen *Athembeschwerden.* Es entsteht quälende Dyspnoë und in Folge der nur mangelhaft möglichen Expectoration Ansammlung von Secret in den Luftwegen. Ein Theil der Todesfälle bei der Trichinosis beruht vorzugsweise auf dieser Atheminsufficienz, welche durch sich entwickelnde *lobuläre Pneumonien* noch erhöht werden kann.

Das dritte Hauptsymptom der Trichinenkrankheit sind *Oedeme*, welche sich gegen Ende der ersten Woche zuerst an den *Augenlidern,* etwas später auch an den oberen und unteren Extremitäten entwickeln. Die Entstehungsursache dieser Oedeme ist nicht ganz klar. Man hat sie theils als collaterale Oedeme, theils als abhängig von einer Verstopfung und Thrombose der kleineren Lymphgefässe auffassen wollen. Ausser den Oedemen kommen auch *Hautausschläge* vor: Herpes, kleine Blutungen, pustulöse Exantheme u. dgl. In Folge der oft sehr starken *Schweisse* entwickeln sich zuweilen reichliche Miliaria und Sudamina.

Neben den bisher besprochenen localen Symptomen bestehen in den ausgebildeten Fällen auch schwere Allgemeinerscheinungen, vor allem ein oft ziemlich hohes *Fieber*. Dasselbe kann vorübergehend eine beträchtliche Höhe (40°—41°) erreichen, ist aber nur selten eine Zeit lang annähernd continuirlich, vielmehr meist durch häufige, ziemlich tiefe Intermissionen unterbrochen. Neben dem Fieber bestehen Pulsbeschleunigung und Kopfsymptome, so dass der Gesammteindruck der Kranken an einen Typhus erinnern kann. Der erste von ZENKER in Dresden an der Leiche erkannte Trichinenfall war in der That bei Lebzeiten des Kranken für einen Abdominaltyphus gehalten worden.

Die gesammte *Dauer der Krankheit* ist sehr verschieden. Es kommen zahlreiche leichte Fälle vor, welche gewiss häufig gar nicht erkannt werden und nach geringfügigen, 2—3 Wochen andauernden Symptomen zur Heilung gelangen. In den ausgeprägteren Fällen können die Symptome 6—8 Wochen andauern, zuweilen noch viel länger. In etwa einem Drittheil der Fälle tritt ein *tödtlicher Ausgang* ein. Derselbe erfolgt am häufigsten in der 4.—6. Woche, zuweilen ist er von der Schwere der Allgemeinerscheinungen, gewöhnlich von den Störungen der Respiration abhängig. Auch in den schliesslich günstig endenden Fällen ist die Reconvalescenz oft eine sehr langsame.

Der **anatomische Befund** in den letalen Fällen bietet, abgesehen von den Muskelveränderungen, wenig Charakteristisches dar. Im *Dünndarm* finden sich die Zeichen eines, zuweilen etwas hämorrhagischen Katarrhs; die *Milz* ist nicht geschwollen. Sehr häufig findet man eine hochgradige *Fettleber*, deren Entstehen bei der Trichinose noch nicht sicher erklärt ist. In den *Lungen* finden sich oft lobuläre, zuweilen selbst gangränöse Herde. In den *Muskeln* findet man von der fünften Woche an die Trichinen, als kleine weissliche Streifchen schon mit blossem Auge erkennbar. Die gewöhnlich am meisten befallenen Muskeln sind schon oben erwähnt. *Mikroskopisch* findet man die Fasern, in welchen Trichinen liegen, in eine feinkörnige Masse umgewandelt. Die Muskelkerne vermehren sich reichlich in der Umgebung des zusammengerollten Thieres. Schliesslich collabirt das Sarkolemm und verdickt sich durch eine aussen stattfindende Bindegewebswucherung.

Therapie. Eine wirksame *Prophylaxis* gegen die Trichinose wird durch die, an manchen Orten bereits eingeführte *obligatorische mikroskopische Fleischschau* erreicht. In geräuchertem, eingesalzenem und nur wenig gekochtem Schweinefleisch (manche Würste, Fleischklösschen) können die Trichinen noch lebend sein, und die persönliche Prophylaxis ist strenggenommen nur dann ganz sicher, wenn man jeden Genuss von nicht vollständig durchgebratenem oder durchgekochtem Schweinefleisch vermeidet.

Die Therapie der bereits erfolgten Trichineninfection sollte vor allem versuchen, die Trichinen, so lange sie noch im Darmkanal sind, zu tödten. Leider kennen wir aber hierzu noch kein sicheres Mittel. Als vielleicht wirksam sind empfohlen worden: *Benzin* (4,0—8,0 pro die in Gallertkapseln), *Glycerin*, von welchem, wie die Erfahrungen an Diabetikern gelehrt haben, ziemlich grosse Mengen ohne Schaden genommen werden können, *Pikrinsäure* u. a. Entschieden rationell und empfehlenswerth sind im Anfange der Krankheit, wenn diese richtig erkannt ist, *stärkere Abführmittel*, Ricinusöl und vor allem Calomel (mehrere Dosen zu 0,3). In der späteren Zeit der Krankheit, wenn die Trichineninvasion in die Muskeln bereits begonnen hat, ist die Therapie leider fast ganz machtlos. Gelindert werden die Muskelschmerzen durch Narcotica, warme Umschläge, Einreibungen mit Chloroformöl, zuweilen auch durch protrahirte warme Bäder. Auch die Salicylsäure soll in manchen Fällen gute Dienste thun.

KRANKHEITEN

DER

RESPIRATIONSORGANE.

ERSTER ABSCHNITT.

Krankheiten der Nase.

ERSTES CAPITEL.

Schnupfen.

(Coryza. Rhinitis.)

Aetiologie. Die allgemein bekannten Erscheinungen des Schnupfens hängen von einer *katarrhalischen Entzündung der Nasenschleimhaut* ab. So wahrscheinlich es sein mag, dass die Entstehung dieses Katarrhs oft auf infectiöse Einflüsse zu beziehen ist, so gehört doch gerade der Schnupfen vor allem zu denjenigen Krankheiten, für welche man die Möglichkeit einer *Erkältung* als Krankheitsursache nicht in Abrede stellen kann. Die alltägliche Erfahrung lehrt, wie häufig nach einer zweifellosen Erkältung, namentlich der Füsse, ein Schnupfen auftritt. Zu Gunsten des infectiösen Charakters des Schnupfens wird namentlich die *Contagiosität* desselben angeführt, welche durch Taschentücher, Küsse u. s. w. vermittelt werden soll. Eine experimentelle Uebertragung des gewöhnlichen Schnupfens ist aber noch nicht gelungen.

Auch nach der Einwirkung *mechanischer* oder *chemischer* Reize auf die Nasenschleimhaut kann Schnupfen entstehen. Erwähnenswerth ist vor allem der *Jodschnupfen,* welcher nach innerlichem Jodgebrauch auftritt. Dabei kann das Jod in dem Nasensecret leicht nachgewiesen werden. Bekannt ist auch die Idiosynkrasie mancher Menschen gegen die Ipecacuanha, deren Geruch bei solchen Leuten schon Schnupfen erzeugt. Endlich ist hier daran zu erinnern, dass der Schnupfen oft nur ein Symptom einer anderen Krankheit sein kann (Masern, Lues, Rotz u. a.) Ein starker Schnupfen ist auch das Hauptsymptom des sog. *Heufiebers,* welches wahrscheinlich durch die Einwirkung der Blüthenzellen gewisser Grasarten auf die Respirationsschleimhäute entsteht. Endlich ist zu erwähnen, dass durch Uebertragung von Tripper- oder blennorrhoischem Conjunctivalsecret eine eitrige Entzündung der Nasenchleimhaut hervorgerufen werden kann.

Die **Symptome** des Schnupfens sind in den meisten leichteren Fällen nur örtlicher Natur. Lästig ist die Secretion, welche anfangs spärlicher und mehr schleimig, später reichlicher und eitriger wird. Durch die Anschwellung der Schleimhaut werden die Nasengänge verstopft. Die Kranken müssen dann vorzugsweise durch den Mund athmen und bekommen jene bekannte, nasale Schnupfensprache. Bei Kindern können durch den Nasenverschluss nicht unbeträchtliche dyspnoische Anfälle eintreten, zumal bei Säuglingen, welche überhaupt vorzugsweise durch die Nase athmen und noch dazu ihren Mund zum Saugen benutzen müssen. Das Geruchsvermögen ist bei jedem Schnupfen herabgesetzt. Oertliche Empfindungen von Schmerz und Brennen beruhen meist auf einer leichten, durch den Reiz des Secrets hervorgerufenen Entzündung der Haut an den Nasenlöchern und an der Oberlippe. Stärker werden die Beschwerden, wenn auch die *Seitenhöhlen der Nase* vom Katarrh ergriffen werden und hier Secretanhäufungen stattfinden. Heftigere Schmerzen in der Stirn entstehen beim *Katarrh der Stirnhöhlen.* Auch ein Ergriffenwerden der Siebbein-, Keilbeinhöhlen und des Antrum Highmori soll vorkommen. Nicht selten pflanzt sich ein starker Katarrh auch auf andere benachbarte Schleimhäute fort. So entsteht zuweilen im Anschluss an einen Schnupfen eine Conjunctivitis, eine Ohraffection, eine Angina, eine Laryngitis. Auf der äusseren Haut der Nase und weiterhin des Gesichts entsteht im Anschluss an einen Schnupfen zuweilen Erysipel.

Das Allgemeinbefinden kann bei einem starken Schnupfen zuweilen recht merklich gestört sein. Kleine Fiebersteigerungen kommen nicht selten vor. Namentlich bei Kindern ist das „*Schnupfenfieber*“ eine bekannte Sache.

Eine besondere *Therapie* ist gewöhnlich unnöthig, da die meisten Fälle in einigen Tagen wieder heilen. Bei starker Secretion ist das „HAGER'sche Schnupfenmittel“ empfehlenswerth (Alkohol, Acid. carbol. ana 10,0, Liquor Ammonii caustici 5,0). Auch ein Schnupfpulver aus Calomel wird von Manchen sehr empfohlen. Bei reichlichen eingetrockneten Secretborken ist ein Auflösen derselben durch Einziehen warmer Flüssigkeiten in die Nase (warme Milch) zu versuchen. Um die Haut vor der Einwirkung des Secrets zu schützen, reibt man die Oberlippe und die Nasenlöcher mit Ungt. emolliens ein. Nur in den seltenen Fällen eines stärkeren eitrigen Katarrhs kann eine energischere örtliche Behandlung der Nasenschleimhaut (Nasendouche, Einspritzungen, Einathmungen) mit Adstringentien (Tannin, Alaun) oder Aetzmitteln (Argentum nitricum) nothwendig werden.

ZWEITES CAPITEL.

Chronischer Nasenkatarrh.

(Ozaena. Chronische Rhinitis. Stinknase. Stockschnupfen.)

Aetiologie. Während der acute Nasenkatarrh nur selten in einen chronischen Zustand übergeht, kommen ziemlich häufig chronische Erkrankungen der Nase vor, welche sich sehr allmählich entwickeln und meist Jahre lang andauern. Da die meisten dieser Erkrankungen durch eintretende Zersetzungsvorgänge des Nasensecrets einen äusserst üblen Geruch aus der Nase zur Folge haben, so werden sie in der Praxis gewöhnlich mit dem gemeinschaftlichen Namen der „*Ozaena*" (Stinknase) bezeichnet. Man darf aber nicht vergessen, dass unter dieser Bezeichnung oft Krankheitszustände zusammengefasst werden, welche anatomisch und namentlich auch ätiologisch recht verschieden sind. In einem Theile der Fälle ist *gar keine* Ursache der Erkrankung aufzufinden. In anderen Fällen aber lässt sich die Ozaena auf eine „constitutionelle" Ursache zurückführen, vor allem auf *Lues* und auf „*Scrophulose*", d. i. Tuberkulose.

Pathologische Anatomie. Man unterscheidet zwei Formen des einfachen chronischen Katarrhs der Nasenschleimhaut, die *hypertrophische* und die *atrophische Form.* Bei der ersteren ist die Schleimhaut verdickt, gewulstet und geröthet. Bei der atrophischen Form, welche häufiger ist und bei veralteten Fällen fast stets gefunden wird, ist die Schleimhaut sehr verdünnt. Das Bindegewebe derselben, die Gefässe und Drüsen, in hochgradigeren Fällen sogar das Gerüst der Nasenmuscheln selbst nehmen an der Atrophie Theil. In vielen Fällen alter Ozaena kommt es zu tiefer greifenden anatomischen Processen, zu mannigfachen *Geschwürsbildungen* und nicht selten auch zu umschriebener *Nekrose der Nasenknochen.*

Krankheitssymptome. Das hervorstechendste Symptom der meisten chronischen Nasenaffectionen ist der ausserordentlich widerwärtige *Gestank aus der Nase,* welcher der Krankheit ihren Namen gegeben hat (ὄζειν, stinken). Der Umgebung des Patienten wird dieser Gestank zur Qual, während die Kranken selbst von demselben oft fast gar nichts wahrnehmen. Der üble Geruch rührt von dem zersetzten Nasensecret her, welches bei der Ozaena zwar meist nicht sehr reichlich ist, aber die Neigung hat, zu missfarbenen Krusten einzutrocknen. Auch an der hinteren Pharynxwand sieht man häufig die eingetrockneten Borken des von der Nase herabgelaufenen Secrets festsitzen. Die *örtlichen Be-*

schwerden bei der Ozaena sind meist nur mässig. Handelt es sich um stärkere Verdickungen der Schleimhaut oder um Verstopfung der Nasengänge durch Secret, so ist die Athmung durch die Nase erschwert (Stockschnupfen). Die Kranken müssen dann mit offenem Munde respiriren. Bei Betheiligung der Stirn- oder Keilbeinhöhlen an dem chronischen Katarrh klagen die Kranken öfter über Kopfschmerzen, Schwindel, Eingenommensein des Kopfes u. dgl. Wenn nekrotisch gewordene Stücke des Nasengerüstes verloren gegangen sind, sinkt die Nase ein und es entsteht jene bekannte, charakteristische Form der „*Sattelnase*".

Durch die genannten Erscheinungen kann die **Diagnose** der Ozaena meist leicht gestellt werden. Eine genauere Erkenntniss der näheren Verhältnisse ist aber nur durch die *rhinoskopische Untersuchung* möglich. Das Nähere hierüber ist in den speciellen Schriften über Rhinoskopie und Nasenkrankheiten nachzusehen.

Eine erfolgreiche **Therapie der Ozaena** kann nur mit Hülfe der von den Specialisten ausgebildeten Methoden der Localbehandlung erzielt werden. Auch dann ist aber die Behandlung sehr langwierig und erfordert viel Geduld von Seiten des Kranken und des Arztes. Neben der Localbehandlung ist der allgemeinen constitutionellen Behandlung Rechnung zu tragen (Lues, „Scrophulosis").

Die locale Therapie hat vor allem die Entfernung des Secrets zu bewirken, um hierdurch den üblen Geruch zu beseitigen. Am gebräuchlichsten sind die *Nasendouchen* mit desinficirenden Lösungen (bes. hypermangansaurem Kali). Die Lösungen werden in die Nase eingespritzt oder man lässt vermittelst eines Irrigators die Flüssigkeit bei nach vorn übergebeugtem Kopf des Patienten in das eine Nasenloch hineinlaufen. Die Flüssigkeit läuft dann durch den Nasenrachenraum zum anderen Nasenloch wieder hinaus. Die Kranken lernen meist auch bald die in den Rachen gelangte Flüssigkeit durch den Mund wieder ausspucken. Alle Nasendouchen müssen anfangs mit *Vorsicht* und unter Aufsicht des Arztes vorgenommen werden. Der Druck, unter welchem die Flüssigkeit einströmt, muss möglichst gering sein. Einblasen von *Jodoformpulver* in die Nasenhöhle dürfte sich auch zur Desodorisation und Reinigung der Geschwüre empfehlen, doch sind hierüber noch wenige Erfahrungen bekannt. Sehr empfohlen ist das Einlegen von *trocknen Wattetampons* in die Nase, wodurch das Eintrocknen der Secrete verhindert und der Gestank vermindert wird. Die Tampons werden täglich gewechselt. Bei der *hypertrophischen Rhinitis* werden Einpinselungen mit Argentum nitricum, Jodtinctur empfohlen. In neuerer Zeit ist vielfach auch die galvanocaustische Behandlung der chronischen

Nasenkatarrhe versucht worden. In Betreff des Näheren aller dieser Methoden muss auf die den Gegenstand speciell behandelnden Schriften verwiesen werden[1]).

DRITTES CAPITEL.

Nasenbluten.

(Epistaxis.)

Obwohl das Nasenbluten in vielen Fällen nur ein Symptom einer anderen Krankheit ist, so rechtfertigt sich doch eine kurze Besprechung desselben theils deshalb, weil durch häufig sich wiederholendes Nasenbluten manchmal erst die Aufmerksamkeit auf eine andere bestehende Krankheit gelenkt wird, theils weil die Behandlung des Nasenblutens von praktischer Wichtigkeit ist.

Manche Menschen leiden an *habituellem Nasenbluten*, welches entweder nach geringen Veranlassungen, nach stärkerem Schnauben, nach körperlichen Anstrengungen, Erhitzen, oder auch ohne jede besondere Veranlassung eintritt. Dieses habituelle Nasenbluten ist zuweilen (keineswegs immer) der Ausdruck einer *allgemeinen hämorrhagischen Diathese*, wie sie in manchen Familien erblich ist (vergl. das Capitel über Hämophilie). In anderen Fällen ist das Nasenbluten die Folge einer sonstigen chronischen Krankheit. Besonders häufig kommt Nasenbluten vor bei *Leukämie*, bei *Herzfehlern*, bei der *Schrumpfniere*, als Theilerscheinung der sogenannten *hämorrhagischen Erkrankungen*, wie Scorbut, Morbus maculosus Werlhofii u. s. w. Auch bei *acuten fieberhaften Krankheiten* (Typhus, Scharlach u. a.) ist Nasenbluten nicht selten. Endlich können Krankheiten der Nase selbst zu Blutungen Anlass geben. Auftreten von Nasenbluten als sogenannte „*vicariirende Menstruation*“ ist mehrfach beschrieben worden, doch wird man mit dieser Annahme stets sehr zurückhaltend sein müssen.

In vielen Fällen ist das Nasenbluten eine bald vorübergehende, ganz ungefährliche Erscheinung, welche sogar in gewissem Sinne nützlich sein kann. So wird namentlich bestehender Kopfschmerz, Eingenommensein des Kopfes nach einer Epistaxis oft wesentlich besser. Gefährlich aber wird jedes Nasenbluten, wenn es bei ohnehin schon geschwächten, anämischen Personen auftritt oder wenn es so anhaltend und reichlich ist, dass es zu hochgradigerer allgemeiner Anämie führt.

1) MICHEL, Krankheiten der Nasenhöhle. — FRAENKEL, Krankheiten d. Nase in v. ZIEMSSEN's Handbuch d. spec. Pathologie u. Therapie. Bd. IV. — STÖRK, Klinik der Krankheiten des Kehlkopfes, der Nase und des Rachens u. a.

Man erkennt letztere an dem Blasswerden des Gesichts, an dem Eintritt von allgemeiner Schwäche, von Schwindel, Ohrensausen und an dem Kleinerwerden des Pulses. In solchem Falle ist ein ärztliches Eingreifen stets nothwendig. Wichtig ist es, in jedem Falle von Nasenbluten auch die hintere Rachenwand zu inspiciren, um zu sehen, ob das Blut nicht auch aus den Choanen nach hinten abläuft. Manchmal scheint die Blutung zu stehen, da aus den Nasenlöchern kein Blut mehr kommt, während das Blut hinten immer weiter herabrieselt.

Bei jedem stärkeren Nasenbluten ist dem Kranken vor allem Ruhe einzuschärfen und das unnöthige Schnauben und immerwährende Abwischen und Abtupfen der Nase zu untersagen. Bei ruhigem, anhaltendem Zuhalten der Nasenlöcher mit einem Taschentuche bildet sich oft ohne alle weitere Medication ein Thrombus und die Blutung hört auf. Vortheilhaft ist die Application von Kälte (Eiswasser) auf die Nase. Ein altbeliebtes Hausmittel ist der Zusatz von Essig zu dem Wasser. Hört die Blutung nicht auf, so versucht man zunächst die vordere Tamponade desjenigen Nasenlochs, aus dem das Blut kommt, mit gewöhnlicher oder mit Eisenchloridwatte. Hilft dies nichts, so muss auch die hintere Nasenapertur tamponirt werden mit Hülfe der „Belloc'schen Röhre". Im Nothfalle kann man die Tamponade auch mit einem elastischen Katheter machen, den man durch den unteren Nasengang in den Pharynx und zum Munde hinausführt. An den Katheter befestigt man den Tampon und bringt denselben durch Zurückziehen des Katheters in die Choane. *Innerliche Mittel* zur Blutstillung sind in ihrer Wirkung ganz unsicher. Doch kann man neben der directen Blutstillung einen Versuch mit der Darreichung von Ergotin (Pillen zu 0,05, stündlich 3—4) machen.

ZWEITER ABSCHNITT.

Krankheiten des Kehlkopfs.

ERSTES CAPITEL.

Acuter Kehlkopfkatarrh.

(Laryngitis acuta.)

In der **Aetiologie** des acuten Kehlkopfkatarrhs spielen, wie allgemein bekannt, *Erkältungen* eine Hauptrolle. Es wäre ungerechtfertigt, den Einfluss derselben ganz leugnen zu wollen, wenngleich uns der nähere

Zusammenhang zwischen der Erkältung und der Entstehung eines Katarrhs auch noch unbekannt ist. Die *Disposition* zu Laryngitiden ist bei verschiedenen Personen sehr ungleich, so dass manche Leute viel leichter und häufiger einen Katarrh acquiriren, als andere. Ausser Erkältungen rufen *directe Reize,* welche die Schleimhaut des Kehlkopfs treffen, oft eine Laryngitis hervor, so besonders das Einathmen von Rauch, von schädlichen Gasen und Dämpfen. Auch durch übermässiges Sprechen, Schreien, Singen entstehen viele Kehlkopfkatarrhe, zumal wenn gleichzeitig auch andere Schädlichkeiten auf den Larynx einwirken. Endlich kann die Laryngitis als *Theilerscheinung* oder als *secundäre Affection* bei sonstigen Erkrankungen auftreten, so namentlich bei den Masern, ferner beim Typhus, beim Scharlach, Erysipel u. a. Sehr oft sind Katarrhe des Kehlkopfs combinirt mit Katarrh der Nase, des Rachens und der grösseren Luftwege.

Wenngleich die **Symptome der Laryngitis** meist die Diagnose ganz leicht und sicher stellen lassen, so ist eine genauere Beurtheilung der Ausbreitung und der Intensität des Katarrhs doch nur bei der *laryngoskopischen Untersuchung*[1]) möglich, welche eigentlich in keinem schwereren Falle unterlassen werden sollte. Der Kehlkopfspiegel zeigt eine je nach der Intensität des Katarrhs verschieden starke Röthung und Schwellung der Schleimhaut, namentlich an den Stimmbändern, den Taschenbändern und zwischen den Giessbeckenknorpeln. Oft sieht man hier und da kleine Schleimmassen auf der Schleimhaut aufsitzen. In den einzelnen Fällen ist bald diese, bald jene Partie des Kehlkopfs besonders stark ergriffen. Bei intensiven Entzündungen kommt es, namentlich an den Stimmbändern, nicht selten zu oberflächlichen *Erosionsgeschwüren.* In anderen Fällen zeigt die Schleimhaut an einzelnen Stellen eine grauweissliche Verfärbung, welche auf Epitheltrübungen beruhen soll. Auch kleine Hämorrhagien der Schleimhaut werden zuweilen beobachtet. Sehr häufig sieht man beim Intoniren einen ungenügenden Schluss der Glottis, so dass zwischen den Stimmbändern ein kleiner ovaler Spalt übrig bleibt. Diese *leichte Parese der Stimmbänder* beruht auf einer Affection der Kehlkopfmuskeln.

1) Ueber *Laryngoskopie* und über viele, hier nicht zu besprechende Details der von den Specialisten sehr ausgearbeiteten Pathologie der Kehlkopfkrankheiten findet man Näheres in folgenden Werken: Türck, Klinik der Krankheiten des Kehlkopfes. 1866. — Semeleder, Laryngoskopie. 1863. — Tobold, Laryngoskopie. 1874. — Störk, Klinik der Krankheiten des Kehlkopfs, der Nase und des Rachens. 1880. — Mackenzie, Die Krankheiten des Halses u. der Nase. Deutsch v. Dr. Semon. 1880. — B. Fraenkel und v. Ziemssen, Krankheiten des Kehlkopfes in Ziemssen's Handbuch. Bd. IV. 1879.

Von den sonstigen Symptomen des Kehlkopfkatarrhs ist vor allem die *Heiserkeit* zu erwähnen, aus welcher allein in vielen Fällen die Laryngitis diagnosticirt wird. Sie hängt nur zum Theil direct von den anatomischen Veränderungen der Stimmbänder ab, zum Theil auch von der eben erwähnten Parese derselben.

Der *Husten* kann bei der Laryngitis sehr heftig sein und ist oft schon durch seinen rauhen, heiseren Klang als „Kehlkopfhusten“ erkennbar. Er ist anfangs meist trocken, und auch später nur mit geringem schleimig-eitrigem, nicht selten etwas blutig tingirtem *Auswurf* verbunden.

Schmerzen im Larynx sind meist nur mässig vorhanden. Die subjectiven Beschwerden bestehen vorzugsweise in einem unangenehmen Gefühl von Kratzen, Brennen und Trockenheit im Halse. Nach anhaltenderem Sprechen kann aber der Schmerz im Kehlkopf zuweilen ziemlich lebhaft werden. Auch Druck auf den Larynx von aussen ist manchmal empfindlich. Vorhandene *Schlingbeschwerden* beruhen meist auf einer gleichzeitig bestehenden Pharyngitis, können aber auch von einer Affection der Epiglottis und der Aryknorpel herrühren.

Das *Allgemeinbefinden* ist in den einzelnen Fällen sehr verschieden stark betheiligt. Viele Patienten fühlen sich bis auf die Heiserkeit ganz wohl, bei anderen aber treten grössere Mattigkeit, leichte Kopfschmerzen, zuweilen auch geringe Fiebererscheinungen ein.

Athemnoth ist bei der gewöhnlichen Laryngitis der Erwachsenen nicht vorhanden, auch wenn stärkere Schwellung der Taschenbänder oder der aryepiglottischen Falten besteht. Es giebt aber eine schwere Form der acuten Laryngitis, wobei nicht nur bei Kindern, sondern auch bei Erwachsenen ausgeprägte suffocatorische Erscheinungen auftreten können, die sogenannte *Laryngitis hypoglottica acuta gravis* (Chorditis vocalis inferior). Bei dieser Form kommt es zu einer acuten, sehr beträchtlichen Schwellung der Schleimhaut im unteren („subchordalen“) Kehlkopfraum, welche zur Stenose führt.

Bei *Kindern* dagegen sind wegen der grösseren Enge des kindlichen Kehlkopfs stenotische Erscheinungen auch bei an sich leichteren Formen der Laryngitis nicht selten und haben daher zur Aufstellung einer besonderen Krankheit geführt, des sogenannten Pseudocroups.

Der **Pseudocroup** der Kinder schliesst sich meist an einen leichten Schnupfen an. Fast immer plötzlich und zwar gewöhnlich Nachts tritt ein rauher, hohlklingender Husten auf, durch welchen die Kinder aus dem Schlafe geweckt werden. Die Hustenstösse werden von langgezogenen, geräuschvollen Inspirationen unterbrochen. Die Kinder sind ängstlich, unruhig, die Athmung mühsam, der Puls beschleunigt. Solche Anfälle wiederholen sich mehrmals des Nachts. Am nächsten Tage dagegen sind die Kinder ganz munter, spielen und haben höchstens etwas leichten Husten. In der folgenden Nacht, selten auch noch öfter, wiederholen sich dieselben schweren Zufälle. Dann bleibt gewöhnlich nur noch ein einfacher Katarrh nach, welcher nach 1—2 Wochen vollständig abheilt. Der Grund der plötzlich eintretenden Anfälle liegt theils in einer während des Schlafes eintretenden stärkeren Schwellung der Schleimhaut, theils in vorübergehender Secretanhäufung, oft wahrscheinlich auch in einem reflectorisch entstehenden Glottiskrampf. Eine andere anatomische Ursache, als gewöhnlicher Larynxkatarrh, ist nicht nachweislich und bei der Untersuchung des Rachens findet man nicht die Spur jener diphtheritischen Processe, welche beim echten Kehlkopfcroup fast stets gleichzeitig vorhanden sind. Bemerkenswerth ist, dass manche Kinder, ja zuweilen mehrere Kinder derselben Familie eine besonders grosse Disposition zum Pseudocroup haben. Die Angabe, dass ein Kind schon mehrere male die Bräune durchgemacht haben soll, bezieht sich fast immer auf den soeben besprochenen Pseudocroup.

Die *Dauer der acuten Laryngitis* beträgt in den leichten Fällen nur wenige Tage, in schweren Fällen bis zu einigen Wochen. Namentlich bei ungenügender Schonung und unvernünftigem Verhalten der Patienten kann der acute Kehlkopfkatarrh in einen chronischen übergehen. Ein tödtlicher Ausgang kommt auch bei der schweren Form der Erwachsenen und beim Pseudocroup der Kinder fast niemals vor.

Die **Therapie** der acuten Laryngitis hat zunächst auf die Fernhaltung aller Schädlichkeiten Bedacht zu nehmen. Bei jeder stärkeren Laryngitis lässt man die Kranken im Zimmer bleiben, Kinder werden am besten gleich ins Bett gesteckt. Die Kranken sollen so wenig wie möglich sprechen. In allen schwereren Fällen ist auch das Rauchen zu verbieten. Nach althergebrachter Sitte wird der Hals von aussen warm umwickelt oder ein Priessnitz'scher Umschlag um denselben gemacht. Zweckmässig ist die Zuführung reichlichen warmen Getränks. Heisse Milch, mit Selterswasser gemischt, wird von den meisten Kranken gern genommen. Hat man einen Inhalationsapparat zur Verfügung, so lässt man einfache Wasserdämpfe oder eine schwache 1—2proc. Kochsalzlösung inhaliren. Inhalationen mit Adstringentien sind unnütz. Bei starkem Hustenreiz giebt man etwas Morphium. Bei stärkeren örtlichen Beschwerden, namentlich wenn durch Schwellung der Epiglottis und der Schleimhaut an den Aryknorpeln stärkere Schmerzen beim Schlingen entstehen, kann man die Kranken Eisstückchen langsam schlucken lassen.

Auch ein auf den Hals gelegter Senfteig thut oft gute Dienste. In den schweren Fällen acuter Laryngitis mit deutlichen stenotischen Erscheinungen muss innerlich und äusserlich energisch Eis applicirt werden. Einige an die Larynxgegend gesetzte Blutegel schaffen zuweilen entschiedene Erleichterung.

Beim *Pseudocroup* der Kinder kommen zum Theil dieselben Medicationen, wie die eben erwähnten, zur Anwendung. Man lässt die Kinder warmes Getränk zu sich nehmen, macht einen Senfteig oder heisse Umschläge auf die Haut des Halses. Mit der vielfach beliebten Verordnung von Brechmitteln sei man etwas zurückhaltend, obgleich man die günstige Wirkung derselben zuweilen nicht leugnen kann.

Mit den genannten Mitteln kommt man bei der Therapie der acuten Laryngitis vollkommen aus. Will man eine energischere Localtherapie versuchen, so empfiehlt sich noch am meisten bei intensiven Fällen ein einmaliges oder wiederholtes Bepinseln der Larynxschleimhaut mit einer starken Höllensteinlösung (1 : 10).

Erwähnt muss noch werden, dass bei Personen, namentlich bei Kindern, welche eine ausgesprochene Neigung zu Laryngitiden, Anginen u. dgl. haben, eine *rationelle Abhärtung* von entschieden *prophylaktischer* Bedeutung ist. Am besten sind regelmässige, Abends vorgenommene kalte Waschungen des Halses und der Brust.

ZWEITES CAPITEL.

Chronische Laryngitis.

(Chronischer Kehlkopfkatarrh.)

Aetiologie. Die chronische Laryngitis entwickelt sich aus einem acuten Katarrh oder entsteht allmählich in Folge andauernder, auf den Kehlkopf einwirkender Schädlichkeiten. Die chronische Laryngitis ist daher in manchen Fällen eine Berufskrankheit, so besonders bei Sängern, Rednern, Ausrufern, Gastwirthen u. s. w. Sehr häufig ist sie bei Säufern und hier fast immer mit einer chronischen Pharyngitis verbunden. Mehrfach ist behauptet worden, dass eine zu lange Uvula durch beständige Reizung des Kehlkopfeingangs eine chronische Laryngitis hervorruft, welche zur Heilung gelangt, wenn man die Uvula amputirt.

Krankheitssymptome. Wenn schon beim acuten Kehlkopfkatarrh eine laryngoskopische Untersuchung sehr wünschenswerth ist, so ist sie bei jeder chronischen Laryngitis geradezu Pflicht des Arztes, da nur zu häufig eine andauernde Heiserkeit einfach auf Katarrh bezogen wird, während die Spiegeluntersuchung ganz andere Ursachen der Heiserkeit ergiebt: Stimmbandlähmungen, Neubildungen u. dgl. Ferner denke man auch stets daran, dass eine chronische Laryngitis Theilerscheinung von *Tuberkulose* oder von *Lues* sein kann. Gerade von solchen Aerzten, welche sich speciell mit Laryngologie beschäftigen, wird die genügend genaue Untersuchung des übrigen Körpers bei bestehendem Kehlkopfleiden nicht selten unterlassen.

Der *laryngoskopische Befund* beim chronischen Katarrh kann dem beim acuten Katarrh so ähnlich sein, dass wir ohne anamnestische Angaben von Seiten des Kranken die Unterscheidung nicht machen können. Meist ist aber die Röthung der Schleimhaut weniger intensiv, die Stimmbänder haben mehr ein schmutzig graurothes Aussehen. Ziemlich häufig entwickeln sich bei langdauernden Katarrhen Verdickungen einzelner Schleimhautpartien, so namentlich der Falten zwischen den Aryknorpeln. Diese Schwellung ist praktisch wichtig, weil sie ein mechanisches Hemmniss für den Schluss der Aryknorpel abgiebt und dadurch zu der Entstehung der Heiserkeit mit beiträgt. Auch partielle stärkere Verdickungen der Epiglottis, der Taschenbänder (angeblich besonders bei Predigern), der wahren Stimmbänder kommen vor. Eine besondere Form chronischer Laryngitis, bei welcher sich in der Mitte der wahren Stimmbänder höckrige Prominenzen bilden, hat TÜRCK als *Chorditis tuberosa* beschrieben. — Nicht selten finden sich beim chronischen Katarrh besonders an den wahren Stimmbändern *oberflächliche Erosionsgeschwüre.* Sehr oft beobachtet man theils mechanisch bedingte, theils von wirklichen Muskelparesen abhängige *Bewegungsstörungen* eines oder beider Stimmbänder.

Die sonstigen Symptome der chronischen Laryngitis sind Heiserkeit, Husten und abnorme Sensationen im Kehlkopf. Die *Heiserkeit* zeigt alle Grade, von blosser Rauhigkeit, häufigem „Ueberschnappen“ der Stimme an bis zu fast völliger Aphonie. Der *Husten* klingt heiser, tief und rauh. Der Auswurf ist spärlich, meist einfach schleimig, zuweilen etwas blutig. Die *subjectiven Empfindungen* im Kehlkopf sind ein Gefühl von Brennen und Kratzen, von Trockenheit und Kitzel. Sie steigern sich namentlich bei jedem anhaltenden Sprechen.

Als eine zwar seltene, aber praktisch wichtige eigenthümliche Form der chronischen Laryngitis haben wir noch die **Chorditis vocalis inferior hypertrophica** (GERHARDT) oder **Laryngitis hypoglottica chron. hypertrophica** (ZIEMSSEN) zu erwähnen. Bei dieser Form findet eine sehr allmähliche Hypertrophie und schliessliche Schrumpfung des mukösen und vorzugsweise auch submukösen Bindegewebes im unteren Larynxraum statt. Seltener bilden sich dieselben Veränderungen auch in den oberen Partien des Larynx aus. Die Erscheinungen der Krankheit sind ausser chronischer Heiserkeit namentlich die Zeichen einer allmählich immer mehr zunehmenden *Larynxstenose.* Die Respiration wird immer mühsamer, die Inspiration geräuschvoll und langgezogen. In manchen Fällen sind zeitweise derartige Erstickungsanfälle aufgetreten, dass das Leben nur durch eine Tracheotomie erhalten werden konnte. Die Diagnose kann nur mit Hülfe des Spiegels gestellt werden. Man sieht unterhalb der Glottis den schmalen Spalt, den die dicken Schleimhautwulste allein noch zwischen sich lassen.

Eine sichere Aetiologie für dieses Leiden ist noch nicht bekannt. Mit Syphilis scheint dasselbe nichts zu thun zu haben.

Die **Therapie des chron. Kehlkopfkatarrhs** ist stets eine mühsame und langwierige Aufgabe, deren Erfolg zum grossen Theil auch von dem guten Willen und der Energie des Patienten abhängt. Denn in erster Linie handelt es sich um die möglichste Entfernung derjenigen Schädlichkeiten, welche den Katarrh hervorgerufen haben und ihn unterhalten. Hier ist guter Rath oft leichter zu geben, als zu befolgen. Trotzdem aber ist es die Aufgabe des Arztes, den Kranken die Nothwendigkeit der Schonung des Kehlkopfs dringend vorzustellen und jedes anhaltendere Sprechen, Singen, den Aufenthalt in staubiger, rauchiger Luft, das Rauchen, Trinken alkoholischer Getränke nach Möglichkeit zu verbieten.

In zweiter Linie kommt die *Localbehandlung.* Am gebräuchlichsten sind *Inhalationen* mit adstringirenden Flüssigkeiten (1% Tanninlösung, 2% Alaunlösung). Bei grosser Empfindlichkeit des Larynx kann man auch Narcotica inhaliren lassen (Mischungen von 50 Aq. Laurocerasi auf 1000 Wasser, 4% Bromkali-Lösung). Die Inhalationen geschehen 2—3 mal täglich und sollen jedes mal etwa 5 Minuten lang dauern. Weit wirksamer, als Inhalationen, sind directe *Bepinselungen des Larynx,* welche nur unter Leitung des Kehlkopfspiegels vorgenommen werden können. Man bedient sich hierzu vor allem des Höllensteins, anfangs in schwächeren Lösungen (1 : 30), später concentrirter (1 : 10 bis 1 : 5). Die Pinselungen geschehen alle 2—3 Tage. Ausser dem Argentum nitricum werden auch Pinselungen mit reiner Jodtinctur oder mit Jodglycerin, mit concentrirten Alaun- oder Tanninlösungen angewandt.

Bei dem chronischen Larynxkatarrh werden auch *Brunnenkuren* vielfach verordnet. Dieselben haben schon insofern Erfolg, als durch die grössere Schonung der Patienten und durch die gute Luft eine Besserung des Katarrhs erzielt wird. Erfahrungsgemäss verordnet man „vollblütigen“ Patienten besonders die kalten Schwefelquellen (Nenndorf,

Eilsen, Weilbach) oder Glaubersalzwässer (Carlsbad, Marienbad), während man zarter Constituirte nach Ems, Salzbrunn, Reichenhall, Salzungen oder Ischl schickt.

Die Behandlung der zur Kehlkopfstenose führenden *Laryngitis hypertrophica* muss eine mechanische sein. Namentlich von SCHRÖTTER sind mehrere Methoden ausgebildet worden, um durch Einführung von Bougies und härteren Dilatatorien die Kehlkopfstenose allmählich zu erweitern. Das Nähere hierüber findet man in den neueren, oben angeführten Specialwerken.

DRITTES CAPITEL.

Perichondritis laryngea.

Aetiologie und pathologische Anatomie. Die Entzündung des Perichondriums der Kehlkopfknorpel ist in sehr seltenen Fällen ein anscheinend *primäres* Leiden. Viel häufiger aber ist sie eine *secundäre* Erkrankung bei sonstigen Kehlkopfaffectionen, besonders bei Tuberkulose und bei Lues des Larynx. Ferner entwickelt sie sich secundär bei schweren acuten Krankheiten, am häufigsten bei Typhus abdominalis, ferner bei Pocken, Diphtherie u. a. Anatomisch ist sie charakterisirt durch eine eitrige Entzündung des Perichondriums, welche gewöhnlich zur umschriebenen Abscessbildung führt. Die Mehrzahl der überhaupt vorkommenden *Kehlkopfabscesse* gehen von Perichondrium aus[1]). Durch den Abscess wird das Perichondrium theils zerstört, theils von dem Knorpel abgehoben. Der Knorpel wird nekrotisch, zerfällt und wird in einzelnen Partikelchen oder in toto ausgestossen.

Am häufigsten kommt die Perichondritis am Ring- und am Giessbeckenknorpel vor, viel seltener an der inneren oder äusseren Fläche des Schildknorpels. Hiernach unterscheidet man eine *P. interna* und *externa*. Auch eine Perichondritis der Epiglottis ist beobachtet worden.

Krankheitssymptome. In den seltenen Fällen primärer Perichondritis entwickeln sich in kurzer Zeit bei einem vorher gesunden Menschen heftige Larynxbeschwerden (Schmerz, spontan und bei Druck auf den Kehlkopf, Heiserkeit, Husten), zu denen sich gewöhnlich bald die Zeichen einer gefährlichen Kehlkopfstenose hinzugesellen. In den secundären Fällen, welche fast immer bei sonst schon schwer Erkrankten auftreten, sind es oft erst die Stenosenerscheinungen, welche auf die schwere Kehlkopferkrankung hinweisen. Die *laryngoskopische Untersuchung* lässt

1) Nur in sehr seltenen Fällen entstehen rein submucöse Abscesse, sogenannte *phlegmonöse Laryngitis.*

zuweilen neben der allgemeinen Röthung und Schwellung an bestimmter Stelle die durch den Abscess bedingte circumscripte Vorwölbung der Schleimhaut erkennen. Daneben findet sich oft ein beträchtliches *collaterales Oedem* der umgebenden Schleimhaut, welches oft mehr Antheil an der Stenosenbildung hat, als die primäre Affection selbst. Das gefürchtete *Glottisödem* (Oedem der Lig. aryepiglottica) bei Typhösen, Kehlkopftuberkulösen u. a. ist meist Folge einer Perichondritis arytaenoidea oder cricoidea. Endlich sind namentlich bei der P. arytaenoidea laryngoskopisch meist beträchtliche Bewegungsstörungen des befallenen Aryknorpels und somit auch der Stimmbänder wahrzunehmen. In späteren Stadien, wenn der Abscess schon künstlich entleert oder spontan aufgebrochen ist und der ganze Knorpel oder Theile desselben losgestossen sind, kann die Ausdehnung der erfolgten Zerstörung laryngoskopisch genauer festgestellt werden.

Die Perichondritis laryngea führt in einer grossen Anzahl von Fällen durch die stenotischen Erscheinungen zum Tode. In anderen Fällen können die bedrohlichsten Symptome zwar zunächst abgewendet werden, aber die Grundkrankheit (Tuberkulose) führt schliesslich zu einem ungünstigen Ausgange. In den seltenen Fällen, in welchen nach einer primären Perichondritis oder nach Ablauf der Grundkrankheit (Typhus) dauernde Heilung eintritt, ist diese oft unvollständig, da durch die eintretenden Narbencontractionen eine *chronische Kehlkopfstenose* nachbleibt.

Die **Diagnose** ist während der ersten Zeit der schweren stenotischen Erscheinungen gewöhnlich nur mit Wahrscheinlichkeit zu machen, da die laryngoskopische Untersuchung schwierig anzustellen und der Befund auch nicht immer leicht zu deuten ist. Doch ist man meist berechtigt, die Diagnose zu stellen, wenn ausser sonstigen Larynxerscheinungen Suffocationsgefahr bei denjenigen oben genannten Erkrankungen auftritt, bei welchen erfahrungsgemäss relativ häufig eine Perichondritis vorkommt. Praktisch wichtig ist zunächst auch nur die richtige Erkennung der Larynxstenose als solcher, da diese vor allem ein rasches therapeutisches Eingreifen erfordert.

Therapie. Im Beginn der Affection kann man noch versuchen durch innerliche und äusserliche Eisapplication oder durch Blutegel die Entzündung zu mässigen. Bei eintretender Kehlkopfstenose ist aber meist ein chirurgischer Eingriff nothwendig, da nur in sehr seltenen Fällen ein spontaner Aufbruch des Abscesses und damit ein Nachlassen der gefahrdrohenden Symptome eintritt. In der Mehrzahl der Fälle kann der Patient vor Erstickung nur durch die rechtzeitig ausgeführte

Tracheotomie bewahrt werden. Von laryngoskopisch geübten Aerzten ist wiederholt auch schon die innere Eröffnung von Kehlkopfabscessen mit günstigstem Erfolge ausgeführt worden. Bleibt nach glücklicher Abheilung der Krankheit eine chronische Larynxstenose zurück, so müssen die Patienten entweder ihr Leben lang eine Trachealcanüle tragen oder es ist ein Versuch zu machen, die Stenose allmählich durch die schon oben einmal erwähnten Dilatationsmethoden zu erweitern.

VIERTES CAPITEL.

Glottisödem.

Die praktische Wichtigkeit des Glottisödems, mit welchem Namen man das *Oedem des Larynxeingangs, vorzugsweise der Lig. ary-epiglottica* bezeichnet, erfordert noch eine kurze besondere Besprechung dieses Zustandes. Als eine der häufigsten Ursachen desselben haben wir soeben schon die *Perichondritis laryngea* kennen gelernt. Aber auch bei weniger tief eingreifenden Entzündungen im Larynx und in der Nachbarschaft desselben kann Glottisödem zuweilen als gefährliche Complication eintreten, so namentlich bei den Laryngitiden im Verlauf schwerer acuter Krankheiten (Typhus, Pocken, Erysipel), ferner bei Entzündungen des Kehlkopfs durch *heftige mechanische oder chemische Reize* (heisse Wasserdämpfe, ätzende Substanzen), ferner bei *Verwundungen* des Kehlkopfs und endlich in Folge von in den Kehlkopf gelangten *Fremdkörpern*. Auch das collaterale Oedem bei Angina Ludovici, bei intensiven Entzündungen der Parotis, der Tonsillen u. a. kann sich in seltenen Fällen bis auf die Lig. ary-epiglottica erstrecken. Endlich kommt das Glottisödem in seltenen Fällen als *Theilerscheinung bei allgemeinem Körperödem* in Folge von Morbus Brightii, Herzfehler, Lungenemphysem u. dgl. vor.

Das Hauptsymptom des Glottisödems ist die in Folge der Stenosirung des Kehlkopfeingangs eintretende und zuweilen die höchsten Grade erreichende *Dyspnoë*, welche anfangs vorherrschend inspiratorisch ist, bald aber in- und exspiratorisch wird. Die Athmung, namentlich die Inspiration, ist von einem lauten laryngealen Stridor begleitet. In Folge des ungenügenden Lufteintritts treten am Jugulum, im Epigastrium und in den Seitentheilen des Thorax inspiratorische Einziehungen auf. Mit dem Kehlkopfspiegel sieht man, wenn die Untersuchung gelingt, die ödematöse Anschwellung der Lig. ary-epiglottica, oft auch eine gleiche Anschwellung des Kehldeckels und der Taschenbänder. Zuweilen gelingt es auch, die geschwollenen Theile mit dem Finger zu fühlen.

Erreicht die Dyspnoë einen lebensgefährlichen Grad, so kann nur noch operative Hülfe geschafft werden. Laryngoskopisch geübte Aerzte versuchen durch einige lange *Incisionen in die ödematösen Theile* die Geschwulst zum Schwinden zu bringen. Hilft dies aber nichts, so muss die *Tracheotomie* vorgenommen werden. Ist auf diese Weise die unmittelbare Lebensgefahr beseitigt, so richtet sich die weitere Behandlung nach der dem Glottisödem zu Grunde liegenden Affection.

FÜNFTES CAPITEL.

Tuberkulose des Kehlkopfs.

(Phthisis laryngis. Kehlkopfschwindsucht.)

Aetiologie. Da die Tuberkulose des Kehlkopfs in den meisten Fällen mit Tuberkulose anderer Organe, vor allem der Lungen, combinirt ist, so verweisen wir in Bezug auf die allgemeine Aetiologie und Pathologie der Krankheit auf die Darstellung der Lungentuberkulose. Eine gesonderte Besprechung der speciellen Erscheinungen der Kehlkopftuberkulose wird aber dadurch gerechtfertigt, dass die Tuberkulose zuweilen im Larynx beginnen und wenigstens eine Zeit lang isolirt in demselben bestehen kann. Ferner treten auch in vielen mit Lungentuberkulose nachweislich combinirten Fällen von Larynxtuberkulose die Larynxerscheinungen vollständig in den Vordergrund des klinischen Bildes. Dass die Tuberkulose im Larynx beginnen kann, wird zwar von manchen Aerzten bestritten. Die klinische Erfahrung aber zeigt nicht selten, dass bis dahin anscheinend ganz gesunde Menschen mit Heiserkeit erkranken. Die anfangs für eine gewöhnliche Laryngitis gehaltene Krankheit ist den gewöhnlichen Medicationen gegenüber auffallend hartnäckig. Die Kehlkopfbeschwerden nehmen langsam zu. Das Allgemeinbefinden der Kranken wird schlechter. Laryngoskopisch ist anfangs blos ein einfacher Katarrh nachweislich, später aber bilden sich Ulcerationen und Infiltrationen der Schleimhaut aus. Während dieser ganzen Zeit ist auf den Lungen trotz der genauesten Untersuchung nicht das geringste physikalische Symptom einer Erkrankung nachzuweisen.

Freilich bleiben die Lungen auf die Dauer nie gesund. Früher oder später werden die Zeichen der gleichzeitigen Lungenphthise immer deutlicher und ausgebreiteter und bei der schliesslichen Autopsie werden wohl stets neben der Larynxtuberkulose ausgedehnte tuberkulöse Lungenveränderungen gefunden. Immerhin erscheint es uns gekünstelt, in solchen Fällen eine *primäre* Lungenaffection anzunehmen, welche durch unsere Untersuchungsmethoden anfangs nur nicht nachgewiesen werden konnte. Vielmehr spricht nichts gegen die Annahme, dass das tuberkulöse Gift (die Tuberkelbacillen) zuweilen auch zuerst im Larynx haften kann, hier die ersten Erscheinungen der Tuberkulose hervorruft und erst weiterhin auf die Lungen übergreift.

In der *Mehrzahl der Fälle* von Larynxtuberkulose freilich entwickeln sich die Symptome derselben erst *secundär* im Verlauf einer chronischen Lungenphthise. Wir werden später sehen, dass die Affection des Kehlkopfs als Folge einer Infection durch die den Kehlkopf passirenden tuberkulösen Sputa aufzufassen ist. In ungefähr $^1/_4$ aller Fälle von Lungentuberkulose tritt diese Complication ein, wenn man alle leichten Erkrankungen des Kehlkopfs mitrechnet. Hochgradige ausgedehnte Tuberkulose des Kehlkopfs ist weit seltener.

In **anatomischer Beziehung** ist die zur Lungenphthise hinzutretende oder primär auftretende Kehlkopfaffection anfangs meist ein einfacher *Katarrh der Schleimhaut*, welcher sich in keiner Weise äusserlich von jedem sonstigen Kehlkopfkatarrh unterscheidet. Auch flache Erosionsgeschwüre an den Stimmbändern oder zwischen den Aryknorpeln haben an sich nichts Charakteristisches. In der That ist es auch schwer zu entscheiden, ob der einfache Kehlkopfkatarrh und die oberflächlichen Geschwüre im Kehlkopf, welche bei Phthisikern oft vorkommen, wirklich stets specifisch tuberkulöse Affectionen sind. Oft sind sie vielleicht nur die Folge der mechanischen Reizung durch das viele Husten und der chemischen Reizung durch das Sputum. Endgiltig wird diese Frage erst durch den Nachweis der specifischen Tuberkelbacillen in den Larynxaffectionen der Phthisiker entschieden werden.

Dagegen sind die *schweren* Veränderungen im Larynx bei Phthisischen zweifellos echt tuberkulösen Ursprungs. Bei diesen findet man eine charakteristische *tuberkulöse Infiltration* mit Bildung miliarer Tuberkel in der Mucosa und Submucosa. Aus dem Zerfall der infiltrirten Partien bilden sich ausgedehnte, immer weiter fortschreitende *Geschwüre.* Diese sitzen namentlich an den Aryknorpeln, an den Stimmbändern und an der Epiglottis, von wo aus sie nicht selten auf den Zungengrund übergreifen. Dazu kommen Schwellung der benachbarten Theile durch collaterales Oedem, zuweilen Perichondritis laryngea und mechanische oder muskuläre Paresen der Stimmbänder. Die *laryngoskopische Untersuchung* lässt die meisten Einzelnheiten des Zerstörungsprocesses genügend genau erkennen. Sie giebt sogar oft ein besseres Bild von der Affection, als die eventuelle spätere anatomische Untersuchung, da in der Leiche die Hyperämie und Schwellung der Theile sehr zurücktreten.

Besonders charakteristisch für Tuberkulose, wenn vorhanden, ist die dicke Infiltration und theilweise Ulceration der Epiglottis.

Die **Symptome der Larynxtuberkulose** sind je nach der Ausbreitung und Intensität des Processes sehr verschieden. Zuweilen bestehen sie blos in mässiger Rauhigkeit und Heiserkeit der Stimme, in anderen Fällen aber steigern sie sich zu dem quälendsten Zustande, welcher bei der Tuberkulose überhaupt vorkommt. Namentlich ist dies der Fall, wenn die Ulceration an der Epiglottis und den Aryknorpeln sitzt. Das Schlucken ist dann äusserst schmerzhaft, so dass die Nahrungsaufnahme sehr beschränkt wird. Quälender schmerzhafter Husten tritt anfallsweise ein. In Folge von Ulcerationen oder Bewegungsstörungen der Stimmbänder besteht meist mehr oder weniger hochgradige Heiserkeit, welche sich bis zu vollständiger Aphonie steigern kann. Unter zunehmender allgemeiner Inanition, selten durch eintretendes Glottisödem, gehen die Kranken elend zu Grunde.

Die *Diagnose der Larynxtuberkulose* hat bei schon bestehender und erkannter Lungenphthise nie Schwierigkeiten. Durch die eintretende Heiserkeit oder etwaige Schlingbeschwerden aufmerksam gemacht, erkennt man mit Hülfe der laryngoskopischen Untersuchung die Art und den Sitz der Veränderungen. Dagegen kann die Diagnose in Fällen mit unsicherer gleichzeitiger Lungenaffection ziemliche Schwierigkeiten darbieten. Wie gesagt, unterscheiden sich die Erscheinungen anfangs nicht von denen des einfachen Katarrhs und der Verdacht auf bestehende Tuberkulose wird erst durch die Hartnäckigkeit des Leidens, durch den Habitus des Kranken, durch etwaige hereditäre Belastung, durch eintretendes Fieber und auffallende Abmagerung des Kranken wachgerufen. Bei fortgeschritteneren Veränderungen im Larynx kann die Unterscheidung zwischen Tuberkulose und Syphilis sehr schwierig sein. Weitläufige Beschreibungen beider Affectionen erleichtern die Unterscheidung nicht. Nur ein durch Uebung geschärfter Blick und die genaue Berücksichtigung aller einschlägigen Verhältnisse ermöglichen die richtige Diagnose. Auch in dem Erfolg resp. in der Nutzlosigkeit einer antiluetischen Kur liegt ein wichtiges diagnostisches Moment.

Die **Therapie** ist in den leichteren Fällen dieselbe, wie beim Katarrh des Kehlkopfs, und dann auch zuweilen von entschiedenem Nutzen. Bei eingetretenen Geschwüren kann man versuchen, durch Aetzungen mit Argentum nitricum eine zeitweise Besserung zu erreichen. In vorgeschritteneren Fällen wird man sich meist bald auf eine rein palliative Therapie beschränken. Am meisten Nutzen zur Verminderung der Schmerzen und Schlingbeschwerden gewähren die beständige Darreichung von Eisstückchen und vor allem der ausgiebige Gebrauch der Narcotica. Subcutane Morphiuminjectionen 1/4 Stunde vor jeder Mahlzeit schaffen die meiste Erleichterung. Ausserdem kann man den Larynx mit starken Morphiumlösungen auspinseln, Morphiumpulver einblasen, Lösungen von Morphium, Bromkalium, Aqua Laurocerasi inhaliren lassen.

SECHSTES CAPITEL.

Lähmungen der Kehlkopfmuskeln.

1. Lähmungen im Gebiete des Nervus laryngeus superior.

Der N. laryngeus sup. vagi ist der *sensible Nerv* für die Schleimhaut in dem oberen Abschnitte des Kehlkopfs bis zur Stimmritze und auch für die Schleimhaut der Epiglottis und deren Umgebung. Ausserdem enthält er aber auch *motorische* Fasern für den *Musc. crico-thyreoideus.* Klinische Erfahrungen machen es wahrscheinlich, dass der N. laryngeus sup. auch die Herabzieher des Kehldeckels, die *Mm. thyreo- und ary-epiglottici* innervirt, vielleicht sogar auch den *M. arytaenoideus.* Doch erhalten diese drei letztgenannten Muskeln vielleicht ihre motorischen Fasern auch vom N. recurrens (N. laryngeus inferior).

Lähmungen der Mm. crico-thyreoidei und der Herabzieher der Epiglottis kommen relativ am häufigsten nach abgelaufener *Diphtherie* zur Beobachtung. Gewöhnlich sind sie eine Theilerscheinung ausgebreiteterer Lähmungen und dabei häufig mit einer Anästhesie der vom N. laryngeus sup. mit sensiblen Fasern versehenen Schleimhautpartien verbunden (v. Ziemssen).

Die *Lähmung der Mm. ary- und thyreo-epiglottici* erkennt man an der unbeweglichen, aufrecht gegen den Zungengrund gerichteten Stellung der Epiglottis.

Die *Lähmung der Mm. crico-thyreoidei* soll die Stimme rauh und namentlich das Hervorbringen hoher Töne unmöglich machen, da hierzu die Function des genannten Muskels als *Spanner der Stimmbänder* nothwendig ist. Laryngoskopisch ist der Nachweis dieser Lähmung äusserst schwierig. Excavation der Stimmbandränder, der Mangel sichtbarer Vibrationen derselben, vielleicht bei einseitiger Lähmung auch ein Höherstehen des gesunden Stimmbandes sollen die Hauptzeichen derselben sein.

Ueber die *Lähmung des M. arytaenoideus* s. u.

2. Lähmungen im Gebiete des Nervus laryngeus inferior s. recurrens.

Der N. recurrens versorgt mit *sensiblen* Fasern die Schleimhaut der unteren Kehlkopfhöhle (unterhalb der Stimmritze) und ist der motorische Nerv für sämmtliche Kehlkopfmuskeln ausser dem M. cricothyreoideus (und vielleicht den Herabziehern des Kehldeckels s. o.). Die von ihm innervirten Muskeln ordnen sich ihrer Function nach in folgende drei Gruppen:

a) *Glottisöffner* sind allein die Mm. crico-arytaenoidei postici.

b) *Glottisschliesser* sind die Mm. crico-arytaenoidei laterales und der M. arytaenoideus (transversus und obliquus).

c) *Stimmbandspanner* sind die Mm. thyreo-arytaenoidei, welche zugleich zu den Glottisschliessern gehören, hauptsächlich aber die feinen Spannungsunterschiede der Stimmbänder hervorbringen, welche beim Gesange und den Modulationen der Rede nothwendig sind. Sie haben also dieselbe Aufgabe, wie die gröber wirkenden, vom N. laryng. sup. innervirten Mm. crico-thyreoidei.

Die motorischen Nervenfasern für alle diese Muskeln stammen eigentlich aus dem N. accessorius, von welchem aus sie in den Vagusstamm und von hier aus erst in die Kehlkopfnerven eintreten.

Recurrenslähmungen kommen am häufigsten in Folge von *Drucklähmung des Recurrensstammes* vor. Namentlich sind es Aneurysmen des Aortenbogens, welche linksseitige Recurrenslähmung hervorrufen. Ferner können Bronchialdrüsentumoren, Oesophaguscarcinome, Schilddrüsentumoren, Mediastinaltumoren, ja in seltenen Fällen sogar grosse pericardiale Exsudate eine Lähmung des Recurrens einer Seite verursachen. Rechtsseitige Lähmungen sieht man relativ häufig bei Schrumpfungen in der rechten Lungenspitze, ferner in den seltenen Fällen von Aneurysma der Art. subclavia. In anderen Fällen ist die Recurrenslähmung durch eine Affection seiner Fasern im Vagus oder gar im Accessorius bedingt. Ausser etwaigen operativen Verletzungen sind es auch hier vorzugsweise Neubildungen, welche die Leitungslähmung bewirken. Ferner kommen Recurrenslähmungen vor durch Affectionen der Accessoriuskerne bei *Bulbärerkrankungen*, bei den verschiedenen Formen der acuten Bulbärlähmung, bei der typischen chronischen Bulbärparalyse, bei multipler Sklerose u. s. w. Als cerebrale Lähmungen sind die nicht seltenen *hysterischen Lähmungen* im Gebiete des Recurrens aufzufassen. Auch nach *Diphtherie* und, wie schon erwähnt, bei katarrhalischen und ulcerösen Processen im Kehlkopf kommen ziemlich häufig Paresen einzelner Muskeln vor. Endlich beobachten wir zuweilen Kehlkopfmuskellähmungen, für welche wir eine Ursache aufzufinden nicht im Stande sind.

1. **Vollständige Recurrenslähmung** (Lähmung aller vom Recurrens versorgten Kehlkopfmuskeln) kommt bei den Compressionslähmungen des Recurrensstammes oder dessen Fasern im Vagus relativ häufig vor. *Laryngoskopisch* (s. Fig. 11) findet man sowohl bei der Athmung wie beim Intoniren das Stimmband auf der gelähmten Seite in mittlerer Stellung (sog. Cadaverstellung) und vollständig bewegungslos. Beim möglichst starken Intoniren überschreitet das gesunde Stimmband die Mittellinie und findet ein Ueberkreuzen des Aryknorpel statt, wodurch eine Schiefstellung der Glottis zu Stande kommt. Die *sonstigen Symptome* sind zuweilen so gering, dass ohne Spiegeluntersuchung an die Lähmung gar nicht gedacht wird. Gewöhnlich aber ist die Sprache unrein, schlägt oft in die Fistel über und die Kranken ermüden leicht beim Sprechen. Bei *beiderseitiger Recurrenslähmung*, welche sehr selten ist, stehen beide Stimmbänder in Cadaverstellung. Es besteht vollständige Aphonie und Unmöglichkeit, zu husten, weil zum Husten ein anfänglicher fester Glottisverschluss nothwendig ist. Dagegen haben die Kranken bei ruhigem Verhalten keine Dyspnoë.

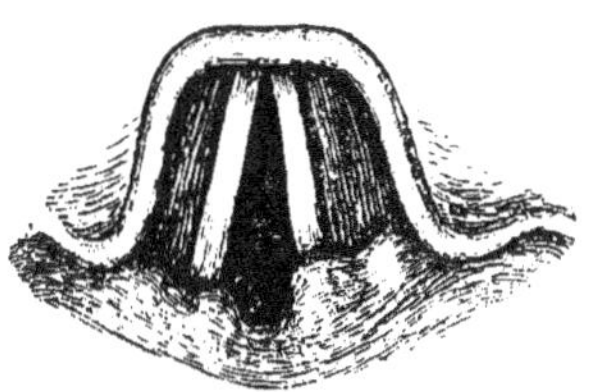

Fig. 11. Inspirationsstellung bei linksseitiger Stimmbandlähmung resp. Recurrensleitungslähmung.

2. **Lähmung der Glottiserweiterer**, *der Mm. crico-arytaenoidei postici.* Die beiderseitige Lähmung dieser Muskeln ist eine zwar sehr seltene, aber klinisch äusserst wichtige Erscheinung, da sie einen Zustand *höchster inspiratorischer Dyspnoë* zur Folge hat. Gewöhnlich entwickelt sich dieser Zustand allmählich und zwar meist ohne genügend bekannte Ursache. Wahrscheinlich sind es Affectionen in den Nerven selbst, welche schliesslich zu der Lähmung führen. In den meisten Fällen dauert das Leiden jahrelang. Die Dyspnoë steigert sich, namentlich aus äusseren Anlässen, zu den heftigsten Erstickungsanfällen und schon mehrmals wurde die Tracheotomie nothwendig. Die Athmung bei der Lähmung der Glottiserweiterer ist in der Weise verändert, dass nur die *Inspiration* erschwert, langgezogen, geräuschvoll, die Exspiration dagegen frei und ungehemmt ist. Dies beruht auf einer ventilartigen Ansaugung der Stimmbänder bei der inspiratorischen Erweiterung des Brustkorbes, während der exspiratorische Luftstrom die Stimmbänder leicht zur Seite schiebt. Die Stimmbildung ist meist ganz ungestört.

Laryngoskopisch (s. Fig. 12) findet man die Glottis in einen schmalen Spalt verwandelt, welcher bei der Inspiration, statt sich zu erweitern, noch enger wird.

Die Prognose ist meist ungünstig. Nur bei *Hysterischen* können dieselben scheinbar schweren Zustände eintreten und nach kurzer Zeit wieder verschwinden.

3. **Lähmung der Mm. thyreo-arytaenoidei.** Die Lähmung oder Parese dieser in den Stimmbändern selbst verlaufenden Muskeln, welche die hauptsächlichsten Spanner der Stimmbänder sind, gehört zu den häufigsten Muskellähmungen im Kehlkopf. Sie kommt namentlich bei acuten und chronischen Katarrhen der Laryngealschleimhaut vor und ist oft die Hauptursache der bestehenden Heiserkeit. Ferner kommt sie durch

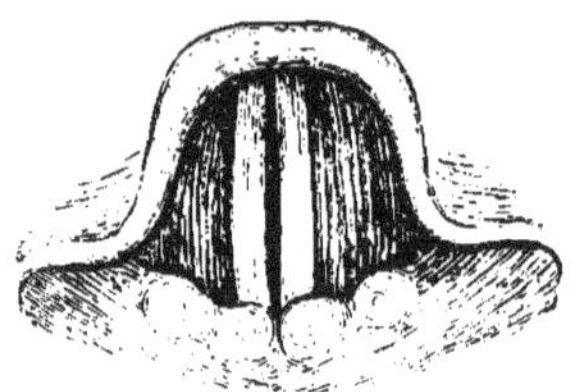

Fig. 12. Beiderseitige complete Posticus-lähmung im Moment der Inspiration.

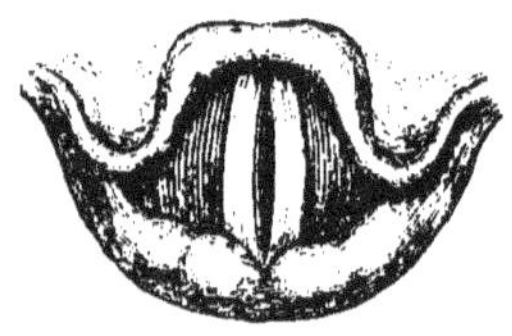

Fig. 13. Lähmung beider Mm. thyreo-arytaenoidei interni in Folge acuter Laryngitis.

Ueberanstrengung der Stimme (bei Sängern, Rednern) nicht selten vor. Endlich ist sie eine der gewöhnlichsten Ursachen der hysterischen Aphonie.

Die Lähmung der Mm. thyreo-arytaenoidei ist beiderseitig oder einseitig. Häufig ist sie combinirt mit einer Parese der übrigen Glottisschliesser, der Mm. arytaenoidei und der Mm. crico-thyreoidei. *Laryngoskopisch* (s. Fig. 13) sieht man bei der gewöhnlichen doppelseitigen Parese der Thyreo-arytaenoidei, dass beim Intoniren die Glottis sich nicht vollständig schliesst, sondern ein ovaler Spalt zwischen den Stimmbändern offen bleibt. Bei einseitiger Lähmung zeigt das befallene Stimmband eine Excavation seines medialen Randes. Die Stimme ist stets mehr oder weniger stark heiser, leise, das Sprechen anstrengend.

In vielen Fällen kann bei genügender Schonung der Stimme und nach der Abheilung des der Lähmung eventuell zu Grunde liegenden Katarrhs vollständige Heilung erzielt werden. Die hysterischen Stimmbandlähmungen zeichnen sich durch ihr plötzliches Verschwinden und Wiederauftreten, meist nach psychischen Erregungen, aus. Sie kommen nicht selten auch bei Kindern (besonders Mädchen) im Alter von ca. 10—14 Jahren vor (vgl. das Capitel über Hysterie).

4. **Lähmung des M. arytaenoideus** kommt selten isolirt vor. Man

beobachtet sie zuweilen bei Larynxkatarrhen oder bei hysterischer Aphonie. Die Stimme ist stark heiser, und *laryngoskopisch* (s. Fig. 14) findet man beim Intoniren den ganzen vorderen Abschnitt der Stimmbänder sich gut schliessend, während die Glottis cartilaginea wegen des ungenügenden Aneinanderrückens der Aryknorpel als dreieckiger Spalt offen bleibt. Bei gleichzeitiger Lähmung der Mm. thyreo-arytaenoidei und

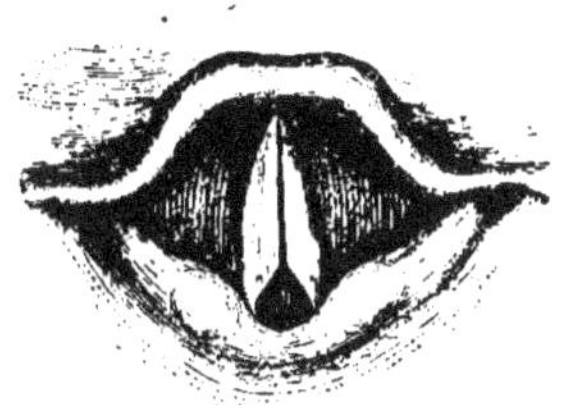

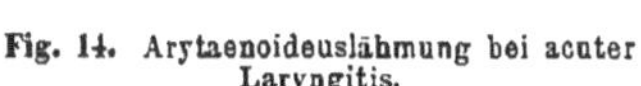

Fig. 14. Arytaenoideuslähmung bei acuter Laryngitis.

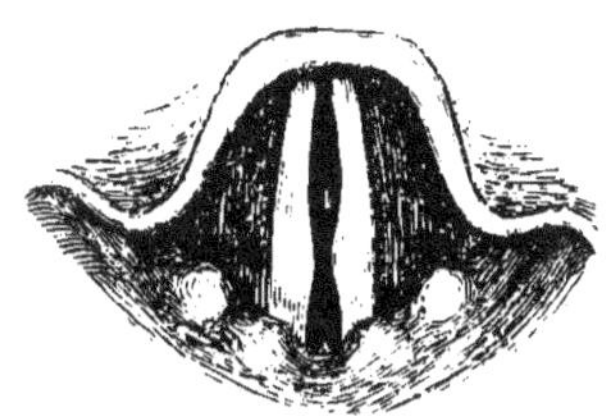

Fig. 15. Beiderseitige Internuslähmung mit Arytaenoideusparese combinirt.

des M. arytaenoideus zeigt die Glottis beim Intoniren eine annähernd sanduhrförmige Oeffnung (s. Fig. 15), da sowohl der vordere, wie der hintere Abschnitt der Glottis nicht geschlossen wird, während die Processus vocales durch die normale Einwärtsdrehung der Aryknorpel (Wirkung der Mm. crico-arytaenoidei laterales) ihre gewöhnliche mediale Stellung beim Intoniren erhalten.

5. Isolirte **Lähmung der Mm. crico-arytaenoidei** ist nicht mit Sicherheit beobachtet worden. Dagegen sind einige Fälle von completer, gleichzeitiger *Lähmung aller Stimmbandschliesser* beschrieben worden, bei denen die Stimmbänder unbeweglich lateralwärts bei abnorm weit geöffneter Glottis standen.

Die **Therapie** der Stimmbandlähmungen kann nur dann Aussicht auf Erfolg haben, wenn das Grundleiden einer Heilung fähig ist. Bestehen gleichzeitige katarrhalische oder sonstige Erkrankungen des Kehlkopfs, so sind diese vor allem nach den oben angegebenen Regeln zu behandeln. Die Compressionslähmungen durch Tumoren u. s. w. sind nur in seltenen Fällen durch eine Exstirpation oder Verkleinerung des Tumors (Strumen) zu heben. — Sehr günstig wirkt die *Elektricität*, sowohl bei den katarrhalischen, diphtheritischen und sogenannten „rheumatischen", d. h. ohne nachweisbare Ursache entstandenen Paresen, als namentlich auch bei alten hysterischen Aphonien. Bei letzteren tritt zuweilen sehr rasche Heilung ein, welche freilich nicht immer von Dauer ist. Gewöhnlich benutzt man starke äussere Faradisation am Halse oder Galvanisation durch den Kehlkopf hindurch, verbunden mit häufigen

Stromwendungen. Von ZIEMSSEN sind auch Elektroden für die endolaryngeale Reizung der einzelnen Kehlkopfmuskeln construirt worden. *Innerlich* verordnet man anämischen Individuen *Eisenpräparate* und kleine Dosen Chinin. Empfehlenswerth sind auch subcutane *Strychnininjectionen* (täglich 0,003—0,01). Bei den hysterischen Aphonien sind *methodische Sprech- und Athemübungen* von grossem Nutzen.

SIEBENTES CAPITEL.

Spasmus glottidis.

(Stimmritzenkrampf. Asthma Millari. Asthma thymicum.)

Aetiologie. Der Spasmus glottidis ist eine fast ausschliesslich bei *Kindern* bis zum dritten Lebensjahre vorkommende Krankheit, welche in Anfällen von krampfhaftem Glottisverschluss und dadurch bedingter höchstgradiger Dyspnoë besteht. *Knaben* werden von dieser Krankheit häufiger befallen, als Mädchen. Die eigentliche Ursache der Krankheit ist uns noch gänzlich unbekannt. Der alte Name *Asthma thymicum* deutet darauf hin, dass man früher eine Vergrösserung der Thymusdrüse für die Ursache der Anfälle hielt. Diese Anschauung ist aber durchaus ungerechtfertigt. Auffallend, aber unerklärt ist der Zusammenhang des Glottiskrampfes mit der *Rachitis*. Gegen 2/3 aller am Glottiskrampf leidenden Kinder sind rachitisch. Für einen centralen Ursprung des Leidens spricht die Thatsache, dass dasselbe nicht selten mit *Eclampsie* combinirt ist in der Weise, dass die Anfälle von Stimmritzenkrampf sich zu eclamptischen Anfällen steigern oder dass beide Arten von Anfällen miteinander alterniren. In den Fällen, welche, wie nicht selten, zur Zeit der Dentition auftreten, hat man einen *reflectorischen* Charakter der Krankheit annehmen wollen.

Krankheitssymptome. Der *einzelne Anfall* tritt gewöhnlich ganz plötzlich am Tage oder Nachts auf, entweder ohne jede Veranlassung, oder durch ein äusseres Moment (Schreien, Trinken, psychische Erregung) veranlasst. Er beginnt meist mit einer tiefen Inspiration. Dann tritt vollständiger Athemstillstand ein. Die Kinder werden blass, cyanotisch, blicken angstvoll umher, verdrehen die Augen und machen mühsame, angestrengte Respirationsversuche. In schweren Fällen stellt sich vorübergehende Bewusstlosigkeit ein und treten, wie schon erwähnt, auch in den Extremitäten- und Rumpfmuskeln tonisch-clonische Zuckungen hinzu. Die Dauer des Anfalls beträgt wenige Secunden bis höchstens 2 Minuten. In sehr schweren Fällen kann der Anfall unmittelbar den

Tod zur Folge haben. Im günstigen Fall lässt der Krampf nach, es erfolgen einige tiefe, geräuschvolle Athemzüge und in kurzem befinden sich die Kinder wieder vollständig wohl. Die Intensität der Anfälle wechselt übrigens in den einzelnen Fällen und auch bei demselben Kinde sehr beträchtlich. Zuweilen erfolgt überhaupt nur ein Anfall oder eine geringe Zahl derselben. In anderen Fällen wiederholt sich die Scene in wechselnder Intensität und Häufigkeit Monate lang. Erst wenn die Kinder das dritte Jahr erreichen, lässt die Krankheit fast immer nach. Eine ziemlich grosse Zahl der an Spasmus glottidis leidenden Kinder stirbt freilich schon früher, theils im Anfalle selbst, theils an sonstigen Affectionen.

Bei *Erwachsenen* kommt der echte Spasmus glottidis fast nie vor. Analoge Anfälle beobachtet man aber zuweilen bei der Hysterie.

Die **Therapie** hat sich zunächst stets mit dem Allgemeinzustande der Kinder zu beschäftigen. Gelingt es, die Ernährung der meist blassen und atrophischen Kinder zu bessern, so werden oft auch die Anfälle seltener, schwächer und bleiben schliesslich ganz aus. Im Anfalle selbst muss das Kind aufgerichtet werden. Man bespritzt das Gesicht mit Wasser oder macht bei längerem Andauern des Krampfes eine stärkere kalte Uebergiessung. Die Haut frottirt man, reibt Senfspiritus ein oder legt Senfteige auf die Brust und die Waden. Sind die Anfälle sehr häufig und intensiv, so muss man *Narcotica* anwenden, entweder Chloroforminhalationen oder mit Vorsicht subcutane Morphiuminjectionen (0,001—0,005 bei Kindern).

Unsere Mittel, die Wiederkehr der Anfälle zu verhindern, sind in ihrer Wirkung leider meist recht unsicher. Empfohlen sind *Bromkalium* und vor allem *Moschus* (Tinct. Moschi, 1—2stündlich 10 Tropfen).

ACHTES CAPITEL.

Sensibilitätsstörungen im Kehlkopf.

Sensibilitätsstörungen der Kehlkopfschleimhaut sind vorzugsweise *im Gebiete des N. laryngeus superior* (Epiglottis und obere Kehlkopfhöhle bis zur Stimmritze) beobachtet worden, selten jedoch auch in dem unteren Kehlkopfabschnitt, welcher vom N. recurrens mit sensiblen Fasern versorgt wird. Am häufigsten kommen sie verbunden mit motorischen Störungen vor und zwar einmal bei *hysterischen*, ferner aber auch nicht selten bei *diphtheritischen Lähmungen.* Die Anästhesie des Kehlkopfs documentirt sich durch die Unempfindlichkeit, welche die Patienten bei der Berührung der einzelnen Kehlkopftheile mit der Sondenspitze zeigen. Fast immer sind auch die Würg- und Hustenreflexe aufgehoben, so dass man ziemlich bequem mit dem Finger den ganzen Kehlkopfeingang abtasten kann.

Diese *Reflexaufhebung* kann bei schweren diphtheritischen Lähmungen gefährlich werden, da in Folge davon beim Schlucken leicht Speisetheile in den Kehlkopf gelangen und nicht ausgehustet, sondern weiter in die Lungen hinein aspirirt werden, wo sie zu lobulären Pneumonien Veranlassung geben. Diese Gefahr ist besonders gross, wenn gleichzeitig die Unmöglichkeit besteht, kräftig zu husten, wie es namentlich bei mangelhaftem Glottisverschluss der Fall ist. Ein grosser Theil der Todesfälle bei schweren diphtheritischen Lähmungen und ebenso auch bei bulbären Erkrankungen, welche die Sensibilität, Motilität und Reflexerregbarkeit im Larynx herabsetzen, beruht in letzter Linie auf der Entwicklung secundärer lobulärer Pneumonien in Folge von Verschluckung und Aspiration. Bei *hysterischen Anästhesien* ist dieser Vorgang nicht zu fürchten.

Eine wirksame Prophylaxis gegen die eben erwähnten gefährlichen Folgezustände ist nur dadurch möglich, dass man bei Kranken, bei welchen häufiges Verschlucken und Hustenschwäche sich einstellt, sofort die Ernährung mit der *Schlundsonde* vornimmt.

NEUNTES CAPITEL.

Neubildungen im Kehlkopf.

Obwohl die Neubildungen im Kehlkopf vorzugsweise specialistisches und chirurgisches Interesse haben, geben wir hier doch einen kurzen Ueberblick über dieselben. Namentlich müssen wir darauf hinweisen, dass dieselben *nur* mit Hülfe des Kehlkopfspiegels erkannt werden können. Leider kommt es nicht gar zu selten vor, dass Kranke lange Zeit erfolglos an „chronischem Kehlkopfkatarrh“ behandelt werden, bis erst die laryngoskopische Untersuchung als Ursache der Heiserkeit eine Neubildung ergiebt. Die möglichst frühzeitige Diagnose der Neubildung ist namentlich beim Carcinom deshalb so wichtig, weil die Operation (s. u.) um so mehr Aussicht auf Erfolg hat, je eher sie gemacht wird.

A. Gutartige Neubildungen im Kehlkopf.

1. Das *Papillom* ist eine der häufigsten Neubildungen im Kehlkopf. Es bildet drusige, blumenkohlartige Auswüchse, welche am häufigsten in den vorderen Abschnitten der Stimmbänder, selten der Taschenbänder sitzen. Die Basis der Geschwulst ist breit oder gestielt.

Besondere Entstehungsursachen kennt man nicht. Zuweilen entwickeln sich die Papillome bei bestehendem chronischen Katarrh.

2. Das *Fibrom* im Kehlkopf ist ebenfalls relativ häufig. Die als „*Kehlkopfpolyp*" bezeichneten Geschwülste des Kehlkopfs sind grösstentheils Fibrome. Dieselben sitzen meist an den Stimmbändern und bilden erbsengrosse bis kirschgrosse, meist gestielte Geschwülste von weisslicher oder röthlich-brauner Färbung. Leute, welche ihr Stimmorgan stark anstrengen, sollen eine erhöhte Disposition zur Fibrombildung haben.

3. *Cysten und „Schleimpolypen"*, welche wahrscheinlich meist durch Anhäufung von Secret in einer Schleimdrüse nach Verstopfung ihres Ausführungsganges entstehen, kommen selten vor. Man findet sie in den Morgagni'schen Ventrikeln, an der Epiglottis u. a.

Die Beschwerden, welche gutartige Geschwülste im Kehlkopf hervorrufen, hängen theils vom Sitz, theils von der Grösse der Neubildung ab. Kleine Polypen können ganz symptomlos verlaufen und werden nur zufällig bei der Spiegeluntersuchung gefunden. Meist sind es Heiserkeit, Druck und Kratzen im Kehlkopf oder bei grösseren Geschwülsten Athembeschwerden, welche Veranlassung zur Untersuchung geben.

B. Bösartige Neubildungen. Carcinom des Kehlkopfs.

Carcinome entwickeln sich, meist bei älteren Personen, entweder primär im Kehlkopf oder gehen von befallenen Nachbarorganen aus auf den Kehlkopf über. Im ersteren Fall bilden die Stimmbänder oder die Morgagni'schen Ventrikel den häufigsten Ausgangspunkt. Ein Uebergreifen auf den Kehlkopf kommt namentlich beim Krebs der Zunge, des Pharynx, selten auch des Oesophagus vor.

Die *Symptome des Kehlkopfkrebses* entwickeln sich langsam. Heiserkeit, Schlingbeschwerden, Schmerzen im Kehlkopf, welche nicht selten in das eine Ohr ausstrahlen, eintretende Athembeschwerden und endlich die Zeichen der allgemeinen Schwäche und Abmagerung, wie wir sie bei fast allen Carcinomen finden, setzen das Krankheitsbild zusammen. Die Diagnose ist nur mit Hülfe des Kehlkopfspiegels möglich. Daneben kann zuweilen auch die Digitaluntersuchung, welche am Kehlkopfeingang oder in der Nachbarschaft des Kehlkopfs die charakteristische Härte ergiebt, von diagnostischer Bedeutung sein. Eine Beschreibung des Spiegelbildes lässt sich bei der Mannigfaltigkeit der Fälle im Allgemeinen nicht geben. Man sieht die unebene, meist injicirte, mit Schleim bedeckte, oft schon exulcerirte Neubildung, und daneben zuweilen die secundären Erscheinungen des Katarrhs, eingetretener Perichondritis u. dgl. Meist ist die Diagnose bei einiger Uebung nicht schwer. Doch kann zuweilen die Unterscheidung von Tuberkulose oder Syphilis Schwierigkeiten machen. Immer müssen daher auch alle anderen Organe des Kranken genau untersucht werden.

Die **Therapie** aller Kehlkopfneubildungen kann nur eine chirurgische sein. In Bezug auf alle Einzelnheiten müssen wir auf die Specialwerke verweisen. Zur Entfernung der gutartigen Polypen sind von den Laryngologen zahlreiche Instrumente construirt worden, mit welchen unter Leitung des Spiegels die Neubildung abgeschnitten, abgeschnürt, abgequetscht oder abgerissen wird. Bei den Carcinomen des Larynx kann nur die Totalexstirpation des Kehlkopfs mit späterer Anbringung eines künstlichen Kehlkopfs dauernden Erfolg schaffen, eine Operation, welche zuerst von BILLROTH, später auch von anderen Chirurgen glücklich ausgeführt worden ist.

ZEHNTES CAPITEL.
Syphilis des Kehlkopfs.

Pathologische Anatomie. Die Syphilis des Kehlkopfs zeigt sich zuweilen blos als *katarrhalische Entzündung* der Schleimhaut (syphilitischer Larynxkatarrh), welche anatomisch keine Eigenthümlichkeit darbietet und deren eigentliche Bedeutung nur aus dem gleichzeitigen Bestehen anderer Zeichen von Lues erkannt werden kann. In anderen Fällen aber kommt es zu gröberen anatomischen Störungen, zur syphilitischen Infiltration der Schleimhaut, entweder in Form der *Schleimhautpapeln* (plaques muqueux) oder in Form derberer knotiger Massen mit grosser Tendenz zum Zerfall und zur *Geschwürsbildung.* Die *Papeln*, welche den breiten Condylomen auf der äusseren Haut vollkommen analog zu setzen sind, bilden weissliche zarte Schleimhauterhebungen, welche aus einem zellreichen Granulationsgewebe bestehen. Sie sitzen vorzugsweise in dem *oberen* Theile des Kehlkopfs, auf der Epiglottis, den Lig. aryepiglotticis und an der hinteren Larynxwand. Nur selten sieht man sie auf den Stimmbändern oder gar noch tiefer.

Die *derberen Infiltrationen* („Gummaknoten") sitzen an der Epiglottis, an der vorderen Fläche der hinteren Larynxwand, an den wahren und falschen Stimmbändern und zeigen, wie schon erwähnt, grosse Tendenz zur Ulceration. Die *syphilitischen Geschwüre* sind ein fast constanter Befund bei schwererer Larynxsyphilis. Sie sitzen an den oben erwähnten Stellen. Besonders häufig ist die syphilitische Zerstörung der Epiglottis. Als allgemeine Kennzeichen der syphilitischen Geschwüre kann man anführen den gerötheten, derben, oft sinuösen Rand der Geschwüre, die Neigung der Geschwüre einerseits in die Tiefe zu greifen, andererseits aber auch zur Narbenbildung. In Folge des Tiefgreifens der syphilitischen Geschwüre entsteht zuweilen *secundäre Perichondritis* und Knorpelablösung. Die *Narbenbildung* ist in diagnostischer Hinsicht wichtig, da sie fast niemals bei tuberkulösen oder carcinomatösen Geschwüren vorkommt. Ferner aber ist sie für den weiteren Verlauf der Krankheit von grosser Bedeutung, weil durch die sich bildenden Narbenstränge und narbigen Verwachsungen beträchtliche dauernde Störungen der Sprache, des Schlingens und vor allem der Respiration (Kehlkopfstenosen) entstehen können.

Die **Symptome**, welche die Larynxlues macht, wechseln selbstverständlich je nach dem Sitze und der Ausbreitung der Affection. Sind die Stimmbänder befallen (Katarrh, Ulceration), so macht eintretende *Heiserkeit* auf das Ergriffensein des Larynx aufmerksam, während bei Affectionen der Epiglottis, der Aryknorpel und deren Umgebung nur über Schlingbeschwerden geklagt wird. In vielen Fällen fehlen subjective Beschwerden der Patienten ganz und nur eine Untersuchung mit dem Kehlkopfspiegel giebt über den Zustand des Larynx Aufschluss.

Nur selten ist übrigens der Kehlkopf allein der Sitz einer syphilitischen Erkrankung. Meist findet man die analogen Veränderungen gleichzeitig im Rachen, Nasenrachenraum, in der Nase u. s. w. Die Miterkrankung dieser Organe ist von grosser diagnostischer Bedeutung. Selbstverständlich besteht gleichzeitig auch häufig Syphilis der Haut.

Der *Zeit ihres Auftretens* nach rechnet man die Larynxlues gewöhnlich zu den „*secundären Erscheinungen*“ der Syphilis, welche etwa 2—3 Monate nach der Primärinfection auftreten. Doch kommen auch noch viel später sowohl erstmalige Erkrankungen, als auch Recidive und Nachschübe der Syphilis im Kehlkopf vor.

Die **Therapie** besteht vor allem und in erster Linie in der Allgemeinbehandlung der Syphilis. Gerade bei dem Befallensein des Kehlkopfs gilt es, möglichst rasch die Affection zur Heilung zu bringen, um tiefer greifenden Zerstörungen und ausgedehnteren Narbenbildungen vorzubeugen. Erreichen kann man dies am besten durch eine energische Schmierkur (tägliche Einreibung von 3,0—5,0 Ungt. cinereum in die Haut; s. das Capitel über Syphilis), welche weiter unterstützt wird durch Darreichung von 1,0—2,0 Jodkalium pro die. Bei dieser Allgemeinbehandlung heilt die Larynxlues oft ohne jede Localbehandlung vollständig. Doch ist es zweckmässig, namentlich in schwereren Fällen ulceröser Lues, die Geschwüre einige mal auch local mit starken Höllensteinlösungen zu ätzen. Auch Bepinseln der Ulcerationen mit Jodglycerin (Jodi 0,2, Kalii jodat. 2,0, Glycerini 10,0) ist empfehlenswerth.

Die Behandlung etwa zurückbleibender Narbenstenosen, welche Athembeschwerden verursachen, geschieht mittelst der schon früher erwähnten mechanischen Dilatationsmethoden.

DRITTER ABSCHNITT.

Krankheiten der Trachea und der Bronchien.

ERSTES CAPITEL.

Acuter Katarrh der Trachea und der Bronchien.

(Tracheitis und Bronchitis catarrhalis acuta.)

Aetiologie. Der acute Katarrh der grösseren Luftwege (Trachea und gröbere Bronchien) ist eine häufig vorkommende Krankheit, welche nicht selten auf scheinbar eclatante *Erkältungsursachen* zurückgeführt werden kann. Es ist begreiflich, dass die Einathmung kalter, feuchter Luft zuweilen einen directen schädlichen Einfluss auf die Schleimhaut der oberen Luftwege ausübt. Sehr oft ist der Bronchialkatarrh verbunden mit einem gleichzeitigen Katarrh des Larynx, seltener auch des Rachens. Bei den gewöhnlichen, leichten Bronchialkatarrhen erstreckt sich der Katarrh meist nur auf die Trachea und die ersten gröberen Verzweigungen der Bronchien, während die feineren Bronchien gesund bleiben.

Intensivere Entzündungen der Bronchialschleimhaut kommen in Folge stärker wirkender *mechanischer oder chemischer Reize* vor. Nach der Einathmung schädlicher Gase (besonders untersalpetersaurer Dämpfe, schwefliger Säure, Chlor-, Bromdämpfe u. dgl.) entwickelt sich intensive Bronchitis, wie dies besonders bei Fabrikarbeitern beobachtet wird. Ebenso schädlich wirkt die Einathmung von Rauch, Staub, besonders vegetabilischem Staub, wozu ebenfalls manche Gewerbe und Arbeiten vorzugsweise Gelegenheit geben (Müller, Kohlenarbeiter u. s. w.). Bei diesen Formen der Bronchitis erstreckt sich der Katarrh oft bis in die feineren Bronchien hinein.

Noch häufiger, als die bisher erwähnten Formen primärer Bronchitis, ist die Bronchitis, welche im *Verlauf sonstiger acuter und chronischer Krankheiten auftritt.* Für die Entstehung derselben kommen wahrscheinlich meist *infectiöse Ursachen* in Betracht. Bei gewissen acuten Infectionskrankheiten gehört die Bronchitis zu den fast constanten, wahrscheinlich von der Primärinfection direct abhängigen Localaffectionen, so namentlich bei den *Masern* und beim *Keuchhusten*. Bei den meisten anderen acuten Infectionskrankheiten entwickelt sich dagegen die Bronchitis secundär und beruht auf einer Aspiration schädlicher Stoffe von den oberen Theilen der Luftwege her. So erklärt sich die Bronchitis bei den diphtheritischen Processen im Pharynx und Larynx, insoweit sie nicht auf einer directen Ausbreitung der Krankheit beruht, ferner bei den Pocken u. a. Bei allen möglichen sonstigen schweren Krankheiten kommt es ebenfalls häufig zu Bronchitis, weil in der Mundhöhle und im Rachen Secretanhäufung, Entzündung, Soorbildung u. s. w. stattfindet und von hier aus Entzündungserreger in die Bronchien hinein aspirirt werden. Ein weiteres schädliches Moment ist bei allen schweren Kranken die mangelhafte Expectoration. In den Bronchien bleibt das Secret liegen, in dem stagnirenden Schleim bilden sich Zersetzungsvorgänge, siedeln sich Bacterien an und führen zunächst zur Bronchitis, weiterhin zu den so häufigen lobulären Pneumonien. Auch die Verschluckung und Aspiration von leicht zersetzlichen Speisetheilen ist eine wichtige Ursache der secundären Bronchitiden.

Wie weit auch bei der primären Bronchitis infectiöse Momente als Ursachen in Betracht kommen, wissen wir nicht, obgleich eine derartige Aetiologie für manche Fälle nicht unwahrscheinlich ist. Mit Sicherheit können wir sie annehmen für den *Keuchhusten*, welcher unten in einem besonderen Capitel besprochen werden wird. Ferner treten zuweilen in epidemischer Ausbreitung fieberhafte Bronchialkatarrhe (meist mit Katarrh der übrigen Respirationsschleimhaut verbunden) auf, welche man als *Grippe* (*Influenza*) beschrieben hat und die jedenfalls infectiöser Natur sind.

Endlich ist zu erwähnen, dass eine acute Bronchitis zuweilen blos eine *Steigerung einer schon vorher bestehenden chronischen Bronchitis* darstellt.

Die *Disposition* zur acuten Bronchitis ist bei verschiedenen Personen ungleich. Worauf im Grunde eine derartige gesteigerte Disposition zu Bronchialerkrankungen beruht, wie wir sie einerseits bei schwächlichen, anämischen, andererseits aber zuweilen auch bei sogenannten „vollblütigen“ Personen finden, wissen wir nicht. Bei Kindern und älteren Leuten ist die Bronchitis häufiger, als im mittleren Lebensalter. Die meisten Erkrankungen kommen, wie bekannt, im Frühjahr und Herbst vor.

Symptome. *Brustschmerzen* können bei einer einfachen katarrhalischen Bronchitis vorhanden sein, haben aber meist nur einen geringen Grad. Bei einer stärkeren *Tracheitis* empfinden die Kranken meist ein schmerzhaftes Gefühl von Wundsein im Halse und hinter dem oberen Sternum. Während des Hustens wird dieser Schmerz stärker. Die Schleimhaut der *Bronchien* hat, wie es scheint, keine schmerzempfindenden Nervenfasern. Die etwa bestehenden Brustschmerzen bei der Bronchitis sind meist Muskelschmerzen (in den Intercostalmuskeln) und entstehen in Folge der starken Hustenstösse.

Der *Husten* ist eins der constantesten Symptome der Bronchitis. Durch den Husten wird der Patient oder der Arzt gewöhnlich zuerst auf die bestehende Brustaffection aufmerksam. Bei gleichzeitiger Laryngitis kann natürlich der Husten von dieser abhängen. Doch unterliegt es keinem Zweifel, dass auch von der Schleimhaut der Trachea und der grösseren, wie kleineren Bronchien aus Husten reflectorisch erregt werden kann. Besonders reizbar ist nach experimentellen Untersuchungen die Bifurcationsstelle der Trachea und mancher heftige krampfhafte Husten mag auf einer Reizung gerade dieser Stelle durch angesammeltes Secret beruhen. Die Intensität des Hustens ist übrigens in den einzelnen Fällen sehr verschieden, was sowohl von dem Grade und der Ausbreitung der Bronchitis, als auch von der Reizbarkeit der betreffenden Individuen abhängt.

Der *Auswurf* besteht aus dem Secrete der entzündeten Schleimhaut. Seine Menge und Beschaffenheit ist in den einzelnen Fällen ziemlich verschieden. Man unterscheidet Katarrhe mit reichlicher Secretion und sogenannte „trockne Katarrhe". Bei letzteren wird nur wenig zähschleimiges Sputum entleert, bei ersteren ist der Auswurf reichlicher, schleimig-eitrig. Ziemlich häufig ist im Beginn der Krankheit der Auswurf spärlich, zäh-schleimig (*Sputum crudum* der alten Aerzte) und wird später reichlicher, sich leichter lösend, eitriger (*Sp. coctum*). Bei Katarrh der feineren Bronchien kann der Auswurf kleine zäh-schleimige oder schleimig-eitrige Abgüsse der Bronchien enthalten. *Mikroskopisch* bietet der einfache katarrhalische Auswurf nichts Besonderes dar. Die Eiterkörperchen sind oft gequollen und mehr oder weniger stark verfettet. Kleine Beimengungen von *Blut* können bei intensiver Bronchitis gelegentlich vorkommen. Sie haben keine besondere Bedeutung. Zuweilen sind sie blos die Folge der starken Hustenstösse. Eine stärkere und anhaltendere Blutbeimengung zu dem katarrhalischen Sputum sahen wir in einigen Fällen intensiver Bronchitis bei Säufern, so dass man geradezu von einer „*hämorrhagischen Bronchitis*" sprechen konnte.

Dyspnoë fehlt bei der einfachen Bronchitis meist vollständig. Bei ausgebreitetem Katarrh der feineren Bronchien kann aber deutliche Kurzathmigkeit eintreten.

Physikalische Untersuchung. Ueber die Beschaffenheit der Trachealschleimhaut kann man sich bei gehöriger Uebung durch die Spiegeluntersuchung ein Urtheil verschaffen. Man sieht bei bestehender Tracheitis die Röthung der Trachea und die abnormen Secretmengen in derselben.

Die *Inspection des Thorax* ergiebt bei den leichteren Formen der Bronchitis nichts Abnormes. Bei intensiver Bronchitis, besonders der feineren Bronchien, ist die Athmung etwas beschleunigt, die Exspiration verlängert. Die *Percussion* ergiebt bei uncomplicirter Bronchitis keine Abnormität des Lungenschalls. Auch die *Auscultation* ergiebt in zahlreichen Fällen leichter Bronchitis, welche auf die Trachea und die grossen Bronchien beschränkt ist, nichts Besonderes. In den Fällen aber, in welchen auch die kleineren Bronchien Sitz des Katarrhs sind und stärkere Secretanhäufungen in den Bronchien sich bilden, hört man theils neben dem vesiculären Athmen, theils dasselbe fast ganz verdeckend, die sogenannten *bronchitischen Geräusche.* Bei trockner Bronchitis spricht man je nach dem Klange der Geräusche von brummenden, schnurrenden (Rhonchus sonorus), pfeifenden oder giemenden (Rhonchus sibilans) Geräuschen. Diese Geräusche sind wahrscheinlich Stenosengeräusche und entstehen beim Hindurchstreichen der Luft durch verengte Stellen der Bronchien. Die Verengerung kommt theils durch die Schwellung der Schleimhaut, theils durch aufgelagertes Secret zu Stande. Vielleicht betheiligen sich zuweilen auch die Secretmassen selbst, wenn sie durch Mitschwingung in Vibration versetzt werden, an dem Zustandekommen der schnurrenden Geräusche. Ist die Menge des in den Bronchien angesammelten Secrets reichlicher und besitzt das Secret eine mehr flüssige Beschaffenheit, so kommt es beim Hindurchstreichen der Luft zu „*feuchten Rasselgeräuschen*". Dieselben zeigen, je nachdem sie in gröberen oder feineren Bronchien zu Stande kommen, die Charaktere des „mittelblasigen" oder des „feinblasigen Rasselns".

Ausser den bisher besprochenen, von der Bronchitis direct herrührenden Symptomen kommen nicht selten noch andere Krankheitserscheinungen vor. Das *Allgemeinbefinden* ist bei einem stärkeren Bronchialkatarrh meist gestört. Die Kranken fühlen sich unwohl und haben weniger Appetit, als sonst. Häufig besteht, namentlich in den Abendstunden, ein *mässiges Fieber.* Höhere Steigerungen über 39°,0 kommen jedoch fast nur bei Kindern vor. Zuweilen klagen die Kranken über *Kopfschmerzen*, welche sich besonders bei stärkerem Husten steigern.

Die *einzelnen Formen der Bronchitis* unterscheidet man vorzugsweise nach dem Grade der Ausbreitung des Katarrhs.

1. **Der Katarrh der gröberen Bronchien.** Dies ist die gewöhnliche Form der einfachen primären Bronchitis nach Erkältungen, schädlichen Einwirkungen auf die Bronchialschleimhaut u. dgl. Auch manche secundäre Bronchitiden bleiben auf die gröberen Bronchien beschränkt. Die Beschwerden sind mässig. Nur der Hustenreiz kann zuweilen recht heftig sein. Die Auscultation ergiebt gröbere schnurrende Geräusche oder, wie gesagt, in manchen Fällen auch gar nichts Abnormes. Bei genügender Schonung der Kranken läuft die uncomplicirte primäre Bronchitis in einigen Tagen, längstens in wenigen Wochen ab und geht in vollständige Heilung über. Bei mangelnder Schonung von Seiten der Kranken und beim Fortwirken von Schädlichkeiten kann die Krankheit sich freilich sehr in die Länge ziehen und schliesslich in chronische Formen übergehen.

2. **Katarrh der feineren Bronchien. Capilläre Bronchitis.** Selten erstreckt sich ein einfacher primärer Bronchialkatarrh bei Erwachsenen bis in die feineren Bronchien hinein. Die *secundäre Bronchitis*, welche sich bei schweren sonstigen Erkrankungen entwickelt (s. o.) breitet sich dagegen häufig bis in die letzten Verzweigungen der Bronchien aus und führt nicht selten schliesslich zur Bildung lobulärer, pneumonischer Herde („katarrhalische Pneumonie“ s. u.). Man erkennt das Befallensein der kleineren Bronchien durch die hörbar werdenden höheren, pfeifenden und giemenden bronchitischen Geräusche oder durch die reichlichen feineren, feuchten Rasselgeräusche. Die *Athembeschwerden* können bei ausgebreiteterem Katarrh der feineren Bronchien schon ziemlich beträchtlich sein. Die Respiration ist deutlich beschleunigt, die Exspiration meist verlängert. Oft besteht ziemlich heftiger *Husten.* Der *Auswurf* ist schleimig-eitrig, selten sehr reichlich.

Von grosser praktischer Wichtigkeit ist die *capilläre Bronchitis der Kinder.* Jede Bronchitis jüngerer Kinder hat erfahrungsgemäss die Neigung, sich bis auf die kleineren Bronchien fortzupflanzen. Besonders häufig beobachtet man ausgebreitetere Bronchitiden bei schwächlichen, tuberkulös beanlagten oder rachitischen Kindern. Namentlich zur Zeit der ersten Dentition besteht eine auffallende Disposition der Kinder, an Bronchitiden zu erkranken. Doch kommt auch schon bei ganz jungen Kindern Bronchitis vor.

Bemerkt wird die Krankheit von den Eltern gewöhnlich durch den auftretenden *Husten,* welcher sich besonders beim Schreien der Kinder einstellt. *Auswurf* haben kleinere Kinder niemals. Das Secret wird hinuntergeschluckt. Sehr auffällig ist die eintretende *Beschleunigung der Respiration*, welche auf 60—80, ja noch mehr Athemzüge in der

Minute ansteigt. Dabei ist die Athmung angestrengt, aber meist oberflächlich, in schweren Fällen etwas unregelmässig. In Folge mangelhaften Lufteintritts in die kleineren Bronchien treten nicht selten inspiratorische Einziehungen an den unteren seitlichen Partien des Thorax auf. Die Exspiration ist bei den Kindern oft geräuschvoll, stöhnend. Ueber den Lungen hört man ausgebreitetes feines, feuchtes Rasseln. In schweren Fällen werden die Kinder unruhig, ängstlich, nicht selten deutlich cyanotisch, schliesslich apathischer und benommen. Doch handelt es sich dann meist nicht mehr um einfache Bronchitis, sondern es ist bereits zur Bildung katarrhalischer Pneumonien gekommen. Die Krankheit verläuft fast stets mit *Fieber*, welches 40° und mehr betragen kann. Der *Puls* ist beschleunigt bis auf etwa 120—140 oder noch mehr Schläge in der Minute. Die *Dauer* der Krankheit beträgt selten weniger, als 2—3 Wochen, häufig viel länger. Namentlich bei schwächlichen Kindern kann theils in Folge allgemeiner Schwäche, theils auch direct in Folge der ungenügenden Respiration der Tod eintreten. In solchen Fällen findet man bei der Section fast stets neben der diffusen Bronchitis bereits lobuläre Pneumonien. In vielen Fällen jedoch tritt auch nach den schwersten Zuständen schliesslich noch allmähliche Heilung ein.

Die secundären Bronchitiden der Kinder bei Masern, Keuchhusten, Diphtherie u. s. w. haben dieselbe Neigung, sich bis in die feinen Bronchien fortzusetzen und zu lobulären Pneumonien zu führen.

Endlich ist zu erwähnen, dass auch bei *alten Leuten* eine acute Bronchitis sich leicht bis in die feineren Bronchien fortsetzen und theils durch allgemeine Erschöpfung, theils durch eintretende Athembeschwerden (Bildung lobulärer Pneumonien) bedrohlich werden kann.

Die **Diagnose** der Bronchitis bietet an sich keine besonderen Schwierigkeiten dar. Sie ergiebt sich unmittelbar aus dem auscultatorischen Nachweis der bronchitischen Geräusche. Fehlen dieselben, so schliesst man bei bestehendem Husten und Auswurf auf einen leichteren Katarrh der gröberen Bronchien, wenn die Ursache des Hustens nicht in einer Larynxaffection gefunden werden kann. Schwieriger, aber stets zu berücksichtigen ist die Frage, ob eine nachgewiesene Bronchitis ein gewöhnlicher primärer Bronchialkatarrh oder eine secundäre Bronchitis im Verlauf irgend einer sonstigen Affection ist. Diese Frage kann natürlich nur durch eine genaue allseitige Untersuchung des Körpers entschieden werden. Ferner ist stets zu bedenken, dass schwerere Lungenaffectionen anfangs ziemlich latent auftreten können, zunächst objectiv blos die Zeichen einer einfachen Bronchitis geben, während sich später eine Pneumonie, eine tuberkulöse Affection oder dgl. herausstellt. Namentlich müssen einseitige oder nur an umschriebener Stelle nachweisbare Bronchitiden in dieser Beziehung Verdacht erregen. Von der Bronchitis in den Lungenspitzen („Spitzenkatarrh") ist schon lange bekannt, dass sie oft die erste nachweisliche objective Veränderung der Lungenphthise darstellt. Ob neben diffuser Bronchitis der kleineren Bronchien lobuläre pneumonische Herde bestehen oder nicht, lässt sich meist nur vermuthen, aber objectiv nicht mit Sicherheit bestimmen.

Aus dem Gesagten ergiebt sich, dass man auch in *prognostischer Hinsicht* bei der Beurtheilung jeder schwereren Bronchitis anfangs vorsichtig sein soll. Die leichteren Formen der Bronchitis geben freilich stets eine durchaus günstige Prognose.

Therapie. Die *Prophylaxis* des primären Bronchialkatarrhs besteht in der Fernhaltung aller der Schädlichkeiten, welche, wie oben erwähnt, erfahrungsgemäss zu einer Bronchitis Anlass geben können. Bei Individuen, namentlich Kindern, welche besondere Neigung zu Bronchitiden haben, ist eine vernünftige Abhärtung der Haut gegen Temperatureinflüsse, wie wir sie schon bei der Prophylaxe der Laryngitis erwähnt haben, von Nutzen. Sehr wichtig ist es, daran zu erinnern, dass wir auch gegen die secundären Bronchitiden im Verlaufe sonstiger Krankheiten mit Erfolg prophylaktisch thätig sein können. Reinhaltung der Mund- und Rachenhöhle, Anregung tieferer Inspirationen und die Unterstützung der Expectoration durch die rechtzeitige Anwendung lauer Bäder und Uebergiessungen können oft die Bronchitis verhindern oder wenigstens in Schranken halten, welche unfehlbar entsteht, wenn die Kranken sorglos sich selbst überlassen bleiben.

Bei der *Behandlung der acuten Bronchitis* genügt in den leichten Fällen ein einfaches diätetisches Verfahren. Die Kranken sollen sich warm halten, das Zimmer und, wenn sie Fieber haben, das Bett hüten. Kinder müssen stets ins Bett, wenn sie eine Bronchitis haben. Seit Alters her gilt ein *diaphoretisches Verfahren* als besonders wirksam bei der Behandlung des acuten Bronchialkatarrhs. Man lässt die Kranken zu dem Zwecke heissen Thee (Brustthee, Fliederthee u. s. w.) oder heisse Milch, mit Selterswasser gemischt, trinken. Es lässt sich nicht leugnen, dass viele Patienten ein derartiges Verfahren als wohlthuend loben. Eine *Localbehandlung* der Bronchialschleimhaut mit Hülfe der *Inhalationsmethoden* ist meist illusorisch, da die inhalirte Flüssigkeit nur zum kleinsten Theil bis in die Bronchien gelangt. Doch kann man immerhin, namentlich bei trocknem Husten und schwerlöslichem Secret, Inhalationen warmer Wasserdämpfe oder einer 1%—2% Kochsalzlösung verordnen.

Im Uebrigen hat man *symptomatisch* zu verfahren. Bei stärkeren subjectiven *Brustbeschwerden* (Schmerzen, Beengung) thut ein Senfteig oder ein Priessnitz'scher Umschlag um die Brust gute Dienste. Locale Blutentziehungen sind bei einfacher Bonchitis nie nothwendig. Besteht quälender *Hustenreiz*, welcher die Nachtruhe stört, so verordnet man kleine Morphiumdosen, Dover'sches Pulver (0,3—0,5 pro dosi), Aq. Laurocerasi (15—20 Tropfen) u. dgl. Die sogenannten *Expectorantien* (Ipecacuanha, Salmiak u. s. w.) werden vielfach verordnet. Ihre Wirkung ist aber recht zweifelhaft.

Die ausgezeichnete Wirkung *lauwarmer Bäder* und Uebergiessungen bei den starken diffusen Bronchitiden, welche secundär im Verlaufe sonstiger acuter Krankheiten entstehen, ist bereits wiederholt erwähnt worden.

Bei der *capillären Bronchitis der Kinder* sind in schweren Fällen ebenfalls laue Bäder mit Uebergiessungen (2—3 Bäder täglich) als bestes und wirksamstes Mittel anzuwenden. Die Bäder unterstützen die Expectoration und verhüten nach Möglichkeit die Bildung lobulärer Pneumonien. In leichteren Fällen wirken feuchte Einwicklungen des Thorax oder des ganzen Körpers günstig. Von sonstigen Mitteln kommen dieselben, wie bei Erwachsenen, zur Anwendung. Bei schwächlichen Kindern ist für die Erhaltung der Kräfte durch Darreichung süssen starken Weins und möglichst kräftiger Nahrung zu sorgen. In einzelnen Fällen kann bei reichlicher Schleimansammlung in den Bronchien ein Brechmittel indicirt und von gutem Nutzen sein. Opiate muss man erfahrungsgemäss bei kleineren Kindern stets sehr vorsichtig anwenden.

Bei der *Bronchitis der alten Leute* kommt es vor allem darauf an, den Kräftezustand der Patienten zu erhalten und zu heben. In Folge des kraftlosen Hustens ist die Expectoration meist recht erschwert. Innere Mittel nützen nicht sehr viel. Am häufigsten versucht man Liq. Ammonii anisatus, ein Infusum Senegae oder dgl. Warme Bäder können von Nutzen sein, müssen aber mit Vorsicht angewandt werden.

ZWEITES CAPITEL.

Chronische Bronchitis.

(Chronischer Bronchialkatarrh.)

Aetiologie. Der chronische Bronchialkatarrh kann sich von vornherein allmählich entwickeln oder, in seltneren Fällen, an eine acute Bronchitis anschliessen. Dieselben Schädlichkeiten, welche eine acute Bronchitis hervorrufen, haben bei häufig wiederholter Einwirkung eine chronische Bronchitis zur Folge.

Die grosse Mehrzahl der *schwereren* chronischen Bronchialkatarrhe ist aber keine selbständige Erkrankung, sondern tritt entweder als Theilerscheinung oder als Folge anderer Krankheitszustände auf. Vor allem häufig ist die Combination der chronischen Bronchitis mit dem *Emphysem der Lunge* (s. d.). Ferner sind eine grosse Zahl chronischer Bronchialkatarrhe die Folge von *Herzfehlern* (Klappenfehlern, Myocarditis u. s. w.) und *Gefässerkrankungen*, welche zu Stauung in dem Lungenkreislauf und weiter zu einem chronischen Katarrh der Bronchien führen. Auch die chronischen Bronchialkatarrhe der *Nierenkranken* beruhen, wenigstens zum Theil, auf eingetretenen Circulationsstörungen. Endlich findet man bei sonstigen chronischen Affectionen der Lungen und der Pleura bei der Lungentuberkulose, bei Pleuritis u. a. die Bronchien in grösserer oder geringerer Ausdehnung im Zustande des chronischen Katarrhs.

Die chronische Bronchitis kommt vorzugsweise bei Erwachsenen und bei älteren Personen vor, bei Männern häufiger, als bei Frauen.

Pathologische Anatomie. Anatomisch charakterisirt sich der chronische Katarrh durch eine vorzugsweise venöse *Hyperämie* der Schleimhaut. Das Gewebe derselben ist oft im Ganzen verdickt. Die Oberfläche der Schleimhaut erscheint gewulstet. In alten Fällen tritt dagegen schliesslich eine alle Schichten der Schleimhaut betreffende *Atrophie* derselben auf. Einer der häufigsten Folgezustände chronischer Bronchitis ist die *cylindrische Erweiterung der mittleren und kleineren Bronchien* (Bronchiektasie). Dieselbe kommt allmählich durch den Elasticitätsverlust und die grössere Nachgiebigkeit der erkrankten Bronchialwandungen, sowie durch den Druck des stagnirenden Secrets zu Stande.

Symptome und Verlauf. Die Symptome, welche von der chronischen Bronchitis selbst abhängen, bestehen in Athembeschwerden, Husten und Auswurf. Dazu kommen die Ergebnisse der objectiven physikalischen Untersuchung.

Der *Husten* ist in den einzelnen Fällen von sehr verschiedener Heftigkeit. Gewöhnlich ist er früh, Abends und während der Nacht stärker, als am Tage. Die Menge des *Auswurfs* ist ebenfalls grossen Schwankungen unterworfen. In manchen Fällen (Catarrhe sec, s. u.) besteht ein trockner Husten, durch welchen nur geringe Mengen zähschleimigen Secrets herausbefördert werden. In anderen Fällen ist der Auswurf reichlicher, schleimig-eitrig, zuweilen sogar sehr reichlich und relativ dünnflüssig. *Mikroskopisch* enthält er keine besonderen charakteristischen Bestandtheile, sondern nur die gewöhnlichen Formelemente des Sputums, Eiterkörperchen, beigemengte Pflasterepithelien, häufig reichliche Bacterien, zuweilen einzelne Fettsäurenadeln, selten auch einige spitze octaëdrische Krystalle (sogenannte Asthma-Krystalle, s. u.). *Geringe* Blutbeimengungen können bei stärkerer chronischer Bronchitis vorkommen, ohne ernstere Bedeutung zu haben.

Dyspnoë geringeren Grades kann auch bei uncomplicirter ausgebreiteter Bronchitis vorkommen. In den Fällen, in welchen eine stärkere Dyspnoë besteht, hat diese aber meist ihren eigentlichen Grund in den gleichzeitigen sonstigen Zuständen der Lunge und des Herzens.

Physikalische Untersuchung. Die *Percussion* erfährt durch die Bronchitis an sich keine besondere Veränderung. Höchstens kann, namentlich über den hinteren unteren Lungenpartien, der Percussionsschall in Folge der Erschlaffung des Lungengewebes etwas tympanitisch, oder in Folge reichlicher Secretanhäufung in den Bronchien ein wenig verkürzt erscheinen. Die *Auscultation* ergiebt je nach der Ausbreitung des Katarrhs und der Menge und Beschaffenheit des Secrets entweder trockne bronchitische Geräusche (Pfeifen, Giemen, Schnurren u. s. w.) oder Rasselgeräusche. Die Geräusche sind über die ganze Lunge verbreitet zu hören oder vorzugsweise nur über den *unteren Lungenlappen.* Hier ist der Katarrh gewöhnlich am ausgesprochensten und kann am leichtesten eine Secretanhäufung stattfinden. Das Athemgeräusch selbst kann an einzelnen Stellen durch die Rasselgeräusche ganz verdeckt werden. Im Uebrigen ist es vesiculär, zuweilen verschärft, zuweilen auch rauher und unbestimmter. Das Exspirium ist meist verlängert. An den Stellen, wo die Bronchien durch Secret verstopft sind, wie es fast nur in den unteren Lappen vorkommt, kann das Athemgeräusch sehr abgeschwächt oder selbst ganz aufgehoben sein.

Gewöhnlich unterscheidet man, abgesehen von den leichteren Fällen, mehrere besondere *Formen des chronischen Bronchialkatarrhs,* welche aber ineinander übergehen können.

1. Der *trockne chronische Katarrh* (*Catarrhe sec* von LAENNEC) ist diejenige Form, bei welcher die Schleimhaut eine nur sehr geringe Secretion zeigt. Der Husten ist gewöhnlich sehr quälend und anstrengend, fördert aber gar kein oder nur sehr wenig zähes Sputum zu Tage. Bei der Auscultation der Lungen hört man trockne, pfeifende Geräusche, aber kein Rasseln. Diese Form des Katarrhs ist meist mit Lungenemphysem verbunden. Nicht selten kommt es auch zu asthmatischen Anfällen. Die Krankheit ist hartnäckig und dauert meist Jahre lang.

2. Die sogenannte *Bronchoblennorrhoe* ist diejenige Form der chronischen Bronchitis, bei welcher eine sehr starke Schleimhautsecretion stattfindet. Der Husten ist daher mit sehr reichlichem, puriformen Auswurf verbunden, dessen Menge in 24 Stunden $1/2$ Liter und

mehr betragen kann. Der dünnflüssige Auswurf confluirt im Speiglase und schichtet sich gewöhnlich beim Stehen, indem die schwereren eitrigen Theile zu Boden sinken, während oben eine serös-schleimige, an der Oberfläche meist schaumhaltige Schicht sich bildet. Ueber den Lungen hört man, namentlich in den unteren Partien, reichliche feuchte Rasselgeräusche. Dieselben nehmen nur dann ab, wenn gerade grössere Mengen Sputa ausgehustet sind. Anatomisch findet man bei dieser Form der chronischen Bronchitis die *Bronchien fast immer erweitert.*

3. Eine ziemlich seltene, aber sehr interessante Form ist die sogenannte *Bronchorrhoea serosa* („pituitöser Katarrh" von LAENNEC). Diese Form ist dadurch charakterisirt, dass sehr reichliche Mengen eines schaumigen, rein serösen, dünnflüssigen Sputums ausgehustet werden. Gewöhnlich kommt der Husten in einzelnen sehr heftigen Anfällen, welche ½—1 Stunde und länger dauern. Die Athembeschwerden sind namentlich während dieser Anfälle ziemlich heftig und haben zu der früher gebräuchlichen Bezeichnung „*Asthma humidum*" Anlass gegeben. Die Menge des gesammten in 24 Stunden entleerten Sputums kann 1—2 Liter betragen. Die objective Untersuchung der Lungen ergiebt meist ziemlich reichliches ausgebreitetes Rasseln über den Lungen. Der Percussionsschall ist normal oder in Folge der reichlichen Secretanhäufung etwas gedämpft.

Die eigentliche Ursache dieser eigenthümlichen Krankheit ist ganz dunkel. Dieselbe stellt entweder ein selbständiges, sehr chronisches Leiden dar, welches mit wechselndem Verlauf Jahre lang dauern kann, oder sie tritt *secundär* zu anderen Affectionen hinzu, namentlich zu chronischer Nierenschrumpfung. Von der selbständigen, scheinbar ganz uncomplicirten Form sahen wir einen sehr intensiven Fall bei einer jungen Frau, welcher mit zeitweiligem *hohem Fieber* verlief und die Patientin körperlich sehr herunterbrachte.

Der **Krankheitsverlauf** der meisten chronischen Bronchitiden ist sehr langwierig. Gewöhnlich macht die Krankheit häufige Remissionen und neue Exacerbationen. In der besseren Jahreszeit, bei vorsichtigem Verhalten befinden sich die Kranken relativ wohl, im Herbst und Winter oder nach sonstigen auf die Kranken einwirkenden Schädlichkeiten wird der Katarrh wieder stärker und nehmen die Beschwerden der Kranken zu. Hat die Krankheit Jahre lang gedauert, so stellen sich gewöhnlich allmählich schwerere Symptome von Seiten der Lungen (Emphysem, chronische Tuberkulose) oder des Herzens (secundäre Dilatation und Hypertrophie des rechten Ventrikels) ein. Das Nähere über diese Folgezustände ist in den betreffenden Abschnitten nachzusehen.

Diagnose. Die Diagnose der chronischen Bronchitis hat an sich keine Schwierigkeiten und kann aus den Beschwerden der Kranken, sowie aus den Resultaten der objectiven physikalischen Untersuchung meist leicht gestellt werden. Dabei ist aber stets zu beachten, ob die Bronchitis nicht die Folgeerscheinung oder die Complication eines anderen chronischen Leidens ist. Ausser den Lungen muss daher namentlich das Herz und der Harn in jedem Falle von chronischer Bronchitis genau untersucht werden.

Prognose. Die chronische Bronchitis ist in den meisten Fällen eine sehr hartnäckige Affection, welche zwar häufig Besserungen zeigt, aber nur selten zu vollständiger Heilung gelangt. Die Prognose richtet sich auch in hohem Grade nach dem Verhalten der Kranken, nach der Möglichkeit, sich zu schonen und von allen einwirkenden Schädlichkeiten fern zu halten. Bei der secundären chronischen Bronchitis hängt es selbstverständlich vor allem von der Natur des Grundleidens ab, ob die Bronchitis einer erheblicheren Besserung fähig ist, oder nicht.

Die Gefahr der primären chronischen Bronchitis beruht in der schliesslichen Entwicklung von Folgezuständen derselben, namentlich in der allmählichen Entstehung von Lungenemphysem, Herzdilatation u. s. w.

Therapie. Jede Behandlungsmethode der chronischen Bronchitis hat in schwereren Fällen nur dann Aussicht auf Erfolg, wenn man die Kranken wenigstens eine Zeit lang den auf sie einwirkenden Schädlichkeiten völlig entziehen kann. Der günstige Einfluss aller empfohlenen Bäder und Kurorte beruht zum grössten Theile darauf, dass die Kranken hier vollkommene körperliche Ruhe geniessen und vor Staub, Witterungseinflüssen u. dgl. weit mehr geschützt sind, als zu Hause. Auf die Nothwendigkeit dieser Bedingung zur Unterstützung jeder anderen Kur muss man die Kranken aufmerksam machen. Können dieselben während der kälteren Jahreszeit nicht ein entsprechendes Klima aufsuchen, so sollen sie bei jeder ungünstigen Witterung das Zimmer hüten, während sonst der Aufenthalt im Freien wohl zu gestatten ist. Ferner müssen die Kranken ermahnt werden, die etwaigen Schädlichkeiten, welche ihr Beruf und ihre Lebensweise mit sich bringt, nach Möglichkeit zu meiden. Hierzu gehört vor allem auch die ungesunde Luft unserer Wirthshäuser und „Restaurants“. Die Nahrung sei leicht verdaulich und, bei zu Corpulenz neigenden Personen, sparsam bemessen. Alcoholica sind nur in mässigen Mengen zu gestatten. Die ziemlich häufig bestehende Neigung zu Obstipation bekämpft man durch diätetische Vorschriften (Obstgenuss, namentlich Trauben, Pflaumen u. dgl., Grahambrod) oder durch leichte

Abführmittel, besonders durch den Gebrauch der Bitterwässer (Friedrichshaller, Ofner u. s. w.).

Gestatten und erfordern es die äusseren Verhältnisse der Kranken, so schickt man dieselben im Herbst gern nach dem Süden, damit sie den Schädlichkeiten des nordischen Winters entgehen. Als Regel gilt, dass man Kranke mit stark secernirenden Bronchialkatarrhen in Kurorte mit trocknem Klima schicken soll, z. B. an die Riviera (San Remo, Mentone, Cannes u. s. w.). Für Kranke mit kräftiger Constitution ist das ebenfalls trockne, aber doch schon kältere Klima von Meran, Arco oder Gries passend. Kranke mit Bronchitis sicca befinden sich gewöhnlich am wohlsten in einem warmen, dabei nicht zu trocknen Klima. Will man der Winterkälte *sicher* aus dem Wege gehen, so muss man südlich bis Sicilien, Egypten, Madeira gehen. In Norditalien frieren die Kranken im Winter meist mehr, als zu Hause.

Einen passenden *Sommeraufenthalt* muss man namentlich den Bronchitikern aus den grösseren, staubreichen Städten empfehlen. Jeder geeignete Landaufenthalt in waldreicher, geschützter Lage ist von Nutzen. Will man die Kranken in ein Bad schicken, so sind für corpulentere Personen, welche gleichzeitig an Verdauungsbeschwerden leiden, Marienbad, Kissingen, Homburg geeignete Orte. Schwächliche Patienten kann man nach Ems, Soden, Ischl, Reichenhall u. s. w. schicken. In vielen Fällen werden ferner bei chronischer Bronchitis *Milchkuren*, *Molkenkuren*, *Traubenkuren* angeordnet, die ersteren namentlich bei schwächlichen, anämischen Individuen. Manchen Kranken mit Bronchitis ist ein *Sommeraufenthalt an der See* sehr dienlich. Gewöhnlich wählt man ein Ostseebad (Heringsdorf u. a.).

Auf zahlreiche specielle Indicationen für die einzelnen Kurorte, welche von den Balneologen nach ihrer persönlichen Erfahrung aufgestellt werden, können wir hier nicht eingehen. Nur die eine Bemerkung müssen wir noch machen, dass der Arzt namentlich bei der Wahl der entfernteren Kurorte gewissenhaft zu Werke gehen und den Patienten nur dann zu den oft nicht geringen materiellen Opfern veranlassen soll, wenn sich wirklich ein entsprechender Erfolg erwarten lässt. Wir werden diesen Punkt bei der Balneotherapie der Phthise noch mehr betonen müssen.

Die *Inhalationstherapie* der chronischen Bronchitis wird vielfach angewandt, doch darf man davon nicht zu hohe Erwartungen hegen. Zu Inhalationen eignen sich bei trocknen Katarrhen am meisten einfache Wasserdämpfe, 2% Lösungen von Kochsalz, Natron bicarbonicum, Salmiak u. dgl. Bei starker Secretion sind namentlich Einathmungen von Terpentinöl empfehlenswerth. Bequem und zweckmässig lässt man dieselben aus einer sogenannten *Terpentinpfeife* vornehmen. Diese besteht aus einer Flasche, welche einige Zoll hoch mit Wasser und darüber mit einer etwa 2 Ctm. dicken Schicht Terpentinöl gefüllt wird. Durch den Pfropf der Flasche sind zwei beiderseits offene Glasröhren hindurchgeführt. Die eine gerade Röhre reicht bis in die untere Wasserschicht hinein, die andere endet frei in dem oberen Luftraum der Flasche. Das äussere Stück dieser letzteren Röhre wird winklig abgebogen und stellt das Mundstück der Pfeife dar, an welchem der Kranke saugt. Er athmet dabei die mit den Terpentindämpfen erfüllte Luft ein. Wir haben viele Kranke in dieser Weise behandelt, welche täglich mehrere Stunden lang ihre Terpentinpfeife „rauchten". Noch einfacher ist es, wenn man einige Tropfen Terpentin auf heisses Wasser giesst und die aufsteigenden Dämpfe einathmen lässt.

Vielfache Anwendung bei der Behandlung der chronischen Bronchitis findet die *„pneumatische Therapie"*, d. i. die Einathmung künstlich comprimirter Luft resp. die Ausathmung in verdünnte Luft. Zu diesem Zwecke sind an manchen Orten besondere pneumatische Cabinette eingerichtet worden. Noch allgemeinere Verbreitung hat die Anwendung der transportabeln pneumatischen Apparate gefunden.[1])

Von *inneren Mitteln* kommen zunächst die verschiedenen, auch zu Hause kurmässig zu gebrauchenden alkalischen *Mineralwässer* (Selterswasser, Emser Krähnchen u. s. w.) in Betracht, ferner, namentlich bei trockner Bronchitis, die mannigfachen *Expectorantien*. Bei der Bronchoblennorrhoë bewirkt erfahrungsgemäss der innerliche Gebrauch von *balsamischen Mitteln* eine entschiedene Verminderung der Secretion. Am wirksamsten ist das Terpentinöl, welches man innerlich in Gelatinekapseln (2—3 Stück täglich) verabreicht, oder auch mit Milch vermischt (täglich 2—3 mal 5—10 Tropfen) nehmen lassen kann. Auch Copaivabalsam, Perubalsam u. a. finden innerliche Anwendung. Mit *Narcoticis* sei man anfangs sparsam, ganz entbehren kann man sie aber in schwereren Fällen nicht.

Oertliche *Applicationen auf die Brusthaut* in Form von Einrei-

1) Näheres über pneumatische Therapie findet man in folgenden Werken: R. v. Vivenot jun., Zur Kenntniss der physiologischen Wirkungen und der therapeutischen Anwendung der verdichteten Luft. Erlangen 1868. — Waldenburg, Die pneumatische Behandlung der Respirations- und Circulationskrankheiten. Berlin 1880. — Knauthe, Handbuch der pneumatischen Therapie. Leipzig, Wigand, 1876. — Schnitzler, Die pneumatische Behandlung d. Lungen- u. Herzkrankheiten. Wien 1877. (40 Seiten.) — Oertel, Handbuch d. respiratorischen Therapie (v. Ziemssen's Allg. Therapie. II. 4). Leipzig, Vogel, 1881.

bungen, Senfteigen, trocknen Schröpfköpfen, Priessnitz'schen Umschlägen, müssen namentlich bei eintretender stärkerer Dyspnoë, bei Schmerzen und Oppressionsgefühl auf der Brust angewandt werden.

Warme Bäder werden von vielen Kranken mit chronischer Bronchitis sehr gut vertragen. Zuweilen kann auch ein diaphoretisches Verfahren von Nutzen sein.

Bei allen *secundären* chronischen Bronchitiden muss neben der symptomatischen Behandlung der Bronchitis das Hauptaugenmerk auf die Therapie des Grundleidens gerichtet werden. Gelingt es, bei schlecht compensirten Herzfehlern die Herzaction wieder zu regeln, bei Nierenkrankheiten die Diurese wieder in Gang zu bringen, so tritt damit meist auch eine wesentliche Besserung des etwa bestehenden Bronchialkatarrhs ein.

DRITTES CAPITEL.

Bronchitis foetida.

(Putride Bronchitis.)

Aetiologie. Unter putrider oder fötider Bronchitis versteht man diejenige Form der Bronchitis, bei welcher das Secret der Schleimhaut in faulige Zersetzung übergeht und der Auswurf in Folge dessen eine eigenartige, höchst übelriechende Beschaffenheit annimmt. Die Ursache der fötiden Bronchitis besteht in dem Hineingelangen von Fäulnissbacterien in die Bronchien vermittelst der *Inspirationsluft.* In selteneren Fällen schliesst sich die fötide Bronchitis an eine auf *embolischem* Wege entstandene Lungengangrän (s. u.) an.

Die Gelegenheit, dass Fäulnisserreger mit dem inspiratorischen Luftstrom in die Bronchien gelangen, ist gewiss häufig gegeben. Eine fötide Bronchitis aber verursachen erstere natürlich nur dann, wenn sie sich festsetzen und vermehren können. Begünstigt wird ihr Haften und ihre Weiterentwicklung erfahrungsgemäss am meisten durch bereits bestehende krankhafte Veränderungen der Bronchien. Eine grosse Zahl der fötiden Bronchitiden entwickelt sich *secundär auf dem Boden älterer sonstiger Lungenaffectionen.* So kann im Verlauf einer chronischen, selten auch einer acuteren Bronchitis und im Verlauf der Lungenphthise der Auswurf ziemlich plötzlich sich ändern und eine fötide Beschaffenheit annehmen. Besonders günstig für die Entwicklung putrider Vorgänge sind die *Bronchiektasien* (s. u.) in den Lungen, bei welchen reichlichere Secretanhäufung und Secretstagnation die unterstützenden Momente abgeben. Hat erst an einer Stelle des Bronchialbaums eine faulige Zersetzung des Secrets begonnen, so erfolgt die weitere Ausbreitung des Processes durch direct fortgesetzte Infection.

In manchen Fällen entwickelt sich die putride Bronchitis auch in vorher anscheinend gesunden Lungen — *primäre fötide Bronchitis.*

Symptome und Verlauf. Entsteht im Verlaufe eines sonstigen chronischen Lungenleidens eine fötide Bronchitis, so ist der Eintritt derselben nicht selten markirt durch eine plötzliche Verschlimmerung des Allgemeinzustandes, durch höheres, oft mit mehrfachen Frösten verbundenes *Fieber* und vermehrte Brustsymptome (Schmerzen und Husten). Charakteristisch ist aber vor allem die Veränderung des *Auswurfs*, dessen Beschaffenheit zuerst von Traube genauer beschrieben worden ist. Zunächst fällt an demselben der höchst widerwärtige süsslich-faulige *Geruch* auf. Die *Menge* des Auswurfs ist meist ziemlich reichlich, die Consistenz relativ dünnflüssig. Beim Stehen bildet sich in dem Sputum eine sehr deutliche *Theilung in drei Schichten.* Die oberste Lage besteht aus einer meist ziemlich stark schaumigen, schleimig-eitrigen, zum Theil aus einzelnen Ballen bestehenden Schicht, aus welcher eine Anzahl gröberer und feinerer Fäden in die mittlere Schicht flottirend hineinragen. Diese mittlere Schicht stellt eine schmutzig-grünlich gefärbte, schleimig-seröse Flüssigkeit dar. Am Boden des Gefässes findet sich die dritte, unterste, oft dickste, rein eitrige Schicht. Sie besteht aus den zu Boden gesunkenen Eiterkörperchen, und ist von relativ dünnflüssiger, schmieriger Consistenz. Schon mit blossem Auge erkennt man in ihr gewöhnlich eine Anzahl kleiner grau-weisslicher Pfröpfchen und Partikelchen. Diese sog. „Dittrich'schen *Pfröpfe*", welche sich unter dem Deckglas leicht zerdrücken lassen, sind besonders charakteristisch. Mikroskopisch bestehen sie aus zerfallenen Eiterkörperchen, Detritus, Bacterien, und enthalten gewöhnlich die schönsten geschwungenen und zu Büscheln angeordneten *Fettsäurenadeln.* Häufig findet man im Sputum auch reichliche Pilzmassen, namentlich grosse Züge von gewundenen Leptothrixfäden, welche von einem ungeübten Auge leicht mit elastischen Fasern verwechselt werden können. Letztere finden sich bei blosser fötider Bronchitis selbstverständlich niemals im Auswurf, sondern nur bei gleichzeitigen tiefer greifenden, destructiven Processen in den Lungen (Lungengangrän). Bei der *chemischen Untersuchung* der Sputa hat man die gewöhnlichen Fäulnissproducte, flüchtige Fettsäuren (besonders Buttersäure und Baldriansäure), ferner Schwefelwasserstoff, Leucin, Tyrosin u. s. w. gefunden.

Ausser dem Sputum ist schon der Athem der Kranken immer oder wenigstens zu manchen Zeiten sehr übelriechend, so dass die Kranken ihrer Umgebung dadurch sehr zur Last fallen.

Die Zeichen, welche die fötide Bronchitis bei der *objectiven physikalischen Untersuchung* darbietet, sind diejenigen jeder anderen gewöhnlichen Bronchitis. In einer grossen Anzahl von Fällen findet man ausserdem noch Zeichen von Verdichtungen und Schrumpfungen der Lunge, von Pleuritis u. dgl., welche Erscheinungen aber nicht zur fötiden Bronchitis als solcher gehören, sondern auf Begleit- oder weitere Folgezustände derselben zu beziehen sind.

Der häufigste dieser Folgezustände ist die Entwicklung einer *reactiven lobulären Entzündung*, einer echten Pneumonie, um die entzündeten kleineren Bronchien herum. Diese Pneumonie geht sehr häufig in Gangrän über, so dass man neben ausgebreiteter fötider Bronchitis in den Lungen nicht selten mehrere grössere oder kleinere echte Gangränherde findet. In vielen dieser Fälle ist sicher die fötide Bronchitis der primäre, die Entwicklung der Gangränherde der secundäre Process. Wir werden später sehen, dass auch ein umgekehrtes Verhältniss vorkommt. Jedenfalls gehen die fötide Bronchitis und die Lungengangrän klinisch und anatomisch so vielfach in einander über, dass eine scharfe Grenze zwischen beiden nicht besteht. Reichen die Herde oberflächlich bis an die Pleura heran, so erstreckt sich die Infection auf diese und es entsteht *eitrige oder sogar jauchige Pleuritis.*

Die kleineren und mittleren Bronchien befinden sich bei älterer fötider Bronchitis stets im Zustande *cylindrischer Erweiterung.* Ihre Schleimhaut ist sehr intensiv entzündet, häufig oberflächlich ulcerirt. Auf der Oberfläche derselben sieht man noch in der Leiche die schmierigen eitrigen Massen mit den Pfröpfen, welche man zu Lebzeiten der Kranken im Auswurf findet.

Was den *allgemeinen Verlauf der fötiden Bronchitis* anlangt, so ist ihr Anfang sowohl in den scheinbar primären, als auch, wie schon erwähnt, in den secundären Fällen oft ein ziemlich plötzlicher, acuter. Die Patienten erkranken mit Fieber, welches ziemlich hoch sein kann, mit Seitenstechen, Husten und Auswurf. Letzterer nimmt bald die charakteristische Beschaffenheit an. Der weitere Verlauf ist fast immer sehr chronisch, Jahre lang dauernd, dabei aber vielen Schwankungen unterworfen. Sehr häufig kommen beträchtliche Besserungen, ja anscheinende Heilungen vor, bis plötzlich wieder ein neuer Anfall von Fieber und Brustbeschwerden eintritt. Das Allgemeinbefinden und der Ernährungszustand der Kranken können lange Zeit, von den Perioden stärkerer Exacerbation der Krankheit abgesehen, ziemlich gut bleiben.

Die Kranken mit chronischer fötider Bronchitis sehen nicht selten etwas gedunsen, dabei aber blass und leicht cyanotisch aus. An den Endphalangen der Finger entwickeln sich allmählich eigenthümliche kolbige Verdickungen, wie sie bei vielen Bronchiektatikern vorkommen.

Erscheinungen von Seiten anderer Organe können ganz fehlen. Zuweilen beobachtet man *Magenstörungen* (Appetitlosigkeit, Uebelkeit), welche auf das Verschlucken von fötiden Sputis zu beziehen sind. Ferner klagen die Kranken nicht selten über zeitweise *rheumatoide Schmerzen in den Muskeln und Gelenken,* welche vielleicht von einer Resorption septischer Stoffe abhängig sind.

Die Gefahr der Krankheit liegt in dem möglichen Fortschreiten des Processes auf die Lungen, in der Entwicklung von Lungengangrän und deren Folgezuständen. In der Leiche findet man fast nie eine einfache fötide Bronchitis, sondern daneben fast stets die anderen, oben erwähnten Processe (reactive Pneumonie, Lungengangrän u. s. w.). Besonders leicht und rasch fortschreitend entwickeln sie sich bei älteren decrepiden, in schlechten äusseren Verhältnissen lebenden Personen, bei welchen putride Processe in den Lungen überhaupt nicht selten vorkommen.

Die **Diagnose** der fötiden Bronchitis hat an sich keine Schwierigkeiten, da schon aus dem stinkenden Sputum allein die Diagnose auf einen putriden Process in der Lunge gestellt werden kann. Schwierig ist oft die Frage zu entscheiden, ob es sich um eine blosse fötide Bronchitis oder um eine gleichzeitige Lungengangrän handelt. Manchmal kann diese Frage überhaupt nicht ganz sicher beantwortet werden. Entscheidend für die Annahme einer Gangrän sind die Resultate der physikalischen Untersuchung (Dämpfung, Bronchialathmen, grobes Rasseln) und ferner der Nachweis von elastischen Fasern und Parenchymfetzen in dem Auswurf.

Die **Prognose** ist in jedem Falle von fötider Bronchitis mit Vorsicht zu stellen. Befinden sich die Kranken in günstigen äusseren Verhältnissen, so können sie sich freilich Jahre lang ziemlich wohl befinden. Immerhin muss man stets auf das Eintreten von neuen Exacerbationen der Krankheit und von Affectionen der Lunge selbst gefasst sein.

Therapie. Die Hauptaufgabe der Behandlung müsste es sein, die putriden Vorgänge in den Bronchien durch Tödten der Fäulnisserreger zum Stillstand zu bringen. Die Schwierigkeit bei der Erfüllung dieser Aufgabe liegt aber in der Unmöglichkeit, die desinficirenden Mittel in der nöthigen Menge und Concentration auf die Bronchialschleimhaut zu appliciren. Trotzdem kann man durch zweckmässige Inhalationen zweifellos die fötide Bronchitis wenigstens bessern und in Schranken halten. Am gebräuchlichsten sind Inhalationen von 2proc. Carbolsäurelösung, mehrmals des Tages 5—10 Minuten lang. Auf die Dauer werden dieselben aber zuweilen nicht vertragen und rufen Symptome leichter Carbolintoxication hervor (Kopfschmerzen, Unwohlsein, dunkler Carbolharn). Vielfach mit Nutzen angewandt haben wir die von Curschmann empfohlenen „*Carbolmasken*", eine Art vor dem Munde und der Nase befestigter Respirator, welcher in einem besonderen Behälter mit Carbolsäure (Ac. carbol. und Alkohol ana) oder anderen Mitteln (Terpentin, Creosot) imprägnirte Watte enthält. Von manchen Kranken können diese Masken mit einigen Unterbrechungen viele Stunden des Tages getragen werden. Ausser der Carbolsäure wird am meisten *Terpentin* angewandt. Sowohl Inhalationen, als auch die innerliche Darreichung desselben sind von entschiedenem Nutzen. Ferner eignet sich zur inneren Anwendung das *Plumbum aceticum* (zweistündlich Pulver von 0,05—0,1).

Im Uebrigen gelten alle für die gewöhnliche chronische Bronchitis gegebenen allgemeinen diätetischen und symptomatischen Maassregeln auch für die fötide Bronchitis. Um den üblen Geruch der Umgebung zu mindern, müssen die Sputa desinficirt werden durch Hineingiessen starker Carbolsäure, Chlorkalk od. dgl. in die Speigläser. Sehr zweckmässig ist es, in dem Krankenzimmer so oft und lange, als möglich, einen Carbolspray zu unterhalten.

VIERTES CAPITEL.

Bronchitis crouposa.

(Bronchitis fibrinosa s. pseudomembranacea.)

Die Bronchitis crouposa ist eine sehr selten vorkommende, eigenthümliche Erkrankungsform der Bronchialschleimhaut, bei welcher es zur Bildung von ausgedehnten fibrinösen Gerinnseln in den Bronchien kommt. Nur die *primär in den Bronchien auftretende* Form der croupösen Bronchitis gehört hierher, nicht die secundäre croupöse Bronchitis, welche einerseits im Anschluss an die Diphtherie des Pharynx und Larynx, andererseits bei der croupösen Pneumonie vorkommt.

Die **Aetiologie** der Krankheit ist noch fast ganz unbekannt. Nach Analogie mit den sonst bekannten croupösen Schleimhautentzündungen, müssten wir auch hier nach einer das Epithel zerstörenden Schädlichkeit suchen. Vielleicht ist dieselbe infectiöser Natur. Von der Krankheit befallen werden vorzugsweise Individuen im jugendlichen und mittleren Alter, etwa zwischen 10 und 30 Jahren. Männer erkranken etwas häufiger, als Frauen. Die Krankheit tritt entweder bei vorher ganz gesunden Personen auf (*essentielle croupöse Bronchitis*) oder bei Leuten, welche schon vorher an irgend einem anderen Leiden, namentlich an einer chronischen Lungenaffection litten (*symptomatische*, *secundäre croupöse Bronchitis*). Es ist nicht sicher, ob die letzterwähnten Fälle in ätiologischer Hinsicht den Fällen echter primärer fibrinöser Bronchitis gleich zu stellen sind. So hat man z. B. auch im Verlauf eines Abdominaltyphus eine fibrinöse Bronchitis beobachtet.

Symptome und Verlauf. Die primäre fibrinöse Bronchitis tritt in zwei Formen auf, einer *acuten* und einer *chronischen*. Die *acute Form* beginnt ziemlich plötzlich mit Fieber, Husten, Brustschmerzen und gewöhnlich bald eintretender starker Dyspnoë. Entweder sofort oder erst nach einer mehrtägigen scheinbar einfachen katarrhalischen Bronchitis treten im Auswurf die *fibrinösen Gerinnsel* ein, welche allein die Diagnose der Krankheit ermöglichen.

Diese *Gerinnsel* stellen mehr oder weniger stark verzweigte vollständige Ausgüsse der Bronchien dar. Sie sind von weisslicher Farbe und ziemlich derber, elastischer Consistenz. Der Hauptstamm kann bis zu 1 Cm. Dicke besitzen. Von demselben zweigen sich in dichotomischer Theilung die weiteren Verästelungen ab. Die grössten Gerinnsel haben 10—15 Cm. Länge. Auf dem Durchschnitt findet man im Innern meist noch ein freies Lumen und erkennt gewöhnlich eine deutlich lamellöse Structur der Membran. An manchen Stellen zeigen die Gerinnsel Ausbuchtungen und Anschwellungen. *Mikroskopisch* findet man in und neben der hyalinen Grundmasse weisse Blutkörperchen, häufig auch rothe Blutkörperchen, zuweilen epitheliale Zellen und relativ häufig die eigenthümlichen spitzen octaëdrischen Krystalle, welche auch beim Bronchialasthma (s. d.) im Auswurf gefunden und als Asthmakrystalle, Charcot'sche Krystalle u. s. w. bezeichnet werden. In ihrem *chemischen* Verhalten stellen sich die Gerinnsel als coagulirte Eiweisskörper dar. In therapeutischer Beziehung wichtig ist ihre Löslichkeit in Alkalien, namentlich in Kalkwasser.

Ausser den Gerinnseln wird beim Husten gewöhnlich noch einfach schleimiger oder schleimig-eitriger Auswurf entleert, in welchen die Gerinnsel eingebettet sind. Man findet letztere oft erst, wenn man das ganze Sputum in Wasser giesst, wobei die Gerinnsel sich entfalten und ausbreiten. Nicht selten enthält der Auswurf auch kleine Beimengungen von Blut.

Die *subjectiven Beschwerden* der Kranken können sehr heftig sein. Die Dyspnoë erreicht zeitweise einen hohen und beängstigenden Grad. Sie lässt erst nach, wenn nach anstrengenden Hustenparoxysmen ein grösseres Gerinnsel ausgeworfen ist. Solche Anfälle können sich alle 1—2 Tage wiederholen. In anderen Fällen sind aber die subjectiven Beschwerden relativ gering.

Die *physikalische Untersuchung* der Lungen bietet selbstverständlich nichts Charakteristisches dar. Die *Percussion* ergiebt bei uncomplicirten Fällen keine Abnormität, höchstens die Zeichen einer „acuten Lungenblähung". Die *Auscultation* ergiebt die gewöhnlichen, an sich nicht charakteristischen Zeichen der Bronchitis, trockene bronchitische Geräusche oder Rasseln. Ist ein grösserer Bronchus verstopft, so sind über dem zugehörigen Lungenabschnitt die Athemexcursionen und das Athemgeräusch fast ganz aufgehoben. Letzteres wird erst nach der Expectoration des Gerinnsels wieder hörbar.

Die *Dauer der acuten Fälle* beträgt zuweilen nur wenige Tage, höchstens einige Wochen. In den günstig verlaufenden Fällen lässt das zuweilen ziemlich hohe *Fieber* bald nach, die Athembeschwerden mildern sich, die Expectoration der Gerinnsel hört auf und es tritt völlige und dauernde Heilung ein. In schweren Fällen erfolgt aber auch nicht selten unter allen Erscheinungen der Suffocation ein tödtlicher Ausgang. Ein Uebergang der acuten in die chronische Form kommt vor, ist aber selten.

Die *chronische Form* der fibrinösen Bronchitis kann Jahre lang dauern. Gewöhnlich treten nach sehr verschieden langen Zwischenzeiten anfallsweise Verschlimmerungen des Zustandes auf, wobei jedesmal Gerinnsel ausgeworfen werden, während in der Zwischenzeit scheinbar blos ein einfacher chronischer Bronchialkatarrh besteht. In der Literatur finden sich auch einige Beobachtungen verzeichnet, wonach Personen Jahrelang zeitweise Gerinnsel aushusteten, ohne eine besondere Störung ihres Befindens und ihres guten Ernährungszustandes. In einigen Fällen entwickelten sich schliesslich sonstige chronische Lungenaffectionen (Tuberkulose).

Die *pathologische Anatomie* der fibrinösen Bronchitis ist bei der Seltenheit der Affection noch keineswegs genügend bekannt. Die bei der Section tödtlicher Fälle gefundenen Lungenveränderungen waren meist Complicationen (Pneumonie, Pleuritis, Tuberkulose), welche nicht in directem Zusammenhange mit der fibrinösen Bronchitis standen. Der Nachweis des Epithelverlustes an den befallenen Stellen der Bronchialschleimhaut ist erst in wenigen Fällen geführt worden.

Prognose. In allen acuten Fällen ist die Prognose vorsichtig zu stellen, da erfahrungsgemäss fast ein Viertel der Fälle letal endet. Die chronischen Fälle sind zwar, wie erwähnt, meist sehr langwierig und häufig recidivirend, an sich aber entschieden viel ungefährlicher, als die acuten.

Therapie. Vorzugsweise hat man diejenigen Mittel, welche, wie erwähnt, im Stande sind, die Gerinnsel aufzulösen, zu *Inhalationen* verwendet. Am meisten empfohlen werden 2—5% Lösung von Natrium carbonicum und bicarbon. und vor allem Aqua Calcis (unvermischt oder mit gleichen Theilen Wasser verdünnt). Ferner hat sich der innerliche Gebrauch von *Jodkalium* (1,5—3,0 Grm. pro die) in manchen Fällen nützlich gezeigt. Auch eine energische Schmierkur mit grauer Quecksilbersalbe soll zuweilen von Nutzen sein. Die Expectoration der Gerinnsel kann in manchen Fällen durch ein zur richtigen Zeit gegebenes *Brechmittel* befördert werden. — Mittel, welche bei den chronischen Formen die Wiederkehr der Anfälle zu verhüten im Stande sind, giebt es nicht. Die Therapie ausser der Zeit der Anfälle ist dieselbe, wie beim gewöhnlichen chronischen Bronchialkatarrh.

FÜNFTES CAPITEL.

Keuchhusten.

(Tussis convulsiva. Pertussis. Stickhusten.)

Aetiologie. Mit dem Namen „*Keuchhusten*“ bezeichnet man eine specifische Erkrankung der Schleimhaut der Luftwege, welche vorzugsweise bei Kindern auftritt und durch einen eigenthümlichen heftigen, anfallsweise auftretenden Husten charakterisirt ist. Einzelne Fälle der Krankheit kommen in grösseren Städten jederzeit vor. Zu manchen Zeiten aber tritt die Krankheit in *epidemischer Ausbreitung* auf. Auffallend häufig schliessen sich die Keuchhustenepidemien an Masernepidemien an.

Der Keuchhusten ist zweifellos *contagiös* und befällt daher häufig nacheinander die Kinder derselben Familie. Die Kindergärten, Kinderbewahranstalten, Krippen u. s. w. tragen zu der Ausbreitung der Krankheit viel bei. Das Contagium scheint an die Exspirationsluft der Kranken und namentlich auch an das durch den Husten expectorirte Schleimhautsecret gebunden zu sein. Am meisten befallen werden Kinder bis zum 6. Lebensjahre. Von da an nimmt die Disposition zur Erkrankung mit zunehmendem Alter rasch ab. Bei Erwachsenen kommt der Keuchhusten zwar auch vor, aber relativ selten und fast stets in leichter, rudimentärer Form.

Das epidemische Auftreten, die Contagiosität und der ganze Verlauf der Krankheit sprechen mit Entschiedenheit für eine *infectiöse* Natur derselben. Der sichere Nachweis des vorauszusetzenden organisirten Krankheitsgiftes ist aber noch nicht geführt worden, obwohl bereits von mehreren Seiten das Vorkommen von angeblich charakteristischen Pilzen in dem Sputum Keuchhustenkranker behauptet worden ist. Diese Angaben entbehren aber noch der Uebereinstimmung und der sicheren methodischen Begründung. — Ein einmaliges Ueberstehen der Krankheit schützt fast ausnahmslos vor einer neuen Erkrankung.

Krankheitsverlauf und Symptome. Der Keuchhusten beginnt mit den mehr oder weniger rasch sich entwickelnden Erscheinungen eines *Tracheal- und Bronchialkatarrhs,* welcher anfangs häufig nichts Charakteristisches darbietet. Nur zur Zeit einer herrschenden Epidemie oder bei bereits vorgekommenen Erkrankungsfällen in der Umgebung des Kindes kann man zu dieser Zeit schon mit einer gewissen Wahrscheinlichkeit die Diagnose stellen. Der Husten ist zwar häufig von Anfang an schon ziemlich heftig, tritt aber noch nicht in ausgeprägten Anfällen auf. Die Untersuchung der Brust ergiebt ausser einigen bronchitischen Geräuschen nichts Besonderes. Nicht selten besteht gleichzeitig ein mit häufigem Niesen verbundener *Schnupfen,* zuweilen auch eine leichte *Conjunctivitis.* Die Kinder sind unruhig und fiebern, namentlich Abends. Die Temperatur bei diesem *Initialfieber* kann wiederholt 39°—40° erreichen. Die Gesammtdauer des *ersten, sogenannten katarrhalischen Stadiums* ist ziemlich verschieden, sie beträgt am häufigsten 1—1½ Wochen.

Allmählich, ohne scharfe Grenze, geht das katarrhalische in das *zweite Stadium* über, das *Stadium convulsivum.* Der Husten wird heftiger und tritt immer mehr in den getrennten, für die Krankheit sehr charakteristischen *Keuchhustenanfällen* auf. Den eigentlichen Grund für dieses anfallsweise Auftreten des Hustens kennen wir nicht. Wahrscheinlich spielt ein *nervöses Moment* dabei die Hauptrolle.

Die Eigenthümlichkeit der Anfälle liegt in den heftigen, krampfhaften Hustenstössen, welche von Zeit zu Zeit von tiefen, langgezogenen, in Folge einer eintretenden krampfhaften Glottisverengerung laut „giemenden“ Inspirationen unterbrochen werden. Die Kinder werden während der Anfälle stark cyanotisch, die Venen am Halse schwellen an, und die Augen thränen. Nicht selten kommt es in Folge der Stauung zu *Blutungen* in die Conjunctiva, zu Nasenbluten, in vereinzelten Fällen auch zu Blutungen anderer Organe (Ohr, Haut, Gehirn). Sehr oft tritt während oder am Ende der Anfälle *Erbrechen* ein. Auch *unfreiwillige Harn- und Stuhlentleerung* kann durch die gewaltsamen Contractionen der Bauchmuskeln erfolgen. Ausnahmsweise beobachtet man noch heftigere Erscheinungen beim Anfall: krampfhafter völliger Stillstand der Respiration mit Erstickungsgefahr, oder in anderen Fällen allgemeine Convulsionen.

Die Anfälle treten je nach der Schwere des Falles verschieden häufig auf, oft nur 10—15 mal in 24 Stunden, zuweilen viel häufiger, 50 und mehr mal. Nachts erfolgen sie ebenso oft oder noch öfter, als am Tage. Sie treten theils spontan, theils nach besonderen Gelegenheitsursachen auf. So kann man z. B. gewöhnlich einen Anfall sofort hervorrufen, wenn man einen Druck auf den Kehlkopf ausübt oder wenn man das Kind zum Schreien bringt. Sind mehrere Keuchhustenkinder in demselben Raum zusammen und bei einem derselben stellt sich ein Anfall ein, so fangen die anderen gewöhnlich auch bald an zu husten. Nicht selten gehen dem eigentlichen Anfall einige *Prodromalerscheinungen* vorher, bestehend in allgemeiner Unruhe, beschleunigter Respiration, prodromalem Erbrechen u. dgl. Nach Beendigung des Anfalls sind manche Kinder sehr matt und angegriffen, andere aber erholen sich sehr rasch und spielen wenige Minuten nachher schon wieder ganz munter.

Ueberhaupt befinden sich die Kinder in der Zwischenzeit zwischen den einzelnen Anfällen meist ziemlich wohl. Die Spuren der heftigen Hustenanfälle sind freilich häufig noch an ihnen zu bemerken. Ausser etwaigen Blutungen in der Conjunctiva findet man die Augenlider etwas geschwollen, die Venen derselben erweitert und bläulich durchschimmernd. Ziemlich oft bildet sich am *Zungenbändchen ein kleines Geschwür*, dessen Entstehung auf mechanische Schädlichkeiten zurückzuführen ist. Die Zunge wird bei den heftigen Hustenanfällen stark nach vorn gestossen. Das Zungenbändchen wird dabei gezerrt, eingerissen, oder durch die scharfen unteren Schneidezähne verletzt.

Die *physikalische Untersuchung* der Lungen ergiebt in uncomplicirten Fällen ausser einigen Rasselgeräuschen oder trockenen bronchitischen Geräuschen nichts Abnormes. Zuweilen fehlen auch die bronchitischen Geräusche oder treten in spärlicher Zahl nur kurz vor den Hustenanfällen auf. In anderen Fällen aber entwickelt sich eine intensive diffuse Bronchitis, welche nicht selten weiter zur Entstehung lobulärer Pneumonien führt (s. u.).

Das im ersten, katarrhalischen Stadium meist bestehende *Fieber* lässt im convulsiven Stadium nach. Die Kinder sind grösstentheils fieberfrei. Nur in den Abendstunden findet man häufig kleine Steigerungen auf 38°,0 bis 38°,5. Höheres anhaltenderes Fieber weist auf die Entwicklung von Complicationen, namentlich von Seiten der Lungen hin.

Die Dauer des Stadium convulsivum beträgt selten weniger, als 3—4 Wochen, häufig viel länger, bis zu 3 und 4 Monaten. Allmählich werden die Anfälle seltener und zugleich weniger heftig, bis sie schliesslich ganz aufhören (*Stad. decrementi*). Sehr häufig treten in diesem Stadium wiederholte Rückfälle und neue Verschlimmerungen ein. Endlich aber geht die Krankheit in eine dauernde und vollständige *Genesung* über.

Complicationen und Nachkrankheiten. Ein schwererer Verlauf, zuweilen auch ein schliesslicher ungünstiger Ausgang wird durch das Auftreten von *Complicationen von Seiten der Lunge* bedingt. Im Anschluss an eine stärkere, bis in die feinen Bronchien reichende Bronchitis entwickeln sich *lobuläre, katarrhalische Pneumonien.* In solchen Fällen ist die Respiration auch in der Zeit zwischen den einzelnen Anfällen beschleunigt und oberflächlich, das Fieber höher, der Allgemeinzustand schwerer. Bei der Untersuchung der Lungen hört man namentlich über den unteren Lappen reichliches feuchtes Rasseln und kann zuweilen bei ausgedehnterer pneumonischer Infiltration auch eine Dämpfung auf einer oder auf beiden Seiten nachweisen. Solche Fälle ziehen sich stets sehr in die Länge, viele Kinder gehen theils an der Respirationsstörung, theils unter den Zeichen allgemeiner Schwäche und Inanition zu Grunde.

Viel seltener sind *Complicationen von Seiten anderer Organe.* Relativ am häufigsten kommen *Durchfälle* vor, welche den Ernährungszustand der Kinder herunterbringen. Einmal sahen wir den Tod unter schweren *nervösen Erscheinungen* auftreten. Bei der Section fanden sich massenhafte capilläre Hämorrhagien im Gehirn. Endlich wird von manchen Beobachtern das relativ häufige Auftreten einer *croupös-diphtheritischen Entzündung* im Rachen und Larynx im Verlaufe des Keuchhustens erwähnt.

Unter den *Nachkrankheiten* des Keuchhustens ist zunächst das *Lungenemphysem* zu erwähnen. Durch den starken Druck, welcher bei den heftigen und häufigen Hustenstössen von innen auf die Lungenalveolen einwirkt, werden diese allmählich erweitert. Es bildet sich eine „acute Lungenblähung" aus, welche zuweilen in ein echtes chronisches Lungenemphysem übergeht. Auch *chronischer Bronchialkatarrh* kann lange Zeit nach dem Ablauf eines Keuchhustens zurückbleiben.

Eine dritte wichtige Nachkrankheit des Keuchhustens ist die *Lungen-*

tuberkulose. Namentlich bei schwächlichen, tuberkulös beanlagten Kindern sieht man die während des Keuchhustens entstandene Bronchitis und die lobulären Pneumonien nicht zurückgehen. Das Fieber dauert fort, die Kinder magern ab und werden immer elender. Bei der Section findet man käsige Herde in den Lungen, verkäste Bronchialdrüsen, hier und da auch Tuberkulose anderer Organe. Diese Fälle sind so zu deuten, dass bei schon bestehender, aber noch latenter tuberkulöser Infection der Keuchhusten den Anlass zum Ausbruch der Krankheit gegeben hat, oder dass durch den Keuchhusten eine leichtere Empfänglichkeit für die Infection mit dem tuberkulösen Gifte geschaffen wurde.

Die **Diagnose** des Keuchhustens kann, wie erwähnt, mit Sicherheit erst im zweiten, convulsiven Stadium gestellt werden. Dann aber ist sie leicht, da die charakteristischen Anfälle in dieser Weise, Häufigkeit und Dauer bei keiner anderen Lungenaffection vorkommen.

Die **Prognose** ist bei der Mehrzahl der vorher gesunden und kräftigen Kinder günstig. Sehr junge Kinder sind mehr gefährdet, als ältere. Eine Gefahr tritt ein, wenn sich secundäre Pneumonien entwickeln und der allgemeine Ernährungs- und Kräftezustand der Kinder sehr leidet. Stets muss man die Eltern, sobald die Diagnose sicher ist, auf die Möglichkeit der langen Dauer der Krankheit aufmerksam machen. Auch auf die Möglichkeit der Entwicklung von Folgekrankheiten ist, namentlich bei schwächlichen, der Tuberkulose verdächtigen Kindern, Bedacht zu nehmen.

Therapie. Bei der nicht völligen Gefahrlosigkeit und bei der Langwierigkeit der Krankheit hat man die Pflicht, die Kinder während einer herrschenden Keuchhustenepidemie möglichst vor der Erkrankung zu bewahren. Erkrankt ein Kind in einer Familie, so müssen daher die anderen Kinder streng davon getrennt werden. Gestatten es die Verhältnisse, so schickt man sie am liebsten ganz fort, an einen anderen, von Keuchhusten freien Ort.

Die *Behandlung der Krankheit* selbst hat leider bis jetzt keine sehr günstigen Erfolge aufzuweisen. Die Zahl der empfohlenen „Specifica" ist sehr gross. Aber keines derselben hat sich auf die Dauer bewährt. Am meisten hat man in neuerer Zeit Versuche mit *Inhalationen* gemacht. Namentlich Einathmungen von 1—2% *Carbolsäurelösung* sind von mehreren Seiten gerühmt worden. Jedoch auch *Terpentin*, *Benzin* (20—30 Tropfen auf einen mit heissem Wasser getränkten Schwamm gegossen) u. a. Mittel kann man versuchen. Von inneren Mitteln haben sich namentlich Chinin und Belladonna (Atropin) eingebürgert. *Chinin* ist in Pulvern von 0,3—0,5 zweimal täglich bei älteren Kindern zu versuchen. Es soll möglichst im Beginn der Krankheit angewandt werden. Die *Belladonna* giebt man in Pulvern von 0,005—0,01 Extractum Belladonnae pro dosi, täglich 3—5 Pulver. Vom Atropinum sulfur. ist pro die höchstens 0,001 bei Kindern zu reichen und auch dabei stets Vorsicht und Aufmerksamkeit auf etwa eintretende Intoxicationssymptome (weite Pupillen, Trockenheit im Munde) nothwendig. Bei sehr häufigen und heftigen Anfällen kann man *Narcotica* nicht ganz entbehren. Mit Vorsicht sind kleine Morphiumdosen anzuwenden. Ferner sind Einathmungen von *Chloroform*, *Aether* empfohlen worden (z. B. Chloroformii 30,0, Aetherii 60,0, Ol. Therebinth. rect. 10,0, davon 1—2 Theelöffel auf ein Taschentuch gegossen einzuathmen). Auch der innerliche Gebrauch von *Bromkalium* (1—3 Grm. pro die) soll die Anfälle zuweilen mildern.

Ausser der Anwendung der genannten Mittel sind den Eltern vernünftige diätetische Vorschriften zu geben. Die Kinder müssen in möglichst reiner, guter Luft sich befinden. Im Sommer müssen sie, wenn sie kein Fieber mehr haben, viel an die Luft gebracht werden. Stadtkinder schickt man im Sommer, wenn möglich, aufs Land. Dabei ist für kräftige, gute Nahrung der Kinder zu sorgen. Häufige warme oder lauwarme Bäder sind empfehlenswerth, namentlich bei eintretender stärkerer Bronchitis und der Gefahr sich entwickelnder lobulärer Pneumonien.

Die Complicationen und Nachkrankheiten sind nach den üblichen Regeln besonders zu behandeln.

SECHSTES CAPITEL.

Bronchiektasien.

(Bronchialerweiterungen.)

Die Erweiterungen der Bronchien bilden keine Krankheit für sich, sondern treten als Folgezustände verschiedener sonstiger Affectionen der Bronchien und der Lungen auf. Trotzdem besprechen wir dieselben hier kurz im Zusammenhang, zumal da manche Fälle von Bronchiektasie ein ziemlich charakteristisches Krankheitsbild darbieten.

Man unterscheidet in anatomischer Hinsicht die *cylindrischen* und die *sackförmigen Bronchiektasien.*

Die **cylindrischen Bronchiektasien** stellen gleichmässige Erweiterungen des Bronchialrohrs vor und betreffen am häufigsten die mittleren, selten auch die feineren Bronchien eines oder mehrerer Lungenlappen. Sie entstehen am häufigsten im Anschluss an langdauernde Bronchialkatarrhe, so namentlich bei Emphysematikern, ferner beim Keuchhusten, bei Masern, zuweilen bei Lungentuberkulose u. s. w. Der primäre Vorgang ist wahrscheinlich stets die in Folge des Katarrhs eintretende Atrophie und damit verbundene grössere Nachgiebigkeit der Bronchialwandung. Theils der inspiratorische Zug des Thorax, wohl noch mehr der erhöhte Druck in den Bronchien bei den häufigen, heftigen Hustenstössen, wahrscheinlich auch der stetig wirkende Druck stagnirender Secretmassen führen allmählich zur Erweiterung.

Die Diagnose der cylindrischen Bronchialerweiterung ist immer nur mit einer gewissen Wahrscheinlichkeit zu stellen. Man vermuthet sie, wenn die Bedingungen, welche erfahrungsgemäss zur Bronchiektasie führen, erfüllt sind. Beim chronischen Bronchialkatarrh der Emphysematiker schliesst man auf cylindrische Ektasien der Bronchien besonders dann, wenn der Auswurf sehr reichlich, relativ dünnflüssig ist und beim Stehen im Speiglase sich schichtet. Gewöhnlich wird er in einzelnen stärkeren Hustenanfällen entleert, welche sich namentlich Morgens einstellen, wenn das Secret über Nacht in reichlicherer Menge angesammelt ist. Die *physikalische Untersuchung* ergiebt gewöhnlich reichliche, feuchte, fein- und mittelblasige Rasselgeräusche, namentlich über den unteren Lungenpartien. Das Athemgeräusch kann bei reichlichen cylindrischen Bronchiektasien seinen vesiculären Charakter zum Theil verlieren und unbestimmter, hauchender klingen.

Die **sackförmigen Bronchiektasien** stellen kuglige oder eiförmige Erweiterungen dar, welche auf einen bestimmten Abschnitt des Bronchialrohrs beschränkt sind. Sie können einen Durchmesser von mehreren Centimetern haben. Der zuführende Bronchus geht plötzlich oder allmählich in die ektatische Stelle über. Manchmal obliterirt er, so dass die Bronchiektasie eine ganz abgeschlossene Caverne bildet. Die Wandung der sackigen Bronchiektasien hat die Eigenschaften der normalen Bronchialwand zum grössten Theil verloren. In der Regel ist sie hochgradig atrophisch. Nicht nur die Drüsen der Schleimhaut, auch die Muskelfasern, die elastischen Elemente, sogar die Knorpel nehmen an dieser Atrophie Theil. Die bronchiektatische Caverne erscheint dann nur mit einer dünnen Membran ausgekleidet. In anderen Fällen trifft man aber auch auf hypertrophische Vorgänge, welche das Bindegewebe der Schleimhaut betreffen und zu leistenartigen Vorsprüngen und Wülsten führen. Endlich können sich auf der Innenfläche der Bronchiektasie geschwürige Processe entwickeln, welche auf das umgebende Lungengewebe weiter greifen und die bronchiektatische in eine echte ulceröse Caverne verwandeln.

Nur selten (z. B. bei Lungenemphysem) findet man vereinzelte sackige Bronchiektasien von annähernd normalem Lungengewebe umgeben. Ihre Entstehung ist dann auf ähnliche Ursachen, wie wir sie oben für die viel häufigeren cylindrischen Bronchiektasien angegeben haben, zurückzuführen. In der grossen Mehrzahl der Fälle finden wir die sackigen Bronchiektasien, einzeln oder in grösserer Anzahl, von indurirtem, geschrumpftem Lungengewebe umgeben. Sie bilden eine Theilerscheinung der (fast immer mit Pleuraschrumpfung verbundenen) „*Lungenschrumpfung*". Mit Recht sieht man seit CORRIGAN in diesen Schrumpfungsvorgängen die hauptsächlichste Ursache für die Entstehung der sackigen Bronchiektasien. Durch die allmähliche Schrumpfung und Retraction des Bindegewebes in den mit der Pleura costalis in der Regel verwachsenen Lungen wird von aussen ein Zug auf die Bronchialwände ausgeübt, welchem dieselben allmählich immer mehr und mehr nachgeben. So entsteht die häufige *Combination der Lungenschrumpfung mit Bronchiektasenbildung*, welche meist einseitig ist, die ganze Lunge oder nur einen (oberen oder unteren) Lappen betrifft. Vom histologischen Standpunkte aus hat man diese Form als *chronische interstitielle Pneumonie* bezeichnet und sie von den chronisch-tuberkulösen Processen in den Lungen scharf trennen zu können geglaubt.

Nicht selten sieht man die in Rede stehende Form der Lungenschrumpfung sich im Anschluss an Pleuritiden entwickeln. Von LAENNEC ist für solche Fälle zuerst die Ansicht ausgesprochen worden, die Pleuritis sei der primäre Vorgang, von hier pflanze sich ein interstitiell-entzündlicher Process auf das Bindegewebe der darunter liegenden Lunge fort, führe gleichfalls zur Schrumpfung und dadurch zur Bronchiektasenbildung. Unserer Ansicht nach muss man zwar die mannigfachen anatomischen und klinischen Eigenthümlichkeiten der in Rede stehenden Form der Lungenschrumpfung mit Bronchiektasenbildung anerkennen, *ätiologisch* vermögen wir sie aber, wenigstens in der grossen Mehrzahl der Fälle, von der Lungentuberkulose nicht zu trennen. Wir verweisen daher in Bezug auf die nähere Besprechung der Schrumpfungsvorgänge in den Lungen auf das Capitel über Lungentuberkulose.

Die *Symptome*, welche die sackigen Bronchiektasien als solche verursachen, beziehen sich theils auf die Resultate der physikalischen Lungenuntersuchung, theils auf gewisse Eigenthümlichkeiten des Sputums. Die *physikalische Diagnostik* der Bronchiektasien stimmt selbstverständlich ganz mit der Cavernendiagnostik überein. Nur die Berücksichtigung aller übrigen Erscheinungen kann im einzelnen Falle entscheiden, ob die Cavernenzeichen, welche Percussion und Auscultation ergeben, auf eine bronchiektatische oder eine echte ulceröse Caverne zu beziehen sind. Der *Auswurf* ist in der Regel auffallend reichlich („maulvolle Expectoration"), wird anfallsweise expectorirt, ist von dünnflüssig-eitriger Beschaffenheit, schichtet sich beim Stehen, indem die schwereren eitrigen Theile zu Boden sinken, und nimmt nicht selten in Folge von Zersetzungsprocessen in dem leicht stagnirenden Secret fötide Beschaffenheit an. Da auf diese Weise Bronchiektasien der Anlass zu einer fötiden Bronchitis werden können, während andererseits die fötide chronische Bronchitis, wie oben erwähnt, selbst häufig zur Bronchiektasenbildung führt, so versteht man die mannigfachen Beziehungen und Uebergänge, welche die beiden genannten Krankheitsformen darbieten. Wenn sich in der Wand der Bronchiektasien ulceröse Processe entwickelt haben, so können diese zu *Hämoptysen* Anlass geben.

Die **Prognose** der Bronchiektasien hängt selbstverständlich ganz von der Natur des Grundleidens ab. Die im Verlaufe schwererer Bronchitiden entstandenen cylindrischen Ektasien (z. B. beim Keuchhusten, Masern, Typhus) mögen in vielen Fällen sich allmählich wieder zurückbilden. Bei sackigen Bronchiektasien ist eine Heilung durch schliessliche Obliteration, wenn sie überhaupt vorkommt, jedenfalls äusserst selten.

Die **Therapie** richtet sich nie auf die Bronchialerweiterungen als solche, sondern auf deren Ursachen resp. deren Folgen. Die Behandlung der Bronchiektasien fällt daher mit der Behandlung der chronischen Bronchitis, der fötiden Bronchitis, der chronischen Tuberkulose u. s. w. zusammen.

SIEBENTES CAPITEL.

Verengerungen der Trachea und der Bronchien.

(Trachealstenosen und Bronchialstenosen.)

1. Trachealstenosen.

Aetiologie. Die Verengerungen der Trachea kommen theils in Folge von Erkrankungen in der Umgebung der Trachea, theils durch Erkrankungen der Trachea selbst zu Stande. Die erstgenannte Entstehungsweise ist die häufigere. Hierher gehören vor allem alle *Compressionsstenosen der Trachea.* Vergrösserungen der Schilddrüse (einfache Struma und Neubildungen), Aneurysmen des Aortabogens und der Art. anonyma, Tumoren und Abscesse im vorderen Mediastinum, Schwellungen der Lymphdrüsen an der Bifurcationsstelle der Trachea, Abscesse an der Vorderfläche der Halswirbel u. dgl. können von aussen einen so starken Druck auf die Trachea ausüben, dass das Lumen derselben verengt wird. Neben der in den meisten Fällen wirksamen directen Compression spielt ausserdem nach Rose eine allmählich eintretende Druckatrophie und Erweichung der Knorpelringe beim Zustandekommen der Stenosen zuweilen eine wichtige Rolle. Durch diese „lappige Erweichung" kommt es zu einer Einknickung der Trachea, welche ziemlich plötzlich erfolgen kann und die Ursache mancher Fälle von plötzlichem „Kropftod" sein soll.

Veränderungen der Trachea selbst, welche zur Stenose führen, sind ziemlich selten. Relativ am häufigsten sind *narbige Stenosen* im Anschluss an syphilitische Ulcerationen. Ferner sind zu nennen Neubildungen in der Trachea, Polypen und Carcinome, welche letzteren fast stets von der Nachbarschaft aus auf die Trachea fortgesetzt sind. Sehr selten führen auch acute und chronische entzündliche Processe (z. B. Perichondritiden) zu einer stenosirenden Anschwellung der Schleimhaut. Endlich ist noch die Verengerung der Trachea durch in dieselbe hineingelangte *Fremdkörper* zu erwähnen.

Symptome. Geringere Grade der Trachealstenose können Jahre lang ohne besondere Beschwerden von den Patienten ertragen werden. Stärkere Stenosen dagegen führen selbstverständlich zu den qualvollsten Zuständen der Dyspnoë. In vielen Fällen kann das Athembedürfniss bei vollständig ruhigem Verhalten der Kranken gerade noch befriedigt werden, während jede körperliche Anstrengung sofort eintretende Dyspnoë zur Folge hat.

Ist die Stenose so hochgradig, dass sie ein wirkliches Athemhinderniss darstellt, so tritt eine sehr auffallende *Modification der Athmung* ein. Die Respiration wird erschwert und angestrengt. Sie geschieht mit Zuhülfenahme der accessorischen Athemmuskeln. Die In- und Exspirationen werden gedehnt, langgezogen und sind von einem lauten Stridor begleitet. In vielen Fällen ist die Inspiration mehr erschwert, als die Exspiration, so dass also eine vorwiegend *inspiratorische Dyspnoë* besteht. Dabei ist *die Zahl der Athemzüge in der Minute vermindert.* Ist der Lufteintritt in die Lungen trotz der Verlangsamung der Respiration ungenügend, so treten an den unteren seitlichen Thoraxpartien, zuweilen auch im Jugulum und in den Fossae supraclaviculares *inspiratorische Einziehungen* auf. Dagegen zeigt der Kehlkopf bei den *Trachealstenosen* keine oder nur geringe respiratorische Auf- und Abwärtsbewegungen. Dieses Moment gilt als diagnostisches Unterscheidungsmerkmal der Trachealstenosen von den Larynxstenosen. Bei den letzteren treten die respiratorischen Bewegungen des Kehlkopfs stark hervor.

Am *Puls* bemerkt man zuweilen während der Inspirationen eine deutliche Abnahme der Spannung und der Höhe der Pulswellen (*pulsus paradoxus*). Noch deutlicher kann man sphygmographisch die relativ starken respiratorischen Schwankungen des Blutdrucks nachweisen. Die *Pulsfrequenz* ist meist etwas beschleunigt, zuweilen aber auch verlangsamt.

Die soeben erwähnten Krankheitssymptome bilden zusammen ein so charakteristisches Krankheitsbild, dass man dasselbe oft auf den ersten Blick erkennen kann. Näheren Aufschluss über den Sitz der Stenose, ferner die sichere Unterscheidung der Trachealstenose von den ein sehr ähnliches Krankheitsbild darbietenden Kehlkopfstenosen gewährt die directe *Spiegeluntersuchung des Larynx und der Trachea*. Dieselbe ist aber bei hochgradig dyspnoischen Kranken nur schwer ausführbar.

2. Bronchialstenosen.

Verengerungen eines *Hauptbronchus*, um welche allein es sich hier handelt, kommen am häufigsten in Folge von *Fremdkörpern* vor. Beim Essen oder im Schlaf können dieselben durch eine tiefere Inspiration in die Luftwege gelangen. Erfahrungsgemäss gerathen Fremdkörper etwas häufiger in den weiteren *rechten Bronchus*, als in den linken. Ferner kommen *Compressionsstenosen* der Hauptbronchien durch Aneurysmen der Aorta, Mediastinaltumoren, vergrösserte Bronchiallymphdrüsen u. dgl. vor. Compressionsstenose des linken Bronchus durch den stark dilatirten linken Vorhof wurde einige mal bei Mitralstenose beobachtet.

Die *Symptome*, welche übrigens nicht in allen Fällen gleich ausgeprägt sind, hängen von der Ausschaltung des zugehörigen Lungenabschnitts ab. Die Athemexcursionen des Thorax werden auf der betroffenen Seite viel geringer. Der Percussionsschall bleibt zwar hell, aber das vesiculäre Athemgeräusch verschwindet. Statt dessen hört man zuweilen über der ganzen Seite ein lautes pfeifendes oder schnurrendes Geräusch, dessen Vibrationen in einigen Fällen auch von der auf die Brustwand aufgelegten Hand wahrgenommen werden können. Der Stimmfremitus auf der betroffenen Seite ist abgeschwächt. In der anderen Lunge entwickelt sich bald ein *vicariirendes Emphysem*.

Die *Dyspnoë* ist meist beträchtlich, namentlich in den acut entstandenen Fällen. Häufig entwickeln sich im Anschluss an Fremdkörper, welche in einen Bronchus gelangt sind, lobuläre Pneumonien in der betroffenen Lunge, weil mit dem Fremdkörper gleichzeitig Entzündungserreger in die Bronchien gelangen und sich bei der fast ganz unmöglichen Expectoration leicht festsetzen können. Bei den Compressionsstenosen wird das Krankheitsbild selbstverständlich durch die Grundkrankheit in der mannigfachsten Weise modificirt.

Die **Prognose** und **Therapie** der Tracheal- und Bronchialstenosen hängen ganz von der Natur des Grundleidens ab. Allgemeine Angaben über die Therapie lassen sich daher nicht machen. Einer directen mechanischen Behandlung können die Trachealstenosen in geeigneten Fällen (Narbenstenosen) mit Hülfe der verschiedenen Dilatationsmethoden unterworfen werden. Die Methoden zur Entfernung von Fremdkörpern aus den grossen Luftwegen fallen in das Gebiet der Chirurgie. Die Anwendung eines *Brechmittels* hat zwar in einigen solchen Fällen entschiedenen Nutzen gehabt, ist aber nicht ungefährlich, da beim Brechact der Fremdkörper sich in die Glottis einkeilen und sofortige Erstickungsgefahr zur Folge haben kann.

ACHTES CAPITEL.

Asthma bronchiale.

(Asthma nervosum.)

Das Bronchialasthma ist eine wohlcharakterisirte und klinisch ziemlich scharf umgrenzte Krankheit, deren Hauptsymptom in einer anfallsweise auftretenden, hochgradigen Dyspnoë besteht. Die Ursache der Dyspnoë ist nicht in einer gröberen, anatomisch nachweisbaren Ursache, sondern wahrscheinlich in abnormen nervösen Erregungszuständen zu suchen. Die Aetiologie der Krankheit ist noch recht dunkel. Die hauptsächlichsten Theorien über das Zustandekommen der athmatischen Anfälle werden wir unten erwähnen. Die Krankheit ist bei Männern entschieden häufiger, als bei Frauen, kommt übrigens auch nicht besonders selten schon im Kindesalter vor.

Symptome und Krankheitsverlauf. In seiner reinsten Form besteht das nervöse Bronchialasthma in Anfällen von Kurzathmigkeit, welche in verschiedener Häufigkeit und von verschieden langer Dauer bei sonst ganz gesunden Personen, theils auf besondere Veranlassungen hin, theils ohne jeden nachweislichen Grund auftreten. In der Zwischenzeit zwischen den Anfällen befinden sich die Personen vollständig wohl und bieten nicht die geringsten Zeichen irgend eines Leidens der Respirations- oder Circulationsorgane dar.

Der *asthmatische Anfall* beginnt entweder ziemlich plötzlich, oder es gehen demselben kürzere oder längere Zeit *Vorboten* voraus. Dieselben bestehen in einem allgemeinen Unbehagen, in abnormen Sensationen im Kehlkopf und im Epigastrium, zuweilen in auffallend häufigem Gähnen, nicht selten auch in einem ausgesprochenen, mit starker Secretion und häufigem Niesen verbundenen *Schnupfen*. Der eigentliche Anfall beginnt in der Mehrzahl der Fälle Nachts. Die Kranken erwachen mit einem starken Angst- und Beklemmungsgefühl. Zuweilen klagen sie über eine Schmerzempfindung auf der Brust. Sie müssen sich aufrichten, in schweren Fällen sogar aus dem Bett hinaus. Oft eilen sie an das geöffnete Fenster, um sich „Luft zu verschaffen". Das Aussehen der Kranken ist ängstlich. Die Haut wird blass-cyanotisch. Zuweilen bricht ein kalter Schweiss aus. Dabei ist die *Respiration* in sehr eigenthümlicher und charakteristischer Weise verändert. Fast immer ist sowohl die Inspiration, wie die Exspiration von einem weithin hörbaren, hohen, pfeifenden Geräusch begleitet. Beide Respirationsphasen geschehen angestrengt, mit Zuhülfenahme der respiratorischen Hülfsmuskeln. Bei der *Inspiration* heben sich vorzugsweise nur die oberen Thoraxpartien. Am Halse sieht man die inspiratorische Anspannung der Sternocleidomastoidei, Scaleni u. s. w. Vor allem auffallend aber ist die mühsame, keuchende, *langgedehnte Exspiration*, bei welcher die Bauchmuskeln sich bretthart anspannen. Man bezeichnet daher die Respirationsstörung der Asthmatiker als eine vorwiegend *exspiratorische Dyspnoë*. Die *Respirationsfrequenz* ist in vielen Fällen normal oder sogar etwas verlangsamt. Doch zählten wir wiederholt auch 30—40 Athemzüge in der Minute.

Bei der *physikalischen Untersuchung der Lungen* während des Anfalls findet man den Percussionsschall über den Lungen normal oder sogar auffallend laut und tief (*„Schachtelton"*). Die unteren Lungengrenzen findet man gewöhnlich um 1—2 Intercostalräume tiefer, als normal. Es handelt sich also um einen abnormen *Tiefstand des Zwerchfells*, um eine *„acute Lungenblähung"*. Bei der *Auscultation* hört man über den meisten Stellen der Lunge pfeifende und giemende Geräusche, welche das Athemgeräusch selbst ganz verdecken. An manchen Stellen ist das Athemgeräusch ganz verschwunden, oder man hört nur ein leises exspiratorisches Pfeifen. Gegen Ende des Anfalls werden die Geräusche tiefer, brummender und zuweilen ist auch etwas feuchtes Rasseln hörbar.

Husten und *Auswurf* können bei kurz dauernden Anfällen fast ganz fehlen. In den meisten, namentlich den protrahirteren Fällen wird ein spärlicher, zäh-schleimiger Auswurf ausgehustet. In demselben finden sich gewöhnlich einige grün-gelbliche oder grau aussehende Partien, welche sich bei näherer Untersuchung als kleinste gewundene Schleimfäden herausstellen. Diese Fäden, welche neuerdings von CURSCHMANN genau beschrieben worden sind, sind von sehr zäher Consistenz und zeigen bei mikroskopischer Untersuchung eine sehr auffallende spiralige Drehung. Sie erscheinen aus lauter feineren oder gröberen spiralig gewundenen Bändern und Fädchen zusammengesetzt. In ihrer Mitte befindet sich zuweilen ein feiner, hellglänzender Centralfaden. Es unterliegt kaum einem Zweifel, dass diese Gebilde, welche man als „CURSCHMANN'sche *Spiralen*" (Fig. 16) bezeichnet, Abgüsse der feinsten Bronchiolen darstellen und mit Bestimmtheit auf das Bestehen einer *Affection der letzten feinsten Bronchialverzweigungen hinweisen.*

Namentlich in den eben beschriebenen Spiralen sieht man bei der mikroskopischen Untersuchung sehr häufig ziemlich reichliche spitze octaëdrische Krystalle. Dieselben sind zuerst von LEYDEN im Sputum der Asthmatiker gefunden und werden daher gewöhnlich als LEYDEN'sche *Asthmakrystalle* (s. Fig. 16) bezeichnet. Sie liegen inmitten von gequollenen und verfetteten Eiterkörperchen. Mit dem Aufhören des An-

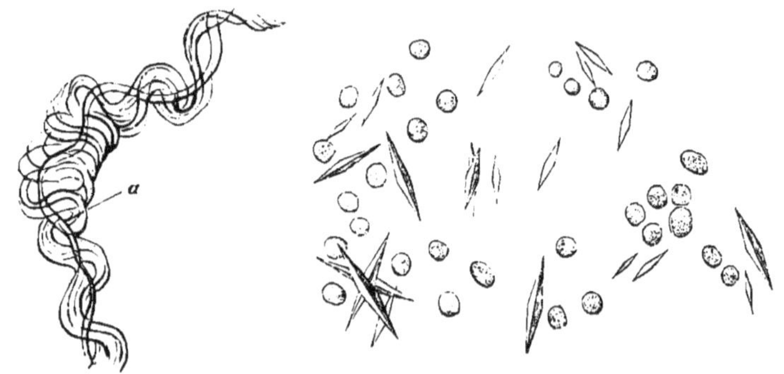

Fig. 16. Asthmakrystalle und Curschmann'sche Spirale. (a Centralfaden.)

falls nimmt auch ihre Zahl rasch ab. Oft bemerkt man dann an ihnen die bereits deutlichen Zeichen des beginnenden Zerfalls. In chemischer Beziehung sind sie mit den in leukämischen Milzen, im Knochenmark, im Sperma u. s. w. vorkommenden sog. CHARCOT'schen Krystallen identisch. Sie sollen das phosphorsaure Salz einer besonderen organischen Base darstellen. Wie wir unten noch einmal erwähnen werden, hat LEYDEN diesen Krystallen eine wesentliche Rolle bei der Entstehung des Bronchialasthma zugeschrieben.

Von sonstigen mikroskopischen Bestandtheilen des Sputums sind noch in einzelnen Fällen Krystalle von *oxalsaurem Kalk*, ferner Cylinderepithelien und zuweilen auch Flimmerepithelien gefunden worden.

Der *Puls* ist während des asthmatischen Anfalls meist beschleunigt. Die *Körpertemperatur* normal, zuweilen auch etwas subnormal. Bei

Asthmatikern mit protrahirten Anfällen haben wir auch wiederholt mässige Fieberbewegungen bis circa 39°,0 beobachtet.

Die *Dauer* der asthmatischen Anfälle ist, wie bereits erwähnt, in den einzelnen Fällen sehr verschieden. Zuweilen dauern die Anfälle nur einige Stunden, in anderen Fällen mehrere Tage, ja selbst Wochen lang. Die Fälle von protrahirtem Asthma sind nicht sehr selten. Meist wechseln bei ihnen deutliche Exacerbationen und Remissionen des Leidens mit einander ab. Die *Häufigkeit* der Anfälle beim gewöhnlichen Asthma ist ebenfalls ungemein verschieden. Zuweilen treten dieselben fast in jeder Nacht ein, dann kommen wieder Monate und Jahre lange Pausen, so dass sich überhaupt allgemeine Angaben über den Gesammtverlauf der Krankheit nicht machen lassen. Definitive Heilungen sind sehr selten. Am häufigsten sollen sie bei Kindern vorkommen.

Während bei der bisher besprochenen Form des reinen essentiellen Asthma die Kranken in der Zwischenzeit zwischen den Anfällen vollständig gesund erscheinen, giebt es auch ein *symptomatisches Asthma*. Dasselbe kommt namentlich bei Kranken mit Emphysem und chronischer Bronchitis vor. Die Bezeichnung „symptomatisches Asthma" darf aber nur dann angewandt werden, wenn die Anfälle wirklich die Symptome des echten Asthmas zeigen und wenn die bei ihnen auftretende Dyspnoë in keinem Verhältniss zu den vorhandenen anatomischen Störungen steht. In solchen Fällen ist es oft schwer zu entscheiden, ob das bestehende Emphysem und die chronische Bronchitis wirklich das primäre Leiden darstellen und nicht vielmehr die *Folge* des Asthmas sind. Dass sich im Anschluss an häufige und langdauernde asthmatische Anfälle ein *secundäres Lungenemphysem* entwickeln kann, ist unzweifelhaft. Die bei chronischen Herz- und Gefässerkrankungen anfallsweise auftretende Dyspnoë *(Asthma cardiacum)* beruht auf anderen Ursachen, als das eigentliche Bronchialasthma.

Theorien über die Entstehung des Asthmas. Aetiologisches. Die Eigenartigkeit der asthmatischen Symptome hat Anlass zu zahlreichen Theorien über die Entstehung des Asthmas gegeben. Noch keine derselben hat sich aber bis jetzt allgemeine Anerkennung zu verschaffen vermocht. Manche Autoren (Weber, Störk, Fräntzel) suchen die Grundlage des Asthmas in einer *acuten Anschwellung der Bronchialschleimhaut* in Folge einer durch nervöse Einflüsse entstehenden plötzlichen Erweiterung der Blutgefässe oder eines sehr acuten Katarrhs. Wintrich und Bamberger haben die Theorie aufgestellt, das Asthma beruhe auf einem *tonischen Krampf des Zwerchfells*. Durch diesen Krampf soll das Zwerchfell in beständigem inspiratorischen Tiefstande festgehalten werden. Am wahrscheinlichsten und jetzt auch von den Meisten angenommen ist die schon lange (TROUSSEAU) aufgestellte, in neuerer Zeit namentlich von BIERMER ausgeführte Ansicht, wonach die Ursache des Bronchialasthmas in einem *tonischen Krampf der Muskeln in den kleineren Bronchien* besteht. Die tonische Contraction der kleineren Bronchien erklärt die hörbaren pfeifenden Geräusche. Sie bildet ein starkes Respirationshinderniss, welches von dem Inspirationszuge des Thorax leichter überwunden werden kann, als von dem Exspirationsdruck. Da letzterer nicht nur auf die Alveolen, sondern auch auf die kleineren Bronchien selbst wirkt, so wird der Verschluss der letzteren bei der Exspiration noch verstärkt. Die in die Alveolen eingesaugte Luft kann also nur ungenügend wieder entweichen und so erklärt sich die exspiratorische Dyspnoë, die bald eintretende Aufblähung der Lunge und der inspiratorische Tiefstand des Zwerchfells. Die Annahme eines Bronchialkrampfes erklärt auch ungezwungen den oft so plötzlichen Eintritt und das ebenso plötzliche Aufhören der asthmatischen Anfälle.

Fragt man weiter nach der Ursache des eintretenden Bronchialkrampfes, so kann hierauf nur eine ziemlich unbestimmte Antwort gegeben werden. Denn mit dem Ausspruch, das Asthma sei eine Neurose des Vagus, ist wenig gesagt. Manche Thatsachen machen es sehr wahrscheinlich, dass der Krampf, wenigstens in vielen Fällen, auf *reflectorischem* Wege entsteht. So hat LEYDEN die Vermuthung ausgesprochen, dass die Reizung der Schleimhaut durch die von ihm gefundenen spitzigen Krystalle den Krampf hervorrufe. Hiergegen spricht aber, dass die Asthmakrystalle sich zuweilen auch im Sputum von Emphysemkranken finden, welche keine asthmatischen Beschwerden haben, und dass ferner bei Asthmatikern die Heftigkeit und Dauer der Anfälle in keinem constanten Verhältniss zur Menge der Krystalle stehen. Ferner ist man in neuerer Zeit darauf aufmerksam geworden, dass bei Asthmatikern relativ häufig *chronische Erkrankungen der Nase* (Nasenpolypen, chronischer Katarrh) bestehen, nach deren Beseitigung auch das Asthma schwindet. Man könnte sich denken, dass in diesen Fällen der Bronchialkrampf reflectorisch von der Nasenschleimhaut her ausgelöst wird. Sehr merkwürdig ist auch die Thatsache, dass manche Asthmatiker bei bestimmten Gerüchen sofort einen Anfall bekommen, so z. B. beim Geruch von frisch gebranntem Kaffee, von Ipecacuanha u. a. TROUSSEAU, welcher selbst an Asthma litt, bekam vom Veilchengeruch jedesmal einen Anfall.

Für die meisten Fälle ist unseres Erachtens die Annahme einer primären eigenartigen Erkrankung der Bronchialschleimhaut, deren Eigenthümlichkeit (etwa ähnlich, wie beim Keuchhusten) in dem reflectorisch hervortretenden Bronchial- resp. Zwerchfellkrampf liegt, nicht von der Hand zu weisen. Die von CURSCHMANN gemachte Entdeckung der fast constant im Sputum der Asthmatiker vorkommenden „Spiralen" (s. o.) spricht unzweideutig für diese Auffassung des Asthmas. CURSCHMANN bezeichnet daher die anatomische Grundlage desselben als eine *Bronchiolitis exsudativa* und manche Fälle von protrahirtem, wochenlang dauernden Asthma verdienten den Namen einer *Bronchitis asthmatica.*

Sehr merkwürdig ist die häufig zu machende Erfahrung, dass manche Asthmatiker nur an gewissen Orten Anfälle bekommen, an anderen Orten fast ganz davon frei bleiben. Zuweilen bekommen die Kranken einen Anfall bei jedem Ortswechsel. Endlich sei noch erwähnt, dass in einigen Fällen eine entschiedene familiäre, *erbliche Anlage* zum Asthma beobachtet ist. Auch in Familien mit allgemeiner nervöser Disposition kommt zuweilen Asthma vor.

Diagnose. Dieselbe ist bei genauer Berücksichtigung aller Symptome und des ganzen Verlaufes des Leidens meist leicht. Natürlich müssen durch eine genaue physikalische Untersuchung der Brustorgane andere Krankheitszustände, welche zu Dyspnoë führen können, ausgeschlossen werden. Anfälle von Glottiskrampf, sowie die Lähmung der Glottiserweiterer unterscheiden sich, abgesehen von anderen Zeichen, vom Bronchialasthma schon durch die vorwiegend *inspiratorische* Dyspnoë.

Prognose. Eine unmittelbare Lebensgefahr ist auch bei den intensivsten asthmatischen Anfällen kaum je vorhanden. Dauernde Heilungen sind aber sehr selten, da auch nach langen freien Intervallen die Anfälle schliesslich doch noch wiederkehren können. Die Hauptgefahr in schweren und langwierigen Fällen liegt in der schliesslichen Entwicklung eines Lungenemphysems mit seinen weiteren Folgezuständen.

Therapie. *Behandlung des Anfalls selbst.* Am wirksamsten sind zweifellos *Narcotica*, vor allem Chloral und Morphium. In schweren Anfällen sind Morphiuminjectionen gar nicht zu entbehren, doch soll man immerhin vorsichtig sein, um die Kranken nicht zu sehr an das Mittel zu gewöhnen. Vielfach empfohlen sind auch Chloroform- und Aetherinhalationen. Von sonst gebräuchlichen Mitteln und Manipulationen sind zu nennen: *Senfteige* auf Brust und Waden, heisse *Hand- und Fussbäder*, Einathmen von *Amylnitrit*, Einathmen von *Terpentin-* oder *Ammoniakdämpfen*, ferner die sehr verbreiteten Räucherungen von *Salpeterpapier* (ungeleimtes Papier in concentrirte Salpeterlösung getaucht und getrocknet). Vielfach gerühmt werden die in den meisten Apotheken zu habenden *Stramoniumcigaretten.* Von inneren Mitteln ist *Bromkalium, Extractum Belladonnae* und die namentlich früher vielfach angewandte *Tinctura Lobeliae* zu nennen. Neuerdings ist von PENZOLDT das *Extractum Quebracho* sehr gerühmt worden. Welches von allen diesen Mitteln die besten Dienste thut, muss in jedem einzelnen Falle ausprobirt werden.

Von den *Mitteln zur Verhütung der Wiederkehr der Anfälle* scheint das *Jodkalium* die grösste Wirksamkeit zu haben. Es muss in steigender Dosis von 2,0 bis zu 5,0 pro die gegeben werden. Ferner empfohlen sind die *Solutio Fowleri, Atropin, Chinin, Tinct. nuc. vomicarum, Bromkalium* u. a. Die *pneumatische Therapie* hat manche gute Erfolge zu verzeichnen. Auch *Elektricität* (namentlich Faradisation am Halse) soll in manchen Fällen von Nutzen gewesen sein. Die Hydrotherapeuten rühmen *methodische Kaltwasserkuren.*

Wichtig ist es, an die Möglichkeit der Beseitigung etwa nachweisbarer ätiologischer Momente zu denken. Namentlich bei vorhandenen chronischen Nasen- und Rachenleiden sind diese zu behandeln. Endlich kann eine *klimatische Kur* versucht werden. Manchen Kranken bekommt die Seeluft gut. In anderen Fällen sind Gebirgswanderungen von günstiger Einwirkung.

VIERTER ABSCHNITT.

Krankheiten der Lungen.

ERSTES CAPITEL.

Lungenemphysem.

(Alveolarektasie. Volumen pulmonum auctum.)

Wesen der Krankheit und Aetiologie. Das Lungenemphysem, die abnorme Aufblähung der Lungen, ist eine der am häufigsten vorkommenden Lungenaffectionen. Es entwickelt sich entweder nur in einzelnen Lungenabschnitten und tritt dann gegenüber anderen gleichzeitig bestehenden pathologischen Veränderungen der Lungen in den Hintergrund. Oder es stellt eine die beiden Lungen fast in ihrer ganzen Ausdehnung befallende, durchaus charakteristische und meist leicht zu erkennende Krankheit dar.

Das Wesen des Lungenemphysems, diejenige Erscheinung, aus welcher sich die meisten Symptome als unmittelbare Folge ableiten lassen, ist der *Elasticitätsverlust der Lungen.* Stellen wir uns die gesunde

Lunge mit ihren normal wirkenden elastischen Kräften als ein noch neues, straffes Gummiband vor, so gleicht die emphysematöse Lunge einem alten, ausgereckten, verlängerten und schlaffen Gummibande. Wir ersehen hieraus sofort, warum die emphysematöse Lunge ein grösseres Volumen einnimmt, als die gesunde. Sie vermag sich wegen ihres Mangels an Elasticität nicht mehr auf ihr früheres Volumen zurückzuziehen. Man kann deshalb das Emphysem als eine *permanente inspiratorische Ausdehnung* der Lungen bezeichnen, aus welcher dieselben nicht mehr in den normalen Exspirationszustand übergehen können. Oeffnet man den Brustkorb einer Leiche mit normalen Lungen, so fallen diese, wie bekannt, sofort zusammen. Die emphysematösen Lungen aber verharren auch nach Eröffnung des Thorax in ihrem aufgeblasenen Zustande.

Fragen wir nun nach den ursächlichen Momenten, welche den Elasticitätsverlust der Lungen bedingen, so sind es Schädlichkeiten genau derselben Art, wie sie die Elasticität eines jeden anderen elastischen Körpers herabzusetzen im Stande sind. Wie ein Gummiband durch zu vieles Zerren und Recken allmählich immer länger und unelastischer wird, so werden auch die Lungen durch abnorm häufige und abnorm starke Dehnungen allmählich unelastisch und emphysematös. Schon der gewöhnliche Inspirationszug, der immer und immer wieder von neuem die elastischen Kräfte der Lunge in Anspruch nimmt, führt schliesslich zu einem Elasticitätsverlust der Lungen. Im höheren Alter werden die meisten Lungen, die einen mehr, die anderen weniger, unelastischer. Die Alterslungen gleichen einem elastischen Bande, das jahrelang seine Aufgabe erfüllt hat, aber schliesslich doch nachgiebig geworden ist. Man rechnet das *Altersemphysem der Lungen* daher auch mehr zu den Involutionszuständen, welchen fast alle Organe im höheren Alter unterliegen, als zu den eigentlichen *pathologischen* Veränderungen. Uebrigens unterscheiden sich die meisten Lungen mit Altersemphysem von den übrigen emphysematösen Lungen noch dadurch, dass ihr Volumen im Ganzen nicht grösser, sondern eher geringer, als das der gesunden Lungen ist. In ihnen haben nämlich gleichzeitig bereits hochgradigere altersatrophische Vorgänge stattgefunden.

Ein pathologischer Zustand aber ist es, wenn der Elasticitätsverlust der Lungen bereits im früheren Alter eintritt und zwar ohne dass eine der gleich zu erwähnenden besonderen Schädlichkeiten auf die Lungen eingewirkt hat. Bei solchen im mittleren Lebensalter, ja zuweilen schon in der Jugend sich entwickelnden Emphysemen kann die Annahme einer *angeborenen Schwäche der elastischen Elemente in der Lunge* nicht von der Hand gewiesen werden. Dieselbe besteht wahrscheinlich in einer quantitativ oder in einer qualitativ mangelhaften Entwicklung des elastischen Gewebes. Einzelne Erfahrungen scheinen dafür zu sprechen, dass eine derartige Anlage zum Emphysem bei mehreren Mitgliedern derselben Familie vorkommen kann.

In der Mehrzahl der Fälle entwickelt sich das Emphysem aber *im Anschluss an eine anderweitige Lungenerkrankung,* und zwar vorzugsweise im Anschluss an eine *chronische Bronchitis.* Namentlich führt der trockne Katarrh der mittleren und feineren Bronchien nach längerer Dauer in der Regel zu Lungenemphysem. Die abnormen mechanischen Schädlichkeiten, welchen die Lungen hierbei ausgesetzt sind, wirken sowohl bei der In-, wie bei der Exspiration. Da durch die Schleimhautschwellung in den kleineren Bronchien der Luftzutritt zu den Alveolen erschwert ist, bedarf es abnorm tiefer und kräftiger Inspirationen mit starker Dehnung der Alveolen, um in die letzteren das genügende Luftquantum hineinzusaugen. Bei jeder Inspiration werden die Alveolarwandungen daher einem abnormen Zug ausgesetzt. Bei der Exspiration wirkt ein vielleicht noch schädlicherer Druck von innen auf die Alveolen ein. Die gewöhnliche, grösstentheils nur von den elastischen Kräften der Lunge besorgte Exspiration reicht bei der chronischen Bronchitis nicht aus, um die Luft aus den Alveolen durch die verengten Bronchien hindurch hinauszutreiben. So entsteht die Erschwerung und Verlängerung der Exspiration, welche bei der chronischen Bronchitis eintritt, und welche zur activen Theilnahme der Exspirationsmuskeln (Bauchmuskulatur) führt. Bei den forcirten Exspirationen wirkt aber die Compression keineswegs nur auf den Alveolarinhalt, sondern ebenso sehr auf die kleineren Bronchien selbst ein. Für die Alveolarluft wird daher der Ausweg noch mehr verengt. Der Druck im Innern der Alveolen wird, da die Luft nicht entweichen kann, durch den Exspirationsdruck erhöht, die Alveolarwand daher wiederum abnorm gedehnt. Ein weiteres, in durchaus ähnlicher Weise schädlich wirkendes Moment liegt in dem bei der chronischen Bronchitis häufig eintretenden *Husten.* Die Hustenstösse beginnen mit forcirten Anspannungen der Exspirationsmuskeln, welche zunächst bei geschlossener Glottis erfolgen. Bis zu der eintretenden Glottisöffnung werden daher namentlich die unteren Lungenabschnitte unter starken Druck gesetzt. Die Luft in ihnen, welche nicht nach aussen entweichen kann, wird in die oberen Lungenpartien getrieben und führt hier zur Alveolardehnung und schliesslich zum Emphysem.

So sehen wir also, dass bei der allmählichen Entwicklung des Emphysems aus einer chronischen Bronchitis eine Anzahl in gleichem Sinne einwirkender Schädlichkeiten in Betracht kommen, welche bald früher, bald später die allmähliche Erweiterung der Lungen zur Folge haben. Denn auch hier ist gewiss die individuelle Verschiedenheit in der Widerstandskraft der Lungen in Betracht zu ziehen.

Durchaus ähnliche Verhältnisse, wie bei der chronischen Bronchitis, kommen auch bei anderen Krankheiten vor und führen in gleicher Weise zu Lungenemphysem. So sieht man namentlich häufig die Entwicklung eines Emphysems bei einem schweren und anhaltenden *Keuchhusten*. Neben der auch hier bestehenden Bronchitis sind die heftigen Hustenanfälle das schädlichste Moment. Ferner haben wir bei der Besprechung des *Bronchialasthmas* sowohl die im Anfall eintretende acute Lungenblähung, wie die schliessliche Entwicklung eines dauernden Lungenemphysems bereits erwähnt.

Eine ziemlich wichtige Rolle in der Aetiologie des Emphysems spielen die mit einigen *Berufsarten* verbundenen, auf die Lungen einwirkenden Schädlichkeiten. Wir meinen hier nicht allein diejenigen Schädlichkeiten, welche zur chronischen Bronchitis und hierdurch weiterhin zum Emphysem führen, sondern den abnorm starken Exspirationsdruck, den die Lungen beim häufigen Heben schwerer Lasten, beim Blasen von Blasinstrumenten, beim Singen u. dgl. ausgesetzt sind. Das relativ häufige Vorkommen des Emphysems bei Leuten aus der schwer körperlich arbeitenden Klasse, bei Bläsern u. s. w., findet hierin seine Erklärung. Auch die *grössere Häufigkeit des Emphysems bei Männern*, als bei Frauen, findet in den erwähnten Berufsschädlichkeiten ihre Begründung.

Endlich haben wir hier noch einer von Freund aufgestellten Theorie zu gedenken, welche die Entwicklung des Emphysems als von einer *„primären starren Dilatation des Thorax“* abhängig darzustellen versucht. In der That wäre es ja verständlich, dass ein durch gewisse pathologische Veränderungen in den Rippenknorpeln, wie es Freund annimmt, in Inspirationsstellung starr gewordener Thorax einen beständigen, abnormen Zug auf die Lungen ausüben und so zur Entwicklung des Emphysems Anlass geben könnte. Indessen ist bis jetzt das Vorkommen der vorausgesetzten *primären* Knorpelerkrankungen nicht mit Sicherheit festgestellt worden. Dieselben werden vielmehr von der Mehrzahl der Autoren als gleichzeitige oder secundäre, erst in Folge des Emphysems entstandene Veränderungen aufgefasst.

Von dem bisher besprochenen *essentiellen* (substantiellen) *Emphysem*, welches eine die beiden Lungen gleichmässig befallende besondere Krankheit darstellt, unterscheidet man ein sogenanntes *vicariirendes* oder *complementäres Emphysem*. Wenn durch irgend eine Krankheit gewisse Abschnitte der Lungen functionsunfähig geworden sind, so müssen jetzt die übrigen, gesund gebliebenen Lungenpartien das ganze Athemgeschäft übernehmen. Sie werden übermässig inspiratorisch angespannt und in Folge dessen allmählich emphysematös. So sieht man bei Affectionen der unteren Lungenlappen Emphysem der oberen. Am häufigsten klinisch nachweisbar ist das Emphysem *einer* Lunge, wenn die andere in grösserer Ausdehnung erkrankt ist, so namentlich bei den einseitigen chronischen (meist tuberkulösen) Lungen- und Pleuraschrumpfungen. Das vicariirende Emphysem kann sich sogar auf ganz kleine Partien der Lunge beschränken, ist dann aber nur von pathologisch-anatomischem, nicht von klinischem Interesse.

Pathologische Anatomie. Wie wir gesehen haben, ist die wesentlichste Abnormität der Lungen beim Emphysem zunächst eigentlich keine pathologisch-anatomische, sondern eine blos physikalische. Der Elasticitätsverlust der Lungen zeigt sich in dem grösseren Volumen derselben und in ihrer mangelhaften Contractilität, in ihrer beständigen Inspirationsstellung.

Die einzelnen Alveolen sind hierbei selbstverständlich ebenso stärker ausgedehnt, wie die Lungen im Ganzen, doch zeigen ihre Wandungen zunächst keine histologischen Veränderungen. Wir haben hier also einen Zustand, den Traube „*Volumen pulmonum auctum*“ genannt und von dem „eigentlichen *Lungenemphysem*“ unterschieden hat. Diese Unterscheidung ist anatomisch zweifellos gerechtfertigt, klinisch kann sie aber nicht durchgeführt werden. Bei anhaltender Ausdehnung können nämlich die Alveolarwandungen dem beständigen Zug und Druck nicht widerstehen. Es kommt zu einer ganz allmählich beginnenden und fortschreitenden *Druckatrophie ihres Gewebes.* Die Alveolarscheidewände werden zuerst durchlöchert, dann schwinden sie ganz. Die benachbarten Alveolen verschmelzen immer mehr und mehr mit einander. So entstehen schliessliche Alveolar- und Infundibularektasien, welche schon mit blossem Auge wahrgenommen werden und einen Durchmesser von ½—1 Cm. und mehr erreichen können. Treten einzelne Luftbläschen in das interlobuläre, interstitielle oder subpleurale Bindegewebe hinein, wie es wahrscheinlich namentlich bei starken Hustenstössen geschehen kann, so spricht man von einem *interstitiellen* oder *interlobulären Emphysem* im Gegensatz zu dem gewöhnlichen *vesiculären* oder *alveolären Emphysem.*

Die Gewebsatrophie in den Alveolarseptis betrifft nicht nur das elastische Gewebe derselben, womit zu der bisher besprochenen Functionsstörung der emphysematösen Lunge kein neues Moment hinzukommen würde, sondern ebenso sehr auch die in den Alveolarwandungen verzweigten Lungencapillaren. Die Verödung und schliessliche *Atrophie der Lungencapillaren* ist der zweite Factor, welcher für die Pathologie des Lungenemphysems von grösster Wichtigkeit ist. Denn mit dem Untergange eines so grossen Theils des Stromgebietes in den Lungen vermindern sich die Abflusswege für das rechte Herz nicht unbeträchtlich. Es muss daher nothwendiger Weise zu einer Stauung in den Lungenarterien und im rechten Herzen kommen. Das rechte Herz kann nur durch vermehrte Arbeit die vermehrten Widerstände überwinden. So entsteht bei jedem chronischen Lungenemphysem schliesslich eine *Dilatation und consecutive Hypertrophie des rechten Ventrikels* mit ihren weiteren Folgezuständen.

Krankheitsverlauf und Symptome.

Allgemeiner Krankheitsverlauf. Wenn sich auch zuweilen, wie z. B. beim Keuchhusten, ein Lungenemphysem in verhältnissmässig kurzer Zeit entwickeln kann, so ist der Verlauf desselben doch stets ein sehr chronischer. In den meisten Fällen ist auch die Entstehung der Krankheit eine ganz allmähliche, so in allen denjenigen Fällen, in welchen sich das Emphysem aus einer chronischen Bronchitis, aus einem Asthma, auf Grund von Berufsschädlichkeiten u. dgl. entwickelt. Unmerklich gesellen sich die Symptome des Emphysems allmählich zu denen der chronischen Bronchitis hinzu.

Gewöhnlich beginnen die Beschwerden der Emphysematiker im mittleren oder höheren Alter. Doch kommen ausgebildete Emphyseme schon im jugendlichen Alter und bei Kindern vor. Immer erstreckt sich die Krankheit, falls keine besonderen Zwischenfälle eintreten, über Jahre oder gar Jahrzehnte hindurch.

Die objectiven und subjectiven Symptome beziehen sich zum Theil auf die fast ausnahmslos gleichzeitig bestehende chronische Bronchitis, zum Theil sind sie vom Emphysem als solchem abhängig. Die Bronchitis ist nicht nur, wie wir oben gesehen haben, die Ursache vieler Emphyseme, sondern umgekehrt wird auch durch die mit dem Emphysem verbundenen Circulationsstörungen in den Lungen die Entstehung einer chronischen Bronchitis sehr begünstigt. So sind Emphysem und chronische Bronchitis zwei klinisch eng mit einander verbundene Krankheitszustände.

Die *Bronchitis* macht ihre bekannten Symptome, Husten, Auswurf, mässiges Dyspnoë- und Oppressionsgefühl auf der Brust. Die sich häufig allmählich ausbildenden Bronchiektasen, besonders in den unteren Lungenlappen, verleihen oft dem Husten und Auswurf ein besonderes Gepräge. Das *Emphysem* steigert vor allem die *Kurzathmigkeit* der Kranken bis zu Graden, wie sie der chronischen Bronchitis allein nie zukommen. Namentlich reichen die emphysematösen Lungen bald nicht mehr aus, etwaigen stärkeren Respirationsbedürfnissen zu genügen. Viele Kranke empfinden bei ruhigem Körperverhalten die Erschwerung ihrer Respiration nur wenig. Sobald sie aber eine kleine körperliche Anstrengung machen, eine Treppe steigen, einen längeren Weg gehen, tritt sofort Dyspnoë ein.

Den Schwankungen, welche die Bronchitis in ihrer Intensität und Ausbreitung macht, entsprechen die häufigen, ziemlich grossen *Schwankungen im Befinden der Emphysematiker.* Zumeist hängen diese Schwankungen von dem Verhalten der Kranken, von den äusseren Verhältnissen und von der Möglichkeit, sich zu schonen, ab. Ferner ist auch der Wechsel der Jahreszeiten von Einfluss. Die schöne Jahreszeit verbringen viele Emphysematiker in leidlichem Befinden, während Herbst und Winter mit der Steigerung der Bronchitis auch eine Steigerung aller Beschwerden für die Kranken mit sich bringen.

Das letzte Stadium der Krankheit ist durch die schliesslich eintretende *Compensationsstörung von Seiten des Herzens* charakterisirt. In dem Untergange zahlreicher Lungencapillaren haben wir oben den Grund für die Erschwerung des Lungenkreislaufs und die in Folge davon eintretende Hypertrophie des rechten Ventrikels kennen gelernt. Dazu kommt, dass bei dem bekannten Einflusse der Athembewegungen auf die Circulation in der Respirationsstörung an sich ein weiterer Grund für die Beeinträchtigung der Circulation gegeben ist. Eine Zeit lang kann durch die vermehrte Arbeit des rechten Ventrikels der Eintritt einer stärkeren Circulationsstörung verzögert werden. Allein schon die Cyanose der meisten Emphysematiker weist auf die nicht ausreichende Sauerstoffzufuhr und die noch weiter nach rückwärts vom rechten Herzen bis in die Körpervenen sich erstreckende Stauung des Blutes hin. Schliesslich aber erlahmt der rechte Ventrikel mehr und mehr. Die Stauung in den Körpervenen nimmt zu. Oedeme an den Extremitäten, Transsudate in die inneren Körperhöhlen stellen sich ein, und die Kranken gehen nach langen Leiden hydropisch zu Grunde.

Häufig combinirt sich das Emphysem in späteren Stadien mit anderen chronischen Erkrankungen. Lungenemphysem mit seinen Folgezuständen als einziger Sectionsbefund ist ein verhältnissmässig seltenes Vorkommen. Sehr gewöhnlich finden sich in der Leiche gleichzeitig chronische Herz-, Gefäss- oder Nierenerkrankungen. Nicht selten entwickelt sich auch bei Emphysematikern schliesslich eine Lungentuberkulose, meist von chronisch-indurativer Form und nicht sehr ausgebreitet.

Physikalische Untersuchung. 1. *Inspection.* Vielen Emphysematikern kann man ihr Leiden schon auf den ersten Blick mit ziemlicher Bestimmtheit ansehen. Man spricht daher mit Recht von einem *emphysematösen Habitus.* Die Emphysematiker sind, wenigstens in den früheren Stadien der Krankheit, meist ziemlich gut genährte, oft sogar corpulente Leute. Sie sehen voll, nicht selten etwas gedunsen, dabei im Gesicht mehr oder weniger stark cyanotisch aus. Vor allem charakteristisch ist die Configuration von Hals und Thorax. Der *Hals* ist meist kurz, gedrungen, die M. sternocleido-mastoidei, deren Thätigkeit als auxiliäre Inspirationsmuskeln in Anspruch genommen wird, treten angespannt und hypertrophisch hervor, namentlich während jeder inspiratorischen Contraction derselben. Auch die inspiratorische Anspannung der Scaleni ist meist deutlich sicht- und fühlbar. Die Venen am Halse sind erweitert sichtbar, in schwereren Fällen zu dicken blauen Streifen angeschwollen. Oft sieht man an ihnen deutliche undulirende oder pulsirende Bewegungen. Der *Thorax* ist relativ kurz, aber breit und namentlich auffallend tief (*„fassförmiger Thorax“*). Die Intercostalräume sind eng, die unteren Rippen verlaufen nur wenig nach abwärts. Der epigastrische Winkel ist daher stumpf, zuweilen fast ein gestreckter. Die *Athembewegungen* sind in schwereren Fällen meist beschleunigt. Die Inspiration erfolgt kurz, angestrengt. Dabei sind die Excursionen der einzelnen Rippen gering, der Thorax wird mehr als Ganzes starr gehoben. Die Exspiration ist sichtlich verlängert. In den seitlichen unteren Partien des Thorax bemerkt man oft deutliche inspiratorische Einziehungen der Intercostalräume.

Die charakteristische Thoraxform der Emphysematiker ist als eine beständige Inspirationsstellung des Brustkorbs aufzufassen und entspricht somit der permanent inspiratorischen Ausdehnung der Lungen. Die eigenthümliche Starre des Thorax hängt wahrscheinlich von den oben bereits erwähnten (nach Freund primären) Veränderungen in den Rippenknorpeln ab. In vielen Fällen entwickelt sich die emphysematöse Thoraxform erst allmählich im Verlaufe der Krankheit, in anderen Fällen scheint sie auf ursprünglicher Anlage zu beruhen.

Schliesslich muss hervorgehoben werden, dass die obige Schilderung dem *Typus* des Emphysematikers entspricht, von welchem im Einzelfalle zahlreiche Abweichungen vorhanden sein können. Sogar bei einem paralytischen Thorax kann hochgradiges essentielles Lungenemphysem vorkommen, was schon häufig zu diagnostischen Irrthümern Anlass gegeben hat.

2. *Percussion.* Die Percussion liefert die für die Diagnose des Lungenemphysems am meisten entscheidenden Resultate. Entsprechend der beständigen inspiratorischen Aufblähung der Lungen findet man die unteren Lungengrenzen um 1—2 Intercostalräume tiefer, als unter normalen Verhältnissen. Der helle Lungenschall reicht rechts vorn in der Papillarlinie bis zum unteren Rande zur 7., zuweilen bis zur 8. Rippe. Links vorn reicht er bis zur 5. und 6. Rippe, so dass die Herzdämpfung verkleinert, gar nicht oder höchstens bei starker Percussion als relative Herzdämpfung in geringer Ausdehnung nachweisbar ist. Am Rücken reicht der Lungenschall beiderseits bis zur Höhe des 1. oder 2. Lendenwirbels hinab. Dieser Percussionsbefund beim Emphysem wird aber nicht selten dadurch verändert, dass gleichzeitig andere Zustände bestehen, welche den Zwerchfellsstand *erhöhen* (Stauungsleber, Meteorismus, Ascites). Hierdurch wird der percutorische Nachweis des Emphysems nicht selten beträchtlich erschwert.

Qualitative Aenderungen des Percussionsschalles können beim Emphysem ganz fehlen. Zuweilen ist der Schall auffallend laut und tief („*Schachtelton*"). In anderen Fällen aber findet man, namentlich am Rücken, den Schall durchweg etwas verkürzt. Zum Theil mag dieses von den schlechten Schwingungsverhältnissen der starren Brustwandungen abhängen. In anderen Fällen aber ist reichliche Secretanhäufung in den unteren Lungenlappen die Ursache.

Der *percutorische Nachweis der Dilatation und Hypertrophie des rechten Ventrikels* ist wegen der Ueberlagerung des Herzens durch die Lungen in vielen Fällen nicht mit Sicherheit möglich. Nur die genaue Bestimmung der relativen Herzdämpfung kann ein positives Resultat geben. Im Uebrigen sind als ziemlich sichere Zeichen einer vorhandenen rechtsseitigen Herzdilatation die bei Emphysematikern häufige *epigastrische Pulsation* und ferner stärkere undulatorische und pulsatorische Bewegungen an den *Jugularvenen* anzusehen.

3. *Auscultation.* Das charakteristische Auscultationszeichen des Emphysems ist das *verlängerte Exspirationsgeräusch.* Wie ein schlaff gewordenes Gummiband, wenn es gedehnt und dann losgelassen wird, nicht mehr rasch und kräftig zurückschnellt, so zieht sich auch die inspiratorisch gedehnte emphysematöse Lunge nur langsam wieder zusammen. Man hört dabei ein meist etwas hauchend klingendes Geräusch, welches an Dauer das vesiculäre Inspirationsgeräusch beträchtlich übertrifft. Das Vesiculärathmen selbst erfährt nicht selten beim Lungenemphysem eine Modification. Oft klingt es verschärft, stark schlürfend, in anderen Fällen rauher, unbestimmter. Bei hochgradigem Emphysem ist das Vesiculär-

athmen zuweilen sehr leise, unbestimmt, offenbar weil der inspiratorische Luftstrom in den bereits übermässig ausgedehnten Lungen auf ein geringes Maass reducirt ist. In der Mehrzahl der Fälle hört man neben dem Athemgeräusch reichliche *bronchitische Geräusche*, trocknes in- und exspiratorisches Pfeifen, Schnurren und Giemen. Haben sich bereits cylindrische Bronchiektasien gebildet, so hört man namentlich über den unteren Lappen reichliches feuchtes, klein- und mittelblasiges, nicht klingendes Rasseln. Die bronchitischen Geräusche können das Athemgeräusch selbst ganz verdecken. Bei starker Secretanhäufung hört man zuweilen überhaupt weiter nichts, als einige leise, unterdrückte Rasselgeräusche.

Am *Herzen* sind, in Folge der Ueberlagerung desselben durch die Lungen, die Töne meist relativ leise hörbar. Das von einigen Autoren erwähnte „*accidentelle systolische Emphysemgeräusch*" an der Herzspitze haben wir bei intacten Herzklappen viel seltener gehört, als man nach den diesbezüglichen Angaben erwarten könnte. Der *zweite Pulmonalton* ist in Folge der Stauung im kleinen Kreislauf in der Regel deutlich accentuirt.

Die Verminderung des Exspirationsdrucks beim Emphysem lässt sich manometrisch (mit dem WALDENBURG'schen „*Pneumatometer*") nachweisen. Der normal 110—130 Mm. betragende Exspirationsdruck sinkt beim Emphysem auf 100—80 Mm. Die leicht erklärliche Verminderung der vitalen Lungencapacität ist mit dem *Spirometer* festzustellen. Die in der Norm ca. 3500 Ccm. betragende Lungencapacität sinkt bis auf 2000—1000 Ccm. herab.

Sonstige Symptome von Seiten der Lunge und Erscheinungen an anderen Organen.

In Bezug auf die sonstigen *Symptome von Seiten der Lungen* haben wir dem bereits Gesagten nur wenig hinzuzufügen. Die Intensität des *Hustens* wechselt im Einzelnen natürlich sehr je nach dem Grade des bestehenden Bronchialkatarrhs. Manche Kranke werden von einem trocknen Husten gequält, während andere reichlichen *Auswurf* haben. In der Beschaffenheit des letzteren liegt nichts für das Emphysem als solches Charakteristisches. Alle bei den verschiedenen Formen der chronischen Bronchitis vorkommenden Arten des Sputums finden sich auch beim Lungenemphysem. Die *Dyspnoë*, deren vorwiegend exspiratorischen Charakter wir bereits hervorgehoben haben, steigert sich in vorgeschrittenen Fällen bis zu den höchsten Graden. Zuweilen zeigt sie deutliche anfallsweise, asthmatische Steigerungen. Dieselben sind manchmal wirklich als nervöses, *symptomatisches Bronchialasthma* aufzufassen. Doch darf man nicht vergessen, dass auch vorübergehende Steigerungen der Bronchitis, Secretanhäufungen und Zustände von Herzinsufficienz dyspnoïsche Anfälle hervorrufen können, welche man genau genommen nicht als Asthma bezeichnen darf.

Die vom Emphysem abhängigen wichtigen Folgezustände am *Herzen* sind bereits besprochen worden. Die schliesslich eintretende Insufficienz des rechten Ventrikels vermag die vermehrten Widerstände im kleinen Kreislauf nicht mehr zu überwinden. So kommt es zu immer stärkerer Stauung in den Körpervenen. Die Athembeschwerden nehmen durch die Ueberfüllung der Lungengefässe noch mehr zu. Die Haut wird immer stärker cyanotisch, schliesslich entwickeln sich Oedeme und allgemeiner Hydrops. Die Schwierigkeiten der objectiven Herzuntersuchung beim Emphysem sind oben erwähnt. Am *Puls* macht sich die Incompensation durch Kleinerwerden, meist gesteigerte Frequenz, oft auch durch eintretende Irregularität bemerkbar.

Die Stauungserscheinungen in den inneren Organen machen sich besonders in der Leber und in den Nieren geltend. Die *Leber* schwillt an, ihre Vergrösserung (*Stauungsleber*) kann häufig durch die Percussion oder Palpation nachgewiesen werden. Die Schmerzen, über welche viele Emphysematiker in der Lebergegend klagen, rühren von der Anspannung der Leberkapsel her.

In den *Nieren* macht sich die Stauung vor allem durch eine Verringerung der Harnsecretion geltend. Der Urin wird an Menge spärlicher, concentrirter, von höherem specifischen Gewichte und von dunklerer Farbe. Gewöhnlich zeigt er reichliche Uratsedimente und häufig kleine Mengen Eiweiss. Mikroskopisch enthält er einige hyaline Cylinder, einige weisse und rothe Blutkörperchen. Dass diese Herabsetzung der Nierenthätigkeit die Entstehung des Hydrops begünstigt, liegt auf der Hand.

Eine *Stauungsmilz* ist in der Leiche kein seltener Befund. Im Leben ist die Percussion der Milz aber durch das Lungenemphysem erschwert und daher oft unsicher.

Erscheinungen von Seiten des *Magen-Darmkanals* sind beim Emphysem häufig vorhanden. Der Appetit bleibt selten auf die Dauer gut. Viele Emphysematiker leiden an chronischer Stuhlverstopfung. Seltener kommt eine Neigung zu Durchfällen vor.

Fieber ist mit dem Lungenemphysem als solchem nicht verbunden. Jedes längere Zeit bestehende Fieber weist auf eingetretene Complicationen hin.

Complicationen des Emphysems mit anderen chronischen Erkrankungen kommen häufig vor. Die früher aufgestellte Behauptung, dass Emphysem und Tuberkulose, sowie Emphysem und chronische Herzfehler sich gegenseitig ausschliessen, ist durchaus falsch. Die genannten Complicationen sind gar nicht sehr selten. Ferner ist die Complication mit chronischer Nephritis, besonders Schrumpfnieren, zu erwähnen. Von acuten Krankheiten ist die *croupöse Pneumonie* zu nennen, welche bei Emphysematikern nicht sehr selten vorkommt und dann stets als gefährliche Affection anzusehen ist.

Die **Diagnose** des Emphysems folgt unmittelbar aus den Ergebnissen der physikalischen Untersuchung und hat meist keine Schwierigkeiten. Schwierig ist die Diagnose nur dann, wenn man die Emphysematiker erst in dem letzten, hydropischen Stadium zur Untersuchung bekommt. Hier sind Verwechselungen mit Herzfehlern (primäre Hypertrophien, Mitralstenose), Nierenschrumpfung u. dgl. oft sehr schwer zu vermeiden. Nur bei sorgfältiger Berücksichtigung aller einschlägigen Momente kann in solchen Fällen die richtige Diagnose gestellt werden.

Prognose. Acut entstandenes Lungenemphysem, wie es z. B. nach dem Keuchhusten und analogen Affectionen vorkommt, kann sich in manchen Fällen wieder zurückbilden. Im Uebrigen aber giebt das Lungenemphysem in Bezug auf die schliessliche Heilbarkeit der Krankheit eine durchaus schlechte Prognose. Die Dauer des Leidens und die Intensität der Beschwerden sind aber in den einzelnen Fällen sehr verschieden. Hier hängt fast alles von den äusseren Verhältnissen ab, in denen sich der Kranke befindet. Bei genügender Schonung kann die Krankheit Jahre und Jahrzehnte lang leidlich ertragen werden, während sich sonst schon viel früher die ersten Erscheinungen beginnender Athem- und Herzinsufficienz einstellen.

Therapie. Da das Emphysem an sich einer Therapie nur wenig zugänglich ist, so richten sich die meisten therapeutischen Anordnungen gegen denjenigen Begleitzustand desselben, von welchem ein grosser Theil der Beschwerden abhängig ist — gegen die *chronische Bronchitis*. Gelingt es, diese zu bessern oder gar zeitweise ganz zu heben, so wird damit stets eine bedeutende Besserung in dem ganzen Befinden der Emphysematiker erzielt. Alle bei der Besprechung der chronischen Bronchitis angeführten therapeutischen Maassregeln finden daher auch beim Emphysem häufige Anwendung.

In erster Linie ist auf eine möglichste Schonung der Kranken und Fernhaltung derselben von allen Schädlichkeiten zu sehen. Bei trocknem Katarrh werden die *alkalischen Mineralwässer*, bei reichlicher Schleimsecretion die *Balsamica* (Terpentin innerlich und zu Inhalationen) vor allem anzuwenden sein. Die ganze Reihe der *Expectorantien* (Liquor Ammonii anisatus, Senega, Apomorphin u. a.) muss man für die Praxis zur Hand haben. Ihre Wirkung bleibt freilich oft genug hinter dem gewünschten Erfolge zurück. Bei quälendem, die Nachtruhe störenden Husten sind *Narcotica* (Morphium, Pulvis Doveri) nicht zu entbehren. Tritt stärkere *Dyspnoë* ein, so sucht man durch Senfteige auf die Brust, heisse Hand- und Fussbäder Linderung zu verschaffen. Bei asthmatischen Anfällen versucht man neben den übrigen beim Asthma erwähnten Mitteln namentlich Jodkalium. Schliesslich muss man auch hierbei zu Narcoticis greifen.

Mit Aufmerksamkeit ist der Zustand des *Herzens* zu beobachten. Bei Anzeichen beginnender Compensationsstörung, bei eintretender Kleinheit und Unregelmässigkeit des Pulses giebt man *Digitalis* zuweilen mit sehr gutem Erfolge. Zur Bekämpfung der Herzschwäche dienen starker Wein, Campher, Liquor Ammonii anisatus, Flores Benzoës u. dgl. Den beiden letztgenannten Medicamenten, welche vielfach beim Emphysem verordnet werden, wird bekanntlich auch eine expectorirende Wirkung zugeschrieben. Treten schliesslich *hydropische Erscheinungen* auf, so sind, neben der möglichsten Regelung und Stärkung der Herzaction, *Diuretica* anzuwenden.

In neuerer Zeit hat man neben der bisher besprochenen rein symptomatischen Behandlung auch versucht, der causalen Indication beim Emphysem zu genügen. Vor allem hat man versucht, die erschwerte Exspiration der Emphysematiker zu erleichtern und hierdurch, wo möglich, die Contractionsfähigkeit der Lungen zu verbessern. Von Gerhardt rührt die Methode her, die Exspiration mechanisch durch *Compression des Thorax* zu unterstützen. In methodischer Weise müssen täglich ca. 5—10 Minuten lang diese Compressionen bei jeder Exspiration vorgenommen werden. Dieselben sind in manchen Fällen von gutem Erfolge begleitet.

Weit grössere Verbreitung hat, namentlich seit Einführung der transportablen Apparate (Waldenburg), die Anwendung der *pneumatischen Therapie* gefunden. Vor allem sind es die *Exspirationen in verdünnte Luft*, welche der Causalindication genügen, in manchen Fällen den Kranken Erleichterung verschaffen und zuweilen auch eine objectiv nachweisbare Besserung des Emphysems zur Folge haben sollen. Einathmungen von comprimirter Luft werden vorzugsweise bei stärkerem Bronchialkatarrh angewandt.

ZWEITES CAPITEL.

Atelektatische Zustände der Lungen.

(Lungenatelektase, Lungencompression. Aplasie der Lungen.)

Aetiologie. Die Atelektase der Lungen stellt einen dem Lungenemphysem gerade entgegengesetzten Zustand dar. Während beim Emphysem die Lunge abnorm aufgebläht ist, ist sie bei der Atelektase abnorm zusammengefallen. Aus den Lungenalveolen und kleineren Bronchien, in den hochgradigsten Fällen sogar aus den grösseren Bronchien, ist die Luft verschwunden. Die atelektatischen Lungenpartien sind in ihrer feineren Structur nicht verändert, aber in ein luftleeres, festes Gewebe verwandelt (sogenannte *Splenisation*).

Die *Atelektase der Neugeborenen* beruht einfach auf mangelhafter Athmung und in Folge dessen ungenügendem Lufteintritt. Bei schwächlichen, bald nach der Geburt gestorbenen Kindern, findet man nicht selten die unteren Lungenlappen im Ganzen oder einzelne Theile derselben noch in fötalem, unaufgeblasenem, also atelektatischem Zustande. Durch künstliches Einblasen von Luft kann man die an sich normale Ausdehnungsfähigkeit der Lungen leicht nachweisen.

Die *erworbene Atelektase* kommt auf zweierlei Weise zu Stande. Als erstes und häufigstes ätiologisches Moment haben wir die *Verstopfung der kleineren Bronchien* zu nennen. Wenn durch Secretanhäufung ein vollständiger Verschluss eines Bronchus zu Stande kommt, wie das namentlich leicht bei den engen Bronchien der *Kinder* geschehen kann, so hört damit die weitere Möglichkeit eines inspiratorischen Lufteintritts in den hinter dem verstopften Bronchus gelegenen Lungenabschnitt auf. Die in demselben anfangs noch eingeschlossene Luft wird allmählich vom Blute *resorbirt*. Die benachbarten Lungenpartien dehnen sich aus, das von der Respiration ausgeschlossene Lungenstück dagegen fällt zusammen und stellt eine meist blutreiche, aber luftleere umschriebene Lungenatelektase vor. Solche Atelektasen finden sich in mehr oder weniger grosser Zahl und Ausdehnung sehr häufig in den Leichen von Kindern, welche an starker Bronchitis gelitten haben, so vorzugsweise nach Masern, Keuchhusten, Diphtherie u. dgl. Neben der directen Wirkung der Bronchialverstopfung spielt hier auch die durch den allgemeinen Krankheitszustand bedingte Schwäche der Athembewegungen und des Hustens eine bedeutsame Rolle.

Die zweite, sehr häufige und wichtige Ursache der Lungenatelektase ist die *Compression der Lunge*. Bei allen, den Raum für die Entfaltung der Lungen im Thorax beengenden Krankheitsprocessen werden die Lungen in geringerer oder grösserer Ausdehnung von aussen zusammengedrückt und die Luft aus ihnen dadurch hinausgepresst. So entstehen die Compressionsatelektasen beim pleuritischen Exsudat, Hydrothorax, Pneumothorax, bei bedeutenden Herzhypertrophien, pericardialem Exsudat und Aortenaneurysmen. Ferner entsteht so die Atelektase der unteren Lungenlappen bei starker Hinaufdrängung des Zwerchfells durch Ascites, Meteorismus, Abdominaltumoren u. s. w.

Von grosser praktischer Wichtigkeit ist diejenige Form der Lungenatelektase, welche in Folge von Verkrümmungen und Deformitäten des Thorax entsteht. Bei hochgradiger *Kyphoscoliose* wird namentlich die der Convexität der Wirbelsäule entsprechende Thoraxhälfte stark verengert. Die Lungen werden dadurch in ihrer Entfaltung und, wenn die Deformität in der Jugend entsteht, wohl auch in ihren Wachsthumsverhältnissen erheblich beschränkt („*Aplasie der Lungen*"). Dieser Zustand kann zu schweren Folgezuständen Anlass geben (s. u.).

Symptome. In der Mehrzahl der Fälle treten die Erscheinungen der Atelektase gegenüber den von der Grundkrankheit abhängigen Symptomen in den Hintergrund. Dies ist namentlich der Fall bei den meisten Compressionsatelektasen, obwohl gerade in der Lungencompression häufig das am meisten gefährliche Moment liegt.

Die *im Anschluss an diffuse capilläre Bronchitis, namentlich bei Kindern sich entwickelnden Atelektasen* der Lunge können selbstverständlich erst dann für die objective Untersuchung nachweisbar werden, wenn sie in grösserer Ausdehnung vorhanden sind. Da sie vorzugsweise in den unteren Lappen sich entwickeln, so zeigt die *Respiration* bei ausgedehnterer Atelektasenbildung häufig eine sehr auffallende und charakteristische Abweichung von dem gewöhnlichen Typus. Sie ist beschleunigt, angestrengt und geschieht vorzugsweise mit den vorderen oberen Thoraxpartien. An den unteren Partien sieht man starke *inspiratorische Einziehungen*, welche theils von dem äusseren Luftdruck herrühren, theils den angestrengten Zwerchfellscontractionen entsprechen.

Die physikalische Untersuchung kann natürlich nur bei ausgedehnteren Atelektasen abnorme Verhältnisse ergeben, vor allem *Dämpfung des Percussionsschalls*. Diese ist aber gerade bei Kindern meist schwer nachweisbar. Die *Auscultation* ergiebt die Zeichen der bestehenden Bronchitis, zuweilen auch bei ausgedehnteren Verdichtungen Bronchialathmen. In anderen Fällen ist, wie leicht verständlich, das Athemgeräusch stark abgeschwächt resp. ganz aufgehoben. Wie man sieht, sind die physikalischen Erscheinungen der Atelektase von denen der

Pneumonie, namentlich der lobulären Pneumonie, nicht wesentlich verschieden. In der That ist klinisch auch eine scharfe Grenze zwischen atelektatischen und lobulär-pneumonischen Herden in der Lunge nicht zu ziehen.

Eine besondere Besprechung erfordert die *Lungenaplasie der Kyphoscoliotischen,* welche von grosser praktischer Bedeutung ist. Viele Kyphoscoliotische können Jahre lang ohne besondere Respirationsstörungen leben. Eine genauere Beobachtung zeigt freilich meist eine etwas angestrengte und beschleunigte Respiration, an welche die Kranken sich aber gewöhnt haben. In anderen Fällen sind die Athembeschwerden mehr in den Vordergrund tretend. Die betreffenden Personen sind zu jeder stärkeren Körperanstrengung unfähig, fühlen sich stets kurzathmig und leiden oft an Husten und Auswurf. Doch auch in den ersterwähnten Fällen, welche Jahre lang wenig oder gar keine Beschwerden machen, treten zuweilen ziemlich plötzlich Respirationsstörungen auf. Dieselben entwickeln sich manchmal im Anschluss an einen leichten, irgendwie acquirirten Bronchialkatarrh, manchmal auch ohne jede besondere Veranlassung. Die Athembeschwerden nehmen den bedrohlichsten Grad an. Der Zustand kann sich wieder bessern, häufig führt er aber zum Tode. Die Untersuchung der Lungen während des Lebens ergiebt meist nur die Zeichen ausgedehnterer Bronchitis. Ziemlich häufig ist bei sorgfältiger Percussion auch eine Verbreiterung der Herzdämpfung nach rechts nachweisbar. Zuweilen entwickeln sich mässige Oedeme. Die *Section* ergiebt in solchen Fällen als Todesursache nichts, als die abnorm luftarmen, kleinen, comprimirten, an umschriebenen Stellen hingegen emphysematös ausgedehnten Lungen. Das Herz ist in der grossen Mehrzahl der Fälle rechtsseitig dilatirt und hypertrophisch. Es kann kaum einem Zweifel unterliegen, dass in der eintretenden Compensationsstörung von Seiten des Herzens die Ursache für das Auftreten der schweren Symptome und die schliessliche Todesursache zu suchen ist.

Erwähnenswerth ist endlich noch eine häufige Form leichter Atelektase in den unteren Lungenlappen, welche bei *bettlägerigen, meist in Rückenlage sich befindlichen schweren Kranken* (z. B. Typhuspatienten) oft vorkommt. Man hört beim Aufrichten solcher Kranken während der ersten Inspirationen über den unteren Lappen exquisites *Knisterrasseln,* welches zuweilen schon nach wenigen tiefen Athemzügen verschwindet. Hier handelt es sich um einen leichten atelektatischen Zustand mit vorübergehender und leicht löslicher Verklebung der Wandungen in den Alveolen und kleinsten Bronchien.

Die **Therapie** der Atelektase fällt meist mit der Behandlung des

Grundleidens zusammen und ist daher in den entsprechenden Capiteln nachzusehen. Von grosser praktischer Wichtigkeit ist die *Prophylaxe der Atelektase* durch stete Beaufsichtigung der Respiration. Anhaltende Rückenlage ist, wenn irgend möglich, zu verbieten. Die Kranken sind zu zeitweisen tieferen Respirationen anzuhalten. Vor allem kann die rechtzeitige Anwendung lauer Bäder mit Uebergiessungen dem Zustandekommen von Atelektasen vorbeugen, resp. bereits entstandene Atelektasen wieder zur Heilung bringen.

Bei der Behandlung der Athembeschwerden *Kyphoscoliotischer* können laue Bäder ebenfalls mit Vorsicht angewandt werden. Besondere Beachtung verdient der Zustand des Herzens (Reizmittel, Digitalis). Im Uebrigen ist die symptomatische Behandlung (Expectorantien u. s. w.) dieselbe, wie bei den übrigen chronischen Lungenaffectionen.

DRITTES CAPITEL.

Lungenödem.

Aetiologie und allgemeine Pathologie. Entsprechend dem anatomischen Bau der Lungen erfolgt beim Lungenödem die Transsudation einer eiweissreichen, meist etwas hämorrhagischen Oedemflüssigkeit nicht nur in das interstitielle Gewebe, sondern auch in die Lungenalveolen selbst hinein. Aus der hieraus unmittelbar sich ergebenden hochgradigen Respirationsstörung ist die Gefährlichkeit des Zustandes leicht erklärlich. In der That ist das Lungenödem in vielen Fällen eine terminale Erscheinung, welche bei allen möglichen acuten und chronischen Krankheiten auftritt. Viele Kranke sterben, wie man sich ausdrückt, unter den Zeichen des Lungenödems. Vorzugsweise sind es Kranke mit Herzfehlern, Lungen- und Nierenleiden, doch auch den verschiedensten sonstigen Affectionen.

In selteneren Fällen ist das Lungenödem eine wieder vorübergehende Erscheinung. Namentlich bei Herzfehlern und chronischen Nierenkrankheiten können wiederholt Anfälle von Lungenödem auftreten, von welchen die Kranken, wenigstens vorübergehend, sich wieder erholen.

Ueber die eigentlichen Ursachen des Lungenödems herrschten früher vielfach irrige Ansichten. Namentlich war die Meinung verbreitet, dass auch arterielle Congestionen in den Lungen ein Oedem hervorrufen könnten. Durch die experimentellen Arbeiten COHNHEIM's und seiner Schüler wissen wir jetzt, dass das Lungenödem als reines *Stauungsödem* aufzufassen ist. Dasselbe tritt dann ein, wenn dem Abflusse des Lungenvenenblutes sich Hindernisse entgegenstellen, welche von der Triebkraft des rechten Ventrikels nicht mehr überwunden werden können. Dasjenige Hinderniss, welches hierbei die bedeutendste Rolle spielt und bei allen nur möglichen Erkrankungen — bei den oben genannten freilich leichter, als bei den übrigen — eintreten kann, ist die *Erlahmung des linken Ventrikels.* Wird hierdurch die Weiterbeförderung des Blutes in stärkerem Grade beeinträchtigt, so wird trotz der angestrengtesten Thätigkeit des rechten Ventrikels die Ueberfüllung des Lungenkreislaufs und eintretendes Lungenödem die nothwendige Folge sein. Jedes terminale Lungenödem beruht darauf, dass der linke Ventrikel früher in seiner Thätigkeit erlahmt, als der rechte.

Von dem bisher besprochenen echten Stauungsödem zu unterscheiden ist das *entzündliche Lungenödem.* Es findet sich in der Umgebung pneumonisch infiltrirter Stellen, ist meist von beschränkter Ausdehnung und deshalb von untergeordneterer Bedeutung für die Respiration, als das allgemeine Stauungsödem.

In sehr seltenen Fällen entwickelt sich, wie wir gesehen haben, bei anscheinend vorher ganz gesunden Menschen ein acutes, rasch tödtlich endendes Lungenödem, für dessen Entstehung auch die Section keine weitere Ursache ergiebt. Wahrscheinlich handelt es sich auch in diesen Fällen um plötzlich eintretende Schwächezustände des linken Ventrikels.

Symptome. Das beim Lungenödem am meisten auffallende Symptom ist die hochgradige *Dyspnoë.* Nur wenn die Kranken sich bereits in Agonie befinden und nicht mehr bei klarem Bewusstsein sind, tritt die Beeinträchtigung der Respiration in den Hintergrund.

Die *Respiration* ist beim Lungenödem beschleunigt, angestrengt und röchelnd. Alle respiratorischen Hülfsmuskeln spannen sich an. Die Kranken sitzen meist aufrecht im Bett. Auf ihren Lippen und Wangen sieht man die allmählich immer mehr zunehmende Cyanose. Oft schon von weitem hört man die in den gröberen Bronchien entstehenden feuchten Rasselgeräusche.

Bei der Untersuchung der Lungen ergiebt die *Percussion*, insofern keine sonstigen Erkrankungen der Lunge bestehen, im Wesentlichen normale Verhältnisse. Zuweilen ist der Schall etwas verkürzt, häufig leicht tympanitisch. Bei der *Auscultation* hört man allenthalben zahlreiche feuchte, klein- und mittelblasige Rasselgeräusche. Können die Kranken noch expectoriren, so entleeren sie ein reichliches *schaumiges, serös-blutiges Sputum.* Das ganze Krankheitsbild ist so charakteristisch, dass der Zustand nur selten verkannt werden kann.

Therapie. Da das Lungenödem in den meisten Fällen weniger die *Ursache*, als vielmehr ein *Symptom* des herannahenden Todes ist, so stehen wir demselben häufig mit unseren Mitteln machtlos gegenüber. Immerhin muss es unsere Aufgabe sein, wenigstens in allen nicht absolut verlorenen Fällen, eine Entlastung des kleinen Kreislaufs zu versuchen. Aus der Pathogenese des Lungenödems folgt unmittelbar, dass der Zustand des Herzens, speciell des linken Ventrikels, hierbei vor allem zu berücksichtigen ist. Daher sind *energische Reizmittel* anzuwenden, namentlich subcutane Campher- und Aetherinjectionen (alle ½—1 Stunde). Innerlich giebt man Campher, Moschus, Wein und starken schwarzen Kaffee. Weiterhin werden starke *Reize auf die Brusthaut* applicirt, grosse Senfteige, heisse Schwämme u. dgl. Zuweilen kann durch *kalte Uebergiessungen* im Bade eine wesentliche Besserung der bereits stockenden Respiration erzielt werden. Sind die Patienten im Ganzen noch kräftig und gut genährt, so ist bei starker allgemeiner Cyanose ein *Aderlass* zuweilen von eclatantem Erfolge. *Brechmittel* leisten wenig und sind wegen des leicht danach eintretenden Collapses sogar gefährlich. Dagegen scheint eine starke „Ableitung auf den Darm“ (Senna, Calomel, Essigklystiere) wirklich zuweilen von Nutzen zu sein. Auch das von TRAUBE empirisch empfohlene *Plumbum aceticum* in grossen Dosen (stündlich ein Pulver von 0,05—0,1!) verdient versucht zu werden.

Auf diese Weise gelingt es, namentlich in acuten Krankheiten (Typhus, Pneumonie) durch rasches und energisches Eingreifen in der That zuweilen die Gefahr eines eingetretenen Lungenödems glücklich wieder abzuwenden. In den Fällen von Lungenödem bei unheilbaren chronischen Krankheiten (Herz- und Nierenleiden) sind freilich die angeführten Mittel leider oft nicht im Stande, den unter den Erscheinungen des Lungenödems eintretenden Tod abzuhalten.

VIERTES CAPITEL.

Katarrhalische Pneumonie.

(Bronchopneumonie. Lobuläre Pneumonie.)

Aetiologie. Die katarrhalische Pneumonie ist nicht, wie die croupöse Pneumonie, eine für sich auftretende, klinisch abgeschlossene, besondere Krankheit. Sie ist in der grossen Mehrzahl der Fälle eine *secundäre* Erscheinung, welche sich im Verlaufe der verschiedensten acuten und chronischen Krankheiten entwickeln kann. Fast immer schliesst sie sich an eine Bronchitis an. Derselbe Process, welcher den Katarrh der Bronchialschleimhaut erzeugt, greift weiter fortschreitend auf die Alveolen der Lungen über und führt hier zur Entstehung der katarrhalischen Pneumonie.

Bei jeder schwereren acuten oder chronischen Krankheit sind die Bedingungen zum Entstehen einer Entzündung in den Bronchien und weiterhin in den Lungenalveolen besonders günstig. Ueberall in den Luftwegen, sowie weiter aufwärts in der Mund- und Rachenhöhle, sammelt sich bei schwer Kranken leicht Speichel, Schleim u. dgl. an. Die Expectoration ist unvollkommen und die beständige Rückenlage der Kranken begünstigt die Ansammlung des Secrets namentlich in den unteren Lungenlappen. Mund- und Rachenhöhle werden schlechter rein gehalten, als unter normalen Verhältnissen. In dem Secret derselben, sowie in den liegen bleibenden Epithelien und Speiseresten siedeln sich Pilze und Bacterien an, welche Zersetzungsprocesse anregen und unterhalten. Die Entzündungserreger, welche mit der Inspirationsluft in die Luftwege gelangen, finden überall die günstigsten Bedingungen sich anzusiedeln und weiter zu entwickeln. Von den oberen Partien werden sie weiter nach abwärts aspirirt. Von den gröberen Bronchien aus greift der Process weiter auf die feineren Bronchien über und führt schliesslich zur katarrhalischen Pneumonie. Ferner ist zu berücksichtigen, dass viele schwer Kranke schlecht schlucken. Sie verschlucken sich und Speisetheilchen mit den daran haftenden Entzündungserregern gelangen in die Luftwege. Was sonst leicht wieder ausgehustet wird, bleibt liegen, zersetzt sich und giebt den Anlass zur Entstehung von Bronchitis und lobulärer Pneumonie.

So erklärt es sich also, dass im Verlaufe von an sich durchaus verschiedenen Krankheiten häufig lobuläre Pneumonien entstehen. Wir beobachten dieselben namentlich bei allen benommenen Kranken (schwere Typhuskranke, Kranke mit Meningitis u. s. w.), ferner bei Nervenkranken, welche in Folge von Bulbäraffectionen mangelhaft husten oder schlucken können. In allen derartigen Fällen sind die lobulären Pneumonien als Complicationen aufzufassen und verdienen mit Rücksicht auf ihre Entstehung den Namen der *Aspirationspneumonien* resp. *Verschluckungspneumonien*. Wir werden bald sehen, dass die letzteren unter Umständen sogar in umschriebene Lungengangrän übergehen können.

Während die bisher besprochenen, bei der Entstehung der lobulären Pneumonie in Betracht kommenden ätiologischen Momente mit der Natur der Grundkrankheit als solcher nichts zu thun haben, giebt es andererseits gewisse Infectionskrankheiten, welche sich *von vorn herein* ausschliesslich oder wenigstens vorzugsweise in den Luftwegen localisiren. Hierher gehören vor allem die *Masern*, der *Keuchhusten*, ferner bis zu einem gewissen Grade die *Diphtherie*, die *Pocken* u. a. Gerade bei diesen Krankheiten sehen wir auch vorzugsweise häufig lobuläre Pneumonien im Anschluss an die Bronchitis sich entwickeln. Im einzelnen Fall ist es freilich bis jetzt kaum möglich zu entscheiden, in wie weit die Bronchitis von der specifischen Krankheitsursache direct abhängt oder nur eine Complication darstellt, welche auch bei jeder anderen Krankheit vorkommen kann. Die lobulären Pneumonien bei der Diphtherie (ebenso bei schweren Pocken) sind wahrscheinlich grösstentheils Verschluckungs- und Aspirationspneumonien, deren Zustandekommen gerade bei dieser Krankheit leicht erklärlich ist. Bei Masern und Keuchhusten dagegen kann man eher an eine directe Abhängigkeit der Pneumonien von den specifischen Krankheitserregern denken, obwohl auch hier die sonstigen Ursachen für die Entstehung lobulärer Pneumonien in Betracht kommen können.

Erfahrungsgemäss erfolgt die Entwicklung lobulärer Pneumonien aus einer Bronchitis am häufigsten bei *Kindern* und bei *älteren Leuten*. Die Häufigkeit der katarrhalischen Pneumonie im Kindesalter hängt zum Theil von den anatomischen Grössenverhältnissen der Bronchien ab. Ausserdem sind aber auch die Krankheiten, bei welchen lobuläre Pneumonien besonders häufig auftreten, nämlich Masern und Keuchhusten, vorzugsweise Kinderkrankheiten. Bei alten Leuten hängt die relativ leichte Entstehung der lobulären Pneumonien von der Mangelhaftigkeit der Expectoration ab.

Die primären leichten Bronchitiden führen nur ausnahmsweise zu lobulären Pneumonien, da sie meist auf die gröberen Bronchien beschränkt bleiben. Etwas häufiger kommen lobuläre Pneumonien bei intensiver, durch Einathmung chemisch reizender Substanzen entstandener Bronchitis vor.

Pathologische Anatomie. Charakteristisch für die katarrhalische Pneumonie ist die Beschränkung und Abgrenzung der Entzündung auf den Verbreitungsbezirk je eines kleinen Bronchus. Daher der Name der „*lobulären*“ Pneumonie im Gegensatz zur croupösen *lobären* Pneumonie. Häufig, doch keineswegs immer, geht der Entzündung eine durch die Verstopfung des zuführenden Bronchus entstehende *Atelektase* (s. o.) des betreffenden Lungenläppchens vorher. Der entzündliche Vorgang selbst besteht in der Exsudation zahlreicher Eiterkörperchen (weisser Blutkörperchen) ins Lumen der Alveolen hinein. Durch die Eiterkörperchen, ferner durch Schleim und mehr oder weniger zahlreiche rothe Blutkörperchen werden die Alveolen und kleinsten Bronchien vollständig ausgefüllt. Die Gefässe der Alveolarwände sind stark hyperämisch. Die Alveolarepithelien quellen stark auf. Ob sie sich auch activ durch Theilungsvorgänge an dem Process betheiligen, ist zweifelhaft.

Die entzündeten Lobuli fallen durch ihr luftleeres, festes Gefüge dem Auge und dem Gefühl leicht auf. Ihre Farbe ist bald mehr dunkel-, bald mehr grauroth. Ihre lobuläre Abgrenzung ist meist leicht erkennbar. Doch können durch *Confluenz* benachbarter Herde auch grössere Abschnitte der Lunge durchweg infiltrirt erscheinen (*generalisirte lobuläre Pneumonie*).

Krankheitssymptome. Wie bereits erwähnt, entwickelt sich die katarrhalische Pneumonie fast immer secundär im Verlauf anderer Krankheiten. Daher kommt es, dass die Symptome derselben häufig gegenüber anderen hervorstechenden Krankheitserscheinungen in den Hintergrund treten. Oft findet man bei Sectionen einzelne lobuläre Herde in den unteren Lungenlappen, welche kein klinisches Interesse haben.

In anderen Fällen aber ist die Entwicklung ausgedehnterer Lobulärpneumonien von der grössten klinischen Bedeutung. Hier bildet die Respirationsstörung schon zu Lebzeiten der Kranken das auffälligste Krankheitssymptom und die Lobulärpneumonie erweist sich auch bei der Section als die unmittelbare Todesursache. So beruht der grösste Theil der Todesfälle nach Masern und Keuchhusten, ein nicht ganz geringer Theil der Todesfälle an Diphtherie, Scharlach, Typhus, Pocken u. a., in letzter Instanz auf der von den Lobulärpneumonien abhängigen Respirationsstörung.

Da der Entstehung der Lobulärpneumonien fast immer eine diffuse, bis in die feineren Bronchien reichende Bronchitis vorangeht, welche schon an sich zu beträchtlicheren Respirationsstörungen Anlass giebt, so ist *klinisch zwischen diffuser capillärer Bronchitis und lobulärer Pneumonie durchaus keine scharfe Grenze zu ziehen*. Nur die hundertfältig gemachte Erfahrung, dass jede ausgedehnte capilläre Bronchitis leicht zur Lobulärpneumonie führt, lässt uns die letztere, wenn sie auch nicht direct klinisch nachweisbar ist, meist mit ziemlicher Sicherheit vermuthen.

Am meisten charakteristisch und auch klinisch am wichtigsten ist das Krankheitsbild der *Lobulärpneumonie im Kindesalter*, wie wir es namentlich im Verlaufe der Masern und des Keuchhustens, doch auch sonst, namentlich bei schwächlichen, atrophischen und rachitischen Kindern beobachten. Vor allem auffallend ist die *Beschleunigung der Re-*

spiration. Die Athmung ist oberflächlich, aber angestrengt, wie die Anspannung der auxiliären Inspirationsmuskeln und das Spiel der Nasenflügel beweist. An den unteren seitlichen Thoraxpartien bemerkt man oft inspiratorische Einziehungen. Die Zahl der Athemzüge in der Minute steigt bei Kindern leicht auf 60—80, ja noch mehr Respirationen in der Minute. Fast ausnahmslos haben die Kinder häufigen und oft anscheinend schmerzhaften *Husten. Auswurf* fehlt bei kleineren Kindern ganz. Derselbe zeigt, auch wenn er vorhanden ist, keine charakteristischen, von dem gewöhnlichen katarrhalischen Sputum abweichenden Eigenschaften. Der *Allgemeinzustand* ist stets ein schwerer. Die Kinder sind unruhig, apathisch, nicht selten leicht benommen. Ihr Aussehen ist gewöhnlich blass, oft deutlich cyanotisch. Der *Puls* ist stark beschleunigt, erreicht bei kleineren Kindern nicht selten eine Frequenz von 140—180 Schlägen in der Minute. Fast immer besteht *Fieber*. Dasselbe zeigt keinen typischen Verlauf, ist bald mehr remittirend, bald intermittirend, erreicht in den Abendstunden nicht selten 39°,5 bis 40°,5. Der Nachweis derartiger höherer Temperatursteigerungen ist für die Diagnose der katarrhalischen Pneumonie nicht ohne Werth. Besteht bei einer diffusen capillären Bronchitis längere Zeit höheres Fieber, so kann man mit ziemlicher Sicherheit annehmen, dass es bereits zur Bildung lobulärer Herde gekommen ist.

Den directen Nachweis der Lungenaffection liefert die *physikalische Untersuchung*. Doch sind die Ergebnisse derselben grösstentheils auf die diffuse Bronchitis, nicht auf die lobuläre Infiltration zu beziehen. Die constantesten Zeichen ergiebt die *Auscultation*. In grösserer oder geringerer Ausdehnung hört man über den Lungen, vorzugsweise über den unteren Lungenlappen, reichliche feuchte, fein- und mittelblasige, häufig ziemlich stark consonirende Rasselgeräusche. Aus denselben lässt sich streng genommen nur die Bronchitis diagnosticiren, die Pneumonie dagegen höchstens mit Wahrscheinlichkeit vermuthen.

Dass kleine lobuläre, von normal lufthaltigem Lungengewebe umgebene Herde keine besonderen physikalischen Symptome machen, ist selbstverständlich. Erst bei zahlreichen, mit einander confluirenden Herden wird der *Percussionsschall gedämpft*, zuweilen mit tympanitischem Beiklang. Die Dämpfung ist häufig zuerst in der Ausdehnung eines neben der Wirbelsäule gelegenen Längsstreifens nachweisbar (sog. „*Streifenpneumonie*"). Die *Auscultation* über confluirender Bronchopneumonie ergiebt neben den von der Bronchitis abhängigen Rasselgeräuschen deutliches Bronchialathmen und Bronchophonie.

Verlauf und Ausgänge. Der Verlauf ausgedehnterer Lobulärpneumonien ist meist ein ziemlich protrahirter. Auch in den günstig verlaufenden Fällen dauert die Krankheit selten weniger, als 2—3 Wochen, häufig viel länger. In dieser Neigung der Krankheit zu einem protrahirten, auf Wochen und Monate sich erstreckenden Verlauf liegt eine Hauptgefahr der Krankheit. Viele Kinder sterben schliesslich nicht an der Lobulärpneumonie selbst, sondern an der in Folge der langwierigen fieberhaften Krankheit eintretenden allgemeinen Schwäche und Abmagerung. Doch muss man andererseits auch wissen, dass zuweilen noch relativ spät vollständige Heilung eintreten kann.

Der „*Uebergang der katarrhalischen Pneumonie in Verkäsung und Tuberkulose*“ ist eine den Aerzten schon lange geläufige klinische Erfahrung. In der That findet man nicht selten in den Lungen von Kindern, welche nach langwierigem Krankheitsverlauf in Folge von Masern, Keuchhusten u. dgl. zu Grunde gehen, echte käsige, tuberkulöse Veränderungen. Von einem wirklichen Uebergang der einen Krankheit in die andere kann aber selbstverständlich nicht die Rede sein. In solchen Fällen handelt es sich entweder um eine acquirirte tuberkulöse Infection, welche in der bereits kranken Lunge den günstigsten Boden fand, oder die Erkrankung der Lunge gab den Anlass zur weiteren Entwicklung einer schon vorher bestehenden tuberkulösen Infection. Meist sind es die schwächlichen, hereditär tuberkulös beanlagten Kinder, welche im Anschluss an die oben genannten Krankheiten tuberkulös zu Grunde gehen. Die Diagnose der sich entwickelnden Tuberkulose ist oft nicht leicht mit Sicherheit zu stellen, da sich verhältnissmässig nur selten stärkere, physikalisch nachweisbare, phthisische Veränderungen (Spitzendämpfung, Cavernen u. s. w.) in den Lungen ausbilden. Meist wird man die Tuberkulose nur aus den allgemeinen Verhältnissen, dem anhaltenden hektischen Fieber, der hereditären Disposition, etwaigen secundären tuberkulösen Erkrankungen (z. B. Meningitis) u. dgl. vermuthen können.

Der Uebergang lobulärer entzündlicher Herde in *Eiterherde* (Abscesse) oder in *Gangränherde*, welcher zuweilen vorkommt, hängt von der specifisch malignen Beschaffenheit der in die Bronchien hineingelangten Entzündungserreger ab.

Reichen die lobulären Herde bis an die Pleura heran, so kann sich eine secundäre sero-fibrinöse oder gar eitrige *Pleuritis* entwickeln.

Therapie. Da wir bei der Besprechung der einzelnen Krankheiten, bei welchen secundäre Pneumonien vorzugsweise vorkommen, bereits die hierbei anzuwendende Therapie angeführt haben, so können wir uns jetzt kurz fassen. Wiederholt haben wir die Möglichkeit und grosse praktische Wichtigkeit der *Prophylaxis* betont, welche sich aus der richtigen Auffassung der Entstehung der Lobulärpneumonien von selbst ergiebt. Neben möglichster Reinhaltung der Nasen-, Mund- und Rachenhöhle sind laue *Bäder*, eventuell mit kühleren Uebergiessungen, das beste uns bekannte Mittel, die Entstehung der Lobulärpneumonien zu verhüten, resp. ihre Weiterausbreitung nach Möglichkeit zu verhindern. Auch *kalte Einwicklungen* werden vielfach mit Nutzen angewandt. Doch sind sie unseres Dafürhaltens für die Patienten viel unangenehmer, als die Bäder. Dass durch beide genannten Manipulationen gleichzeitig auch die Fiebertemperatur herabgesetzt wird, ist ein Vortheil, welcher im Vergleich zur erzielten Besserung der Respiration erst in zweiter Linie in Betracht kommt.

Von inneren Mitteln kommt die ganze Reihe der *Expectorantien* zur Anwendung. In der Kinderpraxis sind Tartarus stibiatus und Ipecacuanha vor allem beliebt. Eine hinreichende Anzahl Receptformeln findet man im Anhang mitgetheilt. Bei kräftigeren Kindern kann eine reichlichere Schleimansammlung in den Bronchien die Anwendung eines *Brechmittels* indiciren. Aeussere *Applicationen auf die Brusthaut*, Senfteige, Einreibungen, warme und kalte Umschläge, PRIESSNITZ'sche Umschläge, kann man in der Praxis nicht entbehren. Locale Blutentziehungen braucht man bei der katarrhalischen Pneumonie nie anzuwenden.

Von grösster Bedeutung ist die allgemeine *diätetische Behandlung*. Erhaltung der Kräfte der Patienten durch zweckmässige und ausreichende Nahrung ist eine der wichtigsten Aufgaben, deren sich der Arzt stets bewusst sein muss. Bei eintretender Reconvalescenz kann die völlige Wiederherstellung der Gesundheit durch einen geeigneten Landaufenthalt wirksam befördert werden.

FÜNFTES CAPITEL.

Croupöse Pneumonie.

(Fibrinöse Pneumonie. Pleuropneumonie.)

Die croupöse Pneumonie ist eine in anatomischer und klinischer Hinsicht vollkommen scharf charakterisirte, acute fieberhafte Lungenerkrankung. Sie ist unter den schwereren acuten Krankheiten eine der wichtigsten und am häufigsten vorkommenden, und unter dem Namen „*Lungenentzündung*" auch bei den Laien allgemein bekannt. Da im Verlaufe verschiedener sonstiger Erkrankungen (Typhus, Pocken, Diphtherie u. a.) *secundäre Pneumonien* sich entwickeln können, welche anatomisch durchaus die Kennzeichen der croupösen Pneumonie an sich tragen, ätiologisch aber von ihr ganz verschieden sind, so bezeichnet man im Gegensatz zu denselben die eigentliche Pneumonie als *primäre, genuine Pneumonie*. Die physikalischen Zeichen und die Störungen von Seiten der Respiration sind natürlich bei den primären, wie bei den secundären Pneumonien die gleichen. Das gesammte, gerade bei der Pneumonie so auffallend typische Krankheitsbild tritt aber nur bei der genuinen croupösen Pneumonie hervor, von welcher im Folgenden ausschliesslich die Rede sein wird.

Aetiologie. Durch eine Reihe von klinischen Thatsachen und Erfahrungen hat sich jetzt bei der Mehrzahl der Pathologen die Ueberzeugung ausgebildet, dass die Ursache der Pneumonie in einem infectiösen Agens zu suchen sei, welches in die Lungen gelangt und hier den Anlass zur Entstehung des entzündlichen Processes abgiebt. Diese Auffassung der croupösen Pneumonie als einer *acuten Infectionskrankheit*, mit welcher allein sich alle pathologischen Thatsachen leicht vereinigen lassen, hat neuerdings eine positive Stütze erfahren. FRIEDLÄNDER hat constant in den pneumonisch infiltrirten Lungenpartien eigenthümliche, meist paarweise oder reihenweise angeordnete *Mikrokokken* (sogenannte Diplokokken) nachgewiesen.

Die infectiöse Natur der Pneumonie als richtig vorausgesetzt, können natürlich alle sonst angegebenen „Ursachen" der Pneumonie höchstens noch als „Gelegenheitsursachen" aufgefasst werden. Die früher und zum Theil noch jetzt verbreitete Ansicht, dass die Pneumonie eine *Erkältungskrankheit* sei, entbehrt jeder Begründung. Es ist geradezu eine Ausnahme, dass man in einem Falle von Pneumonie eine wirkliche eclatante Erkältung als etwaiges ätiologisches Moment nachweisen kann. Ebenso steht es mit der sogenannten „*traumatischen Pneumonie*". Pneumoniker aus der körperlich schwer arbeitenden Klasse geben zuweilen an, in Folge schweren Hebens oder in Folge eines Stosses gegen die Brust erkrankt zu sein. Wahrscheinlich ist in solchen Fällen das hiernach auftretende Seitenstechen aber nicht die Folge des Traumas, sondern ein Symptom der bereits vorher in der Entwicklung begriffenen Krankheit.

Sehr bemerkenswerth für die Auffassung der Pneumonie als einer acuten Infectionskrankheit ist das zwar nicht häufige, aber doch oft genug mit Sicherheit constatirte *endemische Auftreten* derselben. In einzelnen Häusern, namentlich in Kasernen, Strafanstalten, ebenso in ganzen Häusercomplexen und Ortschaften, sind ausgedehnte Pneumonie-Endemien, meist mit ziemlich malignem Charakter, wiederholt beobachtet worden.

Ein ausgesprochen *epidemisches* Verhalten zeigt die Pneumonie nicht. Vereinzelte Fälle kommen unter einer grösseren Bevölkerung jederzeit vor. Aber andererseits ist ein auffallend *gehäuftes Vorkommen von Pneumonien zu manchen Zeiten* zweifellos zu bemerken. Gewöhnlich treten die meisten Pneumoniefälle in den Winter- oder Frühjahrsmonaten auf, ohne dass aber ein nothwendiger Zusammenhang zwischen der Häufigkeit der Pneumonien und dem Eintritt besonders schlechter, feuchter oder kalter Witterung besteht.

Wie wir es für alle infectiösen Krankheiten annehmen müssen, spielt auch bei den Erkrankungen an Pneumonie die *individuelle Disposition* eine nicht zu verkennende Rolle. Die Pneumonie gehört, ähnlich wie das Gesichtserysipel und der acute Gelenkrheumatismus, zu den Krankheiten, welche mit einer gewissen Vorliebe denselben Menschen *mehrmals* befallen. Es giebt Leute, die vier- und fünfmal in ihrem Leben eine acute Pneumonie durchgemacht haben.

Dass die Disposition zur Pneumonie von einer besonderen Körperconstitution abhängig ist, kann man nicht sicher behaupten. An Pneumonie erkranken häufig die kräftigsten und robustesten, andererseits aber auch nicht selten zarte und schwächliche, phthisisch beanlagte Personen. Eine besondere Disposition zur Erkrankung scheinen *Säufer* zu haben, doch ist es selbstverständlich ungemein schwer, hierüber eine entscheidende Statistik zu liefern.

Die Pneumonie kommt in jedem *Lebensalter* vor, am häufigsten im jugendlichen und mittleren Lebensalter. Doch ist sie keineswegs selten schon bei kleinen Kindern und ebenso im höheren Alter bis zu 60 und 70 Jahren. Im Allgemeinen beobachtet man die Pneumonie bei *Männern* etwas häufiger, als bei Frauen.

Pathologische Anatomie. Der anatomische Vorgang bei der croupösen Pneumonie besteht in der Bildung eines *hämorrhagischen, gerinnenden („fibrinösen“ oder „croupösen“) Exsudats in den Lungenalveolen und kleinsten Bronchien.* Durch die vollständige Ausfüllung der genannten Theile mit dem zähen Exsudat, dessen Entwicklung sich meist über einen oder mehrere Lappen der Lunge in ganzer Ausdehnung erstreckt, wird die schwammige, lufthaltige Lunge in ein festes, nur noch von den grossen Bronchien durchsetztes, sonst luftleeres Gewebe verwandelt.

In der Entwicklung des Processes unterscheidet man seit Laennec drei Stadien. Im *ersten Stadium (Stadium der entzündlichen Anschoppung, engouement)* ist die Lunge stark hyperämisch, dunkel geröthet, ihr Luftgehalt bereits stark vermindert, doch noch nicht völlig aufgehoben. Die Alveolen sind mit reichlichem, bereits hämorrhagischem, doch noch flüssigem, nicht geronnenem Exsudat erfüllt.

Im *zweiten Stadium* (St. der *rothen Hepatisation*) ist die Gerinnung des Exsudats vollendet, die Lunge dadurch an Consistenz dem Gewebe der Leber ähnlich geworden. Die hepatisirte Lunge zeigt ein etwas vergrössertes Volumen und ist auffallend schwer. Die Schnittfläche hat ein rothes und dabei deutlich *granulirtes, körniges* Aussehen, welches durch das Hervorragen der zahlreichen kleinen, in den Alveolen sitzenden Fibrinpfröpfe bedingt ist. Mit dem Messer lässt sich von der Schnittfläche eine zähe, rahmartige grau-röthliche Flüssigkeit abstreifen. In den kleinen, vom Schnitt längs getroffenen Bronchien findet man die charakteristischen röhrenförmigen *Bronchialgerinnsel.*

Im *dritten Stadium* (*Stadium der gelben oder grauen Hepatisation*), welches sich allmählich aus dem zweiten entwickelt, geht die rothe Färbung der Schnittfläche in eine grau-gelbliche, häufig buntgefleckte über, indem der Gehalt des Exsudats immer ärmer an rothen, dagegen reicher an weissen Blutkörperchen wird. Die Consistenz der Lunge ist noch derb, aber brüchiger. Die von der Schnittfläche abzustreifende Flüssigkeit wird reichlicher, milchig, eiterähnlicher. Man spricht daher auch von einem „*Stadium der eitrigen Infiltration*".

Mit der Verflüssigung des Exsudats ist auch die *Heilung des Processes* angebahnt. Das verflüssigte Exsudat wird theils resorbirt, theils ausgehustet.

Es ist nicht nöthig, dass jede Pneumonie alle drei Stadien in voller Ausbildung durchmacht. In leichteren Fällen kann der Process schon früher Halt machen und in die Abheilung übergehen.

Was die feineren *histologischen Vorgänge* bei der croupösen Pneumonie betrifft, so ist der primäre Vorgang wahrscheinlich in einer durch die specifische entzündungserregende Krankheitsursache bewirkten Schädigung und in einem theilweisen Untergang des Epithels in den Alveolen und kleinsten Bronchien zu suchen. Uebereinstimmend mit den Vorgängen bei jeder croupösen Schleimhautentzündung (vgl. das Capitel über die Diphtherie) tritt nach dem Epithelverlust ein *gerinnendes* Exsudat an die Oberfläche der Alveolen und kleineren Bronchien. Mikroskopisch sieht man das fibrinöse Netzwerk des Exsudats die Alveolen erfüllen. Zwischen den Maschen desselben liegen zahlreiche rothe Blutkörperchen (rothe Hepatisation). Wo Reste des Alveolarepithels nachgeblieben sind, machen sich an demselben häufig ausgesprochene Proliferationsvorgänge (Vergrösserung und Wucherung der Zellen) bemerklich. Im weiteren Verlaufe treten immer mehr *weisse* Blutzellen aus den

Gefässen in das Exsudat hinein (gelbe Hepatisation). Die rothen Blutkörperchen werden, soweit sie nicht durch die Expectoration entfernt werden, aufgelöst. Allmählich wird auch das fibrinöse Exsudat in Folge noch nicht näher gekannter chemischer Umwandlungen (Peptonisirung der Eiweisssubstanzen?) löslich und ebenso wie die Exsudatzellen resorbirt. Von den intact gebliebenen Resten des Epithels aus erfolgt die Regeneration des fehlenden Epithels und damit die allmähliche vollständige Restitutio in integrum.

Der ganze Process läuft verhältnissmässig rasch, gewöhnlich in ca. 1—1½ Wochen ab. Der häufigste Ausgang ist eine vollständige Heilung. Die sonst noch vorkommenden, vom gewöhnlichen Verlaufe *abweichenden Ausgänge*, sowie die Complicationen von Seiten anderer Organe werden wir unten im Zusammenhange mit den klinischen Erscheinungen besprechen. Hier sei nur noch erwähnt, dass die *Pleura* des befallenen Lungenabschnitts, sobald die Erkrankung bis zur Peripherie reicht, sich ausnahmslos an der Entzündung betheiligt und eine, in der Regel nicht sehr intensive, *fibrinöse Pleuritis* erkennen lässt.

Die croupöse Pneumonie befällt meist in rascher Ausbreitung einen grösseren Theil der Lunge. Sehr häufig begrenzt sie sich ganz scharf nach der Ausdehnung der einzelnen Lungenlappen, so dass das bindegewebige Septum zwischen zwei Lappen auch die strenge Grenze zwischen pneumonischer Infiltration und gesundem Lungengewebe bildet. Doch ist diese Grenze keineswegs eine unübersteigliche und oft genug sind mehrere Lappen der Lunge ganz oder zum Theil von der Pneumonie ergriffen. Nach dem übereinstimmenden Ergebniss aller Statistiken werden die *unteren Lungenlappen häufiger* von der Pneumonie befallen, als die oberen. Isolirtes Befallenwerden des rechten *mittleren* Lappens kommt ebenfalls vor, aber noch seltener, als die Oberlappenpneumonien. Von den beiden Lungen wird die *rechte entschieden häufiger* befallen, als die linke. Wir selbst sahen z. B. unter 244 Pneumonien 137 rechtsseitige, 86 linksseitige und 21, welche beide Lungen in grösserer Ausdehnung befallen hatten. Gleichzeitiges Befallensein des unteren Lappens der einen, und des oberen Lappens der anderen Seite (ein ziemlich seltenes Vorkommniss) bezeichnet man als „*gekreuzte Pneumonie*“.

Allgemeiner Verlauf der Krankheit. Trotz der zahlreichen Modificationen, welche der Verlauf der Pneumonie im Einzelnen darbieten kann, darf man doch mit Rücksicht auf die grosse Mehrzahl der Fälle die Pneumonie eine *typische Krankheit* nennen. Im Mittelpunkt der klinischen Erscheinungen stehen zwar nicht immer, aber doch meist die von der *localen Affection der Lunge* abhängigen subjectiven und objectiven Symptome. Hierdurch weicht die Pneumonie von manchen anderen Infectionskrankheiten (z. B. Typhus) ab, bei welchen die Localaffection gegenüber der Allgemeininfection durchaus in den Hintergrund tritt.

Der *Anfang* der Pneumonie ist meist ein ziemlich plötzlicher. In der Mehrzahl der Fälle beginnt die Krankheit mit einem ausgesprochenen *Schüttelfrost* von 1/2—1stündiger Dauer, oder wenigstens mit einem längeren starken Frieren. Der initiale Frost kann den Patienten mitten im besten Wohlsein überraschen. Er tritt am Tage, Abends oder gar mitten in der Nacht nach vorherigem ruhigen Schlafe auf. Gleichzeitig überkommt den Patienten fast immer das Gefühl einer beginnenden, schweren Erkrankung.

In anderen, etwas selteneren Fällen, ist der Anfang der Pneumonie ein mehr allmählicher. Der schwereren Erkrankung geht ein Prodromalstadium von einigen Tagen oder noch längerer Dauer vorher. Die Erscheinungen sind entweder ganz allgemeiner, unbestimmter Natur, bestehen in Unwohlsein, Mattigkeit, Appetitlosigkeit, Kopfschmerzen u. dgl. Oder schon in den Prodromalsymptomen treten die Zeichen einer Lungenaffection stärker hervor. Die Patienten klagen bereits mehrere Tage oder gar Wochen vor der eigentlichen schweren Erkrankung über Husten, etwas Brustschmerzen, leichte Athembeengung u. s. w. Gewöhnlich ist es nicht sicher zu entscheiden, ob diese Prodromi schon zur Pneumonie gehören, oder nicht. Manchmal mag eine vorher bestehende einfache Bronchitis den günstigen Boden für die Entwicklung einer Pneumonie abgeben.

In den Fällen mit langsamerem Beginn der Krankheit ist zuweilen der Eintritt schwererer Erscheinungen noch deutlich durch einen Frost oder durch plötzliche heftige Brustsymptome markirt. In anderen Fällen entwickeln sich die schweren Symptome ohne scharfe Grenze allmählich aus den leichteren Prodromalerscheinungen.

Kurze Zeit nach dem Beginn der Erkrankung, oft schon am ersten Krankheitstage oder nur wenig später, beginnen in der Regel die *subjectiven Brustbeschwerden.* Die Kranken empfinden (bei jeder tieferen Inspiration) einen *stechenden Schmerz in der einen Seite.* Die Athmung wird oberflächlicher, beschleunigter und oft etwas unregelmässig. Im weiteren Verlauf schwererer Fälle stellt sich eine sehr hochgradige *Dyspnoë* und *Beschleunigung der Respiration* ein. Meist schon vom Beginn der Krankheit an besteht Hustenreiz. Der *Husten* ist gewöhnlich schmerzhaft, daher kurz, halb unterdrückt, meist häufig und quälend. Schon vom zweiten Tage an kann der *Auswurf* sein charakteristisches zähes, rostfarbenes (hämorrhagisches) Ansehen bekommen. Die *objective Untersuchung* ergiebt bei der Percussion und Auscultation der Lungen selten schon am ersten, häufiger am zweiten Tage, doch zuweilen auch erst noch später die unten näher zu besprechenden physikalischen Symptome.

Von Erscheinungen an anderen Organen ist als die diagnostisch wichtigste das sehr häufige Auftreten eines *Herpes* an den Lippen oder an den Nasenflügeln zu erwähnen. In schweren Fällen bestehen zuweilen stärkere Symptome von Seiten des *Nervensystems:* Kopfschmerzen, Schlaflosigkeit, Delirien. Der *Appetit* fehlt meist vollständig. *Erbrechen* ist namentlich im Beginn der Erkrankung nicht selten. Der *Stuhl* ist gewöhnlich angehalten, doch treten zuweilen auch Durchfälle auf.

Fast immer ist die Pneumonie mit hohem *Fieber* verbunden. An dem typischen Verhalten der Temperaturcurve bei der Pneumonie lässt sich der typische Charakter der Krankheit überhaupt am besten demonstriren. Mit der Steigerung der Eigenwärme tritt eine entsprechende *Vermehrung der Pulsfrequenz* ein.

Der *Verlauf* ist je nach den vorliegenden individuellen Verhältnissen, nach der Schwere der Erkrankung und nach dem Eintritt von Complicationen sehr verschieden. In der Mehrzahl der Fälle nimmt die Krankheit eine günstige Wendung und zwar nach einer verhältnissmässig kurzen Dauer. Plötzlich, wie der Anfang der Krankheit, ist häufig auch der Beginn der Besserung. Nachdem die Krankheitserscheinungen in gleicher Höhe oder in zunehmender Intensität etwa 5—7 Tage, in selteneren Fällen kürzere oder längere Zeit gedauert haben, tritt bei regelmässigem Verlauf der Krankheit ein *kritischer*, oft mit einem ziemlich starken *Schweissausbruch* verbundener *Abfall des Fiebers* und damit eine überraschend schnelle Besserung auch aller übrigen Symptome ein. In kurzer Zeit erfolgt dann vollständige Heilung.

In anderen Fällen ist aber der Verlauf kein so günstiger. Die Krankheit kann einen *tödtlichen Ausgang* nehmen. In einer dritten kleinen Reihe von Fällen endlich nimmt die Krankheit einen *protrahirten Verlauf*, welcher meist durch das Auftreten von abnormen Folgezuständen in den Lungen bedingt ist.

Besprechung der einzelnen Symptome und Complicationen.

1. Erscheinungen von Seiten der Lungen. Das hauptsächlichste *subjective Symptom* der Pneumonie-Kranken ist die charakteristische Schmerzempfindung in der erkrankten Seite, das *Seitenstechen.* Dasselbe hat wahrscheinlich stets seinen Grund in der die Pneumonie begleitenden trocknen *Pleuritis*. Es fehlt daher in den Fällen von centraler Pneumonie (s. u.). Bei Pneumonien der unteren und des rechten mittleren Lappens ist der Schmerz meist heftiger, als bei den Oberlappenpneumonien. Eine Folge des Seitenstechens ist die Erschwerung oder gar Unmöglichkeit tieferer Inspirationen. Hierdurch wird die *Dyspnoë* der Kranken beträchtlich vermehrt. So erklärt sich in vielen Fällen die Incongruenz zwischen der Kurzathmigkeit und der relativ noch geringen Ausbreitung der Pneumonie. Das subjective Gefühl der Athemerschwerung tritt in der Mehrzahl der Pneumonien sehr hervor und kann die höchsten Grade der Athemnoth und Beklemmung erreichen.

Husten ist eins der constantesten Symptome der Pneumonie. Der Husten ist meist sehr schmerzhaft. Die Kranken suchen ihn daher oft zu unterdrücken. Die mit dem Husten verbundene Expectoration ist gewöhnlich in Folge des zähen, spärlichen Sputums im Anfange der Krankheit sehr erschwert. Zuweilen treten daher äusserst heftige und quälende Hustenanfälle auf. Die Ursache des Hustens ist wahrscheinlich nicht in der Affection der Alveolen, sondern in der gleichzeitigen Bronchitis zu suchen. Auch die Reizung der Pleura kann reflectorisch Husten erregen. In seltenen Fällen fehlt der Husten bei der Pneumonie fast ganz. Abgesehen von den Fällen mit geringer oder später Localisation (s. u.) beobachtet man dies Verhalten namentlich bei Pneumonien alter oder sehr schwächlicher Leute und ferner, was praktisch wichtig ist, oft bei den mit Delirium tremens verbundenen Säuferpneumonien.

Der *pneumonische Auswurf* ist so charakteristisch, dass man oft aus ihm allein die Diagnose einer croupösen Pneumonie stellen kann. Er besteht aus einem sehr zähen, am Boden des Gefässes fest haftenden Schleim, welcher innig mit Blut gemischt ist und daher eine mehr oder weniger intensive rothe oder gelbe (hämorrhagische) Färbung angenommen hat. Im Einzelnen kommen zahlreiche Nüancen vor. Man nennt die pneumonischen Sputa gewöhnlich „rostbraun“ oder „ziegelroth“ oder „pflaumenbrühfarben“ u. s. w. Zuweilen hat das Sputum nur einen leicht röthlichen oder gelblichen Farbenton, zuweilen besteht es fast ganz aus reinem Blut. In einigen Fällen nehmen die Sputa eine eigenthümliche *grasgrüne* Färbung an, welche auf einer Umwandlung des Blutfarbstoffes oder auf der Beimengung von Gallenfarbstoff (bei biliöser Pneumonie) beruht.

Die rothe Färbung der Sputa rührt, wie die *mikroskopische Untersuchung* zeigt, von zahlreichen dem Sputum beigemengten, noch gut erhaltenen rothen Blutkörperchen her. Zum Theil sind die rothen Blutkörperchen aber auch bereits aufgelöst und verursachen dadurch die gleichmässig rothe Färbung des Sputums. Die stärker bluthaltigen Stellen treten in demselben oft gesondert hervor. Neben den rothen Blutkörperchen zeigt das Mikroskop zahlreiche, zum Theil gequollene oder verfettete Eiterkörperchen. Ferner sieht man lange streifige Mucinfäden, zuweilen grössere runde pigmentirte Zellen (Alveolarepithelien?) und endlich in seltenen Fällen Flimmerepithelien und Hämatoidinkrystalle.

Als ein wichtiger Bestandtheil des pneumonischen Sputums sind noch die *Bronchialgerinnsel* zu erwähnen. Da dieselben meist zusammengeballt liegen, findet man sie häufig erst dann, wenn man das Sputum in Wasser ausbreitet. Sie stellen die schönsten, mehrfach dichotomisch getheilten Abgüsse der kleinen Bronchien dar und sind ein Product der sich bis in die Bronchien fortsetzenden croupösen Entzündung.

Die *Menge* des pneumonischen Sputums ist meist nicht sehr beträchtlich, in den einzelnen Fällen jedoch ziemlich verschieden. Die *chemische Untersuchung* des Sputums hat bisher keine bemerkenswerthen Ergebnisse gegeben. Relativ beträchtlich ist der Kochsalzgehalt desselben.

In manchen Fällen *fehlt* der pneumonische Auswurf. Zuweilen ist der Auswurf zwar sehr zäh-schleimig, aber ohne blutige Beimengung. In anderen Fällen ist das Sputum, wenn überhaupt vorhanden, einfach katarrhalisch, und stammt dann selbstverständlich nicht aus den pneumonisch infiltrirten Partien, sondern aus den katarrhalisch erkrankten gröberen Bronchien. Auch *neben* dem charakteristisch pneumonischen Sputum findet man nicht selten einfach-katarrhalisches Sputum.

Das pneumonische Sputum tritt im Verlauf der Pneumonie zuweilen schon am ersten oder zweiten Tage, zuweilen aber auch erst später auf. Mit beginnender Resolution verliert es allmählich sein charakteristisches Aussehen. Der Auswurf wird dann weniger zäh, einfach schleimig-eitrig, bis er schliesslich ganz aufhört.

Physikalische Untersuchung. Die *Inspection* ergiebt an der allgemeinen Formation des Thorax keine besondere Anomalie. Eine stärkere Ausdehnung der erkrankten Seite kommt nur bei gleichzeitigem reichlicheren Erguss in die Pleura vor. Sehr wichtig ist das Verhalten der *Athmung*. Schon bei geringer Ausdehnung der Pneumonie bemerkt man oft ein sehr deutliches Zurückbleiben und Nachschleppen der erkrankten Seite bei der Inspiration. Zum Theil beruht die geringere Athmung der kranken Seite auf dem bei jeder tieferen Inspiration eintretenden

Seitenschmerz, bei ausgedehnterer Pneumonie selbstverständlich auch auf der anatomischen Störung. Die von der Pneumonie verschonten Lungenabschnitte athmen um so ausgiebiger.

Sehr auffallend ist die *Beschleunigung der Respiration.* Die Athemfrequenz steigt auf 30—40 und mehr Athemzüge in der Minute. Wir haben wiederholt bei Erwachsenen 60 Respirationen gezählt, auch in schliesslich günstig verlaufenden Fällen. Dabei ist die Athmung zwar oberflächlich, aber doch in allen schwereren Fällen sehr *angestrengt.* Am Halse sieht man die inspiratorische Anspannung der M. sternocleidomastoidei und Scaleni, im Gesicht oft starkes *Nasenflügelathmen.* Die Kranken sitzen meist mit erhöhtem Oberkörper halb im Bett. Die Wangen und Lippen sind cyanotisch. Von der umschriebenen bläulichen Röthung der Wangen grenzen sich nicht selten die blassen Partien um die Mundwinkel herum scharf ab.

Die Resultate der *Percussion* hängen unmittelbar von der durch die anatomischen Vorgänge veränderten physikalischen Beschaffenheit der Lunge ab. Im *Anfange* der Pneumonie, so lange der Luftgehalt der Lunge im Grossen und Ganzen noch wenig verändert ist, bleibt der Percussionsschall hell. Da das Gewebe in den erkrankten Lungenpartien aber an Elasticität und Spannung abnimmt, so wird der Schall häufig deutlich *tympanitisch.* Mit *zunehmender Exsudation* in die Alveolen und kleinsten Bronchien hinein nimmt der Luftgehalt der Lunge immer mehr ab, der Percussionsschall wird daher immer stärker *gedämpft,* wobei er aber sein tympanitisches Timbre meist deutlich beibehält. Da die pneumonisch erkrankte Lunge nur selten absolut luftleer wird (in den gröberen Bronchien bleibt immer noch ein gewisser Luftgehalt übrig), so wird auch der Percussionsschall selten ganz leer. Sobald bei beginnender *Resorption* des Exsudats der Luftgehalt der Lunge wieder zunimmt, wird der Percussionsschall auch wieder *heller* und bleibt dabei so lange *noch deutlich tympanitisch,* bis die Lunge ihre normale Spannung und Elasticität wiedergewonnen hat. Zu bemerken ist noch, dass die Intensität der Dämpfung bei croupöser Pneumonie zuweilen recht starken Schwankungen dadurch unterworfen sein kann, dass die Secretanhäufung in den Bronchien bald reichlich, bald, nach stattgehabter Expectoration, geringer ist.

Die Ausdehnung der Dämpfung resp. des tympanitischen Schalls hängt natürlich ganz von der Ausbreitung des anatomischen Processes ab. Kleinere und central gelegene Infiltrate können der Percussion ganz entgehen.

Die *Auscultation* ist für die Erkennung einer beginnenden oder eng umgrenzten pneumonischen Infiltration von grösserer Bedeutung, als die Percussion. Die Auscultationszeichen hängen theils von der Anwesenheit des pneumonischen Exsudats, theils von der Umwandlung der Lungen in ein festes, nur noch von den gröberen Bronchien durchzogenes Gewebe ab. Im Beginn der Erkrankung hört man über den befallenen Stellen zähes, *gröberes oder feineres Rasseln*, namentlich häufig das charakteristische inspiratorische, von LAENNEC entdeckte *Knisterrasseln*. Dasselbe entsteht dadurch, dass die verklebten Wandungen der Alveolen und kleinsten Bronchien bei jeder Inspiration aus einander gerissen werden. Indessen ist das Knistern weder für die Pneumonie pathognomonisch, noch ist es in jedem Fall von Pneumonie in ausgesprochener Weise hörbar. Mit zunehmender Infiltration tritt an Stelle des Vesiculärathmens ein *bronchiales Athemgeräusch*. Das Bronchialathmen bei der Pneumonie ist in der Regel sehr laut, scharf und dem Ohre nah klingend. Neben demselben sind mehr oder weniger reichliche, consonirende Rasselgeräusche wahrnehmbar. Häufig ist auch bei ausgebildeter starker Infiltration reines lautes Bronchialathmen ohne jedes Nebengeräusch zu hören. Mit Beginn der „*Lösung der Pneumonie*", d. h. sobald die Exsudation dünnflüssiger wird, treten wieder reichliche und zwar meist relativ grobe, feuchte klingende Rasselgeräusche auf, welche das Bronchialathmen mehr oder weniger verdecken. Häufig hört man jetzt wieder das charakteristische Knisterrasseln (*crepitatio redux*). Allmählich nimmt das Rasseln ab, das Athemgeräusch verliert seinen bronchialen Charakter, wird hauchend, unbestimmt und endlich wieder normal vesiculär.

Ueber den von der Pneumonie *nicht befallenen Lungenpartien* hört man nicht selten einige einfache bronchitische Geräusche. Meist ist das Athemgeräusch über ihnen vollständig normal.

Eine häufige und wichtige Aenderung erfahren die eben beschriebenen Auscultationszeichen, wenn die gröberen zu dem erkrankten Lungenabschnitt zuführenden Bronchien durch Secret vollständig verstopft sind. Dann kann das Athemgeräusch fast ganz verschwinden. Man hört vielleicht nur hier und da etwas undeutliches Rasseln. Da eine derartige Verstopfung rasch vorübergehend sein kann, so erklärt es sich, dass man zuweilen über derselben pneumonischen Lungenpartie an einem Tage bald lautes Bronchialathmen und Rasseln, bald ganz undeutliches, schwaches Athmen wahrnimmt.

Bei der *Auscultation der Stimme* hört man überall da, wo Bronchialathmen besteht, auch deutliche *Bronchophonie*. Der *Stimmfremitus* ist über einer pneumonischen Lunge *erhalten* resp. etwas *verstärkt*, so lange die grossen Bronchien offen sind. Bei Verstopfung derselben wird der Stimmfremitus abgeschwächt oder ganz aufgehoben.

Wir haben noch einige Bemerkungen hinzuzufügen über die Stellen, an welchen man die physikalischen Zeichen der Pneumonie, vor allem die auscultatorischen Symptome, *gewöhnlich* zuerst wahrnimmt.

Zunächst versäume man nie, bei Verdacht einer sich entwickelnden Pneumonie auch die Seitentheile des Thorax und die Gegend unter den Achselhöhlen genau zu untersuchen. Gerade hier findet man nicht selten bei Unterlappenpneumonien die ersten Rasselgeräusche. Nicht selten treten auch die ersten Zeichen der Infiltration in den hinteren mittleren Thoraxpartien auf und breiten sich von hier nach unten aus. Oberlappenpneumonien beginnen etwa ebenso häufig hinten in den Spitzen, als vorn in den Infraclaviculargruben. Isolirte Pneumonien des rechten mittleren Lappens, also rechts vorn zwischen der 4. und 6. Rippe nachweisbar, kommen ebenfalls vor.

Ueber die Art und die Raschheit des Fortschreitens der Pneumonie lässt sich wenig allgemein Gültiges sagen, da hierbei die grössten Verschiedenheiten vorkommen. Oft bleibt die Infiltration auf einen kleinen Theil der Lunge beschränkt, oft breitet sie sich in kurzer Zeit, schon nach 1—2 Tagen, über einen ganzen Lungenlappen oder noch weiter aus. Pneumonien, deren stetiges Fortschreiten per continuitatem man Tag für Tag verfolgen kann, nennt man *Wanderpneumonien* (*Pn. migrans*) oder nach einem rein äusserlichen Vergleich, der zu vielerlei verkehrten Vorstellungen Anlass gegeben hat, *erysipelatöse Pneumonien*. In diesen Fällen bestehen an den zuerst befallenen Stellen bereits alle Zeichen der Lösung, während die später erkrankten Partien noch auf der Höhe oder erst im Beginn der Infiltration sich befinden. Doch findet man auch zuweilen bei Sectionen von Wanderpneumonien die später befallenen Partien der Lunge in einem bereits vorgerückteren Stadium (graue Hepatisation), als die noch im Stadium der rothen Hepatisation befindlichen, zuerst befallenen Abschnitte. Die Wanderpneumonien sind fast immer schwere und relativ lang dauernde Pneumonien.

Selten kommt ein sprungweises Fortschreiten der Pneumonie vor. Derartige Fälle sind als *erratische Pneumonie* bezeichnet worden.

2. **Erscheinungen von Seiten der Pleura.** Wie wir bereits erwähnt haben, ist jede bis zur Lungenperipherie reichende Pneumonie mit einer *fibrinösen Pleuritis* verbunden. Dieselbe macht aber in vielen Fällen keine objectiven Symptome. Dagegen ist das *Seitenstechen* der Pneumoniker auf das Befallensein der Pleura zu beziehen. In anderen Fällen macht sich die trockne Pleuritis durch deutlich hörbares, oft sogar sehr

lautes *pleuritisches Reiben* bemerklich. Zuweilen ist dasselbe auch mit der aufgelegten Hand fühlbar. Selten hört man pleuritisches Reiben schon im Anfange der Pneumonie, häufiger erst in den späteren Stadien, zuweilen noch viele Tage lang nach bereits eingetretener Krise.

Wichtiger sind die Fälle, in welchen sich im Anschluss an die Pneumonie eine *exsudative Pleuritis* entwickelt, was zuweilen schon ziemlich früh eintreten kann. Meist handelt es sich um ein *seröses* Exsudat, doch kommt in seltenen Fällen auch *eitrige Pleuritis* nach Pneumonie vor. In einem, letal endenden Falle sahen wir eine *hämorrhagische*, zu einem reichlichen Bluterguss in die Pleura führende *Pleuritis.*

Die *Diagnose* der die Pneumonie complicirenden exsudativen Pleuritis ist meist nicht schwierig. Der *Percussionsschall* wird so stark gedämpft, wie man ihn bei reiner Pneumonie fast nie findet. Das *Athemgeräusch* und der *Stimmfremitus* werden constant abgeschwächt, schliesslich ganz aufgehoben. Vor allem wichtig sind aber die *Verdrängungserscheinungen* an den Nachbarorganen (Herz, Leber, halbmondförmiger Raum), weil diese am unzweideutigsten sind. Ein fast ganz sicheres und ungefährliches Mittel zur Erkennung der Pleuritis in zweifelhaften Fällen gewährt die mit einer sorgfältig gereinigten und desinficirten PRAVAZ'schen Spritze auszuführende *Probepunction.*

Pleuritiden mässigen Grades verzögern zwar etwas den Verlauf der Krankheit, haben aber keine besondere Bedeutung. Grössere Exsudate dagegen können die Respirationsbeschwerden wesentlich steigern. Uebrigens erfolgt häufig die Abheilung der Pneumonie unter dem pleuritischen Exsudat ganz ungestört. Auch bei Pneumonie eines Oberlappens kann sich die Pleuritis bis nach unten fortpflanzen und hier zu einer Exsudatansammlung führen, wobei der untere Lappen selbst ganz frei von Pneumonie bleiben kann.

3. **Circulationsapparat.** Der *Puls* ist vom Beginn der Krankheit an beschleunigt. Seine Frequenz beträgt in mittelschweren Fällen etwa 100—120 Schläge, in sehr schweren Fällen kommen noch höhere Steigerungen bis 140—160 vor, welche stets ein gefährliches Zeichen sind. Nur bei *Kindern* haben jene hohen Pulszahlen lange nicht die üble Bedeutung, wie bei Erwachsenen. Wichtig ist die Beachtung der *Qualität des Pulses.* Kleinerwerden, Schwäche, Unregelmässigkeit des Pulses haben als Zeichen eintretender Herzschwäche eine üble Bedeutung. Gefährlich sind namentlich die, wie bei anderen acuten Krankheiten, so auch in schwereren Pneumoniefällen zuweilen ziemlich plötzlich auftretenden *Collapsanfälle.* Sie bestehen in plötzlichen Anfällen

von Herzschwäche mit sehr kleinem, aber sehr frequentem Pulse. Dabei sinkt die Körpertemperatur auf subnormale Werthe (35°—34° C.). Die peripheren Theile, Nase und Extremitäten werden kühl, blass, etwas cyanotisch. Die allgemeine Schwäche und Hinfälligkeit ist äusserst hochgradig. Oft, namentlich bei rechtzeitiger Hülfe, geht der Collaps wieder vorüber, doch können die Patienten auch im Collaps sterben.

Von *anatomischen Veränderungen* am Herzen ist am wichtigsten die zuweilen vorkommende *Pericarditis* mit fibrinösem oder sero-fibrinösem Exsudat. Dieselbe erklärt sich stets durch eine directe Fortleitung des entzündlichen Processes von der benachbarten Pleura her. Pericarditis ist eine nicht unbedenkliche Complication. Ihre Diagnose ist bei sorgfältiger physikalischer Untersuchung des Herzens meist nicht schwierig, doch kann bei sehr schweren und ausgebreiteten Lungenerscheinungen eine complicirende Pericarditis auch leicht übersehen werden.

Eine geringe frische *Endocarditis* findet sich zuweilen bei den Sectionen. Klinisch hat sie keine Bedeutung. Anatomisch nachweisbare *Erkrankungen des Herzmuskels*, speciell fettige und parenchymatöse Entartung desselben, sind keineswegs besonders häufig. Bei überhaupt schwächlichen Personen, Säufern u. dgl., welche an Pneumonie sterben, findet man freilich das Herz zuweilen auffallend schlaff, manchmal auch im rechten Ventrikel dilatirt. In vielen Fällen von Pneumonie findet man aber bei der Section die Herzmuskulatur vollständig normal. Eine constante Beziehung zwischen den feineren histologischen Veränderungen des Herzmuskels und dem Zustande der Herzaction im Leben ist nicht nachweislich.

4. **Digestionsapparat.** Die *Zunge* ist in schwereren Fällen von Pneumonie meist trocken, belegt und kann der Typhuszunge durchaus ähnlich werden. Der *Appetit* liegt in allen schwereren Fällen von Anfang an fast völlig darnieder. *Erbrechen* ist namentlich im Anfang der Pneumonie, doch auch später nicht selten. Häufig beobachtet man es im Anfange der Erkrankung bei *Kindern*. Schwerere Erscheinungen von Seiten des *Darmkanals* sind selten. Der Stuhl ist meist etwas angehalten, doch kommen auch ziemlich heftige *Durchfälle* vor.

Eine gewisse Bedeutung hat die Complication der Pneumonie mit *Icterus*. Die Ursachen desselben sind nicht immer ganz klar. Zuweilen hängt er von einem begleitenden Duodenalkatarrh ab. In anderen Fällen mögen die durch Stauung erweiterten Lebervenen auf die Gallengänge einen Druck ausüben. Geringer Icterus hat keine besondere Bedeutung und findet sich oft auch in heilenden Fällen. Dagegen kommt ein stärkerer Icterus meist in überhaupt schweren Fällen vor, namentlich bei den Potatorenpneumonien. Man bezeichnet diese schweren, mit Icterus verbundenen Fälle als „*biliöse Pneumonien*". Sie sind oft auch mit sonstigen schwereren Magendarmsymptomen (Brechen, Durchfall, Meteorismus), ferner gewöhnlich mit schweren nervösen Symptomen (Benommenheit, Delirien) verbunden.

Die *Leber* zeigt zuweilen die Zeichen der *Stauungsleber*. Die *Milz* ist, namentlich in schweren Fällen, mässig vergrössert. Bei den Sectionen findet man nicht selten einen *acuten Milztumor*, wie bei sonstigen acuten Infectionskrankheiten.

5. **Nieren und Harn.** Der infectiöse Charakter der Pneumonie zeigt sich auch in dem zwar nicht besonders häufigen, aber doch vorkommenden Auftreten einer echten *acuten Nephritis*. Der Beginn derselben fällt am häufigsten auf den 3.—6. Krankheitstag. Erkannt wird sie durch den Gehalt des Harns an Eiweiss, Cylindern und Blut. Meist heilt die Nephritis vollständig. Doch sahen wir sie einmal auch in eine chronische Nephritis übergehen. — Die geringe *Albuminurie*, welche man häufig bei schweren Pneumonien findet, ist unseres Erachtens ebenfalls auf eine leichte infectiöse Erkrankung der Niere, nicht auf das Fieber als solches zu beziehen.

Grosses Gewicht legte man früher auf die *Verminderung der Chloride im Harn* der Pneumoniker. In der That ist der Chlorsilberniederschlag, wenn man einen Tropfen Höllensteinlösung in den Harn fallen lässt, häufig auffallend gering oder selbst ganz fehlend. Der Hauptsache nach beruht diese Verminderung der Chloride auf der geringen Nahrungsaufnahme der Kranken. Doch mag auch der reichliche ClNa-Gehalt des pneumonischen Exsudats in Betracht kommen.

Eine grosse Bedeutung wurde ferner früher dem am Tage der Krise oft auftretenden reichlichen *Harnsäuresediment* beigelegt (Sed. lateritium). Dasselbe beruht nur zum Theil auf einer wirklichen Vermehrung der Harnsäure, zum grösseren Theil darauf, dass die Bedingungen zur Sedimentbildung gerade am Tage der Krise besonders günstig sind. Der Harn ist bei der reichlichen Schweisssecretion an Menge spärlich, concentrirt und relativ stark sauer. Die in ihm enthaltene Harnsäure kann daher leicht in Form eines Sediments ausfallen.

Die *vermehrte Harnstoffausscheidung* während der Krankheit hat die Pneumonie mit allen übrigen acut fieberhaften Krankheiten gemein.

6. **Nervensystem.** Wie bei jeder schweren fieberhaften Krankheit fehlen auch bei der Pneumonie Nervensymptome leichteren Grades fast in keinem Falle. Hierher gehören die allgemeine Schwäche, Mattig-

keit, und vor allem der häufig recht intensive und namentlich durch den Husten gesteigerte *Kopfschmerz*. Von grosser Wichtigkeit ist das Auftreten schwererer Gehirnerscheinungen, vor allem von *Delirien*. Dieselben beobachtet man vorzugsweise bei dazu besonders prädisponirten Individuen, und zwar namentlich bei *Säufern*. Die Delirien geben der Säuferpneumonie (s. u.) ihr charakteristisches Gepräge.

Während den bisher genannten Symptomen, auch dem schwersten Säuferdelirium jede anatomisch bisher nachweisbare Basis fehlt, giebt es eine anatomische Erkrankung des Gehirns, welche zwar eine seltene Complication der Pneumonie ist, aber doch in zweifelloser besonderer Beziehung zu ihr steht. Dies ist die *eitrige Meningitis*. Namentlich zu Zeiten einer epidemisch herrschenden Cerebrospinal-Meningitis, doch auch sonst, ist diese Complication wiederholt beobachtet worden. Die Diagnose der complicirenden Meningitis ist meist schwer zu stellen, da sich ihre Symptome leicht unter dem Gesammtbilde der schweren Erscheinungen verbergen. Intensive Kopfschmerzen, Nackenstarre, eine zum tiefen Coma sich steigernde Benommenheit sind ihre hauptsächlichsten Merkmale. In manchen Fällen sind dieselben aber auffallend gering entwickelt. Der Ausgang der Meningitis ist stets ein tödtlicher.

7. **Haut.** Charakteristisch und zuweilen sogar diagnostisch wichtig ist das häufige Auftreten eines *Herpes* im Verlaufe der Pneumonie. Derselbe erscheint gewöhnlich am 2.—4. Krankheitstage, doch zuweilen auch erst später. Er sitzt meist an den Lippen, namentlich an den Mundwinkeln, ferner an den Nasenflügeln, seltener auf der Wange oder am Ohr (Herpes labialis, nasalis u. s. w.). An anderen Körperstellen, als auf der Gesichtshaut, ist er nur sehr selten beobachtet worden, so z. B. am Vorderarm und am Gesäss. Einige mal sahen wir zwei durch eine Zwischenzeit von mehreren Tagen getrennte Herpeseruptionen. Einmal trat erst einige Tage nach bereits erfolgter Krise unter neuer Temperatursteigerung ein Herpes labialis auf. Die eigentliche Ursache der Herpesentwicklung bei der Pneumonie ist uns unbekannt. Jedenfalls hängt sie mit der infectiösen Natur der Krankheit zusammen, ist also durchaus analog dem Auftreten des Herpes bei Intermittens, Recurrens, epidemischer Meningitis u. s. w. — Sonstige Hautaffectionen kommen selten vor. In einigen Fällen sahen wir *Urticaria*. Der bei der Pneumonie vorkommende *Icterus* ist schon oben besprochen.

8. **Fieberverlauf** (s. Fig. 17 u. 18, S. 256). Die Pneumonie ist fast ausnahmslos mit einem mehr oder weniger hohen Fieber von sehr typischem Verlauf verbunden. Im *Beginn* des Fiebers steigt die Temperatur

meist rasch und hoch an. Schon während des initialen Schüttelfrostes erhebt sich die Eigenwärme von der Norm bis auf ca. 40° oder darüber.

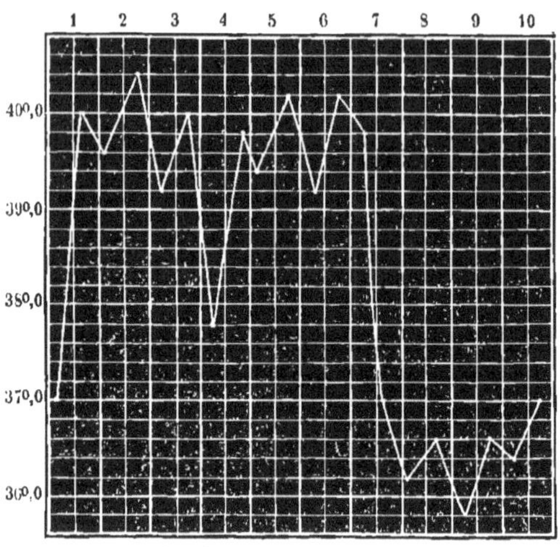

Pseudokrise.
Fig. 17. Beispiel der Temperaturcurve bei croupöser Pneumonie.

Ob in den allmählich beginnenden Pneumoniefällen auch ein allmähliches Ansteigen des Fiebers stattfindet, darüber fehlen uns bisher Beobachtungen. Während des *Verlaufs der Krankheit* zeigt das Fieber im Ganzen einen continuirlichen oder remittirenden Charakter, dabei aber eine ausgesprochene Neigung zu einzelnen tiefen Senkungen. Da diese anfangs leicht für die wirklich eingetretene Krise gehalten werden können, sich später aber durch das erneute Ansteigen der Temperatur als blos vorübergehende Niedergänge der Eigenwärme herausstellen, so bezeichnet man sie als *Pseudokrisen.* Pseudokrisen kommen schon in den ersten Tagen der Krankheit vor, in anderen Fällen erst später. Sie können sich ein oder mehrmals wiederholen, so dass dann ein vollständig *intermittirender Fieberverlauf* entsteht. Diese, wegen des Fieberverlaufs sogenannten *intermittirenden Pneumonien* haben mit der Malaria gar nichts zu thun, was häufiger irrthümlicher Angaben wegen besonders bemerkt werden muss.

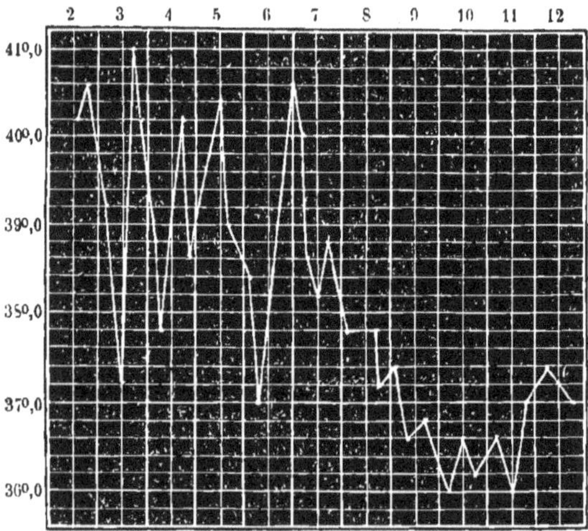

Fig. 18. Beispiel der Temperaturcurve bei einer „intermittirenden Pneumonie".

Die Höhe des Fiebers kann bei der Pneumonie sehr beträchtlich sein, sie erreicht nicht selten Werthe zwischen 40° und 41°. Die höchste vorübergehend von uns beobachtete Temperatur betrug 42°,1. Im Allgemeinen besteht ein Parallelismus zwischen der Höhe des Fiebers und der Schwere des Falles. Doch verlaufen zuweilen die schwersten, selbst tödtlich endenden Fälle mit relativ niedrigem, sich ca. zwischen 38°,5 und 39°,5 bewegendem Fieber. Die höchsten Steigerungen der Eigenwärme beobachtet man vorzugsweise in den ersten Krankheitstagen. Eine besonders hohe Steigerung unmittelbar vor der Krise (sogenannte Perturbatio critica) haben wir keineswegs so häufig gesehen, als es sich nach manchen Angaben erwarten lässt. Auch in den tödtlich endenden Fällen sahen wir relativ häufig in den letzten Tagen ein allmähliches Niedrigerwerden der Temperatur. Doch kommt auch das entgegengesetzte Verhalten vor. Prämortale hohe Steigerungen sind der Pneumonie nicht eigenthümlich, kommen aber bei der Complication mit Meningitis vor.

Die *Entfieberung* ist der am meisten charakteristische Abschnitt der Pneumoniecurve. Der Temperaturabfall erfolgt gewöhnlich in Form einer ausgesprochenen *Krise.* Meist Nachts tritt unter mehr oder weniger reichlicher Schweisssecretion das Sinken der Temperatur ein, wobei in der Regel subnormale Werthe (36°, ja 35°) erreicht werden. Häufig ist der kritische Abfall durch geringe neue Steigerungen unterbrochen, so dass erst am Morgen des nächsten Tages die definitive Entfieberung eintritt (sogenannte *protrahirte Krise*). Nur in einer kleinen Zahl der Fälle erfolgt die Entfieberung in *lytischer Weise*, wobei die Temperatur staffelförmig hinuntergeht. Doch beträgt die Dauer der Lysis bei der Pneumonie selten länger, als drei, höchstens vier Tage. Lytischer Temperaturabfall kommt relativ am häufigsten bei schweren, langdauernden Fällen vor, bei sogenannten typhösen Pneumonien (s. u.) und bei der Pneumonia migrans.

Obwohl mit der Krise der anatomische Process in den Lungen noch keineswegs beendet ist, rechnet man doch gewöhnlich den Tag der Krise als den letzten eigentlichen Krankheitstag. Die Pneumonie schreitet danach nicht mehr fort. Nur die Resolution und Resorption des Exsudats und die Wiederherstellung der Kräfte des Patienten erfordern noch Zeit. Was die *Zeit des Eintritts der Krise* betrifft, so wusste schon HIPPOKRATES, dass namentlich die ungeraden Tage, vor allem der 5. und 7. Krankheitstag, hierin besondere Bedeutung haben. Bei einer typisch verlaufenden Infectionskrankheit kann es auch nichts Auffallendes haben, dass die Entfieberung bis zu einem gewissen Grade an eine bestimmte Zeit gebunden ist. Doch erfährt die Hippokratische Regel auch häufige Ausnahmen. Zuweilen erfolgt die Krise erst am 9., 12. und 13. Tage oder noch später. Andererseits kommen auch ganz kurze ein- und zweitägige Pneumonien vor.

In den Tagen nach der Krise erhebt sich die, wie erwähnt, meist subnormal gefallene Temperatur wieder auf ihre normale Höhe. Auch der *Puls*, welcher während der Krise gewöhnlich auf 50—60 Schläge sinkt, dabei nicht selten kleine Unregelmässigkeiten zeigt, erreicht erst in einigen Tagen wieder seine normale Frequenz. Ziemlich häufig beobachtet man in den nächsten Tagen nach der Krise wieder geringe Fiebersteigerungen (38° bis höchstens 39°,0), welche keine besondere Bedeutung haben.

Der allgemeine Umschwung, den das ganze Krankheitsbild nach der eingetretenen Krise erleidet, ist oft erstaunlich. Namentlich fällt die rasche Abnahme der Respirationsbeschwerden auf. Die Rückkehr der befallenen Lungenabschnitte zur Norm erfolgt meist in relativ kurzer Zeit. Der Auswurf wird reichlicher, aber weniger zäh. Er verliert seine blutige Beschaffenheit und wird einfach katarrhalisch. Ungefähr 5 bis 8 Tage nach der Krise ist in regelmässig verlaufenden Fällen der Percussions- und Auscultationsbefund auf den Lungen wieder normal. Ueber die abnorm *verzögerte Resolution* s. u.

Besondere Verlaufseigenthümlichkeiten und Verlaufsanomalien der Pneumonie.

1. *Pneumonie der Kinder.* Ausser den häufigen lobulären Pneumonien der Kinder kommt auch die echte, lobäre croupöse Pneumonie bei Kindern keineswegs so selten vor, wie es von einigen Autoren früher angenommen wurde. Ein initialer Schüttelfrost wird nur bei älteren Kindern beobachtet. Dagegen ist initiales *Erbrechen* bei der Kinderpneumonie sehr häufig. In manchen Fällen verdecken stärkere *Gehirnerscheinungen* (Delirien, Somnolenz, Convulsionen) anfangs die Lungensymptome. Der weitere Verlauf, die Entwicklung der physikalischen Symptome, das Fieber, die Complicationen sind ganz analog den Erscheinungen bei Erwachsenen. Das pneumonische Sputum kommt nur ausnahmsweise bei Kindern unter 8 Jahren zur Beobachtung.

2. *Pneumonie bei alten Leuten* ist stets ein gefährliches Leiden. Der Beginn ist entweder plötzlich, wie bei der Pneumonie des mittleren Alters, oder häufig auch langsamer und schleichender. Der Verlauf zeichnet sich durch die bald eintretende grosse Schwäche und Hinfälligkeit der Kranken aus. Nervöse Symptome (Delirien) sind nicht selten.

3. *Säuferpneumonie.* Auffallend häufig beobachtet man croupöse Pneumonien bei Potatoren. Der klinische Verlauf ist vorzugsweise charakterisirt durch die meist schon in den ersten Krankheitstagen sich entwickelnden Zeichen des *Delirium tremens.* Die Kranken werden unklar, sehr unruhig, suchen beständig das Bett zu verlassen und wirthschaften Tags und Nachts in ihrem Bette mit der Decke oder mit ihren Kleidungsstücken umher. Der alkoholische Charakter der Delirien verräth sich leicht durch den ganzen Habitus der Kranken, durch das Zittern der Hände und der Zunge und durch die meist heitere Grundstimmung der Delirien. Letztere beziehen sich gewöhnlich auf die Lieblingsgetränke der Kranken, auf ihre bisherigen Kneipgenossen u. dgl. Nur wenn man die Kranken gewaltsam festhält, werden sie lärmend und tobend. Meist glauben sie sich dann in Wirthshausraufereien verwickelt. Fast immer ist das alkoholische Delirium mit *Hallucinationen* verbunden. Charakteristisch sind namentlich die hallucinatorischen Gestalten kleiner beweglicher schwarzer Gestalten. Entweder sind es Thiere (Ratten, Käfer) oder schwarze Männchen, welche den Kranken viel zu schaffen machen. Dabei treten die *subjectiven pneumonischen Erscheinungen ganz in den Hintergrund.* Kein delirirender Pneumoniker klagt über Husten, Brustschmerz und Kurzathmigkeit. Nur die genaue objective Untersuchung sichert die Diagnose. Oft genug dienen die heiteren Deliranten zur Unterhaltung ihrer Umgebung, bis plötzlich die schwersten Erscheinungen auftreten, die Kranken somnolent werden und unter den Erscheinungen des Lungenödems zu Grunde gehen. Die Prognose jeder Säuferpneumonie ist als sehr ungünstig zu bezeichnen.

4. *Pneumonien bei schon vorher chronisch Kranken.* Croupöse Pneumonien kommen gelegentlich bei allen möglichen chronischen Erkrankungen vor. Gefährlich sind sie namentlich bei bereits geschwächten Personen oder bei Leuten mit chronischen Herz- und Lungenerkrankungen (Phthise, Emphysem). Klinisch wichtig ist die nicht selten vorkommende *Pneumonie bei Emphysematikern*, da das Emphysem den objectiven Nachweis der Pneumonie zuweilen sehr erschwert. Das croupöse Exsudat füllt die erweiterten Alveolen nicht vollständig aus; daher fehlen die ausgesprochene Dämpfung und das Bronchialathmen.

5. *Pneumonien mit später oder mit geringer Localisation. Centrale Pneumonien.* Ziemlich häufig kommen Fälle vor, deren Beginn, Verlauf und subjective Symptome durchaus einer croupösen Pneumonie entsprechen, während der objective Nachweis der pneumonischen Infiltration trotz der genauesten Untersuchung nicht gelingt. Die Krankheit beginnt mit Frost, das Fieber ist hoch, die Kranken klagen über frei-

lich meist geringe Brustschmerzen, oft tritt ein Herpes auf, aber erst am 4., 5. oder 6. Krankheitstage ist an irgend einer Stelle der Brustwand etwas Bronchialathmen und Knistern nachweisbar. In anderen Fällen tritt sogar die Krise ein, ohne dass eine sichere Localisation der Pneumonie möglich war. Wahrscheinlich handelt es sich in den meisten dieser Fälle weniger um eine wirklich erst spät eintretende Localisation, als vielmehr um eine central gelegene, nirgends näher an die Lungenperipherie herantretende und daher objectiv erst spät oder gar nicht nachweisbare Infiltration. Von grösster diagnostischer Wichtigkeit ist die genaue Beobachtung des Sputums, welches zuweilen trotz der physikalisch nicht oder nur undeutlich nachweisbaren Pneumonie ein vollkommen charakteristisches pneumonisches Aussehen zeigt. Fehlt auch das Sputum, dann kann freilich die Diagnose überhaupt unsicher bleiben. In einem derartigen Fall unserer Beobachtung trat erst am Tage nach der Krise etwas pleuritisches Reiben auf, welches die Diagnose einer Pneumonie nachträglich sicher stellte.

6. *Typhöse Pneumonie. Pneumotyphus. Asthenische Pneumonie.* Mit dem Namen der typhösen Pneumonie bezeichnet man solche Fälle, bei welchen neben den entweder gering oder auch stark ausgeprägten localen Lungensymptomen auffallend schwere Allgemeinerscheinungen bestehen. Die Fälle beginnen oft nicht so plötzlich, wie die gewöhnlichen Pneumonien, sondern mehr allmählich, wie ein Typhus. Schon anfangs treten neben den Brustsymptomen die Allgemeinerscheinungen, wie grosse Mattigkeit, Appetitlosigkeit, Kopfschmerzen u. dgl. in den Vordergrund. Auf der Höhe der Krankheit besteht ein ausgesprochener Status typhosus, Benommenheit, Delirien, sehr trockne Zunge, grosse allgemeine Hinfälligkeit, ausserdem Milzvergrösserung, häufig leichter Icterus, Albuminurie u. s. w. Die Fälle sind aufzufassen als Pneumonien mit *ungewöhnlich schwerer Allgemeininfection.* Sie kommen zuweilen in endemischer Ausbreitung vor. Erfahrungsgemäss zeigen Oberlappenpneumonien etwas häufiger die Neigung zu schwereren nervösen Erscheinungen, als Unterlappenpneumonien. Die Abheilung dieser typhösen oder asthenischen Pneumonien, deren Verlauf sich auf 2 Wochen und länger erstrecken kann, erfolgt nicht selten in Form einer Lysis. Eine streng abgegrenzte Krankheitsform ist die typhöse Pneumonie keineswegs. Ihr Name dient nur zur kurzen Bezeichnung des schweren allgemeinen Krankheitsbildes. Eine scharfe Trennung von der Pneumonia migrans, von der biliösen Pneumonie u. s. w. ist klinisch nicht möglich.

Aetiologisch ganz verschieden, diagnostisch aber oft schwer zu unterscheiden ist die im Verlauf eines wirklichen Abdominaltyphus auftretende croupöse Pneumonie. Hier handelt es sich um einen Typhus mit der nicht häufigen secundären Localisation in den Lungen. In den erstbesprochenen Fällen handelt es sich dagegen um eine Pneumonie mit stark ausgeprägten allgemein infectiösen („typhösen") Symptomen. Nur die Beobachtung des gesammten Krankheitsverlaufs, die Berücksichtigung aller einzelnen Symptome ermöglicht in solchen Fällen die richtige Unterscheidung der beiden Krankheiten.

7. *Pneumonien mit verzögerter Resolution.* Während nach eingetretener Krise die Resolution der Pneumonie meist in ½—1 Woche vollendet ist, giebt es Fälle, bei welchen dieser Vorgang viel längere Zeit in Anspruch nimmt. Die Dämpfung und das Bronchialathmen bleiben constant, während das bei der Resolution eintretende feuchte Rasseln ausbleibt. Die Verzögerung der Resolution dauert in den einzelnen Fällen sehr verschieden lang. Schliesslich kann noch nach 3—4 Wochen oder nach noch längerer Zeit vollständige Lösung eintreten. Besonders hervorheben möchten wir eine Form der verzögerten Resolution bei der Pneumonie, welche wir in genau übereinstimmender Weise in 4 Fällen beobachtet haben. Nach Eintritt der Krise bleiben die Patienten etwa eine Woche lang fieberfrei. Während dieser Zeit bleiben die Dämpfung und das meist nicht sehr laute Bronchialathmen constant bestehen. Dann tritt von neuem ein mässiges intermittirendes Fieber ein, mit Steigerungen auf ca. 39⁰,0—39⁰,5. Dieses Fieber kann 2—4 Wochen oder noch etwas länger andauern. *Niemals* oder nur vereinzelt *hört man ein Rasselgeräusch* über dem befallenen Lungenabschnitt. Allmählich tritt eine deutliche mässige *Schrumpfung* der betreffenden Seite ein. Dann wird der Schall langsam heller, das Athemgeräusch lauter und wieder deutlich vesiculär. Das Fieber hört auf und schliesslich tritt eine vollständige definitive Heilung ein. Dass es sich bei diesen Fällen nicht um eine Pleuritis handelt, haben wir durch stets vorgenommene Probepunctionen festgestellt. Wir vermuthen als histologische Grundlage des Vorgangs die von Marchand beschriebene Umwandlung des Alveolarinhalts in Bindegewebe *(Ausgang der Pneumonie in Induration).* Schliesslich müssen aber die Alveolen doch wieder für die Luft vollkommen frei werden. Praktisch wichtig ist der von uns erwähnte Verlauf deshalb, weil man anfangs den Uebergang der Pneumonie in eine chronisch-tuberkulöse Affection befürchtet, während doch noch eine vollständige und andauernde Heilung eintritt.

8. *Ausgang der Pneumonie in Phthisis, Lungenschrumpfung, Lungengangrän* und *Lungenabscess.*

Als ungewöhnliche, anomale Ausgänge der Pneumonie werden gewöhnlich drei genannt: der Ausgang in „chronische Pneumonie“, in Gangrän und in Abscess.

Was zunächst den *Ausgang in chronische Pneumonie* betrifft, so haben wir einen hierher gehörigen Vorgang, den *Ausgang in Schrumpfung* mit schliesslicher Heilung bereits erwähnt. In seltenen Fällen bleibt die Schrumpfung andauernd bestehen. Näheres über den anatomischen Vorgang in diesen Fällen lässt sich bei dem noch völligen Mangel genauer anatomischer Untersuchungen nicht aussagen.

Unter dem „Ausgang in chronische Pneumonie“ versteht man gewöhnlich den Ausgang in Phthise, d. i. Tuberkulose. Bei unserer jetzigen Auffassung der beiden Krankheiten kann selbstverständlich von einem wirklichen Uebergang der einen in die andere keine Rede sein. Wo sich also im Anschluss an eine echte croupöse Pneumonie eine sichere Phthise entwickelt — was übrigens recht selten vorkommt —, da handelt es sich entweder um eine Pneumonie bei einem schon vorher Tuberkulösen oder um die Entwicklung einer Tuberkulose nach Ablauf der Pneumonie bei vorhandener tuberkulöser Disposition.

Der *Uebergang der Pneumonie in Lungengangrän* kommt, namentlich bei älteren, schwächlichen Individuen, zuweilen vor. Auch hier muss unseres Erachtens stets eine *neue* Infection mit einem fauligen, putriden Stoff dazukommen, welcher die Gangrän hervorruft. Die vorhergehende Pneumonie giebt nur die *Veranlassung* zur Entwicklung der Gangrän und erleichtert vielleicht auch das Haften der Fäulnisserreger. Klinisch macht sich die Entwicklung der Gangrän vor allem durch die Veränderung der Sputa bemerkbar.

Sehr selten ist der Uebergang der *Pneumonie in Lungenabscess.* Ob es auch hierzu einer besonderen weiteren Ursache bedarf, oder ob der pneumonische Process an sich ausnahmsweise in Abscedirung übergehen kann, vermögen wir nicht zu entscheiden. Erkennen lässt sich der Uebergang in Abscess durch die Beschaffenheit der *Sputa*, welche ausser reichlichem Eiter Reste des Lungengewebes (elastische Fasern) enthalten. Ausserdem findet man bei der mikroskopischen Untersuchung des Auswurfs beim Lungenabscess zuweilen Cholestearintafeln und Hämatoidinkrystalle. Einige mal hat man eine eigenthümlich grüne Färbung des Sputums beobachtet. Auf der Lunge stellen sich, wenn der Abscess nach aussen entleert ist, die Zeichen einer Caverne ein.

Diagnose. Besondere diagnostische Bemerkungen sind der gegebenen Beschreibung aller wichtigen bei der croupösen Pneumonie vorkommenden Symptome nicht mehr hinzufügen. Vor allem zu beachten sind der plötzliche Anfang, das charakteristische Sputum, die objectiven physikalischen Symptome, das häufige Auftreten eines Herpes im Gesicht und endlich der ganze Krankheitsverlauf, vor allem die Fiebercurve. Die *Differentialdiagnose zwischen der Pneumonie und der exsudativen Pleuritis* werden wir bei Besprechung der letzteren näher erörtern.

Prognose. Die croupöse Pneumonie gehört im Allgemeinen zu den gutartigen Infectionskrankheiten. Die grosse Mehrzahl der Fälle bei vorher gesunden und kräftigen Individuen verläuft günstig und endet mit vollständiger Heilung. Andererseits bringt freilich die Pneumonie eine Anzahl von *Gefahren* mit sich, deren Kenntniss uns immerhin vorsichtig bei der Stellung der Prognose machen soll.

Eine ernste Gefahr liegt zunächst in der *Ausbreitung des Processes.* Schreitet die Pneumonie unaufhaltsam weiter fort, befällt sie die eine Lunge total und ausserdem noch Abschnitte der anderen Lunge, so liegt in der Verkleinerung der respiratorischen Fläche an sich ein Moment, welches den tödtlichen Ausgang herbeiführen kann.

Eine weitere Gefahr liegt in dem *Eintritt gewisser Complicationen.* Eine intensive exsudative, namentlich eitrige *Pleuritis* vergrössert die Behinderung der Athmung und steigert somit die Gefahr. Noch gefährlicher ist *eitrige Pericarditis*, welche in nicht gar seltenen Fällen bei der Section als die eigentliche Todesursache aufgedeckt wird. Doch ist zu bemerken, dass zuweilen auch trotz eingetretener eitriger Pleuritis und Pericarditis noch schliessliche Heilung erfolgt. Wahrscheinlich ausnahmslos tödtlich ist die glücklicherweise ziemlich seltene Complication mit eitriger Meningitis.

Die *Gefahren der Allgemeininfection* treten im Ganzen bei der Pneumonie viel mehr in den Hintergrund, als bei anderen Infectionskrankheiten (Typhus). Von Bedeutung ist die Allgemeininfection bei den sogenannten typhösen (asthenischen) Pneumonien. Zuweilen kommen besonders schwere und bösartige Pneumonien mit hoher Mortalität in en- und epidemischer Ausbreitung vor. Doch zeichnen sich diese Fälle oft auch durch die Ausbreitung des localen Processes und die Entwicklung der oben genannten gefährlichen Complicationen aus.

Die wesentlichste Rolle bei der Prognose der Pneumonie spielen die *individuellen Verhältnisse* des befallenen Patienten. Während der vorher gesunde, ungeschädigte Organismus die Krankheit meist übersteht, geht der schon vorher geschwächte oder kranke Körper leicht an derselben zu Grunde. Hierin liegt die Gefahr der Pneumonie bei älteren, bei überhaupt schwächlichen, schlecht genährten Personen, bei vorhergehendem Lungenemphysem, bei Kyphoscoliose, bei Herzfehlern u. s. w. Hierin liegt ferner die grosse *Gefahr jeder Pneumonie bei Säufern.*

Wie sehr das Nervensystem durch den chronischen Alkoholismus geschädigt wird, sehen wir aus dem so leicht und häufig gerade bei der Pneumonie ausbrechenden Delirium tremens. In gleicher Weise geschwächt und widerstandsunfähig sind auch die übrigen Nervencentren, insbesondere die Regulatoren für das Herz und die Athmung. Es kann daher nicht auffallen, wie leicht gerade Säufer, auch die vorher scheinbar kräftigsten Arbeitergestalten, durch Insufficienz der Athmung und des Herzens an der Pneumonie zu Grunde gehen.

Fragt man, von welchen Symptomen die Beurtheilung des Einzelfalls vorherrschend abhängig gemacht werden soll, so darf die Antwort nicht ein einzelnes Moment in einseitiger Weise hervorheben. Das Hauptgewicht wird stets auf den Zustand der Lungen, auf die Respiration zu legen sein. Daneben ist aber dem Allgemeinzustande, der Herzthätigkeit, der Höhe des Fiebers u. s. w. die gleiche Aufmerksamkeit zu schenken. Die Hauptgefahren der Pneumonie sind soeben erwähnt worden.

Von den abnormen Ausgängen der Pneumonie giebt die Schrumpfung die relativ beste Prognose. Doch kann auch nach Lungengangrän und Lungenabscess zuweilen noch Heilung oder wenigstens sehr erheblicher Nachlass aller Erscheinungen eintreten.

Therapie. Bei dem typischen und im Ganzen gutartigen Verlauf der Pneumonie bedürfen zahlreiche leichtere Fälle keiner besonderen eingreifenden Therapie. Die meisten Pneumonien heilen bei jeder, ja man kann fast sagen, *trotz* jeder Therapie. Denn sowohl in der früher üblichen Behandlungsmethode mit starken allgemeinen Blutentziehungen, als auch in gewissen noch jetzt zuweilen angewandten Medicationen (wir denken hierbei namentlich an das *Veratrin*), kann man höchstens ein schädliches, gewiss aber kein irgendwie nützliches Moment erblicken. Und doch sind auch unter einer solchen Behandlung zahlreiche Fälle von Pneumonie genesen.

Ein Mittel, welches den pneumonischen Process selbst irgendwie günstig zu beeinflussen im Stande wäre, kennen wir nicht. Die Therapie der Pneumonie muss daher eine rein *diätetische* und *symptomatische* sein. In dieser Beziehung kann die Therapie aber in der That ziemlich viel leisten.

Die Symptome, welche fast bei jeder, auch bei den leichteren Pneumonien am meisten hervortreten und deren Linderung vor allem die Kranken verlangen, sind das Seitenstechen, der quälende Husten und die Erschwerung und Beängstigung der Respiration. Da die Respirationsstörung, wie wir gesehen haben, zum Theil die Folge des *Schmerzes* ist, so wird mit der Besserung des Schmerzes oft auch eine nicht unbeträchtliche allgemeine Erleichterung der Athmung für die Kranken gewonnen. Als *schmerzstillende Mittel* kommen zunächst eine Anzahl äusserer Applicationen auf die Brusthaut der befallenen Seite in Betracht. Eine Eisblase schafft zuweilen beträchtliche Linderung. Jedoch vertragen manche Patienten dieselbe nicht und loben weit mehr warme oder PRIESSNITZ'sche Umschläge. Auch die ein- oder mehrmalige Application eines tüchtigen Senfteiges auf die Haut kann von Nutzen sein. Vor allem aber wirksam und oft durchaus unentbehrlich ist eine *subcutane Morphiuminjection*. Es liegt durchaus kein Grund vor, warum wir uns dieses Mittels, natürlich in vorsichtiger und maassvoller Weise, nicht zur Linderung des Schmerzes bedienen sollten. Bei der relativ kurzen Dauer der Krankheit ist eine Gewöhnung an das Morphium nicht leicht zu fürchten. Kleine Morphiumdosen, subcutan oder innerlich, sind auch zur Milderung des *Hustenreizes* oft unentbehrlich.

Eine andere Medication, deren Wirksamkeit zwar physiologisch nicht zu erklären ist, deren Nutzen aber uns zweifellos durch Erfahrung feststeht, ist eine *locale Blutentziehung*. Die Erleichterung, welche viele Pneumoniker nach der Application von 8—12 Blutegeln auf der kranken Seite verspüren, ist eclatant. Immerhin soll aber die Verordnung der localen Blutentziehung nur geschehen bei starken Beschwerden, im Beginn der Krankheit und bei sonst kräftigen, vorher ganz gesunden Individuen. Blutige Schröpfköpfe leisten dasselbe. Der Eingriff ist aber etwas grösser und Schröpfköpfe sind daher vorzugsweise bei robusten kräftigen Personen (Arbeitern) am Platz.

Zur Besserung der Respiration, zur Beförderung der Expectoration, zur Hebung und Erfrischung des ganzen Allgemeinzustandes dient als wirksamstes, unübertroffenes Mittel das *laue oder kühle Bad*. Wir halten es für unnütz, wenn auch nicht für schädlich, jeden Pneumoniker bei gutartigem Verlauf der Krankheit baden zu lassen. Denn gewisse Unannehmlichkeiten für die Kranken sind fast mit jedem Bade verbunden. Diese Unannehmlichkeiten werden in schweren Fällen aber stets weit übertroffen durch die wohlthätige Erleichterung, welche die Bäder den Kranken verschaffen und welche auch die meisten Kranken dankbar anerkennen. Hauptsache ist, dass die Kranken im Bade nicht körperlich angestrengt werden, dass sie ins Bad gehoben, im Bade gut gehalten und unterstützt, und nach dem Bade wieder ins Bett gehoben werden. Da die Bäder in erster Linie nicht des Fiebers wegen, sondern zum Zwecke der Verbesserung der Respiration und wegen ihres günstigen Einflusses auf das Nervensystem gegeben werden, so braucht ihre Temperatur nicht besonders niedrig zu sein. Gewöhnlich lässt man die Bäder zu

20°—24° R. nehmen, bei empfindlichen und schwächlichen Personen noch wärmer, bei kräftigen Personen, bei gleichzeitigem sehr hohem Fieber, bei schwereren Nervensymptomen kühler, bis zu 20° und 18° R. Die Zahl der Bäder braucht am Tage selten mehr, als 3—4 zu betragen. Nachts wird nur ausnahmsweise, bei bedrohlichen Erscheinungen, gebadet. Die günstige Wirkung der Bäder sieht man vor allem an der subjectiven Erleichterung und Erfrischung der Kranken. Die Respiration wird ruhiger, langsamer, aber tiefer. Oft verfallen die Kranken nach dem Bade in ruhigen Schlaf.

Von *inneren Mitteln* sind Antipyretica bei der Pneumonie meist zwecklos. Steigt die Temperatur sehr hoch, bis auf 41°,0, so genügen die kühlen Bäder, um auch den Gefahren der gesteigerten Eigenwärme vorzubeugen. Nur selten sieht man sich bei der Pneumonie veranlasst, grössere Chinindosen (1—2 Grm.) anzuwenden.

Vielfach verordnet werden *Expectorantien*, zumal da man in der Praxis die Darreichung eines inneren Mittels meist nicht versäumen darf. Am gebräuchlichsten sind ein Ipecacuanha-Infus, Liq. Ammonii anisatus, Tartarus stibiatus (früher für ein nothwendiges Specificum gegen die Pneumonie gehalten!) u. a.

Die grösste Aufmerksamkeit ist in allen schwereren Fällen auf die Erhaltung der Kräfte des Patienten zu verwenden. Für eine leicht verdauliche, aber nahrhafte Diät ist zu sorgen. Kleine Mengen Fleisch, fein geschnitten oder geschabt, können unbedenklich gestattet werden, wenn der Kranke danach Appetit hat. Gewöhnlich beschränkt man sich jedoch in den ersten Tagen der Krankheit auf die Darreichung von Suppen, Milch und Eiern. Sobald sich Zeichen grösserer allgemeiner Schwäche und Kleinerwerden des Pulses zeigen, sind *Excitantien* anzuwenden, Wein, starker schwarzer Kaffee, vor allem aber Aether und Campher. Letzterer wird in sehr schweren Fällen subcutan angewendet (in Olivenöl gelöst im Verhältniss 1 : 4). Wenn die Kranken gut schlucken, giebt man zweckmässig alle 1—2 Stunden 0,1 Campherpulver in Wein.

Ueber die gerade bei der Pneumonie sehr verbreitete Anwendung grosser Mengen *Alcoholica* seien uns noch einige Bemerkungen gestattet. *Unzweifelhaft nothwendig ist reichliche Zufuhr von Alkohol bei Potatoren*, zumal bei beginnendem oder bereits ausgesprochenem Delirium tremens. Da bei allen gewohnheitsmässig genommenen Giften (Nicotin, Morphium) die Entziehung derselben die schwersten Erscheinungen hervorrufen kann, so würde auch die plötzliche Alkoholentziehung bei Säufern die übelsten Folgen haben. Die reichliche Gewährung des dem Nervensystem gewohnten Reizes ist zuweilen im Stande, den Eintritt von schwereren nervösen Erscheinungen, von Collaps, Herz- und Respirationsschwäche zu vermeiden. Ganz anders verhält sich aber die Sache bei Patienten, welche vor ihrer Erkrankung gar nicht an Alcoholica oder nur an geringe Mengen gewöhnt waren. Dass hier *kleine* Mengen Wein excitirend und anregend wirken können, mag richtig sein. Grössere Mengen Alkohol aber ohne Auswahl jedem Pneumoniekranken, oft trotz allen Widerstrebens von Seiten der Patienten, aufzuzwingen, halten wir nicht für gerechtfertigt. Sollen kranken Personen dieselben grossen Alkoholdosen zuträglich sein, welche bei jedem gesunden, an Alkohol nicht gewöhnten Menschen nur üble Folgen haben?

Die Behandlung der Complicationen geschieht nach den allgemein üblichen, bei den einzelnen Affectionen besprochenen Regeln. Erwähnt muss noch werden, dass beim *Delirium tremens* laue Bäder mit kalten Uebergiessungen zuweilen von sehr gutem Erfolge sind. Narcotica (Morphium, Chloral) sind nicht ganz zu entbehren. Doch möchten wir vor der unvorsichtigen Anwendung zu grosser Chloraldosen (über 2,5 Grm.) warnen.

SECHSTES CAPITEL.

Tuberkulose der Lungen.

(Phthisis pulmonum. Lungenschwindsucht.)

Allgemeine Pathologie und Aetiologie der Tuberkulose.

Seitdem BAYLE im Jahre 1810 zuerst in ausgedehnterem Maasse das Vorkommen eigenthümlicher Knötchen in den verschiedensten Organen und die Beziehung dieser Knötchen zur Lungenschwindsucht nachgewiesen hatte, haben wenige Fragen so sehr die Arbeit der Kliniker und pathologischen Anatomen in Anspruch genommen, als die Frage nach den Ursachen und nach dem Wesen der Tuberkulose. So lange die Forschung aber die Kriterien zur Entscheidung dieser Frage nur in dem Nachweise bestimmter, für die Tuberkulose als specifisch anzusehender *anatomischer* Veränderungen suchte, konnte eine Einigung nicht erzielt werden. LAENNEC fasste die eigenthümliche, später von VIRCHOW mit dem Namen *Verkäsung* bezeichnete Umwandlung der tuberkulösen Producte als charakteristisch auf und nannte Alles, worin sich Verkäsung fand, tuberkulös. Er unterschied den isolirten Tuberkel von der diffusen tuberkulösen (käsigen) Infiltration. Hierdurch erkannte LAENNEC schon die Zusammengehörigkeit mancher Processe, deren später oft bestrittene Verwandtschaft erst in neuerer Zeit wieder sicher gestellt ist, so vor allem die Verwandtschaft zwischen den „scrophulösen" Drüsengeschwülsten und der Tuberkulose. Eine andere Anschauung wurde ziemlich allgemein herrschend, nachdem VIRCHOW nachgewiesen hatte, dass genau derselbe anatomische Process, wie die tuberkulöse Verkäsung, auch sonst vorkomme, so z. B. in sicher *nicht* tuberkulösen Entzündungsproducten und in Krebsgeschwülsten. VIRCHOW trennte daher wieder scharf den Tuberkel von den in Verkäsung übergehenden Neubildungen und entzündlichen Processen. Das anatomische Kriterium der Tuberkulose war für ihn die Anwesenheit des *miliaren Tuberkels*, eines höchstens hirsekorngrossen, grauen, aus lymphkörperartigen Zellen zusammengesetzten Knötchens. Das Studium der feineren Structur des miliaren Tuberkels (WAGNER, SCHÜPPEL, LANGHANS u. A.) wurde jetzt aufs Eifrigste betrieben, ohne dass aber über seine Genese und Bedeutung eine vollkommene Einigung erzielt werden konnte.

Und doch war schon im Jahre 1865 diejenige Entdeckung gemacht worden, welche in unzweideutiger Weise auf den einzigen Weg zur richtigen Erkenntniss der Tuberkulose hinwies. Es war dies die von VILLEMIN gefundene Thatsache der *künstlichen Erzeugung der Tuberkulose durch Impfung* gesunder Thiere mit geringen Mengen tuberkulöser und käsiger Substanzen. Zuerst von verschiedenen Seiten angezweifelt und missdeutet, ist die Uebertragbarkeit der Tuberkulose und damit ihr *infectiöser Charakter* jetzt als unzweifelhaft bewiesen anzusehen. Bei der allgemeinen Umwandlung, welche die Anschauungen von der Natur der infectiösen Krankheiten überhaupt im Laufe der letzten Jahre erfuhren, war damit die Existenz einer specifischen, organisirten Krankheitsursache für die Tuberkulose eine nothwendige Voraussetzung geworden. Zuerst von KLEBS, dann von COHNHEIM wurde die Tuberkulose auch bereits ohne Rückhalt als specifische Infectionskrankheit definirt, und früher, als man hoffen durfte, sind von R. KOCH in Berlin die eigentlichen Träger der Infection in Gestalt der *Tuberkelbacillen* im Jahre 1881 entdeckt worden. Die Definition der Tuberkulose stützt sich jetzt nicht mehr auf irgend ein äusserliches, anatomisches Kennzeichen. *Tuberkulös ist jede Erkrankung, welche durch die pathogene Wirkung einer specifischen Bacterienart, der von* KOCH *entdeckten Tuberkelbacillen, hervorgerufen ist.*

Die Zeit, welche nach der Entdeckung der eigentlichen Ursache der Tuberkulose verflossen ist, ist zu kurz, als dass bereits jetzt die zahlreichen noch bestehenden Fragen über die Tuberkulose hätten entschieden werden können. Das Ziel aber, welches die Forschung in der Frage von der Tuberkulose zu erstreben hat und zum Theil auch schon die Wege, auf welchen es zu erreichen sein wird, liegen jetzt klar zu Tage.

Die pathogenen Bacterien der Tuberkulose gehören zur Gruppe der Bacillen. Die *Tuberkelbacillen* stellen sehr schmale, stäbchenförmige Gebilde dar, deren Länge etwa ein Viertel oder die Hälfte eines rothen Blutkörperchens beträgt. Ihr Nachweis beruht vorzugsweise auf dem eigenthümlichen Verhalten, dass sie sich mit den gewöhnlichen Methoden der Kern- und Bacterienfärbung nicht nachweisen lassen, während sie durch gewisse andere Färbeflüssigkeiten (s. u.) intensiv tingirt werden. Mit Sicherheit festgestellt ist ihr Vorkommen in allen verschiedenen Formen der Lungentuberkulose, sowohl in den Lungen, wie im Auswurf (s. u.), bei den tuberkulösen Erkrankungen anderer Organe (Gehirn, Darm, Milz, Leber, Nieren u. s. w.), ebenso in „scrophulösen Lymphdrüsen" und in „fungösen" Knochen- und Gelenkerkrankungen. Damit ist die, übrigens schon lange als wahrscheinlich angenommene, ätiologische *Identität der sogenannten scrophulösen und fungösen Erkrankungen mit der Tuberkulose* definitiv bewiesen worden. Ferner finden sich genau dieselben Bacillen bei der spontanen Tuberkulose der Thiere (Affen, Kaninchen, Meerschweinchen) und bei jeder künstlich bei Thieren erzeugten Impftuberkulose. Endlich ist durch den Nachweis der Tuberkelbacillen bei der „*Perlsucht*" der Rinder die durch Impfversuche schon früher festgestellte Identität dieser Krankheit mit der Tuberkulose aufs Neue bestätigt worden.

Dass diese als Tuberkelbacillen bezeichneten Gebilde wirklich organisirt und als die eigentliche *Ursache* der Tuberkulose anzusehen sind, ist erst durch die ebenfalls von Koch mit Erfolg angestellten Züchtungen und Impfungen mit gezüchteten Bacillen sichergestellt worden. Auf Blutserum, welches durch Erwärmen erstarrt ist, oder auch auf anderem, künstlich hergestellten Nährboden können bei einer beständigen Temperatur von 37° — 38° C. die aus irgend einem frischen tuberkulösen Krankheitsproduct herstammenden Bacillen gezüchtet werden, wobei sie sich in unbegrenzter Weise vermehren. Hierdurch erhält man vollständige „*Reinculturen*" von Tuberkelbacillen. Impfversuche, mit denselben in der verschiedensten Weise angestellt, geben stets ein positives Resultat. Die Thiere erkranken, magern ab, sterben schliesslich und bei der Section findet man in grösserer oder geringerer Ausdehnung eine unzweifelhafte tuberkulöse Erkrankung der inneren Organe. Am instructivsten sind Impfungen an Kaninchen oder Meerschweinchen in die vordere Augenkammer, wie sie zuerst von Cohnheim vorgenommen worden sind. Nach einer Incubation von 2—3 Wochen sieht man hier aufs deutlichste die Eruption der ersten Tuberkelknötchen in der Iris. Später breitet sich die Tuberkulose auf die anderen Körperorgane aus.

Aetiologie der Tuberkulose beim Menschen.

Die Verbreitung der Tuberkelbacillen muss eine ungemein ausgedehnte sein, denn fast in allen Ländern der Erde kommen Erkrankungen an Tuberkulose vor. Die Disposition des Menschen zur Erkrankung ist ebenfalls eine sehr grosse und so begreift sich die erschreckende statistische Thatsache, dass ca. $^1/_7$ *aller Menschen an Tuberkulose stirbt!* Dass die Tuberkelbacillen auch ausserhalb des menschlichen Körpers sich vermehren (wie z. B. wahrscheinlich die Bacterien der Malaria), ist bis jetzt weder nachgewiesen, noch auch wahrscheinlich. Die Tuberkelbacillen, welche sich nur bei einer gleichmässig warmen Temperatur zwischen 30° und 40° C. entwickeln können, sind also wahrscheinlich als echte Parasiten anzusehen, welche nur im Thierkörper leben d. h. sich fortpflanzen und vermehren können. Dagegen scheinen sie ihre Virulenz und die *Fähigkeit*, sich zu vermehren, auch ausserhalb des Körpers lange Zeit zu bewahren. Phthisische Sputa können noch mit Erfolg zur Impfung benutzt werden, wenn sie auch mehrere Wochen lang eingetrocknet waren. Auch gegen die meisten chemischen Reagentien (z. B. Salpetersäure) verhalten sich die Tuberkelbacillen sehr resistent.

Wenn also eine Infection des Körpers mit Tuberkelbacillen erfolgt, so stammen dieselben in letzter Instanz wahrscheinlich stets von einem anderen tuberkulös erkrankten Individuum ab. Wie zahlreich bei der jetzt einmal bestehenden allgemeinen Verbreitung der Tuberkulose die Gelegenheiten zur Infection sein können, braucht nicht hervorgehoben zu werden. Ueber den näheren Modus der Infection sind aber unsere Erfahrungen noch höchst lückenhaft. Besonders nahe liegend ist die Vermuthung, dass die Infection in vielen Fällen durch die *Athemluft* geschieht. Dies wird dadurch wahrscheinlich, dass die Tuberkulose in der grossen Mehrzahl der Fälle ihren Ausgangspunkt in den Luftwegen (Lunge und Kehlkopf) nimmt. Die Impfversuche ergeben nämlich die Thatsache, dass die erste Ausbreitung der Tuberkulose vom Orte der Impfung abhängig ist. Impft man in die vordere Augenkammer, so entstehen die ersten Tuberkelknötchen, wie erwähnt, auf der Iris. Impft man in die Bauchhöhle hinein, so entsteht zunächst eine Tuberkulose des Peritoneums. Lässt man den Infectionsstoff durch die Lungen einathmen, so entsteht zunächst eine Tuberkulose der Lungen. Bereits vor mehreren Jahren sind im Münchener pathologischen Institut von Tappeiner Versuche mit Inhalationen von künstlich zerstäubten tuberkulösen Sputis angestellt worden. Durch diese Inhalationen konnte bei den Versuchsthieren jedes mal eine Lungentuberkulose hervorgerufen werden. Somit erscheint es sehr wahrscheinlich, dass auch bei der menschlichen Tuberkulose, welche meist in den Lungen beginnt, der Infectionsstoff gewöhnlich durch die Athmung direct in die Lungen hineingelangt.

Ausserdem kommen aber auch noch andere Infectionswege in Betracht. Vor allem ist an die Möglichkeit der *Infection vom Darmkanal aus* durch Verschlucken des Infectionsstoffes zu denken. Eine wichtige Rolle spielt hierbei vielleicht die *Uebertragung der Tuberkulose von den Hausthieren auf den Menschen.* Da die Perlsucht der Rinder sicher mit der Tuberkulose der Menschen identisch ist, so ist in dem Genusse des Fleisches und nachgewiesenermaassen auch der Milch perlsüchtiger Thiere eine sehr zu berücksichtigende Möglichkeit der Infection gegeben.

Gegenüber der Ausbreitung der Tuberkulose und den zahlreichen Möglichkeiten der Infection muss es fast wunderbar erscheinen, dass trotzdem noch so viele Menschen von der Krankheit verschont bleiben. Ein schon von Koch hervorgehobenes, hierbei in Betracht kommendes Moment ist das überaus *langsame Wachsthum* der Tuberkelbacillen. Hieraus erklärt sich, dass die Bacillen nicht leicht im Körper haften, dass sie wahrscheinlich in vielen Fällen wieder aus dem Körper eliminirt werden können, ehe sie sich definitiv festgesetzt haben.

Ein weiteres, vielleicht noch viel wichtigeres Moment ist aber die *individuelle Disposition*, jener Factor, den wir zwar nicht näher erklären, in der Pathologie fast aller Infectionskrankheiten bis jetzt aber nicht entbehren können. Wie in Betreff der meisten anderen Infectionskrankheiten, müssen wir vorläufig auch in Betreff der Tuberkulose eine ungleiche Disposition der einzelnen Individuen zur Erkrankung annehmen. Von Allen, die den Wirkungen des schädlichen Giftes ausgesetzt sind, erkrankt nur ein Theil, bei welchen sich das Gift im Körper festsetzen und weiter verbreiten kann.

Schon lange sehen wir Personen mit *allgemein schwächlicher Körperconstitution* als besonders disponirt zur Erkrankung an Tuberkulose an. Man spricht von einem „*tuberkulösen Habitus*“ (s. u.). Doch fragt es sich immer, wie vieles von dem, was wir bisher nur als Zeichen einer besonderen Disposition zur Erkrankung angesehen haben, nicht schon der Ausdruck einer bereits bestehenden Erkrankung ist. Wenn man früher behauptete, die „*scrophulösen*“ Kinder hätten eine besondere Disposition zur Tuberkulose, so wissen wir jetzt, dass wenigstens in einer grossen Anzahl der Fälle die sogenannten scrophulösen Erkrankungen bereits Folgen der bestehenden Tuberkulose sind.

Ferner können wir jetzt vielfachen Schädlichkeiten, welche früher als *Ursachen* der Tuberkulose angesehen wurden, höchstens nur insofern eine Wirksamkeit zuschreiben, als sie vielleicht die Disposition zur Erkrankung zu steigern im Stande sind. *Ungenügende Nahrung, verdorbene Luft, schwere Krankheiten, das Puerperium, Noth und Sorge* — sie alle können als solche selbstverständlich niemals Tuberkulose erzeugen. Wohl aber wäre es denkbar, dass der irgendwie geschwächte Körper dem schädlichen Einflusse des tuberkulösen Giftes gegenüber weniger Widerstandskraft besässe, als der kräftige, gesunde Körper.

Häufig hat man früher von dem *Uebergange anderer Affectionen der Lunge in Lungenschwindsucht*, d. i. in Tuberkulose gesprochen. Man meinte, ein veralteter Bronchialkatarrh, eine croupöse Lungenentzündung, namentlich die katarrhalischen Pneumonien könnten leicht „tuberkulös werden". Auch eine derartige Auffassung ist selbstverständlich jetzt, nach dem geführten Nachweise der specifisch-infectiösen Natur der Tuberkulose, nicht mehr möglich. Wenn wir im Anschluss an irgend eine sonstige Lungenaffection sich eine Lungentuberkulose entwickeln sehen, so können wir den Zusammenhang beider Krankheiten nur in der Weise deuten, dass die erste derselben einen günstigen Boden zur Infection mit dem tuberkulösen Virus vorbereitete. Uebrigens sind zweifellos manche der Affectionen, deren „Uebergang in Tuberkulose" man früher als häufig annahm, schon selbst tuberkulös. Dies gilt, wie wir sehen werden, namentlich für eine grosse Zahl von Pleuritiden. Ebenso wird wohl Niemand mehr die früher von Niemeyer lebhaft vertheidigte Ansicht als wahr anerkennen können, dass eine *primäre Lungenblutung* die Ursache zur Entwicklung einer Lungenphthise abgeben könne. Gewiss ist in den scheinbar für eine solche Meinung sprechenden Fällen die Lungenblutung nicht die Ursache, sondern ein Symptom der bereits bestehenden Lungentuberkulose.

Kein einziges von den Momenten, welche die Disposition zur Tuberkulose begünstigen, spielt aber eine so bedeutende und sofort in die Augen fallende Rolle, wie die *hereditäre Beanlagung.* Die Thatsache von der Erblichkeit der Lungenphthise tritt uns so ungemein häufig entgegen, dass sie sich schon der Beobachtung der älteren Aerzte aufdrängen musste. Bei der grossen Mehrzahl aller Phthisiker kann man durch genaueres Befragen erfahren, dass in der Familie derselben, unter den Eltern, den Geschwistern u. s. w. bereits einzelne oder gar zahlreiche Erkrankungen an Tuberkulose vorgekommen sind. Je genauer man nachforscht und je mehr man die verschiedenen möglichen Formen berücksichtigt, unter denen die Tuberkulose sich zeigen kann (Pleuritis, Gelenk- und Knochenleiden u. s. w.), desto häufiger wird man eine derartige hereditäre Belastung der an Tuberkulose Leidenden nachweisen können.

Während über die Thatsache als solche kein Zweifel bestehen kann, ist die Deutung derselben keineswegs einfach. Jedenfalls bedarf die Frage nach der Erblichkeit der Tuberkulose gerade jetzt einer erneuten genauen Bearbeitung. An sich liesse sich die Vererbung der Tuberkulose sehr wohl mit dem infectiösen Charakter derselben vereinigen. Wir hätten dann eine vollkommene Analogie mit der Lues anzunehmen, also eine Uebertragung des Infectionsstoffes von den Eltern auf das Kind noch vor der Geburt desselben. Ein auffallender Unterschied zwischen Lues und Tuberkulose würde nur darin bestehen, dass die Kinder luetischer Eltern sehr häufig schon mit sicheren Zeichen der Infection auf die Welt kommen, während eine angeborene Tuberkulose in diesem Sinne nur ein äusserst seltener Fall ist. Wir müssten also die Tuberkulose mit derjenigen Form hereditärer Syphilis (Lues hereditaria tarda) vergleichen, bei welcher die ersten Erscheinungen der Infection erst im späteren Alter auftreten.

Ist aber in allen Fällen scheinbar ererbter Tuberkulose die Krankheit auch wirklich als solche ererbt? Könnte nicht blos die Disposition zur Erkrankung vererbt werden, welche bei der so allgemein verbreiteten Gelegenheit zur Infection in der Mehrzahl der Fälle zur Erkrankung führt? Oder sind manche Fälle von scheinbar ererbter Tuberkulose nicht dadurch zu erklären, dass die Kinder eines an Tuberkulose erkrankten Patienten, welche sich beständig in dessen nächster Umgebung befinden, von diesem *inficirt* worden sind? Kommt nicht auch beim Menschen eine Uebertragung der Tuberkulose von einer kranken stillenden Mutter auf ihr Kind vor? Alle diese Fragen, deren wissenschaftliche, sowie eminent praktische Bedeutung auf der Hand liegt, können wir hier nur andeuten. Eine definitive Antwort auf dieselben lässt sich zur Zeit überhaupt nicht geben. Sie zeigen aber, in wie wesentlich neuem Lichte alte Erfahrungsthatsachen durch die richtige Erkenntniss der infectiösen Natur der Tuberkulose erscheinen.

Eine besondere Beziehung zur Disposition für tuberkulöse Erkrankungen hat das *Alter* der Patienten. Speciell die Lungentuberkulose kommt am häufigsten im jugendlichen Alter, etwa zwischen 15 und 30 Jahren vor. Auch bei Kindern ist die Krankheit nicht selten. Nach dem 40. Lebensjahre wird die Krankheit viel seltener, kommt aber freilich noch im höchsten Alter vor.

Ein besonderer Einfluss des *Geschlechts* auf die Disposition zur Erkrankung lässt sich nicht nachweisen.

Pathologische Anatomie der Tuberkulose, speciell der Lungentuberkulose.

Die Aetiologie der Tuberkulose hat uns gelehrt, dass die Infection des Körpers mit einer specifischen Art pathogener Mikroorganismen alle jene mannigfaltigen pathologischen Erscheinungen hervorrufen kann, welche zu der grossen ätiologischen Einheit der tuberkulösen Erkrankungen vereinigt werden müssen. Worin besteht nun die schädliche Wirkung, welche die Tuberkelbacillen im Körper hervorrufen?

Zunächst ist hervorzuheben, dass die Wirkung der Tuberkelbacillen in erster Linie eine rein *locale* ist. Die Tuberkulose gehört nicht zu den „allgemeinen Infectionskrankheiten", bei welchen das Ergriffensein des Gesammtorganismus, die „Allgemeininfection" des Körpers, gegenüber den etwaigen Localaffectionen ganz in den Vordergrund tritt. Das Wesentliche bei der Tuberkulose ist, wenigstens in der grossen Mehrzahl der Fälle, die *locale Erkrankung*. Wo die Tuberkelbacillen sich einnisten, rufen sie bestimmte anatomische Veränderungen in den Organen hervor und erst die dadurch bedingte Functionsstörung der Organe beeinflusst den übrigen Körper. In manchen Fällen kann die Betheiligung des Gesammtkörpers lange Zeit so gering sein, dass man mit Recht von einer rein „*localen Tuberkulose*" reden darf.

Die Gefahr der tuberkulösen Erkrankungen liegt aber darin, dass die locale Infection häufig gerade die wichtigsten Organe (z. B. Lunge, Gehirn) befällt und in diesen so ausgedehnte anatomische Veränderungen hervorruft, dass hierdurch allein der weitere Fortgang des Lebens unmöglich wird. Ferner beschränkt sich die Infection in vielen Fällen nicht auf *ein* Organ, sondern durch Mittel und Wege, welche wir zum Theil später noch kennen lernen werden, breitet sich der Infectionsstoff im Körper aus und befällt ein Organ nach dem anderen oder sogar viele derselben auf einmal.

Dass neben den Localwirkungen des tuberkulösen Giftes auch Allgemeinwirkungen, welche von der Localerkrankung unabhängig sind, vorkommen, kann man nicht ganz in Abrede stellen. Ihre Deutung ist aber schwierig und zum Theil auch zweifelhaft. Näher werden wir hierauf bei der Besprechung der klinischen Allgemeinerscheinungen und des Fiebers eingehen.

Alle örtlichen Wirkungen der Tuberkelbacillen (d. i. die pathologische Anatomie der Tuberkulose) stimmen ihrem Wesen nach fast vollständig überein, in welchem Organ sie auch untersucht werden. Die Tuberkulose gehört zu der Gruppe der sogen. „*Infectionsgeschwülste*".

Die locale Wirkung der Tuberkelbacillen besteht überall darin, dass sie am Orte ihrer Einnistung eine Proliferation und Anhäufung von Zellen bewirken, welche man als *tuberkulöses Infiltrat* oder als *tuberkulöse Neubildung* bezeichnet. Sehr häufig entwickelt sich diese Neubildung in Form kleinster (miliarer) oder grösserer *Knötchen*, welche der Krankheit ihren Namen verschafft haben. *Histologisch* besteht der Tuberkel aus einer *Anhäufung von Rundzellen*, welche vollkommen das Aussehen von Lymphkörperchen oder weissen Blutkörperchen haben. Neben diesen findet man einige grössere sogenannte *epithelioide Zellen* und endlich ca. 2—3 in der Mitte oder mehr excentrisch gelegene *Riesenzellen*. Namentlich in diesen letzteren, aber auch neben denselben findet man bei Anwendung geeigneter histologischer Methoden die specifischen *Tuberkelbacillen*.

Die grösseren Knoten entstehen zum Theil durch Confluenz zahlreicher kleinerer, miliarer Knötchen. Andererseits kann die tuberkulöse Neubildung aber auch von vornherein in ausgedehnterer, diffuser Weise sich entwickeln, — als sogenannte *diffuse tuberkulöse Neubildung* oder *diffuses tuberkulöses Infiltrat*.

Die tuberkulöse Neubildung als solche unterscheidet sich histologisch fast gar nicht von anderen Infectionsgsschwülsten (Syphilis, Lepra u. s. w.). Charakteristisch für die Tuberkulose ist aber das weitere Schicksal der Neubildung, nämlich die *Verkäsung und der endliche Zerfall des neugebildeten Gewebes*. Sowohl das tuberkulöse Infiltrat, als auch die von demselben eingeschlossenen Gewebsbestandtheile sterben ab, verlieren ihre Kerne und zerfallen schliesslich. Die Art des Absterbens, die „Verkäsung“, gehört in die Gruppe der sogenannten „Coagulationsnekrosen“. Ueberall, wo die nekrotischen Gewebspartien oberflächlich gelegen sind, werden sie abgestossen und so entsteht das *tuberkulöse Geschwür*.

Neben der tuberkulösen Neubildung findet man aber in den tuberkulös erkrankten Organen auch vielfach *einfache oder eitrige und hämorrhagische entzündliche Processe*. Wir können danach vermuthen, dass die Tuberkelbacillen gleichzeitig auch als Entzündungserreger wirken. Doch ist es gerade für die Lungentuberkulose sehr wahrscheinlich, dass manche der sich entwickelnden Entzündungsprocesse nicht eigentlich der Tuberkulose als solcher angehören, sondern als einfache katarrhalische Aspirationspneumonien anzusehen sind, entstanden durch Entzündungserreger, welche sich in dem stagnirenden und theilweise zersetzten Secret leicht ansiedeln können.

Was nun die *speciellen anatomischen Vorgänge und Erscheinungen bei der Lungentuberkulose* betrifft, so beginnt der tuberkulöse Process meist in der Wand der kleinsten Bronchien. Aber nicht an vielen verschiedenen Stellen der Lunge zugleich, sondern wahrscheinlich meist nur an einer oder an wenigen umschriebenen Stellen beginnt die Erkrankung, und zwar in der grossen Mehrzahl der Fälle in einer *Lungenspitze.* Wodurch diese Bevorzugung der Lungenspitzen als Ausgangspunkt der Phthise bedingt ist, wissen wir nicht. Vielleicht sind es die relativ geringeren Athemexcursionen der Lungenspitzen, welche hier ein besonders leichtes Haften der Tuberkelbacillen begünstigen.

In der Bronchialwand beginnt die tuberkulöse Infiltration und breitet sich von hier allmählich nach der Peripherie zu weiter aus. Aus der ursprünglichen *Bronchitis tuberculosa* wird eine *Peribronchitis tuberculosa.* Von dem ursprünglichen Krankheitsherd aus wird, sobald eine oberflächliche Ulceration eingetreten ist, der Infectionsstoff leicht durch die Athemluft in andere Bronchien verschleppt und so breitet sich die Krankheit allmählich immer mehr und mehr aus. Die tuberkulöse Peribronchitis ist meist schon mit blossem Auge leicht zu erkennen. Man erkennt in der Mitte der anfangs grauen, später gelblichen „käsigen" Herde das kleine Bronchiallumen. Vielfach verschmelzen benachbarte Herde theilweise und schliesslich ganz mit einander. Das Lumen der Bronchien wird entweder vollständig durch das Infiltrat verstopft oder in der Mitte der Peribronchitiden beginnt bereits der Zerfall der nekrotisch gewordenen Zellen. Das Bronchiallumen erweitert sich zu einer kleinen, unregelmässigen Höhle — die ersten *Anfänge der Cavernenbildung.*

Das *Alveolargewebe* der Lunge kann bei einer derartigen Erkrankung der kleineren Bronchien nicht lange unbetheiligt bleiben. Die nothwendige Folge jedes andauernden Bronchialverschlusses, die *lobuläre Atelektase,* muss sich geltend machen. Dieselbe geht aber bald weiter in eine *lobuläre,* und zwar wegen ihrer specifischen Natur weiterhin *verkäsende Pneumonie* über. Auf histologisches Detail können wir hier nicht näher eingehen. Die Alveolen sind erfüllt mit Eiterkörperchen und mit grösseren epithelioiden Zellen, welche von manchen Autoren für Abkömmlinge der Alveolarepithelien gehalten werden. Die Alveolarwände sind ebenfalls infiltrirt. Schliesslich kommt es auch hier zum Zerfall des verkästen und nekrotisch gewordenen Gewebes, also wiederum zur *Cavernenbildung.* Andererseits verschmelzen zuweilen die benachbarten Herde, die tuberkulöse Infiltration breitet sich immer mehr und mehr aus. So entsteht die *diffuse käsige Pneumonie.* Diese Processe sind alle schon für das blosse Auge meist leicht erkennbar. Die früheren Stadien (Atelektase, Infiltration) entsprechen mit ihrer gallertartigen, grauen Färbung der von LAENNEC sogenannten *gelatinösen Infiltration*, während der Uebergang in Verkäsung für das Auge durch die eintretende gelbliche Verfärbung kenntlich ist.

Während alle bisher genannten Processe zerstörender Natur waren, finden sich bei der Tuberkulose aber auch Veränderungen in der Lunge, denen man eine Tendenz zur Begrenzung und Heilung der Krankheit zuschreiben muss. Hierher gehören vor allem die *chronischen, interstitiellen Processe.* Theils um die tuberkulöse Infiltration herum, namentlich aber überall da, wo bereits Zerstörung des Gewebes eingetreten, begegnen wir der Bildung neuen Bindegewebes, welches zur *Schrumpfung und festen Schwielenbildung* führen soll. Allein dies ist nur möglich, wenn die tuberkulöse Neubildung und ihr Zerfall nicht zu rapide fortschreiten, wenn das neugebildete Gewebe nicht selbst, noch ehe es zur Schrumpfung kommen kann, zerstört wird. Wir sehen daher die Schwielenbildungen vorzugsweise bei den mehr chronisch verlaufenden Fällen. Wir finden sie an den Stellen, welche am längsten ergriffen sind, wo der tuberkulöse Process vielleicht schliesslich von selbst zum Stillstand gekommen ist. Makroskopisch stellt sich die Bildung des schwieligen Bindegewebes als ein derbes, festes, meist pigmentirtes Gewebe dar, als sogenannte *Pigmentinduration.* Folgt die Schwielenbildung ausgedehnten vorhergehenden Zerstörungen des Lungengewebes, so kann durch sie der ganze Lungenabschnitt bis auf die Hälfte und mehr verkleinert werden. Cavernen und schwieliges, festes Gewebe bilden die anatomische Grundlage einer derartigen ausgedehnten „*Lungenschrumpfung*“. Die Cavernen sind entweder auf die gewöhnliche Weise durch Zerfall des Lungengewebes entstanden, theils können aber auch durch den Zug des schrumpfenden Gewebes einfache Bronchialerweiterungen *(bronchiektatische Cavernen)* entstehen.

Die Schrumpfungsvorgänge bei der Lungentuberkulose lehren uns, dass der tuberkulöse Process an sich der Heilung wohl fähig ist. Die Unheilbarkeit der meisten Fälle von Lungenphthise beruht nur darauf, dass von jedem einmal bestehenden tuberkulösen Herde aus der Infectionsstoff immer wieder in neue Bronchien gelangt und hier eine neue Tuberkulose hervorruft. So wird die Erkrankung immer ausgedehnter. Die ursprünglich nur in einer Lungenspitze localisirte Tuberkulose befällt allmählich auch die unteren Abschnitte der Lunge. Durch den Husten gelangt Infectionsstoff in die Trachea und kann von hier aus in die andere Lunge aspirirt werden. Auch diese erkrankt und so entstehen endlich jene ausgedehnten Zerstörungen in der Lunge, welche den weiteren Fortgang des Lebens unmöglich machen.

Neben den specifisch tuberkulös erkrankten Stellen finden sich in den phthisischen Lungen sehr häufig auch *einfache katarrhalische und entzündliche Processe*, Bronchitis, lobuläre katarrhalische Pneumonien, zuweilen auch (freilich selten ausgedehnte) croupöse Pneumonie. Zum Theil mögen diese Veränderungen von den entzündungserregenden Eigenschaften der Tuberkelbacillen selbst abhängig sein. Andererseits erscheint es uns aber auch fast selbstverständlich, dass im Secret der Bronchien und der Cavernen sich leicht zahlreiche andere Entzündungserreger ansiedeln können, welche zu complicatorischen Erkrankungen der Bronchialschleimhaut und Alveolen führen. So kann es gelegentlich bei der Lungentuberkulose selbst zu stellenweiser *Gangrän* des Gewebes kommen.

Vergegenwärtigt man sich noch einmal die Reihe der anatomischen Processe, welche bei der Tuberkulose der Lungen vorkommen und in mannigfachster Weise sich combiniren können, so wird man die grosse Verschiedenheit des anatomischen Gesammtbildes verstehen. Einfache Bronchitis, Tuberkulose der Bronchialwand und tuberkulöse Peribronchitis, diffuse käsige Pneumonie, Zerfall der tuberkulösen Neubildung (Cavernenbildung) auf der einen Seite, schrumpfende interstitielle Pneumonie, Schwielenbildung und Pigmentinduration auf der anderen Seite — dies sind die verhältnissmässig einfachen anatomischen Vorgänge, aus denen sich in den verschiedensten Formen der Gesammtprocess zusammensetzt. Daneben finden sich, wie noch hinzuzufügen ist, häufig auch hier und da einzelne miliare Tuberkel in den Lungen zerstreut.

Die *secundären tuberkulösen Erkrankungen* der Pleura und anderer Organe werden besonders besprochen werden.

Allgemeiner klinischer Verlauf der Tuberkulose überhaupt und speciell der Lungentuberkulose.

Für die Beurtheilung der grossen Mannigfaltigkeit in den klinischen Krankheitsbildern der Tuberkulose sind vor allem die folgenden Gesichtspunkte maassgebend. Von Bedeutung ist zunächst der *Ort der ersten Infection*, resp. der Ort, an welchem zuerst eine von dem Tuberkelgifte hervorgerufene locale Affection entsteht. Wie erwähnt, sind die Lungen in einer grossen Anzahl der Fälle das zuerst befallene Organ. Wir bezeichnen solche Fälle als *primäre Lungentuberkulose*. In anderen Fällen bleibt das tuberkulöse Gift zuerst in dem Larynx haften *(primäre Kehlkopftuberkulose)* oder es gelangt zuerst in den Darm *(primäre Darmtuberkulose)*, oder in die Harn- und Geschlechtsorgane *(primäre Tuberkulose des Urogenitalapparates)*. In noch anderen Fällen, bei denen wir den näheren Weg der Infection noch nicht kennen, scheint es sich um eine primäre *Tuberkulose der serösen Häute* zu handeln. Sehr häufig endlich sind die primären *tuberkulösen Erkrankungen der Knochen und Gelenke*, wohin eine grosse Zahl der früher sogenannten chronischen scrophulösen und fungösen Knochen- und Gelenkentzündungen gehört. Es liegt auf der Hand, wie alle diese *ätiologisch* identischen Krankheiten klinisch ein durchaus verschiedenes Bild darbieten müssen.

Weiterhin wird eine grosse Mannigfaltigkeit in den Verlaufsarten der Tuberkulose dadurch bedingt, dass *die Ausbreitung des localen tuberkulösen Processes in zeitlicher Hinsicht die grössten Verschiedenheiten darbieten kann.* Die Tuberkulose in den Lungen kann in dem einen Falle in wenigen Monaten, ja Wochen, die ausgedehntesten Zerstörungen in beiden Lungen anrichten. In anderen Fällen kann sie jahrelang fast still stehen oder nur sehr langsam fortschreiten. Wovon diese Verschiedenheiten abhängen, wissen wir nicht. Viel hängt gewiss von den äusseren Verhältnissen ab, unter denen die Kranken leben. In letzter Instanz wird man aber doch häufig an individuelle Verschiedenheiten der Disposition denken, welche die rasche Ausbreitung der Krankheit bald beschränken, bald begünstigen.

Ein dritter Umstand endlich, der die Verschiedenheiten im Verlauf der tuberkulösen Infection bedingt, ist *die Art der weiteren Ausbreitung des tuberkulösen Giftes im Körper.* Wie wir bei der Besprechung der Tuberkulose der einzelnen Organe sehen werden, giebt es verschiedene Wege, auf denen die Tuberkulose von einem Organ zum anderen übertragen werden kann. Hierbei spielen manche Zufälligkeiten eine Rolle und es begreift sich leicht, wie sehr der gesammte klinische Verlauf je nach der Raschheit und Menge, in welcher die einzelnen Organe von der Tuberkulose befallen werden, modificirt werden muss.

Nach diesen allgemeinen Vorbemerkungen, welche wir zu einem richtigen Verständnisse der tuberkulösen Erkrankungen für nothwendig erachteten, gehen wir zur specielleren Besprechung des *klinischen Verlaufes der Lungentuberkulose* über.

Der *Anfang der Lungentuberkulose* ist in der Mehrzahl der Fälle ein ganz allmählicher, schleichender. Nur annähernd vermögen die Kranken den Zeitpunkt anzugeben, von welchem an sie sich krank fühlen. Die Krankheitserscheinungen, welche sie verspüren, beziehen sich meist direct auf die Respirationsorgane. Vor allem ist es der *Husten* und der damit verbundene *Auswurf*, welcher den Patienten auffällt. Daneben stellen sich oft *Schmerzen auf der Brust* ein, entweder Seitenstechen oder Schmerzen vorn auf der Brust oder Schmerzen zwischen den Schulterblättern. Ferner empfinden die Kranken häufig schon jetzt ein Gefühl der *Kurzathmigkeit*, namentlich bei allen etwas stärkeren körperlichen Anstrengungen.

Ausser diesen Symptomen, welche ziemlich bestimmt auf eine Erkrankung der Lungen hinweisen, bestehen häufig bereits ziemlich auffallende Allgemeinerscheinungen. Vor allem bemerklich ist die *Abmagerung* der Kranken, welche zwar zum Theil, aber oft doch nicht ganz allein aus der *Appetitlosigkeit* der Kranken erklärt werden kann. Neben der Abmagerung tritt häufig eine zunehmende *Blässe und Blutarmuth der Haut* hervor. Ferner fällt den Kranken eine wachsende *allgemeine Mattigkeit*, Schwäche und Unlust zur Arbeit auf. Nicht selten stellen sich schon in den ersten Stadien der Krankheit *leichte Fiebersteigerungen* ein, welche den Kranken ein abwechselndes Frösteln und subjectives Hitzegefühl verursachen. Auch die Neigung zu stärkeren *nächtlichen Schweissen* kann sich früh bemerkbar machen.

Alle derartigen Allgemeinsymptome sollen den Arzt dringend dazu veranlassen, die etwa gleichzeitigen leichten Brustbeschwerden nicht gering zu achten, sondern an die Möglichkeit einer beginnenden Tuberkulose zu denken. Sehr wichtig zu wissen ist es, dass die *Lungenerscheinungen auch oft gegenüber den genannten Allgemeinsymptomen ganz in den Hintergrund treten* und von den Patienten selbst gar nicht oder nur wenig beachtet werden. Nicht selten werden daher beginnende Lungenphthisen eine Zeit lang als einfache „Bleichsucht“ diagnosticirt und demgemäss behandelt. Nur eine frühzeitig und sorgfältig angestellte objective Untersuchung der Lungen kann vor einem solchen Irrthume schützen.

Sowohl die Lungen-, als auch die Allgemeinerscheinungen gewinnen an Bedeutung, wenn wir es mit einem Patienten zu thun haben, bei welchem wir eine „tuberkulöse Disposition“ voraussetzen dürfen. Sehr häufig handelt es sich um Personen, in deren Familie (Eltern oder Geschwister) bereits mehrfache Erkrankungen an Lungenphthise vorgekommen sind. Es sind Personen, welche stets schwächlich und blass gewesen sind, zu Erkrankungen, namentlich der Respirationsorgane, schon früh eine besondere Neigung gezeigt haben. Oft haben bei den Patienten schon früher Erkrankungen bestanden, welche wir nach unseren jetzigen Anschauungen schon in directe Beziehung zur tuberkulösen Infection bringen müssen. Wir meinen hier namentlich jene ziemlich häufigen Fälle von Lungentuberkulose bei Personen, welche früher an *„scrophulösen Erkrankungen“* gelitten haben. Die *„Scrophulose“* ist früher und wird zum Theil noch jetzt für eine besondere Krankheitsform gehalten. Sie ist charakterisirt durch *chronische Lymphdrüsenschwellungen*, welche namentlich am Halse auftreten, ferner durch die Neigung zur Entstehung gewisser *chronischer Entzündungen an den Augen* (Blepharitis, Conjunctivitis, Keratitis scrophulosa), an den *Ohren* (Otitis media), auf der *Haut* (verschiedene Formen der sogenannten scrophulösen Eczeme), endlich auch durch das Auftreten chronischer fungöser *Knochen- und Gelenkleiden.* Solche Erscheinungen der „Scrophulose" gehen nun in der That relativ häufig der Entwicklung der ersten Lungensymptome bei der Lungentuberkulose voraus. Diese Thatsache ist aber, wie bereits erwähnt, nicht so zu deuten, dass die Scrophulose in die Tuberkulose übergeht. Vielmehr sind sicher viele der scrophulösen Erkrankungen bereits *tuberkulöse* Affectionen, wie früher schon durch den Erfolg der Impfungsversuche an Thieren, jetzt durch den Nachweis der Tuberkelbacillen in den „scrophulösen" Lymphdrüsen und in den fungösen Knochen- und Gelenkherden sicher bewiesen ist. Uebrigens ist der Begriff der Scrophulose auch keineswegs ein streng umgrenzter und oft werden auch anderweitige (nicht tuberkulöse) Affectionen unter dieser Bezeichnung, welche nur einen praktisch-symptomatischen Werth hat, zusammengefasst.

Nicht selten entwickelt sich, wie erwähnt, die Lungentuberkulose bei Personen, welche schon vorher öfter an Erkrankungen der Respirationsschleimhaut gelitten haben, bei welchen, wie man sich ausdrückt, die Lungen stets der „locus minoris resistentiae" waren. Die Erklärung dieser Erscheinung ist ungewiss. Vielleicht mag wirklich zuweilen die Disposition zur Tuberkulose mit der Disposition zu anderen Lungenaffectionen zusammenfallen. So beobachtet man z. B. nicht selten Tuberkulöse, welche vorher mehrmals croupöse Pneumonien durchgemacht haben. In anderen Fällen mag erst durch die vorher bestehende Erkrankung der Respirationsschleimhaut die Disposition zur Tuberkulose ausgebildet sein. Endlich aber sind zuweilen die früheren Erkrankungen der Respirationsorgane schon selbst tuberkulöser Natur. Dies gilt namentlich von der *Pleuritis.* Auf das Verhältniss der Pleuritis zur Lungentuberkulose werden wir bei der Besprechung der ersteren noch etwas näher eingehen müssen.

Wenn wir somit gesehen haben, dass die ersten Erscheinungen der Lungentuberkulose sich häufig bei schon vorher nicht ganz gesunden Personen entwickeln, so betrifft dieses Verhalten doch nur einen Theil der Fälle. Nicht selten sehen wir genau dieselben Erscheinungen, sowohl diejenigen von Seiten der Lungen als auch die Allgemeinsymptome, bei vorher anscheinend ganz gesunden und kräftigen Leuten auftreten. Vollkommen geschützt vor der Tuberkulose ist keine einzige Körperconstitution. Auch den herkulisch gebauten Athleten eines Circus sahen wir an Phthise sterben.

Gegenüber der bisher besprochenen langsamen und allmählichen Entwicklungsweise der Tuberkulose treten in anderen Fällen die ersten Erscheinungen plötzlicher auf. Zuweilen bezeichnen die Patienten sogar einen ganz bestimmten Zeitpunkt als den Beginn der Erkrankung. Oft geben sie dann eine bestimmte Schädlichkeit als Ursache an, nach deren Einwirkung sich alsbald die ersten Symptome der Krankheit entwickelt hätten. Es versteht sich von selbst, dass man diesen Schädlichkeiten — eine Erkältung des Körpers, ein kalter Trunk, eine Ueberanstrengung, eine grössere psychische Erregung u. s. w. — höchstens die Bedeutung von *veranlassenden* Momenten zuschreiben kann.

Bemerkenswerth erscheinen uns einige selbstbeobachtete Fälle, in welchen jugendliche Personen ziemlich plötzlich mit relativ schweren, *fieberhaften* Allgemeinerscheinungen erkrankten. Eine Ursache des Fiebers konnte anfangs nicht aufgefunden werden, so dass die Diagnose zweifelhaft war oder sogar fälschlich auf einen Typhus u. dgl. gestellt wurde. Erst einige Zeit später entwickelten sich Brustsymptome und wurde der physikalische Nachweis einer Lungenphthise möglich. Die meisten dieser Fälle nahmen einen ziemlich rasch progressiven Verlauf.

Zu erwähnen wären schliesslich hier noch diejenigen Fälle, in welchen die erste Entwicklung der Tuberkulose nicht in den Lungen selbst, sondern im Larynx erfolgt. Die genauere Symptomatologie dieser Fälle ist bereits in dem Capitel über Larynxtuberkulose besprochen worden.

Der *weitere Verlauf der Lungentuberkulose* kann so viele Verschiedenheiten darbieten, dass eine vollständige Aufzählung aller Verlaufsarten unmöglich ist.

In einigen Fällen schreitet die Lungentuberkulose rapide vorwärts. Fast von Woche zu Woche kann man die weitere Ausbreitung der Krankheit objectiv nachweisen. Nach der anfangs allein befallenen einen Lungenspitze erkrankt bald nachher der untere Lappen derselben Lunge, dann die andere Lunge, entweder zuerst auch in der Spitze oder in den unteren Partien. Neben den Lungensymptomen besteht relativ hohes Fieber, rasch zunehmende Abmagerung und allgemeiner Kräfteverfall. Bereits nach wenigen Monaten tritt der Tod ein. Man bezeichnet solche Fälle als *Phthisis florida*, als „*galoppirende Schwindsucht*".

In anderen Fällen zeigt die Krankheit dagegen einen ungemein *chronischen Verlauf*. Schon der Anfang der Krankheit entwickelt sich sehr allmählich. Oder nach einem etwas acuteren Anfang tritt ein relativer Stillstand der Erscheinungen ein. Die Brustbeschwerden hören zwar nicht auf, sind aber nur gering und für die Kranken wenig belästigend. Monate lang weist die physikalische Untersuchung der Lungen keinen Fortschritt in der Ausbreitung des Lungenprocesses nach. Das begleitende Fieber ist gering oder fehlt ganz. Der Ernährungszustand der Kranken bleibt leidlich gut. Im Einzelnen kommen vielfache Schwankungen vor. Perioden besseren Befindens wechseln mit schlechteren Zeiten ab, wobei viel von dem richtigen Verhalten der Kranken, von der Schonung und Pflege derselben abhängt.

Namentlich sind es *einseitige Schrumpfungsphthisen* (s. u.), welche diesen relativ gutartigen Verlauf zeigen. Die Affection bleibt lange Zeit auf eine Lunge beschränkt. Die eintretende Schrumpfung beweist die geringe Tendenz des tuberkulösen Processes zum Weiterschreiten und so können sich die Kranken *Jahre hindurch* bei hinreichender Schonung ziemlich wohl befinden.

Auch bei Phthisen, welche längere Zeit hindurch schwere Symptome gemacht haben, kommt vorübergehender Stillstand der Affection mit bedeutender Besserung aller Symptome vor. Andererseits treten in Fällen, welche lange Zeit hindurch keinen Fortschritt gezeigt haben, plötzliche Verschlimmerungen aller Symptome ein.

Zwischen den Extremen der Phthisis florida und der ganz chronisch verlaufenden Phthisen mit jahrelanger Dauer giebt es alle nur möglichen Uebergänge. Bedenkt man die weiteren Modificationen, welche der gesammte Krankheitsverlauf durch den Eintritt von Complicationen erfahren kann, so wird die Mannigfaltigkeit in dem klinischen Krankheitsbilde der Phthisis verständlich.

Der *Ausgang* der meisten Fälle ist der *Tod.* Derselbe tritt entweder unter dem Bilde allgemeiner Erschöpfung ein, oder als directe Folge der schliesslich nicht mehr ausreichenden Athmung, oder er ist bedingt durch eintretende Complicationen (tuberkulöse Meningitis, Miliartuberkulose, Lungenblutungen, Pneumothorax u. a.). Eine *Heilung* des tuberkulösen Processes an sich ist gewiss möglich. Die grosse Seltenheit von Heilungen bei der Lungentuberkulose beruht aber vor allem auf der Möglichkeit der steten weiteren Ausbreitung des tuberkulösen Giftes im Körper. Doch kann man sowohl nach klinischen, als auch nach pathologisch-anatomischen Erfahrungen nicht leugnen, dass auch definitive Heilungen der Lungentuberkulose möglich sind. Man hat dabei natürlich nicht an eine Restitutio in integrum des Lungengewebes zu denken, sondern an eine Heilung mit Stillstand des tuberkulösen Processes und Narbenbildung (Schrumpfung). Doch kommen, wie erwähnt, derartige Heilungen nur selten und nur bei erst wenig ausgedehnten

Veränderungen in den Lungen vor. Abhängig ist die Möglichkeit der Heilung namentlich auch von den äusseren Verhältnissen, in denen die Kranken leben.

Einzelne Symptome und Complicationen.

1. Erscheinungen von Seiten der Lungen.

Brustschmerz. Selbst ausgedehnte Zerstörungen in den Lungen können ohne jede Schmerzempfindung bestehen. Manche Fälle von Lungenphthise verlaufen durchaus schmerzlos. In anderen Fällen dagegen bilden heftige Schmerzen in den Seiten oder vorn auf der Brust eine der Hauptklagen der Patienten. Dieselben sind wahrscheinlich stets auf eine gleichzeitige *Affection der Pleura* (Pleuritis, pleuritische Adhäsionen) zu beziehen. Bei Kranken, die an heftigem Husten leiden, entstehen zuweilen Schmerzen in den sich stark anspannenden Bauchmuskeln und am Ansatze des Zwerchfells. Stechende Schmerzen zwischen den Schulterblättern werden von Einigen für ein diagnostisch nicht ganz unwichtiges Symptom bei beginnender Phthise gehalten.

Husten. In der Mehrzahl der Fälle ist der Husten eins der quälendsten Symptome der Phthise. Doch ist seine Intensität in verschiedenen Fällen und auch zu verschiedenen Zeiten bei demselben Kranken grossen Schwankungen unterworfen. Zuweilen beobachtet man Fälle, bei denen trotz fortschreitender Phthise der Husten auffallend selten ist oder ganz fehlt. Gewöhnlich handelt es sich dabei um überhaupt wenig empfindliche Patienten. In den Fällen mit heftigem Husten tritt derselbe gewöhnlich Nachts am stärksten auf. Auch in den Abend- oder Morgenstunden treten länger dauernde Hustenanfälle auf, welche schmerzhaft und für die Patienten sehr quälend und angreifend sind. Meist ist der Husten mit mehr oder weniger reichlichem *Auswurf* verbunden. In anderen Fällen besteht aber vorzugsweise ein *trockner Husten.* Sehr heftig wird der Husten gewöhnlich beim Uebergreifen der tuberkulösen Affection auf den Larynx und die Trachea (s. Larynxtuberkulose).

Auswurf. Die *Menge* des Auswurfs ist in den einzelnen Fällen sehr verschieden. Am reichlichsten ist der Auswurf bei ausgedehnter Cavernenbildung in den Lungen. In solchen Fällen wird der Auswurf häufig namentlich des Morgens durch anhaltendes Husten entleert. Der *Beschaffenheit* nach ist der grösste Theil des Auswurfs schleimig-eitriger Natur und unterscheidet sich als solcher nicht von dem Auswurf bei einfacher Bronchitis. In der That stammt ein grosser Theil des phthisischen Auswurfs von der katarrhalisch entzündeten Bronchialschleimhaut her. Ein anderer Theil wird gebildet von dem eitrigen Secret der

Cavernenwandungen. Charakteristisch ist die Neigung des Sputums, sich zu einzelnen grösseren Klumpen zusammenzuballen (*geballte* oder sogenannte *münzenförmige Sputa*), wie man dies namentlich bei Lungencavernen sieht. Zuweilen bildet das schleimig-eitrige Sputum stellenweise noch deutlich erkennbare Abgüsse der kleineren Bronchien.

Von grosser diagnostischer und praktischer Wichtigkeit ist die *Beimengung von Blut zum Sputum.* Da keine andere Krankheit so häufig zum Auftreten von Blut im Auswurf Anlass giebt, so ist selbst in Laienkreisen der Bluthusten (*Hämoptoë, Hämoptysis*) fast gleichbedeutend mit Lungenschwindsucht. Kleine streifenförmige Blutbeimengungen zum Auswurf kommen ziemlich häufig vor. Sie haben an sich keine grosse Bedeutung, können aber freilich zuweilen die Vorläufer stärkerer Lungenblutungen sein. Stärkere Hämoptysen entstehen dann, wenn die Wand eines kleinen Lungengefässes (fast stets ein Aestchen der Lungenarterie) von der tuberkulösen Neubildung durchsetzt, zerstört und schliesslich arrodirt wird. Dass Hämoptysen nicht noch viel häufiger vorkommen, als es der Fall ist, liegt darin, dass der Inhalt des Gefässes meist vorher thrombosirt wird. Stärkere Blutungen haben sehr häufig ihren Grund in *kleinen perforirten Aneurysmen* von Aesten der Pulmonalarterie, welche das Innere der Cavernen durchziehen. In den Fällen von letaler Hämoptyse gelingt es sehr häufig, das kleine Aneurysma und die Durchbruchsstelle desselben aufzufinden.

Lungenblutungen kommen in allen Stadien der Phthise vor. Zuweilen beträgt die Menge des ausgehusteten Blutes nur einen oder einige Esslöffel, zuweilen 1/2 bis 1 Liter. Das Blut ist von hellrother Farbe, meist ziemlich stark schaumig, nur wenig geronnen und zum Theil mit sonstigen Bestandtheilen des Sputums gemischt. Wenn die anfängliche stärkere Hämoptyse überstanden ist, enthält der Auswurf gewöhnlich noch einige Tage lang blutige Beimengungen. Auch recidivirende stärkere Blutungen kommen häufig vor. Zuweilen treten die Hämoptysen ganz plötzlich (nicht selten Nachts) ohne jede Veranlassung ein. Oft aber lassen sie sich auch auf bestimmte Veranlassungen zurückführen (körperliche Anstrengungen, starke Hustenparoxysmen, Pressen beim Stuhlgang, psychische Erregungen u. dgl.). Manche Fälle von Phthise zeichnen sich durch eine besondere Neigung zum Eintritt von Blutungen aus, während in vielen anderen Fällen niemals eine Hämoptoë eintritt. Stärkere Hämoptysen sind selbstverständlich stets eine unerwünschte und gefährliche Complication, da sie die Patienten sehr schwächen und auch psychisch deprimiren. Manche Phthisiker bewahren freilich auch dem Blutspucken gegenüber die eigenthümliche, für die Krankheit fast charakteristische Sorglosigkeit. Zuweilen kann die Hämoptyse die directe Todesursache sein. In der Regel wird sie aber von den Patienten überstanden. Dass der weitere Verlauf der Phthise durch eine Hämoptyse wesentlich beschleunigt wird, kann man allgemein nicht behaupten.

Relativ häufig und charakteristisch für manche Phthisen mit starker Cavernenbildung ist ein *eitriges, innig mit Blut gemischtes Sputum*, welches in den Cavernen durch die Mischung des eitrigen Secrets mit kleinen capillären Blutungen entsteht. Das oft geballte Sputum erhält hierdurch eine schmierige *braunröthliche* oder *chocoladenartige* Färbung.

Treten in den Lungen fötide oder gar gangränöse Processe auf, so nehmen auch die Sputa eine *fötide Beschaffenheit* an. Zuweilen sieht man vorübergehend bei der Phthise auch durchaus charakteristische *croupös-pneumonische* Sputa, welche aus pneumonisch erkrankten Lungenabschnitten stammen.

Die *mikroskopische Untersuchung* der Sputa kann neben den gewöhnlichen Formelementen (Eiterkörperchen, rothe Blutkörperchen, Pflasterepithelien, Myelintropfen, vielleicht zuweilen Lungenepithelien u. s. w.), zwei Bestandtheile nachweisen, welche von entscheidender diagnostischer Bedeutung sind: *elastische Fasern* und *Tuberkelbacillen.*

Der positive Nachweis *elastischer Fasern* im Auswurf erlaubt mit Sicherheit den Schluss auf einen destructiven Process in den Lungen und ist somit für die Annahme einer Tuberkulose meist direct beweisend. Ausser bei der Tuberkulose kommen elastische Fasern nur noch bei Lungengangrän (und dem sehr seltenen Lungenabscess) vor, welche sich durch die sonstigen Eigenschaften des Sputums leicht kennzeichnet. Das Aufsuchen der elastischen Fasern im Auswurf Tuberkulöser erfordert eine gewisse Uebung. Am sichersten findet man sie, wenn man in dem ausgebreiteten Sputum nach *kleinen linsenförmigen, mit blossem Auge leicht kenntlichen Partikelchen* sucht, welche von den Cavernenwandungen abgestossene, nekrotische Gewebsfetzen darstellen. Zerdrückt man eine derartige „Linse“ unter dem Deckgläschen, so findet man meist im Innern des körnigen Detritus schön geschwungene, oft noch deutlich alveolär angeordnete elastische Fasern. Das elastische Gewebe ist das Einzige, welches sich in dem allgemeinen Zerfall noch erhalten hat. Eine besondere Methode zum Auffinden der elastischen Fasern, welche wir aber für unnöthig halten, besteht darin, dass man die Sputa mit Natronlauge kocht, mit Wasser verdünnt und in dem sich jetzt bildenden Niederschlage nach den elastischen Fasern sucht. Uebrigens ist aus dem *Nichtauffinden* von elastischen Fasern im Auswurf *niemals* der Schluss auf Nichtvorhandensein einer Lungentuberkulose gerechtfertigt. Nur der positive Befund hat eine sichere diagnostische Bedeutung.

Von noch grösserer Wichtigkeit ist der *Nachweis der Tuberkelbacillen im Auswurfe Phthisischer.* Derselbe ist zuerst von Koch geführt worden, während Ehrlich die erste einfache Methode ihres Nachweises angegeben hat. Das Sputum wird in feinster Schicht auf ein Deckgläschen aufgetragen (am besten durch Zerreiben von etwas Sputum zwischen zwei Deckgläschen), worauf man es eintrocknen lässt. Zur Fixation des Sputums zieht man das Deckgläschen jetzt dreimal durch eine Gasflamme und legt es dann nach kurzem Erkalten schwimmend in die Farbstofflösung[1]). Nach ca. ½—1 Stunde wird das Deckgläschen herausgenommen, mit Wasser abgespült, in verdünnter Salpetersäure entfärbt, wieder abgespült, in Bismarckbraun ca. ½ Minute lang gefärbt und nun das Sputum in Canadabalsam eingeschlossen. Die Eiterzellen sind braun gefärbt und die Tuberkelbacillen haben eine dunkelblaue resp. rothe Färbung angenommen. Die schönsten Bilder geben die oben erwähnten „Linsen" im Sputum. Wie wir uns wiederholt überzeugt haben, besteht der feine Detritus derselben zum grössten Theil aus Tuberkelbacillen, welche schon mit einem Hartnack'schen Objectiv Nr. 8 aufs schönste sichtbar sind. Wie weit der Nachweis von Tuberkelbacillen sich für die Diagnose *incipienter* Fälle von Lungentuberkulose bewähren wird, darüber sind zur Zeit die Erfahrungen noch nicht zahlreich genug.

Dyspnoë. Starkes subjectives Gefühl von Athemnoth ist ein bei Phthisikern verhältnissmässig nicht sehr häufig vorkommendes Symptom. Viele Kranke klagen trotz ausgebreiteter Zerstörungen in den Lungen fast nie über den Athem. Offenbar ist das Sauerstoffbedürfniss der stark abgemagerten Kranken ein geringeres geworden und kann durch die *vermehrte Athemfrequenz,* welche sich fast constant einstellt, befriedigt werden. Bei allen etwas grösseren Anforderungen an die Respiration tritt freilich sehr leicht auch subjectives Dyspnoëgefühl ein, so namentlich schon bei geringen körperlichen Anstrengungen. In manchen Fällen klagen übrigens die Kranken auch schon während der Ruhe über Athembeschwerden, namentlich wenn durch pleuritische Schmerzen oder durch Verwachsungen der Pleurablätter tiefere Inspirationen unmöglich werden.

1) Die Färbeflüssigkeit wird in folgender Weise bereitet: ca. 1—2 Gramm Anilinöl werden mit 100,0 Aq. destillata gemischt und sorgfältig filtrirt. Mit dem Filtrat („Anilinwasser") wird eine Lösung von Methylviolett oder Fuchsin im Verhältniss 1 : 50 hergestellt. Je länger die Deckgläschen mit dem Sputum in der Farbe liegen bleiben, desto sicherer wird die Färbung.

2. Symptome bei der physikalischen Untersuchung.

Die Inspection ergiebt zunächst in vielen Fällen jenen Gesammteindruck der Kranken, welchen man als „*phthisischen Habitus*“ bezeichnet. Die Merkmale desselben sind besonders folgende: schmächtiger, dabei aber oft ziemlich hoch aufgeschossener Körperbau, schwächliche Muskulatur, geringes Fettpolster, blasse, oft sehr zarte, bläulich durchschimmernde Haut, welche an den Wangen zuweilen eine umschriebene („hektische“) Röthung zeigt, langer schmächtiger Hals, schmaler langer Thorax, schmale, magere Hände u. s. w. Im einzelnen Fall kommen natürlich viele Abweichungen vor.

Von besonderem Werthe ist die *Inspection der Thoraxform*. Der *phthisische* oder *paralytische Thorax* zeichnet sich im Allgemeinen durch seine Länge aus, ist dabei aber schmal und flach. Mit der Länge des Brustkorbes hängt es zusammen, dass die einzelnen Intercostalräume breit sind, der epigastrische Winkel ein spitzer ist. Das Sternum ist ebenfalls lang und schmal, der Sternalwinkel (LOUIS'scher *Winkel*) oft hervortretend. Die Supra- und Infraclaviculargruben, ebenso das Jugulum sind eingesunken, die Schulterblätter von der Thoraxwand abstehend. Bei Vergleichung beider Hälften des Brustkorbes mit einander bemerkt man sehr oft *einseitige Schrumpfungen*, am häufigsten in den vorderen oberen Thoraxpartien, nicht selten aber auch in den unteren Abschnitten.

Die paralytische Thoraxform kommt zwar sehr häufig bei Phthisikern vor, kann aber auch vollständig fehlen.

Die *Athmung* ist meist etwas, zuweilen ziemlich stark beschleunigt. Der weibliche Typus des oberen Brustathmens verwandelt sich bei Frauen mit Spitzenaffectionen in vorherrschendes unteres Brust- und Zwerchfellsathmen. Von grosser Wichtigkeit ist der Nachweis einseitiger Beschränkung der Athembewegungen, das Nachschleppen einer Spitze oder bei Unterlappenphthisen einer Seite bei der Inspiration. Zuweilen, besonders bei pleuritischen Schmerzen, wird die Athmung unregelmässig.

Die Resultate der Percussion hängen selbstverständlich ganz von der Art der anatomischen Veränderungen in den Lungen ab und bieten daher in den einzelnen Fällen die grössten Verschiedenheiten dar. Da die phthisischen Processe in der Mehrzahl der Fälle in den *Lungenspitzen* beginnen, so ist auch die Aufmerksamkeit vor allem auf die percutorischen Verhältnisse der oberen Lungenabschnitte zu richten. Geringere Veränderungen können sich dem Nachweise durch die Percussion ganz entziehen. Erst wenn durch die tuberkulöse Infiltration der Luftgehalt des Lungengewebes an der betreffenden Stelle bis zu einem gewissen Grade abgenommen hat, muss der Percussionsschall gedämpft werden. Die *einseitige Spitzendämpfung* ist eins der häufigsten physikalischen Symptome der Phthise. Sie ist gewöhnlich zuerst am deutlichsten in den obersten vorderen Intercostalräumen nachweislich, zuweilen aber auch am Rücken in den Suprascapulargruben, endlich in einigen incipienten Fällen zunächst nur in den Fossae supraclaviculares. Mit fortschreitender Infiltration wird die Dämpfung ausgebreiteter. Sehr häufig nimmt sie in Folge verminderter Spannung oder theilweiser Retraction des Lungengewebes einen *tympanitischen Beiklang* an.

Von grossem Einflusse auf den Percussionsschall sind die tuberkulösen *Cavernenbildungen*. Durch diese kann der vorher gedämpfte Percussionsschall wieder beträchtlich heller werden. Der Grad der Helligkeit hängt aber natürlich von dem Füllungszustande der Cavernen und von der Beschaffenheit des umgebenden Gewebes ab. Häufig findet man über Cavernen auch ausgesprochenen tympanitischen oder tympanitisch-gedämpften Schall. Die verschiedenen Arten des percutorischen Schallwechsels bei Cavernen s. u. Das „*Geräusch des zersprungenen Topfes*“ (Schettern) tritt ebenfalls nicht selten bei der Percussion von Cavernen auf, findet sich aber auch bei zahlreichen sonstigen pathologischen Zuständen.

Auch die Auscultation ergiebt selbstverständlich kein für die Phthiseals solche pathognomonisches Zeichen. Je nach der Art und Ausdehnung der tuberkulösen Veränderungen treten an Stelle des normalen vesiculären Athemgeräusches abnorme Athemgeräusche und Nebengeräusche. Bei geringeren Veränderungen wird das vesiculäre Athmen blos modificirt, es erscheint auffallend abgeschwächt oder saccadirt, in anderen Fällen dagegen verschärft, die Exspiration verlängert. Bei zunehmender Infiltration der Lunge muss an Stelle des vesiculären Athmens *Bronchialathmen* auftreten. Andererseits ist auch die Cavernenbildung eine häufige Ursache von Bronchialathmen.

Zu den constantesten und diagnostisch wichtigsten auscultatorischen Zeichen der Phthise gehören die verschiedenartigen *Rasselgeräusche*, welche von der Secretanhäufung in den Bronchien resp. in den bereits gebildeten Cavernen abhängen. Je nach der Ausdehnung der Lungenaffection ist das Rasseln nur über einer Lungenspitze oder in grösserer Ausbreitung hörbar.

Physikalische Diagnose der Phthisis incipiens. Bei der Wichtigkeit der Diagnose einer beginnenden Phthise wollen wir hier kurz die dabei vorzugsweise in Betracht kommenden physikalischen Zeichen im Zusammenhange erwähnen. Im Allgemeinen sind die auscultatorischen Zeichen im Beginne der Erkrankung sicherer und leichter zu erkennen, als die percutorischen. Wer auf sogenannte „leichte Spitzendämpfungen" zu viel Gewicht legt, wird oft falsche Diagnosen machen. Zu beachten sind namentlich folgende Symptome: 1. Constante deutliche *Abschwächung des Athemgeräusches* in einer Spitze, namentlich, wenn es mit einem nachweislichen Nachschleppen der betreffenden Seite bei der Inspiration verbunden ist. In anderen Fällen ist das Athemgeräusch auf der kranken Seite zwar nicht schwächer, aber von unbestimmtem, mehr hauchendem Charakter. 2. Auffallendes *saccadirtes Athmen* in einer Lungenspitze. 3. *Verlängerung des Exspirationsgeräusches*, hauchender Charakter desselben. 4. Am wichtigsten ist der Nachweis von deutlichen trocknen *bronchitischen Geräuschen* oder von *Rasselgeräuschen* in einer Spitze, da erfahrungsgemäss die „*Spitzenkatarrhe*" in der Regel tuberkulöser Natur sind. 5. Sichere und auch bei wiederholter Untersuchung nachweisbare *Dämpfung* resp. tympanitische Dämpfung in einer Spitze. 6. Durch Percussion oberhalb der Claviculae nachweisbare *Schrumpfung der einen Lungenspitze*. 7. Von einigen Autoren wird auf ein systolisches, namentlich bei der Exspiration lautes *Geräusch in der Art. subclavia* Gewicht gelegt. Dasselbe kann schon im Beginn der Phthise entstehen, wenn das Gefässrohr durch Schrumpfungsvorgänge in der benachbarten Lungenspitze eine Knickung erfährt. Eine grosse praktische Bedeutung kommt diesem Symptom nicht zu.

Als Hauptregel bei der Diagnose der Phthisis incipiens muss gelten, erst nach mehrmals wiederholter Untersuchung ein bestimmtes Urtheil abzugeben. Ausser den Lungenspitzen sind auch die übrigen Abschnitte der Lungen genau zu untersuchen, da in seltneren Fällen die Tuberkulose auch in den unteren Lungenlappen beginnen kann. *Neben den physikalischen Symptomen sind stets auch die übrigen Verhältnisse des Kranken zu berücksichtigen.*

Cavernensymptome. Die sichere physikalische Diagnose der Lungencavernen macht häufig grosse Schwierigkeiten. Als hauptsächlichste Cavernensymptome sind zu nennen: 1. Lautes *bronchiales Athmen*, oft von *amphorischem Klang*, an Stellen, wo der Percussionsschall nur wenig oder gar nicht gedämpft ist. Ein derartiger Gegensatz beweist, dass das Bronchialathmen nicht durch Infiltration des Lungengewebes bedingt ist. Natürlich kann aber auch bronchiales Athmen über Cavernen hörbar sein, welche von verdichtetem Lungengewebe umgeben sind und daher einen gedämpften Percussionsschall geben. 2. Das sogenannte *metamorphosirende Athmen* (vesiculär beginnendes, plötzlich bronchial werdendes Inspirationsgeräusch) wird vorzugsweise über Cavernen gehört und ist daher diagnostisch zu verwerthen. 3. Wichtige Cavernenzeichen sind die verschiedenen Arten des *„percutorischen Schallwechsels“* über den Cavernen. Der WINTRICH'sche Schallwechsel besteht darin, dass der über der Caverne erhaltene tympanitische Schall beim Oeffnen des Mundes deutlicher tympanitisch, lauter und vor allem viel höher wird. Der *respiratorische Schallwechsel* (FRIEDREICH) besteht gewöhnlich in einem inspiratorischen Höherwerden des Schalls. Doch kommen hier mannigfache Unterschiede vor. Der GERHARDT'sche Schallwechsel (WEIL) besteht in der Aenderung der Höhe des tympanitischen Schalls bei Lageveränderungen des Patienten, wobei ebenfalls verschiedene Modificationen vorkommen.[1]) 4. *Grossblasige, klingende Rasselgeräusche* sind eins der häufigsten Cavernensymptome. Sie deuten mit Bestimmtheit auf das Entstehen des Rasselns in grösseren Räumen hin, wie solche normaler Weise in den Lungenspitzen nicht vorhanden sind.

Lungenschrumpfung. Eine sowohl durch besondere physikalische Symptome, als auch häufig durch gewisse klinische Eigenthümlichkeiten ausgezeichnete Form der Tuberkulose ist die *einseitige Lungenschrumpfung*. Schon durch die Inspection des Thorax ist diese Form meist sofort zu erkennen. Die eine Seite des Thorax ist auffallend eingezogen. Die vorderen oberen Partien und in allen hochgradigeren Fällen auch die unteren seitlichen und hinteren Partien des Brustkorbs sind viel weniger ausgedehnt, als die entsprechenden Abschnitte der anderen, gesunden Seite. Die Gruben und Intercostalräume der kranken Seite sind tiefer, das Schulterblatt näher an die Wirbelsäule herangezogen, zuweilen sogar letztere selbst scoliotisch nach der geschrumpften Seite hinübergezogen. Der Schall über der erkrankten Seite, welche beim Athmen stark nachschleppt oder fast ganz stillsteht, ist in mehr oder weniger hohem Grade gedämpft. Das Athemgeräusch ist meist ziemlich laut bronchial; daneben hört man meist reichliche, gewöhnlich grossblasige Rasselgeräusche. *Anatomisch* handelt es sich um hochgradige interstitielle, bindegewebige Schrumpfungsprocesse in der Lunge, welche fast immer mit ausgedehnter Cavernenbildung theils ulceröser, theils bronchiektatischer Natur verbunden sind. Wohl ausnahmslos betheiligt sich die Pleura, aber stets in *secundärer* Weise, an dem Process; sie ist ebenfalls verdickt und geschrumpft. Sind stärkere pleuritische Schwarten vorhanden, so ist das Athemgeräusch und der Stimmfremitus erheblich abgeschwächt.

Sehr ausgesprochen und meist leicht nachweisbar ist der *Einfluss der Schrumpfung auf die benachbarten Organe*. Vor allem wird das *Herz*, dessen äusseres Pericardium mit der Pleura gewöhnlich vielfach

1) Näheres über die Bedeutung der verschiedenen Formen des Schallwechsels s. bei WEIL, Handbuch der topographischen Percussion. Leipzig, Vogel. 1880.

verwachsen ist, nach der Seite der Schrumpfung stark hinübergezogen. Der Spitzenstoss und die Herzdämpfung werden dem entsprechend dislocirt. Bei linksseitiger Schrumpfung kann das Herz ganz bis in die linke Axillarlinie hinüberrücken, bei rechtsseitiger Schrumpfung bis in die Mittellinie oder sogar bis nach rechts vom Sternum verzogen werden. Bei Schrumpfung des linken oberen Lappens kommt die Vorderfläche des Herzens in grösserer Ausdehnung unmittelbar an die vordere Brustwand zu liegen. Man sieht daher in abnormer Ausdehnung die Herzbewegungen und fühlt im linken zweiten Intercostalraum oft sehr deutlich die Pulsation und den diastolischen Klappenschluss der Art. pulmonalis. Das *Hinaufrücken des Zwerchfells* giebt sich durch den Stand der Leber resp. bei linksseitiger Schrumpfung durch die Vergrösserung des „halbmondförmigen", tympanitisch schallenden Raums in der linken Seite zu erkennen. Die *gesunde Lunge* der anderen Seite findet man gewöhnlich stark *emphysematös ausgedehnt,* was sowohl durch den Tiefstand der unteren Lungengrenze, als namentlich auch durch das Hinüberrücken des vorderen inneren Lungenrandes nach der geschrumpften Seite zu nachweislich ist. In einem Theil der Fälle kann auch die eintretende *consecutive Dilatation und Hypertrophie des rechten Ventrikels* percutorisch erkennbar sein.

Dies sind die hauptsächlichsten physikalischen Symptome der sogenannten einseitigen Form der chronischen Lungenschrumpfung, über welche wir gleich hier einige klinische Bemerkungen anfügen wollen. Die Fälle zeigen häufig, aber freilich nicht immer, einen sehr chronischen, nicht selten sich über Jahre erstreckenden Verlauf. Dabei kann der Allgemeinzustand und die Ernährung der Patienten lange Zeit hindurch relativ ungestört bleiben. Die Kranken sehen zwar oft etwas blass und cyanotisch, aber dabei doch so wohlgenährt aus, dass sie mit dem Aussehen der meisten gewöhnlichen Phthisiker sehr contrastiren. Ihr Appetit bleibt gut, Fieber fehlt ganz oder ist nur zeitweilig bei genauerer Untersuchung in geringem Grade nachweislich. Auch der Husten und Auswurf, welche zu manchen Zeiten stark sind, sind zu anderen Zeiten, namentlich bei guter Pflege und Schonung der Kranken, sehr gering. Man kann sich daher nicht wundern, wenn diese Fälle von manchen Aerzten als gar nicht zur Phthise („Auszehrung"!) gehörig betrachtet werden. Und doch gehören sie unserer Ueberzeugung nach, welche sich auf zahlreiche klinische und namentlich anatomische Erfahrungen stützt, in *ätiologischer Hinsicht sicher zum allergrössten Theil, wenn nicht ausschliesslich zur Tuberkulose.* Sie stellen eine sehr langsam verlaufende Form der Tuberkulose dar, welche den interstitiellen, zur Schrumpfung, d. i. eigentlich zur localen Heilung führenden Processen Zeit zur Entwicklung lässt. Kommen derartige Kranke zur Section, so ist meist der tuberkulöse Charakter der Affection mit Sicherheit festzustellen. Sowohl in der anderen Lunge, wie in den übrigen Organen (Darm u. s. w.) finden sich unzweifelhafte tuberkulöse Veränderungen. Ferner können im Verlaufe *jeder*, noch so gutartig aussehenden „Lungenschrumpfung" plötzliche Verschlimmerungen eintreten, kann die andere Lunge hochgradiger tuberkulös erkranken, kann sich eine Miliartuberkulose, eine tuberkulöse Meningitis u. s. w. entwickeln. Im Ganzen aber ist der langsame und daher prognostisch wenigstens relativ gutartige Verlauf für diese Form der chronischen Tuberkulose charakteristisch und von praktischer Bedeutung.

Dass einseitige Lungenschrumpfungen *nicht* tuberkulöser Natur vorkommen, kann nicht absolut geleugnet werden, ist aber noch nicht sicher bewiesen. Nur im Anschluss an fötide Bronchitiden und Lungengangrän (vielleicht auch nach croupöser Pneumonie) kommen Schrumpfungsprocesse vor, welche mit Bronchiektasenbildung einhergehen und sicher nichts mit Tuberkulose zu thun haben. Diese Processe sind aber durch ihre Genese, durch die Eigenthümlichkeiten des Sputums u. s. w. meist leicht zu erkennen.

Endlich muss noch hervorgehoben werden, dass es zwischen den ausgesprochenen Formen einseitiger Lungenschrumpfung und den übrigen Formen der Lungentuberkulose die zahlreichsten Uebergänge giebt. Mehr oder weniger ausgebreitete Schrumpfungsprocesse in der einen Spitze kommen überhaupt in der Mehrzahl aller Phthisen vor.

Disseminirte Lungentuberkulose. Es giebt eine Form der Lungentuberkulose, welche dem Nachweise durch die physikalische Untersuchung grosse Schwierigkeiten bereitet. Bei dieser handelt es sich um zahlreiche, aber in der ganzen Lunge zerstreute (peribronchiale) Herde. Da zwischen denselben noch reichliches, normal lufthaltiges Gewebe liegt, so findet man bei der Percussion keine Dämpfung und auch die Auscultation ergiebt höchstens diffuse bronchitische Geräusche. Daher kommen nicht selten Verwechslungen dieser Form mit chronischer Bronchitis oder mit Lungenemphysem vor. Die Diagnose ist oft auch nicht durch die physikalische Untersuchung, sondern nur aus den übrigen Symptomen (Fieber, Abmagerung, auffallende Blässe der Haut, Sputum) zu stellen.

Diese Form verläuft seltener chronisch, meist ziemlich rasch. Sie kommt bei älteren Personen, doch auch bei Kindern vor. Manche Formen von „disseminirter grobkörniger" Tuberkulose bilden einen Uebergang zu der echten acuten Miliartuberkulose.

3. **Allgemeinerscheinungen bei der Lungentuberkulose.**

Schon bei der Besprechung des allgemeinen Verlaufs der Lungentuberkulose haben wir die Bedeutung der Allgemeinsymptome für die Diagnose und Beurtheilung der Krankheit hervorgehoben.

Fieber. Nur wenige Fälle von Lungentuberkulose verlaufen ganz *ohne Fieber.* Dagegen kann das Fieber ziemlich häufig zeitweise, Wochen und Monate lang, fehlen. Dies kommt namentlich bei den sehr chronischen Phthisen, z. B. bei den einseitigen Lungenschrumpfungen vor. Je sorgfältiger man die Temperatur misst, desto häufiger wird man aber auch zu Zeiten günstigen Befindens der Kranken einzelne geringe Abendsteigerungen bis auf 38° — 38°,5 finden. Zuweilen bestehen solche *subfebrile Zustände* lange Zeit hindurch. Die meisten Fälle von Lungentuberkulose, namentlich alle nicht sehr chronisch verlaufenden Fälle, sind mit *höherem Fieber* verbunden.

Das Fieber bei der Tuberkulose zeichnet sich im Allgemeinen durch seinen ungemein monotonen Charakter aus. Monate lang kann die Fiebercurve das gleiche Bild darbieten: früh normale oder wenigstens annähernd normale Temperaturen, Abends regelmässige Steigerungen bis auf ca. 39°,0 bis 40°,0, selten höher. Das Fieber bei der Phthise zeigt also einen ausgesprochenen *intermittirenden resp. remittirenden Charakter* (sogenanntes „*hektisches Fieber*").

Seltener sieht man ganz *unregelmässige Fiebercurven*, in denen kürzere oder längere Zeit andauernde Steigerungen mit fieberlosen Zeiten in regelloser Weise wechseln. Namentlich kommt es vor, dass gegen das Ende der Krankheit mit der zunehmenden allgemeinen Schwäche die vorher regelmässig intermittirende Curve unregelmässig wird. Oft werden dann die Intermissionen tiefer und echte *Collapstemperaturen* (35°—34°) werden nicht selten beobachtet. Andererseits kann zuweilen, wahrscheinlich bei intercurrenten Steigerungen des tuberkulösen Processes, das Fieber vorübergehend einen mehr *continuirlichen* Charakter annehmen. In einigen Fällen mit acutem Anfang (s. o.) sahen wir ebenfalls im Beginn der Erkrankung ein ziemlich hohes, annähernd continuirliches Fieber, welches später allmählich in die gewöhnliche Febris hectica überging.

Die Ursache des Fiebers ist wahrscheinlich nicht immer in der Tuberkulose an sich, sondern oft auch in der Resorption septischer Substanzen aus dem sich zersetzenden Bronchial- und Cavernensecret zu suchen.

Abmagerung. Sehr auffallend ist die bei den meisten Phthisen eintretende starke Abmagerung der Kranken. Sie betrifft die Muskulatur und das Fettgewebe in gleichem Maasse. Namentlich stark tritt sie oft an den Weichtheilen des Thorax hervor. Die Ursache der Abmagerung liegt zum Theil in der geringen Nahrungsaufnahme der meist appetitlosen Phthisiker. Vor allem aber ist wohl die Abmagerung auf das anhaltende Fieber und den dabei vermehrten Stoffzerfall im Körper zu beziehen. Indessen kann zuweilen auch schon im Beginn der Erkrankung ohne Fieber eine ziemliche hochgradige Abmagerung sich einstellen, welche wir auf das „Allgemeinleiden" zu beziehen gewohnt sind, deren eigentliche Ursache uns aber nicht bekannt ist. Unter günstigen äusseren Bedingungen können Phthisiker, namentlich während fieberfreier Perioden, wieder ziemlich beträchtlich an Körpergewicht zunehmen. In sehr chronischen, von vorn herein ohne Fieber verlaufenden Fällen kann der Ernährungszustand der Kranken lange Zeit ziemlich gut bleiben. — Gegen Ende der Krankheit nimmt die Abmagerung die höchsten Grade an und viele Phthisiker sterben im wahren Sinne des Wortes „bis aufs Skelett abgemagert".

Anämie. Hautfärbung. In den meisten Fällen bildet sich im Verlaufe der Krankheit eine an der blassen, fahlen Farbe der Haut und der sichtbaren Schleimhäute erkennbare Anämie aus. Nur selten erreicht die Anämie aber jenen Grad eigenthümlicher wachsartiger Blässe, wie er bei den idiopathischen perniciösen Anämien vorkommt. Die Anämie ist auch die Ursache, warum trotz der bestehenden Respirationsstörungen die Phthisiker gewöhnlich nicht cyanotisch aussehen. Bei den mehr chronischen Formen, bei welchen der allgemeine Ernährungszustand weniger leidet, sieht man nicht selten eine cyanotische Färbung der Wangen und Lippen. Zuweilen nimmt die Haut der Phthisiker ein schmutzig-dunkel pigmentirtes Colorit an. — Die umschriebene „hektische Röthung der Wangen", besonders zur Zeit bestehenden Fiebers, ist schon oben einmal erwähnt worden.

Allgemeine Schwäche. Nachtschweisse. Nervöse Störungen. Dass die allgemeine Emaciation und Anämie der Kranken von einer beträchtlichen Abnahme ihrer Leistungsfähigkeit begleitet ist, bedarf kaum einer besonderen Erwähnung. Die Kranken werden schliesslich so kraftlos, dass sie sich kaum allein im Bett zu bewegen vermögen.

Die Neigung sehr vieler Phthisiker zu *starken nächtlichen Schweissen,* welche gewöhnlich als „Schwächesymptom" bezeichnet wird, ist nicht ganz aufgeklärt. Zum Theil mag sie mit dem Abfall der abendlichen Fiebertemperatur zu der Morgenremission zusammenhängen, vielleicht hängt sie auch von der durch die Respirationsstörung bedingten stärkeren Kohlensäureanhäufung im Blute ab.

Auffallend ist der geringe Einfluss der Krankheit auf die höheren *nervösen*, speciell auf die *geistigen Functionen*. Die meisten Kranken behalten bis zu den letzten Athemzügen ein völlig freies Sensorium. Auch hierin unterscheidet sich der mehr local-infectiöse Charakter der Tuberkulose von den Allgemeininfectionen. Bekannt ist die zufriedene, hoffnungsreiche Stimmung vieler Phthisiker, welche häufig die eigene Lebensgefahr bis zu den letzten Stadien ihrer Krankheit nicht erkennen. Nur zuweilen führt die Anämie und allgemeine Ernährungsstörung des Gehirns zu *psychischen Alterationen* (Unklarheit, Verwirrtheit, melancholische Zustände u. dgl.).

Häufiger findet man Störungen in den *peripheren Nerven und Muskeln*. Hierher gehören namentlich *Schmerzen neuralgischen oder unbestimmten Charakters*, welche vorzugsweise in den Beinen, doch auch an den Armen (namentlich im Ulnarisgebiet) ihren Sitz haben und zuweilen sehr quälend sein können. Ihr eigentlicher Grund ist gewöhnlich nicht nachzuweisen. Auch starke *Hyperästhesie* der Haut und der tieferen Theile ist nicht selten.

In den abgemagerten Muskeln beobachtet man sehr oft eine stark erhöhte directe mechanische Erregbarkeit, welche z. B. beim Percutiren der vorderen Brustwand an den Pectoralmuskeln sich bemerklich macht. Auch die unter dem Namen der Sehnenreflexe zusammengefassten Phänomene zeigen sich bei manchen Phthisikern lebhaft gesteigert.

4. Symptome und Complicationen von Seiten der übrigen Organe.

1. *Pleura*. In der Regel wird die Pleura bei der Lungentuberkulose mitbefallen. Die Erkrankung derselben geschieht fast immer in Folge directen Uebergreifens des Processes von der Lunge aus auf die Pleura. *Anatomisch* finden sich in der Pleura neben den einfach entzündlichen Vorgängen auch spärlichere oder reichlichere miliare Tuberkel (*tuberkulöse Pleuritis*).

In vielen Fällen, bei denen es sich nur um *adhäsive Pleuritis* und *pleuritische Schrumpfung* handelt, lässt sich die Erkrankung der Pleura zwar vermuthen, aber nicht direct nachweisen und klinisch nicht von der Lungenaffection trennen. In anderen Fällen kann man aus dem Auftreten *pleuritischer Reibegeräusche* eine trockne Pleuritis bei den Phthisikern diagnosticiren. Hervortretender werden die Symptome der Pleuritis, wenn es sich um die Bildung *pleuritischer Exsudate* handelt, welche durch die physikalischen Erscheinungen meist leicht nachweisbar sind. Die Beschwerden der Kranken (Kurzathmigkeit und Schmerzen) werden durch eine derartige Complication meist sehr vermehrt. Ausser einfachen serös-fibrinösen Exsudaten findet man erfahrungsgemäss relativ häufig bei der Pleuratuberkulose *eitrige und namentlich oft hämorrhagische Exsudate.*

Eine wichtige Complication der Phthise von Seiten der Pleura ist die Bildung eines *Pneumothorax*. Derselbe entsteht durch Durchbruch einer oberflächlich gelegenen Caverne in die Pleurahöhle und Eintritt von Luft in die letztere. Die verschiedenen Formen des Pneumothorax, sowie die Symptome desselben werden wir bei den Krankheiten der Pleura besprechen.

2. *Kehlkopf, Trachea und Rachen.* Die Erscheinungen der Kehlkopftuberkulose und das Verhältniss derselben zur Lungentuberkulose haben wir bereits bei der Pathologie der Kehlkopfkrankheiten erörtert. Wir haben damals gesehen, dass es zwar wahrscheinlich auch eine *primäre Larynxtuberkulose* giebt, dass die meisten Fälle sich aber *secundär* im Anschluss an eine Lungentuberkulose entwickeln. Bei der beständigen Passage der tuberkulösen Sputa aus den Lungen durch Trachea und Kehlkopf kommt es leicht zu einer directen Infection der Schleimhaut in den genannten Theilen.

Aehnlich verhält es sich mit der freilich viel selteneren *Tuberkulose des Pharynx.* In einzelnen Fällen mag auch diese primär entstehen, meist ist sie aber eine Folge der Ueberimpfung der Tuberkulose durch das Sputum oder der directen Fortsetzung des tuberkulösen Processes vom Kehlkopf aus auf den Rachen. Tuberkulöse Geschwüre des Pharynx finden sich am häufigsten am weichen Gaumen, auf den Tonsillen, am Zungengrunde und am Uebergange des Pharynx in den Larynx, selten an den übrigen Theilen der Rachenhöhle. In vereinzelten Fällen kommen auch tuberkulöse Affectionen der *Mundhöhle* vor. Die localen Beschwerden, welche alle diese Geschwüre verursachen, sind meist sehr hochgradig. — Auch disseminirte Miliartuberkel sind wiederholt in der Schleimhaut des Pharynx beobachtet worden.

3. *Magen- und Darmkanal. Peritoneum.* Tuberkulöse Geschwüre in der *Magenschleimhaut* gehören zu den grössten Seltenheiten. Dagegen werden einzelne Symptome von Seiten des Magens sehr oft beobachtet. Vor allem ist *Appetitlosigkeit* eine häufige Erscheinung bei Phthisikern. *Erbrechen* kommt sowohl in Anschluss an starke Hustenanfälle, als auch sonst ziemlich oft vor. Die Ursache dieser Erscheinungen ist wahrscheinlich meist ein *Magenkatarrh*, welcher durch den Reiz der verschluckten phthisischen Sputa hervorgerufen wird. In anderen Fällen aber müssen die Magensymptome als rein „functionelle Störungen" aufgefasst werden.

Während die mit den Sputis verschluckten Tuberkelbacillen im Magen (vielleicht in Folge der sauren Reaction des Mageninhalts) fast nie haften bleiben, geschieht dies ungemein häufig im Darmkanal. Namentlich in der Umgebung der BAUHIN'schen Klappe, im unteren Ileum und oberen Dickdarm findet man in der *Mehrzahl* der Fälle von Lungenphthise tuberkulöse Geschwüre, bald vereinzelt, bald in sehr beträchtlicher Zahl.

Die Darmtuberkulose macht im Leben nicht immer sehr hervortretende klinische Erscheinungen. Doch treten in der Regel bei Pthisikern mit tuberkulösen Darmgeschwüren *Durchfälle* auf. Die Zahl der Stühle beträgt etwa 2—4 in 24 Stunden, zuweilen noch mehr. Die Beschaffenheit der Stühle ist nicht charakteristisch. Nur selten kommen geringe Eiter- und Blutbeimengungen zum Stuhl vor. Der Nachweis von Tuberkelbacillen in den Stühlen ist, soweit uns bekannt, noch nicht gelungen. Hervorzuheben ist aber, dass manche Phthisiker im Leben auch Durchfälle haben, bei denen die Autopsie keine Darmtuberkulose, sondern nur einen einfachen Darmkatarrh oder *Amyloid des Darmes* ergiebt. Andererseits findet man keineswegs selten bei den Sectionen tuberkulöse Darmgeschwüre, welche im Leben keine Durchfälle bewirkt haben.

In Fällen stärkerer Darmtuberkulose tritt zuweilen *Meteorismus* auf. Bei tiefgreifenden, bis ans Peritoneum reichenden Geschwüren besteht manchmal beträchtliche *Empfindlichkeit des Leibes.*

Das *Peritoneum* kann von den tuberkulösen Darmgeschwüren aus in doppelter Weise erkranken. Ziemlich selten ist eine echte, durch den Durchbruch eines Geschwüres und den Eintritt von Darminhalt in die Bauchhöhle hervorgerufene *perforative Peritonitis* mit eitrigem, oft sogar jauchigem Exsudat. Häufiger erfolgt von tief greifenden Geschwüren aus, ohne dass es zu eigentlicher Perforation kommt, eine Infection des Peritoneums mit Tuberkelgift, so dass es zu einer *Peritonealtuberkulose* oder zu tuberkulöser *Peritonitis* kommt. Im Leben sind die perforativen und tuberkulösen Peritonitiden nicht immer von einander zu unterscheiden. Zu erwähnen ist auch, dass sich zuweilen bei Phthisikern einfache Ascitesflüssigkeit in der Bauchhöhle findet, welche zur fälschlichen Annahme einer Peritonealtuberkulose verleiten kann.

Ein anderer Weg, auf welchem es im Verlauf der Phthise zur Peritonealtuberkulose kommen kann, ist die Ausbreitung des Processes von einer tuberkulösen Pleuritis aus, durchs Zwerchfell hindurch, aufs Peritoneum.

4. *Leber und Milz.* In der *Leber* finden sich bei der Phthise häufig einzelne oder zahlreiche Tuberkel, welche aber keine klinische Bedeutung haben. Die Infection der Leber mit dem Tuberkelgift ge-

schieht fast immer von tuberkulösen Darmgeschwüren aus, von welchen aus das Gift in die Pfortaderwurzeln und weiter in die Leber gelangt. Klinisch wichtigere Veränderungen der Leber sind die *Fettleber* und die *Amyloidleber* (*Speckleber*). Erstere ist zuweilen durch die physikalisch nachweisbare Vergrösserung des Organs und an dem fühlbaren, charakteristisch abgestumpften unteren Leberrande zu erkennen.

Die *Speckleber* tritt fast immer zugleich mit der Amyloidentwicklung in anderen Organen auf. Die Leber ist in hochgradigeren Fällen beträchtlich vergrössert und ihr unterer, fester scharfer Rand, nicht selten auch ihre derbe Vorderfläche sind meist deutlich fühlbar.

Miliartuberkel oder einzelne grössere Tuberkelknoten in der *Milz* haben nur pathologisch-anatomisches Interesse. Grössere, nachweisliche Milztumoren kommen bei *Amyloidentartung der Milz* vor.

5. *Nieren, Harnwege und Geschlechtsorgane.* Von den Veränderungen in den *Nieren* ist zunächst das Vorkommen von *Miliartuberkulose* zu erwähnen, welches aber ohne klinische Bedeutung ist. Auffallende Erscheinungen (vor allem Eitergehalt des Harns) kann dagegen die ausgedehntere *Tuberkulose des Urogenitalapparats* machen, welche wir später besonders besprechen werden. Auch in Betreff der Symptome der *Amyloidniere*, welche sich im Verein mit der Amyloiderkrankung anderer Organe im Verlauf der Phthise entwickeln kann, verweisen wir auf den Abschnitt über Nierenkrankheiten.

Nicht sehr selten kommen bei der Phthise auch echte *Nephritiden* vor, *acute Nephritis* und *chronische*, meist mit Amyloid combinirte Formen. Dieselben können bei aufmerksamer Untersuchung des Harns nicht übersehen werden. Dagegen kommen Fälle von reinen Amyloidnieren mässigen Grades vor, bei welchen der Harn normal, insbesondere eiweissfrei bleibt.

6. *Circulationsorgane.* Die *Pulsfrequenz* vieler Phthisiker ist nicht nur im Verhältniss zu dem etwa bestehenden Fieber gesteigert, sondern auch bei fieberlosen Kranken findet man meist eine geringe oder stärkere Beschleunigung des Pulses. Bemerkenswerth ist namentlich die sehr leicht eintretende Steigerung der Pulsfrequenz nach relativ geringen äusseren Anlässen, nach geringen körperlichen Anstrengungen, psychischen Erregungen u. dgl.

Anatomische Veränderungen am Herzen sind, abgesehen von der oft auffallenden Kleinheit und Schlaffheit desselben, selten. Mässige Herzverfettung, geringe Endocarditis an den Klappen, einzelne Tuberkel im Herzen machen keine Symptome. Wichtig dagegen ist die zuweilen auftretende *tuberkulöse Pericarditis.* Sie entsteht fast immer durch Fortsetzung des tuberkulösen Processes von der benachbarten Pleura aus. In vereinzelten Fällen hat man auch Pericarditis in Folge von Durchbruch einer Lungencaverne ins Pericardium gesehen.

7. *Lymphdrüsen.* Die Lymphdrüsen bilden einen Lieblingssitz tuberkulöser Veränderungen. Schon oben ist erwähnt, dass die sogenannten *scrophulösen, verkästen Lymphdrüsen*, wie sie namentlich am Halse und in den Achselhöhlen vorkommen, in der Mehrzahl der Fälle tuberkulös erkrankte Lymphdrüsen sind. Auch bei der Tuberkulose innerer Organe findet man sehr häufig die zugehörigen Lymphdrüsen vergrössert und mehr oder weniger in Verkäsung begriffen. So schwellen im Anschluss an die Lungentuberkulose die *Bronchiallymphdrüsen* an, im Anschluss an Darmtuberkulose die *mesenterialen* und *retroperitonealen* Lymphdrüsen. Namentlich bei *Kindern* spielt die *Tuberkulose der Bronchiallymphdrüsen* eine ziemliche Rolle. Durch die vergrösserten Drüsen können Compressionserscheinungen von Seiten der Luftwege, der Aeste der Pulmonalarterie, der Venen, des Nervus recurrens, ja sogar der Aorta zu Stande kommen. Auch Perforationen verkäster Bronchialdrüsen in den Oesophagus, in Gefässe u. a. sind beobachtet worden. Ein bestimmtes Krankheitsbild kommt indessen der Bronchialdrüsentuberkulose bei den Kindern nicht zu und man wird dieselbe neben der Lungentuberkulose zwar oft vermuthen, aber nur selten sicher diagnosticiren dürfen.

8. *Nervensystem.* Einzelne nervöse Symptome haben wir bereits oben bei der Besprechung der Allgemeinsymptome erwähnt. Hinzuzufügen ist noch das Vorkommen der *tuberkulösen Meningitis* (s. d.) im Verlauf der Phthise, sowie die seltene Entwicklung grösserer *solitärer Tuberkel* im Centralnervensystem.

9. *Haut.* Die grosse Neigung vieler Phthisiker zu starken *Schweissen*, namentlich des Nachts, ist schon besprochen worden. Erwähnenswerth ist ferner das häufige Vorkommen der *Pityriasis versicolor* („P. tabescentium"), namentlich auf der Haut des Thorax. — Nicht selten sieht man an den Fussknöcheln und Unterschenkeln mässige *Oedeme*, welche auf die Schwäche der Herzaction zu beziehen sind. Stärkeres Oedem eines Beins entsteht zuweilen durch *Thrombose der Schenkelvene.*

Diagnose. So leicht die Diagnose der Phthise in den meisten vorgeschrittenen Fällen ist, so schwierig ist oft die Beurtheilung der beginnenden Erkrankung. Von entscheidender Bedeutung sind natürlich vor allem die Resultate der physikalischen Untersuchung. Man darf dabei aber nicht vergessen, dass einerseits umschriebene tuberkulöse Veränderungen in den Lungen sich dem Nachweise entziehen können, und dass andererseits die physikalischen Befunde nie *an sich* für die Tuberkulose entscheidend sind. Man wird daher stets neben der genauesten Untersuchung der Lungen alle übrigen Verhältnisse mit berücksichtigen müssen, vor allem die Allgemeinsymptome (Abmagerung, Anämie), das Fieber, die Disposition zur Erkrankung (Heredität, etwaige früher durchgemachte tuberkulöse Affectionen) u. s. w. Die Untersuchung des Sputums kann positive Resultate von entscheidender Bedeutung geben (elastische Fasern, Tuberkelbacillen), während ein negativer Befund die Diagnose der Phthise nie ausschliessen lässt.

Verwechslungen der Phthise mit anderen Krankheiten kommen in zweifacher Beziehung vor. Bei vorwaltenden Allgemeinerscheinungen ohne stärker hervortretende Lungensymptome kann eine bestehende Tuberkulose übersehen werden. Namentlich im Beginne werden manche Phthisen für blosse Anämie, chronischen Magenkatarrh, einfache Bronchitis u. dgl. gehalten. Andererseits und keineswegs selten werden aber auch Patienten für phthisisch gehalten, welche an ganz anderen Affectionen leiden. Wer auf unsichere Percussionsresultate zu grossen Werth legt, wird häufig falsche Diagnosen machen. Latente schwere Magenleiden oder gewisse Allgemeinleiden (Anämien, Diabetes, chronische Nephritiden u. a.) können fälschlich für Phthise gehalten werden. Auch andere Lungenaffectionen, namentlich chronische Bronchitis, Emphysem, Bronchiektasien, fötide und gangränöse Processe, Carcinom der Lungen können mit der Tuberkulose verwechselt werden. Nur eine sorgfältige und *vorurtheilsfreie* Untersuchung der Kranken kann vor solchen Irrthümern schützen.

Prognose. Bei dem Stande unseres heutigen therapeutischen Könnens muss die Prognose der Lungentuberkulose leider noch immer als eine fast absolut ungünstige bezeichnet werden. Dass tuberkulöse Processe in der Lunge an sich heilbar sind, kann zwar unseres Erachtens nicht bezweifelt werden. In allen den Fällen aber, wo wir die Tuberkulose bereits sicher und deutlich objectiv nachweisen können, ist ein definitives Erlöschen der Krankheit äusserst selten. Deshalb gilt für gewöhnlich auch mit vollem Recht die *sichere* Diagnose der Phthise als gleichbedeutend mit einer sicher letalen Prognose.

Sehr schwierig im einzelnen Falle ist aber die *Prognose in Bezug auf den zeitlichen Verlauf* der Krankheit. Hierbei müssen wir stets der grossen Verschiedenheiten unter den einzelnen Fällen eingedenk und daher mit unserem Ausspruche sehr vorsichtig sein. Wie mancher Phthisiker macht bei der ersten Untersuchung den Eindruck, als ob er nicht mehr 14 Tage leben könnte, und später sehen wir, dass die Krankheit noch viele Monate lang und noch länger dauert, die meisten Krankheitssymptome sich bessern und der Patient sich von neuem erholt. In anderen Fällen dagegen glauben wir es mit einem noch sehr incipienten Fall zu thun zu haben, geben der besten Hoffnung Raum — und der Patient stirbt in wenigen Wochen an florider Phthise. Auch abgesehen von dem stets möglichen Eintritt einer unvorhergesehenen tödtlichen Lungenblutung, eines Pneumothorax, einer tuberkulösen Meningitis u. dgl., halten wir ein Urtheil über die Dauer der Krankheit stets für unsicher und höchstens nach längerer Beobachtung des Kranken zu fällen. Sehr viel hängt natürlich von den äusseren Verhältnissen ab, in welchen der Kranke sich befindet, von der Möglichkeit der Schonung, genügender Nahrung, guter Luft u. s. w.

Von den einzelnen, die Prognose bestimmenden Momenten kommen vor allem der allgemeine Ernährungszustand, namentlich das Verhalten des Körpergewichts, die Ausbreitung der Lungenaffection, das Fieber und etwaige Complicationen (besonders Larynx- und Darmtuberkulose) in Betracht. Die näheren Anhaltspunkte, welche sich hieraus ergeben, brauchen wir nicht noch einmal besonders anzuführen.

Therapie. 1. *Prophylaxis.* Die Frage nach den prophylaktischen Maassregeln, welche eventuell die Ausbreitung der Krankheit verhindern könnten, ist jetzt nach der sicheren Erkenntniss der infectiösen Natur der Tuberkulose in ein neues Stadium getreten. Namentlich kann jetzt die *Ansteckungsfähigkeit der Phthise*, für welche übrigens schon früher stets einzelne Beispiele angeführt wurden, principiell nicht mehr bezweifelt werden. Wenngleich nach allen Erfahrungen die Gefahr der Ansteckung auch keine sehr grosse ist, so wäre es doch Thorheit, dieselbe ganz zu ignoriren. Wir werden es uns daher zum Grundsatz machen müssen, die Angehörigen eines Phthisikers auf die *Möglichkeit* dieser Gefahr aufmerksam zu machen, werden namentlich die Kinder desselben sich nicht unnütz dieser Gefahr aussetzen lassen und werden für genügende Isolirung und Desinfection der Sputa sorgen. Die Folgezeit wird lehren, ob nicht durch derartige, bis jetzt fast stets vernachlässigte Maassregeln manches Unglück verhütet werden kann.

Die bisher angewandte „Prophylaxis“ beschränkte sich fast ausschliesslich auf die möglichste Abhärtung und Kräftigung der bedrohten Individuen. Namentlich Kinder mit schwächlichem Habitus, mit „scrophulösen“ Erscheinungen, Kinder aus Familien, in welchen bereits Fälle von Tuberkulose vorgekommen sind, sucht man mit Recht körperlich zu stärken und dadurch gegen den drohenden Feind zu wappnen. Gute Ernährung, frische Luft, Abstumpfung der Empfindlichkeit des Körpers durch kalte Waschungen und Bäder — dies sind die Momente, deren günstiger Einfluss allgemein anerkannt ist.

Von grosser prophylaktischer Bedeutung kann wahrscheinlich die Entfernung gewisser, bereits bestehender tuberkulöser Krankheitsherde aus dem Körper sein. Wir meinen die rechtzeitige Exstirpation scrophulöser (d. i. tuberkulöser) Lymphdrüsengeschwülste, die Heilung resp. Resection tuberkulöser Knochen- und Gelenktheile u. dgl. Obgleich wir im einzelnen Falle freilich niemals wissen können, ob der entfernte Theil der einzige Krankheitsherd im Körper ist, so ist es doch zweifellos gerechtfertigt, wenn wir wenigstens *eine* mögliche Quelle für die etwaige spätere Gesammtinfection des Körpers zu entfernen bestrebt sind. Die nähere Besprechung dieses wichtigen Punktes muss der Chirurgie überlassen bleiben.

2. *Therapie.* Eine wirksame, der *Causalindication* entsprechende Therapie, welche ihren Angriffspunkt direct in dem Tuberkelgifte selbst sucht, kennen wir noch nicht. Die in diesem Sinne empfohlenen Inhalationen mit den verschiedensten antiseptischen Substanzen (Carbolsäure, benzoësaures Natron, in neuerer Zeit Jodoform) haben sich bisher alle nicht genügend bewährt. Damit sollen aber die berichteten einzelnen günstigen Erfolge nicht bestritten werden und gewiss ist es gerechtfertigt, gerade mit derartigen Versuchen weiter fortzufahren. Von innerlich angewandten Mitteln mit angeblich specifischer Wirksamkeit gegen die Phthise erwähnen wir noch das *Kreosot,* welches in Dosen zu 0,2 — 0,4 pro die gereicht wird.

Die Therapie der Phthise ist gegenwärtig vorherrschend 1. eine *diätetische,* im weitesten Sinne des Wortes, und 2. eine *symptomatische.*

Die *diätetische Therapie* bezweckt einerseits die Widerstandskraft des Körpers gegen die Krankheit zu erhöhen, andererseits den Körper unter Bedingungen zu versetzen, welche erfahrungsgemäss der weiteren Ausbreitung der Krankheit entgegenzuwirken scheinen. Hierher gehört in erster Linie die sehr ausgebildete *Klimatotherapie*, welche zuerst namentlich durch die Thatsache von der auffallenden Immunität gewisser Orte gegen die Tuberkulose angeregt wurde. Ohne uns auf die nur zu zahlreichen hypothetischen Erklärungsversuche der Wirksamkeit klimatischer Kuren einzulassen, geben wir eine kurze Uebersicht der gegenwärtig den meisten Ruf besitzenden Kurorte.

In die *südlichen Kurorte* mit gleichmässiger warmer Wintertemperatur schickt man die Kranken, damit sie den mannigfachen schädlichen Einflüssen des nordischen Winters entzogen werden. Eine ziemlich sichere Garantie für constant mildes Wetter bieten aber nur die schon ziemlich weit südlich gelegenen Kurorte in *Algier*, *Egypten* und vor allem das von fast allen Patienten, welche dort waren, sehr gelobte

Madeira. Auch die sicilianischen Kurorte (*Catania*, *Palermo*) und *Ajaccio* bieten günstige klimatische Verhältnisse dar, während die Kurorte der *Riviera* (*Mentone*, *San Remo*, *Nizza* u. s. w.), *Meran*, *Arco*, *Lugano*, *Montreux* u. s. w. in dieser Beziehung schon etwas unsicherer sind. Sie werden daher namentlich als Uebergangsstationen während der Frühjahrs- und Herbstmonate benutzt.

Die Beobachtung von der Immunität der meisten hoch gelegenen Ortschaften gegen die Phthise hat den *Höhenkurorten* ihren Ruf verschafft. Empfehlenswerth ist vor allem *Davos*, namentlich als Winterkurort. Ausserdem sind *Somaden*, *St. Moriz*, *St. Beatenberg* u. a. zu nennen. In Deutschland hat *Görbersdorf* mit seinen glänzend eingerichteten Sanatorien, in welchen vorzugsweise Hydrotherapie getrieben wird, manche Erfolge aufzuweisen. Im Allgemeinen passen die Höhenkurorte mehr für relativ kräftiger constituirte Patienten, während die südlichen Kurorte mehr für empfindliche und schwächliche Patienten geeignet sind.

Diejenigen *Bäder* (sowohl Bade- wie Trinkkuren), welche bei uns in Deutschland am häufigsten verordnet werden, sind: *Lippspringe*, *Soden*, *Salzungen*, *Salzbrunn*, *Badenweiler*, *Reichenhall*, *Ems*, *Neuenahr* u. s. w. In Betreff der erfahrungsgemäss festgestellten näheren Indicationen der einzelnen Badeorte müssen wir auf die speciell balneologischen Schriften verweisen. In incipienten Fällen sind der *Aufenthalt an der See* oder längere *Seereisen* zuweilen von grösstem Nutzen. Wir kennen mehrere jüngere Aerzte, welche wegen beginnender Phthise Schiffsärzte wurden und ganz auffallend gekräftigt von ihren Reisen zurückkehrten.

Die bisher angeführten Kurorte kommen selbstverständlich nur bei Patienten aus den wohlhabenden Ständen in Betracht. In vielen Fällen wird man sich begnügen müssen, den Kranken überhaupt einen *Landaufenthalt* zu empfehlen, in möglichst gesunder, geschützter und waldreicher Gegend und unter gleichzeitiger Berücksichtigung der vorhandenen Nahrungs- und Wohnungsverhältnisse. Ein passend gewählter Landaufenthalt kann manchen theuren Kurort vollständig ersetzen. Ueberhaupt soll man sich bei der Wahl eines Kurorts stets fragen, ob die dem Patienten dadurch auferlegten Kosten und Unbequemlichkeiten auch wirklich durch den möglichen Erfolg aufgewogen werden können. Vom ärztlichen und humanen Standpunkte aus ist es gleich tadelnswerth, wenn Phthisiker noch im letzten Stadium ihrer Krankheit in die Fremde geschickt werden, um fern von der Heimath und von ihren Angehörigen dort zu sterben.

Eine möglichst gute *Ernährung der Kranken* ist stets anzustreben. Abgesehen von den hierbei allgemein gültigen Regeln, hat man die Ernährung der Kranken zu besonderen „Kuren" ausgebildet, zu welchen namentlich die „Milchkur" gehört. Dass reichlicher Genuss guter Milch an sich empfehlenswerth ist, versteht sich von selbst. Die eigentlichen Milchkuren, bei welchen die Nahrung fast ausschliesslich aus Milch bestehen soll, sind aber nicht zweckmässig. Den Kranken wird es gewöhnlich bald unmöglich, die nöthigen Mengen Milch zu geniessen, so dass manche Milchkur schliesslich zur Hungerkur wird und mehr schadet, als nützt. Zu erwähnen sind ferner die *Molken-* und *Kumisskuren*, beide ohne sonderliche Bedeutung.

Zu den auf die Ernährung der Kranken bezüglichen Vorschriften gehört auch die Verordnung des *Leberthrans* (täglich 2—4 Esslöffel). Wird derselbe gut vertragen, so kann er von entschiedenem Nutzen sein. Eine grosse diätetische Bedeutung wird von manchen Aerzten der Darreichung von *Alcoholicis* zugeschrieben. Den meisten Patienten bekommt starker Wein in mässigen Quantitäten sehr gut und trägt zur Besserung ihres Appetits und Allgemeinbefindens bei. Besondere Heilerfolge darf man aber von den Alcoholicis nicht erwarten. Beliebt und zuweilen zweckmässig ist die Verordnung, jeder Portion Milch 1—2 Esslöffel Cognac beizumengen.

Sehr wichtige diätetische Vorschriften kommen bei der *Regelung der Lebensweise* der Kranken in Betracht. Vor allem hat man hierbei auf die Fernhaltung gewisser Berufsschädlichkeiten (Aufenthalt in schlecht ventilirten Comptoiren und Arbeitsstätten, Staubinhalationen, anstrengendes Sprechen u. s. w.) hin zu wirken.

Die *symptomatische Therapie* richtet sich in erster Linie gegen die *Lungensymptome* selbst. Mit allen möglichen Mitteln versucht man den Process in den Lungen zu bessern und damit die quälenden Erscheinungen des Hustens, Auswurfs, der Brustschmerzen und der Athemnoth zu lindern. Oertliche Applicationen auf die Brusthaut leisten wenig, sind aber doch in der Praxis nicht zu entbehren. Senfteige, warme und kalte Umschläge, Priessnitz'sche Umschläge, Einpinselungen von Jodtinctur und Einreibungen müssen vielfach in Anwendung gezogen werden.

Die Leistungen der *Inhalationstherapie* bei der Phthise sind nicht gerade sehr ermuthigend, doch können in manchen Fällen Inhalationen von Kochsalzlösung, Tannin u. dgl. Erleichterung verschaffen. Auch Inhalationen narkotischer Mittel (Aq. Laurocerasi, Morphium, Bromkalium) sind bei heftigem, krampfhaften Husten zu versuchen. Balsamische Mittel (Terpentin) sind in Fällen mit starker Secretion indicirt.

Die *pneumatische Therapie* soll in Fällen beginnender Phthise zuweilen gute Resultate aufzuweisen haben. Angewandt werden fast ausschliesslich Einathmungen von comprimirter Luft.

Unter den medicamentösen Verordnungen steht das *Morphium* obenan. Anfangs sei man sparsam und vorsichtig mit seiner Anwendung. In schweren und hoffnungslosen Fällen ist aber das Mittel unentbehrlich. Es mildert den Hustenreiz, den Schmerz und die Beklemmung auf der Brust. In chronischen Fällen mit mässigen Beschwerden kann man mit Vortheil längere Zeit hindurch mildere Narcotica benutzen: Belladonna, Extr. Hyoscyami, Lactucarium u. a.

Von den *Expectorantien* (zahlreiche Recepte s. im Anhang), Salmiak, Ipecacuanha, Stibium sulfuratum u. s. w., gilt das bei den übrigen Lungenkrankheiten Gesagte. In der Praxis sind sie nicht zu entbehren, obwohl ihre Wirksamkeit oft recht zweifelhaft ist. Besonders gelobt wird in neuerer Zeit das *Apomorphin* als Expectorans (0,03 : 120,0).

Wichtig ist die *Behandlung einer eingetretenen Hämoptyse.* Da geringe Blutmengen im Auswurf oft einer stärkeren Hämoptyse vorhergehen, so ist beim Auftreten von Blut im Auswurf stets Vorsicht nothwendig. Die Kranken müssen sich körperlich möglichst ruhig verhalten, heisse Getränke und grössere Mengen Alcoholica meiden. Beim Eintritt einer stärkeren Lungenblutung ist absolute *Bettruhe* vor allem nothwendig. Die Kranken müssen zunächst psychisch beruhigt werden. Eine genauere Untersuchung der Lungen, namentlich alles stärkere Percutiren ist zu unterlassen. Auf die Lunge derjenigen Seite, von woher man die Blutung vermuthet, legt man eine flache, nicht zu schwere *Eisblase.* Die Kälte wird meist gut vertragen. Nur zuweilen erregt sie stärkeren Hustenreiz und muss dann fortgelassen werden. Das Verschlucken kleiner Eisstückchen ist ebenfalls zu empfehlen. Von innerlichen Mitteln sind *Narcotica* (Morphium) am zweckmässigsten, da sie durch Unterdrücken der stärkeren Hustenstösse den Stillstand der Blutung begünstigen. Unter den Mitteln, welche blutstillend wirken sollen, ist vor allem das *Ergotin* zu nennen (stündlich 2—3 Pillen zu 0,05), ferner *Sclerotinsäure* und *Liquor ferri sesquichlorati* (2,0 auf 100 Wasser, 1—2stündlich ein Esslöffel). Ein Mittel, welches oft wirklich von Nutzen zu sein scheint und welches man ausserdem fast immer gleich bei der Hand hat, ist das *Kochsalz.* Man lässt davon einen oder mehrere Theelöffel voll mit etwas Wasser nehmen. Auch die Darreichung von Säuren (Citronenlimonade, Elixir. acidum Halleri) ist ein beliebtes Hausmittel bei Lungenblutungen.

Auch wenn die Blutung aufgehört hat, müssen die Kranken noch längere Zeit hindurch äusserst vorsichtig gehalten werden, da Wiederholungen der Blutung häufig vorkommen.

Das *hektische Fieber der Phthisiker* zeichnet sich durch seine grosse Resistenz gegenüber den antipyretischen Mitteln aus. Meist ist es vollständig nutzlos, dasselbe mit grossen Dosen Chinin oder salicylsaurem Natron bekämpfen zu wollen. In hohem Grade empfehlenswerth sind aber *kalte Abreibungen* des ganzen Körpers zur Zeit der Fiebersteigerungen. Die Abreibungen werden fast immer gut vertragen und gewähren den Kranken eine sichtliche Erfrischung und Erleichterung.

Auch die *lästigen Schweisse* der Phthisiker werden nach den Abreibungen nicht selten geringer. Hören die Schweisse trotzdem nicht auf, so kann man zuweilen mit Vortheil *Atropin* (Abends 0,0005—0,001) verordnen. Doch hält die Wirkung desselben gewöhnlich nicht sehr lange an. Empfehlenswerth ist auch das Einpudern des Körpers mit *Salicylpuder* (Acid. salicyl. 5,0 Talcum venet. 95,0). Beliebte Mittel gegen die Schweisse sind ferner *Salbeithee* und die Darreichung von Milch mit Cognac.

Unter den Mitteln, welche den *Allgemeinzustand* bessern sollen, ist vor allem das *Chinin* in kleineren Dosen (0,3 — 0,5 täglich) und die *Sol. Fowleri* zu nennen. Bei sehr anämischen Patienten kommen *Eisenpräparate* (Jodeisen) in Anwendung. Doch sind dieselben bei Patienten, welche zur Hämoptoë neigen, erfahrungsgemäss contraindicirt. Den *Appetit* sucht man durch kleine Portionen starken Wein, durch Tinct. amara, Tinct. nucis vomicae, Vinum Chinae u. dgl. zu heben.

Die *Durchfälle* der Phthisiker sind häufig sehr schwer zu bekämpfen. Am wirksamsten sind die Opiate in Verbindung mit Tannin oder Plumbum aceticum.

Die Therapie der *Complicationen der Phthise* ist in den diesbezüglichen Capiteln nachzulesen.

SIEBENTES CAPITEL.

Acute allgemeine Miliartuberkulose.

Aetiologie. Die acute Miliartuberkulose stellt eine Form der Tuberkulose dar, deren gesonderte Besprechung sich sowohl durch die anatomischen Verhältnisse, als auch durch den eigenartigen klinischen Verlauf der Krankheit rechtfertigt. Die Krankheit ist anatomisch charakterisirt durch eine *in relativ kurzer Zeit erfolgende massenhafte Entwicklung miliarer Tuberkel in zahlreichen Organen des Körpers.* Wir können uns diesen Vorgang nicht anders denken, als dass ein

Ueberschüttung des Körpers mit Tuberkelbacillen stattfindet, welche auf irgend eine Weise gleichzeitig in die verschiedensten Organe gelangen und hier den Anlass zur Tuberkeleruption abgeben. Schon vor längerer Zeit hatte Buhl den Satz aufgestellt, dass man in jedem Falle von acuter Miliartuberkulose irgendwo im Körper einen käsigen Herd auffinden könne, von welchem aus durch Resorption käsiger Massen ins Blut die Allgemeininfection der Körpers erfolgen sollte. Neuere Untersuchungen haben uns aber über die Art und Weise, wie diese Allgemeininfection erfolgt, viel bestimmtere Aufschlüsse gebracht. Ponfick fand zuerst in einigen Fällen von acuter Miliartuberkulose eine ausgedehnte, mit Zerfall der tuberkulösen Neubildung einhergehende *Tuberkulose des Ductus thoracicus.* Es ist leicht ersichtlich, wie hierdurch bei der offenen Communication des Lymphstammes mit der Vena subclavia Tuberkelmaterial in reichlicher Menge direct in den Kreislauf gelangen und so in kurzer Zeit über die verschiedenen Organe „ausgesäet" werden kann. Noch häufiger scheint aber die von Weigert entdeckte *Tuberkulose grösserer Venenstämme*, namentlich der Lungenvenen, den Ausgangspunkt für die acute allgemeine Miliartuberkulose abzugeben. Gewöhnlich sind es tuberkulöse Lymphdrüsen, welche mit einer benachbarten Venenwand verschmelzen, dieselbe allmählich durchsetzen, bis sie frei ins Lumen der Vene hineinragen. Erfolgt nun an dieser Stelle Verkäsung und Ulceration, so wird natürlich fortwährend Infectionsstoff vom Blutstrom abgespült, fortgeschwemmt und in die anderen Organe verschleppt.

Da eine derartige tuberkulöse Lymphdrüse, z. B. eine Bronchiallymphdrüse, lange Zeit vollständig symptomlos bestehen kann, so versteht man, wie die Miliartuberkulose oft bei *vorher anscheinend ganz gesunden Menschen* in acuter Weise zum Ausbruch kommen kann. In anderen Fällen leiden die Patienten schon vorher an irgend einer tuberkulösen Affection, bis plötzlich irgendwo im Körper die Bedingungen eintreten, unter denen es zur Entwicklung der Miliartuberkulose kommt. So sehen wir zuweilen den Ausbruch derselben bei Patienten, welche an *gewöhnlicher Lungenphthise* leiden. Doch gehört die acute Miliartuberkulose bei *fortgeschrittener* Phthise zu den Seltenheiten. Finden sich bei der Section einer acuten allgemeinen Miliartuberkulose ältere phthisische Veränderungen in den Lungen, was keineswegs sehr häufig ist, so sind diese meist nur wenig hochgradig, bestehen in einigen älteren, zum Theil schwieligen Herden, Pigmentindurationen u. dgl. Relativ häufig sehen wir Miliartuberkulose sich entwickeln im Anschluss an *pleuritische Exsudate.* Wir haben schon früher darauf hingewiesen, dass in solchen Fällen die Pleuritis selbst schon eine tuberkulöse Erkrankung ist. Ferner kommt Miliartuberkulose zur Beobachtung bei Personen mit alten tuberkulösen *Knochen-* und *Gelenkaffectionen* (Coxitis, Wirbelcaries), bei *tuberkulösen Lymphdrüsengeschwülsten* (am Halse, in den Achseldrüsen), bei *Tuberkulose der Urogenitalorgane* u. s. w. In allen solchen Fällen braucht aber die im Leben nachweisbare tuberkulöse Affection nicht immer auch gerade der Ausgangspunkt für die allgemeine Miliartuberkulose zu sein. Doch ist immerhin der Nachweis einer derartigen bestehenden Affection von der grössten diagnostischen Bedeutung, insofern hierdurch stets auf die Möglichkeit einer allgemeinen tuberkulösen Infection nachdrücklich hingewiesen wird.

In einigen Fällen sah man den Ausbruch der Miliartuberkulose im Anschluss an andere acute Krankheiten erfolgen, so z. B. nach Typhus abdominalis, Masern u. dgl.

Pathologische Anatomie. Abgesehen von einer etwa bestehenden älteren tuberkulösen Affection in irgend einem Organe und abgesehen von der im vorigen Abschnitt besprochenen, in der Regel nachweisbaren Tuberkulose einer Vene oder des Ductus thoracicus, besteht der anatomische Befund bei der acuten Miliartuberkulose in dem Durchsetztsein einer grossen Anzahl von Körperorganen mit Miliartuberkeln. Constant befallen sind vor allem die Lungen, die Leber, die Milz, fast constant die Nieren, die Schilddrüse, das Knochenmark, das Herz, die Chorioidea, weniger constant, aber auch häufig, die serösen Häute und die Meningen. In allen genannten Organen können sich die miliaren Knötchen in grösster Anzahl vorfinden. Sie sind zum Theil schon mit blossem Auge leicht zu erkennen, in den Lungen auch sehr deutlich durch das Gefühl wahrzunehmen. In manchen Organen, namentlich in der Leber, oft auch in der Milz, sind sie dagegen für das blosse Auge schwer zu erkennen, dafür aber mikroskopisch leicht nachzuweisen. In Bezug auf den histologischen Bau der Miliartuberkel und den Nachweis der Tuberkelbacillen in denselben verweisen wir auf die Darstellung in dem Capitel über Lungentuberkulose. Zu erwähnen ist noch, dass in einigen mehr chronisch verlaufenden Fällen die Knötchen zum Theil bereits zu grösseren tuberkulösen Herden (von Linsen- bis Erbsengrösse) anwachsen können. Auch unausgebildetere Fälle von Miliartuberkulose kommen vor, bei welchen nur eine beschränkte Anzahl von Organen und diese dabei in geringerer Intensität befallen sind.

Allgemeiner Krankheitsverlauf. Die klinischen Symptome der Miliartuberkulose hängen von zwei Factoren ab, einmal von der Allgemeininfection des Körpers und zweitens von der tuberkulösen Localaffection gewisser Organe. Während die Miliartuberkulose mancher Organe absolut symptomlos ist, so z. B. die Miliartuberkulose der Leber, der Nieren, des Herzens, des Knochenmarks u. s. w., führt die Miliartuberkulose in zwei Organen zu den auffälligsten localen Krankheitserscheinungen, nämlich in den Lungen und vor allem im Gehirn. Die von COHNHEIM und MANZ entdeckte Miliartuberkulose der Chorioidea verläuft zwar ebenfalls an sich symptomlos, kann aber durch den Augenspiegel direct nachgewiesen werden und ist hierdurch von grosser diagnostischer Bedeutung geworden.

Je nach dem Vorwiegen der einen oder der anderen soeben angedeuteten Symptomengruppe bietet die Miliartuberkulose ein ganz verschiedenes Krankheitsbild dar. Wir unterscheiden die folgenden vier Formen:

1. *Miliartuberkulose mit vorwiegenden Symptomen der Allgemeininfection. Sogenannte typhöse Form.* Diese Form kann zum Theil eine grosse Aehnlichkeit mit einem Abdominaltyphus haben. Die vorher anscheinend ganz gesunden oder schon irgendwie der Tuberkulose verdächtigen Patienten erkranken mit allmählich zunehmenden Allgemeinsymptomen, mit Mattigkeit, Appetitlosigkeit, Kopfschmerzen und Fieber. Da keine nachweisliche Localaffection die Krankheitserscheinungen erklärt, so kann das Leiden anfangs sehr wohl für einen Typhus gehalten werden. Der allgemeine Krankheitszustand wird immer schwerer, das Fieber ist hoch und annähernd continuirlich, Gehirnerscheinungen stellen sich ein. In einigen Fällen kann selbst ein Roseola-artiges Exanthem die Aehnlichkeit mit einem Abdominaltyphus noch vergrössern. Bei aufmerksamer Beobachtung stellen sich aber doch fast immer im späteren Verlauf Symptome ein, welche für die Miliartuberkulose bis zu einem gewissen Grade charakteristisch sind und entweder von der Miliartuberkulose der Lungen oder des Gehirns abhängen. Das Colorit der Kranken nimmt ein *eigenthümlich blasses,* dabei aber deutlich *cyanotisches Aussehen* an. Die *Athmung* wird auffallend *tief, dyspnoisch.* Oder es stellen sich Zeichen einer *tuberkulösen Meningitis* ein (Nackenstarre, Bewusstlosigkeit, Störungen in der Innervation der Augenmuskeln u. s. w.), unter denen der Tod erfolgt. Die Krankheitsdauer dieser Fälle beträgt, vom Anfang der schwereren Symptome an gerechnet, etwa 1½—3 Wochen.

2. *Miliartuberkulose mit vorwiegenden Symptomen von Seiten der Lungen.* Auch diese Fälle können ziemlich plötzlich, fast wie eine acute croupöse Pneumonie, beginnen oder sich allmählich aus einem ziemlich lang dauernden Prodromalstadium entwickeln. Von Anfang an weisen die Symptome vorzugsweise auf eine Erkrankung der Lunge resp. der

Pleura hin. Die Patienten klagen über Seitenstechen, Husten, Kurzathmigkeit u. dgl. Dabei besteht ebenfalls meist hochgradige allgemeine Schwäche und Fieber. Im weiteren Verlauf nehmen die Lungenerscheinungen immer mehr zu. Die Kranken werden äusserst dyspnoisch und meist ist auch objectiv auf den Lungen eine intensive diffuse Bronchitis zu constatiren. Das Aussehen der Kranken ist blass-cyanotisch und angstvoll. Unter allen Zeichen der Athеminsufficienz tritt der Tod ein. Der Verlauf ist meist etwas langwieriger, als bei der typhösen Form, kann 3—4 Wochen und mehr betragen.

3. *Miliartuberkulose mit vorherrschenden Gehirnsymptomen, abhängig von der tuberkulösen Meningitis.* Die Tuberkulose der Meningen gehört nicht zu den regelmässigen Befunden bei der allgemeinen Miliartuberkulose. Sie entwickelt sich nach unserer Schätzung etwa in der Hälfte der Fälle. Wo sie aber eintritt, verleiht sie fast stets dem ganzen Krankheitsbilde das charakteristische Gepräge der tuberkulösen Meningitis, durch welches die übrigen Krankheitserscheinungen ganz verdeckt werden. Kopfschmerz, Fieber, Benommenheit, bis zu tiefem Coma sich steigernd, Rücken- und Nackenstarre, Störungen in der Innervation der Augenmuskeln sind die hervortretendsten Symptome. Häufig wird in solchen Fällen nur die tuberkulöse Meningitis, gar nicht die allgemeine Miliartuberkulose diagnosticirt. In den von uns beobachteten hierher gehörigen Fällen war meist nur die auch noch im tiefsten Coma bemerkbare eigenthümlich tiefe und beschleunigte Athmung das einzige Zeichen, welches auf die gleichzeitige Miliartuberkulose der Lungen hinwies.

Die Symptome der tuberkulösen Meningitis beherrschen in manchen Fällen von Anfang an das Krankheitsbild. In anderen Fällen treten sie erst im Verlaufe der Krankheit auf und bilden die letzte Periode derselben. Dem entsprechend ist die Gesammtdauer der Krankheit ziemlich wechselnd.

4. *Miliartuberkulose mit protrahirtem Verlauf und lange Zeit unbestimmten Symptomen. Intermittirende Form.* Ausser den bisher erwähnten Formen kommen Fälle vor, welche meist einen ziemlich protrahirten Verlauf nehmen, im Ganzen 8—10 Wochen dauern können und dabei so unbestimmte Symptome darbieten, dass die sichere Diagnose lange Zeit oder überhaupt ganz unmöglich bleibt. Die Kranken klagen über allerlei Allgemeinsymptome, Kopfschmerzen, Mattigkeit, daneben auch nicht selten über Brustbeschwerden, für welche sich aber kein recht ausreichender objectiver Grund nachweisen lässt. Fast immer besteht Fieber, meist nicht sehr hoch und von ganz unregelmässigem Verlauf. In einigen Fällen sahen wir aber eine Zeit lang auch annä-

hernd regelmässig, mit ziemlich starkem *Frost* auftretende Fieberanfälle, so dass man anfangs sogar an ein unregelmässiges Intermittens denken konnte (*intermittirende Form*). Im weiteren Verlauf nehmen die Erscheinungen allmählich zu. Auffallend und für die Diagnose von Wichtigkeit ist der scheinbar unerklärliche Kräfteverfall, die Abmagerung und Anämie der Kranken. Schliesslich treten meist entweder stärkere Lungenerscheinungen auf oder die Zeichen einer tuberkulösen Meningitis, unter welchen die Patienten zu Grunde gehen.

Besonders hervorgehoben muss noch werden, dass die soeben aufgestellten vier Formen der Miliartuberkulose nur Typen darstellen sollen. Im Einzelnen wird man häufig Abweichungen und Uebergänge zwischen den einzelnen Formen antreffen.

Einzelne Symptome. 1. *Allgemeinerscheinungen.* In allen Fällen acuter Miliartuberkulose ist der *Allgemeinzustand* der Kranken ein sehr schwerer. Die meisten haben ein schweres subjectives Krankheitsgefühl, wenngleich sie, bei der Schmerzlosigkeit des Leidens, wenig specielle Klagen aussprechen. Mit zunehmender Krankheit stellt sich neben der Dyspnoë oft ein hochgradiges *Angst- und Beklemmungsgefühl* ein. Das Aussehen, namentlich im Gesicht, bekommt eine ganz eigenthümliche, für die Krankheit charakteristische *Blässe*, verbunden mit einer deutlichen *Cyanose* der Lippen und Wangen.

2. *Fieber.* Die acute Miliartuberkulose verläuft fast immer mit mehr oder weniger hohem Fieber. Nur in den protrahirten Fällen kann die Temperatur zeitweise annähernd normal oder nur wenig erhöht sein. Der Verlauf des Fiebers hat an sich nichts Charakteristisches und Typisches. In den Fällen mit typhösen Erscheinungen ist das Fieber meist ziemlich hoch, zwischen 39°,5 und 40°,5, und annähernd continuirlich, so dass die Fiebercurve derjenigen eines Abdominaltyphus vollkommen ähnlich sein kann. In den anderen Fällen ist das Fieber unregelmässig, von vielfachen Remissionen unterbrochen, zuweilen eine Zeit lang ziemlich regelmässig remittirend oder intermittirend. Der tödtliche Ausgang erfolgt bei mässiger Fiebertemperatur oder im Collaps. In den mit Meningealtuberkulose verbundenen Fällen kommen auch hohe terminale Temperatursteigerungen bis 42°,0 und mehr vor.

3. *Respirationsapparat.* Es versteht sich von selbst, dass die *physikalische Untersuchung* der Lungen keine entscheidenden Ergebnisse liefern kann. Nicht selten fehlt überhaupt fast jeder positive Befund und gerade *der Gegensatz zwischen der angestrengten und dyspnoischen Athmung und der Geringfügigkeit der objectiven Lungensymptome ist ein wichtiges diagnostisches Zeichen.* In der Regel ergiebt die *Aus-*

cultation die Zeichen eines intensiven Bronchialkatarrhs: über beide Lungen verbreitete trockne bronchitische Geräusche oder reichliches klein- und mittelblasiges Rasseln. Das Athemgeräusch selbst ist gewöhnlich verschärft, doch in manchen Fällen auch unbestimmt, rauh oder hauchend. In einem unserer Fälle bestand über beschränkten Abschnitten der Lunge ein durchaus eigenthümliches scharf schlürfendes Inspirationsgeräusch, wie wir es sonst nie gehört haben. JÜRGENSEN beschreibt ein weiches Reibegeräusch, welches durch die Miliartuberkulose der Pleuren entstehen soll. Die *Percussion* ergiebt meist gar keine objectiven Veränderungen. Zuweilen wird der Schall etwas tympanitisch oder an einigen Stellen leicht gedämpft.

In einigen Fällen beobachtet man bei der acuten Miliartuberkulose umschriebene *pneumonische Infiltrationen* in der Lunge, welche in Folge des Auftretens von stärkerer Dämpfung, Knisterrasseln und Bronchialathmen sogar zu einer Verwechslung der Miliartuberkulose mit einer croupösen Pneumonie Anlass geben können.

Endlich ist zu erwähnen, dass in einem Theil der Fälle die objective Untersuchung der Lunge ältere Veränderungen in denselben nachweist, eine phthisische Spitzenaffection, eine abgelaufene Pleuritis oder dgl. Der sichere Nachweis einer derartigen älteren tuberkulösen Affection kann in zweifelhaften Fällen von grosser diagnostischer Bedeutung sein.

Unter den sonstigen Symptomen von Seiten der Lunge ist die *Dyspnoë* schon wiederholt erwähnt worden. Die Athmung ist, namentlich während der vorgerückteren Stadien der Krankheit, meist sehr beschleunigt, so dass auch Erwachsene 40, 60, ja 70 Athemzüge in der Minute haben. Dabei ist die Athmung oft auffallend tief, zuweilen mit einem laut hörbaren Geräusch verbunden. In der Regel besteht *Husten*, doch ist derselbe nur in den Fällen mit stärkerer Bronchitis lästig. Manchmal ist er auffallend gering. Der *Auswurf* ist meist spärlich und seine Beschaffenheit nicht charakteristisch.

4. *Circulationsapparat.* Der *Puls* ist frequent (ca. 100—120 Schläge in der Minute), häufig schwach und klein, zuweilen, namentlich bei gleichzeitiger tuberkulöser Meningitis, unregelmässig. Die anatomisch fast stets nachzuweisenden Miliartuberkel im Herzen (namentlich im Endocard) machen keine Symptome.

5. *Digestionsapparat. Erbrechen* kommt im Anfange der Krankheit nicht selten vor. Der *Stuhl* ist angehalten, in manchen Fällen besteht aber ein mässiger Durchfall. Die Appetitlosigkeit, der Durst, die trockne Zunge hängen von der Allgemeinerkrankung und dem Fieber ab. Die *Milz* ist meist etwas, selten stark vergrössert.

6. *Nervensystem.* In manchen Fällen mit vorwiegenden Lungensymptomen bleibt das *Sensorium* bis zuletzt ganz frei. In anderen Fällen stellen sich schon früh Gehirnerscheinungen ein, welche der Allgemeininfection angehören — Kopfschmerzen, Schwindel, Benommenheit, Delirien. Ganz in den Vordergrund des Krankheitsbildes treten, wie bereits erwähnt, die nervösen Symptome in den mit tuberkulöser Meningitis combinirten Fällen. Im Einzelfalle kann es aber schwierig sein, zu entscheiden, ob die nervösen Erscheinungen von einer solchen abhängen oder blos schwere nervöse Allgemeinsymptome sind.

7. *Augen.* Von hervorragender diagnostischer Wichtigkeit ist die *ophthalmoskopische Untersuchung des Augenhintergrundes,* indem durch den positiven Nachweis von *Miliartuberkeln in der Chorioidea* die Diagnose absolut gesichert werden kann. Ein negativer Befund ist aber niemals *gegen* die Diagnose entscheidend, da die Tuberkel zuweilen fehlen oder wenigstens nur sehr spärlich vorhanden sein können. Fast immer ist der Nachweis derselben schwierig und erfordert viel Uebung in der Untersuchungsmethode. In Fällen mit tuberkulöser Meningitis findet sich zuweilen eine *Neuritis optica.*

Diagnose. Die Diagnose der acuten allgemeinen Miliartuberkulose gilt mit Recht allgemein für sehr schwierig. Dies trifft namentlich insofern zu, als relativ oft bei Sectionen eine Miliartuberkulose gefunden wird, an welche zu Lebzeiten des Patienten gar nicht gedacht worden ist. Nachträglich muss man sich in solchen Fällen freilich meist sagen, dass man sehr wohl an die acute Tuberkulose hätte denken können. Wenn daher überhaupt die Möglichkeit einer acuten Miliartuberkulose bei Lebzeiten des Kranken in Betracht gezogen wird, so kann man diese Diagnose in einer Anzahl von Fällen doch ziemlich sicher stellen.

Von Wichtigkeit ist zunächst der schwere, meist mit Fieber verbundene Allgemeinzustand, für welchen sich keine locale Ursache auffinden lässt. Dazu kommen dann meist die Lungensymptome, vor allem die eigenthümliche Dyspnoë, welcher ebenfalls keine genügende, objectiv nachweisbare Veränderung entspricht. Unterstützt wird die Vermuthung stets in hohem Grade, wenn eine entschiedene Disposition zur Tuberkulose nachweislich ist, sei es eine hereditäre oder allgemein constitutionelle Anlage, sei es eine früher bereits durchgemachte tuberkulöse Affection (vor allem Pleuritis, chronische Knochenaffectionen u. s. w.). Sehr charakteristisch ist die eigenthümliche cyanotische Blässe der Kranken.

Auf die genannten Momente stützt sich auch die Differentialdiagnose zwischen der „typhösen" Form der Miliartuberkulose und dem Abdominaltyphus. Deutliche Roseolen sprechen entschieden für Typhus, obwohl sie zuweilen auch bei der Miliartuberkulose vorkommen, ebenso charakteristische typhöse Darmerscheinungen (Meteorismus, Stühle). Doch ist nicht zu vergessen, dass sowohl Roseolen wie Darmerscheinungen auch beim Typhus fehlen können. Der Fieberverlauf ist stets bei der Differentialdiagnose in Betracht zu ziehen. Er ist bei der Tuberkulose viel häufiger unregelmässig und atypisch, als beim Typhus. Freilich absolut Ausschlag gebende Momente liefert die Temperaturcurve auch nicht. Die zuweilen entscheidende Bedeutung des Augenspiegelbefundes ist schon oben besprochen worden.

In manchen Fällen kann das Auftreten meningitischer Symptome die Diagnose unterstützen. Wenn freilich die Patienten erst im letzten meningitischen Stadium zur Beobachtung kommen, so ist, namentlich bei unvollständiger Anamnese, die Diagnose oft wirklich unmöglich.

Nicht selten sind Verwechslungen der acuten Tuberkulose mit schwerer diffuser Bronchitis, besonders bei älteren Leuten, die man für Emphysematiker hält. Hier kann nur der auffallend schwere Allgemeinzustand, die Blässe, der rasche Kräfteverfall und das Fieber den Gedanken an eine acute Tuberkulose erwecken und so die Diagnose ermöglichen.

Prognose. Die in der Literatur verzeichneten Fälle von „geheilter Miliartuberkulose“ sind in der Diagnose so unsicher, dass sie nicht als beweisend angesehen werden können. Wir müssen daher die Prognose der Miliartuberkulose als *absolut letal* ansehen. Die Verschiedenheiten in der Verlaufsdauer sind oben hervorgehoben worden.

Therapie. Obwohl die Therapie vollständig machtlos ist, so muss im vorliegenden Falle doch stets therapeutisch eingegriffen werden, da die Diagnose oft doch nicht mit absoluter Sicherheit gestellt werden kann. Die Behandlung ist dann rein symptomatisch. Die Fälle mit typhösem Verlauf werden auch ganz wie ein Typhus behandelt (Bäder, Excitantien u. s. w.). Bei vorwiegenden Brustsymptomen sind laue Bäder, ferner locale Applicationen auf die Brust, Expectorantien und Narcotica indicirt. Treten meningitische Symptome ein, so versucht man Eis, eventuell eine locale Blutentziehung, innerlich Jodkalium.

ACHTES CAPITEL.

Lungenbrand.

(Gangraena pulmonum.)

Aetiologie. Die einzige Ursache des Lungenbrandes, d. i. des Absterbens und fauligen Zerfalls von Lungengewebe, ist das Eindringen von Fäulnissbacterien in die Lunge. Zwar athmen wir mit jeder Inspiration eine Menge von Bacterien und Bacterienkeime in die Lungen ein. Der normale Organismus besitzt aber offenbar die Fähigkeit, dieselben zu vernichten und unwirksam zu machen. Unter gewissen Bedingungen jedoch bleiben sie haften, ertödten das Lungengewebe, welches dann, eben in Folge der Anwesenheit der specifischen Fäulnissbacterien, jener eigenartigen fauligen Zersetzung („dem feuchten Brande“) unterliegt.

Der Vorgang, welcher am häufigsten den Anlass zur Entstehung einer Lungengangrän giebt, ist das *Hineingelangen von organischen Fremdkörpern, namentlich Speisetheilen, in die Lungen.* Entweder kommen hierbei die Fäulnissbacterien mit dem Fremdkörper zusammen in die Lungen, oder sie siedeln sich erst später in demselben an, bringen erst ihn und dann das benachbarte Lungengewebe in faulige Zersetzung. Das Eindringen der organischen Fremdkörper in die Lungen kommt auf verschiedene Weise zu Stande. Häufig geschieht es durch *Verschlucken*, durch eine zufällige *Aspiration* u. dgl. Auf diese Weise kann Lungengangrän bei vorher ganz gesunden Personen entstehen. Vor allem aber entsteht so die Lungengangrän bei sehr *heruntergekommenen, bei schwer benommenen und soporösen Kranken*, welche schlecht schlucken und husten können, bei Kranken mit *Schlinglähmung* (Bulbärparalyse) u. dgl. Ferner können *beim Aufstossen* und *Brechen* Speisetheile in die Lunge gelangen. So erklären sich die Fälle von Lungengangrän, welche bei Kranken mit *Magencarcinom* und noch häufiger bei *Oesophaguscarcinomen* vorkommen. Ferner können putride organische Stoffe in die Lungen gelangen bei Anwesenheit von *geschwürigen und jauchigen Processen im Munde*, im *Rachen* und im *Kehlkopf.* Bei Zungen-, Pharynx- und Larynxcarcinomen, bei sonstigen ulcerösen Processen, bei septisch gewordenen Verletzungen oder Operationswunden in der Mund- und Rachenhöhle kann sich Lungengangrän entwickeln. Endlich können septische Herde von der Nachbarschaft aus auf die Lunge sich fortsetzen oder in einen Bronchus hinein perforiren. Auf diese Weise entsteht Lungengangrän durch Perforation eines exulcerirten Magencarcinoms oder eines Magengeschwürs durch die Pleura hindurch in die Lunge, ferner in seltenen Fällen bei Wirbelcaries, verjauchten Lymphdrüsen u. dgl.

Im einzelnen Fall wird man die Ursache des Lungenbrandes gar nicht immer speciell feststellen können, da das Eindringen eines Fremdkörpers in die Lungen vielleicht ganz unbemerkt geblieben ist (bei Kindern, im Schlafe). Wir beobachteten lange Zeit ein erwachsenes Mädchen mit Lungengangrän, welches eines Tages mehrere Stückchen Hühnerknochen aushustete, über deren Hineingelangen in die Lungen sie absolut nichts anzugeben vermochte.

Erfahrungsgemäss entwickelt sich Lungengangrän leichter bei Personen mit allgemein geschwächtem Ernährungszustand (bei alten, marastischen Leuten, bei Potatoren), als bei vorher ganz Gesunden. Bemerkenswerth ist die Neigung der Kranken mit *Diabetes mellitus* zu Lungengangrän.

Nicht selten entwickelt sich die Lungengangrän erst secundär bei schon bestehenden anderen Lungenaffectionen. Bereits besprochen haben wir die Beziehungen der Lungengangrän zu der *fötiden Bronchitis.* Die fötide Bronchitis führt einerseits durch Uebergreifen des Processes auf die Alveolen zu Lungengangrän und andererseits werden bei einem irgendwo in den Lungen bestehenden Gangränherd die Bronchien in weiterer Ausdehnung sehr häufig durch das aus demselben herstammende faulige Secret inficirt und es entsteht dann in ihnen eine fötide Bronchitis. Die beiden Krankheiten gehen somit oft ohne scharfe Grenze in einander über. Aber auch bei sonstigen Lungenaffectionen kann sich secundär eine Gangrän entwickeln. Hierzu gehört aber immer eine neue Infection mit putridem Stoffe, zu welcher die bereits bestehende Lungenaffection nur den günstigen Boden abgiebt. Nur so ist der Vorgang aufzufassen, wenn eine croupöse Pneumonie „in Gangrän übergeht", wenn sich Lungengangrän bei katarrhalischer Pneumonie, bei Bronchiektasen oder bei Lungentuberkulose entwickelt.

Während bei den meisten der bisher erwähnten Entstehungsarten der Lungengangrän die Fäulnisserreger durch die Bronchien in die Lungen gelangen, können dieselben auch auf dem *Wege des Blutstroms* in die Lungen transportirt werden. Man nennt diese Form der Lungengangrän *embolische Gangrän.* Derartige Gangränherde in den Lungen findet man bei ausgedehntem brandigen Decubitus, bei puerperalen Processen, cariösen Knocheneiterungen u. dgl. In diesen Fällen gelangt von der Primäraffection aus fauliges Material in eine Vene, wird in die Lunge transportirt und hier entsteht in Folge der fauligen Beschaffenheit des Embolus kein einfacher Infarkt, sondern eine embolische Gangrän.

Pathologische Anatomie. Entsprechend ihrer Entstehung findet man Lungengangrän häufiger in den unteren Lungenlappen, als in den oberen. Entweder sind beide Lungen befallen oder nur eine und zwar die rechte angeblich etwas häufiger, als die linke. Je nach der Ausdehnung der Gangrän unterscheidet man eine *diffuse* und eine *circumscripte* Form. Zu der letzteren gehört namentlich die embolische Gangrän, deren Herde mit Vorliebe nahe der Pleuraoberfläche gelegen sind.

Die anatomischen Veränderungen bei der Gangrän sind leicht erkennbar. Das Lungengewebe ist in eine missfarbige, schmutzig graugrünliche Masse verwandelt, welche allmählich immer mehr zu einer höchst übelriechenden Jauche zerfliesst. In dieser finden sich noch übriggebliebene nekrotische Gewebsfetzen und Gefässe. Durch theilweise Expectoration des erweichten Gangränherdes entstehen *Gangränhöhlen* mit unregelmässig zerfetzten Wandungen. Das Lungengewebe in der Umgebung des eigentlichen Gangränherdes findet sich in mehr oder weniger grosser Ausdehnung entzündet, theils in Form katarrhalischer, theils aber auch in Form umschriebener croupöser Pneumonie. Die entzündeten Theile der Umgebung werden, so lange der Process fortschreitet, allmählich mit in die Gangrän hineingezogen. Schliesslich kann sich aber um die Gangrän herum eine demarkirende Eiterung bilden, das ganze brandig gewordene Stück wird gewissermaassen sequestrirt, abgekapselt, allmählich ausgestossen und so die Heilung ermöglicht. — Das Entstehen einer *fötiden Bronchitis* vom Gangränherd aus ist schon oben erwähnt.

Ueberall da, wo ein Gangränherd bis an die Pleura heranreicht, entsteht durch directe Infection derselben eine eitrige, meist jauchige *Pleuritis*. Durch Perforation einer gangränösen Caverne kann *Pneumothorax* entstehen.

Symptome und Krankheitsverlauf. Die Symptome des Lungenbrandes hängen zum grössten Theil direct von der localen Affection in der Lunge ab. Charakteristisch und für die Diagnose allein entscheidend ist die Beschaffenheit des Auswurfs.

Der *Auswurf* hat in vielen Beziehungen grosse Aehnlichkeit mit dem Auswurf bei fötider Bronchitis und in der That stammt ja auch ein grosser Theil desselben nicht direct aus dem Gangränherd, sondern ist das Secret der erkrankten Bronchien. Sofort auffallend ist der *penetrante Gestank* des Sputums, ein höchst widerwärtiger fauliger Geruch. Schon der Athem und der Husten der Kranken hat meist diesen üblen Geruch, welcher die ganze Umgebung verpestet. Die *Menge* des Sputums ist gewöhnlich reichlich; sie kann 200—500 Ccm. in 24 Stunden betragen. Wird das Sputum in einem Glase gesammelt, so bildet es darin, ähnlich wie das Sputum der fötiden Bronchitis, *drei Schichten:* eine *obere schleimig-eitrige,* schmierige, zum Theil aus geballten Sputis bestehende, mit starkem Schaum bedeckte Schicht, eine *mittlere seröse* Schicht, in welche nur einzelne festere Massen aus der oberen Schicht hinein flottiren, und eine *untere, fast rein eitrige,* dabei aber schmierig gelb-grünliche Schicht, in welcher meist zahlreiche kleinere und grössere

Pfröpfe und Fetzen enthalten sind. In diesen Pfröpfen findet man bei der *mikroskopischen Untersuchung*, in zahllose Bacterien, Fetttröpfchen und Detritus eingebettet, schön geschwungene, oft zu grossen Büscheln vereinigte *Fettsäurenadeln.* Ausserdem aber finden sich darin — und dies allein ist das maassgebende unterscheidende Moment zwischen der Lungengangrän und der einfachen fötiden Bronchitis — *Bestandtheile des Lungenparenchyms.* Die TRAUBE'sche Angabe, dass elastische Fasern bei der Lungengangrän sich gar nicht oder nur selten im Auswurf finden, da auch das elastische Gewebe von der Gangrän zerstört wird, ist nicht richtig. Wir haben fast stets reichliches *elastisches Gewebe*, neben sonstigen Parenchymfetzen, Lungenpigment u. dgl. im Auswurf gefunden. Welche von den massenhaften Stäbchenbacterien (von LEYDEN und JAFFÉ als Leptothrix pulmonalis bezeichnet) die eigentlichen Gangränbacterien sind, ist nicht zu entscheiden. Die *chemische Untersuchung* der Sputa ergiebt die Anwesenheit derjenigen Stoffe, welche man auch sonst bei der Fäulniss organischer Substanzen stets nachweisen kann: Tyrosin, Leucin, Ammoniak, Schwefelwasserstoff, Buttersäure, Valeriansäure, Capronsäure u. s. w. Die frischen Sputa reagiren gewöhnlich alkalisch, nach längerem Stehen nehmen sie eine saure Reaction an.

In manchen Fällen kann es auch bei der Lungengangrän zu Arrosion von Gefässen und zu starker *Hämoptyse* kommen. Geringere Blutmengen im Sputum kommen gar nicht selten vor.

Alle *übrigen Symptome von Seiten der Lunge* sind für die Gangrän als solche nicht charakteristisch. Ueber Husten, Seitenstechen, mehr oder weniger hochgradige Dyspnoë klagen die meisten Kranken. Die *physikalische Untersuchung* lässt in der Regel, aber freilich nicht immer, den Sitz des Herdes bestimmen, da die physikalischen Symptome selbstverständlich ganz von der Lage und der Ausbreitung der Gangrän abhängen. Central gelegene, kleinere Gangränherde entziehen sich oft ganz dem objectiven Nachweise. Jede ausgedehntere Infiltration dagegen muss eine Dämpfung des Percussionsschalls machen. Ueber derselben hört man Bronchialathmen, meist mit ziemlich reichlichen Rasselgeräuschen. Bildet sich eine Gangränhöhle aus, so kann die physikalische Untersuchung deutliche cavernöse Symptome ergeben: tympanitischen Percussionsschall, amphorisches Athmen, grossblasiges Rasseln u. s. w.

Zuweilen sind die physikalischen Symptome abhängig von der begleitenden *Pleuritis:* die Dämpfung ist intensiver, das Athemgeräusch und der Stimmfremitus sind abgeschwächt, die Nachbarorgane bei reichlicherem Exsudat verdrängt. Doch lässt sich die sichere Diagnose einer begleitenden Pleuritis oft erst durch eine Probepunction feststellen. Das gelegentliche Entstehen eines *Pneumothorax* ist bereits oben erwähnt worden.

Fieber besteht in vielen Fällen. Es ist von durchaus unregelmässigem Charakter und sehr wechselnder Intensität. In den Fällen, wo der Gangränherd abgeschlossen ist, wo das Secret frei durch die Bronchien entleert werden kann, wo also keine Resorption septischer Stoffe ins Blut stattfindet, kann das Fieber auch ganz fehlen.

Häufig beobachtet man bei der Lungengangrän Symptome von Seiten des *Magens und Darmkanals*, deren Erkrankung wohl sicher von dem theilweisen Verschlucken der fötiden Sputa abhängt. Viele Kranke leiden an *Appetitlosigkeit*, zeitweiligem *Erbrechen*, an *Durchfällen* u. dgl. *Rheumatische Schmerzen in den Muskeln und Gelenken* kommen ebenso, wie bei der fötiden Bronchitis, vor.

Was den *Gesammtverlauf der Krankheit* betrifft, so zeigen sich hierin die grössten Verschiedenheiten. In allen Fällen, wo die Lungengangrän erst secundär bei einer anderen Krankheit auftritt, hängt natürlich der Gesammtverlauf, sowie das allgemeine Krankheitsbild grösstentheils von dem Grundleiden ab. Aber auch die Fälle von idiopathischer Lungengangrän bieten grosse Verschiedenheiten dar. Der Anfang derselben ist entweder ganz schleichend und allmählich oder ziemlich acut, sofort mit Fieber und Brustsymptomen verbunden. Der stinkende Auswurf und der üble Geruch aus dem Munde der Kranken lenken zuerst die Aufmerksamkeit auf das Bestehen putrider Vorgänge in den Lungen. Die Dauer des Leidens ist meist sehr chronisch, Monate oder gar Jahre lang. Vielfache Remissionen und Intermissionen kommen vor. Bei geeigneter Behandlung und Pflege der Kranken beobachtet man bedeutende Besserungen, ja anscheinend vollständigen Stillstand des Leidens. Der Geruch verliert sich, der Auswurf wird gering oder schwindet fast ganz, die Ernährung und der Kräftezustand der Patienten wird fast normal. Doch auch nach langen Pausen sind Recidive immer noch möglich. Bei geringerer Ausdehnung der Affection kann jedoch auch völlige Heilung eintreten.

Schlimmer verläuft der Lungenbrand bei vorher schon geschwächten und marastischen Personen. Hier kann schon nach verhältnissmässig kurzer Zeit ein ungünstiger Ausgang erfolgen. Der Tod tritt entweder durch allgemeine Entkräftung in Folge der Krankheit ein oder durch Complicationen: Lungenblutungen, jauchige Pleuritis, Pneumothorax. Selten ist der Durchbruch des jauchigen Empyems nach aussen, Durchbruch ins Peritoneum u. dgl.

Besonders muss noch hervorgehoben werden, dass die Symptome des Lungenbrandes durchaus nicht in allen Fällen sehr ausgeprägt hervortreten. Bei elenden, heruntergekommenen Leuten sieht man bei der Section nicht selten Lungengangrän, welche sich im Leben durch keine deutlichen Symptome (Sputum, Foetor ex ore) bemerkbar gemacht hatte.

Diagnose. Dieselbe kann mit Sicherheit nur gestellt werden, wenn die charakteristischen Sputa vorhanden sind. Die Unterscheidung, ob die fötiden Sputa von einer fötiden Bronchitis, resp. aus dem fötid gewordenen Inhalt von Bronchiektasien oder von wirklicher Lungengangrän abstammen, ist nur durch den mikroskopischen Nachweis von Gewebsresten der Lunge im Auswurf möglich. Die physikalische Untersuchung ergiebt ausserdem, wenigstens in einem Theil der Fälle, beim Lungenbrand die Zeichen der Infiltration resp. der Höhlenbildung in der Lunge.

Prognose. Dieselbe hängt zunächst von der Natur des etwa bestehenden Grundleidens ab, im Uebrigen von der Ausdehnung der Affection, von dem Kräftezustand des Patienten und der Möglichkeit ausreichender Pflege und Behandlung. Kommt der Process in der Lunge zur Abgrenzung, so können bedeutende Besserungen auch bei den schwersten Zuständen noch eintreten. Doch wird man stets auf die Möglichkeiten von Recidiven gefasst sein müssen. Die Gefahren der Lungengangrän, welche einen tödtlichen Ausgang bewirken können, sind bereits oben erwähnt.

Therapie. Die *Prophylaxe* spielt eine wichtige Rolle in den Fällen, wo in Folge mangelhaften Schluckens die Gefahr des Eindringens von Speisetheilen in die Luftwege vorhanden ist. Bei allen schwer Kranken, bei Kranken mit bulbärer oder sonstiger Schlinglähmung ist diese Möglichkeit zu bedenken, daher die Nahrungsaufnahme zu überwachen und eventuell die künstliche Ernährung mit dem Schlundrohr vorzunehmen.

Die *Therapie der bereits eingetretenen Lungengangrän* hat vor allem zu versuchen, die putriden Zersetzungsvorgänge in den Lungen zu hemmen. Leider reichen aber hierzu die uns zu Gebote stehenden Mittel nicht in allen Fällen aus. Am wirksamsten sind jedenfalls die verschiedenen desinficirenden *Inhalationen*, welche in derselben Weise, wie bei der fötiden Bronchitis (s. d.), angewandt werden. Am meisten Vertrauen verdient das *Terpentin*, welches zugleich auch innerlich mit Erfolg verordnet werden kann. Ferner kommen Inhalationen mit Carbolsäure (CURSCHMANN'sche Carbolmaske), mit Salicyl-Borsäure (Ac. salicyl. 4,0, Ac. boricum 20,0, Aq. destill. 1200,0), Brom (Bromi, Kalii bromati ana 0,2 auf 100 Wasser) und ähnliche in Betracht.

Von inneren Mitteln ist ausser dem Terpentinöl empfohlen worden: Plumbum aceticum (zweistündlich 0,03—0,06), Tannin, Kreosot, Carbolsäure u. a. Ihre Wirkung ist unsicher.

Sehr wichtig ist die *Allgemeinbehandlung* der Kranken, ihre Ernährung und der Aufenthalt derselben in möglichst guter Luft. *Symptomatisch* hat man die Brustschmerzen und den Hustenreiz zu bekämpfen, wobei namentlich locale Applicationen und Morphium in Betracht kommen. Das *Fieber* giebt selten Veranlassung zum directen Einschreiten. Im Allgemeinen dürften kalte Abreibungen eventuell Bäder ausreichen. Chinin ist nur selten am Platz. Die begleitenden *Magen- und Darmerscheinungen* versucht man, ausser durch die gewöhnlichen Mittel (Amara, Opium), durch innerlich gereichte Antiseptica zu heben, namentlich durch kleine Dosen Salicylsäure oder Kreosot.

Tritt eine secundäre jauchige Pleuritis mit oder ohne Pneumothorax ein, so muss, bei noch genügend erhaltenem Kräftezustand der Patienten, die operative Entleerung der Flüssigkeit vorgenommen werden.

NEUNTES CAPITEL.

Staubinhalationskrankheiten.

(Pneumonokoniosen.)

Obwohl im Respirationsapparat eine Anzahl wichtiger Vorrichtungen vorhanden ist, welche das Eindringen fremdartiger Beimengungen der Luft in die Lungen erschweren, so können doch bei einem beständigen Aufenthalt in stauberfüllter Atmosphäre so reichliche Staubpartikel inhalirt werden, dass dieselben nicht ohne Einfluss auf das Lungengewebe bleiben. Die Staubinhalationskrankheiten sind meist echte *Gewerbekrankheiten,* welche vorzugsweise bei Arbeitern vorkommen, deren Beschäftigung die fortwährende Einathmung einer bestimmten Staubsorte mit sich bringt. Da es sich nicht, wie bei der Einathmung infectiöser Stoffe, um specifische, sondern zunächst meist nur um mechanische Einflüsse handelt, so können alle durch die verschiedenen Staubsorten hervorgerufenen Krankheitszustände gemeinschaftlich abgehandelt werden.

Zuvor aber müssen wir einen Zustand der Lunge erwähnen, welcher kaum als pathologisch zu betrachten ist, aber ebenfalls in der fortwährenden Einathmung von Staub, und zwar von Kohlenstaub, seinen Grund hat — die gewöhnliche schwarze *Pigmentirung der Lungen.* Es kann jetzt, nachdem früher lange darüber gestritten wurde, nicht mehr bezweifelt werden, das alles schwarze Lungenpigment aus eingeathmeter Kohle besteht. Bis in das Lungengewebe selbst hinein und durch die Lymphgefässe weiter bis in die Bronchialdrüsen wandern die Kohlenpartikelchen. Nur ein Theil des eingeathmeten Kohlenstaubs wird mit dem Auswurf wieder entfernt und kann darin mikroskopisch, oft schon makroskopisch leicht aufgefunden werden. In Deutschland hat TRAUBE zuerst in dem Auswurf eines Holzkohlenarbeiters und nach dessen Tode in den Lungen die als pflanzliche Gebilde erkennbaren Kohletheilchen nachgewiesen und richtig gedeutet. Bei Arbeitern, welche grosse Mengen von Holzkohlen- oder Steinkohlenstaub, von Russ oder Graphit einathmen, geht die „normale" Pigmentirung der Lunge bereits in einen pathologischen Zustand über, in eine „*Anthracosis pulmonum*".

Von ZENKER wurden zuerst in umfassender Weise das Eindringen verschiedener Staubsorten in die Lunge und die daraus entstehenden Folgezustände nachgewiesen. Ausser der bereits erwähnten Anthracosis sind namentlich von Wichtigkeit die Lungenerkrankung in Folge Einathmung von Kiesel- und ähnlichem Steinstaube, die sogenannte *Steinhauerlunge, Chalicosis pulmonum*, und die Lungenerkrankung durch Einathmung von Metallstaub, meist Eisenoxyd, die *Siderosis pulmonum*. Die Steinlungen beobachtet man bei Arbeitern in den Stampfwerken der Glasfabriken, bei Mühlsteinbehauern, Steinschleifern, Steinklopfern, Pflasterern, Porcellanarbeitern, Maurern, Schieferbrucharbeitern, Töpfern u. s. w. Metallstaublungen kommen vor bei Feilenhauern, Eisenarbeitern, Spiegelpolirern und vor allem auch bei den Schleifern, welche ein Gemisch von Steinstaub und Eisenstaub einathmen. Den ersten Fall einer „rothen Eisenlunge" beobachtete ZENKER bei einem Mädchen, welches täglich 10—12 Stunden lang beim Färben von Fliesspapier mit rothem Eisenoxydpulver den dichten Eisenstaub eingeathmet hatte. Von *sonstigen Staubarten*, welche zur Entstehung von Lungenkrankheiten Anlass geben können, sind noch zu nennen Tabakstaub, Baumwollenstaub, Holzstaub, Mehlstaub u. a.

Die *anatomischen Veränderungen* der Staublungen bestehen in chronischer Bronchitis, vor allem aber in einer durch den mechanischen Reiz der Fremdkörper bedingten chronischen, zu Bindegewebsbildung führenden interstitiellen Entzündung. Die Lungen sind durchsetzt von zahlreichen, schon mit der Hand durchzufühlenden harten Knötchen, welche beim Einschneiden mit dem Messer knirschen. Alle diese Knötchen bestehen aus derbem Bindegewebe, in welches die Stein-, Eisentheilchen u. s. w. eingekapselt sind. Durch Confluenz einzelner Knötchen können auch ausgedehntere Indurationen und Schwielenbildungen entstehen. Die *chemische Untersuchung* solcher Lungen ergiebt den vorauszusetzenden reichlichen Gehalt an Kieselsäure, Eisen u. s. w.

In den meisten zur Section kommenden Fällen findet man in den Lungen noch weiter gehende Veränderungen, welche aber nicht mehr die unmittelbaren Folgen der Staubinhalation sind, sondern secundäre Folgezustände und Complicationen darstellen. Die chronische diffuse Bronchitis der Staubarbeiter kann, wie jede andere chronische Bronchitis, zu *Lungenemphysem* und weiterhin zu Herzhypertrophie u. s. w. Anlass geben. Namentlich häufig aber finden sich in den Lungen gleichzeitig ausgesprochene *tuberkulöse Veränderungen.* Dass auch diese nicht eine directe Folge der Staubinhalation sind, sondern dass die durch die Staubinhalation hervorgerufenen Veränderungen in den Lungen nur den günstigen Boden für die Infection mit der Tuberkulose abgeben, bedarf wohl keiner weiteren Auseinandersetzung. Jedenfalls gewinnen die Staublungen in den meisten Fällen erst durch die erwähnten Folgezustände, Emphysem und Tuberkulose, eine grössere klinische Bedeutung. Die umschriebenen interstitiellen pneumonischen Herde haben an sich gewiss keine sehr erheblichen Symptome zur Folge. In allen Fällen, in welchen unter Lungenerscheinungen ein tödtlicher Ausgang erfolgt, sind nicht die unmittelbaren Staubwirkungen, sondern die Folgekrankheiten in den Lungen als Todesursache anzusehen.

In dem bisher Erwähnten sind die wesentlichen Gesichtspunkte für die Beurtheilung der *klinischen Symptome* der Staubinhalationskrankheiten bereits enthalten. Die Symptome sind die einer gewöhnlichen chronischen Bronchitis, resp. eines Lungenemphysems, einer chronischen Lungenphthise, und nur die Berücksichtigung der mit dem Berufe der Patienten verbundenen Schädlichkeiten ermöglicht die Stellung der *Diagnose.* Dabei kann es im Einzelfall immer noch zweifelhaft bleiben, inwieweit nicht noch andere zufällige Krankheitsursachen im Spiele sind.

Die *Prognose* hängt in erster Linie davon ab, ob die Patienten sich der einwirkenden Schädlichkeit entziehen können oder nicht. Doch ist auch die mehrfach gemachte Beobachtung zu erwähnen, dass bei manchen Personen eine Art Gewöhnung an den Staub eintritt. Nachdem die anfangs eingetretene Bronchitis einmal überstanden ist, können solche Leute längere Zeit ohne merklichen Schaden in der Staubatmosphäre weiter leben.

Die *Prophylaxis* der Staubinhalationskrankheiten bildet ein umfangreiches Capitel der Gewerbehygiene, auf welches wir hier nicht eingehen können. Die Arbeiter müssen über die Gefahr, welcher sie sich aussetzen, belehrt werden, und diese Gefahr selbst muss durch ausreichende Ventilation der Arbeitsräume, durch Reinlichkeit, eventuell durch Aenderungen in der Betriebstechnik so viel wie möglich verringert werden.

Specielle Angaben für die *Behandlung* der Inhalationskrankheiten sind nicht zu machen. Sie richtet sich nach denselben Grundsätzen, welche für die Behandlung der chronischen Bronchitis, des Emphysems und der chronischen Lungentuberkulose maassgebend sind.

ZEHNTES CAPITEL.

Embolische Processe in den Lungen.

(Hämorrhagischer Infarkt der Lunge.)

Aetiologie. Die Quellen, aus welchen das Material für die embolische Verstopfung der Pulmonalarterienäste stammt, liegen entweder im rechten Herzen oder in den Körpervenen. Die pathologische Anatomie lehrt uns, wie häufig sich Thromben in den Venen (besonders den Venen der unteren Extremitäten und in den Beckenvenen) und im rechten Herzen (in den Recessus zwischen den Herztrabekeln, in den Herzohren, an den Klappen und Sehnenfäden, in der Spitze des Ventrikels) bilden. Die von den hier sitzenden Thromben losgerissenen und von dem Blutstrom fortgeschwemmten Partikel gelangen in die Lunge, verstopfen je nach ihrer Grösse einen grösseren oder kleineren Ast der Lungenarterien und werden hierdurch die Ursache weiterer Veränderungen im Lungengewebe. Da nämlich die Zweige der Pulmonalarterie „*Endarterien*“ sind und deshalb das zu jedem Zweige hinzugehörige Gefässgebiet nicht oder nur in geringem Maasse von anderen Gefässen her durch collaterale Circulation mit Blut versorgt werden kann, so wird nach der Verschliessung eines Arterienastes der Verbreitungsbezirk desselben ausser Circulation gesetzt werden. Der Druck in dem peripher von der verstopften Stelle gelegenen Gefässabschnitt wird fast Null werden und in Folge davon wird aus den Capillaren der Umgebung und sogar aus der zugehörigen Vene ein *rückläufiger Strom* in das verschlossene Gefässgebiet eintreten. So kommt es zu einer echten „*Anschoppung*“ desselben. Die Wandungen der Capillaren und Venen, in welchen der normale Blutstrom aufgehört hat, verlieren in Folge davon ihre normale Beschaffenheit. Eine *abnorme Durchlässigkeit der Gefässwandungen* bildet sich aus. Blutflüssigkeit, weisse und vor allem auch reichliche rothe Blutkörperchen treten durch die Gefässwände hindurch in das umgebende Gewebe hinein und verwandeln dasselbe in den sogenannten *hämorrhagischen Infarkt.*

Uebrigens hat nicht jeder embolische Verschluss eines Astes der Lungenarterie nothwendig eine Infarktbildung zur Folge. Bei plötzlichen Verstopfungen eines Hauptstamms oder mehrerer grösserer Aeste der Lungenarterie kann plötzlicher, sofortiger Tod eintreten, womit natürlich alle weiteren Folgezustände im Lungengewebe ausbleiben. Ferner findet man, namentlich in den centralen Partien der Lunge häufig genug Embolien einzelner Zweige der Lungenarterie, ohne dass es zur Infarktbildung gekommen ist. In solchen Fällen muss nothwendiger Weise in dem abgeschlossenen Gefässbezirk noch eine geringe Circulation bestanden haben, entweder durch die nachgewiesenen Anastomosen des Gebiets der Pulmonalarterie mit den Bronchial- und Mediastinalarterien, oder durch die benachbarten Capillaren, deren zuführende Arterien offen sind.

Die bisher besprochenen Veränderungen sind die Folgen des rein *mechanischen* Verschlusses einer Lungenarterie. Wir beobachten dieselben überall da, wo zu der embolischen Verschleppung *einfacher Fibrinpröpfe* Gelegenheit gegeben ist. Am häufigsten treten Lungeninfarkte bei *chronischen Herzfehlern,* bei allen Formen primärer und secundärer Herzdilatation, besonders aber bei Fehlern am linken Ostium venosum, bei *Mitralstenosen* auf. In dem dilatirten *rechten* Herzen kommt es hierbei häufig zur Thrombenbildung, welche das Material für die Lungenembolien abgiebt. Doch auch bei allen möglichen sonstigen Krankheitszuständen, in denen es zu Thrombose im rechten Herzen oder zu Venenthrombose kommen kann, werden Lungenembolien beobachtet.

Wesentlich anders gestalten sich die Veränderungen in den Lungen, wenn das embolische Material nicht einfaches Fibrin ist, sondern gleichzeitig specifische *infectiöse Stoffe* enthält. Wenn von einer acuten malignen Endocarditis im rechten Herzen, oder, was der häufigste Fall ist, von einer irgendwo im Körper bestehenden eitrigen (septischen) Phlebitis mit puriform schmelzendem Thrombus aus embolische Pfröpfe in die Lunge gelangen, so werden hierdurch auch die specifischen Entzündungserreger (Bacterien) in die Lunge verschleppt. So entstehen die *embolischen Abscesse* und die *embolischen Gangränherde* in der Lunge. Die letzteren haben wir bereits oben besprochen, die ersteren sind einer der constantesten Befunde bei jeder echten Pyämie.

Die grundlegenden Thatsachen von dem Vorkommen und von der Bedeutung der embolischen Processe überhaupt und speciell in den Lungen sind von Virchow entdeckt worden. Das nähere Verständniss für die Folgen der embolischen Gefässverschliessung verdanken wir vor allem den Arbeiten COHNHEIM's.

Pathologische Anatomie. Die *hämorrhagischen Infarkte* können je nach dem Sitze des verstopfenden Embolus die Grösse eines oder nur weniger Lungenlobuli haben oder fast einen ganzen Lungenlappen einnehmen. Die meisten Infarkte sitzen an der *Lungenperipherie* und haben, entsprechend der Ausbreitung eines Gefässbezirks, eine annähernd *keilförmige Gestalt.* Die Basis des Keils ist an der Pleurafläche gelegen. Sie ragt gewöhnlich etwas über das Niveau derselben hinaus und lässt meist deutlich die dunkle Färbung des Infarkts durch die Pleura hindurch erkennen. Die Pleura selbst ist an der Stelle, an welcher der Infarkt an sie heranreicht, und von dort aus zuweilen in noch grösserer Ausdehnung der Sitz einer *fibrinösen Pleuritis.* Auf dem Durchschnitte wird die keilförmige Gestalt des Infarktes deutlich erkennbar. Das Lungengewebe ist in ein festes, brüchiges, gleichmässig schwarzrothes, luftleeres Gewebe verwandelt. In dem zuführenden Ast der Lungenarterie kann der Embolus meist leicht aufgefunden werden. *Mikroskopisch* sieht man in dem infarcirten Abschnitt die diffuse Infiltration des Gewebes mit rothen Blutkörperchen. Auch die Alveolen und kleineren Bronchien sind dicht mit geronnenem Blut ausgefüllt. Bei längerem Bestande kann unter günstigen Umständen das Blut zum Theil wieder resorbirt werden. Die Lunge wird wieder lufthaltig, bleibt aber an der Stelle stärker pigmentirt und durch interstitielle Bindegewebsentwicklung mehr oder weniger indurirt.

Die hämorrhagischen Infarkte sitzen meist in den *unteren Lungenlappen*, und zwar *rechts* häufiger, als links.

Die kleineren *embolischen Lungenabscesse* kommen zuweilen sehr zahlreich, durch die ganze Lunge zerstreut vor. Bei den grösseren ist die Keilform oft deutlich zu erkennen. Wo ein Abscess bis an die Pleura heranreicht, da entsteht durch directe Infection *eitrige Pleuritis.* Gelegentlich können auch Combinationen und Uebergangsformen von gewöhnlichem hämorrhagischen Infarkt und embolischem Abscess in der Lunge vorkommen.

Symptome. Häufig findet man bei Sectionen Embolien einzelner Zweige der Lungenarterien, mit oder ohne Infarktbildung, welche im Leben *gar keine* Symptome gemacht haben.

Embolie des Hauptstamms oder eines grossen Astes der Pulmonalarterie kann *plötzlichen Tod* bewirken, wie solches bei Kranken mit Herzfehlern oder mit Venenthrombosen wiederholt beobachtet worden ist. Tritt nicht sofortiger Tod ein, so entsteht plötzlich hochgradige

Dyspnoë und Beklemmung. Die Diagnose wird in solchem Falle, wenn eine mögliche Quelle für die Embolie bekannt ist, wenigstens vermuthungsweise gestellt werden können. In einzelnen Fällen, wo ein Embolus in einem grösseren Ast der Lungenarterie sitzt, denselben aber nicht vollständig ausfüllt, kann man, wie LITTEN beobachtet hat, ein systolisches Gefässgeräusch über der betreffenden Stelle hören. Sicher wird die Diagnose erst später, wenn die weiteren Zeichen der Infarktbildung eintreten.

Das für die Infarktbildung in der Lunge am meisten charakteristische Symptom ist der *blutige Auswurf*. Treten bei einem Kranken mit Mitralstenose ziemlich plötzlich blutige Sputa auf, so wird man mit der Annahme eines hämorrhagischen Lungeninfarkts meist Recht haben. Das Sputum besteht entweder aus fast ganz reinem, dunkeln Blut, oder das Blut ist mit mehr oder weniger Schleim, aber stets nur mit wenig Luft gemischt. Der blutige Auswurf hält oft mehrere Tage an.

Näheres über den Sitz und die Grösse des Infarktes sucht man durch die *physikalische Untersuchung* der Lungen zu erfahren. Häufig giebt dieselbe freilich ein negatives oder wenigstens zweifelhaftes Resultat. Kleinere Infarkte, ferner alle central gelegenen Infarkte entziehen sich selbstverständlich dem physikalischen Nachweis. Grössere peripher gelegene Infarkte können in manchen Fällen eine percutorische Dämpfung, knisterndes Rasseln, hauchendes oder bronchiales Athmen verursachen. Doch ist es im Einzelfall oft schwer zu entscheiden, ob die betreffenden physikalischen Symptome nicht von sonstigen pathologischen Veränderungen in der Lunge (Bronchitis, Hydrothorax) abhängen. Zuweilen hört man einige Tage nach dem vermutheten Eintritt eines Lungeninfarktes an einer Stelle des Thorax pleuritisches Reiben, wodurch die Diagnose nachträchlich an Sicherheit gewinnt.

Die *subjectiven Symptome* bei der Embolie eines grossen Lungengefässes — plötzlich auftretende Dyspnoë und Beklemmung — sind bereits erwähnt. Kleinere Infarkte machen häufig gar keine besonderen Beschwerden, in anderen Fällen empfinden die Kranken aber heftiges Seitenstechen, welches von der Pleurareizung abhängt.

Fieber kann ganz fehlen. Zuweilen beobachtet man jedoch bei dem Auftreten von Lungeninfarkten mässige Temperatursteigerungen.

Die *embolischen Abscesse* in der Lunge machen fast niemals directe klinische Symptome. Sie bilden eine Theilerscheinung in dem Gesammtbilde der Pyaemie und ähnlicher allgemein infectiöser Processe. Stärkere Erscheinungen von Seiten der Respiration treten nur auf, wenn die Abscesse in sehr grosser Zahl vorhanden sind. Entwickelt sich von einem bis an Pleura heranreichenden Herde aus eine eitrige Pleuritis, so macht diese zuweilen nachweisbare physikalische Symptome.

Wie aus allem Bisherigen hervorgeht, wird man bei der *Diagnose* der embolischen Vorgänge zunächst immer auf das Vorhandensein eines ätiologischen Momentes Gewicht legen müssen. Von den directen Symptomen kommt beim hämorrhagischen Infarkt vor allem das blutige Sputum in Betracht. — Die embolischen Abscesse in der Lunge kann man bei pyaemischen Erkrankungen zwar häufig vermuthen, aber fast nie direct nachweisen.

Die *Prognose* ist ganz von der Grundkrankheit abhängig. Bei Herzfehlern ist das Auftreten hämorrhagischer Infarkte im Ganzen meist ein ungünstiges Zeichen, da sie auf eingetretene Schwäche des rechten Ventrikels (daher die Thrombenbildung in demselben) hinweisen. Indessen kommt es doch nicht selten vor, dass die eingetretenen Erscheinungen eines Lungeninfarktes wieder vollständig vorübergehen.

Besondere Vorschriften für die *Therapie* sind nicht zu geben. Dieselbe ist rein symptomatisch und fällt mit der Behandlung des Grundleidens zusammen. In *prophylactischer Beziehung* ist noch auf die absolute Nothwendigkeit möglichst grosser Ruhe bei solchen Patienten hinzuweisen, bei welchen die Anwesenheit von Venenthromben, z. B. in den Cruralvenen, die Möglichkeit einer Lungenembolie nahe legt.

ELFTES CAPITEL.

Braune Induration der Lungen.

(Herzfehlerlunge.)

Bei Herzfehlern, vorzugsweise bei Stenosen am linken Ostium venosum, findet man häufig eine eigenthümliche Veränderung der Lungen, deren Grund in der lange andauernden Ueberfüllung des Lungenkreislaufs zu suchen ist. Die Lungen sind schwer, derb und zeigen auf frischen Durchschnitten eine abnorme bräunlichgelbe Färbung. An den grösseren Lungengefässen (Arterien und Venen) bilden sich in Folge der Stauung Verdickungen und Trübungen der Intima aus. Hier und da sieht man auch auf der Schnittfläche und unter der Pleura kleinste dunkle Pigmentflecken und frischere Hämorrhagien. Man bezeichnet diesen Zustand als *braune Induration der Lungen.*

Die *mikroskopische Untersuchung* zeigt, dass die Capillaren in Folge der anhaltenden Stauung beträchtlich erweitert und geschlängelt sind. Sie ragen überall stark ins Innere der Alveolen hinein, deren *Lumen hierdurch wesentlich verkleinert* wird. Das interstitielle Bindegewebe erscheint etwas verdickt und in demselben finden sich reichliche Pigmentkörnchen, die Reste der extravasirten und zerfallenen rothen Blutkörperchen. Nach RINDFLEISCH zeigen auch die muskulösen Bestandtheile des Lungenparenchyms (die glatten Muskelfasern am Eingang und in den Wandungen der Alveolen) eine nachweisbare Hypertrophie. An der Intima der grösseren Gefässe findet man häufig Verfettung des Endothels, zuweilen sogar Verfettung der Muscularis.

Was die *klinische Bedeutung* der Herzfehlerlungen betrifft, so ist es möglich, dass die durch die ganze Lunge verbreitete Verkleinerung der Alveolarlumina etwas zur Vermehrung der Dyspnoë bei den Herzfehlerkranken beiträgt. In der Praxis lässt sich aber dieses Moment von den sonstigen die Dyspnoë erzeugenden Ursachen nicht abtrennen.

Sichere Anhaltspunkte, die Herzfehlerlunge im Leben zu diagnosticiren, haben wir nicht. Auch die anatomischen Befunde zeigen insofern eine gewisse, nicht immer zu erklärende Verschiedenheit, als die braune Induration unter scheinbar denselben Verhältnissen manchmal sehr hochgradig, manchmal nur auffallend gering ausgebildet ist. In Fällen, wo sie in der Leiche gefunden wurde, hörten wir zu Lebzeiten der Kranken einige Mal ein sehr *scharfes, pueriles Athemgeräusch*, welches für manche Fälle von Herzfehlerlunge charakteristisch zu sein scheint. Noch mehr Gewicht möchten wir auf den Nachweis von charakteristischen grossen Zellen im Auswurf legen, welche dicht mit kleineren und grösseren Pigmentkörnchen angefüllt sind. Diese *grossen pigmentirten Zellen* sind aller Wahrscheinlichkeit nach weisse Blutkörperchen, welche das Pigment der im Innern der Alveolen zerfallenden rothen Blutkörperchen in sich aufgenommen haben. In der Leiche findet man genau dieselben Zellen auch noch im Innern der Alveolen liegen. Neben diesen Pigmentzellen sieht man im Auswurf der Herzfehlerkranken auch nicht selten noch erhaltene rothe Blutkörperchen.

Prognose und *Therapie* fallen mit denen des zu Grunde liegenden Herzfehlers zusammen.

ZWÖLFTES CAPITEL.

Geschwülste der Lungen. Lungencarcinom. Lungensyphilis.

Die meisten Neubildungen, welche in der Lunge angetroffen werden, sind *secundärer* Natur. Namentlich bei Carcinom anderer Organe kommen zuweilen *secundäre Carcinome* in der Lunge vor, deren Entstehen wohl jedesmal durch das Hineinwachsen des primären Tumors in eine

Vene und die in Folge davon mögliche Verschleppung von Geschwulstkeimen in die Lungen zu erklären ist. Meist machen diese secundären Knoten in der Lunge gar keine besonderen klinischen Symptome. Nur wenn sie sehr zahlreich und ausgedehnt sind, verursachen sie Dyspnoë, objective Symptome u. s. w. So kam vor mehreren Jahren in der hiesigen Klinik ein Fall von secundärer, sehr ausgebreiteter *Miliarcarcinose* der Lungen vor, welcher unter dem Bilde einer acuten Miliartuberkulose mit vorherrschenden Lungensymptomen in kurzer Zeit tödtlich verlief.

Von sonstigen *secundären* Neubildungen ist das *Enchondrom* zu nennen, welches in sehr seltenen Fällen auch primär in der Lunge auftritt. Secundäre *Sarkome* der Lunge sind ebenfalls sehr selten. In ausgedehnter Weise sahen wir sie nach primärem Sarkom der Bronchialdrüsen.

Unter den *primären Neubildungen der Lunge* ist der *Lungenkrebs* die einzige, welche eine grössere klinische Bedeutung hat. In klinischer Beziehung kann man zu demselben auch gewisse bösartige (metastasirende) Formen des *alveolären Sarkoms* rechnen. Der echte Lungenkrebs ist stets ein *Cylinderzellencarcinom*, dessen Ausgang von dem Bronchialepithel nicht zweifelhaft sein kann. Er kommt namentlich *bei älteren Personen* (über 40 Jahren) vor und findet sich, wie es scheint, in der rechten Lunge etwas häufiger, als links, in den oberen Lappen etwas häufiger, als in den unteren. Durch seine diffuse Ausbreitung wird das Lungengewebe an den vom Krebs betroffenen Stellen in eine luftleere, graugelbliche, meist ziemlich weiche, bröcklige Masse verwandelt. Von dem Schnitte lässt sich gewöhnlich der charakteristische Krebssaft abstreifen, in welchem die mikroskopische Untersuchung die charakteristischen Krebselemente nachweist. Sehr häufig ist die *Pleura* mitbetheiligt. Entweder ist die Neubildung direct auf dieselbe fortgewuchert, oder in der Pleura haben sich einzelne, mehr umschriebene secundäre Krebsknoten gebildet. Fast regelmässig carcinomatös erkrankt sind die *Lymphdrüsen*, vor allem die Bronchiallymphdrüsen, ferner zuweilen die Achseldrüsen, Halslymphdrüsen u. s. w. *Secundäre Carcinome in anderen Organen* sind selten, aber in einzelnen Fällen in der anderen Lunge, in der Leber, in dem Gehirn und sonst gefunden worden.

Die *klinischen Erscheinungen* des Lungenkrebses sind im Anfange der Erkrankung fast immer schwer richtig zu deuten. Sie werden auf irgend ein sonstiges, häufiger vorkommendes chronisches Lungenleiden bezogen, auf eine chronische Bronchitis, eine Tuberkulose, eine Pleuritis u. dgl. Im weiteren Verlaufe des Leidens gelingt es aber doch, wenigstens in einer Anzahl von Fällen, die Diagnose richtig zu stellen. In anderen Fällen, namentlich bei alten Leuten, kann die Erkrankung auch sehr latent verlaufen.

Die allgemeinen *Erscheinungen von Seiten der Lungen* haben zum Theil nichts Charakteristisches. Die Kranken klagen über allmählich zunehmende *Athembeschwerden*, über Druck und Beklemmung auf der Brust, welche sich schliesslich zu der höchstgradigen *Dyspnoë* steigern können. Die meisten Kranken leiden viel durch den oft sehr anstrengenden und krampfhaften *Husten*. Der *Auswurf* ist zwar in einigen Fällen ohne Besonderheiten, häufig aber nimmt er wenigstens zeitweise eine für die Diagnose äusserst wichtige, charakteristische Beschaffenheit an. Er wird bluthaltig und bekommt dabei ein eigenthümlich *„himbeergeléeartiges“ Aussehen*. Mikroskopisch lassen sich zuweilen charakteristische Geschwulstelemente in demselben nachweisen. Zuweilen kommen auch stärkere Hämoptysen beim Lungenkrebs vor.

Die *physikalische Untersuchung* der Lungen ergiebt in vielen Fällen deutliche Zeichen, Dämpfung, Bronchialathmen, abgeschwächtes Athmen, Rasseln, zuweilen pleuritisches Reiben, welche alle an sich nichts Charakteristisches haben, aber natürlich für den Nachweis des Sitzes und der Ausbreitung der Neubildung von entscheidender Bedeutung sind. Am meisten zu beachten ist die nicht selten beobachtete *diffuse Vortreibung* und Schwellung der erkrankten Seite.

Von grosser diagnostischer Bedeutung ist das Auftreten gewisser Folgeerscheinungen. Zunächst der Nachweis von *Lymphdrüsenschwellungen* in der Achselhöhle oder am Halse, ferner eine Anzahl vorkommender *Compressionserscheinungen*, welche theils von der Neubildung direct, theils von den secundär geschwollenen Lymphdrüsen erzeugt werden. Druck auf die obere Hohlvene oder einen Hauptstamm derselben erzeugt *Oedem im Gesicht, am Halse, an der Brustwand oder in einem Arm*. Die subcutanen Venen an den genannten Stellen erscheinen erweitert und geschlängelt. Druck auf den Oesophagus macht *Schlingbeschwerden*, Druck auf den Plexus brachialis intensive *neuralgische Schmerzen* und *Parese in einem Arm*, Druck auf den Nervus recurrens *Stimmbandlähmung* und *Heiserkeit*, Druck auf die Trachea oder einen Hauptbronchus die Erscheinungen der *Tracheal-* oder *Bronchialstenose*.

Neben den bisher genannten Symptomen kommen die *Allgemeinerscheinungen* in Betracht. Wie bei den Carcinomen überhaupt, so bildet sich auch beim Lungencarcinom allmählich die bekannte *Krebskachexie* aus. Die Kranken werden immer matter, appetitloser, Verdauungsstörungen, zuweilen mässige Fiebersteigerungen stellen sich ein, bis die Kranken schliesslich an dem allgemeinen Marasmus zu Grunde gehen.

Die *Gesammtdauer* der Krankheit beträgt etwa $^1/_2$ — 2 Jahre. Die *Prognose* ist letal. Die *Therapie* kann nur eine rein symptomatische sein und richtet sich hierin nach den bei den übrigen Lungenaffectionen geltenden Vorschriften.

Einer in theoretischer Hinsicht äusserst interessanten Neubildung in der Lunge müssen wir noch kurz gedenken. Bei den Arbeiten in den *Kobaltgruben von Schneeberg* (im sächsischen Voigtlande) kommt auffallend häufig die Entwicklung *maligner Lymphosarcome* in den Lungen, zuweilen mit Metastasenbildung in den Drüsen, in der Leber, Milz u. s. w., vor. Die Krankheit verläuft unter dem Bilde eines chronischen Lungenleidens und endet fast immer tödtlich. Das endemische Vorkommen weist entschieden auf einen *infectiösen Ursprung* der Geschwülste hin.

Hier wäre auch der Ort, die *syphilitische Neubildung in den Lungen* zu besprechen. Trotz der in der letzten Zeit ziemlich grossen Literatur über diesen Gegenstand lässt sich aber unseres Erachtens noch keine irgendwie abgeschlossene Darstellung der Lungensyphilis geben. Diejenigen Aerzte, welche geneigt sind, jede Lungenerkrankung bei einem früher syphilitischen Individuum für syphilitischer Natur zu halten, rechnen gewiss Manches zur Lungensyphilis, was gar nichts mit Syphilis zu thun hat. In den Fällen von vermeintlicher Lungensyphilis („syphilitischer Phthise"!) wenigstens, welche wir gesehen haben, fand sich bei der Section schliesslich immer eine gewöhnliche Tuberkulose. Pathologisch-anatomisch sichergestellt ist bisher nur die *Syphilis der grösseren und mittleren Bronchien*, bei den Sectionen kenntlich durch ausgedehnte, strahlige, zuweilen zur Stenose führende Narben in der Bronchialschleimhaut. Einzelne *Gummaknoten* in den Lungen gehören zu den grössten Seltenheiten. Zuweilen findet man auf der Pleura eigenthümliche strahlige Narben, welche *vielleicht* syphilitischen Ursprungs sind. Die *Lungensyphilis der Neugeborenen*, welche in Form einzelner Knoten oder als diffuses syphilitisches Infiltrat (sogenannte *Pneumonia alba*) auftritt, hat nur pathologisch-anatomisches Interesse.

FÜNFTER ABSCHNITT.

Krankheiten der Pleura.

ERSTES CAPITEL.

Pleuritis.

(Brustfellentzündung. Rippenfellentzündung.)

Aetiologie. Man unterscheidet allgemein eine *primäre* und eine *secundäre* Pleuritis.

Als *primäre Pleuritis* bezeichnet man die Fälle, wo bis dahin scheinbar ganz gesunde Personen an einer Brustfellentzündung erkranken. Dass solche Fälle vorkommen, wollen wir nicht bezweifeln. Sie sind aber jedenfalls viel seltener, als allgemein geglaubt wird. Denn viele Fälle von secundärer Pleuritis machen den Eindruck primärer Erkrankungen, entweder weil die Primäraffection bis dahin keine Symptome gemacht hat, oder weil sie überhaupt nicht nachweislich ist. Als Gelegenheitsursachen für die primäre Pleuritis werden namentlich *Erkältungen*, zuweilen auch *Traumen* angegeben.

Die *secundäre Pleuritis* entsteht in der grossen Mehrzahl der Fälle durch directe Fortsetzung des entzündlichen Processes von einem Nachbarorgane aus auf die Pleura. Schon bei der Besprechung der Lungenkrankheiten haben wir stets darauf hinweisen müssen, wie die verschiedenen pathologischen Vorgänge in der Lunge, wenn sie bis an die Pleura heranreichen, diese in Mitleidenschaft ziehen. So entsteht die Pleuritis bei der *croupösen Pneumonie*, bei der *lobulären katarrhalischen Pneumonie*, beim *Lungenbrand*, beim *hämorrhagischen Infarkt*, beim embolischen *Abscess* u. s. w. Da viele der genannten Affectionen sich häufig im Verlauf der verschiedensten Krankheiten entwickeln können, so versteht man leicht, dass auch die Pleuritis eine nicht seltene Complication aller möglichen schwereren Krankheiten sein kann.

Bei weitem die wichtigste Form der secundären Pleuritis ist die *tuberkulöse Pleuritis*. Zunächst lehrt die alltägliche klinische und pathologisch-anatomische Erfahrung, dass die gewöhnliche chronische Lungentuberkulose sich fast constant mit Pleuritis complicirt. Letztere tritt neben der Lungenphthise zwar oft ganz in den Hintergrund, in manchen Fällen aber sind sowohl gewisse subjective Empfindungen (Schmerz), wie auch objective Symptome mit Bestimmtheit auf die Pleuritis zu beziehen. Von viel grösserer praktischer Bedeutung sind aber diejenigen Fälle tuberkulöser Pleuritis, welche als *scheinbar primäre Pleuritis* entstehen. Hierzu gehört sicher der grösste Theil der gewöhnlichen „pleuritischen Exsudate“. Das Krankheitsbild wird ganz von der Pleuritis beherrscht. Dieselbe kann sogar, was recht häufig geschieht, bedeutend gebessert worden. Behält man die Kranken aber lange genug im Auge, so stellen sich später fast immer deutliche Zeichen der Tuberkulose ein (s. u. allg. Verlauf der Krankheit), woraus sich folgern lässt, dass schon die anfängliche Pleuritis in ätiologischem Sinne als tuberkulöse Pleuritis aufgefasst werden muss. Die specielle Entstehung der Pleuritis in diesen Fällen ist nicht immer ganz klar. Oft ist gewiss schon vorher ein kleiner tuberkulöser Lungenherd vorhanden, der an sich keine Symptome gemacht hat, aber doch der Ausgangspunkt für die Pleuritis wurde. In anderen Fällen geht die Pleuritis wahrscheinlich von einer tuberkulösen Bronchialdrüse aus, in noch anderen Fällen ist der Weg der Infection überhaupt für uns noch nicht nachweislich.

Ausser den Lungen können auch andere Organe den Ausgangspunkt für eine Pleuritis darbieten. So entsteht Pleuritis nach Affectionen der *Rippen* (Caries) und der *Wirbelkörper*, durch Perforation von *Oesophaguskrebsen* u. dgl. Vor allem können sich die Entzündungen der anderen serösen Häute auf die Pleura fortsetzen. Die Pleuritis entsteht im *Anschluss an eine Pericarditis* und *Peritonitis*. Da die Pleurahöhle und Peritonialhöhle durch die Lymphgefässe des Zwerchfells mit einander in directer Communication stehen, so begreift man, dass sowohl eitrige, als auch tuberkulöse Peritonitiden eine secundäre Pleuritis zur Folge haben können.

In anderer Weise entstehen secundäre Pleuritiden zuweilen im Verlauf gewisser Krankheiten. Beim *Rheumatismus acutus* kommt in seltenen Fällen Pleuritis vor, welche von der specifischen Krankheitsursache abhängig gedacht werden muss. Bei der chronischen *Nephritis*, bei der echten *Gicht* beobachtet man ebenfalls zuweilen Pleuritiden, deren nähere Entstehungsursache zur Zeit noch nicht sicher bekannt ist. Vielleicht ist in dieser die abnorme Anhäufung von Stoffwechselprodukten im Blute und in den Geweben die Ursache der auftretenden Entzündung.

Pathologische Anatomie. Die entzündete Pleura ist stark injicirt, hat ihren normalen Glanz verloren und statt dessen eine trübe Oberfläche bekommen. Diese Trübung rührt von dem der Pleura aufliegenden, geronnenen *fibrinösen Exsudate* her, welches in leichten Fällen nur einen geringen Belag bildet. In weiter fortgeschrittenen Fällen dagegen ist die Oberfläche der Pleura mit dicken, rauhen und zottigen

Fibrinmassen bedeckt. So lange die Flüssigkeit in der Pleura daneben gar nicht oder nur wenig vermehrt ist, spricht man von einer einfachen *Pleuritis fibrinosa* oder *Pleuritis sicca.*

In anderen Fällen kommt es dagegen neben der Fibrinauflagerung zu einer reichlichen Exsudation von Flüssigkeit aus den Capillaren der Pleura, zu der Bildung eines *pleuritischen Exsudats.* Dasselbe hat gewöhnlich eine einfach seröse Beschaffenheit (*seröses* und *sero-fibrinöses* Exsudat). Die Flüssigkeit sammelt sich zwischen den Blättern der Pleura an oder, wenn gleichzeitig eine reichliche Fiebrinausscheidung stattfindet, zwischen den Lücken und in den Maschen des fibrinösen Exsudats. In solchen Fällen schwimmen oft zahlreiche Fibrinflocken in dem flüssigen Exsudat umher.

In jedem serösen Exsudate finden sich auch eine Anzahl Eiterkörperchen, welche demselben eine leichte Trübung verleihen. Nimmt die Zahl der Eiterkörperchen aber sehr zu, so entsteht ein *fibrinös-eitriges* oder ein *rein eitriges* Exsudat. Die Bildung desselben ist stets abhängig von der Anwesenheit eines specifischen inficirenden Agens. Die Pleuritiden, welche von embolischen Abscessen, von Gangränherden in der Lunge, von cariösen Rippen ausgehen, welche durch Durchbruch tuberkulöser Cavernen in die Pleura u. dgl. entstehen, sind fast stets eitriger Natur. Das eitrige pleuritische Exsudat nennt man auch *Empyem.* Dringen mit dem Eitergifte gleichzeitig Fäulnisserreger in die Pleurahöhle ein, so z. B. bei den Pleuritiden, welche sich bei einer Lungengangrän entwickeln, so nimmt das eitrige Exsudat eine jauchige, putride Beschaffenheit an (*jauchiges Exsudat*).

Unter gewissen Umständen nimmt das Exsudat hämorrhagische Beschaffenheit an (*hämorrhagisches Exsudat*), wenn nämlich aus den entzündlich erweiterten alten und neugebildeten Capillaren Blutungen (theils per diapedesin, theils aber auch durch Zerreissung der Gefässwand) erfolgen. Die näheren Ursachen der Blutungen sind meist unbekannt. Erfahrungsgemäss kommen hämorrhagische Exsudate am häufigsten bei der *tuberkulösen Pleuritis* vor, was von diagnostischer Wichtigkeit ist. Ferner kommt hämorrhagische Pleuritis nicht selten als Theilerscheinung *septischer* (namentlich *puerperaler*) *Erkrankungen* im Anschluss an embolische Lungenaffectionen vor. Manchmal kann man auch das Auftreten einer hämorrhagischen Pleuritis auf eine allgemeine hämorrhagische Diathese (Scorbut u. s. w.) zurückführen.

Die *Menge* der in einer Pleurahöhle sich ansammelnden Flüssigkeit beträgt in der Mehrzahl der Fälle etwa 500—1000 Cc., kann aber auch bis zu 3—4 Litern ansteigen. Jeder reichlichere Erguss muss durch die erfolgende Druckerhöhung in der betreffenden Pleurahöhle auf die Lage der nachgiebigen Wandungen der Pleurahöhle, Brustwand, Lunge, Mediastinum und Zwerchfell) von Einfluss sein und die hiervon abhängigen *Verdrängungserscheinungen an den Nachbarorganen* sind von der grössten klinischen Bedeutung. Zunächst kommt die *Lunge* selbst in Betracht. Da die normale Lunge über ihre elastische Gleichgewichtslage hinaus im Thorax ausgespannt ist, so wird sie sich, sowie ein Theil der Pleurahöhle von den Flüssigkeitserguss eingenommen wird, retrahiren. Bis sie ihre elastische Gleichgewichtslage erreicht hat, kann von einem positiven Druck auf die Lunge keine Rede sein. Die Lunge schwimmt gewissermaassen, wenn keine Verwachsungen bestehen, auf dem Exsudat. Sobald aber die Menge des letzteren noch weiter zunimmt, tritt eine *Compression der Lunge* ein. Die Lunge wird bei sehr reichlichem Exsudat schliesslich ganz nach hinten und oben an die Wirbelsäule herangepresst und in einen fast blut- und luftleeren, platten Lappen verwandelt. Es ist übrigens möglich, dass die Atelektase der Lunge nicht ausschliesslich durch die Compression von aussen zu Stande kommt, sondern dass ein Theil der Lungenluft nach dem Aufhören der normalen Athembewegungen durch die Gefässe oder selbst durch das Exsudat *absorbirt* wird.

Ausser an der Lunge sehen wir die Druckwirkungen der pleuritischen Exsudate namentlich am *Mediastinum* und am *Zwerchfell*. Durch die seitliche Verschiebung des Mediastinums, welche, da auf der gesunden Seite desselben ein negativer Druck herrscht, schon eintreten muss, wenn der Druck in der kranken Pleurahöhle dem Athmosphärendruck annähernd gleichkommt, also noch durchaus nicht positiv zu sein braucht, kommt es zu *Dislocationen des Herzens*. Die *Herabdrängung des Zwerchfells*, welche, wenn auch in ungleichem Maasse, meist beide Hälften desselben betrifft, macht sich rechts durch den *Tiefstand der Leber*, links durch die *Herabdrängung des Magens und Dickdarmes* (s. u.) geltend. Es muss aber besonders bemerkt werden, dass das Auftreten aller erwähnten Verdrängungserscheinungen durch Verwachsungen, sowohl der Lunge, als auch der Nachbarorgane, verhindert werden kann.

Was die weiteren *Umwandlungen und Ausgänge der pleuritischen Veränderungen* betrifft, so hängen diese von der Menge und von der Beschaffenheit des Exsudats ab. Bei günstigem Ausgange kann es zu völliger Heilung und *Resorption des Exsudats* kommen. Die flüssigen Bestandtheile desselben werden von den Lymphgefässen der Pleura direct aufgesogen, die festen Bestandtheile, das Fibrin und die weissen Blutkörperchen zerfallen, werden ebenfalls aufgelöst und resorbirt.

In den meisten schwereren Fällen aber entwickelt sich eine ausgedehntere *Neubildung von Bindegewebe und von Gefässen*. Das flüssige Exsudat wird zwar zum grössten Theil resorbirt, die Pleura selbst aber wird verdickt und in die sogenannte *pleuritische Schwarte* umgewandelt. Sehr gewöhnlich kommt es zu ausgedehnten lockeren oder festeren *Verwachsungen* zwischen den beiden Blättern der Pleura (*adhäsive Pleuritis*). Zwischen den Verwachsungen können noch einzelne Räume übrig bleiben, in welchen Reste des flüssigen Exsudats abgekapselt werden („*abgesacktes pleuritisches Exsudat*"). Bei lange andauernden, namentlich auch bei oft recidivirenden Entzündungen der Pleura (vor allem im Anschluss an chronische Lungentuberkulose) können die Pleuraschwarten schliesslich die Dicke von 1—2 Cm. erreichen.

Auch in den Fällen mit starker Schwartenbildung ist noch eine schliessliche Heilung möglich. Dieselbe erfolgt stets mit starker *narbiger Schrumpfung der Pleura*, an welcher die ganze Brustwand mit Theil nimmt. Erst nach Monaten tritt, wenn es überhaupt noch möglich ist, die normale Ausdehnung der Lungen und des Brustkorbs wieder ein.

Dass grosse pleuritische Exsudate so selten vollständlich heilen, liegt grösstentheils in der Natur des Grundleidens. Daher beobachtet man so häufig, dass nach vorübergehenden Besserungen neue Recidive der Pleuritis oder ausgedehntere, meist tuberkulöse Erkrankungen der Lungen u. s. w. eintreten.

In alten Pleuraschwarten kommt es zuweilen auch zur Ablagerung von Kalksalzen, sogenannte „*pleuritische Verknöcherung*".

Bei *eitrigen Exsudaten* ist zwar eine schliessliche Resorption auch möglich. Doch erfordert dieselbe stets sehr lange Zeit und oft bleiben eingedickte, käsige Eitermassen liegen. In den meisten Fällen von Empyem, in denen keine rechtzeitige Kunsthülfe eintritt, sucht sich der Eiter selbst einen Ausweg. Entweder bricht der Eiter durch die Pleura pulmonalis in einen Bronchus durch und wird nach aussen entleert. Hierbei kann ein Pyopneumothorax entstehen. In vielen Fällen scheint die Pleura aber nur oberflächlich zerstört zu werden und der Eiter wird (namentlich bei den Hustenbewegungen) in die Lungenalveolen, wie in einen Schwamm, und von da weiter in die Bronchien hineingepresst, ohne dass gleichzeitig Luft in die Pleurahöhle eintritt (Traube). In anderen Fällen bricht das Empyem nach aussen durch die Brustwand durch („*Empyema necessitatis*"). Die Durchbruchsstelle findet sich meistens in der Nähe des Sternums, wo die Brustwand am dünnsten ist. In sehr seltenen Fällen bricht das Empyem an tieferen Stellen des Rumpfes durch, oder in die Bauchhöhle u. a.

Krankheitsverlauf. Wir besprechen im Folgenden vorzugsweise den Verlauf und die Symptome der gewöhnlichen, oft scheinbar (s. o.) primär auftretenden fibrinösen und sero-fibrinösen Pleuritis, des sogenannten *einfachen pleuritischen Exsudats.* Das meiste von demselben Gesagte gilt auch für die anderen Formen der Pleuritis. Namentlich sind die physikalischen Erscheinungen selbstverständlich fast ganz unabhängig von der Qualität des Exsudats. Insofern die verschiedenen Formen der Pleuritis gewisse klinische Unterschiede darbieten, werden wir die Eigenthümlichkeiten jeder Form weiter unten besonders hervorheben.

Nur selten ist der Anfang der Pleuritis ein ganz acuter, plötzlicher, mit einem Schüttelfrost beginnend. In solchen Fällen hat man sich vor einer Verwechselung mit croupöser Pneumonie zu hüten. Meist beginnt die Pleuritis allmählich und langsam. Die Symptome, welche die Kranken selbst empfinden, beziehen sich in vielen Fällen gleich direct auf die Pleuraerkrankung. Am constantesten sind die pleuritischen Schmerzen, das *Seitenstechen.* Namentlich bei jedem tieferen Athemzuge, daher auch bei allen körperlichen Anstrengungen, ferner bei Bewegungen des Körpers, beim sich Bücken, beim Husten, Gähnen tritt in der einen Seite ein mehr oder weniger lebhafter Schmerz auf. Bald gesellt sich *Kurzathmigkeit* dazu, die sich immer mehr und mehr steigert. Oft besteht starker Hustenreiz und *trockner Husten.* Daneben machen sich fast stets stärkere *Allgemeinerscheinungen* geltend. Die Kranken fühlen sich *matt*, sehen *blass* aus und haben *keinen Appetit.* Widerstandsfähigere Patienten zwingen sich aber oft noch lange Zeit zur Arbeit, bis sie, zuweilen erst nach 3—4 wöchentlichem Unwohlsein, genöthigt sind, zu Hause zu bleiben und den Arzt zu consultiren. Sehr wichtig ist es zu wissen, dass in nicht gar seltenen Fällen die Allgemeinerscheinungen im Anfange der Pleuritis über die localen Beschwerden sehr prävaliren. Die Kranken kommen zum Arzt, klagen nur über Schwäche, Appetitlosigkeit, Kopfschmerzen u. dgl. und erst die objective Untersuchung ergiebt das Vorhandensein eines zuweilen schon ziemlich grossen pleuritischen Exsudats.

Langsam, wie der Beginn, ist auch der weitere Verlauf in den meisten schwereren Fällen. Nur zuweilen können durch rasches Anwachsen des Exsudats in kurzer Zeit die schwersten Erscheinungen, heftigste Athemnoth, hochgradige Cyanose u. s. w., eintreten. Umgekehrt können in leichten Fällen die Beschwerden der Kranken schon nach wenigen Wochen wieder verschwinden. Objective Veränderungen sind auch in solchen leichten Fällen meist noch längere Zeit nachweislich. Gewöhnlich dauert die Krankheit mindestens 4—6 Wochen, häufig viel länger. Es erfolgt allmähliche scheinbare Genesung oder der Eintritt neuer (meist tuberkulöser) Erkrankungen (s. u.).

Einzelne Symptome. Der *pleuritische Schmerz*, das Seitenstechen, ist eins der häufigsten subjectiven Symptome. Wir haben schon früher erwähnt, dass auch bei den primären Lungenerkrankungen (z. B. der croupösen Pneumonie) das Seitenstechen von der begleitenden Pleuritis abhängt. Auffallend ist, dass die Intensität des Schmerzes keineswegs immer proportional der nachweislichen Intensität der Erkrankung ist. Oft besteht das heftigste Seitenstechen, wenn die objective Untersuchung fast gar keine Veränderung nachweisen kann. Oft hört man starkes pleuritisches Reiben, ohne dass die Patienten über besonderen Schmerz klagen. Auch Druck auf die Brustwand der erkrankten Seite ist häufig sehr schmerzhaft. Bei starken Schmerzen kann man an die Möglichkeit einer Fortpflanzung der Entzündung auf die Intercostalnerven denken. Den von einigen Autoren beschriebenen „*anderseitigen pleuritischen Schmerz*", d. h. Fälle, bei denen der Schmerz in die *nicht* erkrankte Seite localisirt wird, haben wir nie beobachtet.

Husten und Auswurf. Wahrscheinlich wird der *Husten* direct von der erkrankten Pleura aus hervorgerufen. Oft sieht man bei einer tieferen Inspiration den Seitenschmerz und sofort auch den Hustenreiz auftreten. *Auswurf* fehlt bei einer uncomplicirten Pleuritis ganz oder ist nur spärlich, einfach schleimig. Reichlicher Auswurf deutet stets auf eine Lungencomplication hin. Grosse Mengen eitrigen Sputums werden entleert, wenn ein eitriges Exsudat in die Lungen durchbricht (s. o.).

Dyspnoë. Schon durch den pleuritischen Schmerz allein wird die Athmung meist oberflächlicher und in Folge dessen frequenter. Bei jedem grösseren Exsudat, welches die eine Lunge an der Respiration hindert, wird die Dyspnoë stärker und kann bei ausgedehnten Exsudaten die höchsten Grade der Orthopnoë erreichen. Je kräftiger die Patienten vor der Erkrankung waren und je rascher das Exsudat sich entwickelt, desto heftiger tritt gewöhnlich die Dyspnoë auf.

Fieber. Die meisten schwereren Pleuritiden sind mit *Fieber* verbunden. Die Höhe desselben ist aber nicht sehr beträchtlich, so dass 40°,0 verhältnissmässig nur selten erreicht wird. Das Fieber hat keinen typischen Verlauf. Bei acut beginnenden Fällen ist es in der ersten Zeit zuweilen ziemlich continuirlich oder schwach remittirend. Tritt Besserung ein, so geht das Fieber etwa in der 2. oder 3. Woche *lytisch* herunter, so dass dieses Stück der Temperaturcurve ganz der Defervescenzperiode eines abdominalen Typhus gleichen kann.

In den länger andauernden Fällen wird das Fieber allmählich stärker remittirend, schwankt etwa zwischen 38,0 und 39°,5 und nimmt allmählich immer mehr und mehr die Form der Febris hectica an. Je länger abendliche Steigerungen andauern, um so mehr ist der Verdacht einer bestehenden Tuberkulose gerechtfertigt. Höheres, unregelmässiges, zuweilen mit stärkeren Frösten verbundenes Fieber beobachtet man beim *eitrigen* pleuritischen Exsudat.

Die *Pulsfrequenz* ist constant erhöht, etwa bis auf 100—120 Schläge. In allen schwereren Fällen nimmt die Stärke und Spannung des Pulses merklich ab. Unregelmässigkeiten des Pulses kommen nicht selten vor. Alle diese Veränderungen hängen wahrscheinlich grösstentheils von dem Druck des Exsudats auf das Herz und die grossen Gefässe ab. Dass nicht die Compression der Gefässe in der comprimirten Lunge den arteriellen Druck erniedrigt, hat Lichtheim experimentell nachgewiesen.

Allgemeinerscheinungen. Fast stets ist die Pleuritis mit ausgesprochenem *allgemeinem Krankheitsgefühl*, mit *Muskelschwäche* und *Mattigkeit* verbunden. Das Aussehen der Kranken ist *blass,* in Fällen mit stärkerer Respirationsstörung oft deutlich *cyanotisch.* Nach längerer Dauer der Krankheit tritt eine auffallende *Abmagerung* ein.

Der *Appetit* liegt von Anfang an darnieder. Nicht selten tritt, namentlich in der ersten Zeit der Krankheit, gelegentliches *Erbrechen* ein. Der *Stuhl* ist meist angehalten. Viele Kranke klagen über *Kopfschmerzen.*

Sehr wichtig sind die Verhältnisse der *Harnabsonderung.* Bei jedem pleuritischen Exsudat ist die *Harnmenge*, so lange das Exsudat noch wächst oder in gleicher Höhe fortbesteht, deutlich *vermindert.* Zuweilen beträgt die tägliche Harnmenge nur 200—400 Ccm. Der Harn ist dabei concentrirt, sein specifisches Gewicht beträgt ca. 1020—1028. Oft bilden sich Uratsedimente. Diese Verminderung der Wasserausscheidung durch die Nieren ist grösstentheils die Folge des herabgesetzten arteriellen Drucks. Eine Zunahme der Harnmenge ist stets ein günstiges Zeichen, oft sogar das *erste* Anzeichen der beginnenden Resorption des Exsudats. Werden grössere Exsudate rasch resorbirt, so kann die Harnmenge auf 2500—3000 Ccm. täglich anwachsen. Dabei wird der Harn selbstverständlich abnorm hell und leicht.

Physikalische Symptome.

1. **Fibrinöse Pleuritis. Pleuritis sicca.** Einfache fibrinöse Pleuritiden machen zuweilen gar keine physikalischen Symptome. Entwickeln sie sich im Anschluss an Lungenaffectionen, so sind die bestehenden physikalischen Symptome oft nur von diesen abhängig.

In vielen Fällen kann aber die Pleuritis sicca deutliche objective Symptome machen. Bei der *Inspection* fällt schon das *Nachschleppen der kranken Seite* bei der Athmung auf, welches von der Schmerzhaftigkeit derselben bedingt ist. Aus demselben Grunde liegen die Kranken meist auf der gesunden Seite. Die *Percussion* ergiebt noch keine qualitative Aenderung des Schalls. Erst bei beginnender Exsudation tritt, fast immer zuerst über dem hinteren, unteren Abschnitte der Lunge, leichte Dämpfung auf. Zuweilen wird der Schall in Folge der Retraction der Lunge tympanitisch. Fast constant nachweisbar, namentlich am Rücken, ist die *verminderte respiratorische Verschiebbarkeit* des unteren Lungenrandes. Die *Auscultation* ergiebt ein qualitativ nicht verändertes oder etwas unbestimmtes, stets *abgeschwächtes* Athemgeräusch. Das eigentliche pathognomonische Zeichen der trockenen Pleuritis aber ist das *pleuritische Reiben*, jenes charakteristische schabende, kratzende oder knarrende Geräusch, welches durch die Verschiebung der rauhen Pleuraflächen an einander entsteht und namentlich in den seitlichen Partien des Thorax zur Wahrnehmung kommt. Man kann dasselbe sowohl bei der Inspiration, als auch bei der Exspiration hören. Häufig ist es saccadirt, in mehreren Absätzen erfolgend. Sicher hörbares pleuritisches Reiben ist für das Bestehen einer trockenen Pleuritis direct beweisend, während das Fehlen von Reiben durchaus nicht eine Pleuritis ausschliessen lässt. Namentlich muss das Reibegeräusch fehlen, sobald pleuritische Verwachsungen stattgefunden haben. Starkes Reiben kann man oft mit der aufgelegten Hand auch deutlich *fühlen*. Zuweilen fühlen es auch die Kranken selbst, in anderen Fällen aber haben sie gar keine Empfindung davon. Verwechseln kann man leises Reiben mit feinen zähen Rasselgeräuschen. Wiederholtes Untersuchen, vor und nach dem Husten, sichert aber meist die Diagnose.

2. **Pleuritisches Exsudat.** Kleine Mengen Flüssigkeit in einer Pleura entziehen sich dem Nachweise. Erst wenn die Menge des Exsudats etwa 200—300 Ccm. beträgt, treten physikalische Symptome auf.

Die *Inspection* ergiebt zunächst wieder das mehr oder weniger starke *Nachschleppen* der erkrankten Seite bei der Athmung. Wenn die Menge des Ergusses eine grössere ist, fällt die *stärkere Ausdehnung der erkrankten Seite* in den hinteren unteren und seitlichen Abschnitten des Brustkorbs auf. Die Intercostalräume sind verstrichen oder sogar etwas vorgewölbt. Die Brustwarze und das Schulterblatt sind auf der kranken Seite weiter von der Mittellinie entfernt, als auf der gesunden. Das Hypochondrium der kranken Seite ist stärker vorgewölbt. Bei einem aussergewöhnlich grossen linksseitigen Exsudat sahen und fühlten wir im linken Hypochondrium die untere Fläche des ganz nach abwärts vorgewölbten Zwerchfells. Durch directe Messung lässt sich die in hochgradigen Fällen mehrere Centimeter betragende stärkere Ausdehnung der erkrankten Seite genau feststellen.

Die durch die *Verdrängung der Nachbarorgane* bedingten, der Inspection auffallenden Symptome werden unten im Zusammenhange erwähnt werden.

Die *Percussion* ergiebt überall da, wo eine Flüssigkeitsschicht sich zwischen Lunge und Brustwand drängt, eine Abnahme in der Helligkeit des Percussionsschalls. Wird die Dicke der Exsudatschicht etwa 5 bis 6 Cm., so erscheint der Schall vollständig dumpf (leer). Die *pleuritische Dämpfung* ist fast immer zuerst in den hinteren unteren, seltener in den seitlichen unteren Thoraxabschnitten nachweisbar. Bei geringem Exsudat beträgt die Höhe der Dämpfung nur einige Centimeter, bei reichlicherem Exsudat steigt die Dämpfung am Rücken und in den Seitentheilen des Thorax höher hinauf. Allmählich wird auch der Schall rechts vorn unten, oberhalb der Leber, gedämpft. Bei sehr grossen Exsudaten kann vorn schon an der zweiten oder dritten Rippe die Dämpfung beginnen oder in seltenen Fällen sogar die ganze Brusthälfte vorn und hinten einen total gedämpften Percussionsschall geben. Stets zeichnet sich die pleuritische Dämpfung durch das *starke Resistenzgefühl* bei der Percussion aus.

Bei mittelgrossen Exsudaten, deren Dämpfung nicht den ganzen Rücken einnimmt, bildet die *obere Grenze der Dämpfung* meist eine schräge Linie, welche an der Wirbelsäule am höchsten steht und von hier aus nach der Seite des Thorax zu schräg abfällt. Die umgekehrte Angabe einiger Autoren konnten wir ebenso wenig bestätigen, wie Weil u. A. Doch darf man hierüber selbstverständlich keine zu schematische Regel aufstellen. Die *untere Grenze* des Exsudats lässt sich rechts percutorisch von der Leberdämpfung nicht abgrenzen. Links vorn und in der Seite ist dagegen die Abgrenzung des Exsudats von dem tympanitischen Schall des Magens häufig möglich und von diagnostischer Wichtigkeit (s. u. Verdrängung der Organe).

Beachtung verdient der Percussionsschall *oberhalb eines pleuritischen Exsudats.* Der Beginn der pleuritischen Dämpfung ist fast stets ein relativ gedämpfter Schall, welcher erst allmählich in den absolut gedämpften Schall übergeht. Der Lungenschall oberhalb der beginnenden Dämpfung ist in Folge der Retraction des Lungengewebes meist *tympanitisch.* Namentlich schön und deutlich findet man den tympanitischen Schall bei grösseren Exsudaten vorn im I. und II. Intercostalraum. Er ist laut und tief und bleibt beim Oeffnen des Mundes unverändert („SCODA'scher *Schall*"). Bei sehr grossen Exsudaten, welche eine wirkliche Compression der Lunge verursachen, findet man im II. Intercostalraum zuweilen einen gedämpft-tympanitischen Schall, welcher beim Oeffnen des Mundes höher wird. Dieser Schall entsteht durch die Schwingungen der Luft in einem grossen, von comprimirter Lunge umgebenen Bronchus (WILLIAM'scher *Trachealton*"). Zuweilen hört man bei grösseren Exsudaten über der retrahirten Lunge in den oberen vorderen Intercostalräumen deutliches *Schettern* („Geräusch des gesprungenen Topfes").

Die *Verdrängung der Nachbarorgane*, welche vorzugsweise durch die Percussion festgestellt wird, bildet eins der wichtigsten physikalischen Symptome der exsudativen Pleuritis.

Bei *rechtsseitigen Exsudaten* wird die *Leber*, vor allem der rechte Leberlappen, nach unten gedrängt. Man findet den unteren Rand der Leberdämpfung den Rippenrand um mehrere Centimeter überragen. Durch sehr grosse Exsudate kann die Leber bis zur Nabelhöhe hinunterreichen. Die Verschiebung des *Mediastinums* nach links lässt sich bei grossen Exsudaten dadurch nachweisen, dass der gedämpfte Schall am oberen Sternum den linken Sternalrand erreicht oder überschreitet. Die Verdrängung des *Herzens* nach links ist in der Mehrzahl der ausgeprägteren Fälle mit einer Dislocation der Herzspitze nach *oben* verbunden. Dies erklärt sich leicht aus der Lage des Herzens und der Richtung des zuerst unten wirkenden Drucks. Man erkennt die Dislocation des Herzens meist schon aus der Lage des Spitzenstosses, welcher in oder ausserhalb der linken Mammillarlinie im V. oder, wie gesagt, häufig höher, im IV. Intercostalraum sichtbar und fühlbar wird. Die Percussion ergiebt eine Verschiebung der linken Grenze der Herzdämpfung nach links.

Bei *linksseitigen Exsudaten* kommt vor allem die Verdrängung des *Herzens* nach rechts in Betracht, welche meist schon bei mässigen Exsudaten nachweisbar ist. Der Schall am unteren Sternum wird gedämpft, die Herzdämpfung erreicht den rechten Sternalrand oder überragt denselben um mehrere Centimeter. In den hochgradigsten Fällen wird das Herz bis in die rechte Mammillarlinie gedrängt. Die Verdrängung des *Mediastinums* ist auch am oberen Sternum nachweisbar, indem die Dämpfung daselbst bis zum rechten Sternalrand oder noch weiter reichen kann. Der *Tiefstand des Zwerchfells* macht sich durch Herabrücken des linken, in hochgradigen Fällen auch des rechten Leberlappens bemerklich. Vor allem aber ist wichtig, dass an Stelle der etwa handbreiten Zone normalen tympanitischen Schalls oberhalb des linken Rippenbogens („*halbmondförmiger Raum*“ TRAUBE'S) gedämpfter Schall auftritt. Der normale tympanitische Schall daselbst rührt vom Magen resp. Dickdarm her. Beim Hinabrücken des Zwerchfells rückt das pleuritische Exsudat an die Stelle dieser Organe. Der halbmondförmige Raum wird daher verschmälert und bei grösseren Exsudaten schliesslich volltsändig bis zum Rippenrande durch dumpfen Schall ersetzt.

Veränderungen der Dämpfung pleuritischer Exsudate bei *Lagewechsel der Kranken* können vorkommen, fehlen aber häufig wegen der bestehenden Adhäsionen. Die *respiratorische Verschiebbarkeit* der unteren Lungengrenzen ist fast stets aufgehoben.

Die *Auscultation* ergiebt über dem pleuritischen Exsudat stets ein *abgeschwächtes Athemgeräusch*. Bei beginnender Exsudation kann dasselbe noch annähernd vesiculär klingen, später wird es *unbestimmt, hauchend*, und endlich, wenn nur noch die grösseren Bronchien für den respiratorischen Luftstrom offen sind, bronchial. Dabei klingt das *Bronchialathmen* meist fern, leise und hat den scharfen Ch-Charakter. In seltenen Fällen nimmt es aber auch einen deutlichen amphorischen Klang an, so dass es fast wie cavernöses Athmen klingt. Ueber sehr reichlichen Exsudaten kann das Athemgeräusch schliesslich ganz verschwinden. Oberhalb der oberen Grenze des Exsudats klingt das Athmen fast stets hauchend. Von *Nebengeräuschen* ist das *pleuritische Reiben* zu erwähnen, welches aber selbstverständlich nur an der oberen Grenze des Exsudats, wo die beiden Pleurablätter sich wieder berühren, hörbar sein kann. *Rasseln* und *trockne bronchitische Geräusche* deuten auf eine gleichzeitige Erkrankung der Lunge hin. Ueber geringen Exsudaten hört man nicht selten bei tieferen Athemzügen echtes *inspiratorisches Knistern*, indem die collabirten Alveolar- und Bronchiolarwände in der atelectatisch gewordenen Lunge durch den inspiratorischen Luftstrom auseinander gerissen werden.

Bei der *Auscultation der Stimme* hört man zuweilen *Bronchophonie*, zuweilen jenen als *Aegophonie* bezeichneten meckernden, nasalen Beiklang der Stimme. Von BACCELLI stammt die Angabe, dass die *Auscultation der Flüsterstimme* zur Diagnose der Beschaffenheit des Exsudats benutzt werden könne. Bei serösem Exsudat soll man die Flüsterstimme durch den Thorax hindurch deutlich verstehen, nicht aber bei eitrigem Exsudat, weil die zelligen Elemente angeblich eine Zerstreuung der Schallwellen bedingen. Diese Angabe trifft in manchen Fällen, aber keineswegs immer zu.

Bei der *Auscultation des Herzens* kommt in Folge der Verdrängung desselben die abnorme Ausbreitung des Bezirks, in welchem die Herztöne hörbar sind, in Betracht. Breitet sich die Entzündung von der Pleura auf die äussere Fläche des Pericardiums aus, so kann man zuweilen *extra-pericardiales*, sowohl von der Respiration, wie auch von der Herzaction abhängiges *Reiben* hören.

Der *Stimmfremitus* ist über dem pleuritischen Exsudat constant abgeschwächt, in hochgradigen Fällen ganz aufgehoben.

3. **Resorption des Exsudats. Pleuritische Schrumpfung.** Die beginnende Resorption des Exsudats macht sich gewöhnlich dadurch zuerst bemerkbar, dass der Percussionsschall in den oberen Theilen der Dämpfung heller, zuweilen zugleich tympanitisch wird. Ausserdem wird auch das Athemgeräusch deutlicher. Wo es bronchial war, wird es unbestimmt und allmählich wieder vesiculär. Der Stimmfremitus wird wieder fühlbar. Alle diese Besserungen nehmen allmählich, aber meist nur langsam zu. Namentlich dauert es gewöhnlich sehr lange Zeit, bis der Percussionsschall wieder seine normale Helligkeit annimmt.

Besonders auffallend sind die *Formveränderungen des Thorax*. Nur bei Pleuriditen mit geringem Exsudat nimmt der etwas ausgedehnte Thorax ohne weiteres wieder seine frühere Form an. Nach jeder ausgedehnteren Pleuritis mit reichlicherem Exsudat tritt während der Resorption desselben eine deutlich und leicht erkennbare *Schrumpfung der erkrankten Brusthälfte* ein. In Fällen mittleren Grades betrifft die Schrumpfung vorzugsweise nur die unteren seitlichen Partien des Thorax, in hochgradigen Fällen auch die oberen und vorderen Abschnitte desselben. Die stärksten Schrumpfungen findet man bei Kindern und jugendlichen Individuen mit nachgiebigem Thorax. Der Umfang der kranken Seite wird merklich geringer, als der der gesunden Seite. Die Rippen rücken zusammen, die Intercostalräume werden sehr eng. Die Gruben vertiefen sich, Brustwarze und Schulterblatt werden näher an die Wirbelsäule herangezogen. Letztere selbst nimmt eine abnorme seitliche Krümmung an, wobei ihre Convexität nach der kranken, zuweilen aber auch nach der gesunden Seite gerichtet wird. Dämpfung, Abschwächung des Athemgeräusches und des Stimmfremitus dauern bei der Pleuraschrumpfung fort. Sie hängen jetzt aber nicht mehr von der Anwesenheit flüssigen Exsudats ab, sondern sind durch die dicken pleuritischen Schwarten bedingt.

Der Vorgang stärkerer Schrumpfung erstreckt sich stets über Monate oder dauert noch länger. In günstig verlaufenden Fällen kann die Schrumpfung des Thorax immer noch, oft erst nach Jahren, wieder ausgeglichen werden. Die Schwarten werden resorbirt, und ganz allmählich dehnen sich Lunge und Thorax wieder aus. In anderen Fällen aber treten ausgedehnte *Verwachsungen der Pleurablätter*, namentlich über den unteren Lungenlappen, ein, welche dauernde Respirationsstörungen zur Folge haben. In der Lunge der gesunden Seite bildet sich in fast allen Fällen schrumpfender Pleuritis ein *vicariirendes Emphysem* aus.

Complicationen. Eigentliche Complicationen der Pleuritis sind selten. Wo solche bestehen, sind es theils die primären Krankheiten, welche zur Pleuritis geführt haben, theils sind es Coëfecte derselben Krankheitsursache (Tuberkulose). Daher kommt es, dass man von der häufigen „Complication" der Pleuritis mit *chronischer Bronchitis*, mit Tuberkulose der Lunge und anderer Organe spricht. Wichtig ist es, dass durch directe Fortsetzung der Entzündung die Pleuritis sich weiter auf das *Pericardium*, selten durchs Zwerchfell hindurch auf das *Peritoneum* fortsetzen kann. Man beobachtet diese Ausbreitung des Processes aber fast nur bei tuberkulöser und bei eitriger Pleuritis. Schliesslich erwähnen wir, dass wir in letzter Zeit zwei Fälle grosser seröser Exsudate sahen, bei welchen eine *acute hämorrhagische Nephritis* auftrat.

Verschiedene Formen der Pleuritis.

1. **Die einfache fibrinöse oder exsudative Pleuritis** im Anschluss an croupöse oder ausgedehnte lobuläre Pneumonie macht im Verhältniss zur Grundkrankheit oft nur wenige Symptome. Sie heilt meist vollständig, kann aber zuweilen die Heilung (z. B. bei croupöser Pneumonie) recht verzögern.

Denselben günstigen Verlauf hat die sogenannte *primäre* einfach fibrinöse oder sero-fibrinöse Pleuritis, welche wir aber, entgegengesetzt der allgemein verbreiteten Anschauung, als eine entschieden *seltene* Affection bezeichnen müssen.

2. **Die tuberkulöse Pleuritis.** Den grössten Theil der klinisch scheinbar primär auftretenden gewöhnlichen „pleuritischen Exsudate" müssen wir in *ätiologischem* Sinne für tuberkulös erklären. Wie weit hierbei anfangs schon die specifisch-anatomischen Veränderungen der Tuberkulose vorhanden sind und ob jedes Mal schon vorher irgendwo eine tuberkulöse Affection in der Lunge oder in den Bronchialdrüsen besteht, wissen wir nicht. Der weitere Verlauf der Fälle, wenn man sie Jahre lang beobachten kann, lässt schliesslich aber fast immer die tuberkulöse Natur des Leidens erkennen. Damit soll jedoch nicht gesagt sein, dass sich die Lungentuberkulose stets unmittelbar an die Pleuritis anschliesst. Nur in einem Theil der Fälle treten die Erscheinungen einer acuten Tuberkulose oder häufiger einer chronischen Lungenphthise unmittelbar im

Anschluss an die (meist noch fortbestehende, aber schon schrumpfende) Pleuritis auf. Entweder in der Spitze, nicht selten aber auch in dem unteren Lappen der befallenen Seiten werden objective phthisische Veränderungen nachweislich. Das Fieber hält an, die Lungenaffection schreitet weiter fort, auch die andere Lunge wird befallen und die Krankheit verläuft tödtlich unter dem Bilde einer gewöhnlichen, bald mehr acuten, bald mehr chronischen Lungenphthise. In anderen Fällen treten im Anschluss an die Pleuritis, bald früher, bald später, acute tuberkulöse Affectionen auf — *tuberkulöse Meningitis, allgemeine Miliartuberkulose.* Wieder in anderen Fällen entwickelt sich das Krankheitsbild der *Tuberkulose der serösen Häute*, auf welches wir noch wiederholt bei der Besprechung der tuberkulösen Pericarditis und der tuberkulösen Peritonitis zurückkommen werden. Oft handelt es sich hier um *doppelseitige Pleuritis*, ohne nachweisliche Betheiligung der Lunge. Dazu kommen in wechselnder Reihenfolge die Erscheinungen der chronischen *tuberkulösen Peritonitis*, Schmerzen, Auftreibung und Flüssigkeitserguss im Abdomen, oder die Erscheinungen der *tuberkulösen Pericarditis*. Unter anhaltendem hectischen Fieber und zunehmender allgemeiner Abmagerung und Schwäche tritt schliesslich der Tod ein. Die ganze Affection verläuft meist sehr chronisch, dauert Monate lang und macht oft bedeutende Remissionen und vorübergehende Besserungen.

In sehr vielen Fällen zeigt das pleuritische Exsudat einen scheinbar durchaus günstigen Verlauf. Nach einigen Wochen hört das Fieber auf, das Exsudat wird resorbirt, die Kranken erholen sich und werden schliesslich als nahezu geheilt entlassen. Freilich etwas Dämpfung und Nachschleppen der erkrankten Seite bleibt oft übrig, kann aber allmählich auch verschwinden. Auch diese Fälle stellen sich schliesslich sehr häufig noch als tuberkulös heraus. Nach kürzerer oder längerer Zeit scheinbaren Wohlbefindens, zuweilen *erst nach Ablauf von Jahren*, tritt eine „neue“ Erkrankung auf, d. h. entweder ein Recidiv der Pleuritis, eine Pleuritis der anderen Seite oder irgend eine sonstige tuberkulöse acute oder chronische Affection. Auch in derartigen Fällen müssen wir die frühere Pleuritis in ätiologischem Sinne schon als tuberkulös bezeichnen.

Endlich haben wir die Fälle zu erwähnen, wo bei einer bereits ausgesprochenen Lungenphthise secundär ein pleuritisches Exsudat sich entwickelt. Auch hierbei handelt es sich wohl stets um tuberkulöse Pleuritis.

Die *anatomischen Veränderungen* der tuberkulösen Pleuritis bestehen in den gewöhnlichen Zeichen der *Entzündung*, daneben aber in dem Auftreten der specifischen Tuberkelknötchen. Die Zahl der Tuberkel ist in den einzelnen Fällen sehr verschieden. Bald ist die Pleura ganz mit miliaren Knötchen besetzt, bald findet man die Tuberkel mit blossem Auge nur an einzelnen Stellen. Das Exsudat hat meist eine serös-fibrinöse Beschaffenheit. Zuweilen ist es hämorrhagisch, wie überhaupt die Mehrzahl der Fälle scheinbar primärer *„hämorrhagischer Pleuritis"* tuberkulöser Natur ist. In seltenen Fällen kann das Exsudat auch eitrig sein.

3. **Eitrige Pleuritis. Empyem.** Die Aetiologie des Empyems haben wir bereits besprochen und dabei gesehen, dass nur durch die Infection der Pleura mit einem specifischen, die Eiterung anregenden Virus eitrige Pleuritis hervorgerufen werden kann. Die klinischen Symptome sind meist schwer. Das *Fieber* ist höher, als bei den anderen Formen der Pleuritis, dabei aber unregelmässig intermittirend, nicht selten mit Frösten verbunden. Neben dem Fieber bestehen schwere Allgemeinerscheinungen, Kopfschmerzen, Hinfälligkeit, trockene Zunge u. s. w. Auffallend ist zuweilen ein leichtes *Oedem der Brustwand* auf der betroffenen Seite. Im Uebrigen sind natürlich die localen Symptome und Beschwerden dieselben, wie bei den übrigen Formen der Pleuritis.

Diagnose. In diagnostischer Beziehung kommt namentlich die *Unterscheidung zwischen Pleuritis und (acuter und chronischer) Pneumonie* in Betracht, welche nicht in allen Fällen ganz leicht ist. Wir stellen daher die unterscheidenden Momente bei der physikalischen Untersuchung kurz einander gegenüber:

Inspection: stärkere Ausdehnung der erkrankten Seite spricht für Exsudat, fehlt bei Pneumonie.

Percussion: die Dämpfung bei der Pleuritis ist intensiver, absoluter, resistenter, bei der Pneumonie selten so stark, häufig mit tympanitischem Beiklang. Vor allem wichtig aber ist der percutorische Nachweis der Verdrängungserscheinungen an den Nachbarorganen, welche ersteren bei uncomplicirter Pneumonie stets fehlen.

Auscultation: abgeschwächtes oder gar fehlendes Athemgeräusch spricht für Pleuritis, lautes Bronchialathmen mit Rasseln für Pneumonie. Man vergesse aber nicht, dass auch bei letzterer durch Verstopfung der Bronchien die Auscultation dieselben Symptome, wie bei einer Pleuritis, ergeben kann.

Stimmfremitus: starker Stimmfremitus über einer Dämpfung spricht direct für Pneumonie, abgeschwächter oder aufgehobener Stimmfremitus für Pleuritis. Doch kann durch Verstopfung der Bronchien auch bei einer Pneumonie der Stimmfremitus abgeschwächt werden.

Neben den physikalischen Symptomen sind natürlich auch die übrigen Erscheinungen, die Art des Beginns, der Krankheitsverlauf, das Fieber, das Sputum, das Auftreten von Herpes u. s. w. zu beachten.

Hat man ein pleuritisches Exsudat diagnosticirt, so ist die nächste Frage stets nach der *Beschaffenheit des Exsudats,* weil hiervon in vieler Beziehung die Prognose und die Therapie abhängig sind. Obwohl etwa bekannte ätiologische Verhältnisse, die Schwere des Fiebers und der Allgemeinerscheinungen oft schon eine Vermuthung über die Natur des Exsudats zulassen, so giebt sichere Auskunft doch nur die *Probepunction* mit einer PRAVAZ'schen Spritze. Es liegt durchaus kein Grund dagegen vor, dieses bei sorgfältiger Desinfection der Spritze und vorsichtiger Ausführung *ganz ungefährliche Verfahren* in allen wichtigen Fällen auszuüben und damit die Diagnose in jeder Beziehung sicher zu stellen. Ausser der makroskopischen Betrachtung ist auch die genauere *mikroskopische Untersuchung* der entleerten Flüssigkeit zuweilen von Wichtigkeit. Ausser den gewöhnlichen Bestandtheilen (weisse und rothe Blutkörperchen, endotheliale Zellen, Cholesteorinkrystalle) können einige Befunde von besonderer diagnostischer Bedeutung sein, so namentlich *Bacterien* bei septischer Pleuritis, *Carcinomzellen* bei carcinomatöser Pleuritis u. a.

Das Urtheil, ob eine Pleuritis *tuberkulöser Natur* sei oder nicht, lässt sich nicht immer von vorn herein fällen. Man beachte vor allem den allgemeinen Habitus und die Ernährungsverhältnisse des Kranken und frage nach hereditärer Anlage und etwa früher bereits durchgemachten Erkrankungen. Im weiteren Verlauf der Krankheit sprechen anhaltendes hectisches Fieber, langsam zunehmende Abmagerung und Blässe, neue Recidive, Auftreten von Lungensymptomen für die tuberkulöse Natur der Pleuritis. Jede doppelseitige Pleuritis, jede mit pericarditischen oder peritonitischen Erscheinungen combinirte Pleuritis ist der Tuberkulose im höchsten Grade verdächtig. Auch eine hämorrhagische Beschaffenheit des Exsudats spricht sehr für Tuberkulose.

Prognose. Die Prognose betreffs der augenblicklichen Krankheitsgefahr hängt ganz von der Schwere der Erscheinungen, vor allem der Dyspnoë ab. Die Prognose in Betreff des weiteren Verlaufs der Krankheit hängt vor allem von der Natur der Pleuritis ab. Zahlreiche secundäre und auch manche scheinbar primäre, ausgedehnte Pleuriditen heilen nach Wochen oder Monaten vollständig und dauernd ab. In leider nur zu häufigen Fällen wird man aber die Prognose zweifelhaft oder direct ungünstig stellen müssen, namentlich wenn die tuberkulöse Natur der Pleuritis wahrscheinlich oder gewiss ist. Die Prognose der *Empyeme* hängt zum Theil von der Grundkrankheit, namentlich aber auch von dem richtigen und rechtzeitigen operativen Eingreifen ab. Die Heilung des Empyems kann Monate und länger dauern, schliesslich aber eine ganz vollständige sein. Die verschiedenen Möglichkeiten des spontanen Durchbruchs des Empyems nach innen oder aussen sind oben erwähnt. Bei unvollständiger Heilung und zurückbleibender *Pleurafistel* ist das Auftreten allgemeiner *Amyloiderkrankung* der Organe zu befürchten.

Bei grösseren Exsudaten kommen in seltenen Fällen *plötzliche Todesfälle* vor, deren Ursache nicht immer sicher aufgeklärt werden kann. Wahrscheinlich kommen verschiedene Möglichkeiten in Betracht, Lungenembolie, Gehirnembolie, plötzliche Gehirnanämie, Herzschwäche, eintretendes Lungenödem u. dgl.

Therapie. Im Beginn der Erkrankung ist die Therapie rein symptomatisch. Die Beschwerden der Kranken, der Brustschmerz, die Athemnoth sucht man durch örtliche Applicationen zu mildern, namentlich durch *Senfteige*, *warme Umschläge*, welche meist wohlthuender sind, als kalte, ferner durch *Einreibungen* mit Chloroformöl und bei heftigen Beschwerden durch *Morphium*, innerlich und subcutan. Mittel, den entzündlichen Process in der Pleura zu bekämpfen, stehen uns leider nur wenig zu Gebote. Wird eine *Eisblase* vertragen, so kann sie von Nutzen sein. Die Wirksamkeit der vielfach gebrauchten *Jodeinpinselungen* ist ganz zweifelhaft. Etwas mehr Vertrauen verdient vielleicht eine *Jodoformsalbe* (1:15) oder *Jodoformcollodium*. Hat sich ein reichlicheres Exsudat gebildet, so sucht man die Resorption desselben durch *Diuretica* zu erleichtern. Kali aceticum, Squilla, Tartarus boraxatus, bei schwacher Herzaction ein *Digitalis-Infus*, allein oder in Verbindung mit Diureticis, werden vorzugsweise verordnet. Für regelmässige *Stuhlentleerung* ist zu sorgen, unter Umständen können sogar drastisch wirkende *Abführmittel* am Platze sein. Dem Allgemeinbefinden und Kräftezustand der Kranken ist grosse Aufmerksamkeit zu widmen (Wein, kräftige Nahrung, kleine Dosen Chinin).

Von der grössten Wichtigkeit ist die operative Behandlung der Pleuritis, die Entleerung des Exsudats durch *Punction*. Zwar verlaufen zahlreiche Fälle exsudativer Pleuritis auch ohne Punction günstig und wir halten es für mindestens überflüssig, ohne hinreichenden Grund jedes Exsudat zu punctiren. Oft aber gehört die Punction zu den nutzbringendsten therapeutischen Eingriffen, die uns zu Gebote stehen. Die erste und wichtigste Indication zur Punction ist vorhanden, wenn das Exsudat durch seine Grösse direct lebensgefährlich wird. Sobald die Dyspnoë der Kranken einen gefährlichen Grad erreicht, die Cyanose stärker, der Puls schwächer wird, so *muss* die Punction wegen der directen *Indicatio vitalis* vorgenommen werden. Der Erfolg solcher Punctionen ist eclatant.

Die zweite Indication ist eine zu sehr *verzögerte Resorption des Exsudats.* Wenn nach scheinbarem Nachlass der Entzündungserscheinungen, namentlich nach Aufhören des Fiebers das Exsudat nicht schwindet, so ist die Punction ebenfalls indicirt. Man sieht nicht selten im Anschluss daran die weitere Resorption in Gang kommen und gut fortschreiten. So lange noch höheres Fieber besteht, punctire man aber nur dann, wenn die Beschwerden der Kranken es erfordern. Sonst füllt sich die Pleura sehr rasch wieder von Neuem und man hat nichts gewonnen.

Was die *Ausführung der Punction* betrifft, so können wir hier auf alle die zahlreichen vorgeschlagenen Modificationen und Apparate nicht eingehen. Die Unterschiede sind unwesentlich. Je einfacher die Methode, desto leichter und besser ist sie.

Jeder Punction muss eine Probepunction vorhergehen, um die Diagnose zu sichern. Zur Entleerung des Exsudats dient ein mittelstarker Troikart mit seitlicher Ausflussöffnung, an welcher ein Gummischlauch befestigt werden kann. Empfehlenswerth sind die BILLROTH'schen und FRÄNTZEL'schen *Troikarts.* Mit einer Hohlnadel lässt sich natürlich auch punctiren. Die Spitze derselben reizt aber stärker und man kann Fibringerinnsel nicht so leicht entfernen, wie beim Troikart. Die Instrumente und die Brustwand an der Punctionsstelle müssen vorher sorgfältig desinficirt werden. Die Punctionsstelle wähle man ziemlich tief (etwa im VII. Intercostalraum) in der mittleren oder hinteren Axillarlinie. Der Patient sitzt im Bett, wird dabei aber, wo möglich, von einer anderen Person gehalten und unterstützt. Vor und während der Punction erhält er etwas starken Wein. Ein kleiner vorhergehender Hautschnitt erleichtert das Einstechen des Troikarts. In vielen Fällen, namentlich bei reichlichen Exsudaten, kann man einen grossen Theil der Flüssigkeit durch einfache Punction und Heberwirkung entleeren. Das Abflussrohr des Troikarts wird vorher ganz mit Carbolwasser gefüllt und unter eine Schicht Carbolwasser geleitet, welche sich in dem zum Aufsaugen des Exsudats bestimmten Gefässe befindet. Die Entleerung des Exsudats geschehe stets langsam, allmählich. Mehr, als höchstens 1500 Ccm., soll man auch bei grossen Exsudaten nicht auf einmal entleeren. Da der Druck mancher Exsudate aber sehr gering ist, so ist es meist rathsam, die Entleerung mit Hülfe von *Aspiration* vorzunehmen. Die hierzu am meisten gebrauchten Apparate sind von DIEULAFOY, POTAIN u. A. angegeben worden. Bei Punctionen mit Aspiration verfahre man noch langsamer und vorsichtiger.

Unangenehme *Zwischenfälle,* welche die Unterbrechung der Punction veranlassen, sind selten. Wenn die Patienten über Schwindel und

Ohnmachtsgefühl klagen, so muss man aufhören. Zuweilen stellt sich bei der Punction sehr heftiger *Husten* ein, wobei man ebenfalls aufhören muss. Einige Mal beobachtete man nach der Punction eine reichliche Expectoration schaumigen, serösen Sputums („Expectoration albumineuse"), eine Art Lungenödem, vielleicht veranlasst durch eine entstandene stärkere Durchlässigkeit der Gefässwände.

Ist die Punction beendet, so schliesst man die kleine Punctionsöffnung mit einem Heftpflaster. Will man sehr vorsichtig sein oder sickert durch die Punctionsstelle noch Flüssigkeit hindurch, so muss man antiseptisch verbinden.

Hat die Probepunction ein *eitriges Exsudat* ergeben, so kann man zunächst, wenn die Indicatio vitalis besteht, den Eiter durch Punction entleeren. In einzelnen Fällen gelangen eitrige Pleuritiden auch nach einer blossen Punction zur Heilung. In der grossen Mehrzahl der Fälle genügt aber die Punction nicht. Das Empyem ist wie ein Abscess, der nicht eher heilen kann, als bis der Eiter entleert ist. Die beim Empyem zu erfüllenden Indicationen sind daher dieselben, wie bei jedem grösseren Abscess: *Entleerung des Eiters und Sorge für freien Abfluss des Secrets.* Punctirt man und lässt man die Punctionsstelle sich wieder schliessen, so sammelt sich der Eiter gewöhnlich bald wieder an. An die Punction des Empyems muss sich daher die *Drainage der Pleura* anschliessen. Man punctirt unter Spray mit einem *dicken* gewöhnlichen Troikart. Der Eiter entleert sich, es entsteht ein künstlicher, nach aussen offener Pneumothorax. Durch das dicke Troikartrohr hindurch wird ein langes Drainrohr in die Pleurahöhle hineingeschoben, der Troikart über das Rohr hinweg herausgezogen. Das Drainrohr liegt jetzt in der Pleurahöhle drin und wird durch eine hindurchgesteckte Nadel am Hineinschlüpfen gehindert. Dann wird ein ausreichender antiseptischer Verband angelegt, welcher anfangs, so lange die Secretion stark ist, oft gewechselt werden muss. Hat der Eiter genügenden Abfluss, so muss bei einem uncomplicirten Empyem das Fieber sogleich abfallen. Jedes neue Ansteigen desselben rührt fast immer von Eiterretention her. Durch die Granulationen wird die Punctionsstelle bald in einen richtigen Drainkanal verwandelt. Man kann dann das Rohr herausnehmen, reinigen und leicht wieder einführen. Geht alles gut, so kann man das Drainrohr allmählich immer mehr und mehr verkürzen und schliesslich ganz herausnehmen. Die Empyemhöhle hat sich mit Granulationen ausgefüllt und es erfolgt definitive Heilung, freilich fast immer mit starker Schrumpfung. Manche Fälle laufen auch nicht so ungestört ab. Ist der Abfluss ungenügend, so muss man zuweilen die Oeffnung stumpf erweitern und ein dickeres Rohr einführen. *Ausspülen* der Pleura mit desinficirenden Flüssigkeiten (Salicylborwasser, Kali hypermanganicum, verdünntes Chlorwasser, *nicht* Carbolwasssr wegen der Intoxicationsgefahr) ist bei einfachem Empyem mit nicht übelriechendem Eiter unnöthig. Wird das Empyem septisch oder besteht von vorn herein ein stinkendes, jauchiges Exsudat, so sind die Ausspülungen nothwendig. Zuweilen muss dann, um vollständig freien Abfluss zu erzielen und um die Pleurahöhle gut ausspülen zu können, eine zweite Gegenöffnung in der Brustwand angelegt werden.

Das eben geschilderte Verfahren ist die einfachste Methode der Empyembehandlung, welche oft zum Ziel führt. Von manchen Aerzten geschieht die Eröffnung der Pleura beim Empyem stets durch den Schnitt (*Thorakotomie*). Derselbe wird im V. oder VI. Intercostalraum nach aussen von der Mammillarlinie etwa 2—3 Cm. lang gemacht, die Pleura schichtweise eröffnet, ein dickes Drainrohr eingeführt, der Eiter entleert und antiseptisch verbunden. In Betreff mancher Details der Operation, namentlich der zuweilen nothwendigen Rippenresectionen u. A. müssen wir auf die Handbücher der Chirurgie verweisen.

Bei der Behandlung *chronischer, bereits geschrumpfter Pleuritiden* mit Schwarten, aber ohne flüssiges Exsudat, sind neben der möglichsten Kräftigung des Allgemeinzustandes methodische Athemübungen („Lungengymnastik") sehr am Platz. Man weise die Kranken an, tief zu inspiriren und verordne tägliche kalte Abreibungen der Brust. Inspirationen comprimirter Luft am pneumatischen Apparat sind oft von gutem Erfolge begleitet. Kranke aus den besseren Ständen, welche eine schwerere Pleuritis durchgemacht haben, schickt man, wenn möglich, in einen passenden klimatischen Kurort.

ZWEITES CAPITEL.

Peripleuritis und Aktinomycosis.

Unter dem Namen „*Peripleuritis*" hat zuerst Wunderlich eine seltene Erkrankungsform beschrieben, welche in einer Entzündung des Bindegewebes zwischen Pleura costalis und Rippenwand mit Ausgang in Abscessbildung besteht. Später sind derartige Fälle noch wiederholt beobachtet worden und für alle war der *Mangel jeder nachweisbaren Aetiologie* charakteristisch. Weder lag ein Trauma vor, noch eine primäre Erkrankung der Rippen, der Pleura u. s. w.

Die Erkrankung kommt vorzugsweise bei *Männern* vor. Sie beginnt gewöhnlich *plötzlich*, mit einem Schüttelfrost und verläuft unter ziemlich *hohem Fieber*. Die localen Symptome haben in ausgesprochenen Fällen die grösste Aehnlichkeit mit denen eines *Empyems*. Auffallend aber ist die stärkere *Vorwölbung der Brustwand*. Die Rippen werden von dem Abscess auseinander gedrängt und oft erfolgt spontaner Durchbruch nach aussen (fast nie in die Pleura). Die *Percussion* ergiebt zum Unterschiede vom Empyem *keine Verdrängungserscheinungen* an den Nachbarorganen. Von diagnostischer Bedeutung ist es, dass man oft *unterhalb* des Abscesses noch normales lufthaltiges Lungengewebe nachweisen kann. Dann ist gewöhnlich auch, im Gegensatz zum Empyem, die Verschiebbarkeit des unteren Lungenrandes noch erhalten. Ein ferneres wichtiges Zeichen ist von BARTELS zuerst hervorgehoben worden: die Abscesswand erschlafft bei der Inspiration und wird prall bei der Exspiration. Von *Complicationen* ist das mehrmals beobachtete Auftreten *acuter Nephritis* zu nennen.

Nach alledem wird man, wenigstens in manchen Fällen, die *Diagnose* schon im Leben stellen können. Die *Prognose* ist ziemlich ungünstig, doch sind auch Heilungsfälle vorgekommen. Die *Behandlung* kann nur eine operative sein und ist der Empyembehandlung ganz analog.

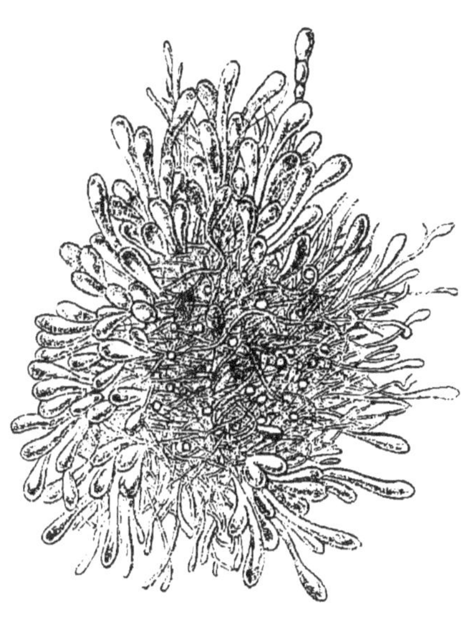

Fig. 19. Aktinomyceshaufen nach JOHNE.

Anhangsweise wollen wir hier kurz einer Erkrankung gedenken, welcher wahrscheinlich manche der Fälle von Peripleuritis angehören, der sogenannten *Aktinomycosis*. Diese erst in neuerer Zeit durch ISRAEL, PONFICK, JOHNE u. A. bekannt gewordene Krankheit ist eine specifische Infectionskrankheit und beruht auf der Invasion eines Pilzes, des sogenannten *Strahlenpilzes, Aktinomyces bovis*. Bei *Rindern* kommen *Geschwulstbildungen an den Kieferknochen* vor, welche durch den Aktinomyces bedingt sind. Beim *Menschen* ist die Aktinomycosis bis jetzt beobachtet worden in Form ausgedehnter phlegmonöser Eiterungen, prävertebraler eitriger Phlegmonen, eitriger Pleuritis und Peripleuritis. Wiederholt ging auch hier die Affection von der Gegend des Unterkiefers aus und bildeten sich von hier aus Eitersenkungen am Halse, Nacken, an den Rippen, Wirbeln u. s. w. Charakteristisch ist die Bildung weitverzweigter, das Gewebe zerwühlender Fistelgänge.

In dem Eiter und den Granulationsmassen findet man (und hierauf allein beruht die Diagnose) kleine gelbe Körner, welche aus einem Gewirr von Pilzfäden bestehen. In der Peripherie laufen letztere alle in charakteristische kleine Keulen aus (vgl. Fig. 19, S. 355). Ob der Aktinomyces zu den Spalt- oder Schimmelpilzen zu rechnen sei, ist noch ungewiss.

DRITTES CAPITEL.

Pneumothorax.

(Pyo-Pneumothorax. Sero-Pneumothorax.)

Aetiologie. Die Bildung eines Pneumothorax d. h. die Ansammlung von Luft oder Gas in der Pleurahöhle erfolgt in der überwiegenden Mehrzahl der Fälle dadurch, dass die Luft durch eine in der Pleura entstandene Oeffnung in die Pleurahöhle eindringt. Die Oeffnung kann in der *äusseren Brustwand* (penetrirende Brustwunden, operirte Empyeme) oder in der *Pleura pulmonalis* gelegen sein. Bei weitem am häufigsten tritt der Pneumothorax im Verlauf der *Lungentuberkulose* auf, indem eine unter der Pleura gelegene Lungencaverne in die Pleura hinein perforirt. Bei den relativ acut verlaufenden Phthisen kommt es leichter zur Entstehung eines Pneumothorax, als bei den sehr chronischen, weil die ausgedehnten Verwachsungen und Schrumpfungen bei den letzteren die Entstehung eines Pneumothorax erschweren. Meist tritt letzterer erst in ziemlich weit fortgeschrittenen Fällen auf, doch kann zuweilen schon bei geringen Lungenveränderungen ein Pneumothorax entstehen.

Ausser der Lungentuberkulose können auch die Lungengangrän und der Lungenabscess durch Perforation in die Pleura Pneumothorax verursachen. Ferner entsteht zuweilen ein Pneumothorax durch den *Durchbruch eines Empyems* in die Lunge. In vereinzelten Fällen hat man Perforationen des Oesophagus und des Magens (Magengeschwür) in die Pleura mit Bildung eines Pneumothorax beobachtet.

Selten ist die Entstehung eines Pneumothorax nach *starken Traumen* durch Zerreissung der Lunge ohne Verletzung der Brustwand. Namentlich scheinen forcirte Athembewegungen, verbunden mit körperlichen Anstrengungen, von Einfluss zu sein. Wir selbst sahen einen Pneumothorax bei einer vorher gesunden Frau plötzlich beim Aufhängen von Wäsche entstehen, einen anderen bei einem jungen Menschen während sehr angestrengten Ruderns. Beide Fälle heilten rasch und vollständig.

Alle zuletzt genannten Ursachen treten aber an Häufigkeit gegenüber der Lungenphthise sehr in den Hintergrund. Zu erwähnen ist noch, dass auch bei dieser zuweilen noch eine bestimmte *Gelegenheitsursache*, starker Husten, Erbrechen, eine Muskelanstrengung u. dgl. hinzukommt, welche die Entstehung des Pneumothorax veranlasst.

Von manchen Autoren wird behauptet, dass auch durch *Zersetzung putrider pleuritischer Exsudate* Gasentwicklung und somit ein Pneumothorax entstehen kann. Doch ist ein derartiges Ereigniss, wenn es überhaupt vorkommt, jedenfalls äusserst selten.

Pathologische Anatomie. Bei Eröffnung der Pleurahöhle entweicht gewöhnlich, zuweilen unter hörbarem Geräusch, ein Theil der Luft. Man sieht dann in die grosse luftgefüllte Höhle und findet bei *totalem Pneumothorax* die Lunge vollständig retrahirt und comprimirt der Wirbelsäule anliegend. Füllt die Luft aber in Folge ausgedehnter Verwachsungen der Pleurablätter nur einen Theil der Pleurahöhle aus, so spricht man von einem *circumscripten* oder *abgesackten Pneumothorax*. Die *Menge* der in der Pleura enthaltenen Luft kann bis zu 2000 Ccm. betragen. Der *Druck*, unter dem sie steht, ist fast immer *positiv* (durchschnittlich etwa 5—10 Cm. Wasser).

In den durch Perforation der Pleura pulmonalis entstandenen Fällen von Pneumothorax kann man meist die Perforationsstelle in der Lunge nachweisen. Dieselbe sitzt häufiger im oberen Lappen, als im unteren. Zuweilen ist sie bereits verwachsen oder mit Fibrinauflagerungen bedeckt und daher nicht mehr aufzufinden. Die Oeffnung ist gewöhnlich ziemlich klein, kann aber bis etwa pfenniggross sein. Linksseitiger Pneumothorax soll häufiger sein, als rechtsseitiger.

Die *Pleura* selbst ist nur selten normal. Meist sind mit der Luft auch Entzündungserreger in dieselbe eingedrungen und sie befindet sich daher im Zustande der Entzündung. Ein Theil der Pneumothoraxhöhle ist dann mit Exsudat erfüllt. Dasselbe ist gewöhnlich rein eitrig (*Pyo-Pneumothorax*) oder serös-eitrig, kann jedoch auch serös resp. sero-fibrinös sein (*Sero-Pneumothorax*).

Die *Nachbarorgane*, namentlich *Leber* und *Herz*, findet man ebenso, wie bei grossen pleuritischen Exsudaten, aus ihrer normalen Lage verschoben.

Symptome und Verlauf. Der Eintritt des Pneumothorax (wir sprechen im Folgenden vorzugsweise vom Pneumothorax bei der Lungenphthise) ist ziemlich häufig markirt durch einen plötzlich auftretenden Schmerz und eine damit meist verbundene beträchtliche Verschlimmerung der Dyspnoë und des Allgemeinbefindens. Zuweilen tritt ein förmlicher *Collaps* ein. Die Körpertemperatur sinkt unter die Norm, die Pulsfrequenz steigt auf 140 und darüber. Die Kranken sehen blass und cyanotisch aus. Meist sitzen sie aufrecht oder in halber Seitenlage im Bett, entweder mehr auf der *kranken* Seite, um die andere Lunge möglichst zur Athmung benutzen zu können, oder, der Schmerzhaftigkeit wegen, mehr auf der gesunden Seite. Ist der Pneumothorax in Folge von *Durchbruch eines Empyems in die Lunge* entstanden, so tritt zugleich eine massenhafte Expectoration von Eiter ein.

Wenngleich in manchen Fällen schon die genannten Symptome die Vermuthung eines eingetretenen Pneumothorax nahe legen, so kann die sichere Diagnose doch erst nach der *objectiven physikalischen Untersuchung* gestellt werden.

Die *Inspection* ergiebt eine auffallend stärkere Ausdehnung der kranken Seite. Die Intercostalräume sind verstrichen oder gar etwas vorgewölbt. In einigen Fällen hat man, wie wir uns überzeugt haben, bei der Palpation der Intercostalräume ein deutlich elastisches „Luftkissengefühl“. Bei der Athmung steht die erkrankte Seite fast ganz still, während die Excursionen der anderen Seite um so stärker sind. Die Dislocation des Herzens ist häufig schon durch die sichtbare Verschiebung des Spitzenstosses bemerklich.

Die *Percussion* ergiebt über dem Pneumothorax einen auffallend lauten, tiefen, wegen der Spannung der Wände aber meist *nicht* tympanitischen Schall. Wichtig ist vor allem, dass dieser Schall weiter reicht, als die normalen Lungengrenzen, rechts bis zur 7. oder 8., resp. links bis zur 5. oder 6. Rippe, zuweilen sogar bis an den Rand des Brustkorbs.

Durch die Percussion wird auch die *Verdrängung der Nachbarorgane* nachgewiesen. Bei *rechtsseitigem Pneumothorax* findet sich der untere Rand der Leberdämpfung abnorm tief, die linke Grenze der Herzdämpfung bis in die vordere Axillarlinie verschoben. Bei *linksseitigem Pneumothorax* fehlt die Herzdämpfung an der normalen Stelle meist ganz und findet sich statt dessen rechts vom Sternum. Der linke Leberlappen ist nach unten gedrängt und im „halbmondförmigen Raum“ findet sich *nicht* tympanitischer statt tympanitischen Schalls.

Bei der *Auscultation* ist in einer grossen Anzahl von Fällen das *Fehlen eines jeden Athemgeräusches* auffallend. Dasselbe contrastirt namentlich mit dem hellen Percussionsschall. In anderen Fällen aber hört man, wenigstens an manchen Stellen und zu manchen Zeiten, eine Reihe von *metallischen Geräuschen*, welche für den Pneumothorax in hohem Grade charakteristisch sind. Hierher gehört zunächst *amphorisches, metallisches Athmen*. Dasselbe entsteht beim *offenen* Pneumothorax (s. u.) durch directes Ein- und Ausstreichen der Luft. In allen übrigen Fällen dagegen ist es das auf gewöhnliche Weise im Kehlkopf, in der Trachea und in der Lunge entstehende Athemgeräusch, welches durch Resonanz im Pneumothorax das metallische Timbre gewinnt. Auf analoge Weise entstehen die metallisch klingenden Rasselgeräusche, die metallische Resonanz des Hustens und der Stimme. Ein besonders schönes und praktisch wichtiges Verfahren, um den Metallklang beim Pneumothorax zu hören, hat HEUBNER gefunden. Klopft man, *während man nebenbei auscultirt*, mit einem Stäbchen (gewöhnlich mit dem Stiel des Percussionshammers) leise auf ein Plessimeter („*Stäbchenpercussion*"), so hört man sehr häufig einen sehr deutlichen hohen Metallklang.

Der *Stimmfremitus* über einem Pneumothorax ist gewöhnlich abgeschwächt, kann aber auch trotz ziemlich reichlicher Luftansammlung noch fühlbar sein.

Eine Anzahl besonderer physikalischer Erscheinungen tritt auf, wenn sich zu dem Pneumothorax ein *eitriges oder seröses Exsudat* hinzugesellt. Zunächst wird hierdurch der Schall in den unteren Partien in mehr oder weniger grosser Ausdehnung gedämpft. Die percutorischen Grenzen der Flüssigkeit zeigen eine von den Lageveränderungen des Kranken abhängige, sehr deutliche Verschiebbarkeit, weil die Flüssigkeit sich beim Pneumothorax leicht und allseitig bewegen kann. Da hierbei die Gestalt des noch übrigen Luftraumes sich ebenfalls ändern muss, so verändert sich nicht selten auch die Höhe aller irgendwie erzeugten Metallklänge, je nachdem der Kranke sitzt oder liegt (BIERMER'scher *Schallwechsel*). In vielen Fällen entsteht bei jeder Bewegung der Flüssigkeit, hervorgerufen z. B. durch leichtes Schütteln des Kranken, ein *metallisches Plätschergeräusch*, die sogenannte *Succussio Hippocratis*.

Formen des Pneumothorax. Je nach dem Verhalten der Perforationsöffnung während des Lebens unterscheidet man drei Arten des Pneumothorax (WEIL). Von einem „*offenen Pneumothorax*" spricht man, wenn die Perforationsstelle offen bleibt, so dass die Luft bei der Athmung beständig in die Pleurahöhle hinein- und wieder herausstreicht. Schliesst sich die Perforationsstelle aber vollständig, so hat man einen „*geschlossenen Pneumothorax*". Die dritte, häufigste Form ist der „*Ventilpneumothorax*", bei welchem mit jeder Inspiration Luft in die Pleurahöhle eintritt, während bei der Exspiration ein ventilartiger Verschluss der Perforationsstelle stattfindet und die Luft somit nicht wieder entweichen kann. Sobald aber der Druck in der Pleurahöhle soweit steigt, dass auch bei der Inspiration keine Luft mehr in dieselbe eindringt, wird der Ventilpneumothorax geschlossen. Beim offenen Pneumothorax muss der Druck in der Pleurahöhle gleich dem atmosphärischen Druck sein. Ein positiver Druck in derselben kann nur bei einem geschlossenen oder einem Ventilpneumothorax vorkommen.

Die klinische Diagnose der Form des Pneumothorax ist nicht immer möglich und hat meist auch keinen grossen praktischen Werth. Zu erwähnen ist das bei offenem Pneumothorax hörbare, auffallend laute metallisch-amphorische Athemgeräusch. Ein von uns einige Mal gehörtes, eigenthümlich schlürfendes und kurz abschnappendes *Inspirationsgeräusch* schien direct auf das Bestehen eines Ventilpneumothorax hinzuweisen. Erwähnung verdient, dass die *Verdrängungserscheinungen an den Nachbarorganen auch beim offenen Pneumothorax auftreten müssen.* Der hier herrschende Atmosphärendruck ist positiv gegenüber dem negativen Druck in der anderen Pleura und auch stärker, als der vorher auf die obere Zwerchfellsfläche wirkende normale negative Druck. Höchstens würde eine *sehr* starke Vorwölbung der kranken Seite und *sehr* starke Verdrängung von Herz und Leber gegen einen offenen Pneumothorax sprechen. Von einigen Autoren ist versucht worden, in der Zusammensetzung des Gasgemenges in der Pleurahöhle ein Unterscheidungsmerkmal für die einzelnen Formen des Pneumothorax zu finden. Doch sind die Resultate der chemischen Analyse noch widersprechend. Nach Ewald findet man im *offenen* Pneumothorax nicht über 5 % Kohlensäure und ca. 12—18 % Sauerstoff, bei *geschlossenem* Pneumothorax dagegen 15—20 % Kohlensäure und höchstens 10 % Sauerstoff. Wenn bei einem offenen Pyo- oder Seropneumothorax die Perforationsstelle unterhalb des Flüssigkeitsspiegels liegt, so entstehen zuweilen bei jeder Inspiration metallische Geräusche, indem die aspirirten Luftblasen durch die Flüssigkeit aufsteigen und zerspringen („*Wasserpfeifengeräusch*", „*metallisches Blasenspringen*").

Krankheitsverlauf. In vielen Fällen bedingt der Eintritt des Pneumothorax eine so hochgradige Respirationsstörung, dass schon nach wenigen Stunden oder Tagen der Tod eintritt. In anderen Fällen erholen sich die Kranken wieder und können sich lange Zeit mit ihrem Pneumothorax ziemlich wohl fühlen. Meist führt freilich das dem Pneumothorax zu Grunde liegende Leiden (gewöhnlich Lungentuberkulose) nach kürzerer oder längerer Zeit zum Tode. Zuweilen kann ein Pneumothorax auch heilen. Die *Heilung* geschieht gewöhnlich in der Weise, dass zunächst der Pneumothorax ganz durch flüssiges Exsudat ersetzt und letzteres dann allmählich resorbirt wird. Doch kann auch die Luft ganz oder zum Theil direct resorbirt werden. Von der Art der Entstehung des Pneumothorax und von der Intensität des ihm zu Grunde liegenden Leidens hängt es dann ab, ob die Heilung eine dauernde ist, oder nicht.

Diagnose. Die Diagnose des Pneumothorax ist bei sorgfältiger Untersuchung meist leicht. Doch können zuweilen die Symptome auch so wenig prägnant sein, dass ein Uebersehen des Pneumothorax zu entschuldigen ist. Sehr schwierig, ja manchmal ganz *unmöglich*, ist die *Differenzialdiagnose zwischen sehr grossen Cavernen und einem abgesackten Pneumothorax*, da beide Zustände zum Theil genau dieselben Symptome haben müssen. Als hauptsächlichste Anhaltepunkte zur Unterscheidung sind hervorzuheben: eine Caverne sitzt meist in der Spitze, ein Pneumothorax in den unteren Partien des Thorax. Ueber Cavernen ist die Brustwand oft eingesunken, über einem Pneumothorax meist vorgewölbt. Der Stimmfremitus ist über Cavernen gewöhnlich stark, über einem Pneumothorax schwach. Verdrängungserscheinungen sprechen für Pneumothorax, ebenso deutliches Succussionsgeräusch.

Therapie. Das einzige Mittel, welches die oft grossen Beschwerden der Kranken zu mildern vermag, ist das *Morphium*. In hoffnungslosen Fällen kann man sich auf die ausschliessliche Verordnung desselben (innerlich und subcutan) beschränken. In den Fällen aber, wo der Kräftezustand der Kranken vorher noch ein leidlicher war, kann man versuchen, durch einen operativen Eingriff eine Besserung der Symptome und schliesslich vielleicht sogar eine vollständige Heilung des Pneumothorax zu erzielen. Besteht einfacher Pneumothorax ohne flüssiges Exsudat, so versucht man durch *Aspiration* so viel *Luft*, als möglich zu entfernen. Bei reichlichem serösen Exsudat ist die *Punction des Exsudats* indicirt, bei eitrigem Exsudat ebenfalls eine einfache Punction oder besser Punction resp. Incision mit nachfolgender *Drainage*. Das Verfahren ist dann vollständig dasselbe, wie bei der Empyembehandlung. Zu erwähnen ist jedoch, dass die oben erwähnten Besserungen resp. Heilungen beim Pneumothorax wiederholt auch ohne jeden operativen Eingriff beobachtet worden sind.

VIERTES CAPITEL.

Hydrothorax. Hämatothorax.

Die nicht von einer Entzündung der Pleura abhängige Ansammlung eines serösen *Transsudats* in der Pleurahöhle bezeichnet man mit dem Namen *Hydrothorax* (*Brustwassersucht*). Die Ursache des Hydrothorax ist in seltenen Fällen eine *locale* Behinderung des Abflusses des venösen Blutes oder der Lymphe aus dem Thorax (Compression der Venen oder des Ductus thoracicus durch Geschwülste). In der grossen Mehrzahl der Fälle ist der Hydrothorax eine *Theilerscheinung allgemeiner Wassersucht*, wie sie namentlich beim Lungenemphysem, bei Herz- und bei Nierenkrankheiten auftritt. Häufig bildet sich der Hydrothorax erst, wenn schon stärkeres Oedem des Unterhautzellgewebes und Ascites besteht. Doch kann zuweilen der Hydrothorax auch eine der ersten hydropischen Erscheinungen sein. Er ist gewöhnlich doppelseitig, manchmal aber auch einseitig oder wenigstens auf der einen Seite viel reichlicher, als auf der anderen. Die Pleura selbst ist normal oder ödematös. Häufig findet man sie von einem Netz erweiterter Lymphgefässe durchzogen. Die seröse Flüssigkeit des Hydrothorax unterscheidet sich von dem entzündlichen serösen Exsudat durch ihren geringeren Eiweissgehalt, die Spärlichkeit der zelligen Elemente und den Mangel oder die Geringfügigkeit spontaner Gerinnung.

Die *klinische Bedeutung* des Hydrothorax liegt in der durch denselben bewirkten Respirationsbehinderung. In Folge davon kann der Hydrothorax in manchen Fällen, namentlich bei Nierenkranken, als hauptsächlichste Todesursache angesehen werden. Der *objective Nachweis* desselben geschieht durch die physikalische Untersuchung, welche selbstverständlich im Ganzen dieselben Symptome ergeben muss, wie beim pleuritischen Exsudat. Hervorheben möchten wir nur das oft sehr *laute* Compressionsbronchialathmen beim Hydrothorax, welches sogar zu Verwechselungen mit pneumonischer Infiltration der Lunge Anlass geben kann. Diese im Gegensatz zum pleuritischen Exsudat häufig auffallende Stärke des Athemgeräusches erklärt sich durch den normalen Zustand der Lunge und das Fehlen aller Verwachsungen. Aus demselben Grunde ist auch der Wechsel der Dämpfungsgrenzen in Folge von Lageveränderungen des Kranken beim Hydrothorax gewöhnlich deutlicher, als beim pleuritischen Exsudat. Nicht selten hört man über dem Hydrothorax zähe Rasselgeräusche, welche in der retrahirten und zum Theil atelektatisch gewordenen Lunge entstehen. Das Hauptmoment zur Unterscheidung des Hydrothorax von einem pleuritischen Exsudat bleibt aber stets die Berücksichtigung der etwa bestehenden primären Erkrankungen.

Die *Therapie* richtet sich vor allem auf das Grundleiden. Gelingt es, die Herzaction zu regeln oder die Harnsecretion wieder in Gang zu bringen, so schwindet oft mit den übrigen hydropischen Erscheinungen auch der Hydrothorax. Ist die durch denselben bedingte Athemnoth sehr hochgradig, so sieht man von einer *Punction* der Flüssigkeit oft grossen palliativen Nutzen. Die Natur des Grundleidens bringt es freilich mit sich, dass in vielen Fällen der Erfolg nur ein vorübergehender ist.

Blutergüsse in der Pleurahöhle (*Hämatothorax*) entstehen am häufigsten durch *traumatische* Zerreissung von Blutgefässen, selten durch das Bersten eines Aortenaneurysma in die Pleurahöhle hinein. Die physikalischen Symptome sind dieselben, wie bei den übrigen Pleuraergüssen. Hochgradige Dyspnoë kann die Entleerung des Blutes durch eine Punction verlangen.

FÜNFTES CAPITEL.

Neubildungen der Pleura.

Die Mehrzahl der in der Pleura vorkommenden Neubildungen ist *secundärer* Natur. Man findet zuweilen einzelne *metastatische Krebsknoten* in der Pleura nach primärem Carcinom anderer Organe, namentlich der Mamma und der Lunge. Die meisten Pleuracarcinome nach primären Lungencarcinomen entstehen aber durch directes Fortwachsen der Neubildung auf die Pleura.

Von *primären Neubildungen* in der Pleura ist nur eine von grösserer Wichtigkeit — das zuerst von E. Wagner beschriebene *Endothelcarcinom.* Dasselbe entwickelt sich in von vorn herein diffuser Weise durch Wucherung der Endothelzellen der Lymphgefässe und des Bindegewebes. Metastasen in der Lunge, in den Lymphdrüsen, in der Leber, in den Muskeln u. a. kommen vor.

Vereinzelte secundäre Krebsknoten in der Pleura machen keine besonderen *klinischen Symptome.* Die Fälle von diffusem Pleurakrebs im Anschluss an primären Lungenkrebs sind insofern wichtig, als hierbei die Erscheinungen einer Pleuraerkrankung oft gegenüber der Lungenerkrankung ganz in den Vordergrund treten. Die Dämpfung ist sehr intensiv, das Athemgeräusch und der Stimmfremitus abgeschwächt. In einem derartigen Fall sahen wir ein Fortwuchern des Krebses auf die vorderen Rippen, so dass aussen eine sehr deutliche umschriebene Auftreibung entstand. Nur das Verhalten des Sputums (s. das Capitel über Lungenkrebs) kann den directen Beweis für den Ausgangspunkt der Neubildung in der Lunge liefern.

Die primären *Endothelcarcinome* der Pleura verlaufen unter dem Bilde einer chronischen Pleuritis. Da sich zuweilen gleichzeitig flüssiges Exsudat in der Pleura befindet, so können auch Verdrängungserscheinungen an den Nachbarorganen zu Stande kommen. Die Affection verläuft lange Zeit fieberlos oder unter geringen, unregelmässigen Fiebersteigerungen. Die meisten Pleuracarcinome sind mit viel *Schmerzen* verbunden.

Die *Diagnose* der Neubildungen in der Pleura kann, wenn überhaupt, gewöhnlich erst in den vorgerückteren Stadien der Krankheit gestellt werden. Anfangs werden fast alle Fälle für einfache oder tuberkulöse chronische Pleuritiden gehalten. Die Diagnose gründet sich weniger auf die physikalischen Symptome, als auf den Gesammtverlauf des Leidens, den Habitus der Kranken, den Nachweis etwaiger Metastasen in den Drüsen und anderen Organen u. dgl. In einigen Fällen konnten in der durch eine *Probepunction* gewonnenen trüben Flüssigkeit charakteristische Elemente der Neubildung mikroskopisch nachgewiesen werden.

Die *Prognose* ist absolut ungünstig, die *Therapie* rein symptomatisch. Bei den Endothelcarcinomen wäre vielleicht *Sol. Fowleri* innerlich zu versuchen.

SECHSTES CAPITEL.

Mediastinaltumoren.

Im *vorderen* Mediastinum kommen in ziemlich seltenen Fällen ausgedehnte Neubildungen vor, welche wegen ihrer schweren klinischen Erscheinungen von Wichtigkeit sind. Der Ausgangspunkt der Geschwülste sind bald die hier gelegenen Lymphdrüsen, bald das Bindegewebe, zuweilen vielleicht auch Reste der Thymusdrüse. Ihrem anatomischen Charakter nach sind die Geschwülste fast stets *Sarkome*, meist *Lymphosarkome*, seltener alveoläre Sarkome. Sie kommen gewöhnlich bei Personen im jugendlicheren oder mittleren Lebensalter vor und sollen bei Männern etwas häufiger sein, als bei Frauen. Specielle *ätiologische Momente* sind unbekannt. In einzelnen Fällen wurde eine Trauma als Entstehungsursache angegeben.

Die *klinischen Symptome* sind anfangs gewöhnlich sehr unbestimmter Natur. Die Kranken klagen über allgemeine Mattigkeit, Brustschmerzen, Kopfschmerzen und erst allmählich bilden sich schwerere subjective und objective Symptome von Seiten der Brust aus.

Die Symptome sind zum Theil von dem Tumor direct abhängig, zum grossen Theil aber sind es *Compressionserscheinungen*, welche durch den Druck des Tumors auf eine Anzahl von Nachbarorganen allmählich zu Stande kommen.

Die *Brustschmerzen*, welche vorzugsweise vorne am Sternum localisirt werden und mit einem hochgradigen Oppressionsgefühl verbunden sind, können sehr heftig werden. Zuweilen strahlen sie nach den Seitentheilen der Brust und nach den Armen (Druck auf den Plexus brachialis) aus.

Die *Athemnoth* wächst zuweilen zu den höchsten Graden an. Eine von uns beobachtete Kranke mit Lymphosarkom konnte die letzten Tage ihres Lebens nur noch *stehend* zubringen! Die Dyspnoë hängt theils von der Compression der Lungen und des Herzens ab, zuweilen auch von directer *Compression der Trachea oder eines Hauptbronchus.* In letzterem Falle bilden sich deutliche Symptome der Tracheal- resp. Bronchialstenose aus. Durch *Compressionslähmung der Nn. recurrentes* kann auch Lähmung der Glottiserweiterer zu Stande kommen. *Einseitige Stimmbandlähmungen* sind wiederholt beobachtet worden. In unserem Falle bildete sich, jedenfalls in Folge von Gefässstauung, eine beträchtliche *Struma* aus, welche durch Druck auf die Trachea die Dyspnoë noch steigerte. Auch durch locale Venenstauung entstandener *Hydrothorax* kann zur Vermehrung der Dyspnoë beitragen.

Druck auf den *Oesophagus* und davon abhängige *Schlingbeschwerden* kommen selten vor. Druck auf den *N. vagus* und den *Sympathicus* verursacht zuweilen *Anomalien der Pulsfrequenz* (entweder auffallende Beschleunigung oder Verlangsamung des Pulses) und *Ungleichheit der Pupillen* (Sympathicus). In einigen Fällen konnte durch Druck auf die Geschwulst jedes Mal künstliche Pupillenerweiterung hervorgerufen werden. Durch *Druck auf die Gefässe*, besonders die Vena cava superior, Vena subclavia u. s. w., können *Oedeme* und *Cyanose* in den betreffenden Körperabschnitten entstehen.

Die *objective Untersuchung der Brust* ergiebt in einem Theil der weiter fortgeschrittenen Fälle eine deutliche diffuse Vorwölbung der Sternalgegend. In anderen Fällen fehlt diese Auftreibung. Diagnostisch wichtig ist der Nachweis einer *abnormen Dämpfung* in der vorderen Brustgegend, welche nach links meist in die Herzdämpfung übergeht, nach rechts den rechten Sternalrand verschieden weit überragt. Das Herz ist oft etwas nach links geschoben. Ueber der A. pulmonalis hörte man in unserem oben erwähnten Falle ein deutliches systolisches, durch Compression des Gefässes bedingtes Geräusch. Pulsungleichheiten auf beiden Seiten kommen nicht selten vor.

Die *Diagnose* eines Mediastinaltumors ist in Fällen mit ausgeprägten Symptomen meist möglich. In anderen Fällen ist aber die Diagnose schwer und unsicher. Namentlich kann die Differentialdiagnose zwischen Mediastinaltumoren und Aneurysmen der Aorta grosse Schwierigkeiten machen. Auch mit *Abscessen* im vorderen Mediastinum sind Verwechslungen vorgekommen.

Die *Prognose* ist in allen Fällen absolut ungünstig. Die Krankheit endet, zuweilen schon nach ½—1 jähriger Krankheitsdauer, mit dem Tode.

Die *Therapie* kann nur eine rein symptomatische sein. Versuchsweise kann man innerlich Jodkalium oder Sol. Fowleri verordnen, äusserlich Jodoformsalbe. In den letzten Stadien der Krankheit muss man durch Narcotica die grossen Beschwerden der Kranken wenigstens etwas zu mildern suchen.

KRANKHEITEN

DER

CIRCULATIONSORGANE.

ERSTER ABSCHNITT.

Krankheiten des Herzens.

ERSTES CAPITEL.

Acute Endocarditis.

(E. verrucosa. E. ulcerosa.)

Aetiologie. Entzündungserreger verschiedener Art, welche im Blute circuliren, können sich am Endocardium, namentlich an den Herzklappen festsetzen und hier eine acute Endocarditis hervorrufen. Die Endocarditis ist also in ätiologischer Hinsicht durchaus nicht als eine einheitliche Krankheitsform aufzufassen. Wohl aber scheinen es vorzugsweise, wenn nicht ausschliesslich, *infectiöse* Entzündungserreger zu sein, welche als die Ursache derselben anzusehen sind.

Vor allem ist es der *acute Gelenkrheumatismus*, bei welchem das Auftreten einer acuten Endocarditis eine häufige und wichtige Erscheinung ist. Ferner kommt die acute Endocarditis bei einigen ätiologisch mit dem Gelenkrheumatismus wahrscheinlich verwandten Krankheiten vor, bei gewissen Formen von *Peliosis rheumatica* und von *Chorea*. Selten, aber sicher constatirt ist das Entstehen der Endocarditis im Anschluss an eine *Gonorrhoe* resp. den *gonorrhoischen Gelenkrheumatismus*. Auch im Verlauf der *acuten Exantheme* (Scharlach, Masern), sowie bei *acuter* und *chronischer Nephritis* beobachtet man zuweilen das Auftreten einer acuten Endocarditis.

Während die Endocarditis bei den bisher genannten Krankheiten oft einen schweren Verlauf nimmt, werden bei manchen anderen Infectionskrankheiten (*Typhus*, *Pocken*, relativ häufig bei chronischer *Lungentuberkulose*) nicht selten geringfügige Endocarditiden in der Leiche gefunden, welche zwar ein anatomisches, aber kein klinisches Interesse haben. Dieselben gehören wahrscheinlich in vielen Fällen gar nicht direct zur Grundkrankheit, sondern bilden eine auf die Resorption septischer Infectionsstoffe zurückzuführende Complication, deren Zustandekommen bei den ulcerösen Processen der Phthise, den Darmgeschwüren des Typhus u. s. w. leicht erklärlich ist. Auf analoge Weise ist wahrscheinlich auch die Entstehung der leichten endocarditischen Auflagerungen zu erklären, welche man zuweilen bei Personen findet, die an ulcerirten Carcinomen u. dgl. gestorben sind.

Eine sehr wichtige Rolle spielt die acute Endocarditis als *Theilerscheinung schwerer septischer und pyämischer Erkrankungen.* Zweifellos sind hier dieselben pathogenen Bacterien sowohl die Ursache der allgemeinen Sepsis, als auch speciell der acuten Endocarditis. Letztere steht aber bisweilen so sehr im Mittelpunkte der Erkrankung, dass man sehr wohl nach dem Grundsatze „a potiori fit denominatio" die ganze Krankheit nach derselben benennen darf.

Schliesslich ist noch die wichtige Thatsache hervorzuheben, dass in relativ häufigen Fällen die acute Endocarditis auf dem Boden einer bereits bestehenden alten chronischen Endocarditis sich entwickelt (sog. *acute recurrirende Endocarditis*). Bei Frauen scheint die Schwangerschaft und das Puerperium zuweilen den Anlass zur Recrudescenz der Endocarditis zu geben. Möglicher Weise giebt aber zuweilen die alte Endocarditis auch nur den günstigen Boden für eine neue Infection ab.

Pathologische Anatomie. Gewöhnlich unterscheidet man eine *Endocarditis verrucosa* mit Bildung kleinerer oder grösserer papillärer Knötchen auf dem Endocardium, und eine *Endocarditis ulcerosa* (*E. diphtheritica*) mit Geschwürsbildung in Folge Zerfalls und Losspülung des an der Oberfläche nekrotisirten Gewebes. Zur Endocarditis ulcerosa gehört vorzugsweise die maligne, wohl ausnahmslos tödtliche Form der schweren septischen Endocarditis. Die Endocarditis verrucosa ist die leichtere Form, wie sie vorzugsweise beim Rheumatismus acutus vorkommt. Doch kann man *weder anatomisch noch klinisch eine scharfe Grenze zwischen den beiden genannten Formen ziehen*, da auch maligne Formen der verrucösen Endocarditis vorkommen. Eine sichere *ätiologische* Eintheilung der verschiedenen Endocarditisformen zu geben, ist zur Zeit noch nicht möglich.

Die endocarditischen Efflorescenzen sitzen meist an den Klappen und zwar vorzugsweise an den Schliessungsrändern derselben. Seltener findet man sie an den Sehnenfäden und am Endocard des Ventrikels oder Vorhofs. Sie sind in den leichtesten Fällen kaum stecknadelkopfgross, während sie in schweren Fällen zu relativ grossen warzigen und drusigen Massen anwachsen können. *Mikroskopisch* besteht die Basis der Knötchen aus einem neugebildeten,. kleinzellig infiltrirten, gefässhaltigen Gewebe, welches nach der Oberfläche zu in eine körnig geronnene

Masse übergeht. Letztere wird theils von geronnenen Eiweisskörpern (untergegangene Zellen und Fibrinniederschläge aus dem Blut), theils von *Mikrokokken* gebildet. Die Mikrokokken finden sich ausnahmslos in allen schwereren Fällen ulceröser Endocarditis, wo sie zuerst durch EBERTH nachgewiesen wurden. Bei den leichteren Formen der verrucösen Endocarditis sind von EBERTH, KLEBS u. A. ebenfalls Mikrokokken gefunden worden, doch konnte dieser Befund noch nicht in allen Fällen bestätigt werden. Durch Zerfall der oberflächlich nekrotisirten Knötchen entstehen die *endocarditischen Geschwüre.* Giebt an einer Stelle die verdünnte Klappe dem Blutdruck nach, so entsteht ein sogenanntes *acutes Klappenaneurysma.* Auch vollständige Perforationen einer Klappe, Abreissungen von Klappenstücken und von Sehnenfäden kommen vor.

Die grosse Mehrzahl der acuten Endocarditiden sitzt an den Klappen des *linken* Herzens, an der Mitral- und an der Aortaklappe. An der Valvula tricuspidalis kommt Endocarditis für gewöhnlich nur als secundäre Erkrankung bei älteren Herzfehlern vor. Zu den grossen Seltenheiten gehört ein von uns gesehener Fall acuter ulceröser, ausschliesslich auf die Tricuspidalklappe beschränkter Endocarditis mit sehr zahlreichen embolischen Lungenabscessen bei einem erwachsenen Manne. Im Gegensatz zur gewöhnlichen Localisation der Endocarditis findet sich die *fötale Endocarditis* vorzugsweise im *rechten* Herzen.

Von der Endocarditis aus können auf *embolischem Wege* zahlreiche andere Organe erkranken. Bei der gutartigen E. verrucosa geben die auf den Unebenheiten der Klappe niedergeschlagenen Fibrinmassen das embolische Material ab. Sie bewirken die Entstehung grösserer oder kleinerer Infarkte in den Nieren, in der Milz, embolischer Gehirnerweichungen u. dgl. Bei den malignen (ulcerösen) Formen dagegen gelangen mit den losgestossenen nekrotischen Gewebsmassen gleichzeitig massenhaft Bacterien in den Kreislauf. Hier handelt es sich also nicht nur um einfach mechanisch wirkende, sondern um infectiöse Emboli. Die Embolien bei der ulcerösen Endocarditis haben daher entweder die Form *embolischer Abscesse* (Herzmuskel, Nieren, Milz, Lungen, Retina u. a.), oder sie treten, namentlich in der Haut, doch auch in den Nieren, im Gehirn, in der Netzhaut, in den serösen Häuten u. s. w. in Form von *Blutungen* auf. Das Entstehen derselben ist wahrscheinlich abhängig von der Alteration der Gefässwand durch die Bacterien. Warum in einigen Fällen vorzugsweise Abscesse, in anderen vorzugsweise Blutungen (beide kommen auch combinirt vor) entstehen, wissen wir nicht. Die embolischen Abscesse gehören fast ausschliesslich der schweren Form der septischen Endocarditis an. Blutungen kommen bei dieser ebenfalls vor, ferner (ohne gleichzeitige Abscesse) bei gewissen schwereren Formen der Endocarditis im Verlaufe des Rheumatismus acutus und verwandter Krankheiten.

Wir müssen übrigens hinzufügen, dass der embolische Ursprung der Blutungen nicht immer nachgewiesen werden kann, und dass dieselben daher in manchen Fällen vorläufig nur als „Wirkung der Allgemeininfection“ zu betrachten sind.

Klinische Symptome und Krankheitsverlauf. Da die acute Endocarditis keine ätiologisch einheitliche Krankheit darstellt und klinisch in sehr verschiedener Weise verläuft, so erscheint es uns zweckmässig, im Folgenden die wichtigsten Formen der Endocarditis getrennt zu besprechen. Dabei muss aber ausdrücklich bemerkt werden, dass die einzelnen Formen sich in Wirklichkeit keineswegs scharf abgrenzen lassen und dass mannigfache Uebergänge zwischen denselben vorkommen.

1. Ziemlich häufig werden in der Leiche *geringfügige verrucöse Endocarditiden* gefunden, ohne dass im Leben auch nur die geringsten Zeichen einer Herzaffection bestanden haben. Hierher gehören die kleinen papillären Excrescenzen auf den Herzklappen bei Phthisikern, Carcinomkranken u. s. w., deren Aetiologie oben bereits besprochen ist.

2. Die ausgebildete Form der *gutartigen acuten Endocarditis* kommt klinisch bei weitem am häufigsten im Verlauf des *acuten Gelenkrheumatismus* vor. Ungemein viel seltener ist sie bei anderen Infectionskrankheiten (s. o.). In einzelnen Fällen hat man sie auch als scheinbar primäre Krankheit auftreten sehen.

Sie ist nur selten von vorn herein mit *subjectiven Symptomen*, wie Schmerzen in der Herzgegend, Herzklopfen, Athembeschwerden verbunden. Gewöhnlich wird sie erst bei der *objectiven Untersuchung* des Herzens entdeckt. Die *Herzaction* ist in manchen Fällen abnorm verstärkt, verbreitert, der Puls beschleunigt, dabei aber kräftig, oft etwas celer, meist regelmässig, zuweilen aber auch etwas unregelmässig. Die *Percussion* ergiebt anfangs noch keine Abweichung von den normalen Dämpfungsgrenzen. Bei der *Auscultation* hört man namentlich an der Spitze, seltener an der Basis des Herzens ein lautes blasendes systolisches Geräusch. Diastolische Geräusche sind bei der acuten Endocarditis viel seltener. Der zweite Pulmonalton ist häufig accentuirt. Uebrigens sind die physikalischen Zeichen am Herzen in manchen Fällen acuter Endocarditis nur wenig ausgeprägt. Dies ist erklärlich, wenn man bedenkt, dass das Auftreten der Herzgeräusche ganz von der Localisation der Endocarditis, von dem etwaigen Eintritt einer Klappeninsufficienz u. dgl. abhängig ist.

Neben den direct auf die Herzaffection hinweisenden Symptomen ist der Eintritt einer acuten Endocarditis häufig (nicht immer) mit Fieber, resp. wenn solches schon früher vorhanden war, mit einer Steigerung desselben und mit einer Verschlechterung des Allgemeinbefindens verbunden. Embolische Vorgänge im Gehirn, in der Milz, in den Nieren, in den Extremitäten können vorkommen, sind aber doch verhältnissmässig selten. Zuweilen entwickelt sich im Anschluss an die Endocarditis eine Pericarditis.

Ueber die *Dauer* dieser Form der Endocarditis lassen sich genauere Angaben schwer machen. Die objectiven Erscheinungen können Tage oder mehrere Wochen lang andauern. Vollständige Heilungen sind möglich. In der Mehrzahl der Fälle *geht aber die acute Endocarditis in einen chronischen Herzklappenfehler über.*

3. *Maligne (nicht septische) Form der acuten Endocarditis* („*rheumatoide Endocarditis*" nach LITTEN). Diese Form ist in manchen Fällen vielleicht nur eine quantitative Steigerung der vorigen Form, in anderen Fällen aber ist sie wahrscheinlich auch ätiologisch von ihr verschieden. Der Charakter der schweren Allgemeininfection tritt hier meist schon deutlich hervor und die Krankheit nähert sich dadurch in manchen Einzelheiten bereits der schweren septischen Endocarditis. Die objectiven *Erscheinungen am Herzen* sind dieselben wie bei der vorigen Form, höchstens intensiver und ausgebreiteter. Die subjectiven Beschwerden von Seiten des Herzens (Herzklopfen, Beklemmung) können deutlich ausgesprochen sein, zuweilen aber auch bei dieser Form fast ganz fehlen. Dagegen ist der Allgemeinzustand meist schwer. Zuweilen besteht hohes *Fieber*, von unregelmässigem oder auch intermittirendem Verlauf. In manchen Fällen dagegen ist das Fieber trotz eines ziemlich schweren Allgemeinzustandes auffallend niedrig.

Die Allgemeininfection manifestirt sich in diesen Fällen namentlich häufig durch das Auftreten kleiner oder ausgedehnterer *Hämorrhagien* in der *Haut*, zuweilen in den *Schleimhäuten* (Conjunctiva, weicher Gaumen) und selten auch in der *Retina*. Secundäre *Gelenkschwellungen* entwickeln sich häufig; sie sind stets seröser, nicht eitriger Natur. Relativ häufig kommen *Nierenblutungen* und acute *hämorrhagische Nephritis* vor. Grössere Embolien in den verschiedenen Organen können, wie bei jeder anderen Endocarditis, auch bei dieser Form auftreten.

Die *Dauer* der Krankheit erstreckt sich bis auf viele Wochen. In den schweren Fällen tritt in der Regel unter zunehmender Verschlechterung des Allgemeinzustandes und oft unter *schweren cerebralen Sym-*

ptomen (Benommenheit, Delirien) der Tod ein. In leichteren Fällen kann die Krankheit aber auch in schliessliche Heilung übergehen.

Was das *Vorkommen* dieser Form betrifft, so beobachtet man sie relativ am häufigsten ebenfalls beim acuten Gelenkrheumatismus, ferner in seltenen Fällen bei der Gonorrhoe, wo sie etwa 3—4 Wochen nach dem Beginn der Urethralaffection auftritt, bei Nephritis, Chorea, Peliosis rheumatica u. a. Die scheinbar *primär* auftretenden Fälle dieser Art gehören wohl meist zur *recurrirenden* Form der acuten Endocarditis.

4. *Die recurrirende Form der acuten Endocarditis* stellt eine durch irgend welche Umstände eingetretene acute Steigerung des endocarditischen Processes auf dem Boden einer älteren chronischen Endocarditis dar. Hierbei kann die acute Endocarditis alle Abstufungen vom geringsten Grade bis zu den allerschwersten Formen zeigen. Die geringeren Grade verlaufen häufig ohne alle besonderen Symptome. Auf sie sind wahrscheinlich oft die kürzere oder längere Zeit andauernden Fiebersteigerungen zu beziehen, welche man bei Kranken mit chronischen Herzklappenfehlern nicht selten beobachtet. In selteneren Fällen tritt die recurrirende Endocarditis ziemlich plötzlich in Form einer schweren acuten Krankheit auf. Dieselbe erscheint dann zuweilen klinisch als ein primäres, selbständiges Leiden, namentlich wenn der vorhergehende chronische Herzfehler bis dahin keine besonderen Symptome gemacht hat. Die Patienten erkranken mit allgemeinem Unwohlsein, Kopfschmerzen, Frösteln und Fieber. Letzteres kann ziemlich hoch (40° und darüber) sein, oder in mässigen Grenzen, zwischen 38° und 39° schwanken oder zeitweise ganz fehlen. In manchen Fällen ist es intermittirend, wobei die Steigerungen nicht selten mit Frost verbunden sind. Die Erscheinungen am Herzen sind zuweilen deutlich ausgesprochen, können aber auch bei dieser Form undeutlich und unbestimmt sein. Im weiteren Verlaufe der Krankheit treten Hautblutungen, Retinalblutungen, Gelenkschwellungen, reichliche Nierenblutungen oder echte hämorrhagische Nephritis auf — kurz genau dasselbe allgemeine Krankheitsbild, wie bei den sonstigen malignen acuten Endocarditiden. Der Verlauf ist selten rasch, zieht sich vielmehr oft Wochen lang hin. Die schweren Fälle enden stets tödtlich.

5. Die *schwere septische ulceröse Endocarditis* ist als Theilerscheinung der allgemeinen septischen Erkrankungen bereits besprochen worden. Wir verweisen daher in Bezug auf alle Einzelnheiten auf das betreffende Capitel. Die septische Endocarditis ist ätiologisch von den bisher besprochenen Formen wahrscheinlich vollständig verschieden und zeichnet sich durch den schweren, bald unter typhösen, bald unter

pyämischen Erscheinungen relativ rasch tödtlichen Verlauf aus. Anatomisch ist sie, abgesehen von der Herzaffection, namentlich durch das Auftreten der metastatischen *Abscesse* in den verschiedensten Organen charakterisirt. In manchen Fällen treten Blutungen und Abscesse combinirt auf.

Diagnose. Die Diagnose der secundär im Verlaufe des Gelenkrheumatismus und anderer Krankheiten auftretenden Endocarditis kann nur durch die objective Untersuchung des Herzens gestellt werden. Man muss daher bei den Krankheiten, welche erfahrungsgemäss zur Entwicklung einer Endocarditis Veranlassung geben, dem Verhalten des Herzens stete Aufmerksamkeit schenken.

Die Diagnose der malignen Formen der Endocarditis macht häufig grosse Schwierigkeiten, zumal wenn die Kranken erst in späteren Stadien zur Beobachtung kommen. Verwechslungen mit Typhus, Meningitis, acuter Miliartuberkulose kommen nicht selten vor. Die Untersuchung des Herzens kann directe Symptome ergeben, welche aber, wie erwähnt, häufig auch fehlen oder zweifelhaft sind. Von den sonstigen Symptomen sind besonders die *Haut-* und *Retinalblutungen* diagnostisch wichtig, da sie bei den anderen Krankheiten, welche zur Verwechslung Anlass geben können, sehr viel seltener sind. Auch die *acute hämorrhagische Nephritis* ist wenigstens bis zu einem gewissen Grade im Verein mit den anderen Symptomen für die maligne Endocarditis charakteristisch. Der *Fieberverlauf* ist nur dann diagnostisch zu verwerthen, wenn er ausgesprochen intermittirend ist. Sehr wichtig für die Diagnose ist in allen Fällen das sorgfältige Nachforschen nach etwaigen ätiologischen Anhaltspunkten.

Prognose. Bei der Besprechung des Krankheitsverlaufes haben wir die Prognose der einzelnen Formen bereits angeführt. Die schweren Fälle der acuten Endocarditis, welche zum Theil noch durch das vorhandene Grundleiden complicirt sind, enden meist, die Fälle schwerer septischer Endocarditis wohl stets mit dem Tode. Bei den leichteren Formen sind Heilungen möglich. Doch sind dieselben oft insofern unvollständig, als sich aus der acuten Endocarditis ein chronischer Herzklappenfehler entwickelt.

Therapie. Haupterforderniss bei jeder eingetretenen Endocarditis ist möglichst vollständige *Ruhe* des Patienten. Wird *Eis* vertragen, so ist die dauernde Application einer Eisblase auf die Herzgegend von Nutzen. *Digitalis* kann unter Umständen bei schwacher, unregelmässiger Herzaction indicirt sein. Im Ganzen kommt sie aber bei der acuten Endocarditis nicht häufig zur Anwendung. Bei stärkeren localen Beschwerden,

Beklemmung, Athemnoth u. dgl., verordnet man Senfteige und kleine Dosen *Morphium*. Eintretende Herzschwäche ist durch *Excitantien* (Wein, Campher, Aether) zu bekämpfen.

Daneben ist die Therapie gegen die Grundkrankheit zu richten, obwohl eine Beeinflussung der Endocarditis dadurch nur selten zu erzielen ist. Speciell beim Gelenkrheumatismus, der häufigsten Ursache der acuten Endocarditis, ist die *Salicylsäure* gegen die Endocarditis als solche leider fast ganz unwirksam.

Bei den schweren Formen der Endocarditis kann die Therapie nur eine rein symptomatische sein und die Kräfte der Patienten nach Möglichkeit zu erhalten suchen. Die Verabreichung grosser Dosen von *Salicylsäure* oder *Chinin* hat meist keinen oder nur einen vorübergehenden Erfolg. In manchen Fällen schien uns der längere Zeit fortgesetzte Gebrauch von *Solutio Fowleri* nützlich zu sein.

ZWEITES CAPITEL.

Die Klappenfehler des Herzens.

(Chronische Endocarditis.)

Aetiologie. Eine grosse Zahl der chronischen Klappenfehler am Herzen *geht aus einer acuten Endocarditis hervor*. Daher die häufige Angabe in der Anamnese Herzkranker, dass diese früher einmal oder wiederholt an *Gelenkrheumatismus* gelitten haben. Im Anschluss an die acute Endocarditis, welche vorzugsweise an den Herzklappen ihren Sitz hat, bilden sich erhebliche bindegewebige Verdickungen an den Klappen aus. Ferner treten Schrumpfungsprocesse, Verwachsungen und schliesslich häufig ziemlich starke Verkalkungen auf. Alle diese Processe müssen nothwendig zur Folge haben, dass die derartig deformirten Klappen ihre bekannte physiologische Function zur Regelung des Kreislaufs nicht mehr erfüllen können. Es kommt zu erheblicher Störung der Circulation im Herzen selbst und im unmittelbaren Anschluss daran zu einer Störung der Gesammtcirculation, deren verderbliche Folgen für den Körper schliesslich nicht ausbleiben können.

In einer ziemlich grossen Anzahl von Herzfehlern können wir aber die Entstehung derselben aus einer acuten Endocarditis nicht nachweisen. Hier handelt es sich um eine *von vorn herein chronische Endocarditis*, welche ebenfalls allmählich zu Verdickungen, Schrumpfungen, Verwachsungen und Verkalkungen der Klappen führt. Die Aetiologie dieser *chronischen sclerosirenden Endocarditis* ist in vieler Beziehung noch unklar. Häufig wirken wahrscheinlich dieselben Schädlichkeiten, welche den acuten Gelenkrheumatismus verursachen, in von vorn herein chronischer Weise auf die Patienten ein. Man erfährt wenigstens nicht selten von den Kranken mit chronischen Herzfehlern ohne vorhergegangenen acuten Gelenkrheumatismus, dass sie in früheren Jahren wiederholt an leichten, meist wenig beachteten rheumatischen Beschwerden gelitten haben. Auch bei echter chronischer *Arthritis deformans* kommen Herzfehler, wenngleich nicht sehr häufig, vor. In anderen Fällen müssen wir aber an die Möglichkeit anderer Schädlichkeiten, zum Theil infectiöser, zum Theil vielleicht chemischer und mechanischer Natur denken. Der chronische *Alkoholismus*, vielleicht auch die chronische *Nicotinintoxication*, ferner die constitutionelle *Syphilis*, die echte *Gicht*, übermässig anstrengende *körperliche Arbeit* sind die hierbei zumeist in Betracht zu ziehenden Momente. Häufig entwickelt sich in solchen Fällen der chronische Herzfehler gleichzeitig und aus denselben Ursachen, wie die allgemeine *Endarteritis* (das *Atherom* der Gefässe). Hierauf ist auch die Entstehung mancher Herzfehler im *höheren Alter* zu beziehen. Wohl nicht zu bezweifeln ist der Einfluss *chronischer Nephritis* auf die Entstehung echter Klappenfehler. Ferner ist eine *hereditäre Disposition* zu Herzfehlern zwar nicht sehr häufig, aber in manchen Fällen doch sicher nachzuweisen. Wir selbst haben fünf Mitglieder derselben Familie gesehen, welche an chronischen Herzfehlern, theils echten Klappenfehlern, theils schweren sogenannten idiopathischen Hypertrophien litten. Vielleicht hängt übrigens das auffallend häufige Vorkommen von Herzfehlern in manchen Familien auch mit einer besonderen Familiendisposition zu rheumatischen Affectionen zusammen, eine Disposition, deren Vorkommen man unseres Erachtens nicht leugnen kann. Eine geringe Anzahl von Klappenfehlern, vorzugsweise am *rechten* Herzen, beruht endlich auf Entwicklungsanomalien des Herzens (*angeborene Herzfehler*).

Von 163 Fällen mit sicheren chronischen Klappenfehlern, welche wir in den letzten Jahren gesehen haben, konnten 86 Fälle mit grösster Wahrscheinlichkeit auf Gelenkrheumatismus zurückgeführt werden, während in 77 Fällen die Patienten nie an rheumatischen Beschwerden gelitten hatten. In diesen letztgenannten Fällen konnte zum Theil gar keine bestimmte Ursache, zum Theil vielleicht eins der oben genannten Momente beschuldigt werden. Eine Anzahl Frauen führten ihre Beschwerden auf durchgemachte Schwangerschaften und Puerperien zurück. Wie auch schon von Anderen hervorgehoben ist, sind die Fälle ohne vorhergegangenen Gelenkrheumatismus häufiger Aortafehler, als Mitralfehler.

Herzklappenfehler kommen in jedem *Lebensalter* vor. Die Entstehung der meisten fällt, zum Theil wohl entsprechend dem Vorkommen des acuten Gelenkrheumatismus, ins jugendlichere und mittlere Lebensalter, etwa zwischen 18 und 40 Jahre. Beim *weiblichen Geschlecht* sollen die Herzfehler etwas häufiger sein, als beim männlichen.

Allgemeine Pathologie der Herzklappenfehler. Jede Herzklappe entspricht ihrer physiologischen Aufgabe nur dann, wenn sie einerseits zur rechten Zeit sich vollständig öffnet, um dem Blutstrom freie Passage durch das betreffende Ostium zu gewähren, andererseits zur rechten Zeit sich fest und vollständig schliesst, um jede abnorme rückläufige Strömung des Blutes unmöglich zu machen. In beiden Beziehungen kann die Function der Klappe in Folge ihrer anatomischen Veränderungen durch die chronische Endocarditis gestört sein. Sind die Klappenzipfel durch Schrumpfung an ihren freien Rändern verkürzt oder sind die Atrioventricularklappen durch Verkürzung ihrer Sehnenfäden an ihrer vollständigen Entfaltung gehindert, so wird der Verschluss der Klappe kein vollständiger sein können. Auch im Momente des nothwendigen Schlusses der Klappe bleibt ein Spalt zwischen den Zipfeln derselben offen. Man nennt diesen Zustand eine *Insufficienz der Klappe.* Andererseits können in Folge bindegewebiger Verdickungen und Verkalkungen, ferner in Folge von Verwachsungen der Klappenzipfel unter einander die Klappen die Fähigkeit des freien und ausreichenden Auseinanderweichens verlieren. In dem Momente, wo der Blutstrom frei das offene Ostium passiren soll, bleibt die Klappe ein starrer, enger Ring, durch welchen das Blut sich hindurchzwängen muss (*Stenose des Ostiums*). Häufig sind die Veränderungen an den Klappen derart, dass sie gleichzeitig sowohl eine Insufficienz der Klappe, als auch eine Stenose des Ostiums verursachen. Namentlich bedingen die Verdickungen und Verkalkungen der Klappen bei der Stenose in der Regel gleichzeitig eine Klappeninsufficienz, während eine durch Schrumpfung der Klappenränder hervorgerufene Insufficienz ohne gleichzeitige Stenose des Ostiums bestehen kann.

Die Wirkung eines jeden Klappenfehlers äussert sich auf den Blutstrom zunächst in der Weise, dass stromaufwärts von der erkrankten Klappe eine *Stauung* des Blutes eintritt. Der Abfluss des Blutes aus den Lungenvenen und weiterhin aus den Körpervenen wird erschwert, die Füllung des Arteriensystems somit geringer. Die näheren Umstände, wie diese Störung der Circulation zu Stande kommt, werden wir, um Wiederholungen zu vermeiden, erst bei der Pathologie der einzelnen Klappenfehler specieller besprechen. Jede derartig abnorme

Blutvertheilung und die in Folge der einerseits *vermehrten* Spannung im Venensystem, sowie der andererseits *verminderten* Spannung im Aortasystem nothwendig eintretende Verlangsamung der Circulation würden alsbald den verderblichsten Einfluss auf den Gesammtkörper ausüben, wenn sich nicht im Herzen selbst eine Anzahl von *Compensationsvorgängen* entwickelten. Wir werden sehen, wie die Circulationsstörung bei jedem einzelnen Herzklappenfehler durch die Mehrarbeit gewisser bestimmter Herzabschnitte überwunden werden kann und wie das Herz diesen an seine Arbeitskraft gestellten erhöhten Anforderungen auch in der That entspricht. Es gehört zu den zweckmässigsten Einrichtungen unseres Organismus, dass das Herz über einen Reservefond an Kraft gebietet, welcher in entsprechender Weise in Function tritt, wenn es gilt, eine irgendwie eingetretene Störung der Circulation nach Möglichkeit auszugleichen. So wird es verständlich, dass zahlreiche Menschen mit Herzklappenfehlern lange Zeit sich fast vollständig wohl befinden können, eben weil die vermehrte Arbeit gewisser Abschnitte ihres Herzens trotz des bestehenden Klappenfehlers eine annähernd normale Circulation zu unterhalten im Stande ist. Man nennt einen Herzfehler, bei welchem wenigstens keine hochgradigeren Folgezustände gestörter Circulation bestehen, einen *compensirten Herzfehler*.

Die a b n o r m e r h ö h t e A r b e i t s l e i s t u n g, welche einzelne Herzabschnitte bei jedem Herzfehler zur Aufrechterhaltung der normalen Circulation ausführen müssen, führt, analog dem Verhalten jedes anderen Muskels, zur *Hypertrophie* des betreffenden Herzabschnitts. Diese Hypertrophie besteht nicht nur in einer Dickenzunahme der einzelnen Muskelfasern, sondern vor allem in einer Vermehrung ihrer Zahl. Der gesammte Querschnitt des Herzmuskels nimmt zu und hierdurch wird natürlich auch die Leistungsfähigkeit desselben vergrössert. Zum Zustandekommen einer derartigen Hypertrophie, durch welche allein eine Compensation des Herzfehlers auf längere Zeit möglich ist, bedarf es aber selbstverständlich gesteigerter Ernährungsvorgänge und einer reichlicheren Zufuhr von Nährmaterial zum Herzen. Wir sehen daher bei schwächlichen Personen, namentlich auch bei solchen, welche ausser dem Herzfehler an irgend einer anderen chronischen Zehrkrankheit (Phthise, Carcinom u. dgl.) leiden, die secundären Herzhypertrophien ausbleiben oder wenigstens sich nur unvollständig entwickeln.

Wenn die Compensationsvorgänge am Herzen auch lange Zeit hindurch eine stärkere Circulationsstörung verhindern können, so vermag doch bei einem compensirten Herzfehler das schon übermässig angestrengte Herz noch weiteren Ansprüchen nicht mehr vollständig zu genügen. Daher empfinden die Patienten mit compensirten Herzfehlern nur bei völliger körperlicher Ruhe keinerlei subjective Störung von ihrem Leiden, während bei relativ geringen körperlichen Anstrengungen die Zeichen der gestörten Circulation meist deutlich hervortreten.

Auf die Dauer kann der hypertrophische Herzmuskel die an seine Arbeitskraft gestellten abnorm hohen Anforderungen überhaupt nicht erfüllen. Es tritt schliesslich ein Zustand der „Ermüdung“, der „Herzinsufficienz“ ein. Entweder liegt in der Zunahme des Klappenfehlers der Grund, weshalb die durch ihn bedingte Behinderung des Blutstroms endlich nicht mehr vollständig überwunden werden kann, oder durch die im Herzen selbst eintretende Circulationsstörung werden die nervösen und muskulösen Elemente desselben allmählich in ihrer Function immer mehr und mehr geschädigt. Kurzum, bei jedem Herzfehler kann schliesslich der Moment eintreten, wo die Leistungsfähigkeit des Herzens ihre Grenze erreicht hat und damit die Compensation des Herzfehlers aufhört. Jetzt treten die Folgen der Stauung, wie wir sie unten in den verschiedensten Organen kennen lernen werden, immer stärker hervor und der Kranke geht schliesslich an ihnen zu Grunde, wenn nicht intercurrente Ereignisse schon früher dem Leben ein Ende gemacht haben.

Nach diesen allgemeinen Vorbemerkungen, deren besseres Verständniss sich erst aus dem Folgenden ergeben wird, gehen wir zur speciellen Betrachtung der einzelnen Herzfehler und ihrer physikalischen Symptome über.

1. Insufficienz der Valvula mitralis.

Die Mitralinsufficienz ist einer der häufigsten Herzfehler. Sie entwickelt sich bei der acuten oder chronischen Endocarditis an der Mitralklappe durch Schrumpfung der freien Ränder der Klappe oder durch Verkürzung der Sehnenfäden. In seltenen Fällen kommt sie durch theilweise Verwachsung der Klappen mit der Ventrikelwand zu Stande.

Normaler Weise tritt der Schluss der Mitralklappe bei jeder Systole des linken Ventrikels ein. Er verhindert das Zurückweichen des Blutes aus dem linken Ventrikel in den linken Vorhof. Ist die Mitralklappe insufficient, ihr Verschluss ein unvollständiger, so wird also bei jeder *Systole* des linken Ventrikels ein Theil des Blutes aus demselben durch den offen bleibenden Spalt des Ostium venosum in den linken Vorhof zurückgeworfen werden. Diese abnorme rückläufige Welle trifft in entgegengesetzter Richtung mit dem von den Lungenvenen her in den linken Vorhof einströmenden Blute zusammen. Durch das Aneinanderprallen dieser beiden entgegengesetzten Flüssigkeitsströme sowie durch das Hindurchzwängen der rückläufigen Blutwelle durch den offen bleibenden Spalt am Mitralostium entstehen im Blute lebhafte Wirbelbewegungen, welche die Ursache eines am Herzen auftretenden lauten *blasenden systolischen Geräusches* sind. Dieses Geräusch hört man entsprechend den Leitungsverhältnissen am Thorax an der *Herzspitze* am lautesten. Doch pflanzt es sich meist weit fort, so dass es häufig, wenngleich schwächer, auch an den übrigen Herzostien zu hören ist. Ein lautes systolisches Mitralgeräusch kann man nicht selten sogar noch am Rücken (links und zuweilen auch rechts) hören. Nur in einigen Fällen findet man das Geräusch näher der Basis des Herzens zu, also mehr dem *anatomischen* Orte der Mitralis entsprechend, lauter, als an der Herzspitze. *Neben* dem Geräusch hört man häufig an der Spitze noch den ersten Herzton, zuweilen aber auch nicht. Sehr häufig ist der zweite Ton an der Spitze nicht zu hören, wahrscheinlich, weil er von dem relativ langgezogenen Geräusch verdeckt wird.

Da der linke Vorhof bei jeder Systole des Ventrikels von *zwei* Seiten her Blut erhält — sein normales Blutquantum von den Lungenvenen her und ausserdem die abnorme rückläufige Blutwelle aus dem linken Ventrikel —, so wird er stark dilatirt. Bei der nächsten Diastole des linken Ventrikels strömt nun die ganze im Vorhof unter erhöhtem Druck angesammelte Blutmasse durch das jetzt weit offene Ostium venosum sin. (eine reine Insufficienz der Klappe ohne gleichzeitige Stenose vorausgesetzt) in den linken Ventrikel hinein. Man sieht also, dass die *jedesmalige diastolische Füllung des linken Ventrikels bei der reinen Mitralinsufficienz gegenüber der Norm vermehrt sein muss.* Der linke Ventrikel hat mithin bei der nun folgenden Systole eine abnorm grosse Blutmenge aus sich heraus zu schaffen. Dass von dieser nur ein Theil in der Richtung des normalen Blutstroms in die Aorta gelangt, ein kleinerer Theil rückläufig in den Vorhof hinein strömt — dies macht die *Arbeitsleistung* des linken Ventrikels als solche nicht geringer. So erklärt es sich also, weshalb der *linke Ventrikel* bei der reinen Mitralinsufficienz in Folge seiner vermehrten diastolischen Füllung *dilatirt* und in Folge seiner vermehrten Arbeitsleistung *hypertrophisch* wird. Die Füllung und Spannung des Arteriensystems bleibt dabei annähernd die normale. Sie wird nicht vermehrt, da ja von der abnorm grossen Blutmenge, welche der linke Ventrikel bei jeder Systole aus sich herauswirft, ein Theil rückwärts in den Vorhof fliesst. In die Aorta gelangt somit etwa die normale Blutmenge. Der *Radialpuls* bleibt bei der reinen Mitralinsufficienz *von etwa normaler Stärke und Spannung.*

Die Anomalie der Blutbewegung macht sich aber bei der Mitralinsufficienz noch weiterhin bemerkbar. Dass der *linke Vorhof* durch seine abnorme Füllung dilatirt wird, haben wir bereits gesehen. Er wird auch hypertrophisch, soweit es seine überhaupt schwache Muskulatur gestattet. Indessen ist er allein nicht im Stande, die Störung, welche der Lungenkreislauf durch die Mitralinsufficienz erfährt, auszugleichen. Denn die rückläufige Blutwelle aus dem linken Ventrikel und der dadurch hervorgerufene hohe Druck im linken Vorhof müssen offenbar dem Abflusse des Blutes aus den Lungenvenen ein abnormes Hinderniss entgegensetzen. Diese Stauung setzt sich rückwärts durch die Lungencapillaren und die Lungenarterie bis in den rechten Ventrikel fort. Sie giebt sich physikalisch-diagnostisch durch die *Accentuation des zweiten Pulmonaltons* zu erkennen. Der zweite Pulmonalton wird lauter, klappender, „accentuirt", weil der Schluss der Semilunarklappen an der Art. pulmonalis jetzt durch den in der Lungenarterie herrschenden abnorm hohen Druck geschieht. Dem *rechten* Ventrikel kommt nun aber die Aufgabe zu, diese abnorme Stauung im kleinen Kreislauf zu überwinden. Er vermag auch in der That durch vermehrte Arbeit die abnormen Widerstände im Lungenkreislauf zu überwinden und wird in Folge dessen hypertrophisch. So lange die Hypertrophie des rechten Ventrikels zur Erhaltung des normalen Lungenkreislaufs ausreicht, pflanzt sich die Stauung nicht noch weiter rückwärts fort. In späteren Stadien des Herzfehlers sehen wir aber auch den rechten Ventrikel erlahmen und in Folge der Stauung stärker dilatirt werden. Jetzt wird auch der Abfluss des Körpervenenbluts in den rechten Vorhof und Ventrikel erschwert. Die Zeichen der Venenstauung machen sich geltend: die Kranken erhalten ein *cyanotisches Aussehen*, im Gesicht und an den Extremitäten bilden sich *Stauungsödeme*, Symptome der *Stauungsleber*, der *Stauungsmilz* und der *Stauungsnieren* treten auf, kurz, es entwickelt sich das Bild des nicht compensirten Herzfehlers.

Fassen wir jetzt die *physikalischen Symptome der Mitralinsufficienz* zusammen, so ergeben die einzelnen Untersuchungsmethoden Folgendes:

Inspection: Die *Herzgegend* erscheint in Folge der Hypertrophie des Herzens im Ganzen oft etwas vorgewölbt. Am stärksten ist diese Vorwölbung bei jugendlichen Individuen mit nachgiebigem Thorax. Der *Spitzenstoss* ist in Folge der Dilatation und Hypertrophie des linken Ventrikels etwas nach links dislocirt und meist ziemlich stark. Ausserdem sieht (und fühlt) man oft eine diffuse Pulsation in der ganzen Herzgegend. Im Epigastrium sieht (oder fühlt) man zuweilen eine vom hypertrophischen rechten Ventrikel herrührende *epigastrische Pulsation*. In nicht mehr vollständig compensirten Fällen macht sich die Stauung in den Körpervenen durch das allgemeine *cyanotische Aussehen* der Kranken und die *stärkere Füllung der Jugularvenen* am Halse bemerklich. An letzteren treten oft undulatorische oder echt pulsatorische Bewegungen auf (s. u. Insufficienz der Tricuspidalis).

Palpation. Dieselbe ergiebt ebenfalls die abnorme Stärke des Spitzenstosses und die mässige Dislocation desselben nach links. Häufig fühlt man mit der aufgelegten flachen Hand *an der Herzspitze ein systolisches Schwirren* („Katzenschnurren"). Dieselben Blutwirbel, welche als Geräusch hörbar sind, können als feine Erschütterung der Brustwand wahrgenommen werden.

Der *Radialpuls* ist ziemlich kräftig, gewöhnlich regelmässig. Die sphygmographische Darstellung des Radialpulses bietet bei der Mitralinsufficienz nichts Charakteristisches dar.

Percussion. Dieselbe ergiebt anfangs meist nur eine mässige *Verbreiterung der Herzdämpfung nach links* und etwas nach oben, in späteren Stadien aber gleichzeitig eine durch die eintretende Hypertrophie und Dilatation des rechten Ventrikels bedingte *Verbreiterung der Herzdämpfung nach rechts.* Die gesammte Herzdämpfung kann schliesslich nach rechts ein bis zwei Finger breit den rechten Sternalrand überragen, nach links die linke Mammillarlinie erreichen oder sogar noch etwas überschreiten.

Auscultation. An der Herzspitze hört man ein lautes, ziemlich langes, rein *systolisches blasendes Geräusch,* bald ohne ersten Ton, bald neben demselben. Der zweite Ton ist an der Spitze oft nur undeutlich oder gar nicht hörbar, dagegen ist der *zweite Pulmonalton verstärkt und accentuirt.* Die Auscultation der Gefässe ergiebt nichts Charakteristisches.

2. Stenose des Ostium venosum sinistrum (Mitralstenose).

Die *Mitralstenose* entwickelt sich bei der chronischen Endocarditis der Mitralklappe häufig im Anschluss an eine vorhergehende Insufficienz derselben. Die Klappen werden immer starrer und rigider, und die Zeichen der Stenose treten allmählich immer mehr neben den Symptomen der Insufficienz hervor. In sehr häufigen Fällen findet man daher Insufficienz und Stenose der Mitralis combinirt. Oft aber überwiegen auch die Stenosenzeichen so, dass man sehr wohl von einer reinen Mitralstenose sprechen kann.

Die Störung, welche der Kreislauf durch die Mitralstenose erfährt, ist viel bedeutender, als bei der Mitralinsufficienz. Bei der Mitralstenose kann das Ostium venosum sin. schliesslich so verengt werden, dass es kaum mehr für einen gewöhnlichen Bleistift durchgängig ist. Das Einströmen des Blutes in den linken Ventrikel ist also bedeutend erschwert. Während der *Diastole* des linken Ventrikels muss sich das Blut durch den engen starren Ring der Mitralklappe hindurchzwängen. Hierbei entstehen wiederum unregelmässige Wirbelbewegungen im Blute, welche in der Mehrzahl der Fälle ein hörbares *diastolisches Geräusch* hervorrufen. Die Füllung des linken Ventrikels ist bei der Mitralstenose eine abnorm geringe. Der *linke Ventrikel ist daher bei der Mitralstenose gewöhnlich klein*, seine Höhle eng und die Menge des bei seiner Systole in die Arterien geworfenen Blutquantums geringer, als normal. Bei hochgradiger Mitralstenose ist daher auch der *Radialpuls schwach und klein*, daneben erfahrungsgemäss häufig *unregelmässig* (s. Fig. 20). Wenn sich, wie es zuweilen vorkommt, bei hochgradiger Mitralstenose eine Hypertrophie des linken Ventrikels findet, für welche keine weitere besondere Ursache vorliegt, so ist dieselbe wahrscheinlich stets auf die früher bestandene Insufficienz der Mitralis zu beziehen.

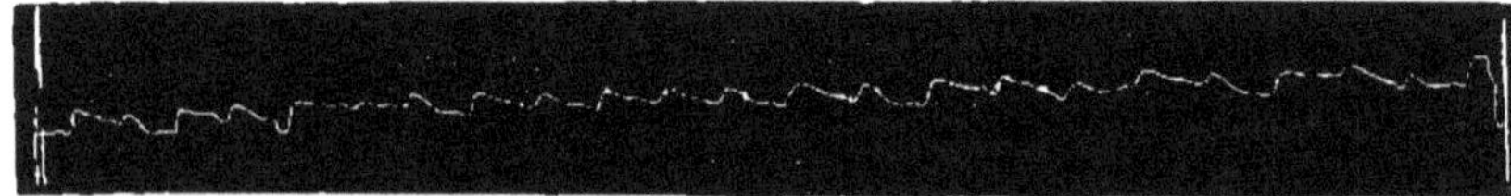

Fig. 20. Pulscurve bei hochgradiger Mitralstenose.

Die Erschwerung des Abflusses in den linken Ventrikel führt bei der Mitralstenose alsbald zu einer beträchtlichen Stauung, welche sich durch den linken Vorhof, die Lungenvenen, die Lungencapillaren und die Lungenarterie bis ins rechte Herz fortsetzt. Der linke Vorhof wird zunächst dilatirt und in seiner Wandung hypertrophisch. Doch vermag er nur zum kleinsten Theil das Hinderniss am Mitralostium zu überwinden. Erst der rechte Ventrikel kann durch vermehrte Arbeit den Druck in den Lungengefässen so steigern, dass nun trotz des verengten Ostium ven. sin. doch eine annähernd genügende Blutmenge in den linken Ventrikel hineinströmt. Daher finden wir bei der Mitralstenose eine meist sehr hochgradige *Dilatation und Hypertrophie des rechten Ventrikels*. Die Stauung im kleinen Kreislauf, physikalisch durch die *Accentuation des zweiten Pulmonaltons* nachweisbar, hat eine allmählich eintretende Ectasie der Lungencapillaren zur Folge. Ferner bilden sich an der Intima der Lungenarterien und Lungenvenen gewöhnlich Verdickungen aus (cf. das Capitel über die Herzfehlerlunge).

Die Ergebnisse bei der *physikalischen Untersuchung* sind demgemäss folgende:

Inspection. Die ganze *Herzgegend* kann in Folge der Hypertrophie des Herzens leicht vorgewölbt erscheinen. Die *Herzaction* ist meist verbreitert sichtbar, der Spitzenstoss bei reiner Mitralstenose nicht verstärkt. Im *Epigastrium* bemerkt man häufig eine starke, vom rechten Herzen herrührende Pulsation. Die *Halsvenen* treten oft hervor und zeigen die verschiedenen Formen undulatorischer und pulsatorischer Bewegung.

Palpation. Dieselbe ergiebt ebenfalls die der verbreiterten Herzaction entsprechenden Symptome. Zuweilen fühlt man sogar noch rechts vom Sternum die Pulsation des dilatirten rechten Ventrikels. An der Herzspitze fühlt man in einer Anzahl von Fällen ein *diastolisches Schwirren*, welches allein schon die Diagnose der Mitralstenose fast sicher macht. Dieses Schwirren entsteht durch dieselben abnormen Wirbelbewegungen im Blutstrom, welche dem diastolischen Geräusch (s. u.) zu Grunde liegen. — Der *Radialpuls* ist bei jeder stärkeren Mitralstenose klein, sehr häufig unregelmässig.

Percussion. Die Percussion ergiebt vor allem eine Verbreiterung der Herzdämpfung nach rechts bis zum rechten Sternalrand oder noch über denselben hinaus. Häufig reicht die Dämpfung auch weiter nach links, als normal. Dies kann seinen Grund in einer gleichzeitigen Hypertrophie des linken Ventrikels haben (s. o.), oder beruht auf einer so starken Dilatation des rechten Herzens, dass dadurch der linke Ventrikel weiter nach links und hinten geschoben ist.

Auscultation. Das charakteristische Auscultationszeichen der Mitralstenose ist das *diastolische Geräusch* an der Herzspitze. Dasselbe ist nie so laut und blasend, wie das systolische Insufficienzgeräusch, sondern klingt gewöhnlich mehr rollend oder rieselnd. Es ist an der Herzspitze am lautesten und pflanzt sich relativ nur wenig nach der Herzbasis fort. Da, wie schon erwähnt, der linke Ventrikel bei der Mitralstenose zuweilen durch den sehr stark vergrösserten rechten Ventrikel ganz nach links und hinten gedrängt ist, so muss man bei dem Aufsuchen des Geräusches oft weit nach links gehen, damit man nicht nur den rechten Ventrikel auscultirt.

Die Entstehung des Geräusches ist leicht erklärlich. Bei der Diastole des linken Ventrikels muss sich der Blutstrom durch das verengte Ostium venosum hindurchzwängen, wobei es zu Wirbelbewegungen im Blute kommt, welche das Geräusch hervorrufen. Da das durch das enge Ostium hindurchfliessende Blut eine Strömung von relativ geringer Intensität hat, so kann auch das dabei erzeugte Geräusch nicht sehr laut sein. Ja gerade bei den hochgradigsten Mitralstenosen ist das Geräusch oft ziemlich leise. Nicht selten tritt das Geräusch erst in der zweiten Hälfte der Diastole auf, nämlich erst dann, wenn durch die Contraction des linken Vorhofs der Blutstrom durch das enge Ostium hindurch zuletzt noch eine Beschleunigung erfährt. Man nennt ein derartiges Geräusch, welches nur am Ende der Diastole hörbar ist, ein *präsystolisches Geräusch*, da es gewöhnlich unmittelbar in den ersten Ton übergeht.

Keineswegs sehr selten *fehlt bei hochgradiger Mitralstenose jedes Geräusch.* Wenn solche Fälle erst im letzten Stadium der Krankheit zur Beobachtung kommen, so kann die Mitralstenose leicht garnicht erkannt werden. Wir selbst sahen mehrmals bei Mitralstenose das vorher deutliche diastolische resp. präsystolische Geräusch bei Zunahme des Herzfehlers allmählich vollständig verschwinden. In diesen Fällen wird wahrscheinlich die Intensität des Blutstroms durch das enge Ostium hindurch so gering, dass gar kein hörbares Geräusch mehr zu Stande kommt. Die hörbaren Töne stammen wahrscheinlich vom rechten Ventrikel her.

Der *erste Ton an der Spitze* ist bei reiner Mitralstenose erhalten, ja er ist sogar häufig auffallend *laut* und *klappend.* Bei gleichzeitiger Insufficienz der Klappe ist ein systolisches Geräusch neben dem ersten Tone oder anstatt desselben zu hören.

Fast constant ist die oft sehr beträchtliche *Accentuation des zweiten Pulmonaltons*, die Folge der abnorm hohen Spannung in der Pulmonalarterie. Die Verstärkung des zweiten Pulmonaltons fehlt nur bei sehr blutarmen, schwächlichen Personen oder bei gleichzeitiger Insufficienz der Valv. tricuspidalis (s. u.). Sehr häufig ist der zweite Ton an der Herzbasis „*gespalten*“ (verdoppelt). Wegen der ungleichen Spannung in der Pulmonalarterie und in der Aorta geschieht der diastolische Schluss der Semilunarklappen in diesen beiden Gefässen nicht gleichzeitig, so dass in Folge davon die beiden Töne kurz nacheinander gehört werden. Wenngleich auch diese Spaltung des zweiten Tons bei der Mitralstenose besonders häufig ist, so ist sie doch keineswegs, wie behauptet worden, ein pathognomonisches Zeichen für dieselbe.

Die Mitralstenose ist einer der schwersten Herzfehler. Sie verursacht fast immer grössere subjective Beschwerden, als die Mitralinsufficienz. Zwar kann auch bei ihr die Hypertrophie des rechten Ventrikels eine Zeit lang eine annähernd vollständige Compensation herstellen, allein relativ frühzeitig treten doch die Zeichen stärkerer Stauung im Lungenkreislauf und weiterhin in den Körpervenen auf. Die Athembeschwerden werden stärker und allmählich stellen sich hydropische Erscheinungen ein, welche den tödtlichen Ausgang bewirken.

3. Insufficienz der Semilunarklappen der Aorta.

Die Insufficienz der Aortaklappen kommt am häufigsten durch Schrumpfung an den freien Rändern der Klappen zu Stande. Seltener führen Abreissungen, Perforationen oder Verwachsungen der Klappen mit der Gefässwand zur Insufficienz. Die Ursache aller dieser Veränderungen ist entweder eine *Endocarditis* an den Klappen oder allgemeines *Arterienatherom*, welches von der Intima der Aorta aus allmählich bis auf die Klappen fortschreitet.

Die Function der Aortaklappen besteht darin, dass sie zur Zeit der Diastole des linken Ventrikels sich fest schliessen, um jeden Rückfluss des Blutes aus der Aorta in den linken Ventrikel zurück zu verhindern. Sind die Klappen insufficient, d. h. ist ihr Schluss kein vollständiger, so wird bei jeder Diastole eine rückläufige Blutwelle aus der Aorta in den linken Ventrikel wieder zurückströmen. Der linke Ventrikel erhält also bei seiner Diastole von zwei Seiten her Blut: das normaler Weise von dem linken Vorhof her einströmende und das aus der Aorta theilweise wieder zurückströmende Blut. Diese beiden gegen einander gerichteten Blutwellen treffen während der Diastole des linken Ventrikels in demselben zusammen, veranlassen eine starke Wirbelbewegung des Blutes und hierdurch ein charakteristisches *diastolisches Geräusch.*

In Folge der übermässigen Ausdehnung des linken Ventrikels bei jeder Diastole wird derselbe schliesslich dauernd dilatirt. Die *Dilatation des linken Ventrikels* bildet daher einen constanten anatomischen Befund bei jeder Aorteninsufficienz und zeigt sich nicht nur in der Erweiterung der gesammten Ventrikelhöhle, sondern auch in der sehr charakteristischen *Abplattung der Trabekeln und Papillarmuskeln.* Weiterhin bedingt aber die abnorm starke diastolische Füllung des linken Ventrikels auch eine vermehrte Arbeit desselben. Denn der linke Ventrikel muss bei jeder Systole eine abnorm grosse Blutmenge fortbewegen, was für ihn freilich eine Art Sisyphusarbeit ist, da ein Theil des hinausgeworfenen Blutes ihm immer wieder zurückrollt. Immerhin führt die vermehrte Arbeitsleistung nothwendiger Weise zu einer schliesslichen *Hypertrophie des linken Ventrikels,* welche die höchsten, überhaupt vorkommenden Grade erreichen kann.

Aus dem bisher Erörterten lassen sich die *physikalischen Symptome* der Insufficienz der Aortaklappen leicht verstehen.

Inspection. Die bedeutende Hypertrophie des linken Ventrikels verursacht häufig eine deutliche Vorwölbung der ganzen Herzgegend. Vor allem fällt der sehr *verstärkte, nach unten und links dislocirte Spitzenstoss* auf. Derselbe ist gewöhnlich im VI. Intercostalraum, ausserhalb der linken Mammillarlinie, zuweilen sogar in der vorderen Axillarlinie sichtbar. Daneben sieht man häufig eine starke diffuse Erschütterung der ganzen Herzgegend.

Palpation. Die Palpation lässt die Herzaction in noch etwas grösserer Ausdehnung, als die Inspection, erkennen. Der *Spitzenstoss ist sehr resistent, massig und deutlich hebend*, d. h. der aufgelegte Finger oder das aufgesetzte Stethoskop wird bei jeder Systole durch den Spitzenstoss in die Höhe gehoben. Die Erscheinungen an den Arterien s. u.

Percussion. Die Percussion ergiebt die durch die Hypertrophie und Dilatation des linken Ventrikels bedingte *Verbreiterung der Herzdämpfung nach links* über die linke Mammillarlinie hinaus, ja bis in die vordere Axillarlinie. Die obere Grenze der Herzdämpfung ist normal, oder beginnt weiter oben, schon an der dritten Rippe. Die rechte Grenze ist normal am linken Sternalrand, kann aber auch weiter nach rechts verschoben sein, entweder, wenn der massige linke Ventrikel selbst eine Verbreiterung des ganzen Herzens nach rechts bedingt oder wenn der rechte Ventrikel gleichfalls hypertrophisch ist. Letzteres kommt bei reiner Aorteninsufficienz dann zu Stande, wenn bei nicht mehr vollständiger Compensation die Stauung sich weiter rückwärts vom linken Ventrikel durch den Lungenkreislauf bis ins rechte Herz fortsetzt.

Hier möge auch bemerkt werden, dass die Aorta ascendens bei der Insufficienz der Aortaklappen häufig durch den starken Anprall der in sie einströmenden Blutmenge nicht unbeträchtlich erweitert wird. Auf die erweiterte Aorta ascendens bezieht sich eine mässige Dämpfung, welche man bei Aorteninsufficienz zuweilen am Sternalende des zweiten rechten Intercostalraums nachweisen kann.

Auscultation. Die Insufficienz der Aortaklappen ist charakterisirt durch ein meist langgezogenes, lautes, *blasendes diastolisches Geräusch*, dessen Entstehung schon oben erklärt ist. Der Ort, an welchem das Geräusch am lautesten gehört wird, ist nicht das Sternalende des zweiten rechten Intercostalraums, die gewöhnliche Auscultationsstelle der Aorta, sondern liegt fast stets weiter nach links hinüber. Entsprechend der nach dem linken Ventrikel hin rückläufigen Blutwelle, welche das Geräusch erzeugt, hört man letzteres am lautesten über dem oberen Sternum oder selbst am linken Sternalrande. Auch an der Herzspitze ist das diastolische Geräusch häufig, wenn auch leise, hörbar. Bei der

Systole hört man über der Aorta den normalen ersten Ton oder ebenfalls ein kurzes, rauheres Geräusch, wenn die Veränderungen an den Aortaklappen gleichzeitig eine leichte Stenose des Ostiums bewirken. Sehr bemerkenswerth ist es, dass man, wie TRAUBE zuerst hervorgehoben hat, an der Herzspitze den ersten Ton häufig nur sehr undeutlich und dumpf oder gar statt dessen ein kurzes systolisches Geräusch hört. Diese *Undeutlichkeit des ersten Tons an der Herzspitze* ist deshalb von theoretischem Interesse, weil sie *gegen* die Auffassung des ersten Mitraltons als eines Muskeltones spricht. Es wäre nämlich bei dieser Annahme nicht verständlich, warum bei der Insufficienz der Aortaklappen der erste Ton trotz des hypertrophischen, stark arbeitenden linken Ventrikels so undeutlich wird. Fasst man aber den ersten Ventrikelton als Klappenton an der Mitralis auf, so lässt sich nach TRAUBE das Fehlen desselben bei der Aorteninsufficienz dadurch erklären, dass die Mitralklappe hierbei schon während der Diastole des Ventrikels durch die rückläufige Blutwelle in einen gewissen Spannungsgrad versetzt wird. Das Plus an Spannung, welches nun noch bei der Ventrikelsystole dazukommt, genügt nicht, um die Klappe zum Tönen zu bringen, da das Entstehen eines Klappentons nicht von der absoluten Intensität der Spannung, sondern von der Grösse der plötzlichen Spannungs*zunahme* abhängt. Das an der Herzspitze bei der Aorteninsufficienz nicht selten hörbare *systolische Geräusch* kann von einer gleichzeitigen echten Mitralinsufficienz herrühren. Nicht selten beruht es aber wahrscheinlich auf einer bloss *relativen* Insufficienz der Mitralis, indem die an sich normalen Klappen bei der eingetretenen Dilatation des linken Ventrikels nicht mehr einen vollständigen Verschluss des Ostium venosum bewirken können.

Erscheinungen an den peripheren Arterien. An den peripheren Arterien kommen bei der Aorteninsufficienz derartig bemerkenswerthe Erscheinungen vor, dass sie eine kurze gesonderte Besprechung verlangen. Auffällig ist zunächst das *starke Pulsiren* nicht nur der grösseren, sondern auch der kleineren, sonst überhaupt nicht sichtbar pulsirenden Arterien. Man sieht und fühlt nicht nur die starke Pulsation der Carotiden, sondern sieht ebenfalls eine starke Pulsation an der meist geschlängelten A. brachialis, an der A. radialis, ulnaris, temporalis, pediaea u. s. w. An der Leber fühlt man zuweilen durch die Bauchdecken hindurch einen *arteriellen Leberpuls.*

Vor allem charakteristisch für die Aorteninsufficienz ist aber das rasche Abfallen des Pulses, der *Pulsus celer*, wie er namentlich an der Radialis zu fühlen ist. Von dem hypertrophischen und dilatirten linken Ventrikel wird ein abnorm grosses Blutquantum in die Arterien hineingeworfen: daher das hohe Ansteigen des Pulses. Da aber bei der nächsten Diastole des Ventrikels das Blut nach *zwei* Richtungen hin, in die Capillaren und zurück in den Ventrikel, wieder abfliesst, so folgt auf das hohe Ansteigen der Pulswelle ein abnorm rasches und tiefes Absinken derselben, ein Verhalten, welches den „hüpfenden", „schnellenden" Puls (P. celer) bei der Aorteninsufficienz erklärt. Diese Qualität des Pulses giebt sich auch bei der *sphygmographischen* Darstellung desselben deutlich zu erkennen (s. Fig. 21). Die abnorme Rückflusswelle macht sich sogar bis in die Capillaren geltend. Nicht selten sieht man an den Fingernägeln bei Aorteninsufficienzkranken ein deutliches Erblassen bei jeder Herzdiastole (QUINCKE'scher *Capillarpuls*).

Mit den wechselnden Spannungsverhältnissen der Arterienwände hängen zum Theil auch die *Auscultationsphänome über den Arterien* zusammen. An der *Carotis* hört man sehr häufig ein kurzes, rauhes,

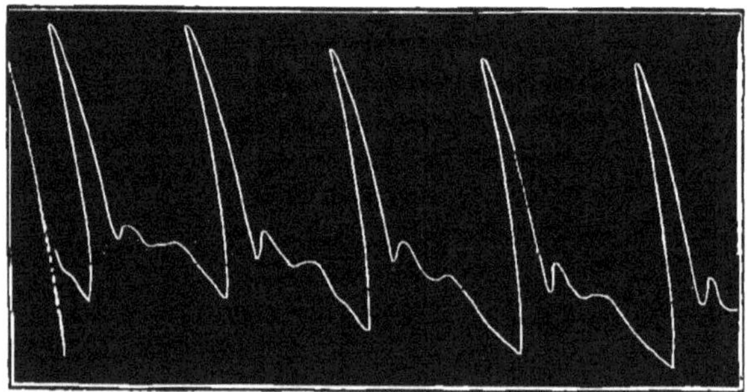

Fig. 21. Pulscurve bei Aorteninsufficienz.

systolisches Geräusch. Der zweite Ton, welcher bekanntlich der fortgepflanzte zweite Aortaklappenton ist, fehlt. Statt dessen hört man zuweilen noch das schwach fortgepflanzte diastolische Aortageräusch. Sehr charakteristisch ist das *Tönen der mittleren und kleineren Arterien.* Man hört über der Cruralis, über der Brachialis, nicht selten auch über der Radialis, Ulnaris, über dem Arcus volaris, an der Pediaea bei leise aufgesetztem Stethoskop einen deutlichen klappenden Ton, welcher sich, namentlich an den grösseren Arterien, bei Druck auf die Arterie in ein lautes Stenosengeräusch verwandelt. Ein ziemlich häufiges Phänomen ist der *Doppelton an der Cruralis* (TRAUBE'scher *Doppelton*), über dessen Entstehung und Bedeutung gerade in den letzten Jahren viel verhandelt worden ist. Die Doppeltöne folgen sich entweder kurz nach einander, so dass der erste etwa wie ein Vorschlag zum zweiten klingt, oder sie sind von einander durch ein längeres Intervall, wie die beiden

Herztöne, getrennt. TRAUBE erklärte die Entstehung des ersten Tons durch die plötzliche *Anspannung* der Gefässwand (wie beim einfachen Cruralton), den zweiten Ton durch die plötzliche *Entspannung* derselben. FRIEDREICH hat darauf hingewiesen, dass bei gleichzeitiger Tricuspidalinsufficienz auch in der *Cruralvene* durch Anspannung der Venenklappen ein Ton erzeugt werden kann. Wahrscheinlich kann überhaupt der Doppelton in der Cruralis verschiedene Entstehungsursachen haben. Er kommt freilich bei der Aorteninsufficienz bei weitem am häufigsten vor, ist jedoch wiederholt auch schon bei anderen Herzfehlern (z. B. Mitralstenose) beobachtet worden. Seltener, aber fast ausschliesslich bei der Aorteninsufficienz vorkommend, ist das sogenannte DUROZIEZ'sche *Doppelgeräusch* an der Cruralis. Dasselbe besteht darin, dass man bei Druck mit dem Stethoskop auf die Cruralis *zwei* deutlich von einander getrennte Geräusche hört, von denen das erste durch das Hindurchtreten der herzsystolischen Blutwelle, das zweite durch das Hindurchtreten der von der Peripherie des Gefässsystems kommenden abnormen rückläufigen Blutwelle durch das künstlich stenosirte Gefäss entsteht.

Die Aorteninsufficienz ist insofern ein für die Kranken relativ günstiger Herzfehler, als sie Jahre lang durch die Hypertrophie des linken Ventrikels fast vollständig compensirt sein kann. Manche Kranke mit mässiger Aorteninsufficienz fühlen sich ganz gesund und sind sogar zu ziemlich schwerer Arbeit fähig. Sie haben auch nicht die leichte cyanotische Färbung, wie fast alle Mitralfehlerkranken, sondern eine normale oder eine *blasse* Farbe. Treten aber die Anzeichen gestörter Compensation einmal auf, so können sich gerade bei der Aorteninsufficienz relativ rasch die schwersten Folgeerscheinungen entwickeln. Das linke Herz vermag den abnorm hohen Ansprüchen nicht mehr zu genügen. Die Stauung des Blutes setzt sich daher rückwärts durch den Lungenkreislauf und weiter bis in die Körpervenen fort. Die Athembeschwerden werden stärker, Oedeme treten auf und die Kranken sterben unter den Erscheinungen des allgemeinen Hydrops. Auf gewisse intercurrente Ereignisse bei der Aorteninsufficienz (Gehirnblutung, Pericarditis) werden wir unten näher eingehen.

4. Stenose des Ostium aorticum.

Abgesehen von leichten Graden der Aortenstenose, welche bei gleichzeitiger Aorteninsufficienz nicht selten vorkommen, ist hochgradigere Aortenstenose ein seltener Herzfehler. Er kommt zu Stande durch starke Verdickungen und Verkalkungen, namentlich auch durch Verwachsungen der Aortaklappen mit einander. Die Stenose kann so beträchtlich werden, dass das Ostium schliesslich nur noch einen schmalen Spalt darstellt, durch welchen der linke Ventrikel bei seiner Systole das Blut hindurchzwängen muss. Die hierbei im Blute entstehenden Wirbelbewegungen erzeugen ein lautes *systolisches Geräusch*. Der *linke Ventrikel* wird in Folge des vermehrten Widerstandes an dem Aortenostium zu erhöhter Arbeitsleistung angetrieben und dadurch *hypertrophisch*. Da das Hindurchtreiben seines Inhalts durch das enge Ostium mehr Zeit, als unter normalen Verhältnissen beansprucht, so findet man nicht selten bei der Aortenstenose eine deutliche *Verlangsamung des Pulses*. Dabei ist der Puls aber begreiflicher Weise *klein*, die Arterie fühlt sich contrahirt, hart an.

Bei der physikalischen Untersuchung des Herzens findet man den *Herzspitzenstoss* entsprechend der Hypertrophie des linken Ventrikels nach aussen dislocirt. Trotzdem ist er aber keineswegs besonders verstärkt, sogar zuweilen *auffallend schwach*, welches Verhalten man theils aus der langsameren Contraction des Ventrikels, theils aus dem Mangel des Rückstosses (cf. die Gutbrodt-Scoda'sche Theorie des Herzstosses) erklärt.

Die *Percussion* ergiebt eine *Verbreiterung der Herzdämpfung nach links*. Der rechte Ventrikel wird erst in späteren Stadien, wenn die Stauung sich rückwärts durch den Lungenkreislauf fortsetzt, ebenfalls in mässigem Grade dilatirt und hypertrophisch.

Bei der *Auscultation* hört man über der Aorta ein meist sehr lautes, „sägendes", *langgezogenes, systolisches Geräusch*, welches sich im Gegensatz zu dem diastolischen Aorteninsufficienzgeräusch namentlich nach *rechts* hin, entsprechend dem Verlaufe der Aorta, fortpflanzt. Am lautesten ist es gewöhnlich am Sternalende des zweiten rechten Intercostalraums zu hören. Doch ist es in geringerer Intensität fast über dem ganzen Herzen hörbar. Ziemlich laut ist es meist auch noch über der Carotis wahrzunehmen. Der zweite Aortaton ist leise oder gar nicht hörbar. Bei gleichzeitiger Insufficienz der Klappe ist er durch ein diastolisches Geräusch ersetzt.

Die *Beschaffenheit des Pulses* ist bereits oben erwähnt. Der Puls ist klein und contrastirt sogar zuweilen mit der Stärke des Herzspitzenstosses; in compensirten Fällen ist er regelmässig und etwas verlangsamt. Die *sphygmographische Darstellung* desselben ergiebt (s. Fig. 22, S. 393) die niedrige Welle, sowie das relativ langsame Ansteigen und Abfallen der Curvenschenkel.

Eine Aortenstenose leichteren Grades kann von den Kranken eine Zeit lang ziemlich gut vertragen werden. Bei hochgradigerer Stenose machen sich zuweilen eigenthümliche Symptome bemerklich, welche wahrscheinlich auf die *Anämie des Gehirns* bezogen werden müssen, nämlich Anfälle von Schwindel und Ohnmachten. Sogar epileptische Zufälle sind beobachtet worden. Im Uebrigen treten schliesslich die-

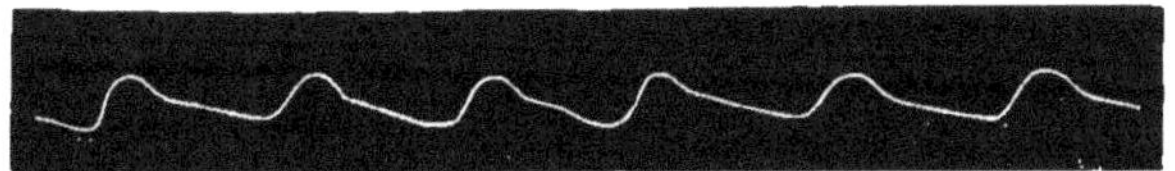

Fig. 22. Pulscurve bei Stenose des Aortenostiums.

selben Compensationsstörungen, wie bei allen übrigen Herzklappenfehlern, auf. Der Gesammtverlauf der Krankheit ist bei der Aortenstenose ungünstiger, als bei der Aorteninsufficienz, aber wiederum günstiger, als bei der Mitralstenose.

5. Insufficienz der Valvula tricuspidalis.

Die Insufficienz der Tricuspidalklappe kommt als selbständige Erkrankung am Herzen nur äusserst selten vor. Ziemlich häufig und daher auch von praktischem Interesse ist aber die *secundäre Insufficienz der Tricuspidalis*, welche sich zu anderen, bereits bestehenden Klappenfehlern am linken Herzen hinzugesellt. Dieselbe kommt entweder durch eine secundäre Endocarditis an der Tricuspidalis in ganz analoger Weise, wie die Mitralinsufficienz, zu Stande oder sie ist eine sogenannte *relative Tricuspidalinsufficienz*. Mit diesem Namen bezeichnet man diejenige Insufficienz, welche dadurch entsteht, dass bei zunehmender Dilatation des rechten Ventrikels die an sich normalen Ränder der Tricuspidalklappen einander schliesslich nicht mehr berühren können.

Die nothwendige Folge jeder Tricuspidalinsufficienz ist, dass bei jeder Systole des rechten Ventrikels eine rückläufige Blutwelle durch das offen bleibende Ost. venosum dextrum in den rechten Vorhof und weiterhin in die Körpervenen eintritt. Jede zu einem anderen Herzfehler hinzutretende Tricuspidalinsufficienz muss daher die Stauung in den Körpervenen noch vermehren und ist insofern eine ungünstige Complication. Eine compensatorische Bedeutung hat die Tricuspidalinsufficienz nur insofern, als sie eine *Entlastung des Lungenkreislaufs* bewirkt. Da nämlich ein Theil des Blutes aus dem rechten Ventrikel in die Venen zurücktritt, gelangt weniger Blut, als sonst, in die Lungenarterie hinein. Die hierdurch bedingte Abnahme der Spannung in der Lungenarterie macht sich auscultatorisch dadurch bemerklich, dass bei Klappenfehlern am Mitralostium durch Hinzutritt einer Tricuspidalinsufficienz die *Accentuation des zweiten Pulmonaltons abnimmt*.

Dass die Tricuspidalinsufficienz eine *Hypertrophie des rechten Ventrikels* zur Folge haben muss, erklärt sich genau ebenso, wie die Hypertrophie des linken Ventrikels bei der Mitralinsufficienz, aus dem vermehrten und unter höherem Druck stattfindenden Einströmen des Blutes in den rechten Ventrikel bei seiner Diastole. Im Einzelfall lässt sich dieser Einfluss der Tricuspidalinsufficienz aber nur selten näher nachweisen, da der rechte Ventrikel meist ohnehin schon in Folge der Erkrankung am linken Herzen hypertrophisch ist.

Das wichtigste Symptom, aus welchem wir vorzugsweise die secundäre Tricuspidalinsufficienz diagnosticiren, ist der *Venenpuls*. Die Ursache desselben ist die bei jeder Systole des rechten Ventrikels hervorgerufene rückläufige Blutwelle. So lange die Venenklappe oberhalb des Bulbus jugularis noch schliesst, sieht man nur einen „*Bulbuspuls*". Sehr bald wird aber auch die Venenklappe durch den fortwährenden Anprall des Blutes insufficient und dann wird ein starker echter Venenpuls längs der ganzen Vena jugularis bis zur Gegend des Proc. mastoideus hinauf sichtbar. Sehr häufig ruft schon die Contraction des rechten Vorhofs eine deutliche schwächere Erhebung der Vene hervor, welche der eigentlichen durch die Ventrikelsystole bedingten Pulsation kurz vorhergeht (*anadicroter Venenpuls*). Wegen des geraderen Verlaufs der rechten Vena anonyma ist der Jugularvenenpuls auf der rechten Seite des Halses häufig stärker, als auf der linken. Uebrigens muss noch bemerkt werden, dass der Jugularvenenpuls kein absolut sicheres Zeichen einer Tricuspidalinsufficienz ist, da er bei Hypertrophie des rechten Herzens auch ohne bestehende Insufficienz der Tricuspidalis durch die schliessenden Klappen hindurch zu Stande kommen kann.

Bei bestehender Pulsation in dem Bulbus der Vena jugularis, während die Jugularklappe noch schlussfähig ist, kann durch den Schluss dieser letzteren ein leise hörbarer *Venenklappenton* erzeugt werden. Auch durch die Anspannung der Klappe an der *Cruralvene* kann bei Tricuspidalinsufficienz, wie bereits oben erwähnt, ein Ton entstehen. Eine sichtbare Pulsation an den grösseren Extremitätenvenen ist sehr selten. Ziemlich häufig dagegen fühlt man bei der Tricuspidalinsufficienz einen *venösen Leberpuls*. Derselbe kann sogar in manchen Fällen deutlich sein, während der Jugularvenenpuls fehlt, weil das Venenrohr bis zu den Lebervenen klappenlos ist.

Die *Auscultation* über dem rechten Herzen ergiebt bei Insufficienz der Tricuspidalis ein durch die regurgitirende Blutwelle entstehendes *systolisches Geräusch*, welches am unteren Sternum oder am Sternalende der fünften rechten Rippe am lautesten zu hören ist. Die diagnostische Bedeutung dieses Geräusches wird aber dadurch beeinträchtigt, dass dasselbe nicht immer von dem häufig gleichzeitigen systolischen Mitralgeräusch zu trennen ist.

6. Stenose des Ostium venosum dextrum.

Die Stenose des Tricuspidalostiums ist eine ungemein seltene Erkrankung und daher ohne praktische Bedeutung. Man hat sie bisher meist als *angeborenen Herzfehler* beobachtet, fast stets combinirt mit anderen Entwicklungsanomalien am Herzen.

Die physikalischen Zeichen der Tricuspidalstenose kann man sich leicht theoretisch construiren. Die nächsten Folgen derselben müssen eine starke *Dilatation des rechten Vorhofs* und das Auftreten eines *diastolischen* resp. *präsystolischen Geräusches* über dem rechten Herzen sein. Bei der Seltenheit und Complicirtheit der Fälle hat man aber bisher erst selten Gelegenheit gehabt, diese Voraussetzungen am Krankenbett zu bestätigen.

Die *Prognose* dieses Herzfehlers ist eine ganz ungünstige, da eine länger dauernde Compensation desselben durch Mehrarbeit des rechten Vorhofs kaum denkbar ist.

7. Insufficienz der Pulmonalklappen.

Die Insufficienz der Pulmonalklappen ist ebenfalls ein sehr seltener Herzfehler. Sie kommt als *angeborene* Anomalie, häufig mit anderen Entwicklungsfehlern combinirt, oder als eine nach der Geburt *erworbene* Krankheit vor. Die anatomischen Veränderungen an den Klappen, welche zur Insufficienz führen, sind genau denen analog, welche die Insufficienz der Aortaklappen bewirken.

Die *physikalischen Symptome* dieses Klappenfehlers bestehen vorzugsweise in einer percutorisch nachweislichen starken *Dilatation* und *Hypertrophie des rechten Ventrikels* und in einem lauten *diastolischen Geräusch* über der Pulmonalis. Diese Symptome erklären sich genau ebenso, wie die durchaus analogen Symptome am linken Ventrikel bei der Aorteninsufficienz.

Im Allgemeinen scheint die Pulmonalinsufficienz, ähnlich wie die Aorteninsufficienz, eine Zeit lang ziemlich gut durch die Hypertrophie des rechten Ventrikels compensirt werden zu können. In manchen Fällen scheint auch ein *gleichzeitiges Offenbleiben des Foramen ovale* von günstigem Einfluss zu sein, insofern hierdurch die Stauung im rechten Vorhof und in den Körpervenen vermindert, die Füllung des linken Ventrikels aber erleichtert wird.

8. Stenose des Ostium pulmonale (Pulmonalstenose).

Während die im späteren Lebensalter erworbene Stenose des Pulmonalostiums ebenfalls so selten ist, dass sie nur geringe praktische Bedeutung hat, ist die *angeborene Pulmonalstenose* von weit grösserer Wichtigkeit. Sie ist überhaupt der relativ häufigste unter den angeborenen Herzfehlern[1]). Ihre Entstehung wird entweder auf eine während der Foltalzeit durchgemachte Endocarditis an den Pulmonalklappen oder auf Anomalien der Entwicklung des Herzens zurückgeführt. Häufig sitzt die Stenose nicht eigentlich am Ostium pulmonale selbst, sondern weiter rückwärts im *Conus arteriosus*, welcher durch myocarditische Schwielenbildung verengt erscheint. Auch die Pulmonalarterie selbst ist nicht selten im Ganzen verengert. In der Mehrzahl der Fälle finden sich ausserdem noch *andere Entwicklungsanomalien* am Herzen, namentlich Offenbleiben des Foramen ovale, grosse Defecte im Septum ventriculorum, in etwa der Hälfte der Fälle auch Offenbleiben des Ductus Botalli.

Die Erscheinungen der angeborenen Pulmonalstenose machen sich zuweilen schon bald nach der Geburt der Kinder geltend. Vor allem ist die beständige, oder beim Schreien, bei körperlichen Bewegungen sofort auftretende starke *Cyanose* auffallend. Indessen erreichen viele Kinder doch ein höheres Alter (von etwa 5—15 Jahren, selten mehr). In einigen Fällen kann der Herzfehler sogar so vollkommen compensirt sein, dass die Kinder sich eine Zeit lang relativ wohl befinden und erst nach mehreren Jahren stärkere Störungen auftreten.

In der Regel bieten die Kinder mit angeborener Pulmonalstenose schon äusserlich ein sehr auffallendes Bild dar. Die *Cyanose* macht sich namentlich im Gesicht, an den Lippen, an der Nase und an den Händen bemerklich. Die genannten Theile fühlen sich kühl an. Die Augen sind oft etwas prominirend, um sie herum findet sich eine leichte ödematöse Schwellung. Sehr charakteristisch sind die eigenthümlichen, in Folge der Stauung entstandenen *kolbigen Verdickungen der Endphalangen* an den Fingern und Zehen, ähnlich wie bei manchen Bronchiectatikern. Die Nägel erfahren dabei eine charakteristische klauenförmige Krümmung.

Die ganze Entwicklung der Kinder bleibt auffallend zurück. Muskulatur und Fettpolster sind gering. Zuweilen ist das Zahnfleisch auffallend

1) Eine nähere Darstellung aller übrigen vorkommenden angeborenen Herzanomalien übergehen wir, da dieselben weit mehr pathologisch-anatomisches, als klinisches Interesse darbieten. Wir verweisen auf die Lehrbücher der pathologischen Anatomie und namentlich auf die ausführliche Bearbeitung des Gegenstandes von Rauchfuss (in Gerhardt's Handbuch der Kinderkrankheiten. Bd. IV).

locker und zu Blutungen geneigt. In schwereren Fällen leiden die Kinder an Ohnmachten, Schwindelanfällen u. dgl.

Bei der *objectiven Untersuchung des Herzens* findet man die Herzgegend meist etwas vorgewölbt. Die *Percussion* ergiebt eine Vergrösserung der Herzdämpfung namentlich nach rechts. Diese Verbreiterung der Dämpfung ist durch die *Hypertrophie des rechten Ventrikels* bedingt, welche sich ebenso ausbilden muss, wie die Hypertrophie des linken Ventrikels bei der Aortenstenose. Bei der *Auscultation* hört man ein *lautes systolisches Geräusch*, welches zwar meist über dem ganzen Herzen wahrnehmbar ist, seine grösste Intensität aber am Sternalende des zweiten linken Intercostalraums hat. Nicht selten sind die Blutwirbel, welche das Geräusch erzeugen, auch als *systolisches Schwirren* mit der aufgelegten Hand fühlbar. In vereinzelten Fällen hat man übrigens ein Geräusch, ähnlich wie bei der Mitralstenose, auch bei der Pulmonalstenose vermisst. Der zweite Pulmonalton ist schwach oder gar nicht hörbar, bei gleichzeitiger Insufficienz der Klappen durch ein Geräusch ersetzt.

Der *Verlauf* der angeborenen Pulmonalstenose ist stets ein ungünstiger. Wie schon oben erwähnt, erreichen nur wenige Kinder ein Alter über 15 Jahre. Der Tod erfolgt entweder unter allgemeinen Compensationsstörungen (Athemnoth, Hydrops), wie bei jedem anderen Herzfehler, oder durch Complicationen. Unter letzteren ist besonders die auffallend häufig sich entwickelnde *Lungentuberkulose* zu nennen.

9. Combinirte Herzklappenfehler.

Während wir im Vorhergehenden die einzelnen Klappenfehler der übersichtlicheren Darstellung wegen gesondert abgehandelt haben, kommen in Wirklichkeit Combinationen derselben in der mannigfaltigsten Weise häufig vor. Vor allem findet man, wie bereits hervorgehoben, oft gleichzeitig Stenose eines Ostiums und Insufficienz der betreffenden Klappe. Doch auch Erkrankungen zweier oder mehrerer verschiedener Klappen kommen gar nicht selten in den verschiedensten Weisen combinirt vor. Die physikalischen Erscheinungen dieser „*combinirten Herzfehler*“ setzen sich natürlich aus den Symptomen der einzelnen Klappenanomalien zusammen, wodurch die Erscheinungen oft so complicirt werden, dass die Diagnose der combinirten Herzfehler im Allgemeinen viel schwieriger ist, als die der einfachen. Zuweilen heben sich die Wirkungen der einzelnen Klappenfehler gegenseitig auf. So ist z. B. der linke Ventrikel bei reiner Mitralstenose meist eng. Bei gleichzeitiger Aorteninsufficienz aber wird er trotzdem, wenigstens bis zu einem gewissen Grade, dilatirt gefunden. Der Einfluss einer absoluten oder relativen Tricuspidalinsufficienz auf die Wirkungen der Mitralfehler, namentlich die hierdurch erfolgende Abnahme der Spannung in den Lungengefässen und damit der Accentuation des zweiten Pulmonaltons ist oben bereits erwähnt.

Im Ganzen kann man aber in Bezug auf die klinischen Erscheinungen der combinirten Herzfehler sagen, dass in einer grossen Anzahl der Fälle doch *ein* Klappenfehler als der dominirende im ganzen Krankheitsbilde hervortritt. Die übrigen Anomalien machen sich nur wenig bemerkbar und sind häufig auch erst später entstanden. Man findet daher bei Autopsien von Herzkranken, welche im Leben die Symptome nur *eines* bestimmten Klappenfehlers dargeboten haben, oft geringfügigere Veränderungen (frischere Endocarditiden) auch an den anderen Klappen, welche aber ohne klinische Bedeutung gewesen sind.

Uebersichtliche Zusammenstellung der wichtigsten physikalischen Symptome bei den Klappenfehlern des Herzens.

Art des Herzfehlers	Inspection	Palpation	Percussion	Auscultation
1. *Mitralinsufficienz.*	Verstärkter, oft etwas nach aussen dislocirter Spitzenstoss.	Systolisches Schwirren an der Herzspitze. Ziemlich kräftiger Radialpuls.	Hypertrophie des linken, später auch des rechten Ventrikels.	Lautes systolisches Geräusch an der Spitze. Accentuirter zweiter Pulmonalton.
2. *Mitralstenose.*	Verbreiterte Herzaction, epigastrische Pulsation.	Diastolisches Schwirren an der Herzspitze. Kleiner, oft unregelmässiger Puls.	Hypertrophie des rechten Ventrikels.	Diastolisches, resp. präsystolisches Geräusch an d. Spitze. Erster Ton zuweilen laut. Zweiter Pulmonalton accentuirt, oft gespalten.
3. *Aorteninsufficienz.*	Spitzenstoss sehr verstärkt, nach links und unten dislocirt. Sichtbare Pulsation der mittleren u. kleineren Arterien.	Sehr starker, hebender Spitzenstoss. Pulsus celer.	Starke Hypertrophie des linken Ventrikels.	Lautes diastolisches Aortengeräusch, besonders am oberen Sternum. Töne an den Arterien (Cruralton, Brachialton u. s. w.). Zuweilen Doppelton, Doppelgeräusch an der Cruralis.
4. *Aortenstenose.*	Spitzenstoss nach links dislocirt.	Herzaction nicht sehr verstärkt. Puls klein, zuweilen verlangsamt.	Hypertrophie des linken Ventrikels.	Lautes systolisches, nach rechts hin sich fortpflanzendes Aortengeräusch.

Allgemeine Folgeerscheinungen und Complicationen der Herzklappenfehler.

Nachdem wir im Vorhergehenden vorzugsweise den Mechanismus und die daraus sich ableitenden physikalischen Symptome der einzelnen Klappenfehler erörtert haben, kommen wir jetzt zur Besprechung einer Anzahl Symptome und Folgeerscheinungen, welche in höherem oder geringerem Grade bei *allen* Klappenfehlern vorkommen können. Dabei werden immerhin noch gewisse Eigenthümlichkeiten einzelner Herzfehler zur Sprache kommen.

1. **Subjective Symptome.** Vollständig compensirte Herzfehler können, wenigstens eine Zeit lang, ohne alle subjectiven Beschwerden bestehen. Namentlich ist dies bei Aorteninsufficienz, seltener auch bei Mitralinsufficienz der Fall. Die Stenosen an der Mitralis und Aorta machen wohl fast stets subjective Störungen. Häufig bestehen letztere nicht, so lange die Kranken sich körperlich und geistig vollständig ruhig verhalten, treten aber bei bestimmten Veranlassungen sofort hervor.

Die bestehenden subjectiven Symptome bei Herzfehlern beziehen sich in erster Linie keineswegs immer auf das Herz selbst. Zuweilen kommt es vor, dass die Kranken zum Arzt kommen und über allerlei *Verdauungsbeschwerden*, in anderen Fällen vorzugsweise über *Kopfschmerzen, Schwindel* u. dgl. klagen. Erst die objective Untersuchung lässt den Herzfehler erkennen. In der Regel beziehen sich die ersten und hauptsächlichsten Klagen der Kranken auf ihre *Athembeschwerden.* Die *Kurzathmigkeit*, welche sich namentlich bei allen körperlichen Anstrengungen sofort steigert, tritt bei vielen Herzfehlern schon sehr frühzeitig auf. In den späteren Stadien ist sie fast stets das quälendste Symptom. Sie entsteht in Folge der Blutüberfüllung in den Lungengefässen und der hierdurch bedingten Verlangsamung der Lungencirculation und Beeinträchtigung des Gaswechsels in den Lungen. In späteren Stadien tragen auch die anatomischen Veränderungen in den Lungen zur Vermehrung der Kurzathmigkeit bei. Die ausgedehnten Lungencapillaren verengern das Lumen der Alveolen (cf. das Capitel über die braune Induration der Lunge). Häufig entwickelt sich in Folge der Stauung eine *chronische Bronchitis.* Auch rein mechanisch kann hochgradige Herzhypertrophie durch Compression des linken unteren Lungenlappens die Dyspnoë verstärken. Die höchsten Grade der Dyspnoë entstehen, wenn sich schliesslich Hydrothorax und Lungenödem entwickeln. Aus dem früher Mitgetheilten ist es verständlich, dass Fehler an der Mitralis, welche den Lungenkreislauf unmittelbar beeinträchtigen, eher zu Kurzathmigkeit führen, als Aortenfehler. Zuweilen tritt die Dyspnoë bei Herzfehlern *anfallsweise* auf (*cardiales Asthma, stenocardische Anfälle*), eine Erscheinung, welche wahrscheinlich meist von plötzlich eintretenden Schwächezuständen des Herzens, vorzugsweise des linken Ventrikels abhängt.

Von den subjectiven Symptomen, welche sich direct auf das Herz beziehen, ist in erster Linie das *Herzklopfen* zu nennen. Unter welchen Umständen die Herzaction von den Kranken selbst empfunden wird, ist noch nicht näher festgestellt. Zuweilen beobachtet man eine ungemein verstärkte Herzaction (z. B. bei Aorteninsufficienz), welche von den Kranken selbst subjectiv gar nicht empfunden wird. In anderen Fällen, auch bei objectiv nicht besonders lebhafter Herzaction, bildet aber das Herzklopfen eine Hauptklage der Patienten. Gewöhnlich tritt es erst auf, wenn der Herzfehler nicht mehr vollständig compensirt ist. Durch körperliche Anstrengungen, psychische Erregungen wird es verstärkt oder erst hervorgerufen. Bei manchen Kranken treten auch ohne nachweisliche äussere Veranlassung, offenbar durch nervöse Störungen bedingt, *Anfälle von Herzklopfen* auf. Dieselben sind zuweilen mit auffallender Pulsbeschleunigung verbunden (sogenannte *Tachycardie*).

Schmerzen in der Herzgegend sind bei den Herzfehlern nur selten vorhanden. Häufiger klagen die Kranken über ein unbestimmtes Gefühl von Druck und Oppression auf der Brust. Doch kommen auch, namentlich bei Patienten mit Aorteninsufficienz, Anfälle von heftigen, in die Schultern und Arme ausstrahlenden Schmerzen in der Herzgegend vor, deren nähere Ursache nicht bekannt ist. Die Schmerzen im Epigastrium und im Leibe, welche zuweilen eine Hauptbeschwerde der Kranken bilden, rühren meist von der Stauungsleber (s. u.) oder von der Anspannung der Bauchdecken durch Ascites, Oedem u. dgl. her.

Schliesslich sind hier noch die *rheumatoiden Schmerzen* in den Muskeln und Gelenken zu erwähnen, an welchen manche Herzfehlerkranke leiden.

Die grössten subjectiven Beschwerden treten in den letzten Stadien der Herzfehler ein, wenn sich allgemeiner Hydrops entwickelt. Die Hülflosigkeit der Kranken erreicht dann gewöhnlich einen hohen Grad. Alle Bewegungen des Körpers sind erschwert, die Athemnoth und Beklemmung auf der Brust nehmen immer mehr zu, bis der Tod die Kranken von ihrem traurigen Zustande endlich erlöst.

2. **Folgeerscheinungen am Herzen selbst.** Die wichtigsten Folgeerscheinungen der Klappenfehler am Herzen selbst, die Hypertrophien und Dilatationen desselben, haben wir bereits erörtert. Es erübrigt uns noch

die Besprechung des *Einflusses der Herzfehler auf die Frequenz und Regelmässigkeit der Herzaction*, sowie die Erörterung einiger *secundärer Erkrankungen* des *Herzmuskels* und *Pericardiums*.

Bei jedem gut compensirten Herzfehler kann die Herzaction lange Zeit von annähernd normaler Frequenz und Regelmässigkeit sein. Häufig findet man jedoch eine constante mässige *Beschleunigung des Pulses*, welche durch vorübergehende Veranlassungen leicht noch vermehrt wird. Dauernde *Verlangsamung des Pulses* ist bei den Klappenfehlern des Herzens selten. Sie kommt am häufigsten bei Aortenstenose vor, wo sie, wie erwähnt, von compensatorischer Bedeutung ist. Hochgradige Veränderungen der Pulsfrequenz beruhen auf stärkeren Störungen der im Herzen gelegenen nervösen Apparate. Sie sind daher in der Regel mit Arythmie des Herzens verbunden. Die Pulsfrequenz erreicht dann eine Höhe von ca. 120—140 Schlägen in der Minute. Viel seltener sind starke Herabsetzungen der Pulsfrequenz auf 50—30 Schläge in der Minute. Als ein seltenes, aber interessantes Symptom sind plötzlich eintretende *Anfälle von enormer Pulsbeschleunigung* bis 200 und mehr (*Tachycardie*) zu nennen, welche vorzugsweise bei Mitralfehlern vorzukommen scheinen. In der Zwischenzeit besteht gewöhnlich eine ruhige Herzaction und eine vollständige Compensation des Herzfehlers. Ziemlich plötzlich tritt, meist mit dem subjectiven Gefühl des Herzklopfens und der Beängstigung verbunden, die Pulssteigerung ein. Sie kann mehrere Stunden lang andauern, um dann, meist ebenfalls ziemlich plötzlich, wieder zu verschwinden. Die nähere Ursache dieser Anfälle ist unbekannt. Wahrscheinlich ist an eine vorübergehende Lähmung der Hemmungsapparate im Herzen zu denken.

Von noch grösserer Wichtigkeit, als Anomalien der Pulsfrequenz, ist die *Arythmie des Herzens*. Sie weist stets auf eine stärkere Beeinträchtigung der nervösen Apparate im Herzen hin. Die allgemeine Circulationsstörung, welche jeder Klappenfehler zur Folge hat, muss sich natürlich auch im Herzen selbst geltend machen und die Nerven und Ganglien des Herzens können von dieser Circulationsstörung nicht unberührt bleiben. Wir sehen daher im Allgemeinen die stärkeren Abweichungen in der Frequenz und dem Rhythmus der Herzaction gleichzeitig mit anderen Zeichen beginnender Compensationsstörung eintreten. Doch lehrt die alltägliche klinische Erfahrung, dass ein vollständiger Parallelismus beider Erscheinungen nicht besteht. Man findet häufig genug bei Herzfehlern ziemlich hochgradige Arythmie des Pulses ohne alle sonstigen Anzeichen stärker gestörter Compensation, und beobachtet andererseits bei manchen Herzkranken bis zum Tode eine fast vollständige Regelmässigkeit des Pulses. Bei Mitralfehlern, vor allem bei Mitralstenose, ist Herzarythmie viel häufiger, als bei Fehlern der Aortaklappen.

Auf die einzelnen Formen und Erscheinungen der Herzarythmie kann hier nicht näher eingegangen werden. Sehr häufig ist mit der Irregularität auch eine *Ungleichheit in der Intensität* der einzelnen Herzschläge vorhanden, der *Pulsus irregularis* ist zugleich ein *P. inaequalis.* Die schwächeren Herzschläge bewirken zuweilen an der Art. radialis überhaupt keinen fühlbaren Puls mehr, so dass man die wahre Frequenz der Herzschläge nicht durch Zählen des Radialpulses, sondern nur bei der Auscultation am Herzen bestimmen kann. Von Interesse ist das Auftreten eines sogenannten *Pulsus bigeminus* (s. Fig. 23). Auf die erste kräftige Systole folgt, noch vor vollständig beendeter Diastole des Ventrikels, eine zweite schwächere Contraction, dann eine längere Pause. Man fühlt also abwechselnd einen starken und einen viel schwächeren Puls. Nicht selten ist der letztere gar nicht fühlbar, sondern nur sphygmographisch nachweisbar. Zuweilen findet man in solchen Fällen bei gleichzeitiger Tricuspidalinsufficienz die Zahl der Venenpulse noch einmal so gross, als die Zahl der Radialpulse, weil die zweite schwächere Herzcontraction zwar noch einen sichtbaren Venenpuls, aber keinen fühlbaren Radialpuls hervorruft. Im Ganzen ist der P. bigeminus ein Zeichen von übler prognostischer Bedeutung, da er stets auf eine stärkere Störung der Herzinnervation hinweist. Doch kann er auch wieder vorübergehen und einer regelmässigen Herzaction Platz machen.

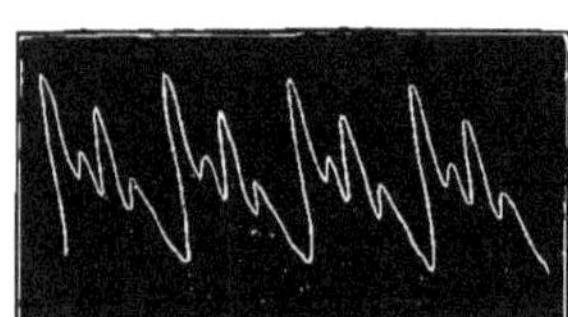

Fig. 23. Pulsus bigeminus.

Die chronischen Herzklappenfehler sind nicht selten combinirt mit *anatomischen Erkrankungen des Herzmuskels*, zuweilen auch des *Pericardiums.*

Unter den Veränderungen des Herzmuskels ist *albuminöse Trübung* und vor allem *fettige Degeneration* der Muskelfasern am häufigsten. Die Verfettung der Muskulatur tritt entweder in diffuser Weise auf oder in Gestalt kleiner gelblicher Flecken, welche namentlich an den Papillarmuskeln und Trabekeln deutlich sichtbar sind. Man hat häufig die Ansicht ausgesprochen, dass die Verfettung der Muskulatur die *Ursache* der eintretenden Compensationsstörung sei. Der Herzmuskel leiste seine Mehrarbeit so lange, bis Verfettung desselben eintrete und seine Arbeitskraft herabsetze. Diese Ansicht entspricht durchaus nicht den Thatsachen. Wir beobachten oft die stärksten Compensationsstörungen bei Klappenfehlern, bei welchen die Section im Herzmuskel gar keine Verfettung nachweist, und sehen andererseits hochgradige Verfettungen des Herzens (z. B. bei perniciöser Anämie), bei welchen im Leben keine Zeichen von Herzschwäche bestanden. *Anatomisch kann man es mit unseren jetzigen Hülfsmitteln dem Herzmuskel fast niemals mit Sicherheit ansehen, ob er noch normal functionsfähig war oder nicht.* Gewöhnlich ist der Sachverhalt wahrscheinlich so, dass die Verfettung der Herzmuskulatur eine *Folge* der Compensationsstörung und zwar speciell eine Folge der mangelhaften Zufuhr von arteriellem sauerstoff-haltigen Blut zum Muskel ist (vgl. das Capitel über perniciöse Anämie).

Eine weitere Affection des Herzmuskels bei Klappenfehlern sind die nicht selten vorkommenden *schwieligen Veränderungen* und die sogenannten *myocarditischen Herde* im Herzfleisch. Die chronische Endocarditis kann sich unmittelbar auf die darunter liegenden Theile des Herzmuskels fortsetzen und hier eine chronische Entzündung hervorrufen. Meist haben die Herzschwielen aber eine andere Genese. Die bindegewebigen Verdickungen unterhalb des Endocards sind die Folge einfacher *Druckatrophie der oberflächlichen Muskelfasern* durch den gesteigerten Innendruck des Bluts (Mitralinsufficienz, Aorteninsufficienz). Die bindegewebigen Herde im Innern des Herzmuskels beruhen aber auf stellweise ungenügender Zufuhr arteriellen Blutes. Einfache sclerotische Verdickung der Coronararterien oder vollständiger embolischer oder thrombolischer Verschluss kleiner Aeste derselben ist meist die nachweisbare Ursache dieser umschriebenen Schwielen. Dass letztere die Leistungsfähigkeit des Herzmuskels herabsetzen können, ist gewiss. Andererseits finden sich myocarditische Schwielen aber auch nicht selten ohne alle Anzeichen von stattgehabter Compensationsstörung am Herzen. Näheres hierüber siehe im folgenden Capitel.

Pericarditis im Anschluss an chronische Herzklappenfehler kommt nicht sehr selten vor. Sie ist stets eine gefährliche Complication, welche den Tod veranlassen kann. Was ihre Entstehung anbelangt, so haben wir gefunden, dass fast alle mit Pericarditis sich complicirenden Herzfehler Veränderungen an den *Aortaklappen* darboten. Hiernach scheint uns die Entstehung der secundären Pericarditis in solchen Fällen durch ein directes Uebergreifen der Entzündungserreger von den Aortaklappen aus durch die Gefässwand hindurch aufs Pericardium wahrscheinlich zu sein.

3. **Die Stauungserscheinungen in den einzelnen Körperorganen.** Wie im Vorhergehenden schon mehrfach angedeutet, machen sich die Folgen

der Blutstauung bei den Herzfehlern in den verschiedensten Organen geltend. Die wichtigen Folgen der *Blutstauung in den Lungen* haben wir bereits besprochen. Es erübrigt uns noch die Erörterung der *Stauungserscheinungen im Gebiete der Körpervenen.*

Sobald der Abfluss des venösen Blutes in das rechte Herz nicht mehr ungehindert stattfindet, macht sich die venöse Stauung zunächst durch das cyanotische Aussehen der Kranken bemerkbar. Die *Cyanose* der Herzkranken kann alle Grade zeigen. Sie ist bei im Ganzen noch gut compensirten Herzfehlern nur dem geübten ärztlichen Auge erkennbar als eine leichte bläuliche Färbung der Lippen, Nasenflügel, Wangen, Nägel u. s. w. Mit der Zunahme der Compensationsstörung wächst die Cyanose, wenn sie nicht durch gleichzeitige allgemeine Anämie vermindert wird. Bei Mitralfehlern, namentlich bei der Mitralstenose, tritt die Cyanose gewöhnlich stärker hervor, als bei Aortafehlern. Auch die grösseren Venen treten in Folge ihrer stärkeren Füllung deutlicher sichtbar hervor, so namentlich die grösseren äusseren Halsvenen.

Ein weiteres, wichtiges Folgesymptom der Venenstauung ist der *Hydrops, die Wassersucht der Herzfehlerkranken.* Wie aus der allgemeinen Pathologie bekannt, führt jede venöse Stauung, wenn sie einen gewissen Grad erreicht, zur Transsudation von Blutflüssigkeit aus den Capillaren. Wenn die Lymphgefässe das Transsudat nicht mehr fortschaffen können, sammelt es sich in den Maschen des Gewebes an und führt zum *Oedem.* Die Oedeme der Herzfehlerkranken stellen sich daher erst dann ein, wenn die venöse Stauung einen gewissen Grad erreicht hat, wenn also die Compensation des Herzfehlers bereits ungenügend ist. Sie treten zunächst an solchen Stellen auf, wo ein besonders lockeres Gewebe (wie an den Augenlidern, am Scrotum), oder wo mechanische Verhältnisse das Entstehen des Oedems begünstigen. Gewöhnlich schwellen zuerst die Unterschenkel, besonders die Knöchelgegenden an, weil hier die Stauung des venösen Blutes durch die Schwere vermehrt wird. Anfangs treten leichte Oedeme nur vorübergehend am Tage auf und schwinden wieder während der Nachtruhe des Körpers. Bei wachsender Compensationsstörung nehmen die Oedeme aber immer mehr und mehr zu, namentlich an den abhängigen Körpertheilen, bis schliesslich die höchsten Grade des allgemeinen Hydrops erreicht werden. Neben der *Hautwassersucht* bilden sich Transsudate in die inneren Körperhöhlen, vor allem *Ascites* und *Hydrothorax.*

Die Beschwerden der Kranken werden durch stärkere Oedeme, wie bereits erwähnt, erheblich vermehrt. Alle Bewegungen der geschwollenen Extremitäten sind beträchtlich erschwert. Hydrothorax und Ascites erhöhen, ersterer durch die Compression der Lunge, letzterer durch die Hinaufdrängung des Zwerchfells, die Athemnoth. Durch Oedem des Präputiums kann die Harnentleerung sehr erschwert werden. Ausserdem ist zu erwähnen, dass die stark ödematöse Haut relativ leicht der Sitz furunkulöser und erysipelatöser Entzündungen wird.

Die Folgen der *Stauung in den inneren Organen* lassen sich namentlich an der *Leber*, der *Milz* und an den *Nieren* nachweisen.

Die *Stauungsleber* ist durch eine zuweilen recht beträchtliche *Vergrösserung* des Organs nachweisbar. Die untere Grenze der Leberdämpfung überragt mehrere Finger breit den Rippenbogen und häufig ist der untere Rand der Leber auch deutlich daselbst fühlbar. Durch die Anspannung der Leberkapsel entstehen zuweilen recht heftige Schmerzen in der Lebergegend. In späteren Stadien kann die Leber durch theilweise Atrophie der Leberzellen wieder kleiner werden.

Nicht selten bildet sich bei Herzfehlerkranken in Folge der Stauungsleber, vielleicht zuweilen auch in Folge eines secundären Duodenalkatarrhs, eine *icterische Färbung* der Haut aus. Gerade das eigenthümliche Gemisch von cyanotischer und schwach icterischer Hautfärbung ist für viele Herzkranke (namentlich Mitralfehler) in hohem Grade charakteristisch.

Die *Stauungsmilz* entsteht, wenn sich die Stauung des Blutes bis in die Milzvene erstreckt. Die Milz nimmt an Grösse beträchtlich zu, wird derb und fest. Der Nachweis der Stauungsmilz durch die Vergrösserung der Milzdämpfung ist oft schwierig, da die Percussion der Milz durch gleichzeitigen Ascites, Hydrothorax u. dgl. unsicher wird. Häufig kann man dagegen die vergrösserte Stauungsmilz unter dem linken Rippenbogen deutlich fühlen.

Die *Stauungsnieren* erkennt man durch die eintretenden Veränderungen des *Harns*. Die Menge desselben nimmt ab, der Harn wird dunkler, concentrirter, von höherem specifischen Gewicht und stärkerem Säuregrad. Sehr gewöhnlich bilden sich daher in ihm Sedimente von Harnsäure oder harnsaurem Natron. Bei stärkeren Graden der Stauung tritt *Eiweiss* im Harn auf. Die Menge desselben ist meist gering, kann aber doch bis zu $^1/_4$ — $^1/_3$ Volumen ansteigen. *Mikroskopisch* findet man im Harn bei einfachen Stauungsnieren nur spärliche hyaline Cylinder, einige weisse und rothe Blutkörperchen. Doch kommt auch echte *acute* und *chronische Nephritis* als Complication bei Herzfehlern vor.

Auf die Stauung in den Blutgefässen des *Magens* und *Darmes* bezieht man die mannigfachen gastrischen und Verdauungsbeschwerden

(Appetitlosigkeit, Erbrechen, Verstopfung, Durchfälle u. s. w.), an welchen Herzkranke nicht selten leiden.

4. **Embolische Vorgänge.** Die Verlangsamung der Circulation und die in Folge hiervon leicht eintretenden Ernährungsstörungen der Gefässwände geben bei Herzfehlern häufig die Veranlassung zur Bildung von *Thromben.* Dieselben sitzen entweder im Herzen selbst: an den kranken Klappen, in dem Recessus zwischen den Herztrabekeln, in den Herzohren u. s. w. Oder sie bilden sich in den Venen, vor allem in denen der unteren Extremitäten. Von diesen Thromben können sich leicht Fibrinpfröpfe loslösen, in den Kreislauf gelangen und so zu embolischen Processen in entfernten Organen Anlass geben. Einige in klinischer Beziehung besonders wichtige Embolien sind a. a. O. besonders besprochen und werden deshalb hier nur kurz erwähnt.

Die *Embolie der Lungenarterien,* ausgehend von Venenthromben oder von Thromben im rechten Herzen, giebt Veranlassung zur Entstehung des *hämorrhagischen Lungeninfarktes.* Die Pathogenese und die Symptome desselben sind bereits im vorigen Abschnitt (vgl. S. 325) erörtert worden.

Eine *Embolie der Gehirnarterien* ist die gewöhnliche Ursache der bei Herzfehlern nicht selten auftretenden *apoplectischen,* meist zu einer *Hemiplegie* führenden *Anfälle.* Die anatomische Ursache der Hemiplegie in diesen Fällen ist die sich entwickelnde *embolische Gehirnerweichung.* Näheres hierüber siehe im Abschnitt über Gehirnkrankheiten.

Embolie der grösseren Arterien in den Extremitäten, der A. femoralis, brachialis u. s. w., ist viel seltener, als die bisher genannten Embolien. Sie führt, wenn keine ausreichende collaterale Circulation sich bilden kann, zur *embolischen Gangrän* in den Extremitäten. Die Haut, zuerst an der Peripherie (an den Fingern resp. Zehen) wird kühl, bläulich und endlich, wenn die Circulation ganz aufhört, fast schwarz verfärbt. Langsam, gewöhnlich im Verlaufe von Wochen, schreitet die Gangrän fort. Durch Abstossung der necrotischen Partien entstehen Ulcerationen. Die Affection ist äusserst schmerzhaft. Durch die Schmerzen und das mit den Ulcerationen gewöhnlich eintretende septische Fieber werden die Kranken bald sehr elend und bei ausgedehnterer Gangrän tritt fast immer schliesslich der Tod ein.

Die *Embolie der Nierenarterien* und die davon abhängige Bildung von *hämorrhagischen Niereninfarkten* kann klinisch ganz symptomlos verlaufen. Zuweilen ist sie aber durch das plötzliche Auftreten von *Blutgehalt des Harns* erkennbar.

Embolische Milzinfarkte machen sich manchmal durch Schwellung der Milz und durch heftige (perisplenitische) Schmerzen in der Milzgegend bemerkbar. In anderen Fällen bleiben sie ganz symptomlos.

Ein sehr seltenes Ereigniss ist die *Embolie einer Art. mesenterica.* Die Symptome derselben bestehen in einer plötzlich auftretenden *Darmblutung*, in heftigen kolikartigen Schmerzen, allgemeinem Collaps und peritonitischen Erscheinungen.

5. **Complicationen von Seiten des Nervensystems.** Die wichtigste Complication von Seiten des Nervensystems, die embolische Gehirnerweichung, ist bereits erwähnt worden. Hinzuzufügen ist noch, dass auch *Gehirnblutungen* zuweilen bei Herzfehlern vorkommen. Sie entstehen namentlich bei Aorteninsufficienz in Folge des abnorm hohen Blutdrucks oder bei gleichzeitigem Atherom der Gehirnarterien.

Psychische Störungen sind bei chronischen Klappenfehlern wiederholt beobachtet worden. Sie sind eine Folge der Circulationsstörung und hierdurch eingetretener Ernährungsstörungen im Gehirn. Gewöhnlich treten sie daher erst in den letzten Stadien des Herzfehlers, gleichzeitig mit sonstigen Compensationsstörungen auf. Am häufigsten haben die Psychosen bei Herzkranken den Charakter einer *melancholischen* Geistesstörung. Doch kommen auch Aufregungszustände vor.

6. **Secundäre Gelenkaffectionen** sind bei Herzfehlern nicht selten. Wie im Verlauf des acuten Gelenkrheumatismus die acute Endocarditis sich entwickelt, so treten umgekehrt im Verlauf chronischer Herzfehler nicht selten rheumatische Schmerzen in den Muskeln und Gelenken oder selbst mit Fieber verbundene acute Gelenkschwellungen auf. Beide Affectionen, die des Herzens und die der Gelenke, gehen aus derselben specifischen Krankheitsursache hervor und können daher in wechselnder Reihenfolge auftreten.

7. **Allgemeinsymptome. Fieber.** Bei den *angeborenen* Herzfehlern bleibt, wie erwähnt, die allgemeine Ernährung der Kinder gewöhnlich sehr zurück. Bei den Herzfehlern der Erwachsenen dagegen ist ein schädlicher Einfluss auf den allgemeinen Ernährungszustand keineswegs immer vorhanden. Bei vielen Herzfehlerkranken sieht man sogar eine auffallend reichliche Fettentwicklung. Erst in den späteren Stadien treten oft stärkere allgemeine Ernährungsstörungen auf, hochgradige Anämien (besonders bei Aorteninsufficienz) und allgemeine Abmagerung. Letztere wird freilich häufig durch eintretendes Oedem verdeckt.

Im Allgemeinen verlaufen die chronischen Herzfehler *fieberlos.* Doch kommen nicht selten im Verlaufe der Krankheit Perioden vor, wo ein mässiges, meist unregelmässiges *Fieber* besteht. Zuweilen sind hiermit stärkere Störungen des Allgemeinbefindens verbunden, zuweilen nicht. Der Grund des Fiebers liegt, natürlich von zufälligen Complicationen abgesehen, wahrscheinlich meist in einer *acuteren Steigerung der Endocarditis.* Es kommen alle Uebergänge, von einigen leichten, ohne weitere Begleiterscheinungen auftretenden Fieberbewegungen bis zur schweren *acuten recurrirenden Endocarditis* (s. d.) vor. In anderen Fällen hängt das Fieber mit der Entwicklung *secundärer Gelenkschwellungen* oder auch mit *embolischen Vorgängen* zusammen.

Allgemeiner Verlauf und Prognose der Herzklappenfehler.

Der Verlauf der Herzklappenfehler ist in den meisten Fällen ein sehr chronischer und kann sich Jahre hindurch hinziehen. So lange eine vollständige Compensation besteht, fühlen sich die Kranken fast völlig gesund; ja zuweilen haben sie gar keine Ahnung von ihrem Uebel. Die geringen Athembeschwerden, die Unfähigkeit zu körperlichen Anstrengungen bemerken sie wohl, beachten sie aber wenig, weil sie sich daran gewöhnt haben. In anderen Fällen bestehen lange Zeit hindurch mässige Beschwerden, welche aber bei vernünftigem und vorsichtigem Verhalten der Patienten relativ leicht ertragen werden können.

Wie lange das Stadium der Compensation dauert, kann man nicht allgemein sagen, weil hierbei die grössten Verschiedenheiten vorkommen. Dieselben hängen theils von der Intensität des Herzfehlers ab, theils von den äusseren Verhältnissen, in denen die Kranken leben, theils gewiss auch von der verschiedenen, individuellen Leistungsfähigkeit und Widerstandskraft des Herzens. So kommt es, dass manche Herzfehler Jahrzehnte dauern, während in anderen Fällen schon nach Monaten schwerere Folgezustände eintreten. Von grossem Einfluss auf den Verlauf der Herzfehler sind *äussere Schädlichkeiten,* welche auf die Kranken einwirken. Stärkere körperliche Anstrengungen, unzweckmässige Lebensweise, intercurrente fieberhafte Krankheiten, auch psychische Erregungen, Sorge und Kummer sind oft von bemerkbaren schädlichen Folgen begleitet.

Treten die ersten Anzeichen gestörter Compensation auf, entwickeln sich zum ersten Mal stärkere Kurzathmigkeit, leichte Oedeme um die Knöchel u. dgl., so können diese Erscheinungen bei richtigem Verhalten der Kranken wieder vollständig verschwinden. Ja sogar starke Compensationsstörungen, hochgradiger allgemeiner Hydrops, verbunden mit bereits sehr schwacher und unregelmässiger Herzaction, können nach wochenlanger Dauer wieder schwinden und einem relativen Wohlbefinden Platz machen. Verschlimmerungen des Leidens können mehrmals auftreten und sich immer wieder bessern. Schliesslich freilich wird die

Besserung unvollständig. Dauernde Oedeme und andere Folgen der zunehmenden venösen Stauung stellen sich ein, die Beschwerden, besonders die Athemnoth, werden immer grösser, bis die Kranken nach längerem, qualvollen Leiden sterben.

Was die einzelnen Formen der Klappenfehler anbetrifft, so giebt die *Aorteninsufficienz* im Allgemeinen insofern die beste Prognose, als sie lange Jahre hindurch sehr vollständig compensirt sein kann. Dafür geben aber einmal eingetretene stärkere Compensationsstörungen gerade bei diesem Herzfehler eine sehr ungünstige Prognose, indem sie in der Regel nicht wieder zum Schwinden zu bringen sind. Die *Mitralinsufficienz* ist ebenfalls ein relativ günstiger Herzfehler, welcher lange Zeit compensirt sein kann. Entschieden prognostisch ungünstiger und mit mehr Beschwerden verbunden ist die *Mitralstenose.* Doch können bei allen Mitralfehlern sehr schwere Zustände einmal oder sogar wiederholt sich bessern. Die *Aortenstenose* ist auch einer ziemlich guten Compensation fähig und hierin sogar für den Kranken günstiger, als die Mitralstenose. Sie macht aber häufig langdauernde, von der Anämie des Gehirns abhängige Kopfsymptome (Kopfschmerz, Schwindel u. s. w.).

Ob ausgebildete Klappenfehler des Herzens *heilbar* sind, ist eine Frage, die nicht unbedingt verneint werden kann. In der grossen Mehrzahl der Fälle ist freilich der Klappenfehler an sich unheilbar. Nur die Folgezustände desselben können bis zu einem gewissen Grade verhindert resp. beseitigt werden. Bei Kindern und jugendlichen Individuen kommen aber doch, wie auch wir selbst beobachtet haben, zuweilen Fälle vor, bei welchen alle Zeichen eines ausgesprochenen Herzfehlers bestehen, nach Jahr und Tag aber wieder vollständig verschwinden. Freilich ist die Entscheidung darüber, ob es sich hierbei wirklich um geheilte Klappenfehler handelt, sehr schwierig, da einfache Dilatationen des Herzens, relative Insufficienzen der Klappen, anämische Herzgeräusche u. dgl. leicht zu Verwechslungen mit echten Klappenfehlern des Herzens Anlass geben können.

Von den *intercurrenten gefährlichen Zufällen* bei Herzklappenfehlern sind vor allem die *embolischen Vorgänge* zu erwähnen, welche plötzlich und ohne Vorboten eintreten können. Die einzelnen Formen der Embolien sind oben bereits erwähnt, ebenso das Vorkommen von *Gehirnblutungen* bei Herzfehlerkranken. Intercurrirende *acute Krankheiten* (Typhus, Pneumonie) nehmen bei Herzfehlerkranken oft einen sehr schweren und gefährlichen Verlauf, da sie erhöhte Ansprüche an die Leistungsfähigkeit des Herzens machen.

Therapie der Herzklappenfehler.

1. *Prophylaxis.* Unsere Mittel, um dem Entstehen von Herzklappenfehlern vorzubeugen, sind sehr gering. Die Entwicklung einer Endocarditis beim Gelenkrheumatismus zu verhindern, vermögen wir auch bei der jetzigen Behandlungsmethode des Rheumatismus acutus mit Salicylsäure keineswegs. Nur insofern die ganze Krankheitsdauer durch die Salicylsäure häufig beträchtlich abgekürzt wird, kann die Wahrscheinlichkeit des Eintritts einer Endocarditis verringert werden.

Auch gegen die von vorn herein chronisch sich entwickelnden Herzfehler vermögen wir prophylactisch wenig zu thun, zumal die Ursachen der Erkrankung in vielen Fällen uns gänzlich unbekannt sind. Am meisten Berücksichtigung verdienen diejenigen Schädlichkeiten, welche die Entstehung des Arterienatheroms und im Anschluss daran die Entstehung chronischer Klappenfehler begünstigen sollen. Uebermässiger Alkoholgenuss, zu starkes Rauchen, unzweckmässige, üppige Lebensweise kommen hierbei vorzugsweise in Betracht. Doch ist die Rolle, welche diese bei der Entstehung echter *Klappenfehler* spielen, jedenfalls viel geringer, als ihr Einfluss auf die Entwicklung gewisser functioneller und nervöser Störungen des Herzens (s. die folg. Capitel).

2. *Behandlung der compensirten Herzfehler.* Bekommt man einen bereits bestehenden, aber zur Zeit vollständig compensirten Herzfehler in Behandlung, so muss diese eine vorzugsweise *diätetische* sein. Der Kranke ist, ohne ihn unnütz zu ängstigen, auf seinen Herzfehler aufmerksam zu machen. Es muss ihm gesagt werden, dass sein ferneres Wohlbefinden zum grossen Theil von seinem eigenen Verhalten, von seiner Vernunft und Consequenz abhängig sei. Der Kranke muss alles vermeiden, was grössere Ansprüche auf die Herzthätigkeit macht und was von direct schädlichem Einflusse auf dieselbe sein kann. Jede anstrengendere körperliche Thätigkeit, zu sehr angespanntes geistiges Arbeiten, ferner jede Unmässigkeit im Essen, Trinken, Rauchen u. s. w. muss verboten werden. Dass hierbei die Verordnung des Arztes häufig mit den Anforderungen des Berufs, sowie mit den Liebhabereien und Gewohnheiten der Patienten collidirt, darf den Arzt nicht irre machen, die Durchführung seiner Vorschriften wenigstens nach *Möglichkeit* zu verlangen.

Kranke mit gut compensirten Herzfehlern oder mit nur geringen Compensationsstörungen schickt man oft mit Nutzen aufs Land oder in ein Bad. Die Wahl des Ortes richtet sich nach individuellen Indicationen. Wohlbeleibtere Patienten kann man nach *Marienbad, Kissin-*

gen, *Homburg* schicken, schwächlichere Patienten in ein Eisenbad oder in einen klimatischen Kurort. Als ein Bad, welches speciell bei Herzfehlern von Nutzen sein soll, ist in neuerer Zeit *Nauheim* empfohlen worden.

Eine medicamentöse Therapie ist bei compensirten Herzfehlern meist unnöthig. Ein Mittel, welches direct günstig auf den endocarditischen Process einwirkt, kennen wir nicht. Empfohlen ist der längere Gebrauch von *Solutio Fowleri*, *Stibium arsenicosum* („Granula Antimonii"), *Argentum nitricum* u. a. Die Wirksamkeit dieser Mittel ist nicht bewiesen. Immerhin kann man, wenn leichte Beschwerden irgend eine Ordination wünschenswerth machen und andere Mittel nicht besonders indicirt sind, einen Versuch damit machen. Auch *Eisenpräparate* (Tinct. ferri acetici, pyrophosphorsaures Eisenwasser) sind eine zweckmässige Ordination bei compensirten Klappenfehlern.

3. *Behandlung der Compensationsstörungen.* Sobald die compensatorische Herzthätigkeit bei einem Klappenfehler zu erlahmen beginnt, sobald sich stärkere Athemnoth und Oedeme einstellen, müssen wir in erster Linie fast stets nach einem Mittel greifen, dessen günstiger Einfluss auf die Herzaction unzweifelhaft ist. Dieses Mittel ist die *Digitalis*. Die Digitalis hat die Eigenschaft, in *kleinen* Dosen die Pulsfrequenz herabzusetzen, dabei die einzelnen Herzschläge kräftiger zu machen und somit den Blutdruck zu steigern. Die Digitalis ist bei jedem Herzfehler indicirt, wenn sich Compensationsstörungen zeigen und der Puls dabei abnorm klein, von abnorm geringer Spannung, erhöhter Frequenz und unregelmässig ist. Die erwünschte Wirkung der Digitalis ist dann die, dass der Puls langsamer, regelmässiger und von stärkerer Spannung wird. Unter dem Einfluss der so bewirkten Erhöhung des arteriellen Druckes schwinden die Compensationsstörungen in oft überraschender Weise: vor allem wird die Diurese reichlicher, der spärliche, dunkle concentrirte Stauungsharn hört auf, die täglich ausgeschiedene Harnmenge nimmt zu, der Harn wird daher specifisch leichter und hell. Damit schwinden die Oedeme, die Athemnoth lässt nach, der Kopf wird frei, das Allgemeinbefinden besser, kurz und gut, es kann von Neuem eine vollständige Compensation des Herzfehlers eintreten. Dieser Umschwung vollzieht sich zuweilen in relativ kurzer Zeit, in wenigen Tagen oder Wochen.

Die *Dosis*, *in welcher die Digitalis zu verordnen* ist, lässt sich deshalb nicht ganz genau angeben, weil der Gehalt der Pflanze an den wirksamen Alkaloiden an verschiedenen Standorten nicht ganz gleich zu sein scheint. Hieraus erklären sich zum Theil die etwas verschiedenen Angaben über die Höhe der anzuwendenden Dosirung. Im Allgemeinen soll man mit kleinen Dosen anfangen. Gewöhnlich wird ein *Infusum fol. Digitalis* in der Stärke von 1,0—1,5 auf 150,0 Aq. dest. verordnet, davon 1—2stündlich ein Esslöffel. Ein Zusatz von Syrup macht die Arznei leichter zersetzlich und ist ganz unnütz. Auch der beliebte Zusatz von diuretischen Mitteln (Liq. Kali acet. 30,0 oder Tartarus boraxatus 4,0—8,0 dem Infus zugesetzt) vermindert die Haltbarkeit der Arznei. Zweckmässig ist auch die Verabreichung der Digitalis in *Pulvern,* weil man hierbei die Dosirung genauer bestimmen kann. Man verschreibt Pulver zu 0,05—0,1 Fol. Digitalis mit 0,4 Zucker und lässt 2—3stündlich ein Pulver nehmen. Die anderen Digitalispräparate, das *Acet. Digitalis* und die *Tinctura Digitalis* sind weniger wirksam. Letztere verordnet man gewöhnlich dann, wenn Kranke mit mässigen andauernden Compensationsstörungen längere Zeit Digitalis in kleinen Dosen gebrauchen sollen. Den wirksamen Bestandtheil der Digitalis in haltbarer Form zu isoliren, ist noch nicht gelungen. Die bis jetzt in den Handel gebrachten „*Digitalin*"-Präparate sind in ihrer Wirkung unsicher und werden daher mit Recht nur wenig verordnet.

Die *Digitalis ist kein ungefährliches Mittel*, weil leicht ein Stadium ihrer Wirkung eintritt, wo sie schädlich ist. Der Puls sinkt dann unter die Norm, wird schwächer und dabei, wenn er vorher regelmässig war, unregelmässig und aussetzend. Das Allgemeinbefinden der Kranken wird schlecht, Uebelkeit und Erbrechen stellen sich ein, ein collapsähnlicher Zustand kann sich ausbilden. Deshalb gilt als oberste Regel, *niemals Digitalis in grösseren Dosen zu verordnen, wenn man den Kranken nicht beständig sorgfältig beobachten kann.* Sobald die ersten Anzeichen der ungünstigen Wirkung der Digitalis eintreten, muss das Mittel sofort ausgesetzt werden. Man giebt dann, um einem weiteren Collaps der Kranken vorzubeugen, etwas starken Wein, starken schwarzen Caffee u. dgl. Da die Digitalis zu den Mitteln gehört, welchen eine sogenannte *cumulirende Wirkung* zukommt, so kann der Eintritt von Intoxicationssymptomen ziemlich rasch und unvorbereitet kommen. Man thut deshalb gut, wenn die erwünschte günstige Wirkung nach der Verordnung von Digitalis eingetreten ist, der Puls ruhiger und regelmässiger geworden, die Diurese in Gang gekommen ist, die Digitalis fortzulassen. Gewöhnlich braucht man etwa 3—5 Tage das Mittel nehmen zu lassen und kann es dann aussetzen. Die Wirkung der Digitalis dauert so wie so auch dann noch mehrere Tage fort. Man verordnet meist nach dem Fortlassen der Digitalis ein *Diureticum* (Kali aceticum, Squilla, Tartarus boraxatus, Species diureticae u. dgl.). Wird bilden können, wie bei den Klappenfehlern des Herzens, ohne dass aber weder zu Lebzeiten der Kranken, noch bei den Sectionen irgend eine anatomische Veränderung an den Herzklappen nachgewiesen werden kann. Es handelt sich hierbei um Schädigungen des *Herzmuskels* selbst, resp. seiner nervösen Apparate, welche die *functionelle* Leistungsfähigkeit des Herzens herabsetzen und hierdurch genau dieselben Störungen der Circulation hervorrufen, wie sie bei den Klappenfehlern des Herzens durch rein *mechanische* Verhältnisse bedingt sind.

In einer Anzahl von Fällen — wie wir im nächsten Capitel sehen werden, keineswegs in allen — gelingt es, auffällige *anatomische Veränderungen im Herzmuskel* nachzuweisen. Das Herz ist im Ganzen vorzugsweise *dilatirt*, doch meist auch in seinen Wandungen vergrössert, *hypertrophisch* (s. u.). Die *Klappen* erweisen sich in reinen, uncomplicirten Fällen durchaus *normal*. Untersucht man aber den *Herzmuskel* näher, so findet sich dieser durchsetzt von oft sehr zahlreichen, unregelmässig gestalteten, *weisslich glänzenden schwieligen Stellen*. Dieselben bestehen mikroskopisch aus narbigem *Bindegewebe*, während die Muskelfasern ganz oder grösstentheils zu Grunde gegangen sind. Der Sitz dieser Schwielen ist vorzugsweise der *linke Ventrikel*, namentlich die Spitze und die vordere Wand desselben. Doch können sich auch an allen anderen Stellen des Herzens Schwielen finden. Häufig sieht man dieselben an der endo- oder pericardialen Oberfläche des Herzens als matte, leicht eingesunkene Stellen durchschimmern. Auch die Papillarmuskeln können stark schwielig entartet sein.

Die soeben geschilderten Veränderungen im Herzen wurden früher für *entzündlicher* Natur gehalten und deshalb mit dem Namen der *Myocarditis* belegt. Die Entstehung derselben hängt aber, wie WEIGERT, ZIEGLER, HUBER u. A. nachgewiesen haben, in der grossen Mehrzahl der Fälle mit *Veränderungen der Coronararterien des Herzens* und ihrer Verzweigungen zusammen. Meist gleichzeitig mit mehr oder weniger ausgebreiteter allgemeiner Arteriosclerose (s. d.) finden sich in den meisten uncomplicirten Fällen von sogenannter Myocarditis starke *atheromatöse Veränderungen* der Coronararterien. Dieselben können an umschriebenen Stellen zu einem vollständigen *thrombotischen Verschluss* des Zweiges der Coronararterien führen und so durch die Aufhebung der weiteren Blutzufuhr die Bildung echter *Herzinfarkte* veranlassen. Letztere zeigen in frischeren Fällen noch eine deutlich braungelbe, hämorrhagische Farbe. Die feineren histologischen Veränderungen bestehen darin, dass die Muskelfasern ihre Kerne verlieren und in einen schollichen, käsigen Detritus zerfallen. Durch Neubildung von Binde-

der Puls von Neuem rascher und regelmässiger, so giebt man sofort wieder Digitalis. In solchen Fällen, wo die Patienten schon zu wiederholten Malen Digitalis gebraucht haben, muss man mit der Dose allmählich steigen. Es tritt, wie bei so vielen anderen Alkaloiden, eine Gewöhnung an das Mittel ein. Eine Maximaldose giebt es nicht und man muss im einzelnen Fall die ausreichende Menge ausprobiren. Manche Kranke werden schliesslich richtige „Digitalophagen" und können ohne grosse Digitalisdosen (bis 5 Grm. Pulver pro die und mehr) nicht existiren. In sehr vielen Fällen hört aber leider die günstige Wirksamkeit der Digitalis auch in grösseren Dosen schliesslich ganz auf. Das Mittel wird überhaupt nicht mehr „vertragen" und man muss es ganz fortlassen. Dann ist gewöhnlich auch das letzte Stadium der Krankheit eingetreten.

Bekommt man Herzfehlerkranke mit Stauungserscheinungen in Behandlung, bei welchen der Puls weder besonders klein, noch frequent, noch unregelmässig erscheint, so ist die Digitalis nicht indicirt oder muss wenigstens sehr vorsichtig in kleinen Dosen angewandt werden. Namentlich ist die Frage oft schwierig zu entscheiden, ob man Kranken mit *Aorteninsufficienz* Digitalis geben soll, oder nicht. Bei diesem Herzfehler besteht trotz der ausgesprochensten Compensationsstörungen oft noch ein sehr kräftiger, regelmässiger, freilich meist abnorm frequenter Puls. Hierbei ist jedoch nicht zu vergessen, dass trotz des hohen Pulses der *mittlere* Arteriendruck doch erniedrigt ist und man kann daher bei den meisten Kranken mit Aorteninsufficienz zunächst sehr wohl einen Versuch mit der Digitalis machen, welcher auch oft von Erfolg gekrönt ist. Doch muss man mit vorsichtigen Dosen anfangen und die Wirkung des Mittels in jedem Einzelfall erst erproben.

In manchen, zum Glück nicht häufigen Fällen wird die Digitalis von vorn herein nicht vertragen, weil sie sofort starke *Uebelkeit* und *Erbrechen* erregt. Ueberhaupt ist die Nebenwirkung der Digitalis auf den Magen eine störende Eigenschaft derselben. Wird die Digitalis in einer Form nicht vertragen, so versuche man, ob sie nicht in einer anderen Form besser vertragen wird. Man giebt statt des Infuses Pulver oder umgekehrt, oder versucht ein anderes Präparat (Tinctura Digitalis u. s. w.).

Die Digitalis ist bei Herzkranken durch kein anderes Mittel zu ersetzen. Alle Versuche mit pharmacologisch verwandten Stoffen (*Helleboreïn* u. a.) haben bisher keinen Erfolg gehabt.

4. *Symptomatische Therapie.* Einzelne bei Herzkranken häufig vorkommende Symptome verlangen noch eine besondere Besprechung.

Der *Hydrops* ist ein Symptom der venösen Stauung und verschwindet, wenn die Compensation allein oder unter Digitalisgebrauch wieder erreicht wird. Als unterstützende Mittel zur Beseitigung des Hydrops dient vor allem vollständige *Bettruhe und hohe Lagerung* der geschwollenen Theile. Hydropische Kranke sollen ausserdem, wo möglich, die Lage im Bett öfters wechseln, damit in den abhängigen Partien des Körpers nicht zu starke Oedemansammlungen stattfinden. Zweckmässig ist es, die geschwollenen Arme und Beine mit Flanellbinden unter gelindem Druck einzuwickeln. Von inneren Mitteln kommen ausser der Digitalis besonders die verschiedenen *Diuretica* in Betracht, namentlich dann, wenn die Digitalis nicht indicirt ist oder nicht vertragen wird.

In den letzten Stadien der Herzfehler kann der Zustand der Kranken durch das hochgradige allgemeine Oedem ungemein quälend werden. Dann ist es gerechtfertigt, den Ascites durch *Punction* zu entfernen und durch *Scarificationen der Haut* (kleine Einstiche mit einem spitzen Messer) das Oedem abfliessen zu lassen, um so dem Kranken Erleichterung zu verschaffen. Die Scarificationen der Haut sind aber deshalb gefährlich und nicht ohne dringende Indication anzuwenden, weil sich sehr leicht erysipelatöse Entzündungen u. dgl. an die Incisionsstellen anschliessen. Empfehlenswerth sind kleine silberne Capillartroikarts (sogenannte SOUTHEY'sche Troikarts), an welche ein dünnes Gummirohr angebracht ist. Mit Hülfe dieser Troikarts kann man grosse Oedemmengen abfliessen lassen. Stets ist aber grosse Reinlichkeit und möglichste Desinfection der Haut (Auflegen von Carboljute, Salicylwatte) anzuwenden. Die Bekämpfung des Hydrops durch *Schwitzcuren* (heisse Einpackungen, Pilocarpin) ist bei Herzfehlerkranken nicht rathsam.

Die *Athemnoth* der Herzkranken ist meist das quälendste Symptom, welches Linderung erheischt. Auch hier ist natürlich Regelung der Compensation die Hauptaufgabe. Gelingt dies aber nicht mehr, so müssen wir symptomatisch die Athemnoth zu bessern suchen. Am wirksamsten in dieser Beziehung ist das *Morphium*. Morphium ist überhaupt neben der Digitalis das unentbehrlichste Mittel bei der Behandlung schwerer Herzkranker. Es wird meist gut vertragen und schafft, namentlich subcutan gegeben, grosse Erleichterung. Handelt es sich um das letzte Stadium der Kranken, so braucht man auch mit grösseren Dosen nicht gar zu sparsam zu sein. Sonst ist natürlich Vorsicht nothwendig. *Aeussere Applicationen auf die Brust*, Senfteige, heisse Umschläge, ferner heisse Fussbäder (mit Senfmehl, Asche u. s. w.) muss man in der Praxis oft verordnen. In schweren Fällen ist ihre Wirkung gering. Zuweilen scheint bei starker Dyspnoë, namentlich bei

drohendem Lungenödem, *Plumbum aceticum* in grösseren Dosen
zu 0,1! alle 2—3 Stunden, oft zweckmässig mit einem Zu
0,03—0,05 Opium) von günstigem Einflusse zu sein. Ferner k
manchmal durch ein starkes *Drasticum* (Infusum Sennae co
Gummi-gutti u. dgl.) dem Kranken entschiedene Erleichterung ve
Einathmungen von *Amylnitrit* haben selten eine günstige W

Herzklopfen, beständig oder anfallsweise auftretend, w
Application von *Eis* auf die Herzgegend bekämpft. Name
Kranken mit Aorteninsufficienz und stark erregter Herzact
länger andauernde Anwendung von Eis zu empfehlen. V
Medicamenten sind *Narcotica* am wirksamsten, vor allem
ferner *Aq. Laurocerasi* (mit Tinct. Digitalis ana, 2—3
20—30 Tropfen). Die oben erwähnten Mittel, Argentum n
Antimon, sollen zuweilen das Herzklopfen zu mildern im St

Bei den mit Schmerz und Angstgefühl verbundenen *ste*
Anfällen ist wiederum die subcutane Anwendung von *Morp*
weitem wirksamste Mittel. Daneben äussere *Hautreize* (Sen
und *Eis*.

Gegen die *Appetitlosigkeit*, soweit dieselbe nicht sch
Regelung der Herzthätigkeit gebessert wird, sind *Amara*
Tinct. nucis vomicae, Gentianae, Chinae comp.) zu vero
dem ist stets nach Möglichkeit für *regelmässige Stuhlentlee*

Bei *Ohnmachts-* und *Schwindelanfällen*, wie sie in
hirnanämie namentlich bei der Aortenstenose vorkommen
tale Lagerung der Kranken und *Reizmittel* (Wein, A
aethereus) anzuordnen. Wenn die Kopfsymptome auf
beruhen, versucht man sie durch Eis, Senfteige in den
Ableitungen auf den Darm zu beseitigen.

Eintretende *besondere Zufälle und Complication*
Infarkte, Apoplexien u. s. w.) sind nach den üblichen
zu behandeln.

ZWEITES CAPITEL.

Myocarditis.

(Schwielige Degeneration des Herzens. Myod
Herzschwielen. Herzinfarkte.)

Aetiologie und pathologische Anatomie. In ne
eine Anzahl Herzaffectionen näher kennen gelernt
schliesslich alle Folgeerscheinungen der gestörten Cir

gewebe entsteht schliesslich die eigentliche Herzschwiele, welche mithin als echte Infarktnarbe aufzufassen ist.

In vielen Fällen von schwieliger Degeneration sind vollständige thrombotische Verschliessungen von Aesten der Coronararterien nicht nachweislich. Hier handelt es sich nur um *Verengerungen der Gefässbahn durch die arterio-sclerotischen Processe* und eine dadurch herbeigeführte *Verminderung* der arteriellen Blutzufuhr zum Herzmuskel. An allen den Stellen, wo diese Verminderung der Blutzufuhr einen höheren Grad erreicht, kommt es ebenfalls zu einem *allmählichen* Untergang der Muskelfasern und zu einem Ersatz derselben durch Bindegewebe. Wo die arterielle Blutzufuhr direct oder durch collaterale Circulation noch ausreichend ist, bleibt die Muskulatur intact. So erklärt es sich, dass wir nicht selten auch Sclerose der Kranzarterien finden ohne gleichzeitige Bildung schwieliger Myocarditis.

Ausser den bisher besprochenen Fällen von uncomplicirter Myocarditis sehen wir dieselben schwieligen Veränderungen im Herzmuskel auch nicht selten *combinirt mit Klappenaffectionen des Herzens.* Entweder sind dann die Herzschwielen auf eine gleichzeitige Sclerose der Coronararterien zu beziehen oder sie stehen zu dem endocartischen Process in näherer Beziehung. Die Endocarditis kann sich unmittelbar auf den Herzmuskel fortpflanzen. Diese Entstehungsweise der Myocarditis giebt sich durch die Localisation und Ausbreitung der erkrankten Partien leicht zu erkennen. In anderen Fällen kann die Endocarditis aber zu embolischen Processen im Herzmuskel Anlass geben. So entstehen *embolische Herzinfarkte* genau in derselben Weise, wie wir es oben für die thrombolischen Herzinfarkte geschildert haben.

Uns erübrigt noch die Besprechung einer Anzahl von *Folgezuständen und Combinationen der schwieligen Myocarditis.* In Folge von ausgedehnter Schwielenbildung kann es an einer umschriebenen Stelle der Herzwand, meist des linken Ventrikels, dazu kommen, dass die verdünnte Herzwand an dieser Stelle dem von innen auf ihr lastenden Blutdruck nachgiebt. So entsteht eine partielle Ausbuchtung der Herzwand, ein sogenanntes *Herzaneurysma.* Sowohl ein derartiges Aneurysma, als auch eine ausgedehnte frische Infarktbildung im Herzen kann in sehr seltenen Fällen zu einer *Herzruptur* mit Erguss von Blut ins Pericardium und plötzlichem tödtlichen Ausgange führen. Klinisch wichtiger, weil viel häufiger, ist der Umstand, dass an Stellen, wo die Herzschwielen bis ans Endocard heranreichen, sich *Parietalthrombosen* im Herzen bilden, welche den Anlass zu embolischen Vorgängen in entfernten Körperorganen geben können.

Die *Dilatation* der einzelnen Herzabschnitte, besonders der Ventrikel, beruht auf der vermehrten allgemeinen Nachgiebigkeit der Herzwandungen. Wenn gleichzeitig eine *Hypertrophie* des Herzmuskels besteht, so müssen für dieselbe besondere Ursachen aufgesucht werden. Die Hypertrophie des *linken* Ventrikels hängt gewöhnlich von der gleichzeitigen allgemeinen Arteriosclerose, von gleichzeitiger Nierenschrumpfung oder dgl. ab. Hypertrophie des *rechten* Ventrikels kann ihren Grund in gleichzeitigen chronischen Lungenaffectionen (vor allem Lungenemphysem) haben. In anderen Fällen ist die Hypertrophie des rechten Ventrikels eine Folge der ungenügenden Action des linken Ventrikels. Wenn der linke Ventrikel nämlich zu erlahmen beginnt, so muss sich eine Stauung nach rückwärts von demselben durch die Lungenbahn hindurch bis ins rechte Herz fortsetzen. In Folge der hierdurch vermehrten Arbeitsanforderungen an den rechten Ventrikel wird dieser jetzt hypertrophisch. In den mit Klappenfehlern combinirten Fällen von schwieliger Myocarditis hängt die Hypertrophie der einzelnen Herzabschnitte selbstverständlich zum Theil von den Klappenfehlern ab.

Was die *speciellen ätiologischen Momente* betrifft, welche zur Sclerose der Kranzarterien und somit zur schwieligen Myocarditis führen, so sind dieselben in vielen Fällen ebenso unbekannt, wie die Ursachen der Arteriosclerose überhaupt (s. d.). Chronischer Alkoholismus und üppige Lebensweise sind die Veranlassungsursachen, welche gewöhnlich angeführt werden, sehr häufig zutreffen, oft aber auch nicht. Eine wahrscheinlich nicht unwichtige Rolle spielt die constitutionelle *Syphilis.* Sie kann wahrscheinlich zu ähnlichen Veränderungen der Coronararterien führen, wie sie an den Gehirngefässen schon längere Zeit bekannt sind. Endlich ist daran zu erinnern, dass der atheromatöse Process überhaupt im *höheren Lebensalter* viel häufiger auftritt, als bei jugendlichen Personen. Daher ist auch die schwielige Myocarditis ein vorzugsweise bei älteren Leuten zu beobachtendes Leiden.

Wenn wir bisher ausschliesslich von der chronischen schwieligen Degeneration des Herzmuskels gesprochen haben, welche, wie erwähnt, nicht eigentlich entzündlicher Natur ist, so müssen wir noch hinzufügen, dass es auch *echte eitrige Entzündungen im Herzmuskel* giebt. Dieselben sind eine Theilerscheinung allgemeiner infectiöser, speciell pyämischer Processe oder der malignen acuten Endocarditis, so dass in Betreff der *Herzabscesse* auf die Darstellung dieser Erkrankungen verwiesen werden kann.

Klinische Symptome und Krankheitsverlauf. Zunächst ist hervorzuheben, dass zuweilen ziemlich ausgedehnte Schwielenbildung des Herzmuskels in der Leiche gefunden wird, ohne dass irgend erheblichere Symptome von Seiten des Herzens im Leben bestanden haben. Wir sehen also, dass das Herz unter Umständen einen relativ beträchtlichen Ausfall an contractiler Substanz ohne Schaden ertragen kann.

In vielen Fällen aber leidet die Leistungsfähigkeit des Herzens doch so, dass die schwersten Erscheinungen ebenso, wie bei den Klappenfehlern des Herzens, eintreten. Der Verlauf solcher Fälle kann ein sehr *chronischer* sein. Die Krankheitserscheinungen beginnen ganz allmählich. Die Patienten empfinden zunächst nur bei äusseren Veranlassungen, namentlich schon bei geringen körperlichen Anstrengungen, eine leichte *Kurzathmigkeit* oder *Herzklopfen* und *ein Gefühl von Beängstigung* in der Brust. Zuweilen leiden sie an einer auffallenden allgemeinen Schwäche. Sie ermüden leicht, fühlen sich unlustig und zum Theil auch unfähig zu jeder geistigen Thätigkeit. Allmählich nehmen die Beschwerden zu und es treten genau dieselben Folgen der Circulationsstörung auf, wie bei allen übrigen Herzfehlern. Die Athembeschwerden werden stärker, Oedeme stellen sich ein, Zeichen von Stauung in der Leber, im Darm, in den Nieren treten auf — kurz, es entwickelt sich das bekannte Krankheitsbild eines jeden uncompensirten Herzfehlers.

Die *objective Untersuchung des Herzens* ergiebt in allen schwereren Fällen deutliche Anomalien der Herzthätigkeit. Der *Puls* ist oft *unregelmässig* in Bezug auf den Rhythmus und die Intensität der einzelnen Schläge. Doch kann die Arythmie trotz starker Myodegenerationen des Herzens auch ganz fehlen, wie wir uns oft überzeugt haben. Der Puls ist anfangs noch ziemlich kräftig und voll, später wird er schwächer, von geringerer Spannung, schliesslich zuweilen sehr klein, kaum fühlbar. Seine Frequenz ist häufig vermehrt. Keineswegs selten aber beobachtet man bei der chronischen Myocarditis, besonders in den früheren Stadien, *anhaltende Pulsverlangsamung* bis 60, 50 und noch weniger Schläge in der Minute. Auch bei dieser langsamen Pulsfrequenz kommt Unregelmässigkeit der Herzaction, namentlich das Auftreten einzelner Doppelschläge (Bigeminie), nicht selten vor. Die *Percussion* ergiebt meist eine von der Dilatation resp. Hypertrophie des Herzens abhängige Vergrösserung der Herzdämpfung, bald allseitig, bald vorzugsweise nach einer Seite hin. Die *Auscultation* weist das *Fehlen jedes Geräusches* und damit die Abwesenheit eines Klappenfehlers nach. Die Herztöne sind rein hörbar, zuweilen ziemlich laut und klappend, in späteren Stadien oft leise und undeutlich. Der zweite Pulmonalton ist bei bereits eingetretener Stauung im Pulmonalkreislauf accentuirt.

In mehreren Fällen fanden wir ihn lange Zeit hindurch sehr deutlich gespalten (verdoppelt). Uebrigens ist hervorzuheben, dass zuweilen auch bei reiner Myocarditis ein systolisches Geräusch an der Spitze gehört wird, welches entweder auf einer relativen Insufficienz der Mitralklappe oder auf einem unvollständigen Schluss derselben in Folge fehlerhafter Muskelaction des linken Ventrikels beruht.

Der Gesammtverlauf der chronischen Myocarditis ist in den meisten Beziehungen genau analog demjenigen bei chronischen Herzklappenfehlern, so dass wir die Einzelnheiten nicht näher zu schildern brauchen. Besserungen wechseln ab mit neuen Verschlimmerungen. Starke allgemeine Stauungserscheinungen, bedeutende Herzschwäche können eintreten und unter günstigen Verhältnissen sich wieder verlieren. Embolische Vorgänge im Gehirn, in den Lungen u. s. w., gewöhnlich ausgehend von Herzthromben (siehe oben), können das Krankheitsbild compliciren. Schliesslich, zuweilen erst nach jahrelangem Verlauf der Krankheit sterben die Patienten unter allgemeinem Hydrops oder an intercurrenten Zufällen.

Ein Symptom müssen wir noch besonders erwähnen, welches häufig in besondere Beziehung zu der Sclerose der Coronararterien und zur chronischen Myocarditis gebracht worden ist. Wir meinen die Anfälle von sogenannter *Angina pectoris*, die *stenocardischen Anfälle*. Diese Anfälle bestehen in einem plötzlich auftretenden, intensiven Schmerz in der Herzgegend, welcher in den Rücken, die linke Schulter und den linken Arm ausstrahlt. Verbunden ist dieser Schmerz mit einem hochgradigen Angst- und Beklemmungsgefühl. Eigentliche Dyspnoë besteht bei reiner Angina pectoris nicht. Die Anfälle dauern wenige Minuten bis eine halbe Stunde und können von ganz freien Intervallen unterbrochen sein.

Dass bei der schwieligen, von Sclerose der Kreuzarterien abhängigen Myocarditis derartige Anfälle vorkommen, kann man nicht leugnen. Andererseits verlaufen aber viele Fälle auch ohne Angina pectoris, und umgekehrt kommt die Angina pectoris auch bei sonstigen Herzfehlern, sowie als reine Neurose vor. Man darf daher die Bedeutung der Angina pectoris zur Diagnose der Sclerose der Coronararterien nicht überschätzen. Ausser der Angina pectoris kommen auch echte dyspnoische Anfälle (Asthma cardiacum) bei der chronischen Myocarditis vor.

Eine sehr wichtige klinische Thatsache ist es, dass die schwielige Myocarditis in nicht besonders seltenen Fällen die einzige nachweisbare Ursache eines *plötzlich, schlagartig eintretenden Todes* ist. Gewöhnlich handelt es sich um ältere, gut situirte und wohllebende Leute, die sich bis dahin nicht für wesentlich krank gehalten haben. Indessen sind häufig doch schon wiederholte *leichtere Schwindelanfälle, Beklemmungsanfälle* u. dgl. vorhergegangen. Plötzlich, oft nach einer bestimmten Veranlassung, nach einem Diner, nach einer körperlichen Anstrengung, einer psychischen Aufregung u. dgl. tritt eine Art apoplectischer Insult ein. Der Tod erfolgt in wenigen Augenblicken oder erst nach einem mehrere Stunden, ja Tage lang andauernden Sopor. Die Diagnose bleibt in solchen Fällen, namentlich wenn man den Kranken vorher nicht gekannt hat, meist zweifelhaft. Die Autopsie aber ergiebt als einzigen pathologischen Befund eine Sclerose der Coronararterien mit mehr oder weniger ausgedehnter Schwielenbildung im Herzen. Offenbar muss in diesen Fällen plötzlich der Moment eingetreten sein, in welchem die Blutzufuhr zum Herzen ungenügend und dadurch der Tod herbeigeführt wurde. Die experimentellen Untersuchungen über den künstlichen Verschluss der Coronararterien (Cohnheim u. A.) stimmen mit der oben erwähnten klinischen Thatsache vollständig überein. Auch die künstliche Verengerung der Coronararterien wird eine Zeit lang gut vertragen, bis plötzlich beide Hälften des Herzens im Zustande der Diastole stillstehen.

Diagnose. Die Diagnose der chronischen Myocarditis ist keineswegs leicht und sicher zu stellen. Zunächst handelt es sich um den Nachweis eines Herzfehlers überhaupt. Dieser Nachweis lässt sich aus den secundären Stauungserscheinungen, aus dem Verhalten des Pulses, der Herzdämpfung u. s. w. meist leicht führen. Dann entsteht die Frage, ob es sich um einen Klappenfehler oder um eine myopathische Herzerkrankung handelt. Hier muss vor allem die *Auscultation* entscheiden. Das Fehlen von Herzgeräuschen trotz sonstiger sicherer Zeichen eines Herzfehlers spricht *gegen* einen Klappenfehler, aber nicht mit völliger Sicherheit. Namentlich bei hochgradiger Mitralstenose können im letzten Stadium alle Geräusche fehlen und, zumal bei starker Herzarythmie, ist daher eine Verwechslung der Mitralstenose mit Myocarditis leicht möglich. Andererseits haben wir bereits erwähnt, dass auch bei reiner Myocarditis und intacten Klappen accidentelle Geräusche vorkommen, welche zur irrthümlichen Annahme eines Klappenfehlers führen können. Hat man durch längere Beobachtung einen Klappenfehler am Herzen ausgeschlossen, so bleibt immer noch die Unterscheidung zwischen Myocarditis und reiner idiopathischer Herzhypertrophie oder Fettherz (s. die folg. Capitel) übrig. Wir halten es für unmöglich, diese Unterscheidung mit Sicherheit zu machen. Die genannten Krankheitszustände bieten alle das klinisch gleiche Bild der Herzinsufficienz dar. Durch welche nähere anatomische Verhältnisse aber diese Herzinsufficienz bedingt wird, können wir bis jetzt im Leben nur vermuthen, nie mit Sicherheit diagnosticiren. Irregularität des Pulses kommt ebensowohl bei der schwieligen Myocarditis, als auch bei reiner Hypertrophie und Dilatation des Herzens ohne nachweisbare schwielige Herde im Herzfleisch vor. Anfälle von Angina pectoris, von cardialem Asthma, gleichzeitige nachweisbare Sclerose der Körperarterien (A. radialis, temporalis, femoralis) machen im Verein mit den übrigen Symptomen die Diagnose einer schwieligen Myocarditis zwar wahrscheinlich, aber nie vollständig sicher. Auch in den Fällen mit plötzlichem apoplectischen Insult („*Herzschlag*") ist die *sichere* Unterscheidung von Gehirnembolien, Gehirnblutung u. dgl. häufig unmöglich.

Prognose. Die Prognose ist ebenso ernst, wie bei jedem Herzklappenfehler. Heilungen sind nicht möglich, doch kann selbst ausgedehnte Schwielenbildung im Herzen wahrscheinlich Jahre lang bestehen, ohne viele Beschwerden zu verursachen. Auf den Eintritt von Compensationsstörungen und den mannigfachen plötzlichen Zufällen, welchen die Kranken mit Myocarditis ausgesetzt sind, müssen wir stets gefasst sein. Den Zeitpunkt ihres Eintritts vorhersagen, können wir aber nicht.

Therapie. Die Therapie ist genau die gleiche, wie bei den Klappenfehlern des Herzens. Namentlich kommen dieselben prophylactischen und allgemein diätetischen Gesichtspunkte in Betracht. Die *Digitalis* ist durchaus indicirt bei eingetretenen Compensationsstörungen und bei abnorm frequenter, schwacher und unregelmässiger Herzaction. In den Fällen mit langsamem Puls kann man sie nicht anwenden, sondern muss je nach den sonstigen vorherrschenden Symptomen verfahren. Gegen die Anfälle von *Angina pectoris* und *Asthma cardiacum* ist *Morphium* (0,01—0,02 subcutan) das bei Weitem wirksamste und unentbehrlichste Mittel. Daneben versucht man Eisapplicationen aufs Herz, Senfteige, heisse Fussbäder, Einathmungen von Amylnitrit u. dgl. Auch bei hochgradiger stetiger oder anfallsweise sich verstärkender Dyspnoë ist häufig Morphium von bester palliativer Wirkung. In Bezug auf alle weiteren Einzelheiten ist auf das vorige Capitel zu verweisen.

DRITTES CAPITEL.

Idiopathische Hypertrophie und Dilatation des Herzens.

(Ueberanstrengung des Herzens. Weakened heart.)

Aetiologie und allgemeine Pathologie. Ausser den bisher besprochenen Herzfehlern kommen nicht gar selten Fälle vor, welche im Leben alle Zeichen eines nicht compensirten Herzfehlers dargeboten haben und bei denen die Section zwar eine Hypertrophie des Herzens resp. eine Dilatation seiner Höhlen, aber *keine sonstige Abnormität an den Klappen, an den Coronargefässen oder am Herzmuskel* ergiebt. Die Herzhypertrophie, welche vorzugsweise den linken, oft aber auch beide Ventrikel betrifft, kann nicht als secundäre im gewöhnlichen Sinne des Wortes aufgefasst werden. Denn im Herzen selbst und in den anderen Organen findet sich nichts, was eine secundäre Hypertrophie des Herzmuskels hervorrufen kann, kein Klappenfehler, keine chronische Nephritis, keine allgemeine Arteriosclerose, kein Lungenemphysem u. s. w. Man bezeichnet diese Fälle daher als *„primäre, idiopathische“ Herzhypertrophie*, in dem Sinne, dass wir ein anderes primäres Leiden in diesen Fällen nicht nachweisen können. Trotzdem müssen wir auch in diesen Fällen nach Momenten suchen, welche im Leben eine *vermehrte Arbeit des Herzens* zur Folge hatten, weil uns nur hierdurch die Entwicklung dieser Form der Herzhypertrophie verständlich werden kann.

Solche Momente können auch in der That mehrfach nachgewiesen werden. In einigen seltenen Fällen spielt vielleicht eine *angeborene Enge des Aortensystems* eine Rolle, indem hierdurch begreiflicher Weise die Aufgabe des Herzens bedeutend vermehrt wird. Doch sind die Beobachtungen hierüber erst sehr spärlich, so dass man die praktische Bedeutung dieser Arterienanomalie noch nicht mit Sicherheit ermessen kann.

Von viel grösserer ätiologischer Wichtigkeit sind *übermässige Körperanstrengungen*. Wir sehen bei Leuten aus den schwer arbeitenden Klassen, bei Schmieden, Schlossern, Packträgern, Weinbauern („Tübinger Herz“) u. dgl. keineswegs selten idiopathische Herzhypertrophien sich entwickeln. Die Mehrleistung des Herzens bei jeder Körperanstrengung wiederholt sich hier fast alltäglich Jahre hindurch und muss schliesslich zu einer hochgradigen Arbeitshypertrophie des Herzens führen. Diese Form ist es vorzugsweise, welche man mit dem Namen der *„Ueberanstrengung des Herzens“* bezeichnet hat.

Zahlreiche Fälle idiopathischer Herzhypertrophie kann man wahrscheinlich in Beziehung zu einem lange Zeit fortgesetzten *Uebermaass in der Aufnahme von Nahrungs- und Genussmitteln* bringen. So schwierig der nähere physiologische Zusammenhang auch zu erklären ist, die klinische Thatsache der häufigen Herzhypertrophien bei Bonvivants lässt sich nicht leugnen. Eine nicht unwichtige Rolle spielt hierbei vielleicht auch der schädliche Einfluss des *Alkohols* und *Nicotins*.

Schliesslich bleibt aber immer noch eine Anzahl von Fällen übrig, bei denen keine der bisher erwähnten Ursachen nachweisbar ist. Die Aetiologie dieser Fälle ist noch ganz dunkel. Vielleicht hängen manche derselben von *abnormen nervösen Erregungen* des Herzens ab.

Da alle oben angeführten Veranlassungsursachen für die Entstehung der sogenannten idiopatischen Herzhypertrophien aber keineswegs immer diesen Zustand zur Folge haben, so muss ausserdem noch eine besondere *individuelle*, zuweilen anscheinend *hereditäre Prädisposition*, eine angeborene oder irgendwie erworbene Schwäche des Herzmuskels angenommen werden. Ein gesundes, kräftig organisirtes Herz kann den Mehransprüchen an seine Leistungsfähigkeit bis zu einem gewissen Grade genügen. Ja, es liesse sich sogar rechtfertigen, einen gewissen Grad von Hypertrophie in solchen Fällen keineswegs als pathologisch anzusehen, ebenso wie die hypertrophische Körpermuskulatur eines Turners nichts Krankhaftes darstellt. Die Erfahrung zeigt aber, dass die Verhältnisse am Herzmuskel doch andere sind, als an den Körpermuskeln. Denn das hypertrophisch gewordene Herz erfüllt nicht auf die Dauer die an dasselbe gestellten höheren Anforderungen, sondern fängt allmählich an zu erlahmen und wird insufficient. Die englischen Aerzte bezeichnen daher seit Stokes die Fälle von Herzinsufficienz ohne nachweisbare gröbere anatomische Störungen an den Klappen und am Muskel als *weakened heart* (schwaches Herz). Diese Bezeichnung passt namentlich gut für diejenigen Fälle, wo die Erscheinungen der Herzinsufficienz schon eintreten, ehe sich eine stärkere Hypertrophie des Herzens entwickelt hat. Es giebt Fälle reiner Herzschwäche, in denen das Herz blos *dilatirt* erscheint, die Wandungen schlaff, gar nicht oder nur wenig hypertrophisch sind. Derartige Zustände bieten ebenfalls alle klinischen Erscheinungen eines chronischen Herzfehlers mit gestörter Compensation dar.

Hier sei erwähnt, dass sich *Dilatationen des Herzens* unter Umständen auch sehr *acut* entwickeln können, wenn vorübergehende stärkere Anforderungen an ein nicht sehr leistungsfähiges Herz herantreten. So hat man bei Soldaten schon nach wenigen forcirten Tagesmärschen acute Dilatationen des Herzens gesehen. Wir sahen acute Herzdilatation bei einem vorher gesunden Menschen, der ins Wasser stürzte und nur mit Mühe vom Ertrinken gerettet werden konnte. Ferner kommen im Verlauf acuter Krankheiten (Typhus, Intermittens, Pneumonie) acute Dilatationen vor, welche zuweilen mit deutlichen Schwächezuständen des Herzens verbunden sind. Auch in schon vorher kranken Herzen kann sich nach einer besonderen Veranlassung eine acute Dilatation entwickeln. Diese acuten Dilatationen sind zwar in vielen Fällen der Rückbildung fähig, weisen aber doch stets auf einen gewissen Grad bestehender Herzschwäche hin.

Symptome und Krankheitsverlauf. Die idiopathischen Dilatationen und Hypertrophien des Herzens können sicher längere Zeit bestehen, ohne den Patienten subjective Beschwerden zu verursachen. Die Krankheitssymptome beginnen erst dann, wenn das Herz den an dasselbe gestellten Anforderungen nicht mehr genügen kann und zu erlahmen beginnt. Dann stellen sich alle Erscheinungen der Herzinsufficienz in genau gleicher Weise ein, wie bei den Klappenfehlern und den schwereren musculären Erkrankungen des Herzens. Wir brauchen daher auf die Einzelheiten der Compensationsstörungen nicht von Neuem näher einzugehen. Die ganze Reihe der Stauungserscheinungen, sowie die im vorigen Capitel geschilderten Anfälle von *Angina pectoris* und *cardialem Asthma* kommen auch bei den idiopathischen Hypertrophien und Dilatationen des Herzens vor.

Der Gesammtverlauf gestaltet sich in den einzelnen Fällen recht verschieden. Zuweilen bestehen längere Zeit hindurch mässige Athembeschwerden, besonders bei allen körperlichen Anstrengungen. Die Kranken klagen nicht selten über eine grosse allgemeine Mattigkeit, über nervöse Reizbarkeit, zuweilen auch über Anfälle von Schwindel, Ohnmachtsanwandlungen und Neigung zu Schweissen. Der Appetit ist schlecht. Sehr häufig besteht Obstipation. Nicht selten tritt nach einer stärkeren auf die Kranken einwirkenden Schädlichkeit, namentlich nach einer grösseren körperlichen Anstrengung oder geistigen Aufregung, ziemlich plötzlich eine allgemeine Verschlimmerung des Zustandes auf. Der Puls wird klein, schwach, unregelmässig, die Athemnoth und Beklemmung auf der Brust nehmen zu, die Harnmenge wird geringer, an den Unterschenkeln treten Oedeme auf. Jetzt hat man das volle Bild eines nicht compensirten Herzfehlers. Bei zweckmässiger Behandlung können die Erscheinungen wieder zurückgehen, kehren aber meist nach kürzerer oder längerer Zeit zurück. Der Tod erfolgt schliesslich unter allgemeinem Hydrops oder durch irgendwelche Complicationen und Zwischenfälle, unter denen namentlich embolische Vorgänge hervorzuheben sind.

Wenn die Patienten durch vernünftige und vorsichtige Lebensweise sich von allen Schädlichkeiten fern halten, kann der Verlauf auch Jahre lang ein relativ günstiger bleiben. Es ist sogar nicht unwahrscheinlich, dass eine Anzahl leichterer Fälle sich wieder zurückbildet oder wenigstens stationär bleibt.

Diagnose. Die Diagnose stützt sich auf die etwa vorhandenen ätiologischen Momente und auf alle diejenigen Symptome, welche überhaupt auf eine Störung am Herzen hinweisen (Herzklopfen, Kurzathmigkeit, Beschleunigung und Arythmie des Pulses u. s. w.). Die physikalische Untersuchung ergiebt in späteren Stadien der Krankheit eine Verbreiterung der Herzdämpfung nach beiden Seiten hin, vorzugsweise gewöhnlich nach rechts. Die Auscultation lässt durch den Nachweis überall reiner Herztöne die Anwesenheit eines Herzklappenfehlers ausschliessen. Jetzt bleibt also nur die Annahme einer idiopathischen Herzhypertrophie oder einer chronischen Myocarditis übrig. Die *klinische* Unterscheidung dieser beiden ätiologisch und anatomisch verschiedenen Krankheiten halten wir, wie schon erwähnt, für *unmöglich.* Wir können die Vergrösserung des Herzens, die functionellen Störungen desselben, die Intactheit der Klappen diagnosticiren. Ob das Herzfleisch aber einfach hypertrophisch oder von myocarditischen Schwielen durchsetzt ist, lässt sich zwar vermuthen, aber nie sicher behaupten. Arythmie des Pulses kann trotz Mangels aller Herzschwielen bestehen und trotz ausgedehnter Schwielenbildung fehlen. Oft genug wird man zwar die aus der Berücksichtigung der ätiologischen Momente, aus dem Nachweis von Atherom an den äusseren Arterien, aus der bestehenden Herzinsufficienz, aus gewissen charakteristischen Symptomen (stenocardische Anfälle, plötzlicher Tod) gemachte Annahme einer Myocarditis durch die Section bestätigt finden. Ebenso häufig wird man aber auch bei ausgedehnterer klinischer und pathologisch-anatomischer Erfahrung diagnostische Irrthümer und Verwechslungen zwischen chronischer Myocarditis und einfachen Herzhypertrophien eingestehen müssen.

Therapie. Von der grössten Wichtigkeit ist die *Prophylaxis.* Sie erstreckt sich auf alle jene Schädlichkeiten, deren ätiologische Beziehung zur Entstehung der sogenannten idiopathischen Hypertrophie wir oben erwähnt haben. Sobald sich die ersten Zeichen einer functionellen Störung am Herzen einstellen, sind die Kranken mit vollem Ernst auf die Wichtigkeit einer vernünftigen Lebensweise aufmerksam zu machen. Mässigkeit im Essen und Trinken, möglichste Vermeidung aller körperlichen Anstrengungen, geistigen Aufregungen und aller toxischen Substanzen (Alkohol und Nicotin) sind aufs dringendste anzurathen. Eine Badekur in Marienbad, Kissingen u. s. w. kann in den früheren Stadien der Krankheit vom besten Erfolge begleitet sein.

Die übrige diätetische und medicamentöse Therapie ist genau dieselbe, wie bei den Herzklappenfehlern. Die *Digitalis* ist von günstigster Wirkung, wenn sie nach den richtigen Indicationen, wie wir sie bei der Therapie der Klappenfehler besprochen haben, verordnet wird.

VIERTES CAPITEL.

Fettherz.

(Cor adiposum. Fettige Degeneration des Herzens.)

Aetiologie und pathologische Anatomie. Mit dem Namen „Fettherz“ werden noch jetzt häufig zwei an sich ganz verschiedene Zustände des Herzens bezeichnet, einerseits die abnorme *Fettablagerung am Herzen* und andererseits die *fettige Degeneration der Muskelfasern des Herzens.* Erstere ist meist eine Theilerscheinung allgemeiner hochgradiger Fettleibigkeit. Man findet bei Sectionen sehr fetter Personen das Herz zuweilen ganz in eine dicke Fettkapsel eingelagert. Die Fettablagerung sitzt namentlich am äusseren Pericardium und unterhalb des visceralen Pericards. Vorzugsweise stark ist sie gewöhnlich längs des Verlaufs der grösseren Gefässe, mithin an den Herzfurchen. Doch durchwächst in hochgradigeren Fällen das Fett auch die Muskelsubstanz des Herzens. Das Herz selbst ist im Uebrigen entweder ganz normal oder zugleich hypertrophisch oder dilatirt. Zuweilen bestehen gleichzeitig Sclerose der Coronararterien und myocarditische Schwielen.

Die *fettige Degeneration des Herzmuskels* haben wir als einen häufigen Folgezustand von Herzklappenfehlern bereits erwähnt. Auch bei Myocarditis und idiopathischen Herzhypertrophien, bei den secundären Herzhypertrophien nach chronischer Nephritis und Lungenemphysem kommt fettige Degeneration vor. Ferner findet man sie, oft gleichzeitig mit fettigen Degenerationen anderer Organe, bei schweren acuten Infectionskrankheiten, bei der Phosphorvergiftung und bei allen hochgradigen primären oder secundären Anämien. Mikroskopisch findet man die Muskelfibrillen ganz durchsetzt mit kleinen Fetttröpfchen, welche so reichlich vorhanden sein können, dass dadurch die Kerne und die Querstreifung der Fasern ganz verdeckt werden. Häufig findet man neben den Fettkörnchen auch Albuminkörnchen („*albuminöse Trübung des Herzmuskels*“), welche nach Essigsäurezusatz verschwinden. Ist die Verfettung hochgradig, so erkennt man sie auch leicht mit blossem Auge. Unter dem Endocard, namentlich an den Trabekeln und Papillarmuskeln, sieht man sehr zierliche feine gelbe Pünktchen und Strichelchen. Bei stärkerer Verfettung (Phosphorvergiftung, perniciöse Anämie) ist der ganze Herzmuskel deutlich gelb verfärbt, dabei schlaff und mürbe. Angeblich soll bei hochgradiger Fettdegeneration des Herzens Herzruptur vorkommen können.

Bei der fettigen Degeneration des Herzmuskels entsteht das Fett durch Zerfall von Eiweiss in den Muskelzellen selbst. Die Ursache liegt wahrscheinlich stets in einer mangelhaften Sauerstoffzufuhr, welche entweder eine allgemeine (Anämie, Phosphorvergiftung) oder eine locale (gestörte Circulation im Herzen selbst bei Herzfehlern) Ursache hat. Näheres hierüber s. im Capitel über perniciöse Anämie.

Klinische Symptome. Die *fettige Degeneration* des Herzens macht keine besonderen klinischen Symptome. Man kann sie in den Zuständen, bei welchen sie erfahrungsgemäss oft vorkommt, meist schon bei Lebzeiten der Patienten vermuthen, aber nicht diagnosticiren. Namentlich muss hervorgehoben werden, dass die häufig ausgesprochene Ansicht, wonach die Herzverfettung die Ursache von allgemeiner Herzschwäche ist, sehr häufig nicht zutrifft. Bei perniciöser Anämie findet man oft trotz hochgradigster Herzverfettung bis zum Tode einen relativ kräftigen und ganz regelmässigen Puls.

Was die klinischen Symptome der *Fettablagerung am Herzen* betrifft, so lässt sich hierüber nicht viel Sicheres aussagen. Jedenfalls spielt die „Herzverfettung“ bei den Laien eine weit grössere Rolle, als ihr in Wirklichkeit zukommt. Thatsache ist allerdings, dass Herz- und Athembeschwerden bei fetten Leuten sehr häufig vorkommen. Die Untersuchung des Herzens, welche übrigens durch den starken Panniculus adiposus nicht unwesentlich erschwert wird, ergiebt in solchen Fällen nicht selten eine Verbreiterung der Herzdämpfung, einen kleinen, zuweilen unregelmässigen Puls, leise, aber reine Herztöne. Die Beschwerden können sehr hochgradig werden, Anfälle von Angina pectoris und cardialem Asthma können sich einstellen und unter zunehmender Athemnoth und allgemeinen Oedemen erfolgt der Tod. In manchen Fällen ergiebt nun die Section in der That nichts Anderes, als eine starke Fettablagerung am Herzen und Fettdurchwachsung seiner Muskulatur. Dabei ist das Herz gewöhnlich in beiden Höhlen dilatirt und hypertrophisch. Doch kommen bei sehr fetten Personen auch Fälle reiner Hypertrophie und Dilatation des Herzens vor, während die Fettablagerung gerade am Herzen verhältnissmässig gering ist, also Fälle, die offenbar zu der im vorigen Capitel besprochenen idiopathischen Herzhypertrophie gehören. Ob hier beide Zustände, die Fettsucht und die Herzhypertrophie von derselben Ursache (übermässige Nahrungsaufnahme) abhängen, oder ob die reichliche Fettanhäufung im Körper an sich ein die Circulation erschwerendes Moment ist und auf diese Weise mit zur Entstehung der Herzhypertrophie beiträgt, muss dahingestellt bleiben. Endlich findet man nicht selten das Fettherz combinirt mit Sclerose der Coronararterien und Herzschwielen, wobei wiederum beide

Zustände, die Arteriosclerose und die Fettsucht, oft von derselben Ursache abhängen mögen.

Man sieht also, dass *eine scharfe klinische Abgrenzung und Diagnose des Fettherzens nicht möglich ist,* wenngleich wir auch seine selbständige Bedeutung in manchen Fällen nicht ganz in Abrede stellen wollen. Indessen müssen wir die Thatsache hervorheben, dass in nicht seltenen Fällen auch sehr hochgradige Fettablagerungen am Herzen vorkommen können, welche im Leben durchaus keine Symptome von Seiten des Herzens verursachen.

Therapie. Ein grosser Theil der Athembeschwerden Fettleibiger beruht nicht auf Herzschwäche, sondern auf der Fettleibigkeit an sich. Die grössere Masse des Körpers und die Behinderung der Athemmuskeln in ihrer Thätigkeit sind sehr zu berücksichtigende Momente. Die gegen die Athembeschwerden gerichtete Therapie wird daher vor allem die Fettleibigkeit selbst bekämpfen müssen, womit in vielen Fällen ausserdem auch eine Erleichterung der Herzthätigkeit herbeigeführt werden mag. Die diätetischen Vorschriften für Fettleibige und die häufig mit vielem Erfolg gebrauchten Badekuren in Marienbad, Carlsbad, Kissingen werden wir im Capitel über allgemeine Fettsucht besonders besprechen.

Was speciell die Therapie der Herzsymptome betrifft, so weicht dieselbe nicht von den bei den übrigen Herzfehlern geltenden Regeln und Indicationen ab.

FÜNFTES CAPITEL.

Neurosen des Herzens.

1. Die **Angina pectoris** ist ein Symptomencomplex, den wir als nicht seltene Complication bei verschiedenen Herzaffectionen (schwielige Myocarditis, Aorteninsufficienz u. s. w.) bereits wiederholt erwähnen mussten. Derselbe Symptomencomplex kommt aber auch als *reine Neurose* vor, namentlich bei anämischen Personen oder in Verbindung mit sonstigen Nervenleiden, wie Hysterie, Epilepsie, Psychosen u. dgl. Ueber die nähere Aetiologie der Krankheit wissen wir fast gar nichts. In einer ziemlich grossen Anzahl der veröffentlichten Fälle wird übermässiges Tabakrauchen als ätiologisches Moment angeführt.

Die wesentlichsten Symptome des Anfalls bestehen in einem heftigen *Schmerz* in der Herzgegend, am unteren Sternum, ausstrahlend in die linke, seltener auch rechte Schultergegend. Dabei besteht ein allgemeines Beklemmungs- und Angstgefühl („Präcordialangst"). Die Herzaction ist meist etwas beschleunigt, bald schwach oder gar aussetzend, bald kräftig. Die Respiration ist ganz frei, zuweilen aber auch, wohl in Folge des Schmerzes, unregelmässig, bald beschleunigt, bald verlangsamt. Die Haut ist im Anfall oft blass und kühl, während am Ende des Anfalls reichlicher Schweiss auftreten kann. Die Dauer des einzelnen Anfalls beträgt zuweilen nur wenige Minuten, zuweilen aber auch ½ Stunde und länger. Die Wiederkehr der Anfälle geschieht in manchen Fällen sehr häufig, fast täglich, während in anderen Fällen wochen- und monatelange Pausen eintreten.

Ueber das Wesen der Angina pectoris sind vielfache Theorien aufgestellt worden, welche aber alle keiner sicheren Begründung fähig sind. Da die sensiblen Fasern des Herzens aus dem Vagus (zum Theil aber vielleicht auch aus dem Sympathicus) stammen, so bezeichnet man die Angina pectoris gewöhnlich als *Neurose des Vagus.*

Die *Prognose* der Krankheit ist nicht sehr günstig. Obwohl das Leben durch die Anfälle fast niemals gefährdet wird, gelingt es doch nur selten, die Wiederkehr der Anfälle zu verhindern.

Die *Therapie* im Anfall ist rein symptomatisch. *Hautreize* (Senfteige auf die Brust, Fussbäder u. s. w.) werden fast stets angewandt, wirken aber nur gering. Den besten palliativen Nutzen gewährt zweifellos eine subcutane Injection von 0,01—0,02 *Morphium.* Alle übrigen empfohlenen Mittel sind unsicherer (Amylnitrit, Chloroforminhalationen, Atropin, Coniin u. s. w.).

Um die Wiederholung der Anfälle zu bekämpfen, sind ebenfalls zahlreiche Mittel empfohlen worden: *Arsenik, Zincum sulfuricum, Argentum nitricum, Bromkalium, Chinin* u. s. w. Einen Versuch mit einem dieser Mittel wird man meist machen, ohne sich sicheren Erfolg zu versprechen. Günstige Erfolge wurden mehrmals mit der *elektrischen Behandlung* erzielt, entweder Application des faradischen Pinsels in der Herzgegend oder vorsichtige Galvanisation am Halse (Vagus und Sympathicus) oder direct in der Herzgegend. Auch die *Kaltwasser-Heilanstalten* rühmen sich, in manchen Fällen von Angina pectoris Besserungen erzielt zu haben.

Schliesslich ist selbstverständlich auf die Behandlung etwaiger Grundleiden (Anämie, Epilepsie u. s. w.) und auf die Beseitigung von Schädlichkeiten, welche auf die Krankheit von Einfluss sein können (Tabakrauchen), Rücksicht zu nehmen.

2. **Nervöses Herzklopfen.** Unter „*Herzklopfen*“ versteht man die *subjective* Empfinduug der Herzbewegungen. Meist wird sie hervorgerufen durch eine verstärkte Herzaction. Eine constante Beziehung zwi-

schen der Intensität der Herzpulsationen und dem subjectiven Fühlbarsein derselben besteht aber nicht. Wir beobachten zuweilen, dass Kranke mit Aorteninsufficienz von der sehr starken Action ihres hypertrophischen Herzens nichts wahrnehmen, während in anderen Fällen die Kranken über eine lästige Empfindung von Herzklopfen klagen, obgleich die Herzaction objectiv nicht besonders verstärkt erscheint.

Als „*nervöses Herzklopfen*“ bezeichnet man die Fälle, in welchen die Kranken über Herzklopfen klagen, ohne dass die objective Untersuchung des Herzens irgend eine anatomische Veränderung desselben nachweisen kann. Meist handelt es sich in diesen Fällen wirklich um eine durch abnorme nervöse Einflüsse herbeigeführte verstärkte Herzaction. In manchen Fällen entsteht das Herzklopfen nach geringfügigen äusseren Veranlassungen, welche bei Gesunden kein oder nur geringes Herzklopfen verursachen, so z. B. nach jeder leichtesten psychischen Erregung, nach jeder geringen Körperanstrengung, nach dem Essen, nach dem Genuss gewisser Getränke (Thee, Caffee, Wein, Bier), in gewissen Körperstellungen (linke Seitenlage) u. dgl. Hier handelt es sich also um eine abnorme Empfindlichkeit des Herzens gegen äussere Reize. In anderen Fällen besteht aber wahrscheinlich eine Art Hyperästhesie der Kranken gegenüber den Herzbewegungen, so dass sie schon die normal starken Herzbewegungen in lästiger Weise empfinden.

Selten klagen die Kranken über continuirliches Herzklopfen; meist tritt das Herzklopfen in mehr oder weniger scharf abgegrenzten Anfällen auf. Sehr gewöhnlich handelt es sich bei dem rein nervösen Herzklopfen um überhaupt nervöse Individuen, die auch an sonstigen nervösen, hysterischen und neurasthenischen Beschwerden leiden. Oder es sind anämische Personen, chlorotische Mädchen u. dgl. Doch kommt andererseits nervöses Herzklopfen auch bei sehr vollblütigen („plethorischen“) Individuen vor.

Die *Diagnose* des nervösen Herzklopfens kann nur dann gestellt werden, wenn die wiederholt vorgenommene genaue Untersuchung des Herzens keine objective Abnormität desselben nachweist. In manchen Fällen, z. B. beim Bestehen anämischer Herzgeräusche, kann das Urtheil recht schwierig sein. Stets ist die Gesammtconstitution und der Gesammteindruck, den die Kranken machen, besonders zu berücksichtigen.

Die *Prognose* ist insofern günstig, als das Leiden nicht gefährlich ist. In vielen Fällen können auch Besserungen und schliessliche Heilungen herbeigeführt werden. Andere Fälle widerstehen freilich sehr hartnäckig allen therapeutischen Versuchen.

Die *Therapie* muss sich zunächst gegen die Gesammtconstitution der Kranken richten. Anämische Individuen werden mit *Eisen*, *Chinin*, *kräftiger Diät* behandelt. Vollblütige Personen dagegen setzt man auf schmale Kost. Man verordnet ihnen Bitterwasser oder eine Badecur in *Marienbad*, *Kissingen* u. s. w. Bei gleichzeitiger Hysterie oder Neurasthenie sind diese Leiden besonders zu behandeln. Alle ätiologischen Einflüsse, welche das Herzklopfen hervorzurufen scheinen, sind zu vermeiden. In symptomatischer Beziehung ist vor allem ruhige Körperlage anzuempfehlen. Wohlthuend wirkt häufig die Anwendung von *Kälte* (kalte Umschläge, Eisblase) auf die Herzgegend. Von inneren Mitteln kommen Nervina, in hochgradigeren Fällen auch Narcotica in Betracht. Von den ersteren ist namentlich *Tinct. Valerianae aetherea* und *Bromkalium*, welches uns wiederholt gute Dienste geleistet hat, zu nennen. *Digitalis* nützt bei den reinen Neurosen des Herzens meist wenig. Doch kann man Tinctura Digitalis mit Aq. Laurocerasi ana 15—20 Tropfen versuchsweise anwenden.

3. **Tachycardie.** Eine eigenthümliche und seltene Neurose des Herzens, die *Tachycardie*, besteht in einer anfallsweise auftretenden enormen Pulsfrequenz, bis zu 200 und mehr Schläge in der Minute. Wir haben diese Anfälle schon erwähnt als seltenes Symptom bei Herzfehlern, namentlich bei Mitralfehlern. Doch kommen durchaus ähnliche Anfälle auch als reine Neurose ohne nachweisbare anatomische Störung am Herzen vor. Sie sind bei anämischen und nervösen Personen beobachtet worden, ferner im Anschluss an Magenbeschwerden und nach Ablauf einer Diphtherie. Die Anfälle sind meist mit ziemlich hochgradiger Präcordialangst, zuweilen, aber nicht immer, mit Dyspnoë, ferner zuweilen mit Ohnmachtsanwandlungen, Schweiss u. dgl. verbunden. Am Herzen fällt während der Anfälle vor allem die *hochgradige Beschleunigung der Herztöne* auf. Zuweilen hört man auch unbestimmte, accidentelle Geräusche. Wiederholt sind Verbreiterungen der Herzdämpfung beobachtet worden. Namentlich in einem Falle von anfallsweiser Tachycardie bei einem Kranken, der an Lebercirrhose litt, konnten wir im Anfall jedesmal eine hochgradige acute Herzdilatation, welche bald nachher wieder zurückging, sicher nachweisen.

Ueber das Wesen der Anfälle wissen wir wenig Bestimmtes. Gewöhnlich wird die Affection als eine vorübergehende *Vaguslähmung* aufgefasst.

Erwähnt mag hier noch werden, dass anfallsweise und constante Tachycardie auch wiederholt bei anatomischen Läsionen der Herznerven und ihrer Centren beobachtet ist, bei Tumoren und sonstigen Affectionen in der Gegend des verlängerten Marks, bei Compression des Vagus am Halse durch Geschwülste, Aneurysmen u. dgl.

Die *Prognose* der Tachycardie hängt von der Natur des bestehenden Grundleidens ab. Die *Therapie* während der Anfälle besteht in der Anordnung völliger körperlicher Ruhe und in der Application von Eis aufs Herz. Bei starken subjectiven Beschwerden ist eine Morphiuminjection zu machen.

ZWEITER ABSCHNITT.

Krankheiten des Pericardiums.

ERSTES CAPITEL.

Pericarditis.

(Entzündung des Herzbeutels.)

Aetiologie. In seltenen Fällen tritt die Pericarditis als eine anscheinend *primäre, idiopathische Erkrankung* auf. Solche Fälle können heilen oder tödtlich enden, und auch die Section weist dann keine Entstehungsursache für die Pericarditis nach. Angeblich soll in einigen Fällen ein *Trauma* als die Ursache der Pericarditis anzusehen sein. In der grossen Mehrzahl der Fälle aber ist die Pericarditis eine *secundäre*, im Verlaufe anderer Krankheiten auftretende Affection. Vor allem entwickelt sich beim *acuten Gelenkrheumatismus* ziemlich häufig eine Pericarditis, viel seltener bei anderen Infectionskrankheiten, bei *Scharlach, Masern*, bei *pyämischen Processen* (eitrige P.), beim *Scorbut* und *Morbus maculosus* (hämorrhagische P.). Unter den chronischen Krankheiten ist vorzugsweise die *chronische Nephritis* zu nennen, in deren Verlauf zuweilen eine Pericarditis auftritt. Auch bei Carcinomkranken sind in vereinzelten Fällen Pericarditiden beobachtet worden.

Eine grosse Zahl von Pericarditiden entsteht durch *Fortpflanzung der Entzündung von der Nachbarschaft her.* So entsteht Pericarditis nicht selten im Anschluss an (besonders linksseitige) Pleuritis und an mit Pleuritis complicirte Pneumonie. Ferner führen Neubildungen und Ulcerationsprocesse im Oesophagus, an den Wirbeln, in den Bronchialdrüsen, der Lunge u. s. w. zuweilen zur Perforation ins Pericardium und in Folge davon zur Entzündung desselben. Auch die Pericarditis, welche nicht sehr selten *im Verlaufe chronischer Herzklappenfehler* auftritt, ist wahrscheinlich meist als eine fortgepflanzte Entzündung zu betrachten.

Wie bereits erwähnt, kommt sie nach unseren Erfahrungen vorzugsweise bei Aortenfehlern vor, so dass eine directe Fortleitung der Entzündungserreger durch die Aortawand hindurch aufs Pericard vermuthet werden darf. Auch im Anschluss an Myocarditiden, Herzabscesse und dgl. kann sich eine Pericarditis entwickeln.

Eine sehr wichtige Rolle in der Aetiologie der Pericarditis spielt die *Tuberkulose.* Eine nicht geringe Zahl der scheinbar primären Pericarditiden stellt sich bei der Section als tuberkulöse Pericarditis heraus. Dieselbe kommt ganz isolirt vor oder als Theilerscheinung jener besonderen Localisationsform der Tuberkulose, welche man als Tuberkulose der serösen Häute bezeichnet. In vielen Fällen kann man die Entstehung der tuberkulösen Pericarditis durch directe Fortpflanzung von einer tuberkulösen Pleuritis her nachweisen.

Die Pericarditis ist vorzugsweise eine Krankheit des jugendlicheren und mittleren *Lebensalters,* kommt aber auch im höheren Alter vor.

Pathologische Anatomie. Die gewöhnliche Pericarditis befällt in circumscripter oder diffuser Weise die beiden Blätter des *inneren Pericards.* Entzündungen an der Aussenfläche des Herzbeutels bezeichnet man als *Pericarditis externa* (s. u.). Die anatomischen Vorgänge bei der Pericarditis sind durchaus denen bei den Entzündungen der serösen Häute überhaupt, speciell der Pleura, analog.

Gewöhnlich theilt man die Pericarditis nach der Beschaffenheit des Exsudats in eine *fibrinöse, sero-fibrinöse, hämorrhagische* und *eitrige* (resp. jauchige) *Form* ein. Die fibrinöse und sero-fibrinöse Pericarditis mit reichlicherem flüssigen Exsudat im Herzbeutel sind die häufigsten Formen der Pericarditis, wie sie beim Gelenkrheumatismus, nach Klappenfehlern des Herzens u. s. w. vorkommen. Beide Blätter des Pericards sind mit Fibrinmassen bedeckt, welche oft eine netzförmige oder zottige Anordnung (*cor villosum*) zeigen. Daneben findet sich eine geringere oder grössere Menge flüssigen Exsudats, welche den Herzbeutel ausdehnt. Die Flüssigkeit ist seröser Natur, enthält mehr oder weniger reichliche Fibrinflocken, und ist durch die Beimengung von Zellen (Eiterkörperchen, zum Theil auch abgestossenen Endothelien) getrübt. Eine rein *eitrige Pericarditis* ist stets der Ausdruck einer specifischen Infection des Pericards. Sie kommt bei pyämischen Erkrankungen vor, im Anschluss an eitrige Pleuritis, bei Perforationen von Abscessen, Oesophaguscarcinomen und dgl. in den Herzbeutel. Eine *hämorrhagische* Beschaffenheit des Exsudats findet sich vorzugsweise bei der *tuberkulösen Pericarditis.* Bei dieser findet man neben allen Zeichen der Entzündung in den entzündlichen Neubildungen miliare Tuberkel und kleine käsige Herde. Oft sind die specifisch tuberkulösen Veränderungen schon mit blossem Auge erkennbar, zuweilen aber erst bei der mikroskopischen Untersuchung. Ausserdem kommt die hämorrhagische Pericarditis bei allgemein hämorrhagischen Erkrankungen (*Scorbut*) und bei geschwächten, heruntergekommenen Personen (*Potatoren*) vor.

Bei länger dauernder Pericarditis erleidet auch der *Herzmuskel* fast constant Veränderungen. Das Herz ist meist schlaff, dilatirt, die Muskulatur häufig fettig degenerirt. Nach längerer Dauer der Pericarditis tritt häufig eine ziemlich beträchtliche *Atrophie des Herzmuskels* ein, wobei letzterer zum Theil durch Fettgewebe ersetzt wird. Das Zusammenvorkommen der Pericarditis mit Herzklappenfehlern und Myodegenerationen des Herzens haben wir bereits erwähnt.

In günstig verlaufenden Fällen von Pericarditis kann vollständige Heilung eintreten. Als Residuen abgelaufener umschriebener Pericarditis bleiben zuweilen die sogenannten *Sehnenflecken* am Pericardium zurück. In anderen Fällen führt die Pericarditis zu einer Verwachsung der beiden Blätter des Pericards mit einander (*Obliteration des Herzbeutels* s. u.). In manchen Fällen schliesslich entwickelt sich aus der acuten eine *chronische Pericarditis* oder die ganze Affection verläuft von vorn herein in mehr chronischer Weise. Hierbei entstehen chronische bindegewebige Adhäsionen und starke Verdickungen des Pericards, während die Menge des Exsudats meist gering bleibt. Zuweilen werden die chronischen Pericarditiden von acuten Recrudescenzen unterbrochen.

Klinische Symptome. 1. *Subjective Symptome, Allgemeinerscheinungen und Fieber.* Leichtere Formen der Pericarditis können sich, z. B. im Verlaufe eines acuten Gelenkrheumatismus, entwickeln, ohne subjective Beschwerden zu verursachen. Sie werden nur bei der genauen objectiven Untersuchung des Herzens entdeckt. In schwereren Fällen aber verursacht die Pericarditis sehr heftige *subjective Beschwerden,* welche freilich an sich wenig Charakteristisches haben.

Schmerz in der Herzgegend oder nicht selten auch im Epigastrium kann vorhanden sein, fehlt aber in sehr vielen Fällen. Fast constant ist in allen hochgradigeren, acut entstandenen Fällen ein allgemeines *Beklemmungs-* und *Angstgefühl,* ferner ein Gefühl von *Dyspnoë*, welches sich zur hochgradigsten Orthopnoë steigern kann. Oft klagen die Kranken über Kopfschmerzen. In schweren Fällen werden sie benommen und soporös.

Diese schweren Allgemeinerscheinungen sind die directe Folge der Circulationsstörung. Bei dem gesteigerten Druck im Pericardium ist die Füllung des Herzens mit Blut erschwert, die Diastole unvollständig. Während sich in den Venen eine Stauung ausbildet, erhält der rechte Ventrikel weniger Blut, als normal. In Folge davon sinkt der Druck und verlangsamt sich die Stromgeschwindigkeit im kleinen Kreislauf. Auch der linke Ventrikel erhält nun zu wenig Blut, die mittlere arterielle Spannung sinkt beträchtlich. So erklären sich die Erscheinungen der Dyspnoë und der Gehirnanämie bei den Kranken. Erstere wird bei grossen pericardialen Exsudaten ausserdem noch durch den mechanischen Druck des vergrösserten Herzens auf die linke Lunge vermehrt.

Die acute Pericarditis ist meist mit *Fieber* verbunden. Dasselbe hat keinen besonderen Typus und hält sich meist in mässiger Höhe (ca. 39°—39°, 8), wird aber nicht selten von beträchtlichen Schwankungen unterbrochen. Im Genesungsfalle fällt das Fieber lytisch ab. Die chronischen Pericarditiden können ganz ohne Fieber verlaufen.

2. *Physikalische Symptome. Inspection.* Das allgemeine Aussehen der Kranken mit schwerer Pericarditis ist blass, dabei aber mehr oder weniger stark cyanotisch. Der Gesichtsausdruck ist ängstlich. Die Kranken liegen mit erhöhtem Oberkörper oder sitzen im Bett. Die Athmung ist meist beschleunigt, angestrengt, etwas unregelmässig. Am *Halse* treten die Venen geschwollen hervor. Sehr häufig sieht man an den Jugularvenen in Folge der Stauung starke undulatorische oder pulsatorische Bewegungen. Die *Herzgegend* erscheint in allen Fällen mit stärkerem Erguss deutlich vorgewölbt, die Intercostalräume in der Herzgegend sind verstrichen. Zuweilen fühlt sich die Brustwand daselbst ein wenig ödematös geschwollen an. Die Herzbewegungen sind bei jedem reichlicheren Exsudat nur schwach sichtbar, zuweilen auffallend diffus.

Die *Palpation* ergiebt den *Spitzenstoss* in leichteren Fällen an normaler Stelle und in annähernd normaler Stärke. Wächst aber die Menge des pericardialen Exsudats, so wird das Herz hierdurch von der Brustwand abgedrängt und der Herzstoss daher immer schwächer, bis er vollständig verschwindet. In solchen Fällen wird er zuweilen wieder fühlbar, wenn die Kranken sich nach vorn überbeugen oder sich auf die rechte Seite legen. In der übrigen Herzgegend fühlt man ebenfalls schwache Herzbewegungen, welche beim Anwachsen des Exsudats ganz verschwinden. In einigen Fällen kann man mit der aufgelegten flachen Hand das *Reiben* der rauhen Pericardialblätter gegen einander fühlen.

Der *Puls* ist meist beschleunigt, in schweren Fällen wird er zuweilen unregelmässig. Bei jedem stärkeren Erguss wird, wie bereits oben erwähnt, die Spannung und Höhe des Pulses geringer. In schweren Fällen wird der Puls zuweilen sehr klein und schwach. Doch kann er bei sonst normalem und kräftigem Herzen auch ziemlich kräftig bleiben — und gerade dieses *Verhalten des Pulses im Gegensatz zu der starken Abschwächung des Herzstosses* ist zuweilen von diagnostischer Bedeutung. In einigen Fällen hat man bei grossen pericardialen Exsudaten einen deutlichen *Pulsus paradoxus* beobachtet, d. h. ein Kleinerwerden resp. vollständiges Verschwinden des Radialpulses bei jeder Inspiration.

Die *Percussion* ergiebt sehr charakteristische Veränderungen, wenn der Herzbeutel durch das Exsudat ausgedehnt ist. Die Herzdämpfung wird dann vergrössert und nimmt meist eine der Pericarditis eigenthümliche *Dreiecksform* an. Die stumpfe Spitze des Dreiecks findet sich oben im III. oder II. linken Intercostalraum in der Nähe des linken Sternalrandes. Die seitlichen Grenzen verlaufen schräg nach rechts-unten bis circa zur rechten Parasternallinie, nach links-unten bis zur linken Papillarlinie oder noch weiter. Die unten gelegene breite Basis des Dreiecks ist wegen des anliegenden linken Leberlappens meist nicht percutorisch abgrenzbar. An den Rändern der Dämpfung findet sich oft ein von der benachbarten retrahirten Lunge herrührender tympanitischer Schall. Die Gesammtgrösse der Dämpfung hängt selbstverständlich in erster Linie von der Menge des Exsudats ab. Doch müssen wir besonders bemerken, dass ein constantes Verhältniss in dieser Beziehung nicht besteht. Namentlich in älteren Fällen von Pericarditis findet man die Herzdämpfung zuweilen noch sehr gross, während die Section nur wenig Flüssigkeit im Herzbeutel nachweist. Dies erklärt sich theils aus einer secundären Dilatation des Herzens, theils aus der andauernden Retraction der Lungen.

Ein wichtiges diagnostisches Zeichen der Pericarditis besteht darin, dass in manchen Fällen der noch fühlbare Spitzenstoss des Herzens *innerhalb* der Herzdämpfung liegt, da das pericardiale Exsudat weiter nach links reicht, als das Herz selbst. Ferner ist bemerkenswerth, dass die pericarditische Dämpfung häufig auffallend starke *Veränderungen bei einem Lagewechsel der Kranken* zeigt. Die Dämpfung ist bei aufrechter Körperhaltung grösser, als im Liegen und zeigt bei Seitenlage der Kranken zuweilen eine seitliche Verschiebung von mehreren Centimetern. Doch kommen ähnliche, wenngleich selten so starke Veränderungen auch bei hypertrophischen Herzen vor.

Das charakteristische und pathognomonische *Auscultationszeichen* der Pericarditis ist das *pericarditische Reibegeräusch.* Dasselbe ensteht während der Herzbewegungen durch die Reibung der rauhen entzündeten Flächen des Pericards gegen einander. Das Reiben *fehlt* bei der Pericarditis, wenn die rauhen Flächen beider Pericardialblätter durch flüssiges Exsudat von einander getrennt sind, oder wenn bei einer Verwachsung der Pericardialblätter eine Verschiebung derselben gegen einander nicht mehr stattfinden kann. Gewöhnlich hört man das Reiben am lautesten in der Gegend der *Herzbasis*, doch kann es auch über jeder anderen Stelle des Herzens hörbar sein. Der Qualität des Geräusches nach bezeichnet man es bald als Schaben oder als Kratzen, Knarren u. dgl. Das Reiben kann vorzugsweise während der Systole oder während der Diastole des Herzens hörbar sein. Oft aber ist es überhaupt nicht streng an die Phasen der Herzthätigkeit gebunden. Mitunter hört man es mehrfach abgesetzt, wie saccadirt. Die Intensität des Reibens wechselt zuweilen mit den Respirationsphasen. Gewöhnlich wird dasselbe bei der Inspiration lauter, zuweilen aber auch bei der Exspiration. Bei einem Lagewechsel der Kranken ändert sich zuweilen die Intensität des Geräusches. Es ist im Sitzen lauter, als im Liegen u. dgl. Bei stärkerem Druck des Stethoskops soll manchmal das Reiben lauter klingen, indem dadurch die Pericardialblätter einander genähert werden.

Die *Herztöne* sind bei intacten Klappen neben dem Reiben zuweilen noch hörbar, oder sie werden durch lautes Reiben, wenigstens an einzelnen Stellen des Herzens, vollständig übertönt. Im Allgemeinen werden sie durch jedes pericardiale Exsudat abgeschwächt, da ihre Fortleitung zum Ohr erschwert ist. Ueber grösseren Exsudaten, bei welchen kein Reiben hörbar ist, hört man auch die Herztöne, besonders den ersten meist nur sehr leise und undeutlich. Dieses Verhalten im Verein mit der vergrösserten Herzdämpfung ist diagnostisch wichtig. Besteht bei Pericarditis gleichzeitig ein Herzklappenfehler, so sind die pericardialen und endocardialen Geräusche zuweilen schwer von einander trennbar. Meist jedoch überwiegen die ersteren vollständig.

3. *Folgeerscheinungen der Pericarditis.* Ein grosses pericardiales Exsudat kann besondere Erscheinungen durch Druck auf die Nachbarorgane hervorrufen. So haben wir bereits erwähnt, dass die *Compression der linken Lunge* die Dyspnoë vermehren muss. In manchen Fällen macht sich die Compression des linken unteren Lungenlappens auch durch eine mässige Dämpfung links hinten unten bemerkbar. In seltenen Fällen hat man ferner in Folge von Druck auf den Oesophagus *Schlingbeschwerden* und in Folge von Druck auf den N. recurrens *Stimmbandlähmung* beobachtet.

In Fällen von länger andauernder Pericarditis können sich genau dieselben Folgeerscheinungen, wie bei jedem chronischen Herzfehler, entwickeln. Die Harnmenge nimmt in Folge des geringen arteriellen Drucks ab. Die Venenstauung führt schliesslich zu allgemeinem Hydrops, zu Stauungserscheinungen in der Leber, Milz, den Nieren u. s. w. Anführen wollen wir noch, dass uns gerade bei Pericarditis wiederholt stärkere Transsudatansammlungen in den Körperhöhlen (namentlich Hydrothorax) ohne gleichzeitiges Hautödem aufgefallen sind. Uebrigens sind alle genannten Stauungserscheinungen häufig weniger Folge der Pericarditis selbst, als vielmehr der im Anschluss an dieselbe nicht selten entstehenden *Atrophie* und *Dilatation* des Herzens.

Einzelne besondere Formen der Pericarditis.

1. **Pericarditis externa und Mediastinopericarditis** (*Pleuropericarditis*). Man versteht unter Pericarditis externa die Entzündung der äusseren Fläche des Herzbeutels, welche gewöhnlich combinirt ist mit einer Entzündung des mediastinalen Bindegewebes und der benachbarten Pleura, namentlich am zungenförmigen Fortsatz der linken Lunge. Diese Form der Pericarditis kann für sich allein bestehen oder auch mit Pericarditis interna combinirt sein. Sie ist eine seltene Erkrankung. Relativ am häufigsten beobachtet man sie im Anschluss an tuberkulöse Pleuritis.

Die physikalischen Symptome müssen je nach der Localisation und Ausbreitung des Processes so verschieden sein, dass man wenig allgemeine Angaben hierüber machen kann. Nur einige eigenthümliche Symptome sind es, welche als charakteristisch für manche Fälle hervorgehoben werden müssen. In der Umgebung der Herzspitze oder an der linken Grenze der Herzdämpfung hört man zuweilen sog. *extrapericardiales* (*pleuro-pericardiales*) *Reiben*. Dasselbe ist sowohl von den Herzbewegungen, wie von den Athembewegungen abhängig. Bei angehaltenem Athem hört man nur das von den Herzpulsationen abhängige Geräusch, während bei tieferer Respiration vorzugsweise das pleuritische Reiben hörbar ist. Im Einzelnen kommen hier zahlreiche Modificationen vor, welche nicht alle angeführt werden können. Ein weiteres interessantes, bei schwieliger Mediastino-Pericarditis zuerst von Griesinger und Kussmaul gefundenes Symptom ist der sogenannte *Pulsus paradoxus*. Derselbe besteht in einem Kleinerwerden des Pulses bei jeder Inspiration. Diese Erscheinung kommt, wenigstens in einem Theil der Fälle, dadurch zu Stande, dass bindegewebige Stränge und Verwachsungen im Anfangstheil der Aorta das Lumen derselben bei jeder inspiratorischen Bewegung des Thorax mechanisch abknicken und verengern. Für alle Fälle reicht freilich diese Erklärung nicht aus, da der paradoxe Puls auch unter anderen Verhältnissen (z. B. bei grossem pericarditischen Exsudat) auftritt. In einigen Fällen beobachtet man gleichzeitig mit dem paradoxen Puls bei jeder Inspiration ein starkes *Anschwellen der Jugularvenen* am Halse, indem auch die grossen Venenstämme bei jeder Inspiration eine mechanische Abknickung und Verengerung erfahren. Wir selbst beobachteten in einem complicirten Falle von extrapericardialen Verwachsungen ein sehr ausgesprochenes *Langsamerwerden* des Pulses bei jeder Inspiration (Vagusreizung?). Endlich ist noch anzuführen, dass Riegel in einigen Fällen von Bindegewebssträngen zwischen Lunge und äusserer Herzfläche ein *exspiratorisches Verschwinden des Herzspitzenstosses* beobachtete. Bei jeder Exspiration wurden die Stränge stärker angespannt und hemmten daher die Herzbewegungen.

2. Obliteration des Herzbeutels. (*Adhäsive Pericarditis. Verwachsung der Pericardialblätter. Concretio pericardii.*) In Folge von Pericarditis kann eine mehr oder weniger vollständige Verwachsung der beiden Blätter des Pericards miteinander eintreten. Zuweilen kann man den Eintritt dieses Zustandes im Verlauf einer Pericarditis unmittelbar beobachten. Nicht sehr selten trifft man aber auch im Leben oder bei Sectionen ausgedehnte Verwachsungen beider Pericardialblätter, ohne dass irgendwie eine vorhergehende acute Pericarditis eruirt werden kann. Hier muss also die Pericarditis von vorn herein in chronischer, symptomloser Weise aufgetreten sein.

Selbst ausgedehnte Verwachsungen der Pericardialblätter können *vollständig symptomlos* verlaufen und als zufälliger Sectionsbefund angetroffen werden. In anderen Fällen dagegen bewirkt die Obliteration des Herzbeutels besondere physikalische Symptome und schwere klinische Folgeerscheinungen. Unter den ersteren sind am wichtigsten die *systolischen Einziehungen an der Herzspitze oder in noch grösserer Ausdehnung.* Am verständlichsten sind dieselben, wenn gleichzeitig eine Verwachsung des Herzbeutels mit dem Herzen und mit der vorderen Brustwand besteht (Skoda). Doch kommen sicher auch ohne gleichzeitige extrapericardiale Verwachsungen systolische Einziehungen zu Stande. Dieselben sind aber, namentlich wenn es sich nur um systolische Einziehungen an der Herzspitze handelt, kein durchaus sicherer Beweis für eine intrapericardiale Verwachsung, da systolische Einziehungen zuweilen auch bei sonstigen Störungen der Herzlocomotion vorkommen können. Systolische Einziehungen der *ganzen* Herzgegend sind dagegen in der Mehrzahl der Fälle ein sicheres Zeichen der Pericardialverwachsung. Nicht selten ist die Intensität dieser Einziehungen von der Respiration abhängig. Gewöhnlich werden dieselben bei der Inspiration stärker.

Die übrigen Symptome der Obliteration des Herzbeutels sind seltener und noch unsicherer in ihrer diagnostischen Bedeutung. FRIEDREICH beobachtete an den Halsvenen ein plötzliches Abschwellen bei jeder Herzdiastole („*diastolischer Venencollaps*"), während bei der nächsten Herzsystole die Venen sich wieder stark füllten. Er erklärt dieses Verhalten dadurch, dass die Bedingungen für die Entleerung der Venen im Momente der Ventrikeldiastole bei dem Zurückschnellen der vorher systolisch eingezogenen Brustwand besonders günstig seien. RIESS beschrieb einige Fälle von Pericardialverwachsung, bei welchen die Herztöne in Folge von Resonanz des herangezogenen Magens einen metallischen Beiklang erhielten. Alles in Allem muss man sagen, dass man die Diagnose der Pericardialverwachsung zwar in manchen Fällen richtig stellen kann, dass die hierfür angegebenen Zeichen aber doch stets mehr oder weniger unsicher in ihrer Bedeutung sind, da sie sowohl bei vorhandener Obliteration des Herzbeutels fehlen, als auch ohne eine solche durch andere Verhältnisse herbeigeführt sein können.

In den Fällen von Pericardialverwachsung, welche zu schweren Circulationsstörungen Anlass geben, sind diese meist nicht die directe Folge der Pericardialverwachsung, sondern die Folge der secundären Veränderungen, welche sich im Herzmuskel entwickeln. Nur bei gleichzeitigen starken extrapericardialen Verwachsungen kann die Herzsystole auf rein mechanische Weise so gehemmt werden, dass hierdurch eine verminderte Füllung der Arterien und eine Stauung in den Venen entstehen muss. Meist ist es aber die secundär eintretende *Atrophie* mit Verfettung und Dilatation des Herzmuskels, welche die schweren Circulationsstörungen hervorruft. Solche Fälle machen durchaus den Gesammteindruck eines Herzklappenfehlers. Dyspnoë, allgemeine Oedeme, Stauungssymptome in der Leber, der Niere u. s. w. sind die hauptsächlichsten Krankheitserscheinungen. Die Diagnose ist oft keineswegs leicht. Namentlich sind Verwechselungen mit chronischer Myocarditis bei dem Fehlen aller Herzgeräusche zuweilen kaum zu vermeiden. Bleibt dagegen der Herzmuskel intact, so können ausgedehnte Pericardialverwachsungen Jahre lang bestehen, ohne die geringsten Beschwerden für die Patienten zu verursachen.

3. **Tuberkulöse Pericarditis.** Die tuberkulöse Pericarditis ist eine klinisch wichtige Erkrankung, da sie in manchen Fällen als scheinbar

primäres, bald ziemlich acutes, bald chronisches Leiden auftritt. Die Patienten erkranken ziemlich plötzlich oder mehr allmählich mit unbestimmten Brustbeschwerden, Athemnoth, allgemeiner Schwäche, mässigem Fieber u. dgl. Bei längerem Verlauf stellen sich häufig mässige oder stärkere Oedeme ein. Findet man in solchen Fällen bei der objectiven Untersuchung die Zeichen einer Pericarditis, so wird die Diagnose einer *tuberkulösen* Pericarditis wahrscheinlich, wenn ein allgemeiner „phthisischer Habitus", hereditäre Disposition, namentlich aber wenn gleichzeitige Erkrankungen anderer seröser Häute, vor allem gleichzeitige Pleuritis (seltener auch chronische Peritonitis) nachweisbar sind. Im letzteren Falle bildet die tuberkulöse Pericarditis eine Theilerscheinung der sog. *Tuberkulose der serösen Häute.* Doch kommen auch scheinbar ganz *isolirte primäre tuberkulöse Pericarditiden* vor, deren nähere Genese noch unklar ist. Wir sahen derartige Fälle wiederholt, namentlich bei älteren Personen. Das Leiden ist in diesen Fällen nicht leicht zu diagnosticiren. Die Kranken machen den Eindruck von Herzfehlerkranken. Die physikalischen Symptome am Herzen sind aber zuweilen recht unbestimmter Natur. Reibegeräusche können wegen eingetretener Adhäsionen oder wegen grösserer Exsudatmengen ganz fehlen. So erklären sich die Verwechselungen mit Myocarditis, Mitralstenose u. dgl. In anderen Fällen können freilich alle oben angeführten physikalischen Zeichen der Pericarditis deutlich vorhanden sein und eine richtige Diagnose ermöglichen.

Diagnose. Schon aus dem Vorherigen geht hervor, dass die Diagnose der Pericarditis in manchen Fällen sehr leicht, in anderen aber sehr schwierig oder unmöglich ist. Das unzweideutigste Zeichen ist das charakteristische *Reibegeräusch.* Das geübte Ohr unterscheidet dasselbe in vielen Fällen sofort durch seine *Qualität* von einem endocardialen Geräusch. Das pericarditische Geräusch klingt reibend, kratzend, dem Ohre nahe, das endocarditische blasend, dem Ohre ferner. Als weitere Unterscheidungsmerkmale können in zweifelhaften Fällen folgende Momente dienen: 1. Die pericarditischen Geräusche hört man zuerst, und auch später namentlich über der Herzbasis, in der Gegend der Pulmonalis, die endocarditischen oft am lautesten an der Herzspitze. 2. Die pericarditischen Geräusche sind nicht so streng an die Phasen der Herzthätigkeit, an Systole und Diastole gebunden, wie die endocarditischen. 3. Die pericarditischen Geräusche pflanzen sich erfahrungsgemäss nicht weit fort. An einer Stelle kann starkes Reiben hörbar sein, welches man schon wenige Centimeter weiter nicht mehr hört. Laute endocardiale Geräusche sind dagegen fast über dem ganzen Herzen hörbar. 4. Zuweilen kann die Eigenthümlichkeit pericarditischer Geräusche, dass sie beim Aufrichten der Kranken, bei Druck mit dem Stethoskop u. dgl. lauter werden, diagnostisch verwerthbar sein. — In manchen Fällen können auch laute accidentelle sogenannte anämische Geräusche über der Herzbasis zu Verwechselungen mit Pericarditis Anlass geben.

In den Fällen, wo pericarditische Geräusche fehlen, wird die Diagnose durch das Verhalten der Herzdämpfung (Dreiecksform) im Verein mit der Beschaffenheit des Spitzenstosses, des Pulses und der Herztöne ermöglicht. Auf die leichte Verwechselung der Pericarditis mit Myodegeneration des Herzens und Mitralstenose ohne Geräusche haben wir schon aufmerksam gemacht. Allgemein gültige Regeln für die Unterscheidung dieser Zustände lassen sich nicht aufstellen. Je genauer die Untersuchung, je grösser die persönliche Erfahrung, um so leichter werden falsche Diagnosen vermieden werden können.

Die für die Diagnose der einzelnen Formen der Pericarditis maassgebenden Momente und deren Bedeutung haben wir schon oben hervorgehoben.

Verlauf und Prognose. Viele Fälle von Pericarditis beim Gelenkrheumatismus, im Anschluss an Pneumonie, an Herzfehler, ferner manche der seltenen, anscheinend primären Pericarditiden können vollständig *heilen.* Die Dauer der Krankheit beträgt in den leichtesten Fällen nur circa eine Woche, in schweren Fällen viel länger.

Viele Fälle von Pericarditis enden aber auch *tödtlich.* Der ungünstige Ausgang hängt entweder von der Schwere der primären Erkrankung, oder von der Intensität und Art der Pericarditis selbst ab. Bei ausgedehnter croupöser Pneumonie, bei Klappenfehlern des Herzens, bei schwerer chronischer Nephritis ist eine hinzutretende Pericarditis oft die terminale, unmittelbar den Tod herbeiführende Affection. Doch auch bei sonst gesunden Personen kann eine schwere Pericarditis mit grossem Exsudat direct in Folge der Beeinträchtigung der Herzbewegung den Tod herbeiführen. Absolut ungünstig ist die Prognose bei jeder tuberkulösen Pericarditis. Letztere kann zwar ziemlich chronisch verlaufen, ist aber niemals einer definitiven Heilung fähig. Ebenso ungünstig ist die Prognose der pyämischen Pericarditis.

In einer Reihe von Fällen nimmt die Pericarditis von vorn herein einen chronischen Verlauf oder aus einer acuten entwickelt sich eine *chronische Pericarditis.* Die schliessliche Prognose dieser Fälle ist meist ungünstig, da die eintretende secundäre Atrophie und Dilatation des Herzens allmählich zu schweren Circulationsstörungen führt. Den Ausgang der Pericarditis in *Obliteration des Herzbeutels* haben wir bereits oben besprochen.

Therapie. Da die Pericarditis eine unter allen Umständen schwere Affection ist, so ist vor allem für völlige Ruhe und Schonung der Kranken zu sorgen. Namentlich in den Fällen, wo die subjectiven Beschwerden anfangs gering sind, müssen die Kranken dringend zur Vorsicht ermahnt werden. Man lässt die Kranken streng das Bett hüten und dasselbe auch nicht vorübergehend verlassen.

Die Mittel, welche gegen die Pericarditis angewandt werden, bezwecken theils die Entzündung in Schranken zu halten, theils die Action des Herzens zu unterstützen. In ersterer Hinsicht verdient vor allem die andauernde Application von *Eis* auf die Herzgegend Empfehlung. *Locale Blutentziehungen* (8—12 Blutegel in die Herzgegend), früher sehr häufig, jetzt seltener angewandt, können bei sonst kräftigen und gesunden Personen in Fällen mit starken subjectiven Beschwerden grosse Erleichterung verschaffen. Einpinselungen von Jodtinctur und Vesicatore in die Herzgegend verdienen wenig Vertrauen. Zur Herabsetzung des beschleunigten Pulses und zur Verstärkung der Herzaction dient namentlich die *Digitalis.* Sie ist die am häufigsten angewandte und wirksamste Medication bei der Pericarditis, welche stets indicirt ist, wenn der Puls frequent und von verminderter Spannung ist. Wie bei jeder Digitalisverordnung muss natürlich auch hier die Wirkung des Mittels sorgfältig überwacht werden. In symptomatischer Beziehung leistet das *Morphium* oft unentbehrliche Dienste bei starken subjectiven Beschwerden und grosser Unruhe der Patienten.

Sind die Erscheinungen gefahrdrohend, so tritt die Frage heran, ob reichliches *flüssiges* pericardiales Exsudat die Ursache der schweren Symptome ist. In diesem Falle ist die *Entleerung des Exsudates* eine nothwendige indicatio vitalis. Das Stellen dieser Indication wird aber in der Praxis dadurch oft unsicher, dass es im Einzelfall sehr schwer, ja fast unmöglich ist, die Menge des etwa vorhandenen flüssigen Exsudates zu bestimmen. In erster Linie kommt die Grösse der Herzdämpfung und die Abschwächung der Herzbewegungen in Betracht. Beide Momente können aber leicht zu Täuschungen Anlass geben. Man mache daher stets vorher eine *Probepunction* mit der PRAVAZ'schen Spritze. Als beste Einstichsstelle gilt im Allgemeinen das Sternalende des IV. oder V. Intercostalraums in Rückenlage des Kranken. Ergiebt die Probepunction ein positives Resultat, so macht man die Punction mit einem BILLROTH'schen, FRÄNTZEL'schen oder einem ähnlichen Troikart. In Bezug auf Einzelheiten verweisen wir auf die Besprechung der Pleurapunction. Die Punction des Pericards wird stets mit Hülfe von Aspiration ausgeführt. Sie ist weniger gefährlich, als man befürchten könnte. Selbst Verletzungen des Herzens haben nach den bisherigen Erfahrungen fast nie schwere Folgen gehabt. Die palliative Erleichterung der Kranken in gelungenen Punctionsfällen ist meist eclatant. Die dauernden Resultate der Pericardialpunctionen sind aber freilich viel ungünstiger, als diejenigen der Pleurapunctionen, was meist durch die Art des Grundleidens bedingt ist. In einigen Fällen eitriger Pericarditis hat man auch bereits die Drainage des Pericardiums nach Analogie der Empyembehandlung vorgenommen. Die Erfahrungen hierüber sind aber noch nicht sehr ausgedehnt.

Bei eintretenden Zuständen von *Herzschwäche* sind Reizmittel indicirt: starker Wein, subcutane Aether- oder Campherinjectionen, Moschuswein u. dgl. Die Kräfte der Patienten sucht man durch möglichst gute Ernährung zu erhalten.

Die Folgezustände der Circulationsstörung (Oedeme u. s. w.) bei chronischer Pericarditis werden in derselben Weise behandelt, wie bei den Herzklappenfehlern. Digitalis in kleinen Dosen und Diuretica sind die Hauptmittel.

ZWEITES CAPITEL.

Hydropericardium.

(Herzbeutelwassersucht.)

Die Ansammlung eines serösen Transsudats im Herzbeutel ohne alle entzündlichen Erscheinungen an der Serosa desselben bezeichnet man als *Hydropericardium* (Herzbeutelwassersucht). Die Herzbeutelwassersucht, welche früher eine ziemlich grosse Rolle in der Pathologie gespielt hat, ist niemals eine Krankheit für sich, sondern stets ein secundärer Zustand. Sie kann bei anämischen und kachectischen Personen in Folge der Hydrämie entstehen. Meist beruht sie aber auf einer localen oder allgemeinen venösen Blutstauung im Herzbeutel. Im letzteren Falle ist das Hydropericardium eine Theilerscheinung allgemeiner Wassersucht und findet sich daher vorzugsweise bei Herzfehlern, Nierenleiden, Lungenemphysem u. dgl.

Die *klinischen Erscheinungen* des Hydrocardiums treten nur ausnahmsweise in dem durch das Grundleiden bedingten Gesammtbilde der Krankheit gesondert hervor. Grosse Mengen Flüssigkeit im Herzbeutel (bis zu einem Liter und mehr kann sich ansammeln) müssen freilich die

Herzaction beeinträchtigen, objectiv den Herzstoss abschwächen und eine Vergrösserung der Herzdämpfung herbeiführen. Die Unterscheidung von einer Pericarditis wird ermöglicht durch das Fehlen der Reibegeräusche, vor allem aber durch die Berücksichtigung des Grundleidens. Uebrigens ist die Unterscheidung zwischen pericardialem Transsudat und Exsudat im Leben nicht immer leicht.

Die *Prognose* und *Therapie* richtet sich ganz nach der Natur des Grundleidens. Nur ausnahmsweise macht ein besonders reichliches Transsudat die Entleerung durch eine Punction nothwendig.

DRITTES CAPITEL.

Hämopericardium.

(Blut im Herzbeutel.)

In seltenen Fällen erfolgen Blutungen in den Herzbeutel hinein. Die Quelle der Blutung ist relativ am häufigsten ein Aneurysma der Aorta, welches ins Pericardium perforirt. Andere Ursachen der Blutung sind berstende Aneurysmen der Coronararterien und Ruptur des Herzens. Letztere hat man nach Traumen beobachtet, ferner in Folge eines Herzaneurysmas bei myocarditischer Schwielenbildung (s. Myocarditis).

In den meisten Fällen tritt beim Entstehen eines Hämopericardium durch die Compression des Herzens nach wenigen Augenblicken der Tod ein. Die Menge des Blutergusses im Herzbeutel ist daher gewöhnlich gar nicht sehr beträchtlich. Nur in den Fällen, wo ein mehr langsames Aussickern des Blutes stattfindet, kann es allmählich zu einer grösseren Ausdehnung des Herzbeutels kommen.

VIERTES CAPITEL.

Pneumopericardium.

(Luft im Herzbeutel.)

Eintritt von Luft oder Gas in den Herzbeutel hat man, abgesehen von äusseren Verwundungen, in seltenen Fällen beobachtet in Folge von Perforation eines Pyopneumothorax oder irgend welcher eitriger Processe in lufthaltigen Organen. So sind Fälle bekannt, in denen vom Oesophagus (Carcinom) oder vom Magen (Carcinom, Ulcus) oder von der Lunge (tuberkulöse, brandige Cavernen) her der Durchbruch in den Herzbeutel erfolgte. Da mit der Luft gleichzeitig Entzündungserreger ins Pericard gelangen, so entwickelt sich neben dem Pneumopericardium fast stets eine eitrige, selten eine einfach sero-fibrinöse Pericarditis.

Das am meisten charakteristische und auffallende Symptom des Pneumopericardiums ist das Auftreten *metallischer, von der Herzbewegung abhängiger Geräusche.* Theils erhalten die Herztöne selbst oder etwa bestehende Reibegeräusche durch Resonanz ein metallisches Timbre, theils werden im Herzbeutel durch die Bewegungen der Luft und der Flüssigkeit plätschernde metallische Geräusche erzeugt, welche sogar in grösserer Entfernung vom Kranken hörbar sein können. In diagnostischer Beziehung ist es wichtig zu wissen, dass ähnliche metallische Resonanzerscheinungen am Herzen auch bei stark aufgetriebenem und nach aufwärts gedrängtem Magen entstehen können.

Die *Percussion* ergiebt bei reinem Pneumopericardium ein mehr oder weniger vollständiges Verschwundensein der Herzdämpfung. Ist neben der Luft gleichzeitig Flüssigkeit im Herzbeutel vorhanden, so wird die durch dieselbe verursachte Dämpfung beim Aufrichten der Kranken in die Höhe steigen.

Die übrigen Krankheitserscheinungen, sowie die *Therapie* sind dieselben, wie bei einer schweren Pericarditis. Die *Prognose* ist jedoch, entsprechend dem Grundleiden, meist eine durchaus ungünstige.

DRITTER ABSCHNITT.

Krankheiten der Gefässe.

ERSTES CAPITEL.

Arteriosclerosis.

(Endarteriitis chronica deformans. Atherom der Gefässe.)

Aetiologie. Die atheromatöse Entartung der Arterien ist vorzugsweise eine Krankheit des *höheren Lebensalters* über 40 Jahre. Häufig betrachtet man sie bei alten Personen überhaupt gar nicht als eine Krankheit, sondern rechnet sie zu den senilen Involutionszuständen.

Neben dem Alter giebt es noch eine Anzahl ätiologischer Momente, welche ein frühzeitigeres Auftreten und eine besonders grosse Ausbreitung des Atheroms begünstigen sollen. Hierher gehört vor allem der chronische *Alkoholismus*, ferner die *Syphilis*, die *Gicht*, chronische *Nephritis*, der *Gelenkrheumatismus* und die chronische *Bleivergiftung*. Ein sicherer Beweis für den Zusammenhang des Atheroms mit den genannten Zuständen lässt sich schwer führen, obwohl der Zusammenhang speciell des Alkoholismus und der Syphilis mit der Arteriosclerose durch vielfache Beobachtungen wahrscheinlich gemacht wird. Hervorzuheben ist die in manchen Familien ausgesprochene *hereditäre Beanlagung* zur Atherose der Gefässe und deren Folgen. *Männer* sind zur Erkrankung entschieden mehr disponirt, als Frauen.

Pathologische Anatomie. Das Atherom findet sich fast ausschliesslich auf die Arterien beschränkt. Nur ausnahmsweise kommen ähnliche Processe auch in den Venen vor. Unter den Arterien erkrankt fast stets die Aorta am intensivsten und ausgedehntesten; ferner erkranken namentlich die A. iliaca und cruralis, die A. brachialis, radialis und ulnaris, die Coronararterien des Herzens und die Gehirnarterien. In einigen anderen Arterien dagegen, z. B. in der A. coronaria ventriculi, hepatica, mesenterica sind atheromatöse Veränderungen sehr selten zu finden.

Der atheromatöse Process ist schon *makroskopisch* leicht zu erkennen. Statt der glatten Innenfläche der Arterien findet man auf der Intima mehr oder weniger zahlreiche Unebenheiten und Verdickungen, welche entweder mehr gallertig-durchscheinend, oder derb-fibrös, oder in Folge eingetretener *Verkalkung* verknöchert aussehen, im letzteren Fall sich auch vollständig hart anfühlen. Bei ausgebreiteter Verkalkung wird die ganze Arterie in ein hartes, starres Rohr verwandelt. In vielen Fällen findet man die Oberfläche der Verdickungen zerfallen (*atheromatöse Geschwüre*) und mit *Thrombus*-Massen bedeckt.

Die *mikroskopische* Untersuchung zeigt, dass die Hauptveränderungen in der *Intima* der Arterien ihren Sitz haben. Dieselbe zeigt sich aufs 3—4fache verdickt, theils durch Quellung ihrer Elemente, theils durch Neubildung von Bindegewebe und Einlagerung von Rundzellen. In den Bindegewebszellen der Intima und den Endothelien der Oberfläche findet man meist eine hochgradige *Verfettung*, durch welche das gelblich-durchscheinende Aussehen der Oberfläche bedingt wird. Schliesslich tritt in den tieferen Schichten ein vollständiger Zerfall des Gewebes zu einem aus Fett, Detritus und Cholestoarintafeln bestehenden Brei ein, welcher dem ganzen Process den Namen des Atheroms verschafft hat. Schreitet dieser Zerfall bis zur Oberfläche vor, so entsteht das atheromatöse Geschwür. An anderen Stellen dagegen kommt es nicht zur Geschwürsbildung, sondern die oberflächlichen Schichten der Intima sclerosiren und werden durch Ablagerung von Kalksalzen schliesslich in vollkommen knochenharte Lamellen verwandelt.

Die *Media* und *Adventitia* der Arterien zeigen in *späteren* Stadien des Processes ebenfalls Veränderungen. Auch hier kann es zu Verfettungen und Verkalkungen kommen. In anderen Fällen dagegen tritt eine hochgradige *Atrophie* der Media ein.

Die unmittelbare Folge der atheromatösen Veränderungen ist ein *Elasticitätsverlust der Gefässwandungen.* Die Widerstandsfähigkeit gegen den Blutdruck wird herabgesetzt und so erklärt es sich, dass in Folge der Arteriosclerose so häufig *diffuse oder umschriebene (aneurysmatische) Erweiterungen der Gefässe* entstehen (s. die folg. Capitel).

Eine weitere Folge der ausgebreiteten atheromatösen Entartung der Gefässe ist die Vermehrung der Widerstände für den Blutstrom und die hierdurch eintretende *Erhöhung des arteriellen Blutdrucks.* Letztere wird durch den Elasticitätsverlust der mittleren und kleineren Arterien, womit eine wichtige treibende Kraft für den Blutstrom wegfällt, noch vermehrt. Der *linke Ventrikel* wird daher bei ausgedehnter Arteriosclerose, falls die allgemeinen Ernährungsverhältnisse der Kranken noch dazu ausreichend sind, fast immer *hypertrophisch.*

Die Verdickung der Intima in den *kleineren Gefässen* bedingt häufig eine so erhebliche Verminderung der Blutzufuhr, dass secundäre Ernährungsstörungen in den Organen nicht ausbleiben. Durch thrombotische Auflagerungen auf den atheromatös veränderten Stellen der Gefässwand kann das Lumen der Gefässe noch weiter verengt oder selbst vollständig verschlossen werden. Die nothwendiger Weise eintretenden Folgezustände in den Organen haben wir zum Theil schon kennen gelernt (Herzschwielen im Anschluss an das Atherom der Coronararterien). Auf analoge Veränderungen in einigen anderen Organen werden wir im Folgenden noch zurückkommen (Gehirnerweichung, gewisse Formen der Schrumpfniere).

Klinische Symptome. Um am Lebenden zu entscheiden, ob eine Arteriosclerose vorhanden ist, sind wir selbstverständlich ausschliesslich auf die Untersuchung einiger peripherer, der Palpation zugänglicher Arterien angewiesen. Vor allem sind es die Aa. radiales, brachiales, crurales und temporales, welche wir untersuchen müssen. Bei bestehendem Atherom fühlt man die harte, zum Theil verknöcherte Gefässwand. Namentlich an der Radialis hat man in hochgradigen Fällen das Gefühl, als wenn man eine Gänsegurgel anfasst. An den Cruralarterien bemerkt man zuweilen eine diffuse Erweiterung. Sehr auffallend ist in vielen Fällen die starke *Schlängelung* der Gefässe, welche eine directe Folge des Elasticitätsverlustes ihrer Wandung und des gesteigerten Blutdrucks ist. Namentlich an den Temporalarterien, an der Brachialis und Radialis ist diese Schlängelung häufig zu constatiren.

Wenn wir auch an den genannten Arterien das Atherom häufig direct und sicher nachweisen können, so ist doch hieraus der Schluss auf ein gleichzeitiges Atherom der inneren Arterien stets nur mit Vorsicht zu ziehen. Denn oft fühlen sich die Radialarterien stark rigide an, während die Section später nur geringes oder gar kein Atherom der inneren Arterien ergiebt. In anderen Fällen finden sich umgekehrt bei Sectionen starke atheromatöse Veränderungen in den Arterien des Gehirns, der Nieren, des Herzens u. s. w., obgleich die äusseren Arterien im Leben sich ganz normal anfühlten. Man sieht hieraus, wie schwierig die sichere Diagnose der allgemeinen Arteriosclerose ist.

Ein einheitliches Krankheitsbild der Arteriosclerose zu geben, ist unmöglich, da die Folgen derselben sich bald in diesem, bald in jenem Organ vorzugsweise geltend machen, wodurch ganz verschiedene Krankheitsbilder entstehen können. Wir beschränken uns daher darauf, die wichtigsten Folgezustände, welche grösstentheils eine gesonderte Besprechung erfahren, hier nur kurz anzuführen.

Am *Herzen* findet sich in Folge der vermehrten Widerstände im arteriellen Kreislauf eine *Hypertrophie des linken Ventrikels.* Dieselbe ist durch die Verstärkung des Spitzenstosses und seine Verschiebung nach links, sowie durch die Verbreiterung der Herzdämpfung nach links oft im Leben nachweisbar. Auscultatorisch macht sich die erhöhte Spannung im Aortensystem durch eine *Verstärkung des zweiten Aortatons* bemerkbar. Häufig ist aber durch gleichzeitiges Lungenemphysem die Untersuchung des Herzens sehr erschwert. Andererseits ist es zuweilen nicht zu entscheiden, wie weit eine nachweisbare Hypertrophie des linken Ventrikels auf die Arteriosclerose und nicht auf andere gleichzeitige Processe, namentlich Nierenschrumpfung, zu beziehen ist. Neben der Hypertrophie des linken Ventrikels finden sich nicht selten andere anatomische Veränderungen am Herzen. Die wichtigen und interessanten Folgen des Atheroms der Coronararterien, die Bildung der sogenannten *myocarditischen Herzschwielen*, haben wir bereits besprochen. Ferner kommt es zuweilen durch Uebergreifen des atheromatösen Processes auf die *Aortaklappen* zu einer *Insufficienz* derselben, viel seltener zu einer Stenose des Aortenostiums. Endlich mag hier noch erwähnt werden, dass das Atherom namentlich in der Aorta ascendens und dem Arcus Aortae die häufigste Ursache der Bildung von *Aneurysmen der Aorta* ist.

Die Beschaffenheit der *peripheren Arterien* haben wir bereits beschrieben. Der *Radialpuls* ist hart und gespannt, die Welle entweder ziemlich hoch, oder bei stärkerer Verengerung des Rohrs klein. Da die Gefässwand in Folge ihres Elasticitätsverlustes sich nur langsam wieder zusammenzieht, so ist der Radialpuls meist träge, ein *Pulsus tardus*, welches Verhalten sich auch in dem sphygmographischen Pulsbilde ausspricht. Sehr häufig ist der Puls in Folge der Herzveränderungen unregelmässig. Zuweilen findet man in Folge verminderter Fortpflanzungsgeschwindigkeit der Pulswelle eine abnorme Verspätung des Radialpulses im Vergleich zum Herzstoss oder zu anderen Arterien.

Ausser dem Herzen ist es vorzugsweise das *Gehirn*, in dem nicht selten bestimmte Folgeerscheinungen der Arteriosclerose beobachtet werden. Die vermehrte Zerreisslichkeit der atheromatösen Gefässwandungen und der gleichzeitig erhöhte Blutdruck erklären das verhältnissmässig häufige Auftreten von *Gehirnhämorrhagien.* Sehr häufig (nach einigen Autoren immer) erfolgen die Gehirnblutungen aus kleinen *miliaren Aneurysmen, welche sich in den atheromatösen Gehirnarterien* gebildet haben. Ferner ist das Atherom die häufigste Ursache für die Bildung von *Erweichungsherden* im Gehirn, indem die Arterienveränderungen sowohl zu einer thrombotischen, als auch zu einer embolischen Verschliessung von Gehirnarterien den Anlass geben können. Die klinischen Erscheinungen der genannten Affectionen werden wir später ausführlich besprechen.

In den *Nieren* treten ebenfalls in Folge der verminderten Blutzufuhr durch die verengten Gefässlumina nicht selten atrophische Vorgänge auf, welche zu einer besonderen Form der *Schrumpfniere* führen. Die Entstehung der granulirten „*Altersnieren*“ ist grösstentheils von dem Atherom der Nierenarterien abhängig.

Durch thrombotische (seltener embolische) Verstopfung der Arterien in den Extremitäten kann Gangrän der letzteren eintreten. Die sog. „*senile Gangrän*“ beruht fast stets auf Arteriosclerosis.

Aus diesem Allen folgt, wie verschieden das Krankheitsbild in den einzelnen Fällen sich gestalten kann. Oft treten die Erscheinungen am Gefässapparat ganz in den Vordergrund. Das einfach hypertrophische oder zum Theil schwielig degenerirte Herz erlahmt schliesslich, und dann bilden sich alle Symptome eines chronischen Herzfehlers aus, Dyspnoë, Oedeme u. s. w. Besteht gleichzeitig Albuminurie, so entsteht ein Krankheitsbild, welches mit dem der Schrumpfniere Aehnlichkeit hat. In anderen Fällen dagegen machen sich die Erscheinungen von Seiten des Gehirns besonders geltend, entweder für sich allein, oder mit den übrigen erwähnten Symptomen combinirt.

Schliesslich muss aber hervorgehoben werden, dass alle die genannten Folgen der Arteriosclerosis auch lange Zeit hindurch oder vollständig ausbleiben können. Viele Leute haben von ihrer Arteriosclerose so gut wie gar keine Beschwerden und erreichen ein hohes Alter. Auf die *Möglichkeit* des plötzlichen Eintritts schwerer Symptome muss man aber stets gefasst sein und hiernach die *Prognose* stellen.

Von einer eigentlichen *Therapie* der Arteriosclerosis ist keine Rede, da wir den Process selbst durch kein Mittel zu beeinflussen im Stande sind. Im Einzelfalle richtet sich die Behandlung nach den symptomatischen Indicationen der eingetretenen Folgezustände. Wichtiger ist die *Prophylaxis*, welche durch Vermeidung der erwähnten, als ätiologische Momente geltenden Schädlichkeiten die Entwicklung des Processes vielleicht verhindern oder wenigstens verzögern kann.

ZWEITES CAPITEL.

Aneurysmen der Brustaorta.

Aetiologie und pathologische Anatomie. Die umschriebene Erweiterung einer Arterie bezeichnet man als *Aneurysma*. Die Ursache der Aneurysmenbildung ist fast immer in einer *primären Erkrankung der Gefässwand* zu suchen, wodurch eine abnorme Nachgiebigkeit derselben gegen den Blutdruck hervorgerufen wird. Wie wir bereits im vorigen Capitel erwähnt haben, ist es vor allem die *Arteriosclerose*, welche in den meisten Fällen der Aneurysmenbildung zu Grunde liegt. Dieselben Momente, welche die Entstehung der Arteriosclerose begünstigen sollen, werden daher auch bei der Aetiologie der Aneurysmen angeführt. Vielfach wird auch behauptet, dass starke *körperliche Anstrengungen* in der Aetiologie der Aortenaneurysmen eine Rolle spielen.

Die *Grösse* der Aortenaneurysmen ist in den einzelnen Fällen natürlich sehr wechselnd. Am häufigsten haben die Aneurysmen der Aorta etwa die Grösse eines Apfels oder einer Faust, doch werden in seltenen Fällen auch viel grössere Aneurysmen beobachtet. Der *Form* nach unterscheidet man die mehr diffusen oder spindelförmigen Erweiterungen (*An. diffusum* s. *cylindricum* und *An. fusiforme*) von den sackartigen Aneurysmen (*A. sacciforme*). Uebergänge und Combinationen der einzelnen Formen kommen in mannigfacher Weise vor.

Die *Wand* der Aneurysmen findet man, entsprechend der Entstehung der letzteren, niemals von einer normalen Gefässwand gebildet. Vielmehr zeigt die Intima fast stets diejenigen Veränderungen in hohem

Grade, welche für die Arteriosclerose charakteristisch sind. Auch die Media ist meist verändert, ihre Muskulatur häufig fettig degenerirt. Die Adventitia ist gewöhnlich durch chronisch-entzündliche Vorgänge verdickt. Die Media, zuweilen auch die Intima, ist in manchen Fällen so atrophirt, dass die Wand des Aneurysmas, wenigstens theilweise, nur von der Adventitia gebildet wird.

In der *Höhle* des Aneurysmas ist das Blut nur zum Theil noch flüssig. Meist findet sich die Höhle mehr oder weniger mit frischeren und älteren Thrombusmassen ausgefüllt. Die ältesten, der Wand des Aneurysmas anliegenden Thromben sind fest, gelblich gefärbt, mit der Wand verwachsen, zuweilen verkalkt. An anderen Stellen sind die gebildeten Thromben erweicht und zerfallen. Die stärksten Gerinnungen findet man gewöhnlich in den sackförmigen Aneurysmen mit engem Eingang, weil bei dieser Form der Aneurysmen das Blut in dem Aneurysmasack fast vollständig stagnirt.

Die Aneurysmen der Aorta haben ihren Sitz meist an der Aorta ascendens oder am Arcus Aortae. Weit seltener sind Aneurysmen der absteigenden Brust- und der Bauchaorta. Die folgende Darstellung bezieht sich vorwiegend auf die Aneurysmen am Anfangstheil der Aorta. Die übrigen Aneurysmen werden weiter unten eine kurze gesonderte Besprechung erfahren.

Klinische Symptome. Die Symptome der Aneurysmen zerfallen in zwei Gruppen. Die *erste Gruppe* umfasst diejenigen Erscheinungen, welche direct vom Aneurysma selbst hervorgerufen werden, vor allem die *physikalischen* Symptome desselben. Die *subjectiven* auf das Aneurysma direct bezüglichen Empfindungen der Kranken sind sehr unsicherer Natur. Oft fehlen sie fast ganz. In anderen Fällen bestehen in der Gegend des Aneurysmas Schmerzen, bald nur gering, drückend, bald sehr heftig und in einzelnen Paroxysmen sich steigernd. Zuweilen empfinden die Kranken auch das Klopfen und Pulsiren des Aneurysmas. Die *zweite Gruppe* der Symptome betrifft die Folgeerscheinungen, welche das Aneurysma in dem Circulationsapparat und durch Druck auf die Nachbarorgane hervorruft.

1. *Physikalische Symptome.* Ob ein Aortenaneurysma physikalische Symptome hervorruft oder nicht, hängt ganz von der Lage desselben ab. Tiefgelegene, nirgends in die Nähe der Brustwand kommende Aneurysmen müssen selbstverständlich der directen Untersuchung ganz unzugänglich sein.

Aneurysmen der aufsteigenden Aorta und des Aortenbogens reichen häufig so nahe an die vordere Brustwand heran, dass sie das Auftreten einer *abnormen Pulsation* bedingen. Man fühlt dieselbe am häufigsten am Sternalende des zweiten rechten Intercostalraums oder am oberen Sternum. Die Pulsation von Aneurysmen des Arcus Aortae ist zuweilen im Jugulum fühlbar. Sie erfolgt häufig einen Moment später, als die Herzsystole. In manchen Fällen ist die Pulsation deutlich *doppelschlägig*, analog dem normalen Dikrotismus des Pulses. Zuweilen fühlt man mit der flach aufgelegten Hand auch ein leichtes systolisches *Schwirren.* Bei den seltenen Aneurysmen der absteigenden Brustaorta kann die pulsirende Geschwulst hinten am Rücken zwischen der Wirbelsäule und der linken Scapula zum Vorschein kommen. Hat das Aneurysma eine gewisse Grösse, so wölbt die pulsirende Stelle sich als *Tumor* hervor. Die Vorwölbung ist entweder nur gering oder bildet in manchen Fällen eine umfangreiche, prominirende Geschwulst. Dieselbe zeigt dann meist noch eine starke Pulsation und zwar nicht nur von unten nach oben, sondern auch in seitlicher Richtung, was von diagnostischer Bedeutung ist. Uebrigens ist gerade bei grossen Aneurysmen die Pulsation zuweilen in Folge massenhafter Gerinnselbildung nur sehr schwach und undeutlich fühlbar.

Die starke Prominenz grosser Aneurysmen ist nur dadurch möglich, dass die bedeckenden Theile, und zwar nicht nur Muskeln und Haut, sondern auch Knorpel und Knochen (Rippen und Sternum) durch den andauernden Druck zu allmähliger Atrophie und Usur gebracht werden. Die Haut über grossen Aneurysmen wird allmählich immer mehr und mehr verdünnt, bis sie schliesslich sogar necrotisch werden kann.

Die *Percussion* ergiebt in vielen Fällen ein positives Resultat, indem der Schall über dem Aneurysma nothwendig mehr oder weniger stark gedämpft ist. Die Dämpfung ist gewöhnlich in den oberen *rechten* Intercostalräumen oder den angrenzenden Partien des Sternums nachweisbar. Zuweilen tritt sie noch früher auf, als die fühlbare Pulsation, obwohl ihre Deutung dann meist noch sehr unsicher ist. In seltenen Fällen hat man auch bei Aneurysmen der Aorta ascendens und des Aortabogens die Dämpfung und abnorme Pulsation *links* vom Sternum beobachtet.

Die *Auscultation* ergiebt verschiedene Resultate. In einigen Fällen (wahrscheinlich vorzugsweise bei reichlicher Gerinnselbildung) hört man über dem Aneurysma gar Nichts. In andern Fällen hört man einen oder zwei Töne, welche wohl meist die fortgepflanzt hörbaren Herztöne sind. Vielleicht kann auch durch Schwingung der Aneurysmawand selbst ein systolischer Ton entstehen. In noch anderen Fällen hört man über dem

Aneurysma ein Geräusch. Ein dumpfes, meist nicht sehr lautes systolisches Geräusch entsteht nicht selten durch Wirbelbildung in dem Aneurysmasack. Hört man auch ein diastolisches Geräusch, so bezieht sich dieses fast immer auf eine gleichzeitige Insufficienz der Semilunarklappen der Aorta.

2. *Folgeerscheinungen.* Ein Aortenaneurysma an sich bedingt wahrscheinlich niemals eine derartige Vermehrung der Stromwiderstände, dass es zur Entwicklung einer *Hypertrophie des linken Ventrikels* Anlass giebt. In den ziemlich häufigen Fällen, wo eine Hypertrophie des linken Herzens besteht, lässt sich dieselbe fast immer auf eine *gleichzeitige Insufficienz der Aortaklappen*, zuweilen auch auf sehr verbreitetes Arterienatherom zurückführen. Im Leben kann eine Herzhypertrophie dadurch vorgetäuscht werden, dass das Herz durch das Aneurysma nach links verschoben wird.

Wichtig sind in vielen Fällen die Erscheinungen an den *peripheren Arterien.* Besonders sind auffallende *Ungleichheiten des Pulses* an symmetrischen Arterien ein oft zu verwerthendes diagnostisches Merkmal. Durch das Aneurysma wird entweder der Stamm eines in der Nachbarschaft abgehenden Gefässes comprimirt, oder das Abgangslumen des Gefässes wird selbst in das Aneurysma hineingezogen, die Oeffnung des Gefässes dadurch verzerrt und verengert oder durch Gerinnsel theilweise verlegt. So erklärt es sich leicht, dass bei Aneurysmen der Aorta ascendens in Folge einer Beeinträchtigung des Truncus anonymus der Radial-, zuweilen auch der Carotispuls rechts deutlich schwächer ist, als links, während bei Aneurysmen am Aortabogen oder am Beginne der Aorta descendens das umgekehrte Verhalten stattfinden kann. Auch abnorme Differenzen in der Intensität des Pulses an den Arterien der oberen und unteren Körperhälfte können unter Umständen zu Stande kommen.

Ein weiteres bisweilen vorkommendes Symptom ist eine auffallende *Verspätung des Pulses* in den unterhalb des Aneurysmas entspringenden Arterien. So beobachtet man bei Aneurysmen am Arcus Aortae eine Verspätung des linken Radialpulses gegenüber dem rechten, bei Aneurysmen der Aorta descendens dagegen eine Verspätung des Pulses in den unteren Extremitäten gegenüber dem Radialpulse.

Sehr auffallende *Erscheinungen an den Venen* sieht man, wenn die grösseren Venenstämme im Thorax, die Vena cava superior oder eine Vena anonyma durch das Aneurysma comprimirt werden. Je nach dem Sitze der Compression schwellen die Venen am Halse, an den oberen Extremitäten oder auf der Haut des Thorax an. Auch locale Oedeme können auf diese Weise erzeugt werden.

Die *Respirationsorgane* sind auf mannigfache Weise dem Drucke der Aortenaneurysmen ausgesetzt. Die *Compression der Lunge* durch grosse Aneurysmen trägt in manchen Fällen wesentlich zur Vermehrung der Dyspnoë bei. Noch quälender kann dieselbe werden, wenn die *Trachea* comprimirt wird. Von den beiden Hauptbronchien wird namentlich der unter dem Aortabogen gelegene *linke Bronchus* zuweilen comprimirt, wodurch die Symptome einer einseitigen Bronchialstenose (s. d.) hervorgerufen werden. Von diagnostischer Wichtigkeit ist auch die verhältnissmässig nicht seltene Compression des einen *Nervus recurrens* (namentlich des linken), welche eine einseitige Stimmbandlähmung zur Folge hat. Auf eine Compression von Vagusästen bezieht man die zuweilen eintretenden Anfälle starker Dyspnoë, für welche sich keine ausreichende grob-anatomische Ursache auffinden lässt.

Sehr hervortretende Krankheitssymptome entstehen zuweilen durch Compression von *Intercostalnerven* oder Zweigen des *Plexus brachialis* durch das Aneurysma. In Folge dieses Drucks entstehen äusserst heftige und quälende *Neuralgien* in den betreffenden Nervengebieten, zuweilen im Arm auch motorische Paresen.

Endlich entstehen in manchen Fällen *Schlingbeschwerden* in Folge von *Compression des Oesophagus.* Dieselben können, wenn sie falsch gedeutet werden, zu einer unheilvollen Anwendung der Schlundsonde verführen. Wiederholt sind Fälle beobachtet worden, bei welchen durch das Sondiren des Oesophagus die Perforation des Aneurysmas bewirkt wurde. An diese Möglichkeit ist daher in der Praxis stets zu denken.

Verlauf und Ausgang der Krankheit. Lange Zeit hindurch können Aneurysmen latent bestehen, ohne irgend welche Beschwerden den Kranken zu verursachen. Eine plötzlich eintretende Perforation kann in solchen Fällen zu einem raschen, unvorhergesehenen Tode führen.

Auch in den Fällen, welche lange Zeit, oft Jahre hindurch die oben erwähnten Symptome in grösserer oder geringerer Intensität darbieten, erfolgt relativ häufig ein plötzlicher Tod durch *Berstung des Aneurysmasacks* und *Perforation* desselben in ein Nachbarorgan. Bei der Perforation in den Herzbeutel erfolgt der Tod fast augenblicklich durch Herzstillstand. Bei der Perforation in den Oesophagus tritt eine tödtliche Verblutung ein. Bei der Perforation des Aneurysmas in die Luftwege (Trachea, Bronchus) oder in eine Pleurahöhle vereinigen sich beide Momente, Verblutung und Erstickung, zur Todesursache. Bei Aneurysmen, welche die vordere Brustwand allmählich usuriren, kommt in seltenen Fällen eine Perforation nach aussen vor. Doch erfolgt hierbei seltener eine plötzliche, sofort tödtliche Blutung; vielmehr bildet sich meist eine langsam zunehmende Anämie in Folge wiederholter, zuweilen Wochen lang andauernder geringer Blutungen aus. Der Tod tritt dann durch die allmählich immer mehr zunehmende Schwäche oder durch eine letzte stärkere Blutung ein. Ein seltener Ausgang ist die Perforation eines Aneurysmas in das rechte Herz, in die Lungenarterie, in eine Vena cava. Der Tod erfolgt hierbei nicht sofort, wohl aber stellen sich bald schwere allgemeine Circulationsstörungen, Hydrops u. s. w. ein. In manchen dieser seltenen Fälle treten ausserdem eigenthümliche physikalische Erscheinungen auf, Venenpuls und laute systolische Geräusche über der Perforationsstelle.

Erfolgt der Tod bei den Kranken mit Aortenaneurysma nicht durch eine plötzliche Perforation, so gestaltet sich das allgemeine Krankheitsbild gewöhnlich in ähnlicher Weise, wie bei einem chronischen Herzfehler. Nicht selten ist ja das Aneurysma ohnehin, wie erwähnt, mit einer Aorteninsufficienz combinirt. Der linke Ventrikel erlahmt allmählich und es treten die bekannten Compensationsstörungen, zunehmende Dyspnoë, Oedeme u. s. w., auf. In anderen Fällen endlich werden die Kranken durch die aufreibenden Schmerzen, die Schlaflosigkeit und die sonstigen Beschwerden allmählich immer matter und hinfälliger und sterben unter den Symptomen zunehmender allgemeiner Schwäche.

Heilungen von Aortenaneurysmen kommen nicht vor.

Diagnose. Die Diagnose eines Aortenaneurysmas ist in vielen Fällen sehr leicht und sicher zu stellen, in anderen Fällen dagegen äusserst schwierig, ja unmöglich. Sind die directen *physikalischen Symptome* deutlich, fühlt man namentlich die abnorme Pulsation, so wird man nicht leicht einen Irrthum begehen. Grosse Schwierigkeiten hat die Diagnose aber in solchen Fällen, wo das Aneurysma der directen Untersuchung gar nicht oder nur sehr schwer zugänglich ist, wo es blos unbestimmte Symptome, Brustschmerzen, zeitweise Beklemmungen, Drucksymptome auf Nachbarorgane u. dgl. verursacht. Namentlich hartnäckige, durch kein Mittel zu beseitigende Intercostalneuralgien können lange Zeit das einzige, oft nicht richtig gedeutete Symptom eines latenten Aneurysmas sein. Nicht selten wird die Diagnose deshalb übersehen, weil man in solchen Fällen an die Möglichkeit eines Aneurysmas überhaupt nicht denkt und daher die genaue Untersuchung des Herzens, der Arterien, sowie das Nachforschen nach anderen Compressionssymptomen (Stimmbandlähmung u. dgl.) verabsäumt. Doch kann zuweilen selbst bei der genauesten Untersuchung die Diagnose nicht über eine Vermuthung hinauskommen.

Diagnostische Schwierigkeiten bietet zuweilen auch die Unterscheidung der Aneurysmen von sonstigen Geschwülsten im und am Thorax dar. Mediastinale Sarcome und Abscesse, umschriebene Empyeme, Tumoren, welche vom Sternum ausgehen, Neubildungen der Lunge und Bronchialdrüsen können alle zu Verwechselungen Anlass geben. Allgemeine diagnostische Regeln lassen sich kaum geben, da die Verhältnisse fast in jedem einzelnen Falle verschieden sind. Fühlt man eine Geschwulst, so ist die Pulsation derselben das zunächst am meisten für ein Aneurysma sprechende Symptom. Doch muss festgestellt werden, dass die Pulsation nicht blos eine mitgetheilte, sondern wirklich eine allseitig in der Geschwulst selbst stattfindende ist. Ferner sind vor allem die Auscultationserscheinungen, das Verhalten des Herzens und der Arterien, ferner die etwaigen Compressionserscheinungen zu berücksichtigen. Doch kann man in solchen Fällen nicht selten überhaupt keine bestimmte Diagnose stellen.

Therapie. Vielfache Versuche sind gemacht worden, um ein vorhandenes Aneurysma zur Obliteration und damit zur Heilung zu bringen. Während die hierauf zielenden Behandlungsmethoden bei den Aneurysmen der peripheren Arterien entschiedene Erfolge erzielt haben, sind ihre Resultate bei den Aneurysmen der Aorta aber noch recht zweifelhafter Natur. Immerhin ist man berechtigt, in einzelnen gegebenen Fällen einen Versuch mit einer der empfohlenen Methoden anzustellen.

Andauernde Compression durch eine Pelotte kann selbstverständlich nur in solchen Fällen angewandt werden, bei welchen das Aneurysma sich an einer Stelle der Brustwand vorwölbt. Meist macht aber der Druck grosse Schmerzen und wird daher schlecht vertragen.

Die *Unterbindung* einer Carotis, einer Subclavia oder beider Gefässe zugleich ist wiederholt bei Aneurysmen des Aortabogens ausgeführt worden, zuweilen mit scheinbarem, öfter ohne jeden Erfolg.

Die *„Acupunctur" der Aneurysmen* (VELPEAU) besteht in der Einführung einer Nadel oder eines Eisendrahtes in den Aneurysmasack, um hierdurch Gerinnungen in demselben hervorzurufen. Die damit erzielten Erfolge bei Aortenaneurysmen sind nicht sehr ermuthigend.

Bessere Erfolge werden von der *Galvanopunctur* berichtet. Zwei in das Aneurysma eingesteckte Nadeln werden mit den Polen einer galvanischen Batterie verbunden, wonach ein schwacher Strom durch das Aneurysma geleitet wird. Hierbei kommen neben den mechanischen Wirkungen der Nadeln noch die chemisch-elektrolytischen Wirkungen des Stroms in Betracht.

Einspritzung chemischer Substanzen in den Aneurysmasack, um Gerinnungen zu erzeugen, sind gefährlich, da die durch sie veranlassten Gerinnsel zu Embolien führen können. Die angestellten Versuche mit Liq. ferri sesquichlorat. und anderen Stoffen hat man daher wieder verlassen. Empfehlenswerther ist ein Versuch mit *Ergotininjectionen* in die Umgebung des Sacks (alle 1—2 Tage ca. 0,1—0,3 Grm. Extr. secalis cornuti aquosi in Wasser oder Glycerin gelöst). Diese Methode ist zuerst von LANGENBECK bei peripheren Aneurysmen mit Erfolg angewandt worden. Die Wirkung soll darauf beruhen, dass das Ergotin die glatten Muskeln in der Wand des Aneurysmas zur Contraction bringt.

Von dem Gebrauche *innerer Mittel* hat man wenig Einwirkung auf ein Aneurysma zu erwarten, obgleich günstige Erfolge wiederholt berichtet sind. Am meisten gelobt werden *Plumb. aceticum* (0,3 — 0,6 pro die) und *Jodkalium* (täglich 2—4 Grm.).

Die *symptomatische* Therapie der Aneurysmen, welche die Leiden der Kranken zu lindern sucht, und die vorzuschreibenden diätetischen Maassregeln richten sich nach den allgemein üblichen Grundsätzen. Bei einem Durchbruch des Aneurysmas nach aussen sucht man durch absolute Ruhe, Eisumschläge, Eisenchloridwatte u. dgl. die Katastrophe zu verzögern. Gegen innere Perforationen ist die Therapie machtlos.

DRITTES CAPITEL.

Aneurysmen der übrigen Gefässe.

Aneurysmen der Bauchaorta. Ihr Lieblingssitz ist die Gegend des Tripus Halleri. In manchen Fällen kann man sie durch die Bauchdecken hindurch als pulsirenden Tumor fühlen, über welchem ein systolischer Ton oder ein schwirrendes Geräusch hörbar ist. Die möglichen Compressionserscheinungen sind sehr mannigfaltig. Magen, Darm, Leber (Icterus) können betheiligt sein. Wiederholt hat man Druck des Aneurysmas auf die Nervenstämme oder nach allmählicher Usur der Wirbel sogar Druck auf das Rückenmark und hiervon abhängige schwere Neuralgien, Lähmungen u. dgl. beobachtet. Der Tod erfolgt meist durch Ruptur des Aneurysmasacks und innere Verblutung.

Aneurysmen am Truncus anonymus sind selten. Ihre Symptome sind denen eines Aneurysmas des Aortabogens sehr ähnlich. Fühlt man eine pulsirende Geschwulst, so sitzt dieselbe meist etwas höher, als die Aortenaneurysmen, im ersten rechten Intercostalraum, oder die Geschwulst reicht sogar bis in die Fossa supraclavicularis hinauf. In seltenen Fällen sind auch an der *A. subclavia* und der *Carotis* Aneurysmen beobachtet worden. Wir selbst sahen als Ursache einer langjährigen, äusserst heftigen Trigeminusneuralgie ein kirschgrosses Aneurysma der Carotis interna, welches auf das Ganglion Gasseri drückte.

Aneurysmen der Art. pulmonalis können als pulsirender Tumor im zweiten linken Intercostalraum zum Vorschein kommen. Eine sichere Unterscheidung von einem Aortenaneurysma ist meist unmöglich.

Die wichtige Bedeutung der kleinen *Aneurysmen an den Verzweigungen der Lungenarterien* in Cavernen, welche häufig die Ursache von Lungenblutungen sind, haben wir bei der Besprechung der Lungentuberkulose bereits erwähnt.

Aneurysmen an den Gehirnarterien (relativ am häufigsten an der A. basilaris und der A. fossae Sylvii) können schwere Gehirn- und Bulbärsymptome verursachen. Eine wichtige Rolle spielen, wie auch schon erwähnt ist, miliare Aneurysmen der Gehirnarterien in der Aetiologie der Gehirnblutungen (s. d.).

Die Symptomatologie und Behandlung der Aneurysmen an den *peripheren Arterien* fällt in das Bereich der Chirurgie.

VIERTES CAPITEL.

Ruptur der Aorta.

Nur in vereinzelten Fällen ist nach heftigen traumatischen Einflüssen eine Zerreissung der vorher gesunden Aortawand mit tödtlicher Blutung beobachtet worden. In der Mehrzahl der sehr seltenen Fälle von Aortaruptur handelt es sich um eine bereits atheromatös erkrankte Aorta. Eine besondere Gelegenheitsursache ist in einigen Fällen vorhanden, in anderen fehlt sie. Von anatomischem Interesse ist die bereits mehrfach an der Aorta beobachtete Bildung eines sogenannten *Aneurysma dissecans*. Hierbei zerreisst nur die Intima und Media. Das Blut wühlt sich zwischen die letztere und die Adventitia oder zwischen die Schichten der Media hinein. Die meisten Fälle von An. dissecans der Aorta haben ebenfalls einen plötzlichen Tod, wie bei der Aortaruptur, zur Folge. Zuweilen kann aber der gebildete Blutsack längere Zeit bestehen und ein ähnliches Symptomenbild, wie ein gewöhnliches Aortenaneurysma, hervorrufen.

FÜNFTES CAPITEL.

Verengerung der Aorta.

Eine *angeborene Enge der Aorta* und ihrer Verzweigungen ist ein Zustand, auf welchen zuerst ROKITANSKY, später besonders VIRCHOW die Aufmerksamkeit gelenkt hat. Man findet diese Anomalie namentlich bei Individuen (besonders Frauen), welche im Leben die Zeichen langdauernder Chlorose dargeboten haben. Zuweilen bleiben derartige Personen in ihrer ganzen Entwicklung zurück, behalten einen puerilen Habitus und zeigen mangelhaft entwickelte Genitalien. Sie leiden oft an Herzklopfen, an Ohnmachten, an Neigung zu Blutungen u. dgl. Das Herz ist in manchen Fällen ebenfalls klein, in anderen aber dilatirt und hypertrophisch. Auch Klappenfehler des Herzens sind wiederolt mit allgemeiner Enge des Arteriensystems combinirt gefunden worden. Während des Lebens kann die in Rede stehende Anomalie des Gefässsystems zuweilen vermuthet, aber nie mit Bestimmtheit erkannt werden.

Verengerung der Aorta an der Insertionsstelle des Ductus Botalli ist ein in seltenen Fällen beobachtetes Leiden, dessen Entstehung wahrscheinlich stets in die erste Zeit nach der Geburt fällt und mit der Obliteration des fötalen Ductus Botalli zusammenhängt. Nicht selten kommen gleichzeitig andere angeborene Anomalien am Herzen vor. Ist die Verengerung der Aorta nicht sehr bedeutend, so kann sie durch eine secundäre Hypertrophie des linken Ventrikels und die Entwicklung der Collateralbahnen vollständig ausgeglichen werden. Letztere kommen dadurch zu Stande, dass die vorhandenen Anastomosen zwischen der A. intercostalis prima, der dorsalis scapulae, der subscapularis, transversa colli einerseits und den unteren Intercostalarterien (welche bereits aus der Aorta descendens unterhalb der Verengerung entspringen) andererseits sich bedeutend erweitern. Auch zwischen der Mammaria und der Epigastrica superior einerseits, und den Lumbal- und Cruralarterien andererseits bilden sich Anastomosen aus. Im Leben treten die erweiterten Arterien zum Theil abnorm stark geschlängelt und fühlbar pulsirend hervor, so namentlich die Aa. dorsales scapulae, subscapulares, mammariae, epigastricae. Ueber einigen dieser Gefässe hat man in einzelnen Fällen auch systolische Geräusche gehört. Der Puls an den Arterien der unteren Extremitäten (Cruralis, Poplitea) ist sehr schwach, kaum fühlbar.

In manchen Fällen ist die collaterale Circulation so vollständig, dass die betroffenen Individuen gar keine subjective Störungen empfinden und ein hohes Alter erreichen können. In anderen Fällen aber treten früher oder später Circulationsstörungen auf und die Kranken gehen schliesslich hydropisch zu Grunde. Auch ein plötzlicher Tod durch Ruptur des Herzens oder der Aorta ist beobachtet worden.

KRANKHEITEN

DER

DIGESTIONSORGANE.

ERSTER ABSCHNITT.

Krankheiten der Mundhöhle, der Zunge und der Speicheldrüsen.

ERSTES CAPITEL.

Stomatitis.

(Entzündung der Mundschleimhaut.)

Aetiologie. Entzündungen der Mundschleimhaut entstehen nicht selten in Folge direct einwirkender mechanischer oder chemischer Schädlichkeiten. Unter den *mechanisch* wirkenden Ursachen spielen scharfe Zahnränder, abgebrochene oder lockere cariöse Zähne die Hauptrolle. Stomatitis durch *chemische Reize* entwickelt sich zuweilen nach dem Genuss scharfer Speisen, nach vielem Rauchen oder Tabakkauen. Sehr intensive Entzündungen der Mundschleimhaut beobachtet man bei Vergiftungen mit Säuren, Alkalien und analogen Stoffen in Folge der directen Reizung der Mundschleimhaut. Practisch wichtig ist ferner die Stomatitis bei der Quecksilbervergiftung, die *mercurielle Stomatitis*, welche auch bei der therapeutischen Anwendung des Quecksilbers nicht selten vorkommt. Die Stomatitis, welche den *Durchbruch der Zähne* bei Kindern begleitet, werden wir unten besonders besprechen.

In vielen Fällen entsteht eine Stomatitis durch unmittelbare *Fortpflanzung eines Entzündungsprocesses von der Nachbarschaft* her. Erkrankungen der Nasen-, vorzugsweise aber der Rachenhöhle compliciren sich daher häufig mit einem Katarrh der Mundhöhle.

Eine grosse Rolle in der Aetiologie der Stomatitis spielen endlich *infectiöse Ursachen.* Die Stomatitis kann als Theilerscheinung einer allgemeinen Infectionskrankheit auftreten. Hierher gehören namentlich die Affectionen der Mundschleimhaut bei den Masern, bei den Pocken und bei der Syphilis. Noch häufiger aber ist diejenige Stomatitis, welche bei jeder beliebigen schweren, längere Zeit andauernden Krankheit entstehen kann, wenn die nöthige Reinlichkeit und Pflege des Mundes unterlassen wird. Leicht treten dann Zersetzungsvorgänge in den Speiseresten und im Schleim ein. Massenhafte Pilze und Bacterien siedeln sich in der Mundhöhle an und wirken entzündungserregend auf die Mundschleimhaut ein.

Die *scorbutische Stomatitis* werden wir im Zusammenhange mit den übrigen Erscheinungen des Scorbuts besprechen.

Symptome und Verlauf. Die gewöhnlichen Symptome der Schleimhautentzündung, Röthung, Schwellung und vermehrte Secretion, finden sich auch bei der Stomatitis wieder. Die Röthung ist meist am stärksten an der Wangenschleimhaut und am Zahnfleisch (*Gingivitis*) sichtbar. Die Schwellung markirt sich am besten durch die sichtbaren Zahneindrücke an den Rändern der Zunge und an der Wangenschleimhaut. Zunge und Zahnfleisch sind mit zähem Schleim bedeckt. Oft besteht auch eine ziemlich starke Salivation (Speichelfluss). Ist die Entzündung intensiver, so findet man die Schleimhaut in verschieden grosser Ausdehnung mit eitrigem Belag bedeckt. Die Zunge ist fast stets dick belegt. Schabt man ein wenig von dem Belag ab und bringt ihn unter das Mikroskop, so findet man sehr zahlreiche, zum Theil verfettete Pflasterepithelien, Eiterkörperchen, Mikrococcen, Stäbchenbacterien (sogenannter Leptothrix buccalis) und Speisereste. Auch an anderen Stellen der Mundschleimhaut, ausser der Zunge, können sich durch Epithelauflagerungen weisse Stellen bilden. Hier und da kommt es zur Bildung kleiner Bläschen, welche nach dem Bersten oberflächliche Geschwüre hinterlassen.

Die *subjectiven örtlichen Beschwerden* sind bei einer stärkeren Stomatitis recht bedeutend. Die Kranken empfinden in der Mundhöhle einen brennenden Schmerz, welcher die Nahrungsaufnahme erschwert. Ferner haben sie meist in Folge der stattfindenden Zersetzungen beständig einen bitteren oder fauligen Geschmack und einen übeln, auch für die Umgebung lästigen Geruch aus dem Munde.

Die *Dauer* des Leidens hängt von der Natur der einwirkenden Ursache und von der Beschaffenheit des primären Leidens ab. Gewöhnlich unterscheidet man eine *acute*, in 8—14 Tagen zur Heilung gelangende, und eine *chronische Stomatitis*. Letztere (bei Säufern, starken Rauchern) kann Jahre lang dauern und die oben erwähnten Symptome, nur in geringerem Grade, bewirken.

Therapie. Bei einer stärkeren Stomatitis können die Kranken nur flüssige Speisen geniessen. Kalte Getränke sind ihnen angenehmer, als warme. Häufig lindert es die Schmerzen im Munde, wenn die Kranken von Zeit zu Zeit einen Schluck Eiswasser oder ein Stückchen Eis in den Mund nehmen. Doch kommt es auch vor, dass die Patienten lauwarme Mundwässer vorziehen. Die wichtige Indication, die Mundhöhle möglichst zu reinigen und zu desinficiren, erfüllt man durch die Verordnung von häufigem Ausspülen des Mundes mit Lösungen von Carbolsäure (1—2%), Kali chloricum (2%), hypermangansaurem Kali (1—2 Theelöffel einer 1% Lösung aufs Glas Wasser). Bei Kindern, welche sich nicht den Mund ausspülen können, wird der Mund vorsichtig ausgewaschen oder ausgespritzt. Ist das Zahnfleisch gelockert, so bepinselt man es mit einer Mischung von gleichen Theilen Tinct. Myrrhae und Tinct. Ratanhae. Haben sich an einzelnen Stellen der Schleimhaut oberflächliche Geschwüre gebildet, so ist zuweilen ein leichtes Touchiren derselben mit dem Lapisstift nothwendig, um die Heilung herbeizuführen.

Die *chronische Stomatitis* ist oft ein sehr hartnäckiges Leiden, welches allen Verordnungen lange Zeit widersteht. Vor allem sind etwaige einwirkende Schädlichkeiten (Rauchen, schadhafte Zähne) zu entfernen. Empfohlen worden sind ferner Pinselungen des Mundes mit Sublimatlösung (0,01 : 50,0 Wasser) oder mit Höllenstein (1,0 : 30,0 bis 50,0 Wasser). Ein bekanntes Hausmittel gegen chronischen Mundcatarrh ist das Kauen kleiner Rhabarberstückchen.

ZWEITES CAPITEL.

Stomacace.

(Mundfäule. Ulceröse Stomatitis.)

Aetiologie. Unter *Stomacace* versteht man eine intensive Affection der Mundschleimhaut mit Necrose ihrer Oberfläche und dadurch bedingter *Geschwürsbildung*. Das Leiden stellt keine ganz einheitliche Krankheit dar, sondern kann ätiologisch verschiedene Ursachen haben. Doch unterliegt es keinem Zweifel, dass infectiöse Momente, wenigstens in manchen Fällen, die Hauptrolle spielen. Wiederholt hat man Stomacace in *epidemischer Ausbreitung* beobachtet, so namentlich bei Soldaten im Felde und in Kasernen, in Strafanstalten u. dgl. Ferner kommt Stomacace bei *Kindern* vor und zwar vorzugsweise bei älteren Kindern zur Zeit der zweiten Dentition. Auch hier sind endemische und contagiöse Verhältnisse häufig nicht zu verkennen. Endlich nimmt jede schwerere *mercurielle Stomatitis* die Form der Stomacace an.

Symptome. Die Krankheit beginnt meist am Zahnfleisch des Unterkiefers und setzt sich von hier allmählich auf die benachbarten Partien der Lippen und Wangen fort. Zunge und Gaumen bleiben von stärkeren

Veränderungen meist frei, sind aber häufig der Sitz einer einfachen catarrhalischen Entzündung.

Bei der Besichtigung des Mundes findet man an den erwähnten Stellen die Schleimhaut mit einem schmierigen, eitrigen Belag bedeckt. Das Zahnfleisch ist gewulstet, gelockert und geröthet, leicht blutend. In schwereren Fällen werden die vorderen Schneidezähne lose und können ausfallen. Dabei besteht meist starke Salivation. Die Lymphdrüsen am Unterkieferwinkel und am Kinn sind gewöhnlich geschwollen. Der Geruch aus dem Munde ist ungemein stinkend und die ganze Umgebung verpestend.

Die *subjectiven localen Beschwerden* der Patienten sind dieselben, wie bei der einfachen Stomatitis, nur noch viel stärker. Vor allem ist die Nahrungsaufnahme sehr erschwert. In manchen Fällen leidet auch das Allgemeinbefinden erheblich. Die Kranken fühlen sich sehr schwach und matt. Zuweilen kommen mässige Fiebersteigerungen vor, namentlich bei Kindern. In vereinzelten Fällen hat man auch im Anschluss an Stomacace das Auftreten schwerer, allgemein septischer Erscheinungen beobachtet.

Der *Verlauf* der Krankheit ist in der grossen Mehrzahl der Fälle günstig. Namentlich bei geeigneter Pflege und Behandlung der Kranken reinigen sich die Geschwüre allmählich und nach ca. 8—14 Tagen tritt vollständige Heilung ein. Nur ausnahmsweise nimmt die Krankheit einen mehr chronischen Verlauf. Verzögerung der Heilung tritt besonders dann ein, wenn durch ein Uebergreifen des Processes bis auf das Periost des Unterkiefers kleine Stücke des letzteren necrotisch werden und erst losgestossen werden müssen, ehe die vollständige Heilung erfolgt.

Therapie. Die Behandlung der Stomacace weicht von derjenigen der leichteren Stomatitisformen nicht wesentlich ab. Die Reinigung und Desinfection des Mundes muss noch häufiger und sorgfältiger vorgenommen werden. Am gebräuchlichsten ist die Verordnung des Kali chloricum (10,0 : 300,0) zum Mundspülen. Mit der gleichzeitigen *innerlichen* Anwendung dieses Mittels, welche von einigen Autoren sehr empfohlen wird, muss man aber bei Kindern vorsichtig sein, da Vergiftungsfälle wiederholt bekannt geworden sind. Die Dosis pro die darf bei 2—3 jährigen Kindern nicht über 1 Gramm betragen.

In *prophylactischer* Beziehung ist noch zu erwähnen, dass alle Kranken, welche mit Quecksilber (Schmiercur u. s. w.) behandelt werden, vom Beginn der Kur an fleissig mit Kali chloricum gurgeln müssen, um den Eintritt einer mercuriellen Stomatitis zu verhindern. Bei beginnender Salivation muss das Quecksilber fortgelassen werden.

DRITTES CAPITEL.

Aphthen.

(Stomatitis aphthosa.)

Mit dem Namen *Aphthen* werden von den Aerzten einige von einander ganz verschiedene Dinge bezeichnet. Manche Aerzte nennen jede Affection, bei welcher weisse Flecke auf der Mundschleimhaut sichtbar sind, Aphthen. Hierbei kommen namentlich häufig Verwechselungen mit Soor vor. Der deutsche Name „Schwämmchen“ wird von den Müttern häufig sowohl für Aphthen, als auch für Soor gebraucht.

Als eine besondere Form der Aphthen sind die sog. BEDNAR'schen *Aphthen* zu nennen. Hierunter versteht man weisse Plaques, welche bei neugeborenen Kindern bis etwa zum 3. Monate symmetrisch auf beiden Seiten des Gaumens in der Nähe vom Alveolarfortsatz des Oberkiefers nicht selten sichtbar sind. Mit Syphilis, wofür sie oft gehalten werden, haben diese Flecke gar nichts zu thun. Vielmehr entstehen sie wahrscheinlich rein mechanisch durch den Druck, welchen die Zunge beim Saugen auf die dünne Schleimhaut ausübt. Sie haben meist keine üble Bedeutung. Nur bei atrophischen, schlecht gehaltenen Kindern können sich aus ihnen tiefere Geschwüre entwickeln. Sie erfordern dann eine mehrmalige Aetzung mit Argentum nitricum (1 : 20).

Die echten *Aphthen der Mundhöhle* bei Kindern stellen kleine oder durch Confluenz grösser gewordene grau-weisse, rundliche Flecken auf der Schleimhaut dar, welche gewöhnlich von einem schmalen rothen Hof umgeben sind. Die Flecken sitzen vorzugsweise an den Rändern der Zunge und auf derselben, am Frenulum linguae, doch zuweilen auch auf der Schleimhaut der Lippen und Wangen. Ein Abziehen der weissen Stellen mit der Pincette gelingt niemals. Beim Versuch bluten die betreffenden Stellen. Neben den eigentlichen Aphthen bestehen fast immer gleichzeitig die Zeichen einer gewöhnlichen leichten oder schwereren Stomatitis. Die weissen Flecke entstehen theils durch Verdickungen und Trübungen des Epithels, theils angeblich durch die Bildung eines fibrinösen Exsudats in die oberflächlichsten Schichten der Schleimhaut hinein.

Die Krankheit kommt vorzugsweise zur Zeit der ersten Dentition bei Kindern vor. Die Kinder sind dabei meist unruhig, haben oft etwas Fieber und empfinden offenbar Schmerzen beim Saugen. Meist besteht eine ziemlich starke Salivation. Zuweilen schwellen die Lymphdrüsen ein wenig an. Auf der Lippe können sich Herpesbläschen einstellen.

Der *Verlauf* der Affection ist stets gutartig. Nach 1—2 Wochen verlieren sich bei sorgfältiger Pflege des Mundes die weissen Stellen vollständig. Die *Therapie* besteht in Auswaschen des Mundes mit kaltem Wasser und in vorsichtiger Darreichung von Kali chloricum (3,0 : 100,0 Wasser mit 20,0 Syrup, zweistündlich 1 Kinderlöffel). Verlieren sich die Flecke nicht, so bepinselt man sie mit einer Lösung von Zincum sulfuricum (1 : 20) oder Borax (1 : 30).

Was schliesslich die *Aetiologie* der Affection betrifft, so sind infectiöse Ursachen nicht unwahrscheinlich. Wiederholt ist die Affection in kleinen Epidemien oder Endemien beobachtet worden. In neuerer Zeit ist man namentlich auf die Möglichkeit einer Uebertragung durch die Milch kranker Kühe, welche an Maul- und Klauenseuche leiden, aufmerksam geworden. Dass derartige Infectionen vorkommen können, scheint unzweifelhaft zu sein, doch müssen weitere Beobachtungen erst zeigen, wie häufig diese Aetiologie der Krankheit in Betracht kommt.

VIERTES CAPITEL.

Soor.

(Schwämmchen.)

Aetiologie. In der Mund- und Rachenhöhle entwickeln sich, namentlich bei schwächlichen, künstlich genährten Kindern, doch auch bei Erwachsenen (schweren Typhuspatienten, Phthisikern, Carcinomkranken u. dgl.) zuweilen grau-weisse Auflagerungen auf der Schleimhaut, welche sich bei der mikroskopischen Untersuchung als Pilzwucherungen herausstellen. Man sieht neben einem Gewirr von langen Mycelfäden sehr reichliche ovale Sporen (Conidien). Bis vor Kurzem nannte man den Soorpilz *Oïdium albicans* und hielt ihn für identisch mit dem Oïdium lactis, demjenigen Pilze, welcher bei der sauren Gährung der Milch vorkommt. Durch eine neuere Untersuchung von Grawitz ist es aber sehr wahrscheinlich gemacht worden, dass der Soorpilz ein Sprosspilz und zwar mit dem sogenannten *Kahmpilz*, dem *Mycoderma vini*, identisch ist. Es ist dies ein Pilz, welcher sich bei der Essigsäurebildung aus Alkohol, bei dem „Sauerwerden" alkoholhaltiger Getränke findet. Jedenfalls ist der Soorpilz sehr verbreitet, da Soorentwicklung auf der Mund- und Rachenschleimhaut eine häufige Erscheinung ist.

Symptome. Auf der meist etwas gerötheten und geschwollenen Schleimhaut der Zunge, der Wangen und des weichen Gaumens sieht man anfangs kleine weissliche Beläge, welche allmählich eine grosse Ausdehnung gewinnen können. Nach angestellten mikroskopischen Untersuchungen findet die erste Entwicklung der Soorpilze in den mittleren

Epithellagen statt. Von hier aus wuchern dieselben theils nach oben, theils auch in die Mucosa selbst hinein. Bei reichlicher Soorentwicklung kann man die oberen Schichten leicht abstreifen und aus der mikroskopischen Untersuchung die Diagnose stellen. Vom Pharynx aus setzt sich die Soorwucherung in schweren Fällen auf den oberen Oesophagus und den Kehlkopfeingang fort. Im Kehlkopf selbst, in der Nasenhöhle und im Magen, kurz überall, wo Cylinderepithel vorkommt, findet sich dagegen niemals Soor.

Meist ist mit dem Soor eine mehr oder weniger starke Stomatitis combinirt. Die Reaction der Mundflüssigkeit ist dabei deutlich sauer. Das Saugen resp. Kauen und Schlucken ist schmerzhaft. Doch ist es fraglich, ob die Stomatitis durch den Soorpilz hervorgerufen ist, oder ob sie nicht vielmehr erst den günstigen Boden für die Ansiedlung der Pilze abgegeben hat. Bei Säuglingen, welche an Soor leiden, bestehen häufig gleichzeitig Durchfälle, atrophische Zustände u. dgl., welche wohl auch weniger die Folge, als vielmehr der Anlass zur Soorentwicklung sind. Werden kräftige und gesunde Brustkinder von Soor befallen, so ist dies meist eine ganz unschuldige Erkrankung, welche bei der nöthigen Reinlichkeit in kurzer Zeit wieder vorübergeht. Bei elenden, zumal künstlich genährten Kindern aber ist Soorentwicklung im Munde fast stets ein Zeichen von übler Bedeutung. Bildung von Soor in der Mundhöhle Erwachsener kommt mit wenigen Ausnahmen nur bei schwerem Allgemeinzustande vor und ist insofern ein ungünstiges Zeichen.

Therapie. Um Soorentwicklung im Munde zu verhüten, muss den Kindern, womöglich nach jedem Trinken, der Mund mit einem Läppchen und einfachem kalten Wasser ausgewischt werden. Ebenso ist sorgfältige Reinigung des Mundes bei schwer kranken Erwachsenen dringend erforderlich. Bemerkt man die ersten Anfänge von Soor, so ist es, neben fortgesetztem häufigen Waschen des Mundes, zweckmässig, die befallenen Stellen mit einer *wässrigen* Lösung (ohne Honigzusatz, wie dies unzweckmässiger Weise oft geschieht) von Borax (1:30) oder kohlensaurem Natron (1:20) zu bepinseln. Bei bereits ausgedehnter Soorentwicklung im Munde atrophischer Kinder oder unheilbar kranker Erwachsener gelingt es freilich häufig nicht mehr, der Pilzwucherung Einhalt zu thun.

FÜNFTES CAPITEL.

Glossitis.

Abgesehen von der häufigen Betheiligung der Zungenschleimhaut bei den verschiedenen Affectionen des Mundes, sind Entzündungen des eigentlichen Parenchyms der Zunge selten.

1. Als **acute parenchymatöse Glossitis** bezeichnet man die entweder diffus oder in einem Abschnitte der Zunge sich entwickelnde entzündliche Infiltration der Zunge, meist mit dem Ausgange in *Abscessbildung*. Beobachtet ist die Affection relativ am häufigsten nach Bienen- oder Wespenstichen in die Zunge, einige Mal auch nach Verbrennungen und schweren Anätzungen der Zunge. In den seltenen Fällen scheinbar spontaner Entwicklung geben wohl kleine Verletzungen den Anlass zum Eindringen von Entzündungserregern.

Die *Symptome* der acuten Glossitis sind in schwereren Fällen sehr heftig. Die Zunge schwillt enorm an, so dass sie zuweilen beständig aus dem Munde hervorragt. Ihre Oberfläche ist mit schmierig-eitrigem Belag bedeckt und oft der Sitz von Excoriationen und Geschwüren. Die subjectiven Beschwerden sind sehr hochgradig. Die Kranken empfinden sehr heftige Schmerzen. Das Sprechen und die Speiseaufnahme sind fast unmöglich. Gewöhnlich ist die übrige Mundschleimhaut katarrhalisch entzündet. Die Drüsen am Halse schwellen an und es besteht starke, sehr lästige Salivation. In manchen Fällen schwillt die Zunge so stark an, dass hierdurch die Athmung behindert wird und Erstickungszufälle eintreten. Gewöhnlich besteht Fieber.

Die *Therapie* besteht in der Anwendung von *Eis*, welches die Kranken womöglich beständig im Munde halten sollen. Die grösste Erleichterung verschaffen einige tiefe Scarificationen in die am stärksten geschwollenen Partien. Sobald irgendwo Fluctuation zu fühlen ist, muss der Eiter entleert werden. Damit tritt dann meist ein rascher Nachlass der Beschwerden und fast immer bald völlige Heilung ein. Nur ausnahmsweise kann wegen zunehmender Dyspnoë die Tracheotomie nothwendig werden.

2. **Glossitis dissecans.** Eine seltene, in ihrer Aetiologie noch ganz unbekannte chronische Affection der Zunge bezeichnet man als *Glossitis dissecans*. An der Oberfläche der Zunge entwickelt sich allmählich eine Anzahl tiefer Einschnitte und Einkerbungen, wodurch die Zunge ein unebenes, gelapptes Aussehen bekommt. Die Beschwerden kommen dadurch zu Stande, dass sich in den Einschnitten häufig schmerzhafte Excoriationen und Geschwüre bilden.

Eine besondere Therapie des an sich ungefährlichen Leidens giebt es nicht. Man verordnet Reinlichkeit und die verschiedenen desinficirenden Mundwässer. Vorhandene Geschwüre müssen mit dem Lapisstift geätzt werden.

3. **Psoriasis linguae.** Eine in ihrer Aetiologie ebenfalls noch ganz dunkle Affection der Zungenoberfläche ist hier noch zu erwähnen, die so-

genannte *Psoriasis linguae* (*Leucoplacia, Tylosis, Ichthyosis linguae et oris*). Die Krankheit besteht in stellweisen Epithelverdickungen auf der Zungenschleimhaut, zuweilen gleichzeitig auch auf der Schleimhaut der Wangen und der Lippen. Gewöhnlich bekommt die Zunge ein landkartenähnliches Ansehen („*Lingua geographica*"). Das Leiden besteht meist Jahre lang und macht nur in hochgradigen Fällen Beschwerden. Hypochondrischen Patienten ist es freilich oft eine Quelle ewiger Sorgen, zumal wenn sie die Krankheit für Syphilis halten. Eine wirkliche Gefahr birgt das Leiden vielleicht insofern in sich, als dasselbe angeblich die Disposition zur Entwicklung von Zungencarcinom erhöhen soll.

Die Therapie ist meist erfolglos. Durch Reinlichkeit und genügende Mundpflege kann man aber das Leiden fast stets in mässigen Grenzen halten. Das Verbot des Tabakrauchens, welches letztere von Einigen als die Ursache der Krankheit angesehen wird, hat gar keinen Einfluss.

SECHSTES CAPITEL.

Noma.

(Wasserkrebs.)

Unter Noma versteht man eine anscheinend spontan auftretende *Gangrän der Wange*, welche vorzugsweise bei elenden und schwächlichen Kindern vorkommt. Die Krankheit ist selten, tritt zuweilen primär, gewöhnlich aber im Anschluss an schwere Krankheiten (Masern, Scharlach, Typhus, Pneumonie u. a.) auf. In einzelnen Fällen ist sie auch bei Erwachsenen beobachtet worden. Obgleich es a priori im allerhöchsten Grade wahrscheinlich ist, dass die Noma eine mikroparasitäre Affection ist, so sind doch nähere Untersuchungen hierüber noch nicht angestellt worden. Bemerkenswerth ist, dass Noma in feuchten Küstengegenden (z. B. in Holland) relativ viel häufiger sein soll, als bei uns.

Die Krankheit beginnt ohne nachweisliche Veranlassung mit einer unscheinbaren Gangrän an der *Innenfläche* der Wange, also an der Wangenschleimhaut und zwar meist an einer Stelle in der Nähe des Mundwinkels. Von aussen macht sich bald ein collaterales pralles Oedem und eine immer mehr zunehmende, derbe Infiltration der ganzen Wange bemerkbar. Die Gangrän schreitet rasch vorwärts. Während anfangs nur eine etwa groschengrosse schmutzig-grünliche Verfärbung der Schleimhaut sichtbar ist, tritt bald eine ausgedehnte brandige Zerstörung der ganzen Wange und der benachbarten Theile ein. Brandige Gewebsfetzen stossen sich ab, übelriechende Jauche fliesst beständig in die Mundhöhle hinein. Das collaterale Oedem erstreckt sich schliesslich zuweilen auf die ganze Gesichtshälfte der befallenen Seite. Die benachbarten Lymphdrüsen zeigen constant eine starke Anschwellung.

Dabei besteht fast immer *Fieber*, oft bis 40°,0 und darüber. Das *Allgemeinbefinden* kann anfangs zwar eine Zeit lang auffallend wenig gestört sein, allmählich tritt aber eine zunehmende allgemeine Schwäche, zuweilen auch ein septischer Allgemeinzustand (Fieber, Benommenheit, Delirien u. s. w.) ein. Häufig bilden sich in Folge der Aspiration von brandigen Theilen lobuläre, zuweilen *gangränescirende Pneumonien* aus. Durch Verschluckung der Brandjauche entstehen häufig intensive, stinkende *Durchfälle*. Die *localen Beschwerden* sind im Verhältniss zur Schwere der Affection in der Mehrzahl der Fälle eigentlich nicht sehr bedeutend. Namentlich fehlt nicht selten jede Schmerzempfindung.

Der *Ausgang* der Noma ist fast stets tödtlich. Der *Tod* erfolgt zuweilen unter plötzlich eintretenden Collapserscheinungen, in anderen Fällen unter allmählicher Verschlimmerung des Allgemeinzustandes nach etwa 2—4 wöchentlicher Dauer der Krankheit. Nur in vereinzelten Fällen hat man *Heilung* beobachtet. Der Brand demarkirt sich, die zerstörten Theile werden abgestossen und die schliessliche Heilung erfolgt langsam unter ausgedehnter, meist sehr entstellender Narbenbildung.

Die *Therapie* der Noma muss vor allem darauf bedacht sein, dem Fortschreiten der Gangrän durch Entfernung alles bereits brandig Gewordenen Einhalt zu thun. Die localen Aetzungen mit concentrirter Salz- oder rauchender Salpetersäure, mit Höllenstein, Eisenchlorid u. s. w. nützen meist wenig. Am empfehlenswerthesten dürfte es sein, mit dem PAQUELIN'schen Thermokauter womöglich die ganze brandige Partie der Wange zu entfernen. In frühen Stadien wenigstens kann man sich hiervon Erfolg versprechen. Bei vorgeschrittener Noma ist aber auch hierdurch nicht mehr viel zu erreichen.

Neben der örtlichen Behandlung ist für möglichste Desinfection der Mundhöhle zu sorgen. Ausspülungen mit Salicylwasser, Carbolwasser oder hypermangansaurem Kali und Einpudern von Jodoform sind am wirksamsten. Für Aufrechterhaltung der Kräfte des Patienten ist nach Möglichkeit zu sorgen.

SIEBENTES CAPITEL.

Parotitis.

(Mumps.)

Die Entzündung der Ohrspeicheldrüse, *Parotitis*, kommt als primäre, meist epidemisch auftretende, eigenthümliche Infectionskrankheit vor und ferner als eine secundäre Complication bei zahlreichen sonstigen schweren Krankheiten. Von diesen beiden Formen der Parotitis erfordert jede eine besondere Besprechung.

1. Idiopathische, primäre Parotitis. *Epidemischer Mumps* (*Ziegenpeter, Bauerwetzel* u. s. w.).

Aetiologie. Die Krankheit tritt in nicht sehr häufigen, aber zuweilen ziemlich ausgedehnten Epidemien auf. Hier und da beobachtet man auch einzelne sporadische Fälle. Kinder und jugendliche Individuen werden am meisten befallen. Nur Säuglinge zeigen ebenso, wie ältere Personen, eine auffallende Immunität gegen die Krankheit. Das männliche Geschlecht zeigt eine entschieden grössere Disposition zur Erkrankung, als das weibliche.

Dass der Mumps eine specifische Infectionskrankheit ist, kann nicht zweifelhaft sein. Näheres über den Infectionserreger ist aber noch nicht bekannt. Wahrscheinlich dringt der Infectionsstoff von der Mundhöhle durch den STENON'schen Gang in die Parotis ein.

Vielfache Beobachtungen sprechen für eine directe *Contagiosität* der Krankheit. Die *Incubationsdauer* scheint nicht ganz constant zu sein. Im Durchschnitt beträgt sie etwa 14 Tage.

Symptome und Verlauf. Nach einem zuweilen vorausgehenden Prodromalstadium von 1—2 Tagen mit leicht fieberhaften Allgemeinerscheinungen beginnt die Krankheit mit einer Anschwellung der Parotis auf der einen Seite. Die Geschwulst tritt unmittelbar vor und unter dem Ohrläppchen auf, welches allmählich immer mehr und mehr in die Höhe gehoben wird. In den nächsten Tagen nimmt die Anschwellung rasch zu und kann namentlich durch das collaterale Oedem der Wange und des Bodens der Mundhöhle eine beträchtliche Ausdehnung erreichen. Das Gesicht erscheint dann sehr entstellt, macht aber, zumal die Ungefährlichkeit der Affection allgemein bekannt ist, oft einen sehr komischen Eindruck, welcher zu den verschiedenen Volksnamen der Krankheit Anlass gegeben hat. In manchen Fällen tritt später auch eine Anschwellung der Parotis auf der anderen Seite ein.

Ein Ausgang in Abscedirung tritt beim echten Mumps fast nie ein. Die Anschwellung wird auch selten sehr hart. Meist behält sie eine etwas teigige Consistenz. Die Haut über derselben sieht gewöhnlich blass und glänzend aus.

Die *subjectiven Beschwerden* sind in den meisten Fällen mässig. Sie bestehen in Erschwerung des Kauens, Schluckens und Sprechens. Manchmal bildet sich eine intensivere Stomatitis mit starkem foetor ex ore aus.

Fieber ist gewöhnlich vorhanden, die Temperatur übersteigt aber selten 39°,0. Nur vereinzelte Fälle sind beschrieben worden, bei welchen sich ein schwerer typhöser Allgemeinzustand ausbildete.

Von *Complicationen* ist eine bei Männern nicht selten vorkommende *Anschwellung eines Hodens* zu erwähnen, welche ziemlich schmerzhaft sein kann, aber fast immer in einigen Tagen wieder zurückgeht. Selten ist doppelseitige Orchitis beobachtet worden. Bei Knaben kommt diese Complication sehr viel seltener vor, als bei Erwachsenen. Die von einigen Beobachtern erwähnten analogen Anschwellungen der weiblichen Genitalien und Mammae sind zweifelhaft.

Bemerkenswerth ist, dass Penzoldt während einer Mumpsepidemie auch Erkrankungen der anderen Speicheldrüsen (Sublingualis und Submaxillaris) ohne gleichzeitiges Befallensein der Parotis beobachtet hat.

Der *Verlauf* der epidemischen Parotitis ist, wie bereits erwähnt, fast ausnahmslos ein gutartiger. Nach etwa 1—1½ Wochen, selten nach etwas längerer Zeit, geht die Geschwulst wieder zurück und es tritt völlige Genesung ein.

Die *Diagnose* der Krankheit ist leicht. Höchstens kann sie mit Anschwellungen der Lymphdrüsen verwechselt werden, deren Sitz aber niemals genau der Gegend der Parotis entspricht.

Eine besondere *Therapie* ist kaum nöthig. Kinder sind im Bett zu halten. Local wendet man, um die Spannung zu vermindern, irgend eine Salbe (Vaseline) an. Sollte sich die Resolution der Geschwulst verzögern, so pinselt man Jodoformcollodium (1 : 15) oder Jodtinctur ein oder verordnet eine Jodoformsalbe (1 : 15). Bei eingetretener Orchitis wird der Hoden hoch gelagert (ev. Suspensorium). Bei stärkeren Schmerzen und Schwellung legt man eine Eisblase auf.

2. **Secundäre Parotitis** („*metastatische Parotitis*"). Eine secundäre Parotitis kann sich als Complication zu *jeder schweren Krankheit* hinzugesellen. Sie entsteht in der Mehrzahl der Fälle durch Entzündungserreger, welche aus dem sich zersetzenden Inhalte der Mundhöhle stammen und durch den Ductus Stenonianus in die Parotis eindringen. Ob in manchen Fällen auch auf dem Wege des Blutstroms die Infection erfolgen kann („metastatische Parotitis"), ist zweifelhaft, obgleich diese Anschauung in früherer Zeit die allgemein herrschende war. Nur die pyämische Parotitis entsteht wahrscheinlich in manchen Fällen auf diese Weise. Am häufigsten beobachtet man die secundäre Parotitis beim Typhus, ferner bei allen sonstigen schweren, acuten Krankheiten, bei schweren Phthisikern, Carcinomkranken u. dgl.

Die Anschwellung der Parotitis tritt in derselben Weise, wie bei dem primären Mumps auf. Sie erreicht aber viel häufiger einen hohen Grad und geht in der Mehrzahl der Fälle in *Abscessbildung* über. Hat man Gelegenheit, eine derartige secundäre Parotitis in früheren Stadien anatomisch zu untersuchen, so findet man auf dem Durchschnitt durch die geschwollene Drüse eine grosse Anzahl kleinerer, noch von einander getrennter Eiterherde. Durch Confluenz dieser Herde entsteht schliesslich ein grösserer Abscess, welcher gewöhnlich nach aussen oder in den äusseren Gehörgang durchbricht. Zuweilen kommt auch eine gangränescirende Parotitis vor, wobei ausgedehnte Gewebsstücke necrotisch abgestossen werden. Wenn in solchen Fällen auch noch schliessliche Heilung eintritt, so bleiben doch meist tiefe Defecte, Facialislähmung (durch Zerstörung des N. facialis) oder Taubheit (durch Uebergreifen der Entzündung aufs Mittelohr) nach.

Die *Therapie* der secundären Parotitis ist dieselbe, wie bei allen phlegmonösen Entzündungen. Anfangs kann man versuchen, durch Eis, Jodoformsalbe u. dgl. eine Vertheilung der Geschwulst herbeizuführen, was meist aber nicht gelingt. Sowie an einer Stelle sich Fluctuation zeigt, muss man incidiren und drainiren. Die weitere Prognose hängt dann vor allem von der Natur und dem Verlaufe der Grundkrankheit ab.

ACHTES CAPITEL.

Angina Ludowici.

Mit dem Namen *Angina Ludowici* bezeichnet man eine ziemlich selten vorkommende *phlegmonöse Entzündung am Boden der Mundhöhle.* Der Ausgangspunkt der Entzündung scheint, wenigstens in einem Theil der Fälle, die Glandula submaxillaris zu sein. Das Leiden kann primär oder, in vereinzelten Fällen, auch secundär im Verlaufe anderer schwerer Krankheiten auftreten.

Die Angina Ludowici beginnt meist mit einer Anschwellung in der Gegend der einen Glandula submaxillaris. Rasch nimmt die Geschwulst zu und breitet sich über den ganzen Boden der Mundhöhle und die Vorderfläche des Halses aus. Die Beschwerden sind sehr hochgradig. Sprechen, Kauen, Schlucken sind fast unmöglich. Dabei besteht meist Fieber, in einigen Fällen sogar ein schwerer, septischer Allgemeinzustand. Zuweilen tritt, theils in Folge von Compression des Larynx, theils in Folge von Glottisödem starke Dyspnoë auf. In manchen Fällen erfolgt schliesslich eine ausgedehnte brandige Zerstörung der Weichtheile (sogenannte *Cynanche gangraenosa*). In anderen Fällen dagegen bildet sich ein Abscess, welcher nach aussen oder in die Mundhöhle hinein aufbricht. Der Ausgang in Vertheilung der Geschwulst kommt auch vor, ist aber selten.

Die *Prognose* ist stets mit Vorsicht zu stellen, da nicht selten, besonders bei schon vorher schwächlichen Individuen, unter schweren Allgemeinerscheinungen ein tödtlicher Ausgang eintritt. Auch wiederholte Verschlimmerungen und Nachschübe der Krankheit kommen zuweilen vor.

Therapie. Im Anfang kann man in geeigneten Fällen noch einen Versuch machen, durch eine locale Blutentziehung und Eis den Process aufzuhalten. Sobald aber Abscedirung oder gar bereits Gangrän eingetreten ist, muss die Affection nach den allgemein geltenden chirurgischen Grundsätzen behandelt werden. In einzelnen Fällen muss wegen eingetretener Erstickungsgefahr die Tracheotomie gemacht werden.

NEUNTES CAPITEL.

Anomalien der Dentition.

(Dentitio difficilis.)

Bei der wichtigen Rolle, welche die Vorgänge der Dentition in der Kinderpraxis spielen, halten wir eine kurze Besprechung derselben für geboten.

Der erste Durchbruch der Milchzähne erfolgt gewöhnlich zwischen dem 7. und 9. Lebensmonate des Kindes, nicht selten freilich etwas früher oder später. Meist kommen die beiden unteren mittleren Schneidezähne zuerst zum Vorschein. Nach einigen Wochen folgen dann die oberen mittleren Schneidezähne, dann die oberen äusseren Schneidezähne. Im Beginn des zweiten Lebensjahres erscheinen die unteren äusseren Schneidezähne und ziemlich gleichzeitig auch die vier vorderen Backzähne. In die zweite Hälfte des zweiten Jahres fällt der Durchbruch der vier Eckzähne oder Augenzähne und schliesslich der Durchbruch der vier hinteren Backzähne. Am Ende des zweiten oder im Beginn des dritten Lebensjahres hat damit die erste Dentition nach der Ausbildung aller 20 Milchzähne ihr Ende erreicht. Eine Uebersicht über die zeitliche Aufeinanderfolge des Durchbruchs der einzelnen Milchzähne gewährt das beistehende von VOGEL (s. Fig. 24) entworfene Schema. Mit dem fünften oder sechsten Jahre beginnt gewöhnlich der Ersatz der Milchzähne durch die

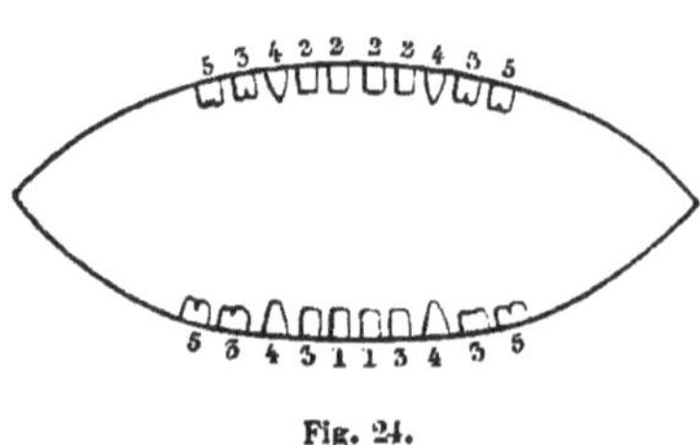

Fig. 24.

bleibenden Zähne, die *zweite Dentition*. Wenn von „erschwertem Zahnen" im allgemeinen die Rede ist, so werden damit fast stets Anomalien der *ersten* Dentition gemeint.

Auffallende *Verspätung des Zahnens* kommt bei schwächlichen, namentlich bei *rachitischen* Kindern häufig vor. Zuweilen ist in solchen Fällen der ganze Process des Zahndurchbruchs erst mit dem Ablauf des dritten Lebensjahres vollendet.

Andererseits kommt es zuweilen vor, dass einzelne Zähne sehr früh zum Vorschein kommen, ja sogar bereits angeboren sind. Ist ein derartig abnorm früher Zahn nur lose und locker in den Kieferwulst eingefügt, so soll man ihn mit einer Pincette entfernen, da er das Saugen stört und zu mechanischen Insulten der Mundschleimhaut Anlass giebt. Sitzt er dagegen fest, so lässt man ihn ruhig sitzen.

Bei *jedem* Kinde zeigt sich während des Zahndurchbruchs eine stärkere Röthung der Mundschleimhaut und eine vermehrte Salivation. Die Kinder haben offenbar Jucken im Munde und daher ein beständiges Bedürfniss zu beissen. Als Anomalie ist es zu bezeichnen, wenn sich dieser einfache, zuweilen mit geringen Steigerungen der Eigenwärme verbundene Mundkatarrh zu schwereren Formen der *Stomatitis* steigert und wenn sich damit Soorbildung u. dgl. combinirt. Die betreffenden Affectionen sind dann nach den oben angeführten Regeln zu behandeln.

Mit der starken Salivation und mit der Menge des verschluckten Speichels, in welchem sich leicht mannigfache Zersetzungsvorgänge ausbilden können, hängt das häufige Auftreten von *Magen- und Darmkrankheiten* bei Kindern während der Dentition zusammen. Ein geringer Durchfall stellt sich zeitweise bei den meisten zahnenden Kindern ein. Jedenfalls erfordert die Ernährung des Kindes und die Behandlung etwa eingetretener stärkerer Magendarmerscheinungen gerade während der Zeit der Dentition eine besondere Sorgfalt.

Störungen von Seiten des Nervensystems, namentlich der plötzliche Ausbruch *eclamptischer Anfälle*, werden häufig mit dem Dentitionsprocess in Verbindung gebracht (sogenannte „Zahnkrämpfe"). Wenn die Volksmeinung hierin auch gewiss zu weit geht und alle möglichen nervösen Störungen unberechtigter Weise mit dem Zahnen in Zusammenhang bringt, so ist doch andererseits nach dem Urtheile der erfahrensten Kinderärzte ein derartiger Zusammenhang für manche Fälle nicht ohne Weiteres ganz zu verwerfen. Ein Theil der vorkommenden Krämpfe können in der That als *Reflexkrämpfe* aufgefasst werden (s. das Capitel über die Convulsionen der Kinder).

Bei dem Durchbruche der oberen Eckzähne („Augenzähne“) kommt zuweilen eine einseitige eitrige *Conjunctivitis* vor, welche vielleicht durch eine Fortleitung der Entzündung durch die Highmors- und Nasenhöhle zu erklären ist.

Hautausschläge, namentlich Eczeme, werden vielfach mit dem Zahnen in Verbindung gebracht. Ob mit Recht, erscheint aber zweifelhaft.

ZWEITER ABSCHNITT.

Krankheiten des weichen Gaumens, der Tonsillen, des Pharynx und des Nasenrachenraums.

ERSTES CAPITEL.

Angina.

(Mandelentzündung.)

Aetiologie. Die verschiedenen Formen der als Angina bezeichneten *acuten Entzündung des weichen Gaumens und der Tonsillen* gehören zu den am häufigsten vorkommenden Krankheiten. Fast Jedermann kennt sie aus eigener Erfahrung. Die Anginen sind vorzugsweise eine Krankheit des *jugendlicheren Alters.* Nach dem 35. Lebensjahre werden sie seltener. Sehr verschieden ist die *individuelle Disposition* zur Erkrankung. Es giebt Personen, welche fast in jedem Jahre ein oder mehrere Mal von Angina befallen werden, während Andere die Krankheit nur ausnahmsweise und in geringem Grade bekommen. In vielen Fällen lassen sich Gelegenheitsursachen zur Erkrankung mit Sicherheit nachweisen. Die Hauptrolle spielen *Erkältungen,* namentlich Nasswerden der Füsse, Sprechen in feuchter, kalter Luft u. dgl. Die meisten Anginen kommen daher in der *kälteren Jahreszeit* vor, obwohl freilich einzelne Fälle auch an den heissesten Sommertagen entstehen können. Als fernere Ursachen sind zu nennen *directe Schädlichkeiten,* welche den Pharynx treffen, vor allem der Aufenthalt und das laute Sprechen und Schreien in der Rauchathmosphäre der Wirthshäuser, ferner die Einathmung schädlicher Dämpfe, Anätzungen der Schleimhaut mit concentrirten Säuren, Alkalien und sonstigen chemischen Substanzen, Verbrennungen u. s. w.

Häufig entstehen Anginen durch *Fortpflanzung der Entzündung von den Nachbarorganen her,* nach einem vorhergehenden Schnupfen, einer Laryngitis oder einer Stomatitis. In vielen Fällen entwickeln sich auch beide Affectionen gleichzeitig in Folge derselben Schädlichkeit.

Endlich kommt eine Angina als *Theilerscheinung mancher acuter Infectionskrankheiten* vor, so namentlich beim *Scharlach*, ferner zuweilen bei den Masern, den Pocken, bei dem Erysipel u. a. Dass auch die primären Anginen, wenigstens zum Theil, als acute Infectionskrankheiten aufzufassen sind, erscheint im höchsten Grade wahrscheinlich, ist aber noch nicht direct nachgewiesen worden.

Eine Trennung der Entzündung des weichen Gaumens im engeren Sinne von den Affectionen der Tonsillen ist in practischer Beziehung nicht durchzuführen. In der Mehrzahl der Fälle sind die Tonsillen der Hauptsitz der Erkrankung, seltner sind isolirte Entzündungen des weichen Gaumens ohne Betheiligung der Tonsillen.

Symptome und Krankheitsverlauf. Das hauptsächlichste subjective Symptom der Angina, an welchem dieselbe meist zuerst erkannt wird, ist das *erschwerte und schmerzhafte Schlucken.* Der Schmerz ist zuweilen schon deutlich vorhanden, wenn die Inspection des Gaumens noch kaum irgend welche sichere objective Veränderungen erkennen lässt. Er kann in Fällen schwererer Angina sehr heftig und quälend werden. Dem Charakter nach ist der Schmerz als ein stechender, seltener als ein brennender zu bezeichnen. Am stärksten ist der Schmerz bei jeder Schlingbewegung, doch lässt er in den meisten Fällen intensiverer Angina auch in der Zwischenzeit nicht ganz nach. Neben der Schmerzhaftigkeit des Schluckens ist auch die Schlingbewegung als solche erschwert. Sie erfolgt mühsamer, langsamer. Die Kranken haben, namentlich bei vorhandener Tonsillarschwellung, das Gefühl, als wenn sie jedesmal einen dicken Kloss verschlucken müssten. Erfahrungsgemäss ist das „Leerschlucken“ nicht selten noch schmerzhafter, als wenn die Kranken irgend einen festeren Bissen oder etwas Flüssiges hinunterschlucken.

Ausser dem Schlingact ist auch das *Sprechen* erschwert. Bei schwererer Angina ist jedes Wort schmerzhaft und die Kranken bemühen sich daher, ihre Wünsche möglichst kurz auszudrücken. Bei leichter Angina tritt erst nach längerem Sprechen ein brennender Schmerz im Rachen auf. In Folge der verminderten Beweglichkeit des weichen Gaumens ist oft der Abschluss der Nasenhöhle beim Sprechen kein vollständiger. Die Sprache bekommt dann einen deutlich *nasalen Beiklang.* Ausserdem klingt sie oft so, als wenn die Kranken mit vollem Munde sprächen (*anginöse Sprache*).

Die übrigen localen Beschwerden sind verursacht durch die Ansammlung von Schleim und Speichel im Munde. Nicht selten besteht, wohl in Folge der meist gleichzeitig vorhandenen Stomatitis, ziemlich starke Salivation, während in anderen Fällen die Kranken über eine klebrige Trockenheit im Munde klagen. Häufig haben die Patienten mit Angina einen beständigen üblen Geschmack und entwickeln einen unangenehmen Geruch aus dem Munde.

Neben diesen localen Störungen bestehen fast immer mehr oder weniger intensive *Allgemeinerscheinungen*. In manchen Fällen gehen diese den localen Erscheinungen sogar 1—2 Tage voran. Die Kranken fühlen sich unwohl, matt, sind appetitlos, haben Kopfschmerzen u. dgl. Zuweilen ist die Störung des Allgemeinbefindens sogar auffallend stark im Verhältniss zu den geringfügigen objectiven Veränderungen an den Tonsillen.

Fieber besteht in der Mehrzahl der Fälle. Die Höhe desselben kann in schwereren Fällen beträchtlich werden. Nicht selten kommen Temperaturen von 39°,5 bis 40°,0 und darüber vor. Einen besonderen Typus für das Fieber der acuten Angina kann man nicht aufstellen. Gewöhnlich steigt die Temperatur ziemlich rasch in die Höhe, bleibt, von einzelnen Schwankungen unterbrochen, einige Tage hoch und fällt dann gewöhnlich rasch wieder zur Norm herab.

Die *Dauer* der ganzen Krankheit beträgt meist nur einige Tage, selten länger, als eine Woche. Auch wenn mehrere Tage lang ein ziemlich schwerer Krankheitszustand besteht, ist die Reconvalescenz bei sonst gesunden Personen fast immer eine rasche und vollständige.

Besondere *Complicationen* kommen, abgesehen von der nicht seltenen Betheiligung der Nachbarorgane (Larynx, Mundhöhle, Nase), kaum jemals vor. Zu erwähnen ist nur das ziemlich häufige Auftreten eines *Herpes labialis*.

Verschiedene Formen der Angina.

Während die bisher erwähnten Erscheinungen in allen Fällen von Angina ziemlich dieselben sind und nur ihrer Intensität und Dauer nach in den einzelnen Fällen wechseln, zeigen die objectiven, am weichen Gaumen und an den Tonsillen sichtbaren anatomischen Veränderungen eine Anzahl bemerkenswerther Unterschiede. Ob diese verschiedenen, nach der Art der anatomischen Affection zu trennenden Formen der Angina auch in ätiologischer Hinsicht verschieden sind, wissen wir nicht bestimmt. Für einen Theil derselben ist es freilich wahrscheinlich.

Wir unterscheiden die folgenden fünf Hauptformen der acuten Angina. Uebergänge zwischen den einzelnen Formen kommen aber keineswegs selten vor. Die echte *Diphtherie*, welche eine specifische acute Infectionskrankheit darstellt, haben wir bereits besprochen und deshalb hier nicht noch einmal angeführt.

1. **Angina catarrhalis,** *die einfache katarrhalische Entzündung der Schleimhaut des weichen Gaumens.* Die sichtbaren anatomischen Veränderungen bestehen in einer mehr oder weniger intensiven gleichmässigen oder fleckigen Röthung der Schleimhaut. Die Schwellung derselben tritt am deutlichsten an den Gaumenbögen und an der Uvula hervor. Die Oberfläche der Tonsillen ist ebenfalls geröthet, die Tonsillen selbst häufig im Ganzen etwas vergrössert, in anderen Fällen aber normal. Zuweilen ist die Schleimhaut am Gaumen und an den Tonsillen stellenweise mit einer dünnen Schicht eitrigen Schleimes überzogen, welche sich leicht abwischen lässt. Hier und da kann es zu kleinen oberflächlichen Erosionsgeschwüren auf den Tonsillen, namentlich an den Ausführungsstellen der Lacunen, kommen. Die kleinen „Bläschen", welche häufig auf der Schleimhaut des weichen Gaumens sichtbar sind, können einen verschiedenen Ursprung haben. Entweder sind es geschwollene Schleimdrüsen oder geschwollene solitäre Follikel oder auch wirkliche, mit klarer Flüssigkeit gefüllte, durch Epithelabhebung entstandene Bläschen. Die *Lymphdrüsen* am Halse zeigen meist gar keine oder nur eine geringe Anschwellung.

Die katarrhalische Angina ist die gewöhnliche leichteste Form der Angina. Sie kann schon nach 1—2 Tagen wieder vergehen. In anderen Fällen sind aber doch auch bei dieser Form die örtlichen und allgemeinen Beschwerden ziemlich intensiv. Selten dauert die Krankheit länger, als 5—8 Tage.

2. **Angina lacunaris** (*Tonsillitis lacunaris*). Bei dieser Form besteht neben einer stärkeren oder geringeren katarrhalischen Affection des weichen Gaumens eine deutliche Schwellung einer oder beider Tonsillen. Auf der gerötheten Oberfläche der letzteren sieht man zuweilen nur 2—3, zuweilen 8—10 und mehr weiss-gelbliche Flecke, welche den Lacunen der Tonsille entsprechen. Häufig erscheinen diese Flecke als Pfröpfe, welche aus der Oeffnung der Lacune hervorragen. Mit einem Spatel gelingt es gewöhnlich leicht, den breiigen Inhalt der Lacune, welcher die weissen Flecke darstellt, herauszudrücken. Mikroskopisch untersucht, besteht derselbe aus zahlreichen Epithelzellen und Eiterkörperchen, aus Bacterien, Detritus, zuweilen auch Fettsäurenadeln und Cholestearin. Ueberwiegt die Eiterung in den Lacunen, so kann man von kleinen *lacunären Abscessen* sprechen, nach deren Eröffnung oberflächliche Geschwüre nachbleiben. Das Gewebe der Tonsillen selbst ist durch seröse

und zellige Infiltration geschwollen, so dass die Tonsille im Ganzen vergrössert ist. Die Affection ist meist beiderseitig, auf der einen Seite aber häufig stärker und ausgedehnter, als auf der anderen. Die Lymphdrüsen am Halse sind in stärkeren Fällen geschwollen.

Das klinische Krankheitsbild der lacunären Angina zeigt keine wesentlichen Abweichungen von den übrigen Formen der Angina. Es giebt ebenfalls leichte und schwerere Fälle. Gewöhnlich entleert sich nach wenigen Tagen der Inhalt der Lacunen und die Tonsille kehrt zur Norm zurück. Zuweilen kann es aber auch vorkommen, dass der Lacuneninhalt längere Zeit liegen bleibt und verkalkt. Solche ältere Pfröpfe findet man nicht selten in den Tonsillen von Personen, welche öfter an Anginen gelitten haben. Aengstliche und hypochondrische Personen werden zuweilen durch das Ausspucken derartiger verkreideter alter lacunärer Pfröpfe sehr erschreckt, weil sie dieselben für „Tuberkel“ halten!

3. **Angina necrotica** (*Tonsillitis necrotica*). Bei dieser Form sind die Tonsillen der Hauptsitz der Erkrankung. Gaumenbögen und Uvula sind wenig ergriffen und zeigen nur eine einfache katarrhalische Entzündung. Die Tonsillen sind im Ganzen meist mässig, selten sehr stark geschwollen. Auf ihrer Oberfläche, namentlich an der medialen Fläche derselben, sieht man, oft in ziemlicher Ausdehnung, eine weissliche oder grau-weissliche Verfärbung der Schleimhaut. Fälschlicher Weise werden diese Stellen häufig als weisser „Belag“ bezeichnet. Bei genauerer Untersuchung ergiebt sich aber, dass es sich nicht um einen Belag, sondern um eine entweder oberflächliche oder sogar zuweilen ziemlich tief in das Gewebe der Schleimhaut hineinreichende Necrose des Gewebes handelt. Man kann die weissen Stellen nicht abziehen, wie gelockerte croupöse Membranen, sondern höchstens mit dem Spatel oder der Pincette kleine Partikelchen loskratzen. Mikroskopisch untersucht, ergeben diese nichts weiter als Detritus, Bacterien, Epithelien und Eiterkörperchen. Die Necrose bleibt fast ausnahmlos auf die Tonsillen beschränkt und grenzt sich scharf gegen die katarrhalisch gerötheten Gaumenbögen ab. Stösst sich nach einigen Tagen das necrotisch gewordene Gewebe ab, so bleibt ein oberflächliches, zuweilen aber auch ziemlich tiefes Tonsillargeschwür nach. Dasselbe reinigt sich meist rasch. In schwereren Fällen aber wird der Grund des Geschwürs mehrere Tage lang von einem missfarbenen necrotischen Gewebe gebildet, welches sich erst allmählich abstösst. In den schwersten Fällen kann man geradezu von einer *„brandigen Angina“* sprechen.

Die necrotische Angina ist fast stets mit ziemlich hohem Fieber und stark gestörtem Allgemeinbefinden verbunden. Namentlich machen Kinder in den ersten Tagen der Erkrankung stets einen ziemlich schweren Eindruck. Die Drüsen am Halse sind meist geschwollen, aber selten so stark, wie bei echter Diphtherie.

Trotz der anfänglichen schweren Erscheinungen dauert die Krankheit nicht viel länger, als die anderen Formen der Angina. Nach 5—8 Tagen, selten erst später, tritt rasche Reconvalescenz ein.

Von der lacunären Angina unterscheidet sich die necrotische Angina durch die grössere Flächenausdehnung der sichtbaren weissen oder grauweissen Stellen auf den Mandeln. Doch muss besonders bemerkt werden, dass gerade die beiden genannten Formen der Angina zuweilen Uebergänge und Combinationen mit einander zeigen.

4. **Parenchymatöse Angina** (*Tonsillitis parenchymatosa. Tonsillarabscess*). Bei der parenchymatösen Angina ist die *Schwellung der Tonsille* das am meisten in die Augen springende Symptom. Die Grössenzunahme der Tonsillen kann das Doppelte und noch mehr betragen. Die vorderen Gaumenbögen werden nach vorne gewölbt. Nach der medialen Seite zu wird die Schwellung oft so beträchtlich, dass die Tonsille das Zäpfchen berührt, oder dass, bei beiderseitiger Affection, beide Tonsillen in der Mittellinie dicht aneinander stossen und das Zäpfchen zwischen sich fassen oder nach vorn pressen. Die Röthung des weichen Gaumens ist, namentlich im Beginne der Krankheit, sehr beträchtlich. Die Oberfläche desselben ist gewöhnlich mit reichlichem Schleim bedeckt und behält auch nach Abwischen desselben einen beständigen feuchten, ödematösen Glanz. Nicht selten stellt sich auf den Tonsillen eine oberflächliche Schleimhautnecrose ein. Auch Combinationen von lacunärer und parenchymatöser Tonsillitis kommen häufig vor.

Die örtlichen Beschwerden erreichen in schwereren Fällen bei dieser Form meist einen hohen Grad. Die Kranken machen einen sehr kläglichen Eindruck, können weder sprechen, noch schlucken, noch gurgeln u. s. w. Die wenigen Worte, die sie mühsam herausbringen, zeigen den ausgesprochensten Charakter der näselnden „anginösen Sprache.“

In den leichteren Fällen tritt fast immer schon nach einigen Tagen ein Zurückgehen der Schwellung und damit ein allmählicher Nachlass des oft ziemlich hohen Fiebers und der Beschwerden ein. In anderen Fällen aber entwickelt sich (gewöhnlich nur einseitig) ein *Tonsillarabscess*. Die Vorwölbung der Schleimhaut an einer Stelle wird immer stärker, bei der Palpation derselben tritt Fluctuationsgefühl auf und schliesslich bricht der Abscess durch. Mit der Entleerung des Eiters lassen die Beschwerden sehr rasch, oft fast momentan, nach. Der übrige

Theil der Tonsille schwillt in kurzer Zeit ab und die Genesung erfolgt in wenigen Tagen. Recidive kommen vor, sind aber im Ganzen selten.

Parenchymatöse, sog. *phlegmonöse Anginen* mit vorzugsweiser Betheiligung des weichen Gaumens (nicht der Tonsillen), sind selten. Namentlich sieht man sie nach intensiven äusseren Schädlichkeiten, Verbrennungen, Anätzungen durch concentrirte Säuren, Alkalien u. dgl. Die Schwellung der Schleimhaut greift tief ins submucöse Gewebe über. Die Uvula kann die Dicke eines Fingers erreichen. Die Hyperämie ist sehr intensiv. Nicht selten ist die Schleimhaut mit Hämorrhagien durchsetzt. (*Hämorrhagische Angina* [1])).

Klinisch vom Tonsillarabscess nicht wesentlich verschieden ist der seltener und fast stets einseitig vorkommende *Peri-Tonsillarabscess* (resp. *Retro-Tonsillarabscess*), d. h. eine Entzündung mit Ausgang in Eiterung in dem peritonsillären Bindegewebe, zwischen der Tonsille und dem einen (meist vorderen) Gaumenbogen.

5. **Angina crouposa** (*benigna*). Die gutartige croupöse, auf den weichen Gaumen beschränkte Angina stellt vielleicht in vielen Fällen nur die leichteste Form der specifischen Diphtherie dar. Doch ist es möglich, dass Entzündungen der Gaumenschleimhaut mit der Bildung eines croupösen Exsudats auch von anderen ätiologischen Momenten abhängig sein können. Jedenfalls ist es eine practisch sehr wichtige klinische Thatsache, dass es eine leichte Form echt croupöser Angina giebt, welche gutartig verläuft, keine Neigung zu diphtheritischer Geschwürsbildung und keine Neigung zum Uebergreifen auf den Larynx hat.

Die Affection kommt häufig bei Kindern, doch auch bei Erwachsenen vor. Sie beginnt mit Fieber, gestörtem Allgemeinbefinden und Schlingbeschwerden. Bei der Inspection des Gaumens findet man, gewöhnlich von den Tonsillen ausgehend, doch von hier aus auf die Gaumenbögen, seltener auch aufs Zäpfchen übergehend, echte *membranöse Auflagerungen* von anfänglich meist glänzend weissem Aussehen. Die Membranen lassen sich, namentlich wenn sie sich am Rande schon etwas gelockert haben, zuweilen in ziemlich grosser Ausdehnung mit einer Pincette abziehen. Sie unterscheiden sich in nichts von den Croupmembranen der echten Diphtherie und bestehen mikroskopisch aus einem fibrinösen Netzwerk, in dessen Lücken rothe und namentlich weisse Blutkörperchen eingelagert sind. Ausserdem findet sich die ganze übrige Schleimhaut des Gaumens intensiv geröthet und die Tonsillen sind ge-

1) Eine andere Form der *hämorrhagischen Angina* kommt bei intensiver necrotischer (resp. brandiger) Tonsillitis vor. Ferner giebt es eine necrotisirende, hämorrhagische Angina beim Scorbut und bei analogen Erkrankungen.

wöhnlich ziemlich stark geschwollen. Auch die Halslymphdrüsen sind fast constant geschwollen, aber nie so stark, wie in schweren Fällen echter Diphtherie.

Die Krankheit nimmt, wie gesagt, stets einen günstigen Ausgang. Schon nach wenigen Tagen stossen sich die Membranen ab, die entzündlichen Erscheinungen und das Fieber lassen nach. Nephritis haben wir bei dieser Form nie gesehen. Dagegen können in seltenen Fällen Gaumenlähmungen (vielleicht auch andere Lähmungen), wie bei echter Diphtherie, nachfolgen.

Schliesslich sei noch erwähnt, dass auch Combinationen der croupösen Angina mit lacunärer und parenchymatöser Tonsillitis vorkommen.

Diagnose. Die Diagnose der Angina an sich hat niemals besondere Schwierigkeiten. Auch die Unterscheidung der einzelnen Formen von einander gelingt, wenn man sich an die anatomischen Merkmale hält, bei einiger Uebung in der Mehrzahl der Fälle leicht. Von sehr wichtiger practischer Bedeutung ist die Unterscheidung der Diphtherie von den gutartigen Anginen. Verwechselungen der ersteren mit lacunärer und necrotischer Angina kommen in der Praxis ungemein häufig vor. Die vermeintlichen Heilerfolge einer grossen Zahl der gepriesenen Mittel gegen die Diphtherie erklären sich durch derartige Verwechselungen. Manche Aerzte bezeichnen eben jede Angina, bei welcher man irgend etwas Weisses im Halse sieht, als „Diphtherie“. Eine sichere Unterscheidung der echten Diphtherie lernt man nur durch Uebung; keine noch so ausführliche Beschreibung kann die eigene Anschauung ersetzen. Als Anhalt möge namentlich dienen, dass sowohl bei der lacunären, als auch bei der necrotischen Angina die weissen Stellen in der Regel auf die Tonsillen beschränkt sind. Bei der croupösen Angina dagegen findet man die Beläge meist schon von Anfang an auch auf den Gaumenbögen und auf der Uvula. Die weissen Stellen der lacunären Angina sind durch ihre Anordnung meist kenntlich. Man sieht die Pfröpfe aus den Lacunen hervorragen. Bei der necrotischen Angina handelt es sich nie um eine abziehbare Croupmembran mit ihrem charakteristischen histologischen Bau, sondern um eine einfache oberflächliche Schleimhaut- und Gewebsnecrose. Nicht unwichtig ist in zweifelhaften Fällen das Verhalten der Lymphdrüsen am Halse, welche bei der Diphtherie in der Regel viel stärker ergriffen sind, als bei den gutartigen Anginen. Eine sichere Unterscheidung der einfachen (nicht specifischen?) croupösen Angina von der Diphtherie ist unmöglich, obwohl auch hier die locale Beschränkung des Processes häufig schon von Anfang an die Diagnose wahrscheinlich macht. Im Allgemeinen aber entscheidet erst der weitere Krankheitsverlauf, um welche Form der croupösen Angina es sich handelt. Man soll daher, namentlich bei Kindern, die Prognose in zweifelhaften Fällen stets mit Vorsicht stellen.

Therapie. Bei dem gutartigen Verlauf der Anginen ist eine eingreifende Therapie fast niemals nöthig. Die in der Regel verordneten *Gurgelwässer* schaffen bei stärkeren localen Beschwerden dem Kranken mehr Unbequemlichkeiten, als Erleichterung. Am meisten angewandt werden Lösungen von Kali chloricum (5,0—10,0 : 300,0), Alaun (5,0 bis 10,0 : 500,0), Borax (10,0 : 300,0), Salzwasser, verdünnte Carbollösungen, hypermangansaures Kali u. s. w. *Pinselungen* sind als nutzlos fast ganz ausser Mode gekommen. Empfehlenswerther sind *Inhalationen* mit Alaun, Tannin, Carbolwasser oder dgl. Zweckmässig ist es, um den Hals einen Priessnitz'schen *Umschlag* zu machen. Kinder müssen stets ins Bett, Erwachsene werden bei stärkerem allgemeinen Unwohlsein auch meist bettlägerig.

Bei parenchymatöser Angina kann man zuweilen die Beschwerden durch Eis etwas mildern. Häufig wird dasselbe aber nicht vertragen. Wenn sich deutliche Fluctuation zeigt, kann man mit einem spitzen, mit Heftpflaster zum Theil umwickelten Messer incidiren und hierdurch sofort sehr wesentliche Erleichterung verschaffen. Auch ohne dass deutliche Abscessbildung vorhanden ist, gewähren einige Scarificationen in die Tonsillen bei sehr starker Schwellung derselben meist Erleichterung. Dieselben sind fast gar nicht schmerzhaft.

In *prophylactischer Beziehung* ist noch zu erwähnen, dass Abhärtungen der Haut (kalte Waschungen, Bäder) eine bestehende Disposition zu häufiger Erkrankung an Angina herabzusetzen im Stande sind.

ZWEITES CAPITEL.
Chronische Hypertrophie der Tonsillen.

Die chronische Hypertrophie der Tonsillen entwickelt sich sowohl bei Personen, welche häufig an acuten Entzündungen der Tonsillen gelitten haben, als auch scheinbar spontan, ohne jede nachweisliche Veranlassung. Schon bei Kindern kommen hohe Grade der Tonsillarhypertrophie nicht selten vor.

Der Zustand ist bei der Inspection der Rachentheile sofort kenntlich. Entweder fehlen alle Zeichen einer acuten oder chronischen Entzündung ganz, oder neben einer chronischen Pharyngitis findet man die Tonsillen als zwei dicke Wülste aus ihren Nischen hervorragen. Sie können so gross werden, dass sie beiderseits die Uvula beständig berühren. Anatomisch handelt es sich um eine echte Hypertrophie des Organs, um eine einfache Massenzunahme aller seiner Gewebsbestandtheile.

In vielen Fällen machen Tonsillarhypertrophien mässigen Grades gar keine Beschwerden. Die Kranken wissen selbst nichts von ihrem Leiden. In anderen Fällen hat die Tonsillarhypertrophie insofern eine klinische Bedeutung, als erfahrungsgemäss alle Formen der Angina bei hypertrophischen Tonsillen häufiger vorkommen und dann mehr Beschwerden verursachen, als bei normalen Tonsillen. Zuweilen sind die hypertrophischen Tonsillen auch der Sitz eines chronischen Katarrhs, welcher sich auf die Nachbarschaft fortsetzt, so dass die Kranken beständig an chronischem Nasenkatarrh, an Tubenkatarrh, an Heiserkeit u. s. w. leiden.

Ist die Hypertrophie hochgradig, so kann sie aber auch ziemlich starke locale Beschwerden machen. Das Schlingen ist erschwert, wenn auch nicht schmerzhaft. Deutlich hervortretend ist namentlich häufig die *Erschwerung der Athmung*. Die Kranken müssen stets mit offenem Munde athmen und im Schlafe erreicht ihr lautes Schnarchen und Schnaufen zuweilen einen geradezu beängstigenden Grad. Manche Fälle von „nächtlichem Aufschrecken“ (Pavor nocturnus) bei Kindern sind vielleicht auf Tonsillarhypertrophie zurückzuführen.

Therapie. Durch Bepinseln der Tonsillen mit Höllenstein, Jodtinctur u. dgl. gelingt es fast niemals, eine merkliche Verkleinerung der Tonsillen hervorzubringen. Sind die Beschwerden stark, leiden die Kranken an sehr häufigen acuten Anginen oder wird durch die Tonsillarhypertrophie ein chronischer Nasen- oder Rachenkatarrh unterhalten, so ist das einfachste und ganz ungefährliche Mittel dagegen, die Tonsillen zu entfernen. Die *Exstirpation der Tonsillen* geschieht entweder mit dem sogenannten Tonsillotom oder noch einfacher und fast ebenso leicht mit Scheere und Pincette.

DRITTES CAPITEL.

Chronischer Rachenkatarrh.

(Pharyngitis chronica.)

Aetiologie. Eine Trennung der chronischen Katarrhe des weichen Gaumens und des Rachens ist practisch nicht durchzuführen, da beide meist combinirt vorkommen. Sie bilden theils Residuen wiederholter acuter Katarrhe, theils entstehen sie — und dies ist wohl die häufigste Ursache — in Folge andauernder, auf den Rachen einwirkender Schädlichkeiten. Eine grosse Zahl chronischer Rachenkatarrhe verdankt ihren

Ursprung üblen Gewohnheiten der Patienten oder Berufsschädlichkeiten. Hierher gehört die chronische Pharyngitis der Raucher, der Trinker, der Sänger, Prediger, Lehrer, der im Freien beschäftigten Arbeiter u. s. w. Die Anstrengung der Gaumentheile beim Sprechen und Singen, die Einathmung kalter oder unreiner Luft, die schädlich einwirkenden chemischen Reize (Alkohol, Tabak u. s. w.) sind die krankheitserregenden Momente. Endlich kann zuweilen allgemeine venöse Stauung bei Kranken mit Herzfehlern, Lungenemphysem u. dgl. die Entstehung chronischer Pharynxkatarrhe begünstigen und die einmal entstandenen Katarrhe unterhalten.

Symptome. Die *localen Beschwerden* der Kranken mit chronischem Rachenkatarrh sind häufig nur gering. Die Kranken gewöhnen sich an dieselben und werden nur bei etwaigen Exacerbationen des Katarrhs auf ihr Leiden aufmerksam. Grössere Bedeutung gewinnt die Krankheit, wenn die Patienten (Lehrer, Prediger, Sänger u. s. w.) durch sie in ihrem Berufe gestört werden.

Schlingbeschwerden sind bei chronischer Pharyngitis selten vorhanden. Häufig dagegen empfinden die Kranken ein beständiges Gefühl von Trockenheit, von Kratzen oder Brennen im Halse. Sie müssen sich häufig räuspern und gewöhnen sich oft einen kurzen, stossweisen, trocknen oder mit etwas Auswurf verbundenen Husten an. Ein besonders lästiges Gefühl von beständigem Kitzel im Halse entsteht zuweilen dadurch, dass die Spitze der verlängerten Uvula an den Zungengrund oder an die hintere Rachenwand anstösst. Alle genannten Beschwerden nehmen vorübergehend nach jeder auf den Rachen einwirkenden Schädlichkeit zu. Ferner sind dieselben meist des Morgens nach dem Aufstehen besonders stark, wahrscheinlich in Folge eintretender Trockenheit der Schleimhaut oder in Folge der Ansammlung von zähem Schleim während der Nacht. Bei Gewohnheitstrinkern ist das jeden Morgen stattfindende Räuspern und Husten, welches sich häufig bis zu Würgen und Erbrechen steigert, allgemein bekannt.

Bei der *Inspection* des Rachens findet man die Schleimhaut meist abnorm geröthet. Sehr häufig sieht man sowohl am weichen Gaumen, als auch an der hinteren Rachenwand eine Anzahl erweiterter und geschlängelter venöser Gefässe. Ebenso häufig ist das Vorkommen zahlreicher kleiner grauer Hervorragungen auf der Schleimhaut (sogenannte *Pharyngitis granulosa*). Dieselben entsprechen geschwollenen Follikeln oder hypertrophischen Schleimdrüsen. Kleine folliculäre Geschwüre kommen nicht selten vor, ausgedehntere katarrhalische Geschwüre aber nur ausnahmsweise. Durch stellenweise Epitheltrübungen und Epithelverdickungen kann die Schleimhaut an der hinteren Rachenwand ein grauweissliches Ansehen erhalten.

Häufig verbindet sich die chronische Pharyngitis mit chronischer Laryngitis (Heiserkeit) oder mit gleichzeitigem Retronasal- und Tubenkatarrh (Schwerhörigkeit, Ohrensausen).

Einzelne besondere Formen des chronischen Rachenkatarrhs.

1. Der chronische Katarrh der Nasenrachenhöhle, der chronische Retronasalkatarrh. Der chronische Retronasalkatarrh entwickelt sich unter denselben ätiologischen Verhältnissen, welche den gewöhnlichen Rachenkatarrh hervorrufen. Eine besondere klinische Bedeutung erhält er durch die häufige Betheiligung der Nase und des Gehörorgans.

Die anatomischen Veränderungen der Schleimhaut beim Retronasalkatarrh sind im Wesentlichen dieselben, die wir soeben für die chronische Pharyngitis geschildert haben. Da eine directe Inspection des Nasenrachenraums nicht möglich ist, so erfordern alle Krankheiten desselben zum Zweck einer genaueren Diagnose die Untersuchung mit dem *Nasenspiegel* (cf. Näheres hierüber in den Seite 153 angegebenen Werken). Bei der gewöhnlichen Inspection des Rachens giebt es nur einen für den Retronasalkatarrh ziemlich charakteristischen Befund: die Ansammlung schleimigen Eiters oder festsitzender, eingetrockneter Borken an der hintern Rachenwand, welche sich sichtlich nach oben hin in die Nasenrachenhöhle hinein fortsetzen.

Die localen Beschwerden beim Retronasalkatarrh sind zum Theil ähnlicher Art, wie bei der chronischen Pharyngitis: ein Gefühl von Kratzen, von einem Fremdkörper hinten im Halse, eine beständige Neigung zum Schnauben, Räuspern, Husten u. s. w. Eingetrocknetes und faulendes Secret bewirkt oft einen sehr unangenehmen Foetor ex ore. Häufig besteht auch Eingenommensein des Kopfes und Hinterhauptskopfschmerz.

Dazu kommt in vielen Fällen die *Behinderung der Athmung durch die Nase.* Die hintere Oeffnung der Choanen wird theils durch die geschwollene und hypertrophische Schleimhaut, theils durch angesammeltes Secret verlegt. Die Kranken müssen daher meist mit offenem Munde athmen. Von grosser Wichtigkeit ist die häufige Betheiligung des Gehörapparats. Der Katarrh setzt sich in die Tuben und ins Mittelohr fort oder die Tubenöffnung wird durch Secret verstopft. Die nähere Besprechung der hieraus resultirenden Gehörsstörungen (Schwerhörigkeit, Ohrensausen) findet man in den Werken über Ohrenheilkunde.

2. **Pharyngitis sicca** („*trockner, rareficirender Katarrh des Rachens und der Nasenrachenhöhle*"). Mit diesem Namen bezeichnet man eine Atrophie der Schleimhaut, welche sich zuweilen scheinbar spontan, zuweilen im Anschluss an chronische Pharyngitis entwickelt. Die Schleimhaut des ganzen Rachens und bei rhinoskopischer Untersuchung auch des Nasenrachenraums erscheint blass, glatt, vollkommen trocken und eigenthümlich firnissartig glänzend. Nur einzelne stark geschlängelte Venen heben sich gewöhnlich von dem anämischen Grunde ab.

Dieser Zustand kann symptomlos bestehen. In manchen Fällen aber verursacht er den Kranken beständige, ziemlich intensive Beschwerden. Diese bestehen vorzugsweise in einem unangenehmen Gefühl von Trockenheit im Halse, welches das Schlingen beschwerlich oder sogar schmerzhaft macht.

Hat man Gelegenheit, eine derartige Scheimhaut mikroskopisch zu untersuchen, so findet man eine gleichmässige Atrophie aller Elemente, vor allem der Follikel und der Schleimdrüsen.

Die Krankheit kommt vorzugsweise im vorgerückteren Alter vor. Häufig steht sie mit einer allgemeinen Cachexie in Verbindung.

3. **Hypertrophischer Katarrh des Rachens und Nasenrachenraums.** Im Gegensatz zur Atrophie der Schleimhaut bilden sich zuweilen im Anschluss an chronischen Katarrh hypertrophische Zustände derselben aus. Die Schleimhaut wird verdickt, gewulstet, zuweilen sind geradezu polypenartige Erhebungen vorhanden. Ein derartiger Zustand kommt namentlich in der Nasenrachenhöhle vor. Hier nimmt vor allem die KÖLLIKER'sche *Rachentonsille* an der Hypertrophie Theil.

Die Beschwerden sind analog denen der einfachen chronischen Katarrhe des Rachens und Nasenrachenraums. Selbstverständlich treten namentlich oft die Folgeerscheinungen der Verlegung der hinteren Choanen und der Tubenmündungen besonders hervor.

Die genaue Diagnose ist nur mit Hülfe der Rhinoskopie möglich. Positive Resultate ergiebt häufig auch die Digitaluntersuchung, indem man mit dem aufwärts gekrümmten Zeigefinger die Wülste und die vergrösserte Rachentonsille im Nasenrachenraum fühlen kann.

Prognose. Die Prognose ist bei allen Formen des chronischen Rachenkatarrhs insofern stets zweifelhaft zu stellen, als das Leiden in allen schwereren Fällen sehr hartnäckig ist und dauernde Heilungen inveterirter Katarrhe selten sind. Nur wo eine vollständige Entfernung aller einwirkenden Schädlichkeiten zu erzielen ist, kann man auf günstige Erfolge rechnen. Auch wenn bedeutende Besserungen erreicht sind, bleibt eine Neigung zu neuen Verschlimmerungen und acuten Exacerbationen des Katarrhs sehr lange Zeit bestehen.

Therapie. Viele leichtere Fälle von chronischer Pharyngitis kommen überhaupt nicht in ärztliche Behandlung. Die Patienten behandeln sich selbst mit irgend welchen Hausmitteln und Gurgelwässern oder sind an ihre Beschwerden so gewöhnt, dass sie nichts Besonderes dagegen zu thun für nöthig erachten.

In Fällen mit stärkeren Beschwerden erfordert die Behandlung viel Geduld und Ausdauer von Seiten des Patienten und des Arztes. Abgesehen von der Behandlung eines etwa vorhandenen Grundleidens (Lungen-, Herzleiden u. s. w.) und der möglichsten Vermeidung aller bei der Aetiologie des Rachenkatarrhs angeführten Schädlichkeiten, beziehen sich alle wirksamen Behandlungsmethoden auf eine energische *locale Therapie*. Dieselbe ist von den Specialisten sehr ausgebildet worden und müssen wir in Bezug auf viele Einzelheiten auf die Specialschriften verweisen. Für das gewöhnliche practische Bedürfniss werden indessen die folgenden Bemerkungen genügen.

Die Verordnung von *Gurgelwässern* ist meist ungenügend, da die Flüssigkeit hierbei niemals weiter, als bis zum weichen Gaumen gelangt. Zweckmässiger sind schon *Inhalationen* mit Alaun-, Tannin- oder in leichten Fällen mit Kochsalzlösungen. Noch wirksamer aber sind vom Arzt (oder von geschickten Kranken selbst) ausgeführte *Pinselungen* der ganzen Rachenschleimhaut mit concentrirteren Lösungen von Höllenstein (1,0 : 10,0—20,0), von Tannin (2,0—5,0 : 25,0), mit reiner oder verdünnter Jodtinctur, mit Jodglycerin (Jodi puri 0,15, Kalii jodat. 0,5, Glycerini 50,0) u. a. Diese Pinselungen müssen aber die *ganze* kranke Rachenschleimhaut treffen. Bei gleichzeitiger Affection des Nasenrachenraums sind sie daher mit einem nach aufwärts gebogenen Pinsel auszuführen (eventuell unter Leitung des Spiegels). Sehr wichtig ist es, die Pinselung stets auf der reinen Schleimhaut vorzunehmen. Vorhandenes Secret muss vorher sorgfältig mit einem besonderen Pinsel abgewischt und entfernt werden.

Bei der *Therapie des chronischen Retronasalkatarrhs* spielt die *Nasendouche* (s. Krankheiten der Nase), 2—3 mal täglich angewandt, eine wichtige Rolle. Durch sie gelingt es, sowohl das angehäufte Secret zu entfernen, als auch medicamentöse Flüssigkeiten mit der Schleimhaut in Berührung zu bringen. Geeignet zur Nasendouche ist jeder gewöhnliche Irrigator. Das Ansatzstück am Gummischlauch muss das Nasenloch vollständig ausfüllen. Man lasse die Flüssigkeit stets nur unter mässigem Druck einlaufen und den Kopf dabei stark nach vorne beugen. Die verwendete Flüssigkeit — am besten 1% Lösung von Kochsalz oder Natron bicarbonicum — muss auf etwa Körpertemperatur erwärmt sein. Andere medicamentöse Lösungen können nur in sehr geringer Concentration angewandt werden (z. B. Lösung von Zincum sulfuricum 1,0 : 1000,0).

Einblasungen in den Rachen von gepulverten Arzneistoffen, welche 3 mal wöchentlich oder täglich ausgeführt werden müssen, (Alaun oder Tannin, rein oder zu gleichen Theilen mit pulv. gummosus gemischt) können mit jedem Glasröhrchen gemacht werden. Zu Einblasungen in den Nasenrachenraum dient eine gebogene Röhre aus Glas oder Hartgummi, welche von der Mundhöhle aus eingeführt wird. Besondere „Insufflateure" sind vielfach construirt worden und bei den meisten Instrumentenmachern zu haben.

Grossen Ruf gegen alle Formen der chronischen Pharyngitis haben manche *Bäder*, namentlich *Ems*, ferner *Reichenhall, Kreuznach, Salzungen*, die kalten Schwefelquellen (vor allen *Weilbach*) und viele andere. Auch in *Kissingen* und *Marienbad* werden bei hierzu geeigneter allgemeiner Körperconstitution gute Erfolge erzielt.

Bei der *Pharyngitis sicca* ist die Nasendouche mit lauwarmer 1% Kochsalzlösung zu empfehlen. Zuweilen thun auch Pinselungen mit Argentum nitricum, Jodglycerin u. dgl. gut. Manche die Schleimhaut reizende Einwirkungen, welche bei der gewöhnlichen Pharyngitis schädlich sind, scheinen hier zuweilen sogar von *günstiger* Einwirkung zu sein, so z. B. Rauchen, Schnupfen u. dgl.

Die Behandlung der *hypertrophischen Formen der Pharyngitis* ist dieselbe, wie beim gewönlichen chronischen Katarrh. Namentlich kommen regelmässig fortgesetzte Pinselungen mit Argentum nitricum oder selbst Aetzungen mit dem Lapisstift in Betracht. In neuerer Zeit sind von einigen Specialisten (Voltolini, Michel u. A.) sehr gute Resultate mit der *galvanokaustischen* Zerstörung resp. Abtragung der hypertrophischen Partien erzielt worden.

VIERTES CAPITEL.

Retropharyngealabscess.

Der *Retropharyngealabscess*, d. i. die Entzündung des zwischen der hinteren Rachenwand und der Wirbelsäule gelegenen Bindegewebes mit Ausgang in Eiterung ist eine zwar seltene, aber äusserst wichtige Krankheit. Unerkannt, führt sie in vielen Fällen zum Tode, während sie, zur rechten Zeit erkannt, meist leicht und sicher geheilt werden kann. Die Krankheit kommt vorzugsweise bei *Kindern* und zwar im ersten Lebensjahre vor. Sie entwickelt sich fast immer als primäres, acutes Leiden, für dessen Entstehung sich keine besonderen Ursachen nachweisen lassen. Wahrscheinlich handelt es sich um das Eindringen von Entzündungserregern von der Rachenhöhle her. Die Ansicht, dass die Entzündung von den vor der Wirbelsäule gelegenen, kleinen Lymphdrüsen ausgeht, ist noch nicht sicher erwiesen.

Die Krankheit entwickelt sich sowohl bei schwächlichen, als auch bei vorher ganz gesunden und kräftigen Kindern. Die Kinder werden allmählich unruhig, weinerlich und saugen nicht mehr ordentlich. Wahrscheinlich treten früh Schmerzen beim Schlingen ein, welche aber mit Sicherheit nur bei älteren Kindern festzustellen sind. Bald tritt gewöhnlich eine eigenthümlich *schnarchende* Athmung, namentlich im Schlafe, ein. In der Mund- und Rachenhöhle sammelt sich Schleim an. Beim Schlucken regurgitirt oft ein Theil des Genossenen durch den Mund oder die Nase oder gelangt in den Kehlkopf und erzeugt heftigen Husten. Die Kieferlymphdrüsen schwellen gewöhnlich etwas an und die Gegend derselben erscheint häufig im Ganzen leicht ödematös. Allmählich, ca. nach 1—2wöchentlicher Krankheitsdauer, nehmen die *Athembeschwerden* zu. Die Respiration wird immer mühsamer und angestrengter, laut röchelnd, deutlich stenotisch. Die Venen am Halse schwellen an, die Lippen werden cyanotisch, am Thorax treten inspiratorische Einziehungen auf. Die *Stimme* ist schwach, zuweilen heiser und unrein.

Die richtige Deutung dieser Erscheinungen, welche an sich bei verschiedenen Krankheitszuständen vorkommen können, ist nur bei einer sorgfältigen Untersuchung des Rachens möglich. Die *Inspection* ist, namentlich bei kleineren Kindern, zwar sehr schwierig. Trotzdem sieht man zuweilen deutlich eine in der Mitte oder mehr seitlich gelegene *Vorwölbung an der hinteren Rachenwand*. Ganz sicher wird die Diagnose durch die *Digitaluntersuchung*, wobei man sich durch einen zwischen die Zähne des Kindes geschobenen Propf vor dem Gebissenwerden schützen muss. Mit dem Finger fühlt man die Vorwölbung an der hinteren Rachenwand, welche deutlich *fluctuirt*.

Sobald die Diagnose sicher ist, besteht die Indication zur *sofortigen* Eröffnung des Abscesses. Auch wenn die Suffocationserscheinungen momentan noch nicht den höchsten Grad erreicht haben, darf man nicht zögern. Die Eröffnung des Abscesses mit dem Fingernagel, wie es empfohlen worden ist, kann höchstens als Nothbehelf geschehen. Für gewöhnlich eröffnet man den Abscess mit einem bis zur Spitze mit

Heftpflaster umwickelten spitzen Messer unter Leitung des linken, bis an den Abscess herangeführten Zeigefingers. Während der Incision wird der Kopf des Kindes gerade aufrecht gehalten, nach der Incision sofort nach vorne übergebeugt. Aus der Incisionsstelle quillt reichlicher Eiter hervor. Gut ist es, den Mund jetzt mit lauwarmem Wasser mehrmals auszuspritzen. Das Verschwinden der bedrohlichen und oft lebensgefährlichen Erscheinungen tritt fast momentan nach der Entleerung des Eiters ein. Nur ausnahmsweise füllt sich der Abscess von Neuem und muss die Incision wiederholt werden.

Wird das Leiden nicht richtig erkannt oder der Abscess nicht rechtzeitig eröffnet, so kann Erstickung eintreten. Oder der Abscess bricht spontan auf. Dann erfolgt entweder auch rasche Heilung oder durch Hineinlaufen des Eiters in den Larynx Erstickung. In einigen Fällen hat man im Anschluss an nicht rechtzeitig behandelte Retropharyngealabscesse auch weitgehende Eitersenkungen am Halse und ins hintere Mediastinum hinein beobachtet. Grosse Schwierigkeiten kann die Erkennung und Eröffnung des Abscesses dann bereiten, wenn derselbe von vorn herein an einer tieferen Stelle, als gewöhnlich, gelegen ist.

Ausser dem bisher besprochenen idiopathischen acuten Retropharyngealabscess kommen ähnliche *chronische* Abscesse bei Caries der Halswirbel vor. Die Eröffnung derselben ist nur bei Erstickungsgefahr angezeigt.

Die zuweilen als Theilerscheinung der Pyämie oder im Verlaufe sonstiger schwerer acuter Infectionskrankheiten beobachteten Retropharyngealabscesse haben fast nur pathologisch-anatomisches Interesse[1]).

DRITTER ABSCHNITT.

Krankheiten des Oesophagus.

ERSTES CAPITEL.

Entzündungen und Geschwüre im Oesophagus.

Aetiologie und pathologische Anatomie. Die verschiedenen Formen der Entzündung und Geschwürsbildung im Oesophagus haben kein sehr

1) Die tuberkulösen und syphilitischen Erkrankungen des Rachens finden sich in den Capiteln über Lungentuberkulose und über Syphilis abgehandelt. Die Neubildungen im Mund und Rachen gehören ins Gebiet der Chirurgie.

grosses klinisches Interesse. Die schwereren Formen sind überhaupt selten und, wenn sie vorkommen, meist Theilerscheinung einer complicirteren Krankheit, in welcher sie nur ausnahmsweise durch besondere Symptome hervortreten. Die leichten Formen der Entzündung mögen häufiger vorkommen, machen aber auch fast niemals charakteristische Symptome.

Eine einfache *katarrhalische Entzündung* der Oesophagusschleimhaut kann durch Verschlucken von Substanzen entstehen, welche chemisch, thermisch oder mechanisch schädlich wirken. Ferner findet man sie zuweilen bei allgemeinen Infectionskrankheiten (Typhus, acute Exantheme u. dgl). Auch bei irgend welchen entzündlichen Processen in der Nachbarschaft kann die Entzündung sich auf den Oesophagus fortsetzen. *Chronischer Katarrh* der Oesophagusschleimhaut kommt bei Herzkranken als Stauungskatarrh vor. Ferner findet er sich in der Umgebung sonstiger chronischer Affectionen des Oesophagus, namentlich beim Krebs und bei der Divertikelbildung (s. u.).

Der *acute Katarrh* zeichnet sich dadurch aus, dass die an anderen Schleimhäuten hervortretende vermehrte Secretion fehlt. Dagegen wird das Epithel in der Regel gelockert und in vermehrter Menge abgestossen, so dass man also mit Recht von einem *desquamativen Katarrh* sprechen kann. Nur in einigen Fällen schwellen die spärlichen Schleimdrüsen des Oesophagus an und treten als kleine Knötchen auf der Schleimhautoberfläche hervor. Man bezeichnet diese Form der Oesophagitis als *folliculären Katarrh* des Oesophagus. Durch vollständige Abstossung des Epithels an umschriebenen Stellen entstehen kleine *katarrhalische Erosionsgeschwüre*, während aus den geschwollenen Schleimfollikeln sich kleine *folliculäre Geschwüre* entwickeln können.

Beim *chronischen Katarrh* des Oesophagus tritt neben einer mässig vermehrten Schleimsecretion die Epithelverdickung besonders hervor. In Fällen von sehr langer Dauer kann es schliesslich zur Bildung förmlicher papillärer Wucherungen kommen. Auch Geschwürsbildung ist in einzelnen Fällen von chronischem Katarrh beobachtet worden.

Sehr selten sind *croupöse* und *diphtheritische Entzündungen* im Oesophagus. Von der specifischen Rachendiphtherie haben wir bereits erwähnt, dass dieselbe sich häufig in den Kehlkopf, aber nur ausnahmsweise in die Speiseröhre hinein fortsetzt. Doch haben wir selbst bei einem Kinde eine Oesophagusstrictur im oberen Drittheil gesehen, welche angeblich im Anschluss an eine schwere Diphtherie zurückgeblieben war. Einzelne Fälle diphtheritischer Oesophagitis sind auch im Verlaufe schwerer Infectionskrankheiten (Typhus, Pocken, Cholera, Pyämie, auch

Lungentuberkulose) und sonstiger Affectionen (Morbus Brightii, Carcinome) beobachtet worden. Bei den *Pocken* kommt nicht selten echte Pockenbildung auf der Oesophagusschleimhaut vor.

Eitrige, phlegmonöse Oesophagitis nennt man die selten vorkommende eitrige Entzündung in der *Submucosa* des Oesophagus. Sie wird in circumscripter oder in mehr diffuser Ausdehnung beobachtet. Die Schleimhaut wird durch den Eiter von der Muscularis abgehoben, nach innen vorgewölbt, so dass es bei ausgedehnter Eiterung zur Stenosirung des Lumens kommt. Schliesslich tritt in der Mehrzahl der Fälle Perforation in den Oesophagus ein, der Eiter entleert sich und es kann völlige Heilung erfolgen. Ist die eitrige Unterminirung der Mucosa sehr ausgedehnt gewesen, so bleibt zuweilen auch nach erfolgter Heilung, wie es ZENKER beschreibt, eine spaltförmige Höhle zurück, deren Wand sich glättet und sogar von neugebildetem Epithel bekleidet wird.

Die *Ursachen der eitrigen Oesophagitis* sind entweder im Oesophagus stecken gebliebene Fremdkörper oder Eiterherde in der Umgebung (Drüsenabscesse, Wirbelabscesse, Perichondritis laryngea). In einigen Fällen hat man auch eitrige Oesophagitis im Anschluss an intensive Anätzungen der Schleimhaut durch concentrirte Säuren u. dgl. beobachtet.

Die *Affection der Oesophagusschleimhaut nach der Einwirkung intensiv ätzender Gifte* (*Oesophagitis corrosiva*) besteht in einer Abtödtung und Zerstörung des Gewebes, zu welcher die eigentliche Entzündung erst später als secundärer Process sich hinzugesellt. Die innere Oberfläche des Oesophagus ist in einen schmutzig-grauen oder fast ganz schwarzen, morschen, hämorrhagischen Schorf verwandelt, welcher sich in intensiven Fällen bis in die Muscularis hinein erstreckt. Tritt der Tod nicht in kurzer Zeit ein, so werden die necrotisirten Partien abgestossen und es entstehen ausgedehnte eitrige Geschwüre, welche, wenn überhaupt, nur unter starker Narben- und Stenosenbildung heilen können (vgl. die Capitel über Vergiftung mit concentrirten Säuren und Alkalien).

Symptome. Die leichteren Formen der Oesophagitis machen, wie schon erwähnt, gar keine besonderen Symptome. Höchstens bestehen *Schmerzen* längs der Speiseröhre oder in einer bestimmten Höhe derselben beim Durchgleiten des Bissens. Bei intensiven Entzündungen in der Speiseröhre können diese Schmerzen sehr intensiv sein, obwohl sie in dem meist schweren Gesammtbilde der bestehenden Krankheit nur selten besonders hervortreten. Die Erschwerung des Schluckens, das Gefühl, als ob der Bissen im Halse stecken bleiben wolle, entsteht durch die Betheiligung der Muscularis. Eine nähere Diagnose der speciellen Form der Oesophagitis ist nur dann möglich, wenn die vorliegenden ätiologischen Momente hierfür bestimmte Anhaltspunkte liefern.

Die **Therapie** ist rein symptomatisch. Jede festere Nahrung ist zu vermeiden. Die Schmerzen werden durch verschluckte Eisstückchen oder durch Morphium gemildert.

ZWEITES CAPITEL.

Erweiterungen des Oesophagus.

1. Diffuse Ektasien des Oesophagus.

Diffuse, spindelförmige Erweiterungen des Oesophagus beobachtet man *im Anschluss an Stenosen der Cardia.* So lange die allmählich hypertrophisch werdende Muskulatur des Oesophagus das Hinderniss an der Cardia noch überwinden kann, tritt keine Dilatation ein. Sobald aber die Muskulatur erlahmt und eine Stauung der Ingesta vor der Cardia stattfindet, beginnt die allmählich immer mehr zunehmende Erweiterung der Speiseröhre. Entsprechend ihrer Entstehung ist die Ektasie am unteren Ende des Oesophagus am hochgradigsten und nimmt nach oben hin allmählich ab.

Sehr selten, aber sicher wiederholt beobachtet sind diffuse spindelförmige Erweiterungen des Oesophagus, denen *keine irgendwie nachweisliche Stenosenbildung* an der Cardia zu Grunde liegt. Die Entstehung derselben ist durchaus dunkel. In einigen Fällen mögen entzündliche oder sonstige Störungen der Oesophaguswand vorhergehen und eine vermehrte Nachgiebigkeit und verminderte Contractionsfähigkeit derselben verursachen. In anderen Fällen mögen zufällige Knickungen und Zerrungen am unteren Oesophagusende ein mechanisches Hinderniss bewirken. Als Gelegenheitsursache wurde in einigen Fällen ein Stoss gegen die Brust, das Heben einer schweren Last u. dgl. angegeben.

Die *Symptome* der hochgradigeren diffusen Ektasien des Oesophagus bestehen in lange Zeit (Jahre lang) andauernden Schlingbeschwerden. Die Patienten fühlen selbst, dass die genossenen Speisen grösstentheils nicht in den Magen gelangen, sondern vorher stecken bleiben. Gewöhnlich wird das Genossene bald nachher durch Erbrechen oder richtiger durch Aufstossen wieder entleert. Die Erklärung dieser Erscheinungen bei bestehender Stenose an der Cardia ist leicht. Viel schwieriger aber ist die Deutung der meist ebenso vollständigen Schlingstörung in den Fällen von Ektasie der Speiseröhre ohne jede Stenosenbildung. Das

Hauptmoment liegt hier wahrscheinlich in dem Erlahmen der Oesophagusmuskulatur. Ferner kommt vielleicht zuweilen durch theilweise Ausbuchtung der Wand und Anhäufung von Speisen in der ausgebuchteten Stelle ein Verschluss der Speiseröhre zu Stande. Dass sich in Folge der ungenügenden oder ganz unmöglichen Nahrungsaufnahme eine immer mehr und mehr zunehmende allgemeine Inanition des ganzen Körpers ausbilden muss, liegt auf der Hand.

Besteht eine Stenose an der Cardia, so kann diese durch die *Untersuchung mit der Magensonde* leicht gefunden und das Krankheitsbild hierdurch aufgeklärt werden. In den seltenen Fällen von diffuser Erweiterung der Speiseröhre ohne Stenosenbildung an der Cardia ist die Diagnose aber auch durch die Sondenuntersuchung nicht leicht zu stellen. Das Bestehen einer Stenose kann freilich sicher ausgeschlossen werden, wenn die Sonde leicht in den Magen gelangt. Dagegen haben wir in einem von uns beobachteten Fall fälschlich eine Divertikelbildung im Oesophagus angenommen, weil die Sonde zuweilen ohne Schwierigkeiten in den Magen hinein glitt, zuweilen aber auch vorher an ein Hinderniss stiess. Offenbar hatte sich hier an dem unteren Ende des weiten Sackes eine Tasche gebildet, in welcher die Sonde sich fing.

Die *Therapie* der Oesophaguserweiterungen ist nur dann erfolgreich, wenn es gelingt, die Ernährung der Kranken zu ermöglichen. Das Leiden im Oesophagus ist an sich (abgesehen von dem etwaigen Grundleiden) nur dadurch gefährlich, dass die Patienten, wenn die Nahrungsaufnahme unmöglich wird, allmählich verhungern müssen. Sowie man mit der Sonde in den Magen gelangen kann und nun die Kranken durch die Sonde zu ernähren anfängt, tritt alsbald eine rasche Besserung der Ernährung und des Allgemeinzustandes ein, welche so lange anhält, als die Ernährung durch die Sonde fortgesetzt werden kann. Wird das Einführen der Sonde in den Magen aber aus irgend einem Grunde unmöglich, so bleibt nur noch die auf die Dauer doch nicht ausreichende Ernährung per rectum (s. u.) oder die Anlegung einer Magenfistel übrig. Von dem Glücken dieser Operation und der Natur des Grundleidens hängt dann der weitere Verlauf der Krankheit ab.

2. Divertikelbildungen im Oesophagus.

Aetiologie und pathologische Anatomie. *Umschriebene Ausbuchtungen* in der Wand des Oesophagus bezeichnet man als Divertikel. Ihrer Entstehung nach unterscheidet man zwei von einander wesentlich verschiedene Formen derselben, welchen Zenker die Namen *Pulsionsdivertikel* und *Tractionsdivertikel* gegeben hat.

Die *Pulsionsdivertikel* sind eine äusserst seltene Erkrankung. Sie entstehen durch einen von innen her auf die Schleimhaut des Oesophagus ausgeübten Druck, durch welchen diese an einer abnorm nachgiebigen Stelle nach aussen vorgestülpt wird. Aus der anatomischen Untersuchung aller bisher genau beobachteten Fälle hat sich ergeben, dass die Wand des Divertikels nicht aus der unveränderten, nur gedehnten Wand der Speiseröhre, sondern ausschliesslich aus der Schleimheit und der verdickten Submucosa besteht. Wir müssen uns also vorstellen, dass die Schleimhaut durch eine irgendwie entstandene Lücke der Muscularis hindurchschlüpft und sich hernienartig nach aussen vorbuchtet. Nur um den „Hals" des Divertikels herum findet man noch Muskelfasern.

Die erste Veranlassung zur Entstehung eines Pulsionsdivertikels ist mithin wahrscheinlich stets in irgend einer Läsion der Muscularis an umschriebener Stelle zu suchen. Aus mehreren Beobachtungen geht hervor, dass ein stecken gebliebener *Fremdkörper* einige Muskelfasern auseinander drängen und die Schleimhaut durch die entstandene Lücke hindurch schieben kann. Oder ein schweres *Trauma* führt zu einer kleinen Ruptur in der Muscularis und die später durch den Schlund hindurchgleitenden Bissen bewirken an der jetzt abnorm nachgiebigen Stelle die erste Ausstülpung der Schleimhaut. In manchen Fällen bleibt übrigens die erste Veranlassung zur Divertikelbildung unaufgeklärt.

Sobald aber der erste Anfang einer Ausstülpung eingetreten ist, sind Momente genug vorhanden, welche ein allmähliches Wachsthum und Grösserwerden des Divertikels hervorrufen. Jeder nachfolgende, vorbeigleitende Bissen übt einen Druck auf die abnorm nachgiebige, sich nicht mehr contrahirende Stelle aus. Allmählich kommt es zur Bildung eines kleinen Sackes, in welchem Speisetheile liegen bleiben. Diese üben einen beständigen Druck auf die Wandungen des Divertikels aus und zerren den ganzen Sack durch ihre Schwere nach unten. Je grösser der Sack wird, desto mehr Inhalt häuft sich in demselben an und trägt zur weiteren Vergrösserung des Divertikels bei. So begreift man, wie die Pulsionsdivertikel von den kleinsten Anfängen an allmählich bis zu Säcken von über 10 Cm. Durchmesser anwachsen können. Die Gesammtgestalt der Divertikel ist entweder annähernd halbkuglig oder mehr cylindrisch, birnförmig u. dgl.

Sehr bemerkenswerth ist die anatomische Thatsache, dass mit ganz vereinzelten Ausnahmen die Pulsionsdivertikel ihren *Sitz stets am Anfang der Speiseröhre,* an der Grenze zwischen Pharynx und Oesophagus haben und dass die Ausstülpung der Schleimhaut fast immer an der *hintern Wand* des Oesophagus geschieht. Die grossen, sackartigen Divertikel hängen also zwischen Speiseröhre und der vorderen Wand der Wirbelsäule herab. Ihre Ausstülpung geschieht durch die untersten Fasern des Constrictor pharyngis inferior hindurch und die geringe Mächtigkeit dieses Muskels scheint die Entstehung der Divertikel gerade an diesem Orte besonders zu begünstigen.

Die bisher beobachteten Fälle von Pulsionsdivertikeln des Oesophagus betreffen auffallender Weise fast ausschliesslich *Männer*. Abgesehen von vereinzelten im Kindesalter vorgekommenen Fällen, entwickelt sich die Krankheit vorzugsweise im *höheren Lebensalter*.

Die *Tractionsdivertikel* im Oesophagus kommen sehr viel häufiger, als die Pulsionsdivertikel, vor. Sie haben aber in der Mehrzahl der Fälle nur ein pathologisch-anatomisches Interesse und werden nicht selten als zufälliger Nebenbefund bei den Sectionen gefunden. Ihre Entstehung ist zuerst von Rokitansky, später vorzugsweise von Zenker aufgeklärt worden. Schrumpfende Processe in der Umgebung des Oesophagus, vor allem *schrumpfende Bronchialdrüsen* führen, nach vorheriger Verwachsung mit der äussern Oesophaguswand, durch allmählichen Zug von aussen zu einer trichterförmigen Ausstülpung der Wand an umschriebener Stelle. Entsprechend dem Sitze der Bronchialdrüsen, findet man auch die Mehrzahl der Tractionsdivertikel in der Höhe der Bifurcation der Trachea. Zuweilen kommen gleichzeitig zwei oder drei Divertikel vor. Ihre Tiefe beträgt selten mehr als 5—8 Millimeter. An der Mündung sieht man die Schleimhaut, in vielfache Querfalten gelegt, in das Divertikel hineingezogen. Die Wand des Divertikels wird entweder nur von der hernienartig ausgestülpten Schleimhaut oder gleichzeitig auch von der Muscularis gebildet. Da Vereiterungen und Verkäsungen der Bronchialdrüsen mit nachfolgender Schrumpfung gerade bei Kindern nicht selten vorkommen, so erklärt es sich, dass auch die Tractionsdivertikel des Oesophagus häufig bei *Kindern* gefunden werden.

Symptome und Krankheitsverlauf. Die grossen *Pulsionsdivertikel* des Oesophagus führen stets ein schweres Krankheitsbild herbei, da sie die Nahrungsaufnahme in den Magen allmählich immer mehr und mehr unmöglich machen. Ihre ersten Anfänge sind meist ganz symptomlos. Allmählich aber stellen sich Beschwerden beim Schlingen ein. Von dem Genossenen bleibt ein Theil in dem Sacke liegen und wird sofort oder einige Zeit später durch Aufstossen und Würgen ganz oder zum Theil wieder entleert. In den stagnirenden Speiseresten treten leicht faulige Zersetzungen ein, durch welche die Kranken üblen Geruch aus dem

Munde, Brechneigung u. dgl. bekommen. Der gefährlichste Zeitpunkt der Krankheit tritt dann ein, wenn das gefüllte Divertikel den seitwärts gelegenen Oesophagus von aussen her comprimirt. Jede weitere Nahrungsaufnahme füllt den Sack noch mehr an und macht die Stenose des Oesophagus so vollständig, dass nichts mehr von dem Genossenen in den Magen gelangt. Erst, wenn nach langem Würgen und Brechen der Sack wieder zum Theil entleert ist, vermögen die Kranken wieder etwas Nahrung zu sich zu nehmen.

Es versteht sich von selbst, dass die Schwere der Erscheinungen in den einzelnen Fällen je nach den vorliegenden mechanischen Verhältnissen sehr wechselnd sein kann. Vielfach lernen die Kranken auch selbst, durch allerlei Manipulationen die Speisen, wenigstens zum Theil, in den Magen zu bringen. So erklärt es sich, dass manche Patienten viele Jahre lang in einem leidlichen (freilich kaum jemals normalen) Ernährungszustande bleiben, bis die Nahrungsaufnahme aus irgend einem Grunde unzureichend wird. Dann tritt eine rasch zunehmende allgemeine Inanition ein und die Kranken sind, wenn keine Hülfe geschafft werden kann, rettungslos dem Hungertode preisgegeben.

Von den *objectiven Erscheinungen*, aus welchen die Diagnose wenigstens in einer Anzahl der Fälle richtig gestellt werden kann, sind die Ergebnisse bei der *Sondenuntersuchung* am wichtigsten. Gelangt die Sonde in den Sack des Divertikels, so stösst sie hier bald auf ein unüberwindliches Hinderniss. Gleitet sie aber zufällig an der Mündung des Divertikels vorbei, so gelangt sie ohne jede weitere Schwierigkeit in den Magen. Dieses wechselnde Resultat der Sondenuntersuchung, welches man zuweilen bei einer und derselben Untersuchung durch wiederholtes Zurückziehen und Vorschieben der Sonde gewinnen kann, ist für die Diagnose des Divertikels von grösstem Belang.

In einigen Fällen von grosser Divertikelbildung hat man nach dem Essen das Auftreten einer *Geschwulst am Halse,* seitlich von der Trachea, beobachtet. Nach der Entleerung des Divertikels verschwindet die Geschwulst wieder. Auch *Compressionserscheinungen* von Seiten des Divertikels auf die benachbarten Nerven (Recurrens, Phrenicus) und Gefässe sind in einigen Fällen beobachtet worden.

Ob die *Auscultation* am Oesophagus während des Schlingacts und die in neuerer Zeit wiederholt versuchte *Spiegeluntersuchung* des Oesophagus verwerthbare Resultate für die Diagnose der Divertikel ergeben, darüber fehlen z. Z. noch hinreichende Erfahrungen.

Die *Tractionsdivertikel* des Oesophagus haben in der grossen Mehrzahl der Fälle gar keine klinische Bedeutung. Das Schlucken wird durch sie in keiner Weise gestört und zu einer stärkeren Anhäufung von Speisen in denselben kann es bei der Kleinheit der Tractionsdivertikel nicht kommen. Nur *eine* wichtige Gefahr muss man kennen, welche sie in sich bergen. Es kann nämlich in der Spitze des Trichters zu *Geschwürsbildung und Perforation* kommen. Durch einen Fremdkörper, durch irgend ein liegen gebliebenes Speisetheilchen angeregt, entsteht in der Wand des Divertikels, zunächst wohl rein mechanisch, eine Necrose. In dem ulcerirten Gewebe setzen sich Entzündungserreger fest und nun können sich diese ihren Weg allmählich immer weiter bahnen und zu einer schweren, meist tödtlichen Krankheit Anlass geben. Am häufigsten entsteht Perforation in einen Bronchus und dann in Folge der aspirirten, sich leicht zersetzenden Speisetheile *Lungengangrän.* Oder die Perforation erfolgt in die Pleura und bewirkt die Entstehung einer *eitrig-jauchigen Pleuritis.* Auch Perforationen ins Pericard oder in ein grosses Gefäss sind beobachtet worden. Manche Fälle von scheinbar spontan entstandenem Lungenbrand, von eitrigen Entzündungen im vorderen Mediastinum, in der Pleura u. s. w. werden bei der Section schliesslich in der Weise aufgeklärt, dass ein vielleicht schon lange bestehendes kleines Oesophagusdivertikel den Entzündungserregern Eintritt in das Innere des Körpers verschafft hat. Doch gehört ein derartiges Ereigniss glücklicher Weise immerhin zu den Seltenheiten.

Therapie. Eine erfolgreiche Behandlung der grossen Pulsionsdivertikel des Oesophagus wäre nur auf operativem Wege möglich. Vielleicht gelingt es der Chirurgie, in Zukunft auch auf diesem Gebiete Erfolge zu erreichen. Einstweilen kann die Therapie nur den einen Zweck erstreben, die Ernährung des Kranken zu ermöglichen. Sobald die Kranken selbst auf gewöhnliche Weise nichts mehr in den Magen bringen können, muss die Ernährung durch die Magensonde versucht werden. So lange dies gelingt, sind die Kranken vor dem Hungertode geschützt. Am zweckmässigsten ist es, den Patienten die Sonde selbst in die Hände zu geben. Die Patienten lernen es dann selbst am besten, den richtigen Weg am Divertikel vorbei in den Magen zu finden. Wenn die Ernährung durch die Sonde nicht mehr möglich ist, so bleiben nur zwei Wege übrig: die Ernährung per Rectum (s. u.) oder die Anlegung einer Magenfistel. Die praktischen Erfahrungen über die Resultate der letzteren sind aber bei der grossen Seltenheit der Fälle noch sehr gering.

Die *Tractionsdivertikel* sind keiner besondern Behandlung zugängig. Treten die oben erwähnten Folgezustände auf, so muss nach den im speciellen Falle vorliegenden Indicationen gehandelt werden.

DRITTES CAPITEL.

Stenosen des Oesophagus.

Aetiologie und pathologische Anatomie. Die Verengerungen der Speiseröhre, welche ihres relativ häufigen Vorkommens wegen den wichtigsten Platz unter allen Affectionen des Oesophagus einnehmen, kommen in verschiedener Weise zu Stande. Bei weitem die häufigste Ursache derselben ist das ringförmige *Carcinom der Speiseröhre*. Durch die von der Schleimhaut aus in das Innere des Lumens hineinwuchernde Neubildung wird die Durchgängigkeit des Oesophagus immer mehr und mehr erschwert, ja schliesslich sogar ganz aufgehoben. Wir werden das Carcinom des Oesophagus im nächsten Capitel ausführlicher besprechen. Hier kommt zunächst nur die rein mechanische, stenosirende Wirkung desselben in Betracht.

Andere Geschwülste im Oesophagus, ausser dem Carcinom, gehören zu den grössten Seltenheiten. Zu erwähnen sind nur noch die einige Mal beobachteten *gestielten fibrösen Polypen*, welche gewönlich von dem untersten Abschnitt der vorderen Pharynxwand ausgehen, nach unten in den Oesophagus hinabhängen und zu einer Oesophagusstenose Anlass geben können.

Nächst den Neubildungen sind *constringirende Narben* in der Wand des Oesophagus als Ursache von Stenosirungen zu nennen. Am häufigsten beobachtet man dieselben im Anschluss an die schweren Ulcerationen, welche bei der Vergiftung mit concentrirten Säuren, Alkalien und analogen, ätzend wirkenden Stoffen im Oesophagus entstehen. Tritt bei schwereren Vergiftungsfällen dieser Art der Tod nicht in kurzer Zeit ein, so bilden sich fast ausnahmslos ausgedehnte, in der verschiedensten Weise angeordnete und strahlig sich zusammenziehende Narben in der Wand des Oesophagus, welche das Lumen der Speiseröhre fast vollständig verschliessen können.

Sonstige *Geschwürsbildungen im Oesophagus* mit Ausgang in Narbenstenose gehören zu den grössten Seltenheiten. Sicher constatirt in einzelnen Fällen sind *syphilitische Affectionen* der Speiseröhre mit schliesslicher Stenosenbildung. Endlich sind von Quincke auch einige Fälle beschrieben worden, in denen sich am unteren Ende des Oesophagus Geschwüre fanden, welche dem runden Magengeschwür (dem „ulcus ex digestione" s. u.) analog zu setzen sind. Auch derartige Geschwüre können den Ausgang in Narbenstenose nehmen.

Weiterhin kommen in seltenen Fällen Verengerungen der Speiseröhre dadurch zu Stande, dass letztere von aussen durch Geschwülste zusammengedrückt wird (*Compressionsstenosen*). In Folge von grossen Strumen oder Neubildungen in der Schilddrüse, von Lymphdrüsengeschwülsten am Halse oder im vorderen Mediastinum, Wirbelabscessen und Aortenaneurysmen sind Oesophagusstenosen beobachtet worden. Dieselben sind übrigens selten sehr hochgradig, da der Druck meist nur an beschränkter Stelle stattfindet.

Im Anschluss an die Compressionsstenosen wird meist die sogenannte *Dysphagia lusoria* angeführt. Mit diesem Namen bezeichnet man die Schlingbeschwerden, welche angeblich in Folge eines zuweilen vorkommenden anomalen Verlaufs der rechten Arteria subclavia entstehen sollen. In diesen Fällen entspringt die genannte Arterie als *letzter* Ast aus dem Aortabogen und verläuft nach rechts dicht an der Speiseröhre (hinter oder vor derselben) vorbei. Dass der geringe Druck des pulsirenden Gefässes auf den Oesophagus Schlingbeschwerden hervorrufen sollte, ist weder a priori wahrscheinlich, noch auch bisher nachgewiesen worden. Eher wäre es denkbar, wie die Sache auch ursprünglich aufgefasst wurde, dass umgekehrt ein durch den Oesophagus hindurchgleitender grosser Bissen das Gefäss comprimirt und hierdurch zur Entstehung von Beängstigungen und Herzklopfen Anlass giebt.

Die Stenose des Oesophagus durch stecken gebliebene *Fremdkörper* gehört in das Bereich der Chirurgie. Die klinischen Erscheinungen sind selbstverständlich in den einzelnen Fällen sehr verschieden. Neben der Verstopfung des Lumens kommt die etwa stattfindende Verwundung und die secundär eintretende Entzündung in Betracht. — In einzelnen Fällen hat man im Oesophagus eine so excessive *Soorwucherung* beobachtet, dass hierdurch ausgesprochene Stenosenerscheinungen bedingt wurden.

Endlich ist noch zu erwähnen, dass sehr selten *angeborene Verengerungen* der Speiseröhre vorkommen. Man hat bei Personen, welche Zeit ihres Lebens an Schlingbeschwerden gelitten hatten, sowohl im oberen, wie im unteren Abschnitt des Oesophagus Verengerungen gefunden, welche sich auf keine einzige der oben erwähnten Ursachen zurückführen liessen und daher als congenitale Missbildung aufgefasst werden mussten.

Oberhalb jeder irgendwie verursachten, hochgradigeren Stenose, welche längere Zeit während des Lebens bestanden hat, findet man die Ringfaserschicht der Muscularis mehr oder weniger stark hypertrophisch. Diese *Muskelhypertrophie* ist die Folge der abnorm starken Contractionen, welche die Muskulatur zur Hindurchtreibung der Ingesta ausgeführt hat. In manchen Fällen findet man das Rohr des Oesophagus oberhalb der Stenose auch diffus erweitert.

Symptome. Der Effect jeder Oesophagusstenose ist eine Erschwerung des Durchganges der Speisen. Bei leichter Stenose fühlen die Kranken nur einen geringen Druck in der Speiseröhre beim Schlucken. Sie fühlen, dass das Geschluckte langsamer in den Magen gelangt, als unter normalen Verhältnissen. Sehr bald merken die Patienten, dass sie feste Speisen und grössere Bissen nur mit Mühe hinunterschlucken können. Sie beschränken sich daher allmählich immer mehr und mehr auf flüssige Nahrung, nehmen nur kleine Bissen auf einmal in den Mund und helfen bei den festeren Speisen immer mit einigen Schlucken Flüssigkeit nach. Je enger die Stenose wird, desto schwieriger wird die Nahrungsaufnahme. Schliesslich können die Kranken auch flüssige Nahrung nur sehr langsam und in kleinen Schlucken zu sich nehmen.

Besonders hervorgehoben muss werden, dass die eben erwähnten Schlingbeschwerden nicht ausschliesslich von der rein *mechanischen* Verengerung der Speiseröhre abhängig sind. Man beobachtet zuweilen fast völlige Unmöglichkeit der Nahrungsaufnahme in Fällen, bei welchen die Section kein hinreichendes mechanisches Hinderniss ergiebt. Die Schlingbeschwerden haben dann ihren Grund darin, dass die anatomische Läsion der Oesophaguswandung auch die Muskulatur derselben wesentlich geschädigt hat. Die *Functionsabnahme der Muskulatur* an der betroffenen Stelle trägt vorzugsweise dazu bei, das Steckenbleiben der Speisen zu begünstigen.

Sobald die Schlingbeschwerden bei den Oesophagusstenosen einen höheren Grad erreichen, tritt meist auch eine theilweise oder schliesslich völlige *Regurgitation* der Speisen ein. Dieselbe erfolgt desto eher, je höher der Sitz der Stenose ist. Hat sich oberhalb der Stenose eine Erweiterung des Oesophagus ausgebildet, so können sich in dieser Speisemassen ansammeln, welche erst einige Stunden später mit reichlichem, sehr zähem Schleim gemischt, wieder entleert werden. Wir sahen einen derartigen Fall, in welchem der Patient den oberhalb der Stenose gebildeten Sack mit einer ziemlichen Menge Flüssigkeit anfüllen konnte, ohne dass ein Tropfen in den Magen gelangte. Beugte er seinen Kopf stark nach vorn über, so lief die gesammte Flüssigkeit wieder zum Munde heraus. Erst nachdem der Sack vollständig gefüllt war, gelangten kleine Mengen von Flüssigkeit durch die Stenose hindurch in den Magen.

Wenn auch schon die oben geschilderten Schlingbeschwerden meist das Bestehen einer Verengerung im Oesophagus vermuthen lassen, so kann doch die Diagnose mit Sicherheit erst durch die *Sondenuntersuchung* festgestellt werden. Beim Einführen der Schlundsonde fühlt man meist mit Leichtigkeit das bestehende Hinderniss, welches je nach dem Grade der Stenose entweder noch unter einem fühlbaren Ruck passirt werden kann, oder wenigstens für die angewandte Sonde undurchgängig ist. Durch Ausmessen der Länge des eingeführten Sondenstücks bis zum Beginne der Stenose erhält man Aufschluss über den Sitz der Stenose. Im Durchschnitt nimmt man beim erwachsenen Menschen die Gesammtlänge des Weges von den Zahnreihen bis zur Cardia zu 40 Ctm. an, die Entfernung von den Zahnreihen bis zum Beginn der Speiseröhre zu 15 Ctm., so dass also die Länge des Oesophagus selbst etwa 25 Ctm. beträgt. Gelingt es mit einer dünneren Sonde die Stenose zu passiren, so giebt einem das Gefühl beim Hindurch- und Zurückführen der Sonde einen annähernden Aufschluss über die Länge der verengten Stelle, über das etwaige Vorhandensein mehrerer, unter einander gelegener Stenosen u. dgl. Eine auffallend leichte Beweglichkeit der Sondenspitze oberhalb der Stenose lässt auf eine Erweiterung der Speiseröhre daselbst schliessen.

Die *Auscultation des Oesophagus* ist namentlich von Hamburger zur Diagnose der Oesophagusstenose verwerthet worden. Auscultirt man am Rücken links von der Brustwirbelsäule, während die Kranken schlucken, so hört man längs dem Oesophagus nur bis zur stenosirten Stelle das gurgelnde Schluckgeräusch, welches weiterhin ganz aufhört. Später hört man dann allerlei Geräusche, welche theils durch das langsame Hindurchtreten der Flüssigkeit, theils durch die Regurgitation derselben bedingt sind. Im Allgemeinen sind die Resultate der Oesophagusauscultation ziemlich wechselnd und unsicher.

Nach Feststellung des Bestehens einer Stenose im Oesophagus handelt es sich um die Erkennung der *Natur der Stenose,* weil sich hieraus die wichtigsten prognostischen und therapeutischen Anhaltspunkte ergeben. In einer Anzahl von Fällen lässt schon die Anamnese einen Schluss auf die Art der Stenose zu. Namentlich ist die Diagnose der Narbenstenosen nur dadurch mit ziemlicher Sicherheit möglich, dass die Patienten selbst die vorhergegangene Verbrennung oder etwaige Vergiftung mit einer Säure, einem Alkali oder dgl. angeben. Auch zur Erkennung der Fremdkörperstenosen, ferner etwaiger syphilitischer Stenosen ist selbstverständlich auf die Anamnese grosses Gewicht zu legen. Ist ein sicheres ätiologisches Moment nicht zu eruiren, so muss zunächst eine genaue Untersuchung der Hals- und Brustorgane vorgenommen werden, um eine etwa vorhandene Compressionsstenose nachzuweisen. Bei Compression des Oesophagus durch ein Aortenaneurysma hat man einige Mal pulsirende Bewegungen am freien Ende der bis zur Stenose eingeführten Sonde bemerkt. Ergiebt die Untersuchung keinen Anhalt für die Annahme einer Compressionsstenose, so bleibt, namentlich wenn es sich um allmählich entstandene Stenosen bei älteren Leuten handelt, fast nur noch das Carcinom des Oesophagus übrig, welches überhaupt die bei weitem häufigste Ursache der Oesophagusstenosen ist. Ein sicherer Beweis für das Vorhandensein eines Oesophaguskrebses kann dadurch geliefert werden, dass bei ulcerirenden Carcinomen zuweilen am Sondenfenster kleine Geschwulstpartikelchen haften bleiben, deren Natur durch die mikroskopische Untersuchung festgestellt werden kann.

Das *gesammte Krankheitsbild* bei der Oesophagusstenose zeigt, je mehr die Nahrungsaufnahme erschwert wird, immer mehr und mehr die Symptome der zunehmenden Inanition. Die Kranken magern schliesslich enorm ab und werden so matt, dass sie das Bett nicht mehr verlassen können. Die Körpertemperatur sinkt unter die Norm, so dass sie schliesslich Wochen lang zwischen 35° und 36° betragen kann. Der Puls wird sehr klein, langsam, 40—60 Schläge in der Minute. Die Herztöne sind leise. Die Athmung wird oberflächlich, langsam, in der letzten Zeit des Lebens von kurzen Pausen unterbrochen. Der Leib ist in Folge der Leerheit des Magens und der Därme tief eingesunken, die Bauchdecken fühlen sich dabei gewöhnlich hart und gespannt an. So erfolgt in allen den Fällen, wo eine Besserung resp. Heilung durch die Natur der Stenose ausgeschlossen ist, der Tod durch zunehmende Erschöpfung, durch ein allmähliches Erlöschen des Lebens.

Prognose und Therapie. Die *Prognose* hängt selbstverständlich in erster Linie von der Natur der Stenose ab. Bei Fremdkörperstenosen und narbigen Stricturen sind vollständige Heilungen möglich. Bei den übrigen Stenosen sind häufig wenigstens vorübergehend bedeutende Besserungen zu erzielen. Der schliessliche Ausgang ist freilich, entsprechend der Natur des Grundleidens, meist ein ungünstiger.

Die Therapie ist in erster Linie eine *mechanische*. Abgesehen von der etwa möglichen operativen Entfernung bestehender Neubildungen u. dgl. kommt vorzugsweise die *methodische, allmähliche Dilatation* der Stenose in Betracht. Sie erzielt namentlich bei Narbenstenosen zuweilen die schönsten Erfolge. Doch auch bei andersartigen z. B. carcinomatösen Stenosen können dadurch zuweilen bedeutende Besserungen erzielt werden.

Zur Sondirung benutzt man am besten die biegsamen sogenannten englischen Schlundsonden, welche in den verschiedensten Stärken angefertigt werden. Bei sehr engen Stenosen muss man zuweilen die ersten Versuche mit Darmsaiten anstellen. Ihrer grösseren Härte wegen gefährlicher, aber sonst auch ganz zweckmässig sind biegsame Fischbeinbougies mit angeschraubten, verschieden starken „Oliven“ aus Elfenbein. Die Einführung der Sonde geschieht, während der Patient mit schwach rückwärts gebeugtem Kopfe gerade sitzt. Zeige- und Mittelfinger der linken Hand werden in den Rachen eingeführt und leiten die vorher gut eingeölte Sonde über den Zungengrund und die Epiglottis hinweg in den Oesophagus hinein. Selbstverständlich ist niemals rohe Gewalt beim Sondiren anzuwenden. Eine Perforation der Oesophaguswand ist namentlich bei weichen ulcerirten Carcinomen und bei Compressionsstenosen des Oesophagus durch ein Aortenaneurysma zu befürchten. Doch gehört glücklicherweise ein derartiges Ereigniss zu den grössten Seltenheiten.

Der Erfolg des Sondirens tritt, wenn die Stenose passirt werden konnte, fast ausnahmslos ein. Die Kranken können nach dem Sondiren fast immer leichter schlucken, als vorher, und bitten daher gewöhnlich selbst um Wiederholung des Verfahrens. Intelligenten Patienten kann man unter Umständen sehr wohl die Schlundsonde selbst in die Hand geben. Sie werden in der Einführung derselben häufig noch geschickter, als der Arzt. Mit dem Sondiren wird so lange, täglich ein-, höchstens zweimal consequent fortgefahren, bis es in günstigen Fällen allmählich gelingt, immer dickere Bougies hindurchzuführen. Die Beschwerden der Kranken nehmen dann rasch ab und mit der reichlicheren Nahrungszufuhr hebt sich ihr Ernährungszustand zusehends.

Ist das Schlucken bei hochgradiger Stenose auch nach gelungener Sondirung unvollkommen, so muss durch die eingeführte Schlundsonde flüssige Nahrung in den Magen gebracht werden. Am besten dient als Nahrung in solchen Fällen Milch, welche mit rohen Eiern, Zucker, Wein u. s. w. vermischt wird. Sehr zweckmässig zur Ernährung mittelst der Schlundsonde sind die verschiedenen Kindermehle und die Hartenstein'sche Leguminose, deren Consistenz sich zur Sondenernährung gut eignet und deren Nährwerth ein relativ hoher ist.

Gelingt es auch mit der Schlundsonde nicht, die Kranken zu ernähren, so bleiben nur noch zwei Wege übrig, wenn man nicht die Kranken ohne jeden weiteren Versuch der Besserung verhungern lassen will: die Oesophagotomie bei hochsitzenden Stenosen resp. die Anlegung einer Magenfistel oder die Ernährung durch den Mastdarm.

Indem wir in Bezug auf die erstgenannten Operationen auf die chirurgische Literatur verweisen, mögen hier noch einige Bemerkungen über die *Ernährung per Rectum* Platz finden. Glänzende Resultate darf man von derselben niemals erwarten. Es ist zwar wahrscheinlich, dass man das Leben auf diese Weise etwas verlängern kann, auf die Dauer es zu erhalten, ist aber unmöglich. Dagegen legen wir einen grossen Werth auf den *psychischen Effect*, den die Ernährung durch den Mastdarm auf diejenigen Kranken ausübt, welche sonst gar Nichts geniessen können. Die Kranken sehen dann doch, dass etwas für sie geschieht, um sie nicht rettungslos verhungern zu lassen.

Zu den *ernährenden Klystieren* kann man am einfachsten Milch, weiche Eier, Wein benutzen, welchen Stoffen man in der Hoffnung, dadurch die Resorption zu vermehren, künstliches Pepsin- und Pankreaspulver zusetzt. Weitläufiger in der Herrichtung, aber auch zweckmässiger sind die von Leube in die Therapie eingeführten *Fleisch-Pankreasklystiere*. Die von Leube gegebene Vorschrift lautet: circa 150 Grm. fein geschabtes und schliesslich noch fein zerhacktes Rindfleisch werden mit circa 50 Grm. sehr fein zerhackter fettfreier Pankreasmasse (vom Kalbe) unter Zusatz von 100 Grm. lauwarmem Wasser zu einem Brei gerührt und dem Kranken mit einer Klystier- oder einer besonders zu diesem Zwecke construirten Druckspritze ins Rectum injicirt, welches vorher durch ein gewöhnliches Wasserklystier gereinigt sein muss. Diese Klystiere werden täglich wiederholt.

VIERTES CAPITEL.

Krebs des Oesophagus.

Aetiologie und pathologische Anatomie. Der Krebs des Oesophagus ist die wichtigste und am häufigsten vorkommende Krankheit desselben. Wir haben bereits im vorigen Capitel erwähnt, wie häufig Oesophagusstenosen durch Krebsentwicklung in der Speiseröhre zu Stande kommen.

Ueber die *Aetiologie* des Speiseröhrenkrebses ist nur wenig bekannt. Ob, wie vielfach behauptet worden ist, häufige mechanische, thermische und chemische Reizungen der Schleimhaut den Anlass zur Krebsentwicklung abgeben können, mag dahingestellt bleiben. Auf eine derartige Aetiologie bezieht man die Beobachtung, dass bei Potatoren Oesophaguscarcinome auffallend häufig vorkommen sollen. In einzelnen Fällen geben die Patienten selbst eine ganz bestimmte Veranlassungsursache für ihr Leiden an, einen stecken gebliebenen Fremdkörper, das Verschlucken eines besonders grossen oder heissen Bissens u. dgl. Immerhin ist es im Einzelfalle kaum möglich zu entscheiden, welchen Werth man derartigen Angaben beimessen soll. Interessant mit Bezug auf das analoge Verhalten des Magencarcinoms (s. u.) ist die behauptete Entwicklung von Oesophaguscarcinomen in älteren Geschwürsnarben.

Wie die Carcinome überhaupt, so kommt auch das Carcinom der Speiseröhre vorzugsweise im *höheren Lebensalter*, etwa zwischen 40 und 60 Jahren, vor. Beim *männlichen Geschlecht* ist die Krankheit entschieden häufiger, als beim weiblichen.

Entsprechend dem anatomischen Verhalten des Epithels in der Speiseröhre ist der primäre Oesophaguskrebs ausnahmslos ein *Plattenepithelkrebs.* Derselbe stellt entweder eine derbe, feste, bindegewebsreiche, oder eine weiche, saftreiche, bindegewebsarme Geschwulst dar („*Scirrhus*" resp. „*Markschwamm*" der älteren Autoren). In der Regel umgreift die Neubildung ringförmig die ganze Wandung des Oesophagus und hat dabei eine Höhe (Länge) von circa 3—10 Ctm. In seltenen Fällen ist aber ein noch grösserer Theil des Oesophagus, ja fast die gesammte Schleimhaut desselben vom Krebs ergriffen. Die meisten Krebse des Oesophagus haben ihren Sitz im *unteren und mittleren Drittel* desselben, im oberen Drittel sind sie viel seltener.

Symptome und Complicationen. Die Symptome des Oesophaguskrebses sind in der grossen Mehrzahl der Fälle diejenigen einer allmählich entstehenden und zunehmenden Oesophagusstenose mit ihren Folgezuständen. Wir können daher in Bezug auf die meisten Einzelnheiten auf das vorige Capitel verweisen. Ausnahmsweise kommen aber auch Fälle vor, in welchen flache Carcinome gar keine oder so geringe Schlingbeschwerden verursachen, dass das Oesophagusleiden leicht ganz übersehen wird. Wir sahen mehrmals Fälle von ausgedehntem secundären Lebercarcinom, ferner von Lungengangrän (s. u.), in welchen die eigentliche primäre Krankheit, ein flaches Oesophaguscarcinom, klinisch ganz symptomlos verlaufen und deshalb nicht diagnosticirt war.

Charakteristisch für die durch Carcinom bedingten Stenoseerscheinungen am Oesophagus ist die zuweilen eintretende scheinbar *spontane* bedeutende Besserung derselben. Dies beruht auf einer *Ulceration* der Neubildung, indem letztere nicht selten oberflächlich zerfällt und abbröckelt. Die Krebsgeschwulst verwandelt sich in ein Krebsgeschwür und es ist leicht verständlich, wie hierdurch vorübergehend eine Erleichterung des Schluckens eintreten kann.

Wichtige klinische Frscheinungen können im Verlaufe des Oesophaguskrebses durch *secundäre Folgezustände* eintreten. Zunächst ist die directe *Ausbreitung des Krebses auf benachbarte Organe* zu erwähnen. Krebse im unteren Abschnitt der Speiseröhre greifen nicht selten auf den *Cardiatheil des Magens* über. In einigen Fällen kann dann ein im Epigastrium fühlbarer Tumor auftreten. In der Mehrzahl der Fälle bleibt freilich das Ergriffensein des Magens von der Neubildung latent.

Sehr wichtig ist das wiederholt beobachtete Uebergreifen des Krebses auf die benachbarte *Tracheal-* oder *Bronchialwand.* Kommt es zu einer Perforation in die genannten Theile, so entwickelt sich durch Aspiration der in Zersetzung begriffenen Geschwulstpartikelchen oder hindurchtretender Speisetheile fast ausnahmslos *Lungengangrän,* welche meist bald den Tod herbeiführt. Auch Uebergreifen des Krebses auf die *Pleura* und Perforation in dieselbe, sowie ins *Pericardium,* in die *Aorta* u. a. ist beobachtet worden. Zu den bisher erst vereinzelt bekannten Fällen von Uebergreifen der Neubildung auf die *Rückenwirbel* mit Compression des Rückenmarks und dadurch bedingter *Paraplegie* können wir ein weiteres Beispiel aus eigener Erfahrung hinzufügen. Zu erwähnen ist noch die nicht seltene Läsion eines *Nervus recurrens* mit laryngoskopisch nachweisbarer Stimmbandlähmung. Die nahe Nachbarschaft von Recurrens und Oesophagus macht es erklärlich, wie leicht der genannte Nerv von der Neubildung selbst oder etwaigen entzündlichen Processen in deren Umgebung lädirt werden kann.

Krebsmetastasen in entfernten Organen kommen nicht selten vor und können zuweilen im klinischen Bilde der Krankheit hervortreten. Ihr häufigster Sitz ist die Leber, die Lunge, ferner Niere, Pancreas, Knochen, Gehirn u. s. w.

Endlich muss noch der *Lungenbrand* als eine relativ häufige und klinisch wichtige Complication des Oesophaguskrebses hervorgehoben werden. Die mögliche Entstehung desselben durch Perforation des Krebses in die Luftwege ist bereits oben erwähnt. Noch häufiger aber liegt die Ursache in der Aspiration zersetzter Massen in die Lungen beim Brechen, Würgen und Regurgitiren der geschluckten Speisen.

Verlauf, Ausgang, Prognose und Therapie. Das Oesophaguscarcinom ist eine unheilbare Krankheit. Die chirurgische Entfernung der Neubildung ist noch niemals mit Erfolg gelungen. Selten beträgt die gesammte Krankheitsdauer länger, als 1—1½ Jahre. Nach dieser Zeit tritt der Tod entweder durch die allgemeine Inanition oder in Folge einer der oben erwähnten Complicationen ein. Die *Therapie* ist rein symptomatisch. Vorübergehende, anscheinend oft glänzende Resultate erzielt man durch die mechanische Behandlung der Stenoseerscheinungen. Das Nähere hierüber ist im vorigen Capitel auseinandergesetzt worden.

FÜNFTES CAPITEL.

Ruptur des Oesophagus.

In der Litteratur existirt eine kleine Anzahl von Fällen, durch welche das freilich sehr seltene Vorkommen plötzlicher Rupturen der

Speiseröhre bei vorher ganz gesunden Menschen bewiesen wird. Der erste und berühmteste Fall dieser Art ist von Boerhave im Jahre 1724 beschrieben worden.

Das *Symptomenbild* besteht nach den bisher vorliegenden Beobachtungen darin, dass meist während oder bald nach einer reichlichen Mahlzeit plötzlich Uebelkeit und Erbrechen eintritt. Gleichzeitig entwickelt sich ein hochgradiger allgemeiner Collaps. Gesicht und Extremitäten werden blass, kalter Schweiss bricht aus, der Puls wird sehr schwach. In einigen Fällen empfanden die Kranken einen plötzlichen stechenden Schmerz in der Brust. Fast constant entwickelt sich in der Hals- und Brustgegend ausgedehntes Hautemphysem. Nach wenigen Stunden, höchstens einigen Tagen tritt der Tod ein.

Die *Section* zeigt einen, stets im unteren Abschnitt der Speiseröhre gelegenen, bis 5 Ctm. langen Riss in derselben, welcher fast immer eine Längsrichtung hat. Durch den Riss sind meist Speisetheile in die Umgebung ausgetreten. Secundäre eitrige Entzündung findet sich dann, wenn der Tod erst längere Zeit nach Eintritt der Ruptur erfolgte.

Zur Erklärung dieser merkwürdigen Erscheinung hat Zenker die in der That sehr wahrscheinliche Vermuthung aufgestellt, dass es sich in allen Fällen von sogenannter spontaner Oesophagusruptur um eine intra vitam entstandene *Oesophagomalacie* (Erweichung der Speiseröhrenwandung) handele. Die Ursache derselben ist in der Einwirkung des in den Oesophagus gelangten Magensaftes auf die durch eine vorübergehende Circulationsstörung zur Erweichung disponirte Oesophaguswandung zu suchen.

SECHSTES CAPITEL.

Neurosen des Oesophagus.

1. **Krampf des Oesophagus.** In seltenen Fällen beobachtet man Störungen von Seiten des Oesophagus, die ihren Grund wahrscheinlich in einer krampfhaften Contraction der Muskulatur desselben haben. Namentlich bei nervösen, hysterischen Personen kommen vorübergehend Symptome hochgradiger Oesophagusstenose vor, welche sicher auf keiner anatomischen Veränderung beruhen. Man bezeichnet solche Fälle als „*spastische Stenose*“ des Oesophagus („*Oesophagismus*“). Freilich kann ausnahmsweise dieser spastischen Stenose auch eine anatomische Läsion des Oesophagus zu Grunde liegen, indem nämlich der Krampf von einer entzündeten oder ulcerirten Stelle im Oesophagus *reflectorisch* ausgelöst wird. Selbst von entfernten Organen her (bei Uterusleiden z. B.) soll

zuweilen ein Reflexkrampf im Oesophagus entstehen können. Die Behinderung des Schluckens ist meist mit einem schmerzhaften Constriktionsgefühl im Hals und in der Brust verbunden. Die Sonde stösst anfangs auf Widerstand, welcher aber meist bald nachlässt. Die nach dem Nachlassen des Krampfes leicht mögliche Einführung der Magensonde sichert die Diagnose, welche sich im Uebrigen vorzugsweise auf das Gesammtbild der Krankheit und auf die sonstigen begleitenden allgemein nervösen und hysterischen Beschwerden stützt. Von einigen Autoren wird auch das unter dem Namen „*Globus hystericus*" bekannte Symptom, das Gefühl einer im Halse und in der Brust auf- und absteigenden Kugel, auf eine spastische Affection des Oesophagus bezogen.

2. **Lähmung des Oesophagus.** Ueber Lähmungen der Oesophagusmuskulatur ist nur sehr wenig bekannt. Es ist zwar nicht unwahrscheinlich, dass bei ausgedehnten bulbären Lähmungen, welche die Muskeln des Pharynx und Larynx betreffen, auch die Oesophagusmuskeln zuweilen an der Lähmung Theil nehmen. Jedenfalls tritt aber die Affection derselben im Krankheitsbilde kaum jemals besonders hervor. Auch bei ausgedehnten diphtheritischen Lähmungen scheint zuweilen, wie ZIEMSSEN angiebt, die Muskulatur der Speiseröhre mit ergriffen zu sein.

VIERTER ABSCHNITT.

Krankheiten des Magens.

ERSTES CAPITEL.

Acuter Magenkatarrh.

(Gastritis acuta. Acute Dyspepsie. Status gastricus. Gastricismus.)

Aetiologie. Da die Schleimhaut des Magens nicht, wie die Schleimhaut des Mundes und des Rachens, unserer directen Untersuchung zugänglich ist, so schliessen wir auf das Bestehen eines acuten Magenkatarrhs in den meisten Fällen nur aus Analogie mit unseren Erfahrungen an anderen Schleimhäuten. Anatomische Untersuchungen über den Magenkatarrh sind erst in sehr geringer Zahl angestellt worden, da die Krankheit fast immer in Genesung übergeht und da auch in denjenigen Fällen, welche durch anderweitige Affectionen tödtlich enden, die Zeichen des Katarrhs in der Leiche sehr undeutlich werden. Trotzdem haben wir volles Recht, bei den meisten vorkommenden kurzdauernden und vorübergehenden Störungen von Seiten des Magens einen Katarrh der Magenschleimhaut anzunehmen. Ob es daneben auch krankhafte Zustände des Magens giebt, welche ohne jede anatomische Veränderung nur in Anomalien der physiologischen Functionen des Magens bestehen, ist möglich, aber noch nicht bewiesen.

Die *Entstehungsursachen* des acuten Magenkatarrhs sind am häufigsten Schädlichkeiten, welche auf die Schleimhaut des Magens direct einwirken. *Thermische Reize* durch zu kalte oder zu heisse Speisen, *mechanische Insulte*, vor allem aber *chemische Reize*, welche die Magenschleimhaut treffen, können zu einem acuten Magenkatarrh führen. Hierher gehören alle die häufigen Fälle von Magenkatarrh, welche nach dem Genuss von zu reichlichen Mengen von Nahrungsmitteln und nach allen sogenannten schwerverdaulichen, unzuträglichen, stark gewürzten, stark sauren u. s. w. Speisen entstehen. Hierher gehören ferner die Indigestionen nach reichlichem Alkoholgenuss, ferner die nicht seltenen Magenstörungen nach dem Einnehmen gewisser Arzneien und endlich ein grosser Theil der vorkommenden leichteren Vergiftungen mit allen möglichen schädlichen Stoffen.

Von besonderer Bedeutung ist die *Aufnahme von in Zersetzung begriffenen Substanzen* in den Magen. Durch den unvorsichtigen Genuss von bereits in Fäulniss begriffenem Fleisch, Fisch u. s. w. können relativ schwere Formen des acuten Magenkatarrhs hervorgerufen werden. Die Producte der Zersetzung wirken selbst als chemisch reizende Substanzen auf die Magenschleimhaut ein. Ausserdem setzen die mit ihnen zugleich in den Magen gelangten Fermente und Fäulnisserreger ihre Wirksamkeit im Magen noch weiter fort und wirken hierdurch ebenfalls entzündungserregend.

Allgemein angenommen wird auch, dass *Erkältungen* der äusseren Haut einen Magenkatarrh bewirken können. Doch ist der Einfluss derselben auf das Entstehen eines solchen nur in wenigen Fällen mit Sicherheit nachweislich.

Sehr verschieden bei den einzelnen Individuen ist die *Disposition* zu Magenkatarrhen. Schwächliche Kinder, anämische Individuen, Fieberkranke, Reconvalescenten von schweren Krankheiten, in ihrer Ernährung und in ihrem Kräftezustande heruntergekommene chronisch Kranke zeigen eine erhöhte Disposition. Sie erkranken zuweilen schon nach geringen Veranlassungen, welche bei kräftigen und gesunden Individuen keine schädlichen Folgen haben. Die Ursache dieser erhöhten Disposition liegt wahrscheinlich vorzugsweise darin, dass die physiologischen

Functionen des Magens unter den genannten Verhältnissen eine nicht unerhebliche Beeinträchtigung erfahren. Durch directe Versuche ist bewiesen, dass *bei Fiebernden, sowie bei den meisten anämischen und geschwächten Individuen die Säureproduction im Magen unter die Norm herabgesetzt* ist. Die Verdauung der Speisen im Magen erleidet dadurch eine beträchtliche Verzögerung. Die Muskelbewegungen des Magens, welche durch das normale Magensecret angeregt werden, werden geringer. Ausserdem nimmt wahrscheinlich die Muskulatur des Magens selbst zuweilen Theil an der allgemeinen Schwächung des Körpers. Dadurch leidet die Weiterbeförderung der Speisen, welche unverdaut im Magen liegen bleiben, zum Theil abnorme Zersetzungen eingehen und auf diese Weise mechanisch und chemisch schädlich auf die Magenschleimhaut einwirken.

Symptome. Das constanteste subjective Symptom des acuten Magenkatarrhs ist die *Appetitlosigkeit* der Kranken. Dieselbe steigert sich in manchen Fällen bis zu völligem Widerwillen und Ekel vor allen Speisen. Was die Kranken geniessen, schmeckt ihnen fade und sie haben daher höchstens Verlangen nach „pikanten“, stark gewürzten oder sauren Speisen. Der *Durst* ist in Folge eines beständigen Gefühls von Trockenheit im Munde oft vermehrt.

Die subjectiven Empfindungen im Magen bestehen nur ausnahmsweise in einem stärkeren *Schmerz.* Gewöhnlich klagen die Kranken über ein beständiges Gefühl von *Druck* und *Vollsein* im Magen. Zuweilen empfinden die Kranken die peristaltischen Bewegungen des Magens („Kollern“ im Leibe).

Das beständige Gefühl von Uebelkeit steigert sich in vielen Fällen zu wirklichem *Erbrechen.* Das Erbrochene besteht grösstentheils aus unverdauten Speiseresten, ausserdem enthält es Schleim und zuweilen auch Galle. Neben dem Erbrechen tritt häufiges *Aufstossen* von Gasen oder von flüssigem Mageninhalt ein.

Die *objective Untersuchung des Magens* ergiebt wenig Besonderes. Zuweilen ist die Magengegend im Ganzen etwas aufgetrieben und auf Druck empfindlich. Die *Zunge* ist in fast allen Fällen dick belegt und trocken. Die Kranken entwickeln meist einen unangenehmen Foetor ex ore und haben einen beständigen faden oder bitteren Geschmack im Munde.

Das *Allgemeinbefinden* ist in allen schwereren Fällen von acutem Magenkatarrh ziemlich beträchtlich gestört. Die Patienten fühlen sich matt und unlustig zu jeder Arbeit. Nicht selten bestehen mässige *Fiebersteigerungen* mit subjectivem Frost- und Hitzegefühl. In vereinzelten Fällen beobachtet man sogar einen schweren typhösen Allgemeinzustand mit heftigeren nervösen Erscheinungen (intensiver Kopfschmerz, Schwindel, leichte Benommenheit u. s. w.). In solchen als „*Febris gastrica*“ bezeichneten Fällen handelt es sich wahrscheinlich um einen allgemein infectiösen Zustand. Vielleicht kommen aber auch toxische Wirkungen durch abnorme im Magen bei den Zersetzungsvorgängen erzeugte Stoffe (z. B. Schwefelwasserstoff) in Betracht.

Von *Complicationen* sind namentlich die häufig gleichzeitigen Erscheinungen von Seiten des Darms zu erwähnen. Gewöhnlich besteht *Verstopfung*, zuweilen aber auch *Diarrhoe*. In Folge des Fortschreitens des Magenkatarrhs auf das Duodenum entwickelt sich nicht selten ein katarrhalischer *Icterus*. — Auf der Haut beobachtet man zuweilen beim acuten Magenkatarrh das Auftreten eines *Herpes*, eine Erscheinung, welche ebenfalls für den infectiösen Charakter vieler Magenkatarrhe spricht.

Der Verlauf des acuten Magenkatarrhs ist stets von kurzer Dauer. Meist tritt schon nach wenigen Tagen vollständige Heilung ein.

Therapie. Hat man im Beginne der Krankheit Grund zu der Annahme, dass sich im Magen noch reichlichere Mengen unverdauter Speisen befinden, so ist die Darreichung eines *Brechmittels* indicirt und dann auch oft von günstigster Wirkung. Will man den vom Brechmittel auf die Magenschleimhaut ausgeübten Reiz vermeiden, so wendet man zur Hervorrufung des Brechens eine subcutane Injection von 0,01 *Apomorphin* an.

Indessen kommt man in den meisten Fällen von acutem Magenkatarrh ohne Brechmittel aus. Man verordnet eine *strenge Diät* (schleimige Suppen und dgl.) und giebt innerlich kleine Mengen *Salzsäure* (6—10 Tropfen in einem halben Glase Wasser) oder eins der zahlreichen verschiedenen „*Stomachica*“ und *Amara* (Tinct. Rhei aquosa und vinosa, Tinct. amara, T. Gentianae u. s. w.). Ist das *Erbrechen* hartnäckig, so thuen Eispillen oder kleine Dosen Opium die besten Dienste. Gegen häufiges saures Aufstossen verordnet man messerspitzenweise *Magnesia* oder *doppelt-kohlensaures Natron*. Besteht hartnäckigere Stuhlverstopfung, so ist ein Abführmittel (Rheum, Carlsbader Salz, Bitterwasser) indicirt.

ZWEITES CAPITEL.

Chronischer Magenkatarrh.

(Gastritis chronica. Chronische Dyspepsie.)

Aetiologie. Dieselben schädlichen Einwirkungen, welche den acuten Magenkatarrh hervorrufen, führen bei häufiger Wiederholung schliesslich zu einem chronischen Magenkatarrh. In erster Linie kommen *unzweckmässige Ernährung und Missbrauch von Alcoholicis* u. dgl. in Betracht. Wie beim acuten, so spielt auch beim chronischen Magenkatarrh die individuelle Disposition zur Erkrankung eine bemerkenswerthe Rolle. In einigen Fällen scheint die Disposition sogar auf einer ererbten Familienanlage zu beruhen. Man findet nicht sehr selten, dass ein grosser Theil der Mitglieder einer Familie einen „schwachen Magen“ hat.

Ausser den bisher erwähnten primären Magenkatarrhen kommen chronische Magenkatarrhe auch als *secundäres* Leiden im Anschluss an andere Affectionen vor. Namentlich führen alle mit Stauung im Pfortadergebiet verbundenen Krankheiten nicht selten zu secundären Magenkatarrhen, so namentlich die Lebercirrhose, Pfortaderthrombose u. dgl. Auch die Magenkatarrhe bei chronischen Herz- und Lungenleiden sind zum Theil als Stauungskatarrhe aufzufassen.

Pathologische Anatomie. Die grob-anatomischen Veränderungen in der Magenschleimhaut sind in der Mehrzahl der Fälle von chronischem Magenkatarrh sehr gering. Meist findet man die Schleimhaut von einer Schicht zähen, grauweissen Schleims bedeckt, in welchem sich mehr oder weniger zahlreiche abgestossene Epithelien befinden. Die Farbe der Schleimhaut ist roth, häufig aber auch grau in Folge stärkerer Pigmentablagerung. Fast immer sind die Veränderungen in der *Pars pylorica* des Magens am meisten ausgeprägt.

Hat der Katarrh lange Zeit gedauert, so können sich weitere Folgezustände in der Schleimhaut ausbilden. In manchen Fällen erscheint dieselbe glatt und *atrophisch*. Die Drüsen sind verschmälert und verkürzt, das Bindegewebe zwischen ihnen vermehrt. In anderen Fällen aber bildet sich eine *Hyperplasie der Schleimhaut* aus. Ihre Innenfläche ist verdickt und gewulstet („*État mamelonné*“). Die Wucherung betrifft in diesen Fällen vorzugsweise die Drüsenschläuche der Mucosa. Doch kommen auch in der Submucosa beträchtliche Verdickungen vor.

Symptome. Die Zeichen *gestörter Magenverdauung* (*Dyspepsie*), welche sich bei allen Kranken mit chronischem Magenkatarrh entwickeln, lassen sich auf folgende Anomalien in der physiologischen Function des Magens zurückführen:

Wie jede normale Drüsenthätigkeit, so ist auch die Secretion des normalen Magensaftes an die Integrität der Blutcirculation in der Magenschleimhaut gebunden. Es ist daher nicht schwer verständlich, dass die mit jeder Entzündung verbundene *Circulationsstörung* im Magen auf die Secretion des Magensaftes von störendem Einfluss sein muss. Wir können daher wie bei den primär-entzündlichen, so auch bei den

Stauungskatarrhen eine *mangelhafte Secretion des Magensaftes* als ein hauptsächlich in Betracht kommendes, die Dyspepsie bedingendes Moment ansehen. Hierbei spielt eine etwaige Verminderung der Pepsinproduction wahrscheinlich nur eine untergeordnete Rolle, da das Pepsin nach Art aller Fermente auch in der kleinsten Menge unter sonst günstigen Bedingungen schon eine ausreichende Peptonisirung der Eiweisskörper bewirken kann. Wichtiger erscheint daher der beim chronischen Magenkatarrh wiederholt direct nachgewiesene *Mangel an Salzsäure*, wodurch die Verdauungsvorgänge im Magen nicht unbeträchtlich herabgesetzt und verlangsamt werden. Es versteht sich von selbst, dass in den mit wirklicher Atrophie der Schleimhaut und speciell deren Drüsenelemente einhergehenden Fällen die Verminderung der normalen Secretionsvorgänge im Magen hierdurch einen noch höheren Grad erreichen kann.

Die schädlichen Folgen der durch den Salzsäuremangel bewirkten unvollständigen Verdauung machen sich weiterhin dadurch geltend, dass sich in den unverdaut gebliebenen Speisetheilen leicht *abnorme Gährungen und Zersetzungen* einstellen. Durch die Gährungsprocesse im Magen werden namentlich Milchsäure, Buttersäure, Essigsäure, Alkohol u. a. gebildet. Die directe Ursache aller dieser Gährungen ist darin zu suchen, dass die verschluckten *Gährungsfermente* nicht, wie unter normalen Verhältnissen, vom Magensaft zerstört und unwirksam gemacht werden, sondern in den relativ lange Zeit stagnirenden Speisemassen die günstigsten Bedingungen zur Entfaltung ihrer Wirksamkeit vorfinden. Die abnormen Gährungsproducte wirken ihrerseits wiederum als Reiz auf die Magenschleimhaut ein und unterhalten den Katarrh derselben.

Ein weiteres schädliches Moment, welches zur Störung der normalen Verdauungsvorgänge beim chronischen Magenkatarrh beiträgt, liegt in der *vermehrten Schleimproduction.* Da der Schleim *alkalisch* reagirt, so trägt er zur Herabsetzung des Säuregrades im Magensaft bei und vermindert die Verdauungskraft desselben. Von Wichtigkeit ist ferner der rein mechanische, schädliche Einfluss, den die angehäuften Schleimmassen im Magen ausüben. Sie umhüllen alle Ingesta und verhindern dadurch in ziemlich hohem Grade die Einwirkung des Magensaftes auf den Mageninhalt. Von Schleim ganz eingehüllte Speisetheile können ziemlich lange Zeit unverdaut im Magen liegen bleiben.

Von grösster Bedeutung sind ferner die *motorischen Störungen,* welche der Magen beim chronischen Magenkatarrh erfährt. Die normale Peristaltik des Magens ist, wie eine einfache Ueberlegung zeigt, eine der Grundbedingungen zum Zustandekommen einer normalen Verdauung im Magen. Durch die Peristaltik werden alle Theile des Mageninhalts nach einander in ausreichende Berührung mit der Magenschleimhaut gebracht. Hierdurch allein wird eine gleichmässige Verdauung aller Theile ermöglicht, während andererseits, wie aus der Physiologie bekannt ist, die Secretion der Magenschleimhaut durch die noch unverdauten Bestandtheile stets von Neuem angeregt wird. Die normale Peristaltik sorgt endlich auch für die nöthige Fortschaffung des bereits Verdauten aus dem Magen in den Dünndarm und verhindert auf diese Weise jede unnöthige Anhäufung von Mageninhalt.

Es unterliegt keinem Zweifel, dass die *Peristaltik des Magens beim Magenkatarrh erhebliche Störungen erleidet.* Dieselben beruhen zum Theil auf einer unmittelbaren Schädigung der Muskulatur selbst. Bei jeder stärkeren Entzündung wird die Muskularis ödematös und dadurch in ihrer Function beeinträchtigt. In allen Fällen, in welchen eine stärkere Anhäufung von Speisen im Magen stattfindet, wird ferner die Muscularis allmählich gedehnt und in Folge davon ebenfalls arbeitsuntüchtiger. Von vielleicht noch grösserer Bedeutung, als die directe Schädigung der Muskulatur, ist aber die Herabsetzung der normalen Erreger für die peristaltischen Bewegungen. Wie die Physiologie uns lehrt, liegt in der normalen Beschaffenheit des Magensaftes, vor allem in dem Säuregehalt desselben das wichtigste Anregungsmittel für das Zustandekommen der peristaltischen Bewegungen. Alle Momente, welche die normale Menge und Zusammensetzung des Magensaftes irgendwie beeinträchtigen, müssen mithin in zweiter Linie auch eine Abnahme der Magenperistaltik bewirken. Die schädlichen Folgen derselben ergeben sich von selbst. Die Verdauung leidet, die Entwicklung abnormer Zersetzungen wird erleichtert — kurzum wieder jener Circulus vitiosus geschaffen, auf den wir in der Pathologie der Verdauung immer von Neuem stossen.

Endlich haben wir noch die *Störungen der Resorption* im Magen beim chronischen Magenkatarrh zu erwähnen. Wie neuerdings im hiesigen LUDWIG'schen Laboratorium gezeigt ist, wird ein nicht unbeträchtlicher Theil der im Magen gebildeten Peptone von den Blutgefässen des Magens selbst resorbirt. Es ist daher schon a priori sehr wahrscheinlich, dass die mit der Entzündung verbundene Circulationsstörung die Resorption der Peptone beeinträchtigen muss. Eine schädliche Folge davon ist, dass die unresorbirt im Magen liegen bleibenden gelösten Peptone, wie experimentell nachweisbar ist, die weitere Peptonisirung der Eiweisskörper stören und verlangsamen. In gleichem Sinne schädlich wirkt auch die mangelhafte Magenperistaltik, welche das abnorm lange Liegenbleiben der Peptone begünstigt. Ausserdem sprechen zahlreiche Erfahrungen dafür, dass die Resorption direct durch die normalen peristaltischen Bewegungen des Magens wesentlich unterstützt wird, und dass deshalb in der ungenügenden Magenperistaltik ein die Resorption hemmendes Moment liegen muss.

Somit haben wir also eine ganze Reihe von Momenten kennen gelernt, welche alle zur Störung der normalen Verdauungsvorgänge im Magen beitragen. Wir haben dieselben etwas ausführlicher besprochen, weil sich aus ihnen nicht nur das Verständniss für die Verdauungsstörungen beim chronischen Magenkatarrh, sondern in gleicher Weise auch bei fast allen übrigen Magenkrankheiten ergiebt.

Gehen wir jetzt zur Besprechung der einzelnen *Krankheitssymptome* über, aus welchen wir das Vorhandensein der Dyspepsie, resp. des chronischen Magenkatarrhs schliessen, so haben wir zunächst die *Herabsetzung des Appetits* zu erwähnen. Wie überhaupt bei allen Störungen des Magens, so ist auch beim chronischen Magenkatarrh das Verlangen der Kranken nach Nahrungsaufnahme vermindert. Zuweilen besteht etwas Appetit. welcher aber schon nach geringer Speiseaufnahme in das Gefühl der Sättigung übergeht. In anderen Fällen haben die Kranken geradezu einen Widerwillen gegen alle Nahrung, essen nur wenig und am liebsten schärfer gewürzte, pikante Speisen. Nicht selten haben die Kranken im Munde einen beständigen bitteren, faden oder sonst abnormen, unangenehmen Geschmack.

Subjective Empfindungen in der Magengegend fehlen nur selten ganz. In der Regel klagen die Patienten über ein Gefühl von Vollsein, über Druck und dumpfen Schmerz im Magen. Diese abnormen Sensationen sind entweder continuirlich oder treten nach jedem Essen auf.

Ein sehr häufiges und lästiges Symptom ist das *Aufstossen von Gasen* aus dem Magen. Oft gelangt hierbei auch etwas saure Flüssigkeit in den Mund („*saures Aufstossen*"). Die aufgestossenen Gase bestehen zum Theil in atmosphärischer Luft, zum Theil in abnormen, bei den Zersetzungsvorgängen im Magen gebildeten Gasen. Wasserstoff, Kohlensäure und in einzelnen Fällen auch brennbare Gase (Sumpfgas) sind nachgewiesen worden. In Folge des Reizes, den die aufgestossenen sauren Massen ausüben, entwickelt sich längs des Oesophagus oft ein heftiges Gefühl von Brennen, das sogenannte *Sodbrennen.*

In vielen Fällen steigert sich das Gefühl der Uebelkeit zu wirklichem *Erbrechen.* Dasselbe tritt fast immer nach der Nahrungsaufnahme auf, entweder unmittelbar darauf oder nach einer halben bis einigen Stunden. Das *Erbrochene* besteht grösstentheils aus unverdauten Speiseresten und aus meist reichlichem Schleim. Die Reaction des Erbrochenen ist zuweilen neutral, in anderen Fällen stark sauer. Diese saure Reaction rührt aber in vielen Fällen nicht von der Anwesenheit von Salzsäure her, sondern von andern, bei den abnormen Gährungsprocessen im Magen gebildeten Säuren, namentlich Essigsäure, Milchsäure, Fettsäuren u. s. w. Die saure Reaction des Mageninhalts als solche beweist nichts für die verdauende Kraft des Magensaftes, da alle oben genannten Säuren einen viel geringeren Einfluss auf die Verdauung ausüben, als die Salzsäure. Kleine *Beimengungen von Blut* im Erbrochenen kommen gelegentlich vor, ohne eine ernste Bedeutung zu haben. Die *mikroskopische Untersuchung* des Erbrochenen ergiebt wenig Charakteristisches. Hervorzuheben ist der häufige Befund von *Hefezellen* und *Sarcina ventriculi*. Letztere hat übrigens wahrscheinlich mit den abnormen Gährungsvorgängen im Magen nichts zu thun.

Eine besondere Form des Erbrechens kommt sehr häufig beim chronischen Magenkatarrh der Säufer vor. Es ist dies das bekannte morgendliche Erbrechen, der *vomitus matutinus potatorum* („Wasserkolk"). Die hierbei erbrochene Flüssigkeit ist von wässriger Beschaffenheit, reagirt gewöhnlich alkalisch und besteht, wenigstens zum Theil, wahrscheinlich aus verschlucktem Speichel.

Die *objective Untersuchung* der Kranken mit chronischem Magenkatarrh ergiebt ausser den Zeichen der allgemein reducirten Ernährung (s. u.) nur wenig Besonderes. Die *Zunge* ist häufig an ihrer Oberfläche belegt, während Rand und Spitze derselben roth erscheinen. Nicht selten leiden die Kranken mit chronischem Magenkatarrh an einer ziemlich starken Salivation.

Die *Untersuchung der Magengegend* ergiebt in vielen Fällen nichts Abnormes. Zuweilen ist der Magen stärker aufgetrieben und auf Druck etwas empfindlich. Fühlbares und hörbares Plätschern bei der Palpation des Magens weist gewöhnlich auf eine eingetretene Magendilatation hin (s. d.).

Von den *übrigen Organen* ist der *Darmkanal* am häufigsten bei dem chronischen Magenkatarrh mit betheiligt. In nicht seltenen Fällen combiniren sich Erkrankungen des Darmes mit Erkrankungen des Magens. Fast in allen Fällen von chronischem Magenkatarrh bestehen Unregelmässigkeiten des Stuhlgangs, namentlich *habituelle Obstipation*. Nicht selten breitet sich eine stärkere Gasentwicklung im Magen auch weiterhin auf den Darm aus und führt zu *Meteorismus* und *Flatulenz*. Entwickelt sich ein Duodenalkatarrh, so kann *Icterus* auftreten.

Der *Harn* zeigt beim chronischen Magenkatarrh nicht selten eine relativ *schwach* saure Reaction. In demselben bildet sich daher oft ein reichliches *Phosphatsediment*. Die Abnahme der Acidität des Harns beruht wahrscheinlich zum Theil auf der mangelhaften Säureproduction im Magen, eventuell auch auf dem Säureverlust durch stärkeres Erbrechen (vgl. unten das Capitel über Magendilatation).

Die oft behauptete Abhängigkeit *chronischer Hautaffectionen* (namentlich *Eczem*) von Magenkatarrhen ist nicht sicher bewiesen.

Auffallender ist das Verhältniss des chronischen Magenkatarrhs zu gewissen *nervösen Störungen*. Hervorzuheben ist namentlich der Einfluss, welchen das Leiden auf die *Gemüthsstimmung* sehr häufig ausübt. In einer grossen Anzahl von Fällen ist der chronische Magenkatarrh mit ausgesprochener, mehr oder weniger hochgradiger *Hypochondrie* verbunden. Dazu kommen als nicht seltene weitere nervöse Erscheinungen *Kopfschmerz*, *Schwindel*, *geistige Trägheit* u. dgl. Bekannt ist namentlich die Beziehung des Schwindels zu manchen Fällen von chronischem Magenkatarrh („*vertigo e stomacho laeso*"). Zum grossen Theil hängen die genannten nervösen Symptome wahrscheinlich von der durch den Magenkatarrh bedingten *Anämie des Gehirns* ab. In manchen Fällen aber mögen dieselben auch als Intoxicationssymptome in Folge Resorption abnormer, im Magen gebildeter Stoffe aufzufassen sein (Senator).

In allen schwereren und langwierigeren Fällen von chronischem Magenkatarrh leidet der *allgemeine Ernährungszustand* der Kranken beträchtlich. Die verminderte Nahrungsaufnahme, die mangelhafte Verdauung und Resorption des Aufgenommenen führen allmählich einen ziemlich beträchtlichen *Gewichtsverlust* des Körpers herbei. Fett und Muskulatur magern ab. Die Haut wird trocken, spröde, und erhält ein meist blass-schmutziges Colorit.

Das *Gesammtbild* und der *Gesammtverlauf der Krankheit* gestalten sich in den einzelnen Fällen sehr verschieden. Die oben genannten hauptsächlichsten Krankheitssymptome, Appetitlosigkeit, Magendruck, Aufstossen, Erbrechen u. s. w. kommen in den verschiedensten Intensitäten und Combinationen vor. In den leichteren Fällen sind Appetitlosigkeit und mässige locale Beschwerden zuweilen die einzigen Symptome. Häufiges Erbrechen kommt nur in den schwereren Fällen vor. Die *Dauer* des Leidens erstreckt sich oft auf Jahre, namentlich wenn die Patienten ihr Leiden vernachlässigen. Häufige Remissionen und Exacerbationen des Leidens, namentlich von äusseren Veranlassungen abhängig, kommen in den meisten Fällen vor.

Die Krankheit an sich ist nicht tödtlich. Durch allgemeine Schwächung des Körpers kann sie aber indirect eine Verkürzung der Lebensdauer herbeiführen.

Diagnose. Die Diagnose „chronischer Magenkatarrh" wird in allen denjenigen Fällen gestellt, bei welchen länger dauernde Symptome von Seiten des Magens bestehen, ohne dass die Untersuchung Anhaltspunkte für die Annahme eines anderen schwereren Leidens des Magens (Ulcus, Carcinom, Dilatation) oder eines anderen Organs ergiebt. Dieser letztere Punkt, der Ausschluss eines andersartigen Leidens, bedarf besonderer Berücksichtigung. In der Praxis kommen keineswegs selten Fälle vor, in denen wegen bestehender leichter Symptome von Seiten des Magens ohne Weiteres ein chronischer Magenkatarrh diagnosticirt wird, während die genauere Untersuchung oder der spätere Verlauf der Krankheit etwas ganz Anderes ergeben — ein chronisches Herz- oder Lungenleiden, eine chronische Nephritis oder eine der oben genannten anderen Magenaffectionen. Die hauptsächlichsten diagnostischen Merkmale der letzteren werden wir in den folgenden Capiteln besprechen. Als Regel soll stets gelten, die Diagnose des chronischen Magenkatarrhs nur dann zu stellen, wenn eine genaue Untersuchung des ganzen Körpers kein andersartiges Leiden ergiebt, auf welches die etwa bestehenden Magensymptome bezogen werden können.

Therapie. Stellt sich der chronische Magenkatarrh als die *Folgeerscheinung* eines anderen Leidens heraus (z. B. als Stauungskatarrh bei einem chronischen Herz-, Lungen- und Leberleiden), so wird die Therapie natürlich in erster Linie das Grundleiden zu bessern bestrebt sein müssen.

Die Therapie des *primären Magenkatarrhs* muss in allen Fällen mit einer *Regelung der Diät* des Kranken beginnen. Allgemeine Vorschriften „sich in Acht zu nehmen“ und „schwer verdauliche Speisen zu vermeiden“ nützen nichts. Den Kranken muss ein ganz bestimmter Speisezettel vorgeschrieben werden. Ein allgemeines Schema für denselben, welches für alle Fälle von chronischem Magenkatarrh passen würde, giebt es nicht. In jedem einzelnen Fall müssen die individuellen Verhältnisse berücksichtigt werden. Auch die persönlichen Erfahrungen der Kranken selbst sind keineswegs unbeachtet zu lassen. Der eine Kranke verträgt irgend eine Speise garnicht, welche von anderen Kranken vorzüglich vertragen wird, und umgekehrt.

Zunächst müssen allen Kranken, welche nicht schon von selbst die ihnen schädlichen Sachen vermeiden, gewisse Speisen ganz *verboten* werden. Hierher gehören in erster Linie alle Speisen, welche in gröberer Weise *mechanisch* oder *chemisch reizend* auf die Magenschleimhaut einwirken können: alle gröberen, an unverdaulicher Cellulose reichen Gemüse- und Obstsorten, alle scharf gewürzten, stark sauren oder gesalzenen Speisen. Ferner gehören hierher alle Speisen, welche hauptsächlich aus *Kohlehydraten* bestehen (Kartoffeln, Mehlspeisen). Denn fast alle abnormen Gährungsvorgänge, deren schädliche Folgen wir oben besprochen haben, gehen an den Kohlehydraten vor sich. Zu verbieten sind ferner alle *fetten Speisen*. Das Fett erschwert die Verdauung dadurch, dass es rein mechanisch die Einwirkung des Magensaftes auf den Mageninhalt verhindert, und giebt weiterhin durch Bildung der Fettsäuren Anlass zu saurem Aufstossen, Sodbrennen u. s. w. Ein wichtiger Punkt ist das möglichst strenge Verbot aller *Alcoholica*. Durch directe Versuche von Fleischer u. A. ist sicher erwiesen worden, dass der Alkohol schon in kleinen Mengen den Verdauungsvorgang verlangsamt und erschwert. Wozu also die schädliche Concession an eine üble Angewohnheit der Patienten? Ein *vollständiges Verbot* wird ausserdem in allen schweren Fällen viel mehr respectirt, als das Gebot der blossen *Einschränkung* im Genuss der Alcoholica. Endlich ist auch der Genuss sehr *heisser* oder *eiskalter* Speisen zu untersagen.

Bei der Auswahl der Speisen, welche man den Patienten gestattet, ist, wie bereits erwähnt, ausser den ärztlichen Indicationen auch den persönlichen Erfahrungen verständiger Kranker Rechnung zu tragen. Viele Kranke mit chronischem Magenkatarrh wissen selbst am besten, was ihnen bekommt und was ihnen schadet. Als am meisten zuträgliche Speisen sind zu betrachten: *Milch* (roh oder gekocht, süss oder sauer, je nach dem einzelnen Falle), *weiche Eier, Kalbsbröschen* und mageres, mürbes *Fleisch* (Kalbfleisch, Rindfleisch, Geflügel). Oft wird das Fleisch in rohem Zustande (fein geschabtes rohes Rindfleisch) oder nur leicht gebraten am besten vertragen. Leichte Suppen, in nicht zu grosser Menge, können gestattet werden. Als Getränk dient ausser Wasser besonders schwacher Thee und entölter Cacao. In Bezug auf die Erlaubniss des Kaffeetrinkens — oft ein sehr wichtiger Punkt! — muss die Erfahrung in den einzelnen Fällen entscheiden. Gröberes Schwarzbrod ist zu verbieten. Die Patienten erhalten statt dessen Weissbrod (eventuell geröstet) und Zwieback in nicht zu grossen Mengen.

Alle festeren Speisen müssen in fein geschnittenem Zustande, langsam und gut gekaut genossen werden. Zuweilen ist es zweckmässig, häufigere Mahlzeiten mit kleinen Mengen anzuordnen. In anderen Fällen dagegen haben die Kranken mehr Appetit, wenn sie längere Zeit ganz gefastet haben.

Je schwerer die Erscheinungen im einzelnen Falle sind, desto strenger muss man in den diätetischen Vorschriften sein. In manchen Fällen wird sogar die oben angeführte gemischte Diät nicht vertragen. Man muss dann noch vorsichtiger in der Auswahl der Speisen sein. Eine reine Milchdiät (*Milchkur*) lässt sich selten durchführen, kann aber zeitweilig versucht werden, wenn die Kranken die Milch gern zu sich nehmen und gut vertragen. Sonst ist eine Milchkur eine Quälerei für die Kranken, welche mehr schadet, als nützt. Sehr empfehlenswerth in schweren Fällen ist die ausschliessliche oder wenigstens vorzugsweise Ernährung der Kranken mit ROSENTHAL-LEUBE'scher *Fleischsolution.*

Ausser der Regelung der Diät können wir bei der Behandlung des chronischen Magenkatarrhs noch einer Reihe von *speciellen Indicationen* genügen.

Wie wir gesehen haben, ist das abnorm lange Verweilen von unverdauten Speisetheilen im Magen ein Umstand, welcher mit am meisten zur Unterhaltung der Verdauungsstörungen beiträgt. Gelingt es uns, den Magen gehörig zu entleeren, so befreien wir ihn dadurch von den abnormen Gährungs- und Zersetzungsproducten, sowie von etwa angesammelten schädlichen Schleimmassen. Am vollständigsten genügt dieser Indication die *mechanische Behandlung des chronischen Magenkatarrhs mit der Magenpumpe.* Die Erfolge derselben sind in vielen Fällen äusserst befriedigend. Doch eignen sich, bei den nicht zu vermeidenden Unannehmlichkeiten der Magenausspülungen, selbstverständlich nur die schwereren und hartnäckigeren Fälle zu dieser Behandlungsweise. Näheres über die Methode und die Art ihrer Ausführung werden wir im Capitel über die Dilatation des Magens mittheilen.

Der Indication, den Magen von seinem abnormen Inhalte zu befreien, entspricht ferner die beim chronischen Magenkatarrh vielfach geübte Verordnung der leichten Abführmittel, namentlich der glaubersalzhaltigen, *alkalisch-salinischen Mineralwässer.* Ausser der abführenden Wirkung üben dieselben auch noch in einigen anderen Beziehungen eine günstige Wirkung aus. Ihr Alkaligehalt bewirkt eine theilweise Neutralisirung der abnormen im Magen gebildeten Säuren. Ferner üben, wie experimentell nachgewiesen worden ist, das kohlensaure Natron, Kochsalz und die Kohlensäure einen anregenden Einfluss auf die Secretion des Magensaftes aus. Den grössten Ruf gegen alle chronischen Magenkrankheiten haben die Quellen von *Carlsbad.* Ausserdem sind als Kurorte für Magenkranke *Tarasp, Kissingen, Vichy, Ems* u. a. zu nennen. Ein guter Theil der Kurerfolge an den genannten Orten beruht übrigens darauf, dass manche Kranke, wenn sie eine bestimmte „Kur“ gebrauchen, viel leichter das Einhalten einer strengen Diät durchführen, als in ihren gewöhnlichen, häuslichen Verhältnissen.

Um die abnormen Zersetzungsvorgänge im Magen zu beschränken, hat man versucht, direct *gährungswidrige Substanzen* in den Magen einzuführen. Hierzu empfehlen sich am meisten kleine Dosen *Salicylsäure*

(0,5—1,0 pro die), *Kreosot* (täglich 2—3 Mal eine Pille zu 0,03) und *Benzin* (20 Tropfen mit Wasser oder Milch einige Mal täglich).

Eine weitere Indication bei der Behandlung des chronischen Magenkatarrhs liegt darin, den in abnorm geringer Menge secernirten Magensaft künstlich zu ersetzen und hierdurch die Verdauung zu bessern. Wie wir gesehen haben, ist der Mangel an Salzsäure im Magensaft bei vielen Magenkranken direct nachgewiesen worden. Es entspricht daher sowohl der theoretischen Voraussetzung, als namentlich auch der praktischen Erfahrung, den Kranken *Salzsäure* von aussen zuzuführen. Man verordnet von der officinellen verdünnten Salzsäure (Acidum hydrochloricum dilutum) 10—15 Tropfen in einem halben Glase Wasser, 1/2 bis 1 Stunde nach jeder Mahlzeit zu nehmen. Erzielt man hiermit allein kein wesentliches Resultat, so versucht man ausserdem die Darreichung von *Pepsin*. Wir haben ausschliesslich das Pepsinum germanicum solubile, in Pulvern (oder Kapseln) zu 0,5 bei jeder Mahlzeit zu nehmen, angewandt. Die sehr gebräuchlichen Pepsinweine sind ihres Alkoholgehaltes wegen nicht rationell.

Als Mittel, welche direct die Magensaftsecretion anzuregen im Stande sind, gelten vor allem die *Amara*. Sie haben sich daher den Namen der „*Stomachica*" verschafft. Tinctura amara, T. Gentianae, T. Calami, T. nucis vomicae, Quassia, Colombo u. A. sind namentlich in Gebrauch. Auch die *Alkalien* sollen, wie oben erwähnt, die Secretion des Magensafts vermehren.

Von einzelnen Symptomen, welche zuweilen eine besondere Medication erfordern, ist vor allem häufiges *Erbrechen* zu erwähnen. Unter der mechanischen Magenbehandlung lässt dasselbe meist nach. Im Uebrigen bekämpft man dasselbe durch Eispillen und kleine Dosen Opium oder Chloral. Auch Benzin und Bromkalium können zuweilen versucht werden.

Heftigere *Magenschmerzen* erfordern die Darreichung der Narcotica (Aq. Laurocerasi mit Morphium). Bei häufigem *saurem Aufstossen* verordnet man messerspitzenweise Natron bicarbonicum oder Magnesia usta. Bestehende *Appetitlosigkeit* sucht man durch die Darreichung der Amara, namentlich der T. nucis vomicae, oder durch kleine Dosen Chinin zu bessern. Klagen die Patienten über beständigen *üblen Geschmack im Munde*, so lässt man sie den Mund öfter spülen mit Selterswasser, mit schwacher (1%) Carbollösung, mit Myrrhentinctur (ca. 5 Tropfen aufs Glas Wasser) u. dgl. Gegen *habituelle Obstipation* wendet man Klystiere, die verschiedenen Bitterwässer, Carlsbader Salz, in hartnäckigeren Fällen Rheum- oder Aloëpillen an.

Schliesslich haben wir noch einige Mittel zu erwähnen, welche den Katarrh der Magenschleimhaut direct bessern sollen und von vielen Aerzten sehr gerühmt werden. Ihre Wirksamkeit ist jedoch keineswegs sicher bewiesen. Hierher gehören namentlich das *Bismuthum subnitricum*, *Zincum sulfuricum* und *Argentum nitricum* (Recepte s. im Anhang).

So sehen wir also, dass uns bei der Behandlung des chronischen Magenkatarrhs eine grosse Menge Mittel zur Verfügung stehen. Der Erfolg jeder Kur hängt aber vorzugsweise von der Ausdauer und Consequenz ab, mit welcher die Patienten den Verordnungen nachkommen und alle Schädlichkeiten vermeiden. Zunächst versuche man in jedem Fall vorzugsweise durch die Regelung der Diät eine Besserung zu erzielen. Daneben verordnet man gewöhnlich den Gebrauch der Salzsäure oder, je nach den speciellen Indicationen die anderen, oben angeführten Mittel. Im Sommer schickt man, wenn die Verhältnisse es erlauben, die Kranken auf einige Wochen nach Carlsbad, Tarasp u. s. w. Zur allgemeinen Stärkung thut in vielen Fällen auch ein Gebirgs- oder Seeaufenthalt vortreffliche Dienste. In *schweren* Fällen erzielt man durch die mechanische Behandlung (neben der diätetischen) die meiste Besserung. Den Erfolg der Kur controlirt man am sichersten durch die Zunahme des Körpergewichts der Kranken, ferner durch die Besserung ihres Allgemeinbefindens und ihrer Magenbeschwerden.

DRITTES CAPITEL.

Gastritis phlegmonosa.

(Eitrige Entzündung des Magens.)

Die eitrige Entzündung des Magens ist eine sehr selten vorkommende und daher erst wenig gekannte Krankheit. Besondere *Ursachen* für dieselbe konnten bisher in den meisten Fällen nicht aufgefunden werden. Zuweilen ist die Krankheit eine Theilerscheinung bei schweren pyämischen, puerperalen Processen u. dgl.

Man unterscheidet eine *umschriebene eitrige Entzündung* des Magens (den *Magenabscess*) und die *diffuse eitrige Gastritis*. Der hauptsächlichste Sitz der Eiternng ist fast stets die Submucosa. Von hier setzt sich die Entzündung einerseits auf die Muscularis und Serosa, andererseits auf die Schleimhaut selbst fort.

Die *Symptome* bestehen meist in heftigen *Magenerscheinungen* (Schmerz, Erbrechen), in hohem *Fieber* und in *allgemeinen infectiösen*

Erscheinungen (Kopfschmerz, Delirien, allgemeine Prostration u. dgl.). Einige Fälle verlaufen in kurzer Zeit tödtlich, andere nehmen einen mehr *chronischen Verlauf*. Die berichteten vereinzelten Heilungsfälle sind in ihrer Deutung unsicher.

Die *Diagnose* ist höchstens mit einer gewissen Wahrscheinlichkeit möglich. Die *Therapie* ist rein symptomatisch. Eis, innerlich und äusserlich, und Narcotica kommen vor allem in Betracht.

VIERTES CAPITEL.

Ulcus ventriculi.

(Ulc. ventr. simplex s. rotundum. Rundes Magengeschwür.)

Aetiologie. Ueber die Entstehungsweise des Ulcus ventriculi simplex sind seit der ersten präcisen Beschreibung desselben durch Cruveilhier zahlreiche Vermuthungen aufgestellt worden, aber auch heute ist eine vollständige Einigung der Ansichten hierüber noch nicht erzielt. Nur darin stimmen wohl jetzt die meisten Autoren überein, dass das Magengeschwür durch *Selbstverdauung des Magens* an einer umschriebenen Stelle entsteht. Man bezeichnet daher häufig das Ulcus rotundum auch als *„peptisches Magengeschwür"*.

Der Grund, dass nicht beständig eine Selbstverdauung des Magens stattfindet, liegt bekanntlich vorzugsweise in der *alkalischen* Reaction des Blutes, welches beständig die Schleimhaut durchströmt. Dem entsprechend finden wir an allen Stellen der Schleimhaut, an welchen Störungen der Circulation irgend welcher Art entstanden sind, sofort eine Selbstverdauung auftreten [1]). Wenn bei irgend einer schwereren Entzündung des Magens eine kleine Blutung an einer Stelle eintritt, so wird die hierdurch ausser Circulation gesetzte, umschriebene Stelle sofort verdaut und es entsteht eine sogenannte *hämorrhagische Erosion.* Auch durch embolische Verstopfung kleinster Arterien der Magenschleimhaut ist es *experimentell* gelungen, hämorrhagische Infarkte mit nachfolgender Geschwürsbildung in der Magenschleimhaut zu erzeugen (Panum, Cohnheim). Welches aber die Bedingungen sind, unter denen eine locale Circulationsstörung und in Folge davon ein rundes Magengeschwür

---

1) Nach dem Aufhören der Circulation im Tode beginnt sofort eine Selbstverdauung des Magens, welche die Ursache der häufig bei Sectionen gefundenen *Magenerweichung* (*Gastromalacie*) ist. Ueber die Entstehung derselben wurde früher viel discutirt. Es kann jetzt keinem Zweifel mehr unterliegen, dass es sich hierbei stets um eine rein *cadaveröse Erscheinung* handelt.

beim Menschen entsteht, darüber können bis jetzt nur Vermuthungen ausgesprochen werden. VIRCHOW nahm für die meisten Fälle eine thrombotische oder embolische Verstopfung kleiner Gefässe in Folge verschiedenartiger Erkrankungszustände ihrer Wände an. KLEBS dachte an eine locale spastische Gefässcontraction. BÖTTCHER vermochte in den Rändern von Magengeschwüren reichliche Mikrococcencolonien nachzuweisen und bringt dieselben in eine ursächliche Beziehung zur Entstehung der Geschwüre. Keine dieser Anschauungen hat sich aber, wie erwähnt, eine allgemeine Geltung zu verschaffen gewusst.

In manchen Fällen mögen *locale Verletzungen der Magenschleimhaut* (Verbrennungen, mechanische Insulte) den ersten Anlass zur Geschwürsbildung geben. Doch beibt es dann immer noch unerklärt, warum die Geschwüre nach der Peripherie zu und in die Tiefe weiter greifen. Denn alle experimentell, durch Embolie oder durch Quetschung, Verbrennung, Aetzung der Schleimhaut (QUINCKE) erzeugten Geschwüre im Magen zeigen eine ausgesprochene Tendenz zu rascher Heilung. Man hat daher die Vermuthung ausgesprochen, dass ein *abnorm hoher Säuregrad* des Magensaftes in solchen Fällen das Weiterschreiten des Geschwürs bedinge.

Das Magengeschwür kommt vorzugsweise bei *jugendlichen Individuen* im Alter von 17—25 Jahren vor. Bei Kindern ist es selten, etwas häufiger bei älteren Personen. Sehr auffallend ist die entschieden vorwiegende Disposition des *weiblichen Geschlechts* zur Erkrankung. Bei *schwächlichen, anämischen und chlorotischen Personen* ist das Magengeschwür häufiger, als bei kräftigen Personen.

Pathologische Anatomie. Das Magengeschwür hat meist eine annähernd kreisrunde Form. Die *Ränder* sind scharf, die Seitenwände häufig schräg verlaufend, so dass das Geschwür flach trichterförmig erscheint. Der *Geschwürsgrund* ist fast immer vollkommen gereinigt. Oberflächliche Geschwüre reichen nur bis auf die Muscularis, tiefe bis auf die Serosa, welche schliesslich perforirt werden kann (s. u.). Die *Ausdehnung* der Geschwüre ist sehr wechselnd. Man findet kleine, kaum erbsengrosse Geschwüre bis zu solchen, deren grösster Durchmesser 10—15 Cm. beträgt. Der *Sitz* des Geschwürs ist in der Mehrzahl der Fälle die *Pars pylorica* des Magens. Die hintere Magenwand, namentlich in der Nähe der kleinen Curvatur, wird häufiger befallen, als die vordere Magenwand. In der Regel findet sich nur *ein* Geschwür, doch kommen nicht sehr selten auch mehrfache Geschwüre zu gleicher Zeit vor.

Tritt eine *Heilung* grösserer Geschwüre ein, so bildet sich eine strahlige, oft ziemlich grosse *Narbe.* Durch die Narbenconstriction kann die Form des Magens erheblich verändert werden. Eine wichtige klinische Bedeutung haben die Narben von Geschwüren am Pylorus, welche zu einer *Narbenstrictur des Pylorus* mit nachfolgender Magendilatation führen.

Greift das Magengeschwür bis auf die Serosa über, so kann diese schliesslich perforirt werden, wenn nicht vorher durch adhäsive Entzündung eine *Verwachsung* des Magens an der betreffenden Stelle mit einem Nachbarorgane stattgefunden hat. Entsprechend dem Lieblingssitz der Magengeschwüre an der hinteren Magenwand findet man in solchem Falle am häufigsten eine Verwachsung des Magens mit dem *Pancreas.* Doch kommen auch Verwachsungen mit der *Leber*, mit dem *Colon transversum*, mit dem *Zwerchfell,* der *Milz* u. s. w. vor. Durch den Durchbruch des Geschwürs in die mit dem Geschwürsgrunde verwachsenen Theile entstehen *fortgesetzte Entzündungen* (eitrige Pleuritis, Leberabscesse u. s. w.) oder *Perforationen* (in die Pleurahöhle, in die Lunge, ins Pericard, ins Colon transversum u. s. w.), auf welche wir bei der Besprechung der Symptomatologie des Magengeschwürs noch einmal zurückkommen werden.

Die *Arrosion eines Gefässes* durch das Geschwür führt zu einem der wichtigsten klinischen Symptome des Magengeschwürs, zu einer *Magenblutung.*

Symptome und Krankheitsverlauf. Das runde Magengeschwür verläuft zuweilen *vollständig symptomlos.* Nicht selten macht man bei Sectionen den zufälligen Befund eines noch fortschreitenden oder auch bereits vernarbten Magengeschwürs bei Personen, welche zu Lebzeiten niemals an irgend welchen Magenbeschwerden gelitten haben. Ebenso kommt es nicht selten vor, dass Personen plötzlich an schweren Folgeerscheinungen eines Magengeschwürs erkranken (Magenblutung, Perforationsperitonitis), ohne dass vorher irgend welche Anzeichen eines bestehenden Magengeschwürs vorhanden waren.

In einer anderen Reihe von Fälle macht das Magengeschwür zwar deutliche Symptome, welche aber *in keiner Weise so charakteristisch sind,* dass man aus ihnen auch nur mit annähernder Sicherheit auf das Bestehen eines Ulcus ventriculi schliessen könnte. In diesen Fällen bestehen Erscheinungen, welche ebenso gut auch von einem einfachen chronischen Magenkatarrh abhängig sein könnten, Appetitlosigkeit, zeitweise Magenschmerzen, Erbrechen, Aufstossen u. s. w. In der That hängen diese Symptome wahrscheinlich auch nur zum kleinen Theil von dem Geschwür selbst, zum grössten Theil von einem gleichzeitig bestehenden Katarrh des Magens ab. Auch in diesen Fällen können plötzlich schwere Folgeerscheinungen des Geschwürs auftreten.

In einer dritten Reihe von Fällen endlich macht das Magengeschwür Symptome, welche wenigstens bis zu einem gewissen Grade für dasselbe charakteristisch sind und die Diagnose mit einer mehr oder weniger grossen Sicherheit ermöglichen. Diese „*Ulcussymptome*“ bestehen vorzugsweise in eigenthümlichen, meist anfallsweise auftretenden *Schmerzen* in der Magengegend und ferner in *Erbrechen*, namentlich *Erbrechen von Blut* (*Hämatemesis*). Diese Symptome und ihre diagnostische Bedeutung müssen wir jetzt näher besprechen.

Magenschmerzen gehören zu den häufigsten Symptomen des runden Magengeschwürs und treten in der verschiedensten Weise auf. In manchen Fällen klagen die Kranken nur über eine *diffuse, schmerzhafte Druckempfindung* in der ganzen Magengegend. Dieselbe besteht entweder immerwährend oder tritt nur nach dem Essen, nach stärkeren Körperbewegungen und aus sonstigen besonderen Anlässen hervor. Diese Art Schmerzen sind in diagnostischer Beziehung am wenigsten zu verwerthen, da sie in genau derselben Weise auch beim einfachen chronischen Magenkatarrh vorkommen. Charakteristischer für das Ulcus sind ausgesprochene *Cardialgien*, d. h. nach Art der Neuralgien anfallsweise auftretende, sehr heftige Schmerzen, welche bald als „schneidend“, bald als „reissend“, „bohrend“ u. s. w. bezeichnet werden. Diese Schmerzanfälle treten entweder unregelmässig zu den verschiedensten Zeiten, oder zuweilen auch ziemlich regelmässig eine bestimmte Zeit (etwa ½—1 Stunde) nach dem Essen auf. Sie werden ebenfalls hauptsächlich in die Magengegend localisirt, strahlen aber nicht selten auch in die Nabelgegend, in den Rücken, in die Brust, ja sogar in die Arme aus. In manchen Fällen sind sie mit einem ausgesprochenen Oppressionsgefühl auf der Brust verbunden. Die Dauer der cardialgischen Anfälle, deren Entstehung man gewöhnlich auf eine directe Reizung der im Geschwürsgrunde blossliegenden Nervenenden zurückführt, beträgt wenige Minuten bis zu mehreren Stunden. Sie sind an sich nicht von den rein nervösen Cardialgien zu unterscheiden, bilden aber *im Verein mit andern Symptomen* doch oft ein sehr werthvolles Moment für die Diagnose des Magengeschwürs. Hier sei noch bemerkt, dass durchaus gleiche cardialgische Anfälle auch durch bereits vollständig *vernarbte Geschwüre* hervorgerufen werden können.

Eine dritte Art der beim Magengeschwür vorkommenden Schmerzen sind die an ganz *umschriebener Stelle localisirten Schmerzen*, welche man auf eine Reizung des Geschwürsgrundes durch Speisetheile, Zerrungen der Geschwürsränder bei den Bewegungen des Magens u. dgl. bezieht. Sie treten meist nach dem Essen auf und verschwinden, wenn der Magen völlige Ruhe hat. Der Ort dieser Schmerzen ist meist das Epigastrium, zuweilen aber auch die Nabelgegend oder sogar in einzelnen Fällen eine mehr nach dem Rücken zu gelegene Stelle. Manchmal besteht beim Magengeschwür auch eine ziemlich streng begrenzte *Druckempfindlichkeit* an einer ganz bestimmten Stelle des Leibes. Von manchen Autoren werden die streng localisirten Schmerzen als am meisten charakteristisch für das runde Magengeschwür gehalten. Doch muss bemerkt werden, dass sie von allen genannten Schmerzarten entschieden relativ am seltensten in prägnanter Weise vorkommen. Uebergänge und Combinationen der verschiedenen Schmerzarten kommen oft vor.

Erbrechen ist ein sehr häufiges Symptom des Magengeschwürs. So lange aber nur das Genossene rein oder mit Schleim oder Galle vermischt erbrochen wird, liegt hierin nichts für das Magengeschwür Charakteristisches. In einer ziemlich grossen Zahl (ca. $^1/_3$) der Fälle tritt aber im Verlaufe der Krankheit einmal oder wiederholt *Blutbrechen* auf. Das Auftreten von reichlicheren Mengen Blut im Erbrochenen ist zweifellos das *wichtigste Symptom für die Diagnose des Magengeschwürs,* aus welchem allein in vielen Fällen die Diagnose desselben mit ziemlich grosser Sicherheit gestellt werden kann.

Das *Blutbrechen* ist häufig das erste Symptom, welches die Kranken in ärztliche Behandlung führt. Viele Patienten haben sich bis dahin ganz wohl gefühlt, andere haben zwar schon vorher an Magenbeschwerden gelitten, hielten dieselben aber für bedeutungslos. Zuweilen mitten in der Arbeit, manchmal auch des Nachts, bemerken die Kranken eine plötzliche Ohnmachtsanwandlung. Ihnen wird schwindlich und schwarz vor den Augen; dann bekommen sie ein Gefühl von Uebelkeit und müssen schliesslich erbrechen. Das Erbrochene besteht aus reinem oder mit Speiseresten gemischtem Blut, welches zum Theil klumpig geronnen ist und oft eine ziemlich dunkle, schwärzliche Farbe hat. Diese Farbenveränderung des Blutes, sowie die Gerinnung desselben haben ihren Grund in der Einwirkung des sauren Magensaftes auf das in den Magen ergossene Blut. Die *Menge* des erbrochenen Bluts ist in den einzelnen Fällen sehr verschieden; sie kann 1 Liter und mehr betragen. Zuweilen bleibt es bei einer einmaligen Blutung. Nicht selten wiederholt sich das Blutbrechen auch in kurzen Pausen oder in den nächsten Tagen noch ein oder mehrere Mal. Da ein Theil des Blutes durch den Pylorus in den Darm gelangt, so findet man ausnahmslos nach jeder stärkeren Hämatemesis auch Blut in den nächsten Stuhlentleerungen. Die Stühle sehen *schwarz*, *theerartig* aus. Ausnahmsweise kann es auch vorkommen, dass alles in den Magen ergossene Blut, soweit es nicht im Darm resorbirt wird, mit dem Stuhl entleert wird, so dass gar kein Blutbrechen stattfindet. In solchen Fällen ist der Ort der Blutung oft gar nicht sicher zu bestimmen.

Die *Folgen der Magenblutung* richten sich selbstverständlich vor allem nach der Grösse des Blutverlusts. In einigen, aber glücklicher Weise seltenen Fällen, bei welchen ein grösseres Gefäss durch das Geschwür arrodirt ist, kann die Magenblutung direct *tödtlich* werden. Die Patienten gehen rasch oder, bei mehrfach wiederholten Blutungen, in einigen Tagen unter allen Zeichen der Verblutung zu Grunde. Andererseits kann zuweilen der Blutverlust so gering sein, dass derselbe keine besonderen Folgen nach sich zieht. In der grossen Mehrzahl der Fälle ist die Blutung zwar nicht lebensgefährlich, aber nach derselben treten doch die Zeichen und Folgezustände einer mehr oder weniger *hochgradigen allgemeinen Anämie* deutlich hervor.

Die Kranken fühlen sich in solchen Fällen durch den Blutverlust äusserst erschöpft und werden sofort bettlägerig. Ausser der Mattigkeit treten subjectiv vor allem die *Folgen der Gehirnanämie* hervor, Schwindel, Ohrensausen, Flimmern vor den Augen, häufiges Gähnen, zuweilen auch Kopfschmerz. Alle diese Symptome sind bei aufrechter Stellung der Kranken stärker, als bei horizontaler Bettlage. Meist werden die Kranken von einem heftigen *Durst* gequält. In einzelnen Fällen hat man nach starken Magenblutungen vorübergehende *Amaurose* beobachtet.

Objectiv fällt sofort die hochgradige *Blässe der Haut*, namentlich des Gesichts, sowie der Lippen und Conjunctivae auf. Der *Puls* ist beschleunigt, häufig deutlich celer. Am Herzen treten in den nächsten Tagen zuweilen *anämische Geräusche* auf, über den Cruralarterien wird ein deutlicher Ton hörbar. Sehr gewöhnlich stellen sich mässige Temperatursteigerungen ein (sogenanntes *anämisches Fieber*). Der *Harn* ist blass, an Menge gewöhnlich ziemlich reichlich. Sein specifisches Gewicht ist nicht selten relativ hoch (1015—1020). Alle diese Symptome hängen unmittelbar von dem Blutverlust ab und werden von uns im Abschnitt über die Anämie näher erörtert werden.

Erneuert sich die Blutung nicht, so erholen sich die Kranken allmählich von dem Blutverlust. Ihr Aussehen bleibt freilich meist noch lange blass, aber die anämischen Beschwerden lassen immer mehr und mehr nach. In den Fällen, wo Magenbeschwerden vor der Blutung bestanden, verlieren sich diese nach der Blutung nicht selten fast ganz, ein Umstand, welcher sich zum Theil wahrscheinlich durch die grosse Vorsicht der Kranken nach der Blutung erklärt. Einige Wochen nachher fühlen sich die Kranken häufig wieder ganz wohl. In der That erfolgt nicht selten eine völlige und dauernde Heilung. In anderen Fällen treten aber früher oder später die Symptome des Ulcus von neuem auf.

Alle übrigen Symptome, welche beim Magengeschwür beobachtet werden, sind unwichtiger, als die bisher besprochenen. Die verschiedenen Zeichen des Magenkatarrhs, *Appetitlosigkeit, Aufstossen, hartnäckige Verstopfung* u. s. w., können vorhanden sein, während sie in anderen Fällen vollständig fehlen. Der *allgemeine Ernährungszustand* bleibt häufig relativ gut. Wenn dagegen längere Zeit Appetitlosigkeit und Erbrechen bestehen, so magern die Kranken beträchtlich ab.

Von grosser klinischer Bedeutung ist ein Ereigniss, welches wir bei der Besprechung der pathologischen Anatomie des Magengeschwürs bereits erwähnt haben, die *Perforation des Geschwürs.* Alle zahlreichen vorkommenden Möglichkeiten können wir hier nicht näher erörtern. Wir erwähnen daher nur die beiden wichtigsten, weil relativ am häufigsten vorkommenden Perforationen: die Perforation in die Bauchhöhle mit secundärer Peritonitis und die Perforation in die linke Pleurahöhle resp. Lunge.

Die *Perforation in die Bauchhöhle* führt fast ausnahmslos zu einer rasch tödtlichen Peritonitis. In solchen Fällen, bei welchen das Magengeschwür vorher keine oder nur geringe Symptome gemacht hat, können die peritonitischen Erscheinungen (heftigster Leibschmerz, Auftreibung des Leibes, Erbrechen, Collaps) plötzlich während anscheinend völliger Gesundheit eintreten und rasch zum Tode führen. Nur selten, namentlich bei vorhergegangenen Verwachsungen, bleibt die Peritonitis umschrieben. Es bildet sich ein abgesackter Eiterherd, welcher in den Darm oder nach aussen durchbrechen und ausnahmsweise zu schliesslicher Heilung gelangen kann.

Die *Perforation in die linke Pleura* ist von uns wiederholt beobachtet worden. Sie führt zu eitriger resp. jauchiger linksseitiger Pleuritis, zuweilen mit gleichzeitiger oder später (durch Durchbruch in die Lunge) eintretender Lungengangrän. Jedenfalls soll man bei jeder scheinbar spontan auftretenden linksseitigen eitrigen Pleuritis an die Möglichkeit eines bestehenden Magenulcus denken.

Der *Gesammtverlauf des runden Magengeschwürs* gestaltet sich, wie sich schon aus dem Bisherigen ergiebt, so mannigfaltig, dass sich ein einheitliches Krankheitsbild nicht geben lässt. Vollständige *Hei-*

lungen kommen keineswegs selten vor. In andern Fällen dagegen dauern die Krankheitssymptome Jahre lang in verschiedener Intensität fort. Die möglichen plötzlichen Zwischenfälle (Blutung und Perforation) und deren Bedeutung sind bereits erörtert. Auch nach eingetretener (scheinbarer) Heilung sind *Recidive* des Leidens nicht selten. Tritt *Vernarbung* des Geschwürs ein, so kann auch noch die Narbe den Grund zu fortdauernden Beschwerden abgeben, sei es zu anhaltenden Cardialgien, sei es, wenn die Narbe ihren Sitz am Pylorus hat, zu den Symptomen einer sich allmählich ausbildenden Magendilatation (s. u.).

Diagnose. Die Diagnose des runden Magengeschwürs ist nur dann möglich, wenn das Leiden die oben erwähnten charakteristischen Symptome macht. Unter diesen ist das *Blutbrechen* bei weitem die in diagnostischer Beziehung wichtigste Erscheinung, da dieses Symptom, namentlich bei jugendlicheren Individuen, mit sehr seltenen Ausnahmen nur von einem Ulcus ventriculi abhängig sein kann. Schwierigkeiten macht zuweilen die Entscheidung, ob eine von den Patienten angegebene Blutung wirklich als Magenblutung aufzufassen sei. Verwechselungen kommen besonders mit *Nasenbluten* und mit *Lungenblutungen* vor. Tritt Nachts Nasenbluten ein, so fliesst nicht selten ein Theil des Bluts durch die Choanen in den Nasenrachenraum, wird verschluckt und kann dann Brechreiz erregen, so dass hierdurch eine Magenblutung vorgetäuscht wird. Die Entscheidung gewährt in solchen Fällen fast immer die genaue Inspection der Nasen- und Nasenrachenhöhle, die Angabe der Patienten über etwaiges früheres öfteres Nasenbluten, der Mangel aller sonstigen Magensymptome u. dgl.

Die *Unterscheidung einer Magen- von einer Lungenblutung* stützt sich in zweifelhaften Fällen auf folgende Momente: 1. Auf den *vorhergehenden Zustand der Patienten*, ob dieselben vor der Blutung bereits an Lungensymptomen (Husten, Auswurf u. s. w.) oder an Magenbeschwerden (Schmerzen, Erbrechen) gelitten haben. 2. Auf *die Art der Blutung*, ob das Blut durch Erbrechen oder durch Husten entleert wurde. Diese Angabe bleibt deshalb zuweilen zweifelhaft, weil nicht selten beides zugleich vorkommt. Durch heftiges Erbrechen kann Hustenreiz entstehen. Andererseits kann ausgehustetes, zum Theil verschlucktes Blut Erbrechen erregen. 3. Auf die *Beschaffenheit des entleerten Blutes.* Das bei einer *Lungenblutung* entleerte Blut sieht meist hellroth und schaumig aus, ist mit Luftblasen gemischt, nur wenig geronnen und von alkalischer Reaction. Das bei einer *Magenblutung* entleerte Blut sieht gewöhnlich dunkel aus, ist mit Speiseresten gemischt, zum Theil klumpig geronnen, und reagirt sauer. 4. Auf die Ergebnisse der *ob-*

jectiven Untersuchung. Dieselbe ist selbstverständlich nach einer eingetretenen Blutung nur mit der grössten Vorsicht vorzunehmen, damit durch die Bewegungen des Kranken nicht ein neuer Eintritt der Blutung veranlasst wird. Doch kann man zuweilen schon bei vorsichtiger Untersuchung Zeichen eines etwa bestehenden *Lungenleidens* nachweisen: der allgemeine Habitus der Kranken, etwaige Dämpfung in den Lungenspitzen, Rasselgeräusche u. dgl. Bei einer Magenblutung ergiebt die objective Untersuchung meist nur die Zeichen der Anämie. 5. Auf die *Folgeerscheinungen.* Hat eine Lungenblutung stattgefunden, so haben die Kranken fast immer in den nächsten Tagen noch einen rein blutigen oder blutig tingirten *Auswurf.* Dagegen zeigt nach einer Magenblutung die nächste *Stuhlentleerung* fast ausnahmslos eine *schwarze Färbung,* welche von beigemischtem, zersetzten Blut herrührt. Das Auftreten von Blut im Stuhl ist in zweifelhaften Fällen fast stets entscheidend für die Annahme einer Magenblutung.

In allen den Fällen von Magengeschwür, bei welchen es im Verlaufe der Krankheit nie zu Blutbrechen kommt, ist die Diagnose nur mit einer mehr oder weniger grossen Wahrscheinlichkeit zu stellen. Bestehende Cardialgien und auf einen bestimmten Ort begrenzte Magenschmerzen müssen uns stets an die Möglichkeit eines Magengeschwürs denken lassen, doch kann in solchen Fällen die Diagnose nie mit Bestimmtheit gestellt werden.

Die Differentialdiagnose zwischen dem Magengeschwür und der rein nervösen Cardialgie, sowie zwischen dem Magengeschwür und dem Magencarcinom wird unten in den betreffenden Capiteln besprochen werden.

Prognose. Die Gefahren, welche jedes Magengeschwür im Gefolge haben kann, vor allem die Blutung und die Perforation, haben wir bereits besprochen. Ob diese Folgeerscheinungen überhaupt und wann sie im einzelnen Fall eintreten, lässt sich niemals bestimmen.

Dass eine grosse Zahl von Magengeschwüren vollständig heilt, ist zweifellos. Andererseits ist aber auch die Entwicklung der *Narbe,* wie wir bereits erwähnt haben, nicht immer mit einem Aufhören der Beschwerden verbunden. Die Möglichkeit fortdauernder Magenstörungen, insbesondere anhaltender Cardialgien, sowie unter Umständen die Entwicklung einer Magenectasie nach einem Ulcus ventriculi, müssen im Auge behalten werden. Schliesslich kommt in prognostischer Beziehung wahrscheinlich noch ein nicht sehr seltener Umstand in Betracht, nämlich die Möglichkeit der späteren Entwicklung eines Carcinoms auf dem Boden einer alten Geschwürsnarbe. Wir kommen auf diesen letzten Punkt bei der Besprechung des Magencarcinoms noch einmal zurück.

Therapie. Nicht nur in allen denjenigen Fällen, in welchen die Diagnose eines Ulcus ventriculi mit annähernder Gewissheit, sondern auch in zweifelhaften Fällen, bei denen aber die *Möglichkeit* eines bestehenden Ulcus vorliegt, soll die Therapie streng in der gleich näher zu besprechenden Weise durchgeführt werden.

Da wir kein Mittel besitzen, den Heilungsprocess eines Magengeschwürs direct anzuregen, so muss unsere Therapie vor allem bestrebt sein, alle diejenigen Schädlichkeiten zu entfernen, welche den *natürlichen Heilungsvorgang* des Geschwürs irgend wie zu verhindern oder zu erschweren im Stande sind. In erster Linie müssen wir uns bestreben, jede schädliche mechanische oder chemische Reizung der Geschwürsfläche zu beseitigen. Diese Forderung kann nur durch ein strengstes *diätetisches Régime* erfüllt werden. Am besten wäre es, dem Magen eine Zeit lang absolute Ruhe zu gönnen. Da wir aber die Kranken nicht ganz hungern lassen können und da die Ernährung durch den Mastdarm auf die Dauer nicht ausreichend ist, so müssen wir eine Art der Ernährung wählen, bei welcher jene oben erwähnten Schädlichkeiten so wenig, wie möglich, zur Wirkung kommen. Dieser Anforderung entspricht nur eine vollkommen *flüssige Diät.* In manchen Fällen erzielt man durch die Verordnung einer reinen Milchdiät, wozu höchstens etwas rohes oder weich gekochtes Ei und vollständig eingeweichtes Weissbrod kommen darf, bereits einen sichtlichen Erfolg. Namentlich lassen die Schmerzen und das Erbrechen nach. Als ein besonders zweckmässiges, nahrhaftes und zugleich reizloses Präparat muss die Rosenthal-Leube'sche Fleischsolution bezeichnet werden, von welcher täglich etwa eine Büchse verbraucht werden kann. Die Fleischsolution wird am besten mit etwas Bouillon zusammen verabreicht. Auch die verschiedenen Kindernahrungsmittel (die Kindermehle, Leguminose, Rahmgemenge u. s. w.) können zuweilen mit Vortheil bei Magenkranken angewandt werden. Eine derartig absolut strenge Diät muss mindestens 3—4 Wochen lang durchgeführt werden. Erst wenn nach dieser Zeit die Beschwerden ganz aufgehört haben, kann man mit Vorsicht zu etwas consistenteren Nahrungsmitteln (Geflügel, rohes gehacktes Fleisch, Weissbrod, Kartoffelpuree u. s. w.) übergehen.

Neben der diätetischen Kur hat sich bei der Behandlung des Magengeschwürs, namentlich seit der Empfehlung durch v. Ziemssen, der Gebrauch des *Carlsbader Salzes* eingebürgert, dessen günstige Einwirkung in vielen Fällen deutlich hervortritt. Ein Esslöffel voll des Salzes wird in $^1/_2$ Liter Wasser von circa 44° C. gelöst und diese Lösung des Morgens vor dem ersten Frühstück in drei Portionen innerhalb $^1/_2$—$^3/_4$

Stunden getrunken. Die günstige Wirkung des Carlsbader Salzes beruht wahrscheinlich zum Theil auf der Abstumpfung des sauren Magensaftes, zum Theil auf der abführenden, den Magen entleerenden Wirkung des schwefelsauren Natrons.

Leube hält darauf, dass in allen schwereren Fällen die Kur im Bett liegend durchgemacht wird, damit auch alle stärkeren körperlichen Bewegungen der Kranken vermieden werden. Ausserdem sollen heisse oder Priessnitz'sche Umschläge um den Leib gemacht werden.

Mit den genannten Anordnungen wird man meist das erreichen, was überhaupt in dem einzelnen Falle zu erreichen ist. Erst wenn hiermit kein entschiedener Erfolg erreicht ist, kann man, neben fortgesetzter strenger Diät, die anderen Mittel versuchen, deren Wirksamkeit beim Magengeschwür oft gerühmt, aber nie bewiesen worden ist. Am meisten zur Anwendung kommen das *Bismuthum subnitricum* in Pulvern zu 0,3—1,0 mit Zucker und, bei vorhandenen Cardialgien, mit 0,01 Morphium gemischt, drei Mal täglich 1/4 Stunde vor dem Essen ein Pulver, und das *Argentum nitricum* in Pillen zu 0,01 (drei täglich) oder in Lösung (0,25 auf 100,0 Aq. destillata, 1—2 Theelöffel voll).

Schliesslich verlangen oft noch *einzelne Symptome* beim runden Magengeschwür eine besondere Medication. Heftige *Schmerzen*, welche durch die strenge Diät allein nicht vergehen, erfordern die Darreichung von *Morphium*. Ausserdem versucht man warme oder kalte Umschläge, Chloroformeinreibungen u. dgl. Gerhardt empfiehlt gegen die Magenschmerzen 3—4 Tropfen Liquor ferri sesquichlorat. in einem Weinglase voll Wasser zu nehmen.

Heftiges *Erbrechen* wird ebenfalls am besten durch Narcotica (Opium, Morphium, Chloral, Bromkalium) bekämpft. In sehr hartnäckigen Fällen kann man einen Versuch mit Jodtinctur (3—4 Tropfen in Salepschleim) oder Kreosot machen. Sowie *Blutbrechen* eintritt, ist die strengste Ruhe und Diät absolut nothwendig. Die Kranken erhalten die ersten Tage am besten gar Nichts, ausser etwas eiskalter Milch und Eisstückchen in den Mund, um den quälenden Durst zu stillen. Sie müssen möglichst ruhig im Bett liegen. Auf die Magengegend wird eine flache, nicht zu schwere Eisblase gelegt. Besteht fortdauernde Uebelkeit oder Aufstossen, so verordnet man kleine Morphiumdosen. Erst wenn 4—5 Tage nach der Blutung verstrichen sind, kann man vorsichtig etwas reichlichere, flüssige Nahrung gestatten.

Bei eingetretener *Perforationsperitonitis* sind die äusserliche Application von *Eis* auf die Magengegend und die innerliche Darreichung von *Opium* in grösseren Dosen (1—2stündlich 0,03—0,05 Opium purum) diejenigen Mittel, von denen noch am ehesten ein Erfolg zu erwarten ist. Leider bleibt aber nur in Ausnahmefällen die Peritonitis beschränkt. Meist breitet sie sich über das ganze Peritoneum aus. Dann kann die Therapie nur die Schmerzen der Kranken durch Narcotica zu lindern versuchen, nicht aber den tödtlichen Ausgang des Leidens verhindern.

FÜNFTES CAPITEL.

Carcinoma ventriculi.

(Magenkrebs.)

Aetiologie. Da wir die allgemeine Aetiologie der Carcinome überhaupt nicht besprechen können, so haben wir hier nur diejenigen Momente anzuführen, welche erfahrungsgemäss die Disposition zur Entwicklung eines Magencarcinoms erhöhen.

Von auffallendem Einfluss ist das *Lebensalter*. Der Magenkrebs ist bei weitem am häufigsten im *höheren Lebensalter*, etwa zwischen 40 und 60 Jahren. Doch kommen einzelne Fälle auch im jugendlicheren Alter vor. Wir selbst haben mehrere Fälle bei Patienten zwischen 22 und 25 Jahren gesehen.

Ein Einfluss des *Geschlechts* auf das Vorkommen des Magenkrebses ist nicht vorhanden.

Hereditäre Verhältnisse spielen bei der Entwicklung desselben zwar eine geringe, aber doch nicht ganz zu läugnende Rolle. Das berühmteste Beispiel für die Erblichkeit der Carcinome bildet die Napoleonische Familie.

Sehr interessant sind die Beziehungen des Magenkrebses zu vorhergegangenen sonstigen Affectionen des Magens. Ob häufige Diätfehler, Alkoholgenuss u. dgl. die Disposition zum Magenkrebs erhöhen, ist zweifelhaft. Dagegen scheint uns die bereits von mehreren Seiten hervorgehobene mögliche *Beziehung des Magencarcinoms zu einem vorhergegangenen Magengeschwür* sehr wahrscheinlich zu sein. Sowohl die klinische, als auch namentlich die pathologisch-anatomische Erfahrung ist relativ reich an Beispielen, welche die Entwicklung eines Magenkrebses auf dem Grunde eines alten (meist schon vernarbten) Magengeschwürs demonstriren. Der vor Kurzem von Hauser gemachte interessante Befund von atypischen Epithelwucherungen in der Narbe von Magengeschwüren ist geeignet, uns ein Verständniss für die in Rede stehende Abhängigkeit von Ulcus und Carcinom anzubahnen.

Pathologische Anatomie. Der Magen ist ein Lieblingssitz des Carcinoms. Etwa ein Drittel aller überhaupt vorkommenden Carcinome werden im Magen gefunden. Die am meisten bevorzugten Stellen desselben sind die *Pylorusgegend* und die *kleine Curvatur*. Seltener sind Carcinome an der Cardia und im Fundus des Magens.

Die Neubildung zeigt sich entweder in Form umschriebener Tumoren oder als eine mehr diffuse Infiltration und Verdickung der Magenwand. Der Ausgangspunkt des Magencarcinoms liegt constant in der Mucosa. Von hier aus wuchert die Neubildung in die Submucosa und in die Muscularis hinein. Das Bindegewebe und die Muskulatur zeigen nicht selten in der Umgebung des Krebses eine beträchtliche Hypertrophie und Verdickung.

Seinem *histologischen Verhalten* nach ist der Magenkrebs ein *Cylinderzellenkrebs*, ausgehend von den Epithelialzellen der Drüsen. Die weichen, schwammigen Krebsknoten werden als *Markschwamm* (*Carcinoma medullare*), die festen, derben als *Scirrhus* (Carcinoma fibrosum) bezeichnet. Namentlich die ersteren zeigen sehr häufig an ihrer freien Oberfläche einen ziemlich ausgedehnten Zerfall, wodurch es zur Bildung der sogenannten Krebsgeschwüre kommt. Diese Ulceration der Magencarcinome beruht wahrscheinlich zum grössten Theil auf einer Verdauung der oberflächlichen, nicht genügend vascularisirten Geschwulstpartien. Der Grund der Krebsgeschwüre hat daher meist ein gereinigtes Aussehen. In manchen Fällen, namentlich bei jugendlicheren Personen, findet man im Magen jene Form des Carcinoms, welche man als *Gallertkrebs* (*C. colloides*) bezeichnet. Auch der Gallertkrebs kommt sowohl in der Form einzelner Knoten, als auch in der Form einer diffusen krebsigen Infiltration vor.

Symptome und Krankheitsverlauf. Der grösste Theil der Fälle von Magencarcinom verläuft unter den Erscheinungen eines schweren, mit relativ rascher allgemeiner Abmagerung und Entkräftung verbundenen Magenleidens. In einem kleinen Theil der Fälle dagegen treten die Erscheinungen von Seiten des Magens mehr oder weniger in den Hintergrund. Es bestehen vorzugsweise die Zeichen eines allgemeinen, stetig zunehmenden Marasmus oder einer beständig wachsenden Anämie, während die eigentliche Ursache dieser Erscheinungen gar nicht oder erst spät mit Sicherheit erkannt werden kann.

Die *Magensymptome*, welche der Magenkrebs verursacht, bieten zum Theil wenig Charakteristisches dar. Sie bestehen in den bereits mehrfach erwähnten Symptomen der gestörten Verdauung. Die Kranken haben nur *geringen Appetit*. Das Genossene verursacht ihnen Beschwerden im Magen. Sie empfinden häufig, namentlich nach dem Essen, einen lästigen *Druck in der Magengegend*. Zuweilen kann sich dieses

Gefühl zu wirklichem *Magenschmerz* steigern. Manche Kranke leiden an häufigem *Aufstossen. Erbrechen* tritt in einzelnen Fällen häufig, in anderen nur ausnahmsweise ein. Das Erbrochene besteht zuweilen nur aus Schleim und Speiseresten. In anderen Fällen erhält aber das Erbrochene durch eine Beimengung von Blut ein sehr charakteristisches und für die Diagnose des Magencarcinoms wichtiges Aussehen.

Stärkere *Magenblutungen* und in Folge davon reines *Blutbrechen* kommen beim Magenkrebs nur ausnahmsweise vor, jedenfalls viel seltener, als beim Magengeschwür. Dagegen enthält das Erbrochene häufig, in manchen Fällen eine lange Zeit hindurch fast constant, zersetztes Blut. Die meisten ulcerirenden Carcinome führen zu geringen, oft sich wiederholenden Blutungen. Das in den Magen gelangte Blut wird durch die Einwirkung des Magensaftes zersetzt, aus dem rothen Hämoglobin bildet sich schwarzes Hämatin und so entsteht jenes bekannte *„kaffeesatzähnliche“* oder *„chocoladenfarbene“ Aussehen des Erbrochenen*, welches für die Diagnose des Magencarcinoms von grossem Werth ist. Um in solchem Falle den Blutgehalt des Erbrochenen sicher nachzuweisen, untersucht man das Erbrochene spectroskopisch oder stellt die sogenannte *Häminprobe* an. Eine geringe Menge des Erbrochenen wird auf einem Uhrschälchen mit etwas Eisessig und einigen Körnchen Kochsalz eine kurze Zeit lang bis zum Kochen erhitzt. Lässt man nun einen Tropfen hiervon auf dem Objectträger verdunsten, so bilden sich rasch die mit dem Mikroskop leicht erkennbaren, schönen *rhombischen Häminkrystalle*.

Die *mikroskopische Untersuchung des frisch Erbrochenen* lässt zuweilen noch deutliche rothe Blutkörperchen erkennen. Sonstige charakteristische Bestandtheile sind selten. Nur ausnahmsweise gelingt es, in dem Erbrochenen *Krebspartikelchen* nachzuweisen, wodurch dann freilich die Diagnose gesichert ist. *Sarcine* kommt, wie bei anderen Magenkrankheiten, so auch beim Magenkrebs, im Erbrochenen nicht selten vor.

Von grösster Bedeutung ist die *objective Untersuchung des Magens*, vor allem die *Palpation*. In einem grossen Theil der Fälle von Magencarcinom lässt sich die Neubildung von aussen her durch die Bauchdecken hindurch als *harte, unebene Geschwulst* mehr oder weniger deutlich fühlen. Der Ort der Geschwulst ist in der Mehrzahl der Fälle das Epigastrium. Doch kann der Tumor, je nach dem Sitze der Neubildung, auch weiter nach unten und mehr seitlich gefühlt werden. Besonders ist zu bedenken, dass die Lage des Magens durch eine bestehende Geschwulst in demselben wesentlich verändert sein kann. So sahen wir z. B. einen Fall von Pyloruskrebs mit secundärer Magendilatation, bei welchem der Pylorus so tief nach abwärts gesunken war, dass die Geschwulst an demselben etwa handbreit oberhalb der Symphyse durch die Bauchdecken hindurch gefühlt werden konnte. In einigen Fällen beobachtet man, dass die Geschwulst je nach der Füllung des Magens ihren Ort etwas verändert. Das Verhalten der Geschwulst bei der Athmung ist verschieden. In einigen Fällen, namentlich bei Verwachsungen des Tumors mit der Leber, zeigt die Geschwulst bei jeder Inspiration eine sehr deutliche Verschiebung nach unten, in anderen Fällen fehlt diese Verschiebung vollständig.

In einem kleineren Theil der Fälle von Magencarcinom ist während des ganzen Verlaufs der Krankheit *kein Tumor in der Magengegend zu fühlen.* Dann kann überhaupt die Diagnose nur selten mit Sicherheit gestellt werden. Ein Fehlen des Tumors beobachtet man zunächst in den meisten Fällen von *diffuser krebsiger Infiltration* der Magenwand. Hier besteht zwar zuweilen eine auffallende Resistenz und Härte im Epigastrium, welche man aber nicht mit Bestimmtheit als Neubildung deuten kann. Ferner fehlt ein fühlbarer Tumor zuweilen in solchen Fällen, bei denen die Neubildung vorzugsweise nach innen, ins Lumen des Magens hinein wuchert. Endlich kann es vorkommen, dass die Neubildung so hinter der Leber oder hinter dem vorderen Rippenrand versteckt liegt, dass sie der Palpation nicht zugänglich ist. Namentlich Krebse an der Cardia, an der hinteren Magenwand und an der kleinen Curvatur entziehen sich nicht selten dem Nachweise durch die Palpation.

Die *Percussion* über einem Magencarcinom giebt selten einen ganz dumpfen, meist einen tympanitisch-gedämpften Schall, ein Verhalten, welches zuweilen bei der Unterscheidung eines Magenkrebses von einem Leberkrebs von Wichtigkeit ist.

Neben den direct von der Neubildung abhängigen Symptomen finden sich bei der objectiven Untersuchung des Magens zuweilen noch sonstige Erscheinungen, welche von Folgezuständen abhängig sind. Namentlich lässt sich in der Mehrzahl der Fälle von Pyloruscarcinom eine *secundäre Erweiterung des Magens* nachweisen.

Ausser den Erscheinungen von Seiten des Magens treten die *allgemeinen Ernährungsstörungen* in dem Krankheitsbilde des Magenkrebses am meisten hervor. Nicht selten ist eine auffallende *Abmagerung* sogar das *erste* Symptom, welches die Patienten auf ihr Leiden aufmerksam macht. Diese Abmagerung beobachtet man am frühesten in allen den Fällen, welche mit Appetitlosigkeit und öfterem Erbrechen einhergehen.

Daneben bekommen die Kranken allmählich jenes bekannte *fahle, kachectische Aussehen*, welches für die meisten Carcinome charakteristisch ist. In einigen Fällen bildet sich eine ausserordentliche *Anämie* der Kranken aus. Die Haut erhält ein wachsartiges, blasses Aussehen und alle Folgeerscheinungen hochgradiger Anämie (anämische Hirnsymptome, accidentelle Herzgeräusche u. s. w.) stellen sich ein. Zuweilen zeigt auch das *Blut* in solchen Fällen deutliche Veränderungen, insbesondere das Auftreten von Mikrocythen und Poikilocythen, so dass Verwechselungen zwischen Magencarcinom und essentieller perniciöser Anämie (s. d.) schon wiederholt vorgekommen sind. Worauf das Auftreten einer derartigen hochgradigen Anämie beruht, ist nicht immer ganz klar. In einem derartigen Fall machten wir den interessanten Befund von äusserst zahlreichen *Krebsmetastasen in den Knochen*, ein Befund, welcher bei der bekannten Beziehung des Knochenmarks zu der Blutbildung, mit der hochgradigen Anämie in Verbindung gebracht werden kann. Jedenfalls sind die hohen Grade der Anämie als Folgezustand des Magencarcinoms und ebenso zuweilen auch anderer chronischer Magenleiden (Ulcus) nicht ohne Weiteres in eine Linie mit der Abmagerung und Inanitionskachexie zu stellen. Sehr starke Anämie findet sich manchmal bei noch relativ gutem Ernährungszustande der Kranken.

Nicht selten treten in den vorgerückteren Stadien der Krankheit mässige *Oedeme* an den Knöcheln, Unterschenkeln, Handrücken u. s. w. auf. Dieselben erklären sich, wie die meisten Oedeme der Kachectischen und Anämischen, aus der Ernährungsstörung der Gefässwände, der Hydrämie und der Herzschwäche.

Symptome von Seiten der übrigen Organe machen sich verhältnissmässig selten besonders bemerkbar. Von Wichtigkeit sind die *metastatischen Carcinome.* Sie entwickeln sich am häufigsten in der *Leber.* Bei reichlicher Carcinombildung in der Leber tritt zuweilen der primäre Magenkrebs gegenüber den Erscheinungen des Leberkrebses ganz in den Hintergrund. Sehr ausgesprochene klinische Erscheinungen bedingt gewöhnlich auch die *secundäre Carcinose des Peritoneums* (Ascites, Schmerzhaftigkeit des Leibes u. s. w.). Die übrigen, zuweilen vorkommenden Krebsmetastasen, in den mesenterialen und retroperitonealen *Lymphdrüsen*, in den *Lungen* u. s. w., verursachen selten besondere klinische Symptome.

Eine Verbreitung des Krebses auf die Nachbarorgane per contiguitatem kommt verhältnissmässig nicht häufig vor. Als grosse Seltenheit erwähnen wir hier einen von uns gesehenen Fall, bei welchem die Neubildung zu einer Verwachsung der vorderen Magenwand mit der vorderen Bauchwand führte, durch letztere hindurchwucherte, durch die Haut des Epigastriums durchbrach und schliesslich als ca. faustgrosser Tumor nach aussen hervorragte. Exulcerirende Carcinome, welche die ganze Magenwand durchsetzen, können zu Perforation und secundärer *Peritonitis* führen. Ist vorher eine Verwachsung des Magens mit einem benachbarten Darmtheile eingetreten, so führt die Perforation zu abnormen Communicationen des Magens mit dem Darm. Relativ am häufigsten ist *Perforation ins Colon transversum*, seltener auch Perforation in den *Dünndarm* beobachtet worden.

Der *Stuhl* ist bei den meisten Kranken mit Magencarcinom angehalten. Nur selten treten Durchfälle auf. Der *Harn* ist meist blass, schwach sauer, an Menge entsprechend der geringeren Nahrungsaufnahme, dem etwa bestehenden Erbrechen u. s. w. verringert. Am *Herzen* können leise anämische Geräusche hörbar sein. Der *Puls* ist meist beschleunigt, seltener, bei hochgradigen Inanitionszuständen, verlangsamt. Die Temperatur ist normal, zuweilen auch etwas subnormal. Bei complicirenden Entzündungen dagegen, sowie bei hochgradiger Anämie können auch *Fiebersteigerungen* vorkommen.

Der *Gesammtverlauf der Krankheit* erstreckt sich meist auf 1—2 Jahre. Eine noch längere Dauer der Krankheit ist selten. Sie findet sich in den Fällen, wo das Carcinom sich auf dem Grunde eines früheren Magengeschwürs entwickelt. Hier gehen die Symptome des Magenulcus allmählich in die Erscheinungen des Carcinoms über. Im Einzelnen zeigt der Verlauf des Magenkrebses selbstverständlich vielerlei Schwankungen und Unterschiede. Bald überwiegen die Allgemeinerscheinungen, die allgemeine Schwäche und Abmagerung, bald die direct auf den Magen bezüglichen Symptome.

Der schliessliche *tödtliche Ausgang* der Krankheit erfolgt meist unter den Erscheinungen der immer mehr zunehmenden, allgemeinen Schwäche, seltener durch Complicationen. *Heilungen* des Magenkrebses kommen nicht vor.

Diagnose. Neben den gewöhnlichen, auf ein Magenleiden überhaupt hinweisenden Symptomen (Schmerz, Aufstossen, Erbrechen u. s. w.) ist es vor allem der objective Nachweis einer am Magen befindlichen *Geschwulst*, welcher die Diagnose des Magenkrebses mit annähernder Sicherheit ermöglicht. Als unterstützende Momente dienen in den meisten Fällen die Abmagerung der Kranken, ihr kachectisches Aussehen, das höhere Alter derselben u. s. w. Von den speciellen Magensymptomen ist, wie oben erwähnt, das Erbrechen kaffeesatz-ähnlicher bluthaltiger Massen die für das Magencarcinom am meisten charakteristische Erscheinung.

Die Entscheidung, dass eine in der Magengegend fühlbare Geschwulst wirklich vom Magen ausgeht, ist nicht immer leicht und sicher zu treffen. Die Hauptmerkmale des Tumors beim Magencarcinom sind oben besprochen. Verwechselungen können am leichtesten vorkommen mit Carcinom des linken Leberlappens, Carcinom des Pancreas, des Netzes, des Colon transversum u. s. w. Eine allgemeine Besprechung der Differentialdiagnose in derartigen Fällen ist unmöglich, da die Verhältnisse und die Schwierigkeiten der Diagnose fast in jedem einzelnen zweifelhaften Falle verschieden sind. Eine genaue Berücksichtigung aller Momente, eine möglichst grosse persönliche pathologisch-anatomische und klinische Erfahrung sichern am meisten vor Irrthümern, vor welchen aber auch der Geübteste nicht geschützt ist.

Sehr schwierig, ja oft unmöglich ist die Entscheidung, ob ein deutlich fühlbarer und auch sicher dem Magen angehöriger Tumor ein Carcinom oder eine umschriebene schwielige Verdickung und Hypertrophie des Magens in Folge eines Magengeschwürs ist. Namentlich bei kleineren fühlbaren Tumoren am Pylorus mit secundärer Magendilatation ist die Entscheidung, ob Carcinom oder verdickte Geschwürsnarbe, häufig unmöglich. Die klinischen Erscheinungen lassen uns hierbei meist ganz im Stich, da die Symptome der Pylorusstenose in beiden Fällen genau die gleichen sein müssen. Nur die Berücksichtigung des Alters der Patienten, der Dauer der Krankheit und etwaiger charakteristischer früherer Krankheitserscheinungen liefert die Anhaltspunkte für eine Wahrscheinlichkeitsdiagnose. Hier sei noch bemerkt, dass, wie wir aus eigener Erfahrung bestätigen können, auch ohne nachweisliche frühere Geschwürsbildung eine *einfache, nicht carcinomatöse Hypertrophie am Pylorus mit Stenosenbildung* vorkommt, welche vom Pyloruscarcinom klinisch nicht unterschieden werden kann. Gar nicht selten ist selbst die Section nicht im Stande, sofort die Entscheidung zu treffen zwischen Carcinom und einfacher Geschwürsnarbe, sowie Hypertrophie. Erst die mikroskopische Untersuchung des Tumors und etwaiger Metastasen desselben macht die Diagnose sicher.

In den Fällen von Magencarcinom, bei welchen überhaupt kein Tumor fühlbar ist, kann die Diagnose mit einer gewissen Wahrscheinlichkeit gestellt werden, wenn deutliche Symptome eines schweren Magenübels mit auffallender Abmagerung bei einem älteren Individuum vorhanden sind. Das charakteristische schwärzliche Erbrechen trägt, wenn es vorhanden ist, sehr viel zur Sicherstellung der Diagnose bei. Die *Unterscheidung vom Ulcus ventriculi*, welche besonders bei jugendlicheren Individuen oft sehr schwierig ist, basirt sich namentlich auf die Dauer der Krankheit und die etwa vorhandenen charakteristischen Ulcussymptome, Blutbrechen und Schmerzen.

Therapie. Die Therapie muss sich darauf beschränken, die Beschwerden der Kranken zu lindern. Ein Mittel, dem Wachsthum des Carcinoms selbst zu begegnen, besitzen wir nicht. Die von FRIEDREICH vor einigen Jahren als Specificum gegen das Magencarcinom empfohlene *Condurangorinde* (Decoct. cort. Condurango 15,0 : 150,0, Syr. cort. Aurant. 10,0) hat sich nicht bewährt. Sie kann aber mit Nutzen verordnet werden, da sie ein gutes Stomachicum zu sein scheint.

Grosses Aufsehen haben in den letzten Jahren die zuerst durch BILLROTH angeregten Versuche gemacht, das Magencarcinom auf *operativem Wege* zu entfernen. Es lässt sich nicht läugnen, dass einige der bisherigen Resultate — freilich neben vielen Misserfolgen — sehr ermuthigend sind. Ausser den technischen Schwierigkeiten machen sich namentlich noch die Schwierigkeiten der genauen Diagnose in Bezug auf Sitz, Umfang, Ausbreitung und etwaige Metastasen der Geschwulst geltend. Berechtigte Hoffnungen lassen sich auf die operative Behandlung der einfachen Hypertrophien und Narbenstenosen am Pylorus mit secundärer Dilatation des Magens (s. das flg. Capitel) setzen.

Die *symptomatische Therapie* des Magencarcinoms bedient sich derselben Mittel, welche in den vorhergehenden Capiteln bereits wiederholt erwähnt sind. Die *Diät* der Kranken muss geregelt werden. *Schmerzen* werden durch Narcotica und durch warme resp. kalte Umschläge auf die Magengegend bekämpft. Gegen hartnäckiges *Erbrechen* giebt man kleine Dosen Opium oder Morphium, Chloral, Eispillen, Kreosot, Jodtinctur u. s. w. Besteht häufiges saures *Aufstossen*, so verordnet man Natron bicarbonicum, Magnesia u. s. w. Sehr schöne, aber leider vorübergehende Erfolge kann die regelmässige *Ausspülung des Magens* erzielen, namentlich, wenn es sich um Pyloruskrebs mit secundärer Ectasie des Magens handelt. Auch die verschiedenen Stomachica und Amara sind in der Praxis nicht entbehrlich. Vor allem kommt es darauf an, den Kräftezustand der Kranken möglichst zu erhalten und sie psychisch zu beruhigen, um ihnen ihr schweres Ende zu erleichtern.

SECHSTES CAPITEL.

Dilatatio ventriculi.

(Gastrectasie. Magenerweiterung.)

Aetiologie und pathologische Anatomie. Die Magendilatation ist in der Mehrzahl der Fälle ein *secundärer* Zustand, welcher sich an *Ver-*

engerungen des Pylorus ausschliesst. Wie wir bereits in den vorigen Capiteln gesehen haben, sind es vor allem *Neubildungen* (*Carcinome*) und *Geschwürsnarben am Pylorus*, welche die Stenose bewirken. Verhältnissmässig selten ist die Verengerung durch Druck von aussen bedingt. Ausser Geschwülsten in der Nachbarschaft, welche auf die Pars pylorica des Magens drücken, soll nach einer (übrigens noch nicht sicher bestätigten) Angabe von Bartels auch bei *rechtsseitiger Wanderniere* die dislocirte Niere den Pylorus oder den Anfangstheil des Duodenums verengern und so die Ursache einer Magendilatation werden können.

Das *Zustandekommen der Magendilatation in Folge einer Pylorusstenose* hat man sich genau ebenso vorzustellen, wie z. B. die Dilatation des linken Herzens nach einer Aortenstenose. Die Erschwerung des Durchtritts der Speisen aus dem Magen in das Duodenum bewirkt zunächst eine abnorm verstärkte Muskelthätigkeit des Magens, durch welche das Hinderniss ganz oder wenigstens zum Theil überwunden wird. Wir finden daher auch als Folge dieser vermehrten Muskelarbeit in der Mehrzahl der Fälle von Pylorusstenose eine *Hypertrophie der Muscularis* des Magens, vorzugsweise in der Pars pylorica desselben. Erst wenn auch durch die hypertrophische Muskulatur der Mageninhalt nicht mehr völlig durch den Pylorus hindurchgetrieben werden kann, bildet sich die Dilatation aus. Die genossenen Speisen bleiben zum Theil im Magen liegen und häufen sich allmählich in immer grösserer Menge in demselben an. Die Schwere und der Druck derselben bewirken rein mechanisch eine allmähliche Volumszunahme des Magens. Dazu kommt, dass sich in dem stagnirenden Inhalte des Magens gewöhnlich bald Zersetzungsvorgänge einstellen. Die abnormer Weise gebildeten Gase tragen viel zur mechanischen Dilatation des Magens bei. Sehr bald kommt es in Folge der abnormen chemischen Reize und der sonstigen massenhaft sich entwickelnden Entzündungserreger zu einem Katarrh der Magenschleimhaut. Durch diesen wird die Nachgiebigkeit der Magenwandung noch vermehrt, die Resorption des Mageninhalts vermindert und die Zunahme der Dilatation daher begünstigt. So kommt es, dass durch die Vereinigung aller im gleichen Sinne wirkenden Schädlichkeiten schliesslich Dilatationen des Magens sich ausbilden, bei welchen das Volumen des Magens um das 3—4 fache vermehrt ist und der Fundus als ein weiter schlaffer Sack bis tief in die Unterbauchgegend hinabsinkt.

In einer kleineren Anzahl von Fällen findet man *Dilatationen des Magens ohne Stenosirung des Ostium pyloricum*. Doch sind hochgradige Ectasien des Magens dieser Art jedenfalls sehr selten. Geringere

Grade mögen freilich oft vorkommen, sind indessen so schwer und unsicher zu diagnosticiren, dass sich über ihre Häufigkeit kein bestimmtes Urtheil fällen lässt. Die Ursache dieser Form der Magenerweiterung liegt häufig in einer *abnormen Nachgiebigkeit der Magenwandung*, vor allem ihrer Muskulatur. Zuweilen mag diese Nachgiebigkeit in einer angeborenen Schwäche der Muskulatur liegen, welche ausserdem eine mangelhafte Entleerung des Magens und in Folge davon leicht eine Stagnation und Anhäufung seines Inhalts bewirkt. In anderen Fällen beruht die abnorme Nachgiebigkeit der Magenwandung auf Erkrankungen derselben. So kann sich eine Magendilatation mässigen Grades an einen lange andauernden Magenkatarrh anschliessen. Auch im Gefolge allgemeiner Schwächezustände (schwere Krankheiten, Anämie u. dgl.) hat man Magendilatationen beobachtet, deren Grund in der Schwächung der Magenmuskulatur zu suchen ist. In allen solchen Fällen spielt die *muskuläre Insufficienz* eine Hauptrolle, indem sie leicht eine Anhäufung des Mageninhaltes herbeiführt. Beim chronischen Magenkatarrh kommt es wahrscheinlich zuweilen zu ähnlichen muskulären Paresen, wie sie z. B. an den Muskeln des Larynx im Anschluss an Larynxkatarrhe häufig beobachtet werden.

Endlich haben wir noch ein Moment zu erwähnen, welches zur Magendilatation führen kann: die lange Zeit fortgesetzte, übermässig reichliche Aufnahme von Speisen und Getränken in den Magen. Das Vorkommen von hochgradigen *Magenectasien bei Fressern und Säufern* ist schon lange bekannt. Derartige Zustände können sehr wohl nach Analogie mit den vergleichbaren, am Herzen vorkommenden Dilatationen als „Ueberanstrengung des Magens“ bezeichnet werden. Auch hier beginnt das Pathologische des Zustandes erst dann, wenn eine Compensationsstörung eintritt und die hypertrophische Muskulatur nicht mehr im Stande ist, die Fortschaffung der Speisen aus dem Magen in genügendem Maasse zu bewirken. Bei *Diabetes-Kranken*, bei welchen zu der übermässigen Nahrungsaufnahme noch der mangelhafte Ernährungszustand hinzukommt, ist Magendilatation schon wiederholt beobachtet worden.

Symptome und Diagnostik der Magendilatation. Die Symptome von Seiten des Magens, welche man bei der Magendilatation beobachtet, hängen nur zum Theil von dieser selbst, zum andern Theil von dem der Dilatation zu Grunde liegenden Leiden oder von Begleiterscheinungen ab. Die meisten Kranken sind appetitlos, klagen über häufigen oder über beständigen Druck in der Magengegend und leiden an Sodbrennen, Aufstossen und Erbrechen. In einigen Fällen hat man gefunden, dass die aufgestossenen Gase brennbar waren. Das Erbrechen zeigt bei der Magendilatation häufig insofern ein charakteristisches Verhalten, als *sehr bedeutende Mengen (bis zu mehreren Litern) auf einmal erbrochen werden.* In dem Erbrochenen finden sich nicht selten Reste von Speisen, welche die Kranken vor mehreren Tagen oder vor noch längerer Zeit zu sich genommen haben und welche so lange im Magen liegen geblieben sind. Nach dem Erbrechen fühlen die Kranken meist eine vorübergehende Erleichterung.

Die wichtigsten und für die Diagnose allein maassgebenden Zeichen ergiebt die *objective Untersuchung des Magens.* In manchen, freilich durchaus nicht in allen Fällen, kann man bei der *Inspection* die Contouren des erweiterten und angefüllten Magens durch die Bauchdecken hindurch erkennen. Der Fundus und die grosse Curvatur treten am deutlichsten hervor. Nicht selten sieht man, namentlich wenn man die Magenwand durch stossweises Palpiren mechanisch zu reizen versucht, die *peristaltischen Bewegungen des Magens* deutlich durch die Bauchdecken hindurch. Sehr brauchbare Resultate giebt zuweilen die zuerst von FRERICHS angewandte Methode, den Magen künstlich durch Kohlensäure aufzutreiben. Lässt man die Kranken unmittelbar nach einander einige Gramm doppeltkohlensaures Natron und Weinsäure zu sich nehmen, so treten die Contouren des Magens oft sehr deutlich hervor. Namentlich wird hierdurch der Beweis geliefert, dass die etwa vorhandene Vortreibung wirklich dem Magen angehört.

Für die *Palpation* ist die grosse Curvatur und der Fundus des Magens oft noch deutlicher erkennbar, als für die Inspection, namentlich zur Zeit, wenn die Muscularis sich contrahirt. Sehr charakteristisch, aber freilich keineswegs absolut beweisend für eine bestehende Magendilatation ist das *Plätschergeräusch*, welches man dadurch hervorruft, dass man mit beiden Händen abwechselnd kurze Stösse gegen die Magenwand ausführt. Man hört und fühlt dann sehr deutlich das Hin- und Herschwappen des flüssigen Mageninhalts.

Die *Grössenbestimmung des Magens durch die Percussion* ist so vielen Fehlerquellen ausgesetzt, dass sie nur selten bessere Resultate giebt, als die Inspection und Palpation. Jedoch kann die Percussion immerhin in einzelnen Fällen werthvolle Aufschlüsse geben. Man muss hierzu die Patienten sowohl in liegender, als auch in aufrechter Stellung, ferner bei leerem und bei gefülltem Zustande des Magens untersuchen. Tritt bei vorher leerem Magen nach Einführung von circa 1 Liter Wasser in den Magen ein Dämpfungsstreifen *unterhalb* des Nabels auf, so spricht dies mit grosser Wahrscheinlichkeit für eine Dilatation des Magens (PENZOLDT). Zuweilen werden die Grenzen des Magens erst nach der Auftreibung desselben durch Kohlensäure percutorisch bestimmbar.

Sehr wichtig ist die Untersuchung des Magens mittelst der *Magensonde.* Während bei Gesunden die Magensonde etwa 60 Ctm. weit (vom Munde an gerechnet) eindringt, kann sie bei bestehender Magendilatation häufig bis 70 Ctm. weit vorgeschoben werden. In einigen Fällen kann man, worauf LEUBE zuerst aufmerksam gemacht hat, die Spitze der Magensonde durch die schlaffen Bauchdecken hindurch fühlen. Je näher in einem solchen Falle die Sondenspitze gegen eine durch die beiden Spinae ilium ant. sup. gezogene Horizontale hin gefühlt werden kann, um so sicherer darf eine abnorme Ectasie des Magens angenommen werden. Unter normalen Verhältnissen reicht die Sondenspitze in den meisten Fällen wahrscheinlich höchstens bis zur Nabelhorizontalen.

Obwohl durch die bisher angeführten Symptome und Untersuchungsresultate die Diagnose einer hochgradigeren Magenerweiterung in vielen Fällen mit Sicherheit gestellt werden kann, so dürfen wir doch nicht verschweigen, dass zuweilen auch ziemlich beträchtliche Magenectasien übersehen werden können. Entweder sind in solchen Fällen überhaupt keine oder nur geringe Symptome vorhanden, welche auf ein schwereres Leiden des Magens hinweisen und zu einer genauen Untersuchung desselben auffordern, oder die bisher genannten Untersuchungsmethoden geben kein sicheres und unzweideutiges Resultat. Andere Methoden, die Grösse des Magens und die Leistungsfähigkeit seiner Muskulatur zu prüfen, sind von verschiedenen Seiten vorgeschlagen worden, haben sich aber bisher keine allgemeine Verbreitung zu verschaffen vermocht. So versuchte SCHREIBER durch Aufblasen eines mit der Sonde in den Magen eingeführten Gummiballons Aufschlüsse über die Grösse und Lage des Magens zu gewinnen. ROSENBACH versuchte zu gleichem Zwecke die Auscultation der Rasselgeräusche zu verwerthen, welche beim Einblasen von Luft in die Magensonde entstehen, wenn das Fenster der letzteren sich im Niveau des flüssigen Mageninhalts befindet.

Die *sonstigen Erscheinungen,* welche man bei Kranken mit Magendilatation beobachtet, sind denen bei anderen schweren Erkrankungen des Magens grösstentheils analog. Der *allgemeine Ernährungszustand* wird namentlich in allen mit starkem Erbrechen einhergehenden Fällen allmählich so sehr reducirt, dass die Kranken die höchsten Grade der Inanition darbieten können. Auf die abnorme Trockenheit der Muskulatur bezieht KUSSMAUL die von ihm zuweilen beobachteten schmerzhaften Muskelkrämpfe in den Beugern der Arme, in den Waden- und

Bauchmuskeln. Der *Stuhl* ist fast immer stark angehalten, was grösstentheils auf der geringen Nahrungszufuhr zum Darm beruht. Der *Harn* ist an Menge gering und relativ häufig von neutraler oder alkalischer Reaction. Letztere beobachtet man nach QUINCKE vorzugsweise während der Behandlung der Magendilatation mittelst der Magenpumpe, weil hierdurch dem Körper eine relativ grosse Menge von Säure entzogen wird.

Krankheitsverlauf und Prognose. Der Verlauf und die Gesammtdauer der Krankheit richten sich in erster Linie nach der Natur des der Magendilatation zu Grunde liegenden Leidens. Bei krebsiger Stenose am Pylorus ist die Prognose selbstverständlich absolut ungünstig. Narbenstenosen am Pylorus mit secundärer Gastrectasie geben eine bessere Prognose. Namentlich bei richtiger Behandlung und bei vernünftiger Lebensweise können die Kranken sich Jahre lang ziemlich wohl befinden. Doch treten schliesslich die Inanitionserscheinungen immer mehr und mehr hervor und führen zu einem tödtlichen Ausgang der Krankheit.

Dabei ist der *Gesammtverlauf* des Leidens mannigfachen Schwankungen unterworfen. So lange die hypertrophische Muskulatur den abnormen Widerstand der Pylorusstenose überwindet, können schwerere Krankheitserscheinungen ganz fehlen. Erst wenn, genau wie bei den Herzfehlern, eine Compensationsstörung eintritt, treten die Folgen der Magendilatation hervor. Gelingt es, die Leistungsfähigkeit der Muskulatur wieder zu kräftigen und die Aufgaben derselben auf ein erreichbares Maass zu reduciren, so tritt alsbald wieder ein bedeutender Nachlass aller Krankheitssymptome ein.

Die Magendilatationen, welche nicht durch eine Stenose am Pylorus bedingt sind, geben im Ganzen die beste Prognose. Hier kann in den leichteren Fällen dauernde Heilung eintreten, wenn die richtige mechanische und diätetische Behandlung rechtzeitig und mit Ausdauer angewandt wird.

Therapie. Die Behandlung der Magendilatation hat die Aufgabe, den dilatirten Magen von seinem abnorm reichlich angehäuften Inhalte zu befreien und die neue Ansammlung von Speisen in demselben zu verhüten. Wenn dieses Beides gelingt, so sind damit die mechanischen und chemischen Schädlichkeiten entfernt, welche, wie wir gesehen haben, die Magendilatation unterhalten und allmählich immer mehr und mehr vergrössern.

Wir erreichen diesen Zweck am besten durch die „*mechanische Behandlung der Magendilatation*", um deren Einführung sich KUSSMAUL die grössten Verdienste erworben hat. Durch diese Behandlung wird gleichzeitig auch eine Besserung des begleitenden oder der Magendilatation zu Grunde liegenden chronischen Katarrhs der Magenschleimhaut erzielt. Die etwa bestehende Pylorusstenose ist keiner directen Therapie zugänglich (abgesehen von etwaigen operativen Eingriffen, s. o.).

Die Entleerung des Mageninhalts geschieht am vollständigsten durch die *Magenpumpe*, d. i. eine Spritze mit zwei Ansatzrohren. Durch das eine derselben, welches mit der eingeführten Magensonde in Verbindung steht, wird beim Anziehen des Stempels der Mageninhalt in den Stiefel der Pumpe hineingesogen. An dem anderen ist ein Gummischlauch befestigt, durch welchen der herausgepumpte Mageninhalt in das zum Aufnehmen desselben bestimmte Gefäss geleitet wird. Auf diese Weise wird allmählich der gesammte Mageninhalt entleert. Wichtig ist, dass die benutzte Magensonde lang genug ist (mindestens 70 Ctm.) und an ihrem unteren Ende eine hinreichend weite, seitliche Oeffnung besitzt. Empfehlenswerth sind die sogenannten LEUBE'schen Schlundsonden. OSER bedient sich weicher elastischer Schläuche aus mineralisirtem Gummi, welche die Kranken selbst auf den Zungenrücken legen und dann durch Schluckbewegungen und Vorwärtsschieben bis in den Magen einführen.

Stockt in Folge von Verstopfung des Sondenfensters die Entleerung, so darf man nie stärkere Gewalt beim Anziehen des Stempels anwenden. Man spritzt etwas Wasser in den Magen hinein und macht hierdurch die verstopfte Oeffnung wieder frei. Hat man den Inhalt des Magens zum grössten Theil entleert, so folgt die *Ausspülung des Magens*, durch welche die letzten Speisereste und vor allem der zähe, an der Magenschleimhaut anhaftende Schleim entfernt werden. Man spritzt etwa ½ — 1 Liter Flüssigkeit langsam ein, zieht dieselbe wieder heraus und wiederholt dieses Verfahren so lange, bis die ablaufende Flüssigkeit fast ganz rein ist. Zum Ausspülen bedient man sich reinen Wassers, oder noch besser einer 1—2 % Lösung von Natron bicarbonicum oder Carlsbader Salz. Hat man Grund zur Annahme von besonders reichlichen Zersetzungsvorgängen im Magen, so macht man die Ausspülungen mit 1 % Salicylwasser oder einer 2 % Resorcinlösung. Die Ausspülungen werden täglich einmal wiederholt und zwar jedesmal ½ Stunde *vor* der Hauptmahlzeit.

In neuerer Zeit ist die Magenpumpe vielfach verdrängt worden durch eine *Hebervorrichtung* (zuerst von PLOSS, JÜRGENSEN u. A. empfohlen). Letztere ist viel einfacher und billiger zu beschaffen und in vielen Fällen auch zur mechanischen Magenbehandlung durchaus ausreichend. Indessen ist doch eine so vollständige Entleerung des Magens, wie durch die Magenpumpe, vermittelst des Hebers nicht möglich. Andererseits ist beim Heber ein Ereigniss nicht zu befürchten, welches bei der Anwendung der Magenpumpe bereits wiederholt vorgekommen ist, nämlich, dass ein Stück der Schleimhaut ins Sondenfenster aspirirt und abgerissen wird.

Die Hebervorrichtung zum Ausspülen des Magens wird hergestellt, indem man an die Schlundsonde einen etwa 1 Meter langen Gummischlauch und an diesen einen mittelgrossen Glastrichter befestigt. Wird jetzt nach Einführung der Schlundsonde bei erhobenem Trichter der Schlauch ganz mit Wasser gefüllt und dann bis auf den Boden gesenkt, so ist hierdurch ein Heber gebildet, durch welchen der Mageninhalt abfliesst. Durch abwechselndes Heben und Senken des Trichters, verbunden mit neuem Eingiessen und Abfliessenlassen von Wasser oder Sodalösung, kann der Magen meist ziemlich vollständig ausgespült werden. Noch bequemer ist es, wenn man das obere Sondenende mit einem kurzen Y-förmigen Glasrohr (s. Fig. 25 c S. 556) in Verbindung bringt, dessen einer Schenkel mit dem daran befestigten Gummischlauch zu einem Irrigator führt, während der andere Schenkel den Ablaufschlauch aufnimmt. Man kann jetzt durch abwechselndes Zuhalten und Oeffnen der beiden Schläuche d und e beliebig Flüssigkeit in den Magen einfliessen resp. den Inhalt desselben durch das Rohr e ausfliessen lassen.

Die Hebervorrichtung und die dabei nöthigen Manipulationen sind so einfach, dass wir wiederholt Kranke mit Magendilatation behandelt haben, welche sich täglich ihren Magen selbst ausspülten.

Neben der mechanischen Magenbehandlung ist auf die *Diät* der Kranken sorgfältig zu achten. Die Nahrung soll nahrhaft, leicht verdaulich, dabei aber *von möglichst geringem Volumen* sein. Leube'sche Fleischsolution, fein geschabtes oder geschnittenes Fleisch (rohes Rindfleisch, Schinken), weiche Eier und Milch in kleineren Mengen sind vorzugsweise zu versuchen, Gemüse, Schwarzbrod u. dgl. möglichst zu vermeiden. Auf diese Weise gelingt es, den Ernährungszustand der Kranken meist bedeutend zu bessern. Auch die übrigen Beschwerden, namentlich das Erbrechen und das Druckgefühl im Magen, hören auf. Ob die Besserung dauernd ist, hängt, wie schon erwähnt, ganz von der Art der Dilatation und des derselben zu Grunde liegenden Leidens ab.

In den Fällen, wo eine mechanische Behandlung aus äusseren Gründen oder wegen anhaltenden Widerstrebens von Seiten des Patienten nicht ausführbar ist, sucht man durch Regelung der Diät und leichte Abführmittel (namentlich Carlsbader Salz) eine allmähliche Entleerung des Magens herbeizuführen. Ausserdem kommen unter Umständen alle die beim chronischen Magenkatarrh erwähnten Mittel in Betracht.

Schliesslich ist noch zu erwähnen, dass man versucht hat auf die Muskulatur des Magens erregend und kräftigend einzuwirken, um dieselbe zu stärkeren Contractionen zu bringen. Empfohlen ist starke *Faradisation und Galvanisation des Magens* durch die Bauchdecken

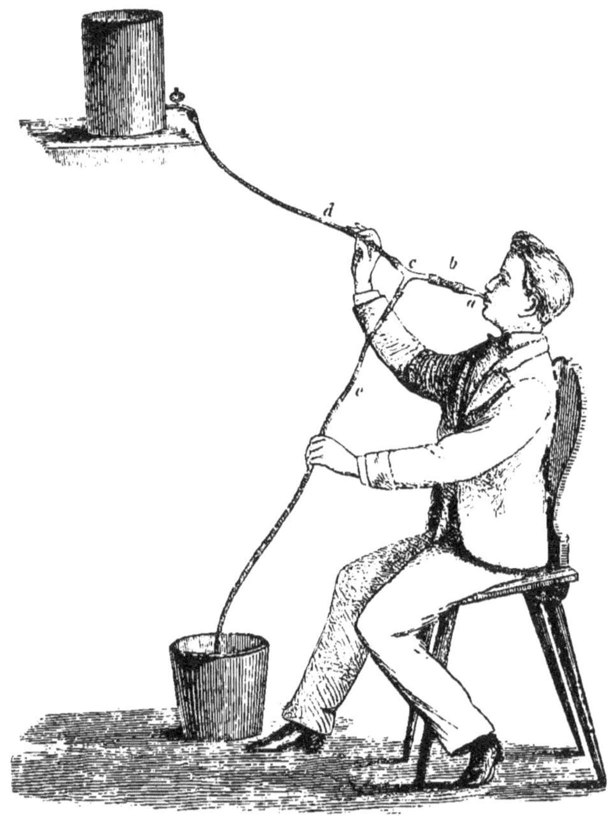

Fig. 25.

hindurch oder vermittelst einer an der Schlundsonde angebrachten Elektrode. Auch die *Nux vomica* (Pulver zu 0,03 Extr. Strychni spirit. 2—3 täglich) ist zu dem gleichen Zweck angewandt worden.

Nützlich ist es, wenn man die Kranken mit Magendilatation beständig eine feste, elastische Leibbinde tragen lässt.

SIEBENTES CAPITEL.

Magenblutung.

Da wir die wichtigsten und am häufigsten vorkommenden Formen der Magenblutung beim Magengeschwür und beim Magenkrebs bereits ausführlich besprochen haben, so erübrigt uns hier nur noch der kurze Hinweis auf einige andere Umstände, unter welchen Magenblutungen auftreten können.

Zu erwähnen haben wir zunächst die *Blutungen bei venöser Stauung* in den Gefässen der Magenwand. Namentlich bei *Lebercirrhose* und bei *Thrombose der Pfortader*, viel seltener bei anderen Leberkrankheiten und bei allgemeinen Circulationsstörungen nach Lungen- und Herzaffectionen sind ziemlich reichliche und wiederholt auftretende Magenblutungen beobachtet worden.

Ferner können Magenblutungen bei *allgemeiner hämorrhagischer Diathese* (Scorbut, Morbus maculosus) auftreten. Hierher gehören auch die Magenblutungen, welche bei der *Leukämie* vorkommen. Bei schweren acuten Krankheiten, welche eine Disposition zu Blutungen hervorrufen, sind ebenfalls zuweilen Magenblutungen beobachtet worden, so z. B. beim *gelben Fieber*, bei der *acuten gelben Leberatrophie* u. dgl.

Endlich haben wir als eine eigenthümliche Krankheit die sogenannte *Melaena neonatorum* zu erwähnen. Bei neugeborenen Kindern treten innerhalb der ersten Woche nach der Geburt in seltenen Fällen Blutungen aus dem Magen und Darmkanal (Blutbrechen und blutige Stühle) auf, deren Ursache noch nicht hinlänglich sicher festgestellt ist. In einer Anzahl von Fällen beruhen sie auf der Anwesenheit von Magen- oder Duodenalgeschwüren. In anderen Fällen soll die Blutung von einer Circulationsstörung in Folge ungenügender Athmung abhängen. Der Zustand ist ziemlich gefährlich, so dass die Mehrzahl der Kinder daran zu Grunde geht, doch kommen immerhin Heilungen auch in den scheinbar schwersten Fällen noch vor.

In Betreff der näheren Symptomatologie, Diagnose und Therapie der Magenblutung können wir auf das im Capitel über das runde Magengeschwür Gesagte hinweisen.

ACHTES CAPITEL.

Nervöse Magenaffectionen.

Dass die Functionen des Magens in hohem Grade von nervösen Einflüssen abhängen, geht schon aus häufigen Erfahrungen des alltäglichen Lebens hervor. Namentlich wirken stärkere *psychische Erregungen* in unverkennbarer Weise auf den Magen ein. Wohl Jedermann weiss, wie ein heftiger Aerger, eine lebhafte Angst oder Hoffnung, eine plötzliche traurige oder auch freudige Erregung uns sofort jeden Appetit nehmen kann. Bei erregbaren Personen steigert sich diese Wirkung zu stärkeren Symptomen von Seiten des Magens. Uebelkeit, Erbrechen, schmerzhafte Empfindungen in der Magengegend, welche sich bis zu einem heftigen neuralgischen Schmerz (Cardialgie) steigern können, treten unter solchen Umständen keineswegs selten ein. Wenn sich derartige Zufälle häufig wiederholen oder wenn nach einer einmaligen stärkeren Veranlassung die aufgetretenen Symptome von Seiten des Magens nicht alsbald wieder verschwinden, so bildet sich allmählich ein Krankheitszustand aus, welchen man mit vollem Recht als *nervöses Magenleiden*, als *nervöse Dyspepsie* oder dgl. bezeichnet.

Das Leiden tritt häufiger bei Frauen, als bei Männern auf. In der Mehrzahl der Fälle besteht eine ausgesprochene allgemeine „nervöse Constitution“, d. h. eine gesteigerte Erregbarkeit gegen alle psychischen Affecte, eine Disposition zu jener grossen Schaar nervöser Beschwerden, welche man als „hysterisch“ oder „neurasthenisch“ bezeichnet, um den mangelnden genauen Begriff durch ein allgemein acceptirtes Wort zu ersetzen. Die einzelnen Symptome von Seiten des Magens sind dieselben, wie bei den übrigen Magenaffectionen, nur dass alle Zeichen, welche auf eine anatomische Affection des Magens schliessen lassen, fehlen. Die Kranken klagen über *Appetitlosigkeit*, zuweilen auch über vorübergehenden Heisshunger. Nicht selten besteht eine *hochgradige Empfindlichkeit des Magens*, so dass schon kleine Mengen genossener Speisen ein starkes *Druckgefühl* hervorrufen. *Erbrechen* ist ein häufiges Symptom. Das Auftreten desselben hängt, im Gegensatz zum Erbrechen bei den meisten anatomischen Magenstörungen, gar nicht oder nur zum Theil von der Nahrungsaufnahme ab. Es erfolgt oft bei ganz nüchternem Magen und das Erbrochene besteht nur aus etwas Schleim, galliger Flüssigkeit oder dgl. Zuweilen treten zeitweise sehr heftige Anfälle von Erbrechen auf, welche Stunden oder selbst einige Tage lang anhalten, mit heftigen cardialgischen Schmerzen und sehr elendem Allgemeinzustande verbunden sind („*periodisches Erbrechen mit gastralgischen Anfällen*“ nach LEYDEN).

Auch andere, auf abnormen Innervationszuständen der Magenmuskulatur beruhende Erscheinungen kommen häufig vor. Sehr viele derartige Kranken leiden an starkem *Aufstossen*. In anderen Fällen beobachtet man eine auffallende Verstärkung der peristaltischen Bewegungen des Magens, welche durch die Bauchdecken hindurch sicht- und fühlbar sind, zuweilen allerlei abnorme gurrende Geräusche erzeugen und von den Kranken selbst oft in lästiger Weise empfunden werden. KUSSMAUL, welcher diese Erscheinung besonders studirt hat, bezeichnet sie als nervöse *„peristaltische Unruhe“* des Magens.

Sehr gewöhnlich beobachtet man neben den Magensymptomen gleichzeitig auch *andere nervöse Erscheinungen.* Die genaue Berücksichtigung des *psychischen Verhaltens* und der nachweisbare Einfluss desselben auf die Magensymptome sind von grösster diagnostischer Bedeutung. Manche Kranke zeigen eine grosse *psychische Gereiztheit* ihres Wesens, eine starke Empfindlichkeit und Neigung zu Affecten. Bei anderen bildet sich eine hochgradige *hypochondrische Gemüthsstimmung* aus. Sehr häufig leiden die Patienten gleichzeitig an *Kopfschmerzen,* welche mit den Magenbeschwerden kommen und gehen, an Kopfdruck, Schwindelgefühl u. dgl. Manche Fälle von sogenanntem *„Magenschwindel“* (vertigo e stomacho laeso) gehören wahrscheinlich hierher. Auch abnorme Sensationen in den Extremitäten, Schmerzen, Kältegefühl, Taubheit u. dgl. sind keine seltene Klage der Patienten.

Ein allgemeines Krankheitsbild der nervösen Magenleiden zu entwerfen, ist kaum möglich. Bald überwiegen die Symptome der *Dyspepsie* (Schmerz und Druck in der Magengegend nach dem Essen, Aufstossen u. s. w.), bald tritt die Krankheit vorherrschend unter dem Bilde reiner *Cardialgien,* bald als vorzugsweise *motorische Störung* auf (periodisches Erbrechen, peristaltische Unruhe). Ausserdem können sich die genannten Symptome in mannigfacher Weise combiniren. Sehr wichtig ist es, dass die scheinbar schwersten Zustände nicht selten von ganz freien Intervallen unterbrochen sind, wo die Kranken sich wohl fühlen und jede Nahrung aufs beste vertragen.

Der allgemeine *Ernährungszustand* der Kranken bleibt zuweilen vollkommen gut. Das gute Aussehen und die rothen Wangen contrastiren auffallend mit den Klagen über das „schwere Magenleiden“ und die angeblich ganz geringe Nahrungsaufnahme. Aber andererseits kann die Ernährung der Kranken manchmal auch sehr beträchtlich leiden. Wenn die Kranken wirklich lange Zeit fast nichts zu sich nehmen, wenn häufiges Erbrechen eintritt, so bilden sich sehr ausgesprochene *Inanitionszustände* aus, welche wohl den Verdacht eines schweren Magenübels rechtfertigen können.

Die *Diagnose* in solchen Fällen ist nicht immer leicht zu stellen. In erster Linie sind stets die *ätiologischen Momente* zu berücksichtigen, vor allem die Abhängigkeit der Erscheinungen von psychischen Erregungen. Auch sonstige ätiologische Momente, welche erfahrungsgemäss zu nervösen Störungen führen können, sind zu berücksichtigen, namentlich Sexualerkrankungen und Menstruationsstörungen bei Frauen, ferner allgemeine Anämie und hereditäre Anlage zu Nervenkrankheiten. Bei chlorotischen Mädchen mit Dysmenorrhoe oder Suppressio mensium sind nervöse Cardialgien und sonstige Zeichen nervöser Dyspepsie besonders häufig. Von Wichtigkeit ist natürlich das Ergebniss der *objectiven Untersuchung des Magens*, welches bei allen rein nervösen Magenstörungen vollständig negativ sein muss. Höchstens kann zuweilen eine Empfindlichkeit gegen Druck, eine (zuweilen sogar ziemlich starke) *Hyperaesthesie der Magengegend* bestehen. Doch ist es für viele Fälle von rein nervöser Cardialgie charakteristisch, dass die Schmerzen nicht selten durch starken äusseren Druck auf den Magen gemildert werden. Auch sonstige Schädlichkeiten, welche bei anatomischen Magenleiden von Nachtheil sind, so namentlich Diätfehler, haben bei den nervösen Magenstörungen durchaus nicht immer auffallende Folgen.

Die *Prognose* richtet sich zumeist nach den äusseren Verhältnissen, unter denen die Kranken leben. Wirken die schädlichen psychischen Erregungen oder die sonstigen ätiologischen Momente andauernd fort, so ist eine definitive Besserung selten zu erwarten. Lassen sich dagegen die genannten Schädlichkeiten entfernen, so kommen vollkommene Heilungen selbst nach anscheinend schweren Zuständen vor. Natürlich bleibt eine Disposition zu Rückfällen fast immer vorhanden.

Die *Therapie* sucht in erster Linie die Ursachen der Erkrankung zu entfernen. Eine vernünftige psychische Beeinflussung der Kranken kann von grösstem Nutzen sein. Besteht Anämie, so verordnet man Eisen und Chinin, bestehen Störungen in den Genitalorganen, so sucht man diese zu beseitigen.

Von grösster Wichtigkeit sind alle jene Proceduren, welche zur allgemeinen Stärkung des Nervensystems beitragen. *Kaltwasserkuren* kommen hier in erster Linie in Betracht. Seebäder und Gebirgsaufenthalt sind oft von bestem Erfolge begleitet. Zur directen Behandlung eignet sich am meisten der *constante Strom*: Galvanisation quer durch den Magen 5—10 Minuten lang oder die Anode möglichst tief in die Magengegend eingedrückt, die Kathode auf den Rücken. Die Ströme können ziemlich stark sein. Auch Faradisation der Magengegend und Galvanisation am Halse (Sympathicus) ist in manchen Fällen von Nutzen.

In Bezug auf die vorzuschreibende Diät muss man sich nach den individuellen Verhältnissen richten und die passendste Nahrung im einzelnen Falle ausprobiren. Eine sehr vorsichtig gewählte und leicht verdauliche Diät ist bei *nervöser* Dyspepsie keineswegs immer die beste.

Im Uebrigen vergleiche man die Capitel über Hysterie und Neurasthenie im nächsten Bande.

FÜNFTER ABSCHNITT.

Krankheiten des Darms.

ERSTES CAPITEL.

Darmkatarrh.

(Catarrhus intestinalis. Enteritis catarrhalis.)

Aetiologie. Analog dem Katarrh des Magens entsteht auch die Mehrzahl der Darmkatarrhe in Folge abnormer Reize, welche der Inhalt des Darms auf die Schleimhaut desselben ausübt. In den meisten Fällen sind es Schädlichkeiten mechanischer oder chemischer Natur, welche von der *Quantität und Qualität der eingeführten Nahrung* abhängen. Daraus erklärt sich auch, dass Katarrhe des Magens und des Darms so häufig mit einander combinirt vorkommen. Sehr oft spielen schädliche Stoffe, welche durch den Genuss verdorbener Nahrungsmittel (verdorbenes Fleisch, Fisch, Bier u. s. w.) in den Darm eingeführt werden, eine Rolle bei der Entstehung des Darmkatarrhs.

An die durch unpassende Nahrungsmittel hervorgerufenen Darmkatarrhe schliessen sich die *toxischen Darmkatarrhe* an, welche durch die Aufnahme von direct giftigen Stoffen in den Darm erzeugt werden. Bei den Vergiftungen durch Mineralsäuren und Aetzalkalien, durch Arsen, Sublimat u. s. w. kommen schwere Entzündungen der Darmschleimhaut vor. Nicht selten entstehen Darmkatarrhe auch nach der unvorsichtigen Anwendung gewisser Arzneistoffe, namentlich der stark wirkenden *Abführmittel*.

Eine grosse Anzahl leichter und schwerer Darmkatarrhe ist die Folge *infectiöser Einflüsse*. Hierher gehören die meisten der scheinbar spontan auftretenden Darmkatarrhe, ferner viele, wenn auch nicht alle angeblich nach Erkältungen und Durchnässungen entstehenden Darmkatarrhe und endlich vor allem jene häufig in der heisseren Jahreszeit epidemisch oder endemisch sich entwickelnden Erkrankungen, welche man als Sommerdiarrhoe, Brechdurchfall u. dgl. bezeichnet. Eine besonders schwere Form derselben bildet die *Cholera nostras*, welche wir unten besonders besprechen werden. Zu erwähnen ist hier auch die grosse Häufigkeit von Darmkatarrhen als *Theilerscheinung sonstiger allgemeiner Infectionskrankheiten*, so namentlich beim Typhus, bei der Ruhr, bei septischen Erkrankungen, schwerer Malaria u. s. w.

In einer letzten Reihe von Fällen endlich entwickelt sich der Darmkatarrh auf Grund von *Circulationsstörungen*, welche eine Stauungshyperämie der Darmschleimhaut hervorrufen. Vorzugsweise sind es Krankheiten der Leber und der Pfortader, welche im Gebiete der letzteren eine andauernde Stauung zur Folge haben. Doch auch bei chronischen Herz- und Lungenleiden sind Stauungskatarrhe im Darm keine Seltenheit.

Die grosse Häufigkeit der Darmkatarrhe bei beiden Geschlechtern und in jedem Alter ist allgemein bekannt. Vor allem sind es jedoch *Kinder*, welche eine ausgesprochene Neigung zu Erkrankungen des Darmes haben, so dass nach einer ungefähren Schätzung fast $^1/_3$ aller Krankheitsfälle bei Kindern den Intestinalcanal betrifft. Wir werden daher der practischen Wichtigkeit der Sache wegen den Darmkatarrh der Kinder besonders besprechen.

Pathologische Anatomie. Die pathologisch-anatomischen Veränderungen bei den katarrhalischen Entzündungen des Darms sind im Wesentlichen dieselben, wie wir sie bei den Entzündungen aller übrigen Schleimhäute antreffen. Röthung und Schwellung der Mucosa, vermehrte Schleimsecretion, in schweren Fällen eine Eiterproduction an der Oberfläche der Schleimhaut und eine zellige Infiltration des Gewebes selbst sind die bekannten, für alle katarrhalischen Entzündungen charakteristischen Vorgänge. Nicht selten schwellen die solitären und agminirten Follikel an (*folliculärer Katarrh*) und können schliesslich auch der Sitz oberflächlicher *folliculärer Geschwüre* werden. Auch an der übrigen Schleimhaut kommen oberflächliche Erosionen und sogenannte *katarrhalische Geschwüre* in schwereren Fällen nicht selten vor.

Nach längerem Bestehen des Katarrhs findet man zuweilen eine ziemlich beträchtliche Verdickung der Schleimhaut, welche durch eine *Hyperplasie des Bindegewebes* bedingt ist. Die Innenfläche des Darms erhält hierdurch ein unebenes, wulstiges Aussehen. Umschriebene Bindegewebshyperplasien können zu förmlicher Polypenbildung führen. Kommt es zu einer Verstopfung in den Ausführungsgängen der Lieberkühn-schen Drüsen, so entsteht in Folge der Retention des Darmsaftes eine *cystische Entartung der Drüsen*.

Sehr häufig, namentlich bei den chronischen Darmkatarrhen der Kinder, kommt es aber auch zu einer nicht unbeträchtlichen *Atrophie der Schleimhaut.* Diese Atrophie, welche namentlich durch NOTHNAGEL neuerdings genauer untersucht worden ist, betrifft vorzugsweise die Drüsenschicht der Mucosa. An Stelle der Drüsen, welche an manchen Partien ganz schwinden können, tritt ein mehr oder weniger zellenreiches Bindegewebe. Am ausgesprochensten ist die Atrophie gewöhnlich im Dickdarm und im unteren Ileum. Auch die Muscularis des Darms kann an der Atrophie Theil nehmen.

Gewisse Eigenthümlichkeiten der Katarrhe in den einzelnen Abschnitten des Darms werden unten zur Sprache kommen.

Krankheitssymptome. Dasjenige Symptom, aus welchem wir vorzugsweise auf eine Erkrankung des Darmcanals schliessen und welches in leichteren Fällen von Darmkatarrh nicht selten fast die einzige krankhafte Erscheinung darstellt, ist der *Durchfall* oder die *Diarrhoe*, d. h. das Auftreten abnorm häufiger Stühle von verminderter Consistenz. Indessen ist es streng genommen nicht zulässig, jede Diarrhoe auf einen Katarrh der Darmschleimhaut zu beziehen, da eine Reihe von Einflüssen direct eine *vermehrte Peristaltik des Darms* und in Folge davon Diarrhoe hervorrufen kann. So ist es z. B. eine bekannte Erfahrung, dass ein plötzlicher Schreck oder ein hochgradiges Angstgefühl zuweilen in kürzester Zeit eine nicht zu unterdrückende Diarrhoe verursacht. Ebenso ist die Diarrhoe, welche unmittelbar nach einer plötzlichen Erkältung auftreten kann, nur die Folge der reflectorisch angeregten, abnorm starken peristaltischen Darmbewegungen. Ferner kann wahrscheinlich eine Anzahl chemischer und infectiöser Schädlichkeiten auf die Darmbewegungen erregend einwirken und in Folge dessen Diarrhoe hervorrufen, ohne dass die Schleimhaut gleichzeitig in den Zustand des Katarrhs versetzt wird. Doch lässt sich practisch eine derartige Trennung zwischen Diarrhoe und Darmkatarrh nicht durchführen und, wenigstens bei allen etwas längere Zeit anhaltenden Durchfällen, haben wir gewiss meist das Recht, neben den functionellen auch wirkliche anatomische Störungen des Darms vorauszusetzen.

Zwei Momente sind es vorzugsweise, durch welche das Auftreten der Diarrhoe beim Darmkatarrh bedingt ist. Zunächst wirken, wie soeben schon angedeutet, dieselben schädlichen Substanzen, welche den Katarrh hervorrufen, auch erregend auf die Darmperistaltik ein. Den gleichen Einfluss üben auch die zahlreichen Producte der abnormen im Darm stattfindenden Zersetzungsprocesse aus. Ausser den *abnormen Reizen* kommt aber wahrscheinlich beim Darmkatarrh auch noch eine *abnorm starke Erregbarkeit* der Darmwandungen in Betracht. So geschieht es, dass der flüssige Darminhalt durch die lebhaften peristaltischen Bewegungen, welche die Kranken selbst nicht selten als „Kollern im Leibe“ empfinden, nach aussen entleert wird, ehe die normale Eindickung des Darminhalts in Folge von Wasserresorption vollendet ist. Da die Eindickung der Fäces bekanntlich fasst ausschliesslich im Dickdarm vor sich geht, während der Dünndarm auch unter normalen Verhältnissen schon in 2—3 Stunden von den Speisen passirt wird, so erklärt es sich, dass vor allem die *vermehrte Peristaltik des Dickdarms* für die Entstehung der Diarrhoe maassgebend ist. Indessen sind sicher in vielen Fällen auch die peristaltischen Bewegungen des Dünndarms gleichzeitig verstärkt.

Für die *Stauungskatarrhe* des Darms kommt wahrscheinlich neben der vermehrten Peristaltik noch ein Moment in Betracht, welches das Auftreten dünnflüssiger Stühle erklärt, nämlich die *Verminderung der Wasserresorption* durch den Darm in Folge der Circulationsstörung. Bei den übrigen Katarrhen tritt dieser Factor gegenüber der vermehrten Peristaltik ganz in den Hintergrund.

Was das *speciellere Verhalten der diarrhoischen Stühle* anlangt, so zeigen sich hierin ziemlich grosse Verschiedenheiten. Die *Zahl* der Stühle ist sehr wechselnd. Zuweilen erfolgen nur 2—3, zuweilen 10 und mehr Ausleerungen in 24 Stunden. Die *Consistenz* der Stühle ist breiig oder fast vollständig wässrig. Dies beruht auf ihrem abnorm reichlichen Wassergehalt, welcher bis auf 90—95 % steigen kann, während der Wassergehalt normaler Stühle etwa 75% beträgt. Das *Aussehen* der dünnen Stühle beim Darmkatarrh ist meist hellgelb, zuweilen grünlich durch beigemischten Gallenfarbstoff, zuweilen schleimig (s. unten).

Die *mikroskopische Untersuchung* der Stühle giebt nur in einem Theil der Fälle Aufschlüsse über die Intensität und die Ausbreitung des Katarrhs. Gewöhnlich findet man reichliche Speisereste (Muskelfasern, Stärkekörner, Fett), massenhaft Bacterien, nicht selten Tripelphosphatkrystalle, vereinzelte Eiterkörperchen und Cylinderepithelien — grösstentheils Bestandtheile, welche auch im normalen Stuhl vorkommen. Weitere Einzelnheiten werden unten erwähnt werden.

Ausser dem Durchfall bestehen beim Darmkatarrh häufig, doch keineswegs immer, *Leibschmerzen*, bald mehr continuirlich, bald mit dem Charakter der anfallsweisen sogenannten *Kolikschmerzen*. Bei Katarrhen des Rectums tritt jener schmerzhafte Stuhlzwang auf, welchen man als *Tenesmus* bezeichnet.

Die *objective Untersuchung des Abdomens* ergiebt im Ganzen wenig wichtige Resultate. Zuweilen ist der Leib flach, zuweilen besteht Meteorismus. Starke peristaltische Bewegungen der Därme verursachen oft gurrende und kollernde Geräusche (Borborygmi). Die Palpation des Abdomens ist manchmal etwas empfindlich. Die eigentlichen Kolikschmerzen werden dagegen in der Regel durch äussern Druck gemildert. In seltenen Fällen, wenn der Darm reichliche Flüssigkeit enthält, kann man bei der Palpation ein schwappendes Gefühl wahrnehmen. Von dem Füllungszustande der Därme hängen grösstentheils auch die Ergebnisse der Percussion ab.

Das *Allgemeinbefinden* ist in zahlreichen Fällen einfacher Diarrhoe so gut, wie gar nicht gestört. In andern Fällen von acutem Darmkatarrh, namentlich bei den schwereren infectiösen Formen, kann dagegen die Störung des Allgemeinbefindens ziemlich beträchtlich sein. Die Kranken fühlen sich so matt und schwach, dass sie bettlägerig werden. Nicht selten beobachtet man mässige *Fiebersteigerungen* (zwischen 38° und 39°). Sehr häufig treten gleichzeitig Symptome von Seiten des *Magens* auf, namentlich Appetitlosigkeit und Erbrechen. Andere Organe sind, abgesehen von der Betheiligung der *Leber* beim Duodenalkatarrh (s. u.), relativ selten ergriffen. Bei acuten infectiösen Darmkatarrhen tritt zuweilen eine *Herpeseruption* an den Lippen auf. Wiederholt beobachteten wir in heftigeren Fällen von acuter Enteritis auch auffallende *Muskel-* und *Gelenkschmerzen*, ja selbst nachweisbare geringe Gelenkschwellungen.

Verschiedene Formen des Darmkatarrhs. Da der Darm ein Organ ist, welches der objectiven Untersuchung im Leben nur wenig zugänglich ist, und da anatomische Untersuchungen bei allen leichteren Darmerkrankungen nur selten angestellt werden können, so sind unsere Kenntnisse über die verschiedenen Formen der Darmentzündung noch in vieler Beziehung lückenhaft. In der Praxis begnügt man sich in den meisten Fällen, aus dem Bestehen einer Diarrhoe einfach einen Darmkatarrh zu diagnosticiren, ohne auf die genauere Art desselben viel Gewicht zu legen. Doch können immerhin in manchen Fällen einige Anhaltspunkte gewonnen werden, welche Aufschluss über den näheren *Sitz des Katarrhs* geben. Ferner ist die Unterscheidung zwischen dem *acuten und dem chronischen Darmkatarrh* von practischer Bedeutung.

Der *Duodenalkatarrh* ist nur dann zu diagnosticiren, wenn er sich mit *Icterus* combinirt. Näheres ist im Capitel über Icterus katarrhalis nachzusehen.

Isolirte *Katarrhe des Dünndarms*, des *Iejunum* und *Ileum* ohne Mitbetheiligung der oberen Abschnitte des Dickdarms kommen wahrscheinlich überhaupt nur selten vor. Mit Sicherheit diagnosticiren lassen sie sich fast niemals. Wohl aber giebt es eine Anzahl von Momenten, welche auf das vorzugsweise Ergriffensein oder wenigstens auf die *Mitbetheiligung des Dünndarms* bei der Erkrankung schliessen lassen. Zunächst ist aus nahe liegenden Gründen eine vorherrschende Affection des Dünndarms in allen denjenigen Fällen anzunehmen, welche gleichzeitig ausgesprochene Störungen von Seiten des Magens darbieten. Es liegt auf der Hand, dass bei der häufig vorkommenden Combination von Magen- und Darmkatarrh die dem Magen zunächst benachbarten Abschnitte des Darms vorzugsweise befallen sein werden. Ferner liefert die objective Untersuchung des Abdomens einige Anhaltspunkte, indem die etwa vorhandene Druckempfindlichkeit und Auftreibung des Leibes, sowie die etwa sichtbaren abnormen peristaltischen Bewegungen beim Dünndarmkatarrh vorzugsweise die mittleren und unteren Partien des Bauches einnehmen, während die analogen Erscheinungen beim Dickdarmkatarrh, entsprechend dem anatomischen Verlaufe des Colons, die seitlichen und oberen Abschnitte des Abdomens betreffen. Doch ist freilich eine scharfe Trennung in dieser Beziehung keineswegs durchführbar. Auch die Resultate, welche die Percussion und Auscultation am Abdomen in Betreff des Entstehungsortes der gurrenden Geräusche und des Füllungszustandes der Darmschlingen ergeben, sind fast niemals unzweideutig und für die Diagnose mit Sicherheit verwerthbar.

Mehr Aufschlüsse giebt die genaue Untersuchung der *Stühle*. Wie schon oben bemerkt ist, braucht bei einem isolirten Dünndarmkatarrh kein Durchfall zu bestehen, da letzterer nur von der Verstärkung der Dickdarmperistaltik abhängt. Daher fehlt z. B. in den meisten Fällen von Duodenalkatarrh (Icterus catarrhalis) der Durchfall. Bei ausgedehnterem isolirten Dünndarmkatarrh kann der entlerrte feste Stuhl sich dadurch als pathologisch erweisen, dass er bei der mikroskopischen Untersuchung sich als innig durchmischt mit kleinen hyalinen Schleimklümpchen erweist (NOTHNAGEL). In der Regel freilich combinirt sich der Dünndarmkatarrh mit einem Katarrh der oberen Abschnitte des Dickdarms. Dann tritt Diarrhoe ein, die dünnen Stühle zeigen aber einige Eigenthümlichkeiten, welche auf die Mitbetheiligung des Dünndarms hinweisen. Namentlich treten in Folge der vermehrten Dünndarmperistaltik gewisse Bestandtheile in den Stühlen auf, welche dem Dünndarminhalt ausschliesslich angehören und unter normalen Verhältnissen im Dickdarm aus den Faeces verschwinden. Hierher gehören in erster

Linie unverdaute Bestandtheile der Nahrung, grössere Mengen Muskelfasern oder gar schon mit blossem Auge erkennbare Fleischstückchen, ferner Stärke und Fett. Natürlich gilt nicht auch der umgekehrte Satz, dass das reichliche Auftreten unverdauter Nahrungsbestandtheile im Stuhl nothwendig stets auf einen *Katarrh* des Dünndarms hinweise, da die Verdauung auch durch andere Umstände (Fieber, Anämie) herabgesetzt sein kann und schon eine vermehrte Peristaltik der Därme an sich dieselbe Erscheinung zur Folge haben muss. Man bezeichnete früher und zuweilen noch jetzt eine Diarrhoe, bei welcher sich die dünnen Stühle durch ihren auffallend reichlichen, schon mit blossem Auge erkennbaren Gehalt an unverdauten Speiseresten auszeichnen, als *Lienterie*.

Ausser den etwaigen Nahrungsbestandtheilen ist namentlich der Gehalt der Stühle an *Galle* für den Dünndarmkatarrh bis zu einem gewissen Grade charakteristisch. Unter normalen Verhältnissen giebt nur der Dünndarminhalt eine deutliche Gmelin'sche Gallenfarbstoffprobe, der Inhalt des Dickdarms und somit auch die normalen Stühle nicht. Bei Darmkatarrhen mit vermehrter Peristaltik des *Dünn-* und *Dickdarms* kommt dagegen in den Stühlen eine ziemlich reichliche Beimischung von noch unzersetztem Gallenfarbstoff nicht selten vor. Bekannt sind die grünen Stühle, welche so oft bei ber Kinderdiarrhoe, seltner auch bei Erwachsenen beobachtet werden. Solche Stühle geben meist durchweg eine deutliche Farbenreaction mit Salpetersäure. In anderen Fällen findet man nur, worauf Nothnagel besonders aufmerksam gemacht hat, einzelne Bestandtheile des Stuhls vorzugsweise gallig gefärbt. Namentlich gelb pigmentirte Schleimkörner, gallig tingirte Cylinderepithelien und Rundzellen sind für die Diarrhoe beim Dünndarmkatarrh charakteristisch.

Katarrh des Dickdarms ist, wie bereits mehrfach erwähnt, wahrscheinlich bei jeder Diarrhoe vorhanden, insofern nur durch die vermehrte Dickdarmperistaltik das Auftreten der dünnen Stühle erklärt werden kann. In einer Anzahl von Fällen treten aber Erscheinungen auf, welche speciell auf eine Erkrankung des Dickdarms, besonders der *unteren Abschnitte* desselben, hinweisen.

Die *objective Untersuchung* des Abdomens müsste, entsprechend dem Verlaufe des Colons, vorzugsweise in den Seitenpartien des Leibes Veränderungen (Auftreibung, Druckempfindlichkeit u. s. w.) ergeben. Doch ist dies mehr eine theoretische Voraussetzung, als ein practisch sicher verwerthbares Zeichen. Ebenso kann man nicht mit Bestimmtheit behaupten, dass die „Kolikschmerzen" für den Dickdarmkatarrh allein charakteristisch sind. Wichtig ist aber das *Verhalten der Stühle.* Zunächst ist bemerkenswerth, dass der Gehalt der Stühle an reichlicheren, schon mit blossem Auge erkennbaren *Schleimmassen* von diagnostischer Bedeutung ist. Wie wir oben gesehen haben, enthalten die Stühle auch beim Dünndarmkatarrh Schleim, welcher aber mit den übrigen Fäcalbestandtheilen innig gemischt und daher meist erst mikroskopisch zu erkennen ist. Beim Dickdarmkatarrh haftet dagegen der Schleim mehr von aussen an den sonstigen Bestandtheilen an und ist häufig in grösseren, schon mit blossem Auge erkennbaren Massen vorhanden. Wenn der Katarrh vorzugsweise die unteren Abschnitte des Dickdarms betrifft, so kann es geschehen, dass der Darminhalt sich schon zu festeren Knollen geformt hat. Diese sind dann zuweilen ganz oder zum Theil von einer ziemlich beträchtlichen Schleimschicht eingehüllt. Bei acuten Katarrhen des untersten Dickdarms bestehen die Stuhlentleerungen zuweilen grösstentheils aus reinem Schleim, mit einer mehr oder weniger reichlichen *Eiterbeimengung*, wie man solches namentlich bei der *„katarrhalischen Ruhr“* beobachtet (vgl. das Capitel über Dysenterie). Je mehr das *Rectum* sich an der Entzündung betheiligt, desto stärker tritt während der Stuhlentleerungen und nach denselben jenes schmerzhafte Gefühl von Drängen und Pressen am After auf, welches man als *Tenesmus* bezeichnet.

Die isolirten *Entzündungen des Mastdarms* (*Proctitis*) sind, wenigstens zum Theil, der directen manuellen und Spiegeluntersuchung zugänglich. Schmerzhafter Tenesmus, Schleim- und namentlich auch Eiterbeimengung zum Stuhl sind die hauptsächlichsten Symptome der Krankheit. In den meisten Fällen handelt es sich übrigens nicht um ein primäres Leiden, sondern um einen secundären Katarrh der Mastdarmschleimhaut im Anschluss an verschiedene krankhafte Zustände in der Umgebung des Mastdarms oder an Neubildungen, syphilitische Processe u. dgl. im Rectum selbst. Die *Periproctitis* (*periproctitischer Abscess*) gehört in das Bereich der Chirurgie und kann hier nicht näher besprochen werden.

Wir haben jetzt noch die Unterscheidung des Darmkatarrhs in eine *acute* und eine *chronische Form* zu erwähnen.

Zum *acuten Darmkatarrh* gehört, abgesehen von den toxischen Entzündungen, die *einfache Diarrhoe*, welche meist schon nach wenigen Tagen wieder vorübergeht, und die schwere, wahrscheinlich meist *infectiöse Enteritis*, welche mit einer stärkeren Störung des Allgemeinbefindens, mit Fieber, zuweilen mit gleichzeitigen Magensymptomen, mit Herpes, Gelenkschmerzen u. dgl. verläuft. Ihre Dauer beträgt $^1/_2$ bis

1½ Wochen. Als eine besondere Form acuter infectiöser Entzündung der Magen- und Darmschleimhaut gilt ferner die *Cholera nostras* (*Brechdurchfall* s. u.).

Der *chronische Darmkatarrh* schliesst sich entweder an acute Erkrankungen der Darmschleimhaut an oder entwickelt sich allmählich in selbständiger Weise. Er ist, wenigstens was ausgesprochene Fälle betrifft, bei Erwachsenen eine keineswegs sehr häufige Krankheit, viel seltener, als z. B. der chronische Magenkatarrh. Dass er dagegen in der Kinderpraxis eine grosse Rolle spielt, ist schon oben hervorgehoben.

In Bezug auf Aetiologie und Symptomatologie gelten im allgemeinen beim chronischen Darmkatarrh dieselben Gesichtspunkte, welche wir für die Beurtheilung des acuten Darmkatarrhs kennen gelernt haben. In ätiologischer Hinsicht sind bei Erwachsenen namentlich die im Anschluss an durchgemachte acute Krankheiten (Dysenterie, schwere Malaria, Typhus) nachbleibenden Darmaffectionen bemerkenswerth. Von den Krankheitssymptomen treten die abnormen Stuhlentleerungen (gewöhnlich abwechselnde Durchfälle und Verstopfung) und vorzugsweise die secundären allgemeinen Ernährungsstörungen (Abmagerung, Anämie) besonders hervor. In Bezug auf Einzelheiten in der Beschaffenheit der Stühle können wir auf das oben Mitgetheilte verweisen. Bei der vorwiegenden Häufigkeit der chronischen Dickdarmkatarrhe sind grössere Schleimbeimengungen zu den Stühlen sehr häufig. Namentlich ist hier eine besondere Form des chronischen Dickdarmkatarrhs zu erwähnen, bei welcher grössere *zusammenhängende Membranen und ganze Abgüsse des Darmrohrs* aus Schleim entleert werden.

Dieser eigenthümliche Krankheitszustand, von dem auch wir mehrere Fälle gesehen haben, betrifft am häufigsten Frauen, kommt indessen auch bei Männern vor. Fast immer ist die Krankheit mit hartnäckiger Obstipation verbunden. Entweder gleichzeitig mit festen Stuhlknollen oder auch ganz allein werden zeitweise reichliche Mengen der erwähnten Membranen entleert, deren Abgang nicht selten mit ziemlich heftigen Kolikschmerzen verbunden ist. Diese Massen bestehen, wie die mikroskopische Untersuchung zeigt, aus Schleim und enthalten ausserdem oft reichliche Cylinderepithelien. Der allgemeine Ernährungszustand leidet zuweilen nur wenig, in anderen Fällen aber ziemlich beträchtlich. Auffallend häufig beobachtet man bei Frauen gleichzeitig allerlei hysterische und nervöse Beschwerden. Die Krankheit, welche man als *membranöse Enteritis* oder zuweilen auch als *desquamativen Dickdarmkatarrh* bezeichnet, kann Jahre lang andauern. Nähere Untersuchungen über die ätiologischen und anatomischen Grundlagen des Leidens fehlen noch.

Therapie. Die meisten leichteren Fälle von *acutem Darmkatarrh* bedürfen nur einer *diätetischen Behandlung.* Vermeiden die Kranken einige Tage alle Schädlichkeiten, so tritt in kurzer Zeit vollständige Heilung ein. Als passendste Nahrung gelten allgemein mit Recht die verschiedenen Schleimsuppen (Gerstenschleim, Hafergrütze), ferner leichte Fleischbrühen, Milch, Ei und Zwieback. Gröbere Gemüse und Früchte, fettes Fleisch und Schwarzbrod sollen bei einer stärkeren Diarrhoe möglichst gemieden werden. Im Uebrigen verweisen wir auf die bei der Therapie des chronischen Magenkatarrhs angeführten diätetischen Vorschriften.

Als eine wichtige, durch vielfache Erfahrungen bewährte Regel gilt ferner, den *Leib warm zu halten.* Kinder sollen in allen, Erwachsene wenigstens in allen schwereren Fällen von acutem Darmkatarrh das Bett hüten. Zweckmässig ist es ausserdem, namentlich bei Kindern, den Leib durch eine Flanellbinde vor Erkältung zu schützen.

Innerliche Mittel anzuwenden, ist in vielen leichten Fällen kaum nöthig. Eine zweckmässige Verordnung, falls keine besondere Indication besteht, ist eine *Mixtura gummosa* oder eine *Emulsio amygdalina.* In schwereren Fällen können aber weitere Medicationen am Platze sein. Hat man Grund, schädliche Ingesta oder stagnirende Fäcalmassen als Ursache des Darmkatarrhs anzunehmen, so ist im Anfange der Behandlung, trotz bestehender Diarrhoe, ein *Abführmittel* von günstigster Wirkung. Man wählt hierzu am besten Ol. Ricini oder Calomel. In allen denjenigen Fällen, wo reichliche dünne Ausleerungen auf eine stark vermehrte Peristaltik des Darmes hinweisen, wendet man die *Styptica*, vor allem das *Opium* an. Man giebt das Opium, dieses bekannteste und verbreitetste Mittel beim Darmkatarrh, in der Form der Tinct. Opii simplex oder crocata (10—15 Tropfen pro dosi, 1—3mal täglich) oder in Form von Opiumpulvern (0,03—0,05 Opium purum mit 0,5 Zucker, 2—3 Pulver täglich). Empfehlenswerth ist es auch, das Opium mit irgend einem schleimigen Vehikel zu verbinden, z. B. 2,0 Opiumtinctur auf 150,0 Mixt. gummosa oder Salepdecoct, 2—3stündlich ein Esslöffel.

Ausser dem Opium kommen die verschiedenen *Adstringentien* bei der Behandlung des Darmkatarrhs zur Anwendung, namentlich *Acidum tannicum, Plumbum aceticum, Lignum Campechianum, Radix Colombo, Catechu* und viele andere. Häufig werden auch diese Mittel in Verbindung mit Opium gegeben (z. B. Opii puri 0,03, Acid. tannici 0,05,

Sacchar. albi 0,5, täglich 2—3 Pulver oder Decoct. rad. Colombo 10,0 zu 150,0, Extr. Opii 0,05, Syr. Aurant. 15,0, zweistündlich ein Esslöffel u. s. w.).

Bestehen heftigere *Kolikschmerzen*, so ist Opium oder eine subcutane Morphiuminjection das beste Mittel. In leichteren Fällen genügt die Application von Wärme (warme Umschläge, heisse Handtücher) auf den Leib.

In allen Fällen, bei welchen die Symptome auf eine intensivere Erkrankung des *Dickdarms* hinweisen, kann eine *locale Therapie* angewandt werden. Dieselbe ist namentlich in der Behandlung *chronischer Darmkatarrhe*, welche ihren Sitz häufig vorherrschend im Dickdarm haben, von Bedeutung. Man macht tägliche *Irrigationen* des Dickdarms mit schwachen adstringirenden, zuweilen auch mit desinficirenden Mitteln. Der dazu nöthige Apparat ist sehr einfach. Er besteht aus einem gewöhnlichen Irrigator, an welchem ein etwa ½ Meter langes Gummirohr mit geeignetem Ansatz befestigt ist. Statt des Irrigators kann man auch einen gewöhnlichen Glastrichter nehmen („Hegar'scher Trichter“). Zum Ansatzrohr, welches ins Rectum eingeführt wird, eignen sich sehr gut die langen, weichen elastischen Schlundrohre, welche leicht ziemlich hoch hinauf geschoben werden können. Die zur Irrigation verwandten Flüssigkeiten müssen stets bis ca. 30° C. erwärmt und nur allmählich und langsam eingegossen werden. Die Menge der zu einer Irrigation verwandten Flüssigkeit beträgt etwa 1—1½ Liter, zuweilen noch mehr. Der Kranke befindet sich während der Irrigation in Rückenlage. Nur zuweilen ist die Knie-Ellenbogenlage, welche viel unbequemer, als die Rückenlage ist, nothwendig. Die am meisten gebrauchten Flüssigkeiten sind 1—2% Salicylsäure, Salicylborlösungen, 1% Tanninlösung, Lösungen von Plumbum aceticum 1 : 1000 u. a.

Besteht schmerzhafter *Tenesmus*, so wird dieser durch Suppositorien aus Ol. Cacao mit Extr. Opii meist gelindert.

Beim *chronischen Darmkatarrh* ist eine genaue Regelung der Diät von grösster Wichtigkeit. Ausser der *localen Behandlung* kommen von inneren Mitteln vorzugsweise die oben genannten *Adstringentien* in Betracht, zu denen noch Alaun, Pasta Guarana, Gummi Kino u. a. hinzugefügt werden können. Auch die verschiedenen Strychninpräparate sind von einigen Aerzten sehr empfohlen worden.

Oft sind *Badekuren* (in Carlsbad, Kissingen, Marienbad, Tarasp u. s. w.) von gutem Erfolg begleitet, namentlich in Fällen, welche mit zeitweiser Obstipation einhergehen. Auch in den *Kaltwasserheilanstalten* werden zuweilen gute Erfolge beim chronischen Darmkatarrh erzielt.

ZWEITES CAPITEL.

Cholera nostras.

(Brechdurchfall, Brechruhr.)

Mit dem Namen „*Cholera nostras*“ bezeichnet man eine in bestimmter Form auftretende acute Erkrankung des Magens und Darmcanals, deren Symptome in den schweren Fällen grosse Aehnlichkeit mit den Erscheinungen der echten asiatischen Cholera haben. Dass auch die Brechruhr auf einer acuten Infection des Körpers mit einem specifischen, organisirten Krankheitserreger beruht, ist nach dem ganzen Verlaufe der Krankheit im allerhöchsten Grade wahrscheinlich. Ein bestimmter Nachweis hierfür ist aber noch nicht geführt worden.

Die Cholera nostras tritt meist in *epidemischer* Ausbreitung und zwar fast ausschliesslich in den heissen *Sommermonaten* (Juni bis August) auf. Sie wird daher nicht selten auch als *Cholera aestiva* bezeichnet. Befallen werden von der Krankheit vorzugsweise *Kinder* in den ersten zwei Lebensjahren und zwar namentlich künstlich genährte oder vor Kurzem entwöhnte Kinder. Bei älteren Kindern und bei Erwachsenen kommt die Krankheit ebenfalls vor, aber seltener.

Die *Symptome* der Cholera nostras sind die einer heftigen acuten Gastroenteritis. Die Krankheit beginnt plötzlich oder nach geringen Vorboten mit heftigem *Erbrechen* und starkem *Durchfall*. In den einzelnen Fällen überwiegt bald das eine, bald das andere dieser Symptome. Das *Erbrochene* besteht theils aus den genossenen Speisen, theils aus schleimig-wässrigen Massen. Die *Stühle* sind anfangs noch von fäculenter Beschaffenheit, werden aber bald immer farbloser und wässriger, so dass sie zuweilen beinahe das bekannte reiswasser-ähnliche Aussehen der echten Cholerastühle bekommen. *Leibschmerzen* fehlen meist; nur ein Druck- und Beklemmungsgefühl im Epigastrium ist nicht selten vorhanden. Die *Abnahme der Harnsecretion* und die oft eintretenden *Muskelschmerzen* machen das ganze Krankheitsbild der echten Cholera noch ähnlicher.

Besonders charakteristisch ist die starke *Störung des Allgemeinzustandes*. Die Kranken werden im höchsten Grade matt, bekommen ein verfallenes Aussehen, ihre Stimme wird schwach und heiser, ein unlöschbarer Durst stellt sich ein, der Puls wird sehr klein, die Haut im Gesicht und an den Extremitäten wird kühl und livide, kurz, es bildet sich das ausgesprochene Bild eines allgemeinen *Collapses* aus. Dabei sinkt auch die *Eigenwärme*, welche in der ersten Zeit der Krankheit oft Fiebersteigerungen darbietet. Besonders hervortretend ist das schwere allgemeine Krankheitsbild bei der *Brechruhr der Kinder*. Hier geht in schweren Fällen die anfänglich bestehende allgemeine Unruhe rasch in *Somnolenz* über. Die Kinder liegen mit zurückgesunkenen, halbgeschlossenen Augen da, die Conjunctivae sind leicht injicirt, die Corneae trübe, das Gesicht ist blass-cyanotisch, die Fontanellen sind eingesunken, die Haut ist kühl, der Puls klein und frequent, kaum zählbar. Unter diesen Erscheinungen, welche von den Kinderärzten gewöhnlich als „*Hydrocephaloid*" bezeichnet werden, tritt im Coma oder unter leichten Convulsionen der Tod ein.

Die *Sterblichkeit der Kinder* an der Brechruhr ist namentlich in den grösseren Städten und in den ärmeren Schichten der Bevölkerung sehr bedeutend. Die schweren Fälle enden meist schon nach wenigen Tagen tödtlich. Doch kommen andererseits auch zahlreiche Heilungsfälle vor, indem entweder der Krankheitsverlauf von vorn herein nicht so schwer ist oder sogar bei scheinbar hoffnungslosen Fällen noch eine günstige Wendung eintritt. Bei *Erwachsenen* gehört ein ungünstiger Ausgang der Cholera nostras zu den grossen Seltenheiten. Auch von scheinbar schweren Zuständen erholen sich die Kranken relativ rasch, wenngleich eine gewisse Empfindlichkeit des Magens und des Darms nicht selten längere Zeit zurückbleibt.

Der *anatomische Befund* bei den an Cholera nostras gestorbenen Kindern contrastirt in seiner Geringfügigkeit nicht selten mit den schweren, im Leben beobachteten Krankheitssymptomen. Die katarrhalische Affection der Magen- und Darmschleimhaut tritt in der Leiche keineswegs immer besonders stark hervor, die solitären Follikel und PEYER'schen Plaques zeigen meist nur eine geringe Schwellung. Lobuläre Atelektasen in den Lungen, venöse Hyperämie und Oedem der weichen Gehirnhäute bilden den häufigsten Nebenbefund.

Die *Diagnose* der Brechruhr bietet nach den charakteristischen Krankheitserscheinungen keine Schwierigkeiten dar. Die Unterscheidung von der echten asiatischen Cholera ist in zweifelhaften Fällen nur durch die Berücksichtigung der ätiologischen Momente und des nachweislichen Zusammenhangs des einzelnen Falles mit anderen sicheren Cholerafällen möglich. Rathsam ist es jedenfalls, bei unentschiedenen Fällen dieselben hygienischen Vorsichtsmaassregeln zu treffen, welche bei der echten Cholera nothwendig sind.

Die *Therapie* der Cholera nostras bei *Erwachsenen* hat vorzugsweise für eine *strenge Diät* zu sorgen. Die Nahrung soll nur aus Schleimsuppen oder höchstens daneben noch aus etwas Fleischbrühe, weichen Eiern und Milch bestehen. Letztere wird zweckmässig eiskalt, in kleinen Portionen, verordnet. Der quälende Durst wird am besten durch kleine Eisstückchen gelöscht. *Wein* (kalter Champagner) ist namentlich dann zu verabreichen, wenn die allgemeine Schwäche zunimmt.

Unter den Medicamenten ist *Opium* das wirksamste Mittel, welches sowohl in Pulver- (Extr. Opii) als auch in Tropfenform (Tinct. Opii) am ehesten im Stande ist, den Durchfall und das Erbrechen zu lindern. Gegenüber dem Opium treten alle anderen Mittel, welche bei dem Brechdurchfall der Erwachsenen empfohlen sind (*Argentum nitricum, Calomel* u. a.) ganz in den Hintergrund. Im Uebrigen vergleiche man die Therapie des acuten Magen- und Darmkatarrhs.

Bei *Kindern* ist man mit der Verordnung der Opiate vorsichtiger, obwohl Opium auch hier in kleinen Dosen (1—2 Tropfen Opiumtinctur je nach dem Alter des Kindes) oft nicht entbehrt werden kann. In frischen Fällen hat sich das *Calomel* einen grossen Ruf erworben (täglich 2—3 Pulver zu 0,01). Als *Nahrung* dient, wenn die natürliche Ernährung durch Mutter- oder Ammenmilch unmöglich ist, am zweckmässigsten auf Eis gekühlte Kuhmilch, welche theelöffelweise gegeben wird. Sobald sich die Zeichen eines stärkeren Collapses ausbilden, kommen *heisse Bäder* (Kamillenbäder, Senfbäder) und *Einwicklungen*, sowie *Excitantien* (kleine Mengen Wein, Campherinjectionen) zur Anwendung. Nimmt die Benommenheit der Kinder zu, so können unter Umständen auch kühle Einpackungen und Uebergiessungen vorgenommen werden.

Die vielen sonst noch gegen die Kindercholera empfohlenen Mittel (Chinin, Salicylsäure, Kreosot u. a.) übergehen wir, da ihre Wirksamkeit in schweren Fällen leider fast immer im Stiche lässt. In der Praxis sieht man sich freilich oft genöthigt, versuchsweise zu einem oder dem anderen dieser Mittel zu greifen.

DRITTES CAPITEL.

Der Darmkatarrh der Kinder.

(Chronische Dyspepsie der Kinder. Paedatrophie.)

Die grosse Häufigkeit und practische Wichtigkeit der mit schweren Ernährungsstörungen verbundenen „dyspeptischen Zustände" der Kinder in den ersten Lebensjahren rechtfertigt eine kurze besondere Besprechung derselben. In Bezug auf eine detaillirtere Darstellung dieser Verhältnisse müssen wir auf die speciellen Schriften über Kinderheilkunde hinweisen.

Die Ursache, dass gerade bei Kindern die Erkrankungen der Verdauungsorgane eine so grosse Rolle spielen, liegt einerseits in der grossen Empfindlichkeit, welche der kindliche Digestionsapparat gegenüber allen ihn treffenden Schädlichkeiten zeigt, andererseits zum Theil aber auch in den überaus häufigen Thorheiten und Fehlern, welche die Eltern und Pflegerinnen der Kinder bei der Ernährung derselben begehen. Freilich ist es nicht immer Unverstand und Sorglosigkeit, sondern leider häufig auch Armuth und Noth, welche eine Vernachlässigung der Kinder zur Folge haben und welche die erschreckende Grösse der Kindersterblichkeit in den ersten Lebensjahren erklären.

Schon die einfache Erfahrungsthatsache, dass die weitaus grösste Anzahl der an dyspeptischen und atrophischen Zuständen leidenden Kinder *künstlich genährte* sind, weist darauf hin, dass die Ursache der meisten Darmerkrankungen der Kinder in einer *fehlerhaften und unzweckmässigen Ernährung* derselben zu suchen ist. Die dem kindlichen Verdauungsvermögen nicht entsprechende Nahrung wird nur unvollständig resorbirt, erfährt mannigfache Zersetzungen, deren Producte die Darmschleimhaut reizen und eine vermehrte Peristaltik des Darmes anregen. So ruft die mangelhafte Verdauung („Dyspepsie") einen Katarrh der Magen- und Darmschleimhaut hervor, durch welchen wiederum in einem Circulus vitiosus das Verdauungsvermögen noch weiter herabgesetzt wird. Eine strenge Grenze zwischen „Dyspepsie" und Katarrh giebt es daher nicht und kann nur künstlich gezogen werden.

Die *anatomischen Veränderungen* der Darmschleimhaut in der Leiche der an „chronischem Darmkatarrh" zu Grunde gegangenen Kinder sind in der Regel nur wenig hervortretend und contrastiren in ihrer anscheinenden Geringfügigkeit mit den schweren, im Leben beobachteten Darmerscheinungen. Doch ist zu bedenken, dass die meisten katarrhalischen Zustände mit der Abnahme der Gefässfüllung in der Leiche überhaupt schwer erkennbar sind. Zuweilen ist die Schwellung der Follikel (*Follikularkatarrh*) besonders auffallend. Auch follikuläre Geschwüre kommen vor. In anderen Fällen ist die *Atrophie der Schleimhaut*, welche sich häufig nach chronischen Katarrhen ausbildet, der hauptsächlichste Befund. Seltener kommt eine chronische *Verdickung und Wulstung* der Schleimhaut vor. In den meisten schweren Fällen ist der *Dickdarm* der Hauptsitz der Veränderungen, daneben namentlich die unteren Abschnitte des Ileum. Häufig findet man ausserdem eine *Anschwellung der mesenterialen Lymphdrüsen*, zuweilen eine hochgradige *Fettleber*. In den *Lungen* kommt es oft in Folge der ungenügenden Athmung zur Bildung ausgedehnter *Atelektasen* oder *katarrhalischer Pneumonien*.

Die *Symptome* des chronischen Darmkatarrhs bestehen einmal in den direct vom Darmleiden abhängigen Erscheinungen und dann in der meist relativ rasch sich ausbildenden allgemeinen Ernährungsstörung der Kinder.

Unter den Darmerscheinungen ist das *Verhalten der Stühle* am wichtigsten. Der *normale Stuhl* der Kinder bis zur Entwöhnung ist von eigelber Farbe, von gleichmässig breiiger Consistenz und schwach säuerlichem Geruch. Beim *Darmkatarrh* werden die Stühle häufiger, erfolgen 6—7 und noch mehrere Mal am Tage. Die Stühle sind dünner, wässriger, enthalten gröbere Flocken und Klümpchen (unverdaute Caseinflocken und sonstige Nahrungsreste) und werden übelriechend. Sehr oft zeigen sie eine *grüne* Färbung oder nehmen eine solche beim Stehen bald an. *Schleimbeimengungen,* zuweilen in Form der sogenannten „Sagokörner" findet man häufig, namentlich bei Dickdarmkatarrhen. Mikroskopisch sind neben den Nahrungsresten in schweren Fällen nicht selten Eiterkörperchen und Epithelien nachzuweisen. Auch kleine Mengen *Blut* sind nicht selten in den Stühlen enthalten.

Ein durchgreifender Unterschied in Bezug auf die Stuhlentleerungen beim Dünndarmkatarrh und Dickdarmkatarrh existirt nicht. Im Ganzen kann als Regel gelten, dass die Stühle bei vorherrschendem *Dünndarmkatarrh* reichlicher sind, mit stärkerem Kollern (Gase) entleert werden und eine mehr gleichmässige Beschaffenheit zeigen, während beim *Dickdarmkatarrh* die Stühle spärlicher sind, aber häufiger erfolgen (10—20 Mal am Tage), geräuschlos entleert werden, mit Tenesmus verbunden sind und in ihren einzelnen Partien eine verschiedene Beschaffenheit (theils normal, theils dünner, theils schleimig u. s. w.) zeigen. Die *Untersuchung des Abdomens* ist insofern von Wichtigkeit, als im Allgemeinen beim Dünndarmkatarrh der Leib stärker aufgetrieben, beim Dickdarmkatarrh dagegen oft tief eingesunken ist.

Sehr häufig sind neben dem Darmleiden auch Störungen von Seiten des *Magens* vorhanden, Erbrechen, Aufstossen u. dgl. Im *Munde* findet oft *Soorbildung* statt oder entwickeln sich *aphthöse Geschwüre.*

Vor allem aber tritt in fast allen länger andauernden Fällen die *allgemeine Störung der Ernährung*, die *Atrophie* (*Athrepsie*) des Kindes in den Vordergrund des gesammten Krankheitsbildes. Die Muskeln werden welk und schlaff und der ganze Körper magert schliesslich so ab, dass die fahle, trockne Haut in weiten Falten und Lappen das Skelett umgiebt, dessen Vorsprünge überall sichtlich hervortreten. Das Gesicht ist spitz und bekommt durch die zahlreichen kleinen Falten der Haut ein greisenhaftes Aussehen. Die Augen sind matt, glanzlos und starr geöffnet, die Stimme nur noch ein leises, heiseres Wimmern. Der Leib ist tief eingesunken oder in anderen Fällen auch in eigenthümlichem Gegensatz zu der übrigen Abmagerung meteoristisch aufgetrieben und an der Oberfläche von bläulichen Venen durchzogen.

Dieses soeben geschilderte traurige, in der Kinderpraxis leider so häufige Bild lässt meist auf den ersten Blick die Sachlage erkennen. Denn weitaus der grösste Theil der als „*Pädatrophie*" bezeichneten Fälle beruht auf chronischen Verdauungsstörungen. Sehr oft sind mit denselben *rachitische Veränderungen* der Knochen combinirt, auf deren Zustandekommen wir bei der Besprechung der Rachitis näher eingehen werden. Nicht selten finden sich in der Leiche auch *tuberkulöse Veränderungen*, namentlich in den Lungen, in den bronchialen oder mesenterialen Lymphdrüsen. In solchen Fällen ist natürlich die Tuberkulose meist als die Hauptkrankheit anzusehen, zu welcher sich die (einfache oder ebenfalls tuberkulöse) Darmaffection erst secundär hinzugesellt hat. Im Leben kann eine Tuberkulose bei kleinen atrophischen Kindern sehr leicht übersehen oder häufig überhaupt nicht diagnosticirt werden.

Wollten wir die *Therapie* der atrophischen, auf Verdauungsstörungen beruhenden Zustände der Kinder genau besprechen, so müssten wir eigentlich die gesammte Diätetik und Pflege des gesunden und kranken Kindes in den Kreis unserer Betrachtung ziehen. Denn darin sind wohl alle Kinderärzte einig, dass ebenso, wie die *Ursache* der meisten Darmerkrankungen in einer unzweckmässigen Nahrung der Kinder zu suchen ist, so auch die *Heilung* der bestehenden Verdauungsstörungen in erster Linie nur durch eine richtige und zweckentsprechende Ernährung der Kinder zu erzielen ist. Nur die wichtigsten Grundsätze und allgemeinen Gesichtspunkte, welche hierbei in Betracht kommen, können wir im Folgenden anführen.

Die *einzig richtige und naturgemässe Nahrung des Kindes im ersten Lebensjahre ist die Mutter- resp. Ammenmilch.* Alle dyspeptischen Zustände kommen bei Brustkindern ungemein viel seltener vor, als bei künstlich genährten Kindern, und sind, wenn sie bei Brustkindern vorkommen, häufig nur von kurzer Dauer. Sie sind dann meist auf gewisse Veränderungen der Stillenden zurückzuführen, namentlich auf Erkrankungen, Diätfehler, heftige psychische Erregungen derselben u. dgl. Auch der Eintritt der Menstruation oder einer neuen Gravidität hat zuweilen einen ungünstigen Einfluss auf die Beschaffenheit der Milch. Endlich ist darauf zu achten, dass trotz der besten Milch ein zu häufiges und regelloses Darreichen der Brust die Ursache von Verdauungsanomalien beim Säugling werden kann.

Die meisten dieser geringen Störungen lassen sich leicht wieder ausgleichen. Nur zuweilen kommt es vor, dass ohne irgend einen nachweisbaren Grund die Milch einer Amme einem Kinde „nicht bekommt“. Man muss dann mit der Amme wechseln. Die atrophischen Zustände der Kinder, welche trotz normaler und ausreichender Nahrung sich entwickeln und fortbestehen, beruhen meist nicht auf einfachen Verdauungsstörungen, sondern auf tiefer liegenden, allgemeinen constitutionellen Erkrankungen (Tuberkulose, Lues u. s. w.).

Die grosse Mehrzahl der Fälle von chronischem Darmkatarrh und consecutiver Atrophie kommt, wie gesagt, bei *künstlich ernährten* Kindern vor. Die erste Frage, welcher jeder Arzt an die Mutter, welche ihm ein derartiges Kind zur Behandlung bringt, zu richten hat, muss sich daher auf die Art der Ernährung des Kindes beziehen. Kann die Mutter aus irgend einem Grunde nicht selbst stillen und treten bei dem künstlich genährten Kinde dyspeptische Störungen ein, so ist ausnahmslos die Möglichkeit der *Beschaffung einer Amme* in erster Linie ins Auge zu fassen. *Die Ernährung durch Ammenmilch ist das einzige Mittel, welches wenigstens in vielen Fällen die mannigfachen Unannehmlichkeiten und ziemlich grossen Kosten, welche eine Amme verursacht, mit der Erhaltung des Lebens des Kindes lohnt.* Dies muss man den Eltern sagen und ihnen die grossen Gefahren, welche das Leben eines jeden künstlich genährten Kindes bedrohen, ohne Rückhalt mittheilen. Selbst in Fällen von ziemlich schweren chronischen Darmkatarrhen mit bereits hochgradiger Atrophie und Schwäche der Kinder kann durch eine Amme noch vollständige und zuweilen sogar relativ rasche Heilung eintreten.

Häufig — namentlich in allen ärmeren Schichten der Bevölkerung — ist aber die Beschaffung einer Amme unmöglich. Man muss bei der künstlichen Ernährung bleiben und dies sind die Fälle, in denen der chronische Darmkatarrh seine meisten Opfer fordert. Immerhin kann der Arzt auch hier durch Belehrung der Eltern viel Gutes stiften.

Das beste Surrogat für die Muttermilch ist *Kuhmilch.* Dieselbe muss möglichst frisch bezogen werden und wird gewöhnlich gekocht gegeben. Je nach der Beschaffenheit der Milch muss diese bei Kindern in den ersten Monaten mit 2 resp. 3 Theilen gekochtem Wasser, bei Kindern von 4—6 Monaten mit den gleichen Theilen Wasser, bei älteren Kindern mit ca. der Hälfte Wasser verdünnt werden. Etwa vom 9.—12. Monate an können die Kinder unverdünnte Milch erhalten. Im Allgemeinen wird die Milch auf ca. 28° erwärmt gegeben, doch vertragen gerade Kinder mit Magen- und Darmkatarrh oft die in *kleinen* Portionen gegebene *kalte* Milch besser, als warme. Von besonderen Zusätzen zur

Milch, wodurch man die Kuhmilch der Frauenmilch ähnlicher zu machen gesucht hat, sind als zuweilen zweckmässig *Milchzucker* (eine kleine Messerspitze voll auf die Portion Milch) und *Soda* (1 Esslöffel einer 1—2% Lösung auf 1/2 Liter Milch) zu nennen. Die vielfach üblichen Verdünnungen der Milch mit Salep-, Hafer- und Gerstenschleim sind nicht immer zweckmässig, und namentlich bei Kindern im ersten Vierteljahr muss es als Grundsatz gelten, jede Amylaceen-haltige Nahrung ganz zu vermeiden. Besser ist der Zusatz von *Kalbsbrühe* zur Milch, welcher zuweilen auch von schwächlichen Kindern gut vertragen wird.

Auch für Kinder mit chronischem Darmkatarrh ist die entsprechend verdünnte Kuhmilch in vielen Fällen besser, als jedes andere Nahrungsmittel. Nur bei acuten Verdauungsstörungen ist es zuweilen rathsam, einige Tage die Milch ganz fortzulassen und statt dessen vielleicht nur etwas schleimiges Getränk (Salepdecoct) zu geben. Bei chronischer Dyspepsie dagegen wird man zunächst immer einen Versuch mit guter Kuhmilch machen. Wird die Milch nicht vertragen, besteht der Durchfall fort und magert das Kind weiter ab, so kann man versuchen, die Milch aus einer anderen, besseren Quelle zu beziehen. Doch kommt es immerhin nicht selten vor, dass entweder gute Milch gar nicht zu beschaffen, oder dass auch die beste Kuhmilch den Kindern überhaupt nicht zuträglich ist. Dann ist man genöthigt, zu einem der zahlreichen in den Handel gebrachten „*künstlichen Nahrungsmittel*“ und „*Surrogate der Muttermilch*“ seine Zuflucht zu nehmen. Auf dieselben können wir hier im Einzelnen nicht näher eingehen. Jedes dieser Präparate hat gewiss hier und da gute Erfolge aufzuweisen, einen unbestrittenen Vorzug vor allen übrigen hat keins derselben. Wir nennen die zur Zeit am meisten angewandten Präparate, von deren Brauchbarkeit in einzelnen Fällen wir uns selbst überzeugt haben: condensirte Schweizermilch, Nestlé'sches und Frerich'sches Kindermehl, Biedert'sches Rahmgemenge, Liebig'sche Suppe u. m. a. Gewöhnlich hat jeder Arzt sein specielles Lieblingspräparat, welches ihm nach seiner eigenen persönlichen Erfahrung die relativ besten Dienste geleistet hat.

Hält man an dem Grundsatz fest, dass jeder Darmkatarrh bei Kindern in erster Linie durch eine zweckmässige Regelung der Ernährung der Kinder zu behandeln sei, so wird man in vielen Fällen eine *medicamentöse Therapie* gar nicht anwenden. Jedenfalls kann dieselbe nur dann von Nutzen sein, wenn daneben auch die vor allem nothwendigen diätetischen Maassnahmen erfüllt werden.

Den meisten Ruf bei der Behandlung der Kinderdarmkatarrhe hat sich das *Calomel* erworben. Namentlich in frischeren Fällen verdient es angewandt zu werden, in Pulvern zu 0,005—0,01 pro dosi. Besteht die Diarrhoe längere Zeit fort, so kann man *Opiate*, wenngleich mit grosser Vorsicht, sehr wohl anwenden. Die Verbindung von Calomel mit Opium (z. B. Calomel 0,01, Extr. Opii 0,002, Pulv. gummos. 0,3, 3—4 Pulver täglich) thut oft gute Dienste. Bei kleinen Kindern setzt man 2—4 Tropfen Opiumtinctur zu 100 Grm. Flüssigkeit (Mixt. gummosa, Salepdecoct, Salzsäuremixtur u. s. w.) zu und giebt hiervon 2 bis 3stündlich einen Kinderlöffel.

Zahlreiche Versuche hat man gemacht, durch die Darreichung von Mitteln, welche antiseptische und antifermentative Eigenschaften besitzen, die abnormen Zersetzungsvorgänge im Darm zu hemmen. Besonders das *Kreosot* (4—6 Tropfen auf 50 Wasser mit 15,0 Syrup, 2stündl. ein Theelöffel) wird von Manchen warm empfohlen. Auch *Salzsäure* (0,5—1,0 Ac. muriat. dil. auf 100 Wasser) und *Chloralhydrat* (1,0 : 100,0) werden in gleicher Absicht angewandt.

Eine weitere Reihe von Mitteln („Adstringentia") wird in der Absicht gegeben, direct auf die kranke Schleimhaut günstig einzuwirken. Am meisten empfehlenswerth bei chronischer Diarrhoe sind *Bismuthum subnitricum* (täglich 4—6 Pulver von 0,05—0,1, unter Umständen in Verbindung mit Opium), *Argentum nitricum* (0,05 : 100,0), *Alaun* (0,5 zu 100,0), die *Paullinia sorbilis* (Pasta guarana, Pulver zu 0,3 – 1,0, 3mal täglich ein Pulver) u. v. a. (S. die Recepte im Anhang).

Weist eine reichliche Schleimbeimengung zu den Stühlen auf einen Dickdarmkatarrh hin, so bewähren sich zuweilen *Irrigationen des Dickdarms* vortrefflich. Die Eingiessungen der Flüssigkeit (1 proc. Tannin- oder Alaunlösung, Lösungen von Plumb. aceticum 1—3 : 1000,0) geschehen 1—2mal täglich. Die Menge der auf einmal eingeführten Flüssigkeit (HEGAR'scher Trichter mit einem starken elastischen Katheter verbunden) beträgt ½—1 Liter.

Endlich heben wir noch die Nützlichkeit täglicher warmer Bäder bei den atrophischen Kindern hervor. Gewöhnlich verordnet man noch besondere „stärkende" Zusätze zu dem Badewasser (Soolbäder, Eisenbäder, Calmusbäder u. s. w.).

VIERTES CAPITEL.

Typhlitis und Perityphlitis.

(Typhlitis stercoralis. Blinddarmentzündung.)

Aetiologie und pathologische Anatomie. Unter den verschiedenen Erkrankungen der einzelnen Darmabschnitte nimmt die Entzündung des

Coecums und seiner Umgebung eine besondere Stelle ein. Die Ursache, warum sich gerade hier so häufig umschriebene Entzündungen entwickeln, ist in der eigenthümlichen anatomischen Anordnung des Blinddarms und seines Anhangs, des Processus vermiformis, zu suchen. Diese macht es erklärlich, dass Kothmassen oder Fremdkörper leicht in dem Blinddarm zurückgehalten werden und eine Entzündung desselben veranlassen.

Die Entzündung des Blinddarms ist in den meisten Fällen durch Fäcalanhäufung in demselben bedingt und wird daher gewöhnlich als *Typhlitis stercoralis* bezeichnet. Da die entzündungserregende Ursache in diesen Fällen meist andauernd einwirken kann, so entwickeln sich auch die anatomischen Veränderungen der Entzündung bei der Typhlitis gewöhnlich viel intensiver, als bei den übrigen Formen des Darmkatarrhs. Die Entzündung ergreift die Darmwand in ihrer ganzen Ausdehnung und setzt sich zuweilen als sogenannte *Perityphlitis* auch auf das umgebende Bindegewebe fort.

Die grosse Mehrzahl der schwereren Fälle von Perityphlitis nimmt ihren Ausgang nicht eigentlich vom Blinddarm selbst, sondern vom *Processus vermiformis.* Dieser physiologisch so unwichtige, rudimentäre Darmtheil spielt in der Pathologie eine grosse Rolle. Aus dem Coecum gelangen häufig geringe Fäcalmengen in den Wurmfortsatz hinein und können unter Umständen hier liegen bleiben. Die Flüssigkeit aus ihnen wird resorbirt, sehr häufig incrustiren sie sich mit Kalksalzen und so entstehen die kleinen, festen sogenannten „*Kothsteine*". In manchen Fällen ist der Rücktritt der Fäcalmassen in das Coecum wahrscheinlich durch die an der Einmündungsstelle des Wurmfortsatzes gelegene Klappe (GERLACH'sche Klappe) gehindert. Nicht selten giebt auch ein in den Processus vermiformis hineingelangter *Fremdkörper* (kleine Frucht- oder Samenkerne u. a.) den Anlass zur Bildung eines Kothsteins. Die Kothsteine bekommen häufig eine so abgerundete Gestalt, dass sie früher vielfach irrthümlicher Weise für stecken gebliebene Kirschkerne gehalten worden sind.

In manchen Fällen können Kothsteine im Wurmfortsatz längere Zeit liegen bleiben, ohne weitere schädliche Folgen nach sich zu ziehen. In der Regel aber üben sie einen mechanischen Reiz auf die Schleimhaut aus, welcher zu Entzündung derselben und oft auch an umschriebener Stelle zu einer *Drucknecrose* und damit weiter zu einer *Geschwürsbildung im Processus vermiformis* führt. Tritt keine Vernarbung des Geschwürs ein, was immerhin noch möglich ist, so greift die Ulceration allmählich weiter in die Tiefe. Je nachdem sich vorher in der

Umgebung Verwachsungen gebildet haben oder nicht, kommt es bei der schliesslichen *Perforation des Wurmfortsatzes* entweder zu einer *umschriebenen* oder zu einer *allgemeinen eitrigen Peritonitis.* Während letztere fast stets einen tödlichen Ausgang nimmt, kann die abgesackte eitrige Perityphlitis wenigstens in einer Anzahl von Fällen schliesslich zur Heilung gelangen (s. u.).

Symptome und Krankheitsverlauf. Die Symptome der einfachen *Typhlitis stercoralis* entwickeln sich zuweilen ziemlich rasch, in anderen Fällen gehen denselben längere Zeit andauernde Vorboten voraus. Letztere bestehen vorzugsweise in *Verstopfung,* welche zeitweise auch von Diarrhoe unterbrochen sein kann, und in zuweilen sich einstellenden dumpfen *Schmerzempfindungen in der Ileocoecalgegend.* Allmählich oder plötzlich steigern sich diese Symptome. Vor allem wird der Schmerz in der Ileocoecalgegend intensiver und hindert die Kranken an allen stärkeren Bewegungen. Zuweilen tritt völlige Stuhlverhaltung ein, während in anderen Fällen geringe Stuhlmengen auch jetzt immer noch entleert werden. Ein- oder mehrmaliges *Erbrechen* ist nicht selten. Dabei wird das Allgemeinbefinden stärker gestört. Die Kranken sind in der Regel matt, appetitlos und haben ein mässig hohes *Fieber* (etwa zwischen 38°,5 und 39°,8), dessen Verlauf nichts besonders Charakteristisches darbietet.

Die für die Diagnose wichtigsten Symptome ergeben sich aus der *objectiven Untersuchung des Abdomens.* Nicht selten ist der Leib im Ganzen durch *Meteorismus* in mässigem Grade aufgetrieben. Die Gasansammlung findet wahrscheinlich vorzugsweise im Ileum, oberhalb der durch die Sterkoralanhäufung verengten Darmstelle statt. Nicht selten fehlt auch der Meteorismus ganz oder ist nur gering. Dann macht sich oft schon bei der blossen Betrachtung die *stärkere Vortreibung in der Coecalgegend* bemerkbar. Untersucht man näher, so fällt die oft sehr hochgradige Druckempfindlichkeit und Schmerzhaftigkeit der eben erwähnten Gegend auf. Ausserdem fühlt man entweder eine mehr diffuse oder eine vollständig tumorartig abgegrenzte Resistenz, welche bei der Percussion einen dumpfen oder gedämpft tympanitischen Schall giebt. Dieser charakteristische und die Diagnose meist sicherstellende *Ileocoecaltumor* wird zum Theil durch die stagnirenden Fäcalmassen, welche manchmal sogar deutlich eindrückbar erscheinen und die Form der betroffenen Darmabschnitte annähernd erkennen lassen, zum Theil aber auch durch die nicht unerheblich *verdickten Darmwandungen,* eventuell auch bereits durch das entzündliche Exsudat in ihrer Umgebung hervorgerufen. Eine irgendwie scharfe Grenze zwischen Typhlitis und Perityphlitis resp. Entzündungsprocesse, welche vom Processus vermiformis ausgehen, existirt in *klinischer* Beziehung nicht. Erst der weitere Verlauf kann die Entscheidung, wenn sie überhaupt möglich ist, bringen.

Die meisten Fälle von einfacher Typhlitis stercoralis nehmen einen *günstigen Verlauf*. Namentlich wenn die Kranken rechtzeitige Schonung und Behandlung erfahren, lassen die Schmerzen und das Fieber allmählich nach. Es erfolgen wieder reichliche Stuhlentleerungen und nach etwa 1½—3 Wochen tritt völlige Reconvalescenz ein. Die abnorme, durch die verdickten Darmwandungen hervorgerufene Resistenz in der Coecalgegend bleibt freilich oft noch viel längere Zeit fühlbar. Ebenso ist oft noch lange Zeit eine Neigung der Kranken zu Obstipation vorhanden. *Recidive* sind nicht selten und Personen, welche einmal eine Typhlitis durchgemacht haben, erkranken in späterer Zeit nicht sehr selten noch einmal an derselben Affection.

Einen schwereren Verlauf nimmt die Typhlitis in den glücklicherweise ziemlich seltenen Fällen, wo in Folge der Fäcalretention das ausgesprochene Bild der *Darmstenose* hervorgerufen wird. Der Meteorismus wird stärker, das Erbrechen wird häufiger und nimmt schliesslich eine deutlich fäculente Beschaffenheit an. Die Allgemeinerscheinungen sind viel heftiger. Die Kranken werden äusserst matt, die Haut wird kühl und livide, der Puls wird klein und frequent. In solchen Fällen kann der Tod unter allen Zeichen des allgemeinen Collapses eintreten, wenn es nicht schliesslich doch noch gelingt, die Stuhlentleerung wieder herbeizuführen und damit die Darmstenose zu heben.

Die Erscheinungen der *Perityphlitis* sind im Wesentlichen dieselben, wie bei der Typhlitis, nur meist hochgradiger. Die fühlbare Resistenz in der Coecalgegend ist weniger scharf umschrieben und sitzt tiefer. Der Meteorismus ist bei vorherrschender Perityphlitis in der Regel geringer, als bei der Typhlitis. Die Schmerzen sind gewöhnlich sehr heftig und strahlen oft ins rechte Bein aus, in welchem sich auch Taubheit und Formicationsgefühle einstellen. Doch kommen andererseits auch vereinzelte Fälle vor, in denen selbst ziemlich ausgedehnte perityphlitische Processe lange Zeit hindurch auffallend geringe subjective Beschwerden verursachen.

Der Verlauf der Perityphlitis ist stets ein langwieriger, doch kann in günstig verlaufenden Fällen völlige Resorption der Entzündungsproducte und Heilung eintreten. Nicht selten ist in schwereren Fällen der Ausgang in *Abscessbildung* (resp. in *Verjauchung*). Die localen Beschwerden lassen nicht nach, das Fieber dauert fort und nimmt einen intermittirenden Charakter an. Schliesslich wird, wenn der Abscess die

Tendenz hat, nach aussen durchzubrechen, die Vorwölbung in der Ileocoecalgegend immer stärker und abgegrenzter, die Haut wird dünner und röthet sich, Fluctuation stellt sich ein und der Abscess bricht spontan auf, wenn er nicht vorher künstlich eröffnet wurde. Ausser der *Perforation nach aussen* kommt auch *Perforation in die Bauchhöhle* mit consecutiver allgemeiner Peritonitis, zuweilen auch *Perforation in das Colon ascendens* mit Entleerung des Eiters durch den Stuhl und schliesslicher Heilung vor.

Eine wiederholt bei Perityphlitis beobachtete ungünstige Complication ist die Fortsetzung der Entzündung auf eine Vena ileocoecalis. Die Folge hiervon ist *eitrige Phlebitis* dieser Vene und weiterhin der Pfortader. Es entsteht ein allgemein-pyämisches Krankheitsbild mit Schüttelfrösten und hohen Fiebersteigerungen. Der Ausgang ist fast immer tödtlich und bei der Section finden sich in der Leber meist zahlreiche metastatische Abscesse.

Die **Diagnose** der Typhlitis und Perityphlitis ist in den meisten Fällen aus der eigenthümlichen Localisation der Geschwulst und der Schmerzhaftigkeit und mit Berücksichtigung des ganzen Krankheitsverlaufs leicht zu stellen. Den eigentlichen Ausgangspunkt der Entzündung, ob Blinddarm oder Wurmfortsatz, kann man im Leben höchstens vermuthen, aber nie mit Sicherheit erkennen, da das Krankheitsbild in beiden Fällen, wie erwähnt, fast genau das gleiche ist. Ebenso entscheidet erst der weitere Verlauf der Krankheit, ob die Entzündung beschränkt geblieben ist oder sich in der oben angegebenen Weise weiter auf die Umgebung fortgesetzt hat.

In chronischen Fällen können Verwechslungen mit Neubildungen vorkommen, namentlich mit Carcinomen, welche vom Coecum oder vom Wurmfortsatz ausgehen. Auch Tumoren der rechten Niere, des rechten Ovariums, ferner Psoasabscesse nach Spondylitis haben in einzelnen Fällen zu falschen Diagnosen Anlass gegeben. Meist ist man in solchen zweifelhaften Fällen erst nach einer längeren genauen Beobachtung im Stande, ein sicheres Urtheil zu fällen.

Hier sei anhangsweise noch erwähnt, dass es in seltenen Fällen zu einem Verschluss an einer Stelle des Processus vermiformis kommen kann. Der dahinter gelegene Abschnitt desselben wird dann allmählich durch das Secret der Schleimhaut immer mehr und mehr ausgedehnt und es entsteht der sogenannte *Hydrops processus vermiformis*, welcher einen in der Ileocoecalgegend fühlbaren Tumor veranlassen kann.

Die **Prognose** ist in jedem Falle von Typhlitis und Perityphlitis mit einiger Reserve zu stellen, da man den weiteren Verlauf der Krankheit nicht vorhersehen kann. Immerhin ist der bei weitem häufigste Ausgang ein günstiger und die leichteren Fälle mit Beschränktbleiben der Entzündung auf das Coecum bilden die Regel. In den schweren Fällen von Perityphlitis mit dem Ausgange in Eiterung hängt alles davon ab, ob eine allgemeine Peritonitis eintritt oder nicht, und dann, wenn die Entzündung sich abgegrenzt hat, ob die Kräfte des Patienten bis zur schliesslichen Ausheilung des Abscesses ausreichen oder nicht. Ist ersteres der Fall, so kommen zuweilen noch nach Monate langer Krankheitsdauer Heilungen vor.

Die **Therapie** der *Typhlitis* hat zwei Aufgaben zu erfüllen, einmal die Stagnation der Kothmassen, welche in den meisten Fällen die Entzündung hervorgerufen haben und unterhalten, zu beseitigen, ferner aber die weitere Ausbreitung der einmal eingetretenen Entzündung nach Möglichkeit zu verhindern. Leider steht die Erfüllung dieser beiden Aufgaben in Widerspruch mit einander und so ist es im gegebenen Falle oft sehr schwer zu entscheiden, ob wir der ersteren Indication durch Verordnung von Abführmitteln, oder der zweiten Indication durch Verordnung von Opium Genüge leisten sollen. Im Allgemeinen darf, wie wir glauben, die Furcht vor dem Schaden, welchen die Abführmittel durch Zerreissung etwa gebildeter Adhäsionen u. dgl. anrichten sollen, nicht übertrieben werden. In frischen Fällen einfacher Typhlitis stercoralis, welche mit deutlicher Verstopfung und fühlbarem Kothtumor in der Coecalgegend einhergehen, kann man stets mit Vorsicht Abführmittel (Ol. Ricini, Rheuminfus) verordnen. Treten nach einigen Löffeln Ricinusöl reichliche Stuhlentleerungen ein, so lassen die Schmerzen und das Fieber meist rasch nach. Will man in Fällen, bei denen eine auffallende Schmerzhaftigkeit bereits eine Betheiligung des Peritoneums vermuthen lässt, nicht unvorsichtig sein, so verordnet man statt der Abführmittel reichliche Wasserklystiere, welche ebenfalls oft von guter Wirkung sind. Auch in den Fällen, wo sich die Zeichen einer *Darmstenose* einstellen, ist von consequent 3—4 mal täglich wiederholten grossen Klystieren die meiste Wirkung zu erhoffen.

Hat sich die Entzündung schon weiter auf die Umgebung des Coecums fortgesetzt, handelt es sich also um eine *Perityphlitis*, so sind freilich die Abführmittel schädlich oder wenigstens erfolglos. Die Behandlung besteht dann vorzugsweise in der Darreichung von *Opium*, je nach der Schwere des Falles 0,03—0,06 Extract. Opii ein- bis zweistündlich. Durch die Verordnung des Opium erzielt man am ehesten ein Nachlassen der Schmerzen und ein Begrenztbleiben der Entzündung. Vermuthet man neben der Perityphlitis noch stärkere Fäcalanhäufung oder treten darmstenotische Erscheinungen auf, so kann die Opiumbehandlung sehr wohl mit der Application von grossen Klystieren combinirt werden.

Die *örtliche Behandlung* der Typhlitis und Perityphlitis ist oft von grossem Nutzen. In den meisten Fällen wird eine auf die Ileocoecalgegend gelegte *Eisblase* gut vertragen und ist von schmerzlindernder Wirkung. Ist die Empfindlichkeit sehr beträchtlich, so kann man bei kräftigen Personen mit sehr gutem Erfolge eine *locale Blutentziehung* (8—15 Blutegel) anwenden.

Treten die Zeichen einer *localen Abscessbildung* auf, so ist die Eisblase durch warme Umschläge, Kataplasmen u. dgl. zu ersetzen. Man gebe sich nicht die vergebliche Mühe, das Fieber durch Chinin zu bekämpfen, sondern suche nach Möglichkeit die Kräfte des Patienten zu erhalten. Tritt äussere Fluctuation auf, so ist der Abscess zu öffnen und antiseptisch zu behandeln. In Bezug auf alles Nähere müssen wir auf die Lehrbücher der Chirurgie verweisen.

FÜNFTES CAPITEL.

Das perforirende Duodenalgeschwür.

Im Duodenum, vor allem im oberen horizontalen Aste desselben, kommt eine Geschwürsform vor, welche dem runden Magengeschwür in Bezug auf Aetiologie, pathologische Anatomie und grösstentheils auch Symptomatologie vollständig analog ist. Die Entstehung des Geschwürs ist wahrscheinlich in den meisten Fällen ebenfalls auf die Einwirkung des sauren Magensaftes auf die Duodenalschleimhaut zu beziehen, unter Verhältnissen, welche wir bei der Aetiologie des Ulcus ventriculi näher erörtert haben. Zu erwähnen ist hier noch die merkwürdige Thatsache, dass wiederholt nach *ausgedehnten Verbrennungen der äusseren Haut* Geschwürsbildung im Duodenum (selten auch im Magen) beobachtet worden ist. Dieselbe beruht vielleicht auf der embolischen Verstopfung eines Duodenalgefässes durch zerfallene Blutmassen.

Das Duodenalgeschwür ist viel seltener, als das runde Magengeschwür. Auffallender Weise ist es, im Gegensatz zu dem letzteren, bisher bei Männern häufiger gefunden worden, als bei Frauen.

Die *Symptome* des Ulcus duodeni sind denen des Ulcus ventriculi im Ganzen so ähnlich, dass eine sichere Unterscheidung beider Geschwürsformen im Leben niemals möglich ist. Manche Fälle von Duodenalgeschwür verlaufen ganz symptomlos oder machen erst dann Erscheinungen, wenn eine plötzliche *Blutung* (Arrosion einer Pancreaticoduodenalis, Gastro-duodenalis u. s. w.) mit Blutbrechen und blutigen Stühlen oder die plötzlichen Zeichen einer *Perforationsperitonitis* eintreten. In anderen Fällen besteht lange Zeit ein Krankheitsbild, welches, wie gesagt, aus sehr ähnlichen Symptomen, wie beim Magengeschwür, besteht. Man beobachtet vorzugsweise continuirliche oder neuralgische Schmerzen, welche ihren Sitz beim Duodenalgeschwür vorzugsweise im rechten Hypochondrium haben. Schwerere Magenerscheinungen, namentlich *Erbrechen*, sind beim Duodenalgeschwür seltener, als beim Magengeschwür. Das *Allgemeinbefinden* und der *allgemeine Ernährungszustand* können lange Zeit ganz ungestört bleiben.

Der Ausgang des Duodenalgeschwürs ist Vernarbung und Heilung oder Vernarbung mit Stenosenbildung und secundärer Dilatation des oberen Duodenalabschnittes und des Magens. In Bezug auf die verschiedenen möglichen Verwachsungen und schliesslichen Perforationen des Geschwürs in die Nachbarorgane können wir auf das beim Magengeschwür Gesagte verweisen.

Ebenso muss sich die *Therapie*, zumal bei der meist zweifelhaften Diagnose, ganz nach denselben Grundsätzen richten, welche bei der Behandlung des Ulcus ventriculi in Betracht kommen.

SECHSTES CAPITEL.

Tuberkulose des Darms.

Die Tuberkulose des Darms ist in den meisten Fällen eine *secundäre Erkrankung* und Theilerscheinung einer im Körper ausgebreiteteren Tuberkulose. Sie entwickelt sich am häufigsten im Verlaufe der chronischen Lungentuberkulose und beruht hier, wie wir gesehen haben, auf einer Infection des Darms durch die verschluckten tuberkulösen Sputa.

Doch kann die Darmtuberkulose auch eine *primäre Erkrankung* und der Ausgangspunkt für die weitere Verbreitung der Tuberkulose im Körper sein. Namentlich bei *Kindern* hat die beschränkte „*Tuberkulose der Unterleibsorgane*", welche meist vom Darme ausgeht, eine klinische Bedeutung. Es ist nicht unwahrscheinlich, dass in derartigen Fällen die erste Infection vom Darm aus geschieht und dass das tuberkulöse Gift mit der Nahrung (insbesondere ist an die Milch perlsüchtiger, d. i. tuberkulöser Kühe zu denken) in den Körper aufgenommen wird.

Die *anatomischen Veränderungen* bei der Darmtuberkulose sind den tuberkulösen Erkrankungen anderer Schleimhäute völlig analog. Die tuberkulöse Neubildung nimmt ihren Ausgangspunkt meist in den lymphatischen Apparaten des Darms, in den solitären Follikeln und den Peyer'schen Plaques. Unterhalb des Epithels bilden sich die ersten miliaren Tuberkel, welche bald mit einander zu einer diffusen tuberkulösen Infiltration verschmelzen. Im weiteren Verlaufe greift einerseits die Infiltration immer weiter in die Umgebung und in die Tiefe, so dass auch die Submucosa und Muscularis bis zur Serosa befallen werden, andererseits bilden sich durch den an der Oberfläche beginnenden und ebenfalls immer weiter fortschreitenden Zerfall der Neubildung die *tuberkulösen Geschwüre.* In dem Grunde und an den infiltrirten Rändern der Geschwüre, bei tiefgreifenden Geschwüren namentlich deutlich an den entsprechenden Stellen der Serosa, kann man einzelne oder in Gruppen sitzende miliare Tuberkel häufig schon mit blossem Auge erkennen. Die Gesammtgestalt der grösseren tuberkulösen Geschwüre ist oft unregelmässig; in vielen Fällen geht die Längsrichtung der Geschwüre parallel dem Umkreise des Darms, so dass die für die Tuberkulose besonders charakteristischen *gürtelförmigen Geschwüre* entstehen.

Die tuberkulösen Geschwüre sitzen sowohl im Dünndarm, als auch im Dickdarm. Am stärksten ist gewöhnlich die Gegend der Ileocoecalklappe befallen. Im *Magen* gehören tuberkulöse Geschwüre zu den grössten Seltenheiten. Sehr häufig besteht neben der Darmtuberkulose Tuberkulose der *mesenterialen Lymphdrüsen*, nicht selten auch gleichzeitig *Tuberkulose des Peritoneums.*

Die *Symptome der Darmtuberkulose* treten meist gegenüber den von den übrigen gleichzeitigen tuberkulösen Affectionen bedingten Erscheinungen in den Hintergrund. Oft können sogar ziemlich ausgedehnte tuberkulöse Geschwüre bestehen, ohne deutliche Symptome zu machen. In der Regel lenken aber die eintretenden *Durchfälle* die Aufmerksamkeit auf die Darmcomplication (cf. das Capitel über Lungentuberkulose).

Die *primäre Tuberkulose der Unterleibsorgane* bietet namentlich bei Kindern ein zuweilen ziemlich charakteristisches Krankheitsbild dar, welches von den älteren Aerzten als *Tabes mesaraïca* bezeichnet wurde. Die Hauptzüge dieses Bildes bestehen in einer fortschreitenden allgemeinen *Abmagerung* und *Anämie,* welche meist mit einem anhaltenden, gegen alle angewandten Mittel sehr resistenten *hectischen Fieber* verbunden sind. Der Leib ist gewöhnlich durch *Meteorismus* aufgetrieben, zuweilen aber auch flach oder eingesunken. In einigen Fällen, jedoch seltener, als früher geglaubt wurde, kann man die *angeschwollenen mesenterialen Lymphdrüsen* durch die Bauchdecken hindurch intra vitam fühlen. Die *Leber* ist oft vergrössert, ihr unterer Rand nicht selten fühlbar. Der *Stuhl* ist unregelmässig, gewöhnlich besteht ein continuirlicher, mässiger, allen Mitteln trotzender Durchfall. Der schliessliche *letale Ausgang* erfolgt durch Zunahme des allgemeinen Marasmus oder durch eine acute terminale tuberkulöse Affection (Miliartuberkulose, tuberkulöse Meningitis). Die *Section* ergiebt in mehr oder weniger grosser Verbreitung Tuberkulose des Darms, des Peritoneums, der Lymphdrüsen, der Leber u. s. w. Die Lungen können von Tuberkulose ganz frei sein. Wir kommen bei der Besprechung der Peritonealtuberkulose noch einmal auf diese Affection zurück.

Die *Therapie* der Darmtuberkulose kann nur eine rein symptomatische sein. Ausser der allgemein diätetischen Behandlung, welche die Kräfte der Patienten nach Möglichkeit zu erhalten sucht, erfordern namentlich die Leibschmerzen und der Durchfall ein ärztliches Eingreifen. Das Hauptmittel ist *Opium*, welches allein oder in Verbindung mit Tannin, Plumbum aceticum u. a. noch am ehesten im Stande ist, die Darmerscheinungen zu bessern. Von örtlichen Applicationen thuen warme Umschläge relativ die besten Dienste.

Im Uebrigen fällt die Behandlung mit der allgemeinen Therapie der Tuberkulose (s. d.) zusammen.

SIEBENTES CAPITEL.

Syphilis des Rectums.

Im Rectum, namentlich in dem unteren Abschnitte desselben, kommen in nicht sehr seltenen Fällen ausgedehnte syphilitische Geschwürsbildungen vor, welche ein in practischer Beziehung wichtiges schweres Krankheitsbild hervorrufen. Ueber die näheren Beziehungen der Rectumsyphilis zum luetischen Gesammtprocess herrscht noch nicht völlige Klarheit. Nach einer ziemlich verbreiteten Ansicht kommt die Infection des Rectums durch hinabsickerndes Secret von den Genitalgeschwüren aus zu Stande. Hierfür scheint namentlich die Thatsache zu sprechen, dass die Rectumlues viel häufiger bei *Frauen* beobachtet wird, als bei Männern. Von einigen Autoren ist sogar behauptet worden, dass alle sogenannten „syphilitischen“ Geschwüre im Rectum gar nicht mit echter Syphilis zusammenhingen, sondern Schankergeschwüre wären. Auffallend, wenn auch keineswegs für eine derartige Auffassung beweisend, ist es in der That, dass man bei den Sectionen der an Mastdarmsyphilis gestorbenen Personen, wie auch wir bestätigen können, selten sichere luetische Veränderungen in anderen inneren Organen findet.

Das am meisten charakteristische Merkmal der syphilitischen Geschwüre im Rectum ist die Neigung zur *Narben-* und *Stenosenbildung.*

Dieser Ausgang der Geschwüre ist auch in klinischer Beziehung wichtig, da die Hauptsymptome des Leidens gewöhnlich erst mit der sich entwickelnden Rectumstenose beginnen. Der Sitz der Stenose ist gewöhnlich so tief unten, dass man dieselbe bei der manuellen Untersuchung des Rectums zu Lebzeiten der Kranken noch bequem mit dem Finger erreichen kann. Das Rectum verengt sich trichterförmig nach oben und mit der Spitze des Fingers fühlt man den meist ziemlich scharfen Rand der ringförmigen Narbe. Diese *trichterförmige Stenose* des Rectums ist so charakteristisch für die Rectumsyphilis, dass fast in allen Fällen allein aus diesem Befunde die Diagnose mit voller Sicherheit gestellt werden kann.

Oberhalb der Stenose ist das Rectum und das Colon descendens meist erweitert und hier finden sich in der Schleimhaut gewöhnlich noch ausgedehnte, unregelmässige, an den Rändern unterminirte Geschwürsbildungen, welche zum Theil ebenfalls specifischer Natur sind, zum Theil diphteritische Geschwüre darstellen, welche durch den Druck der stagnirenden Fäcalmassen hervorgerufen worden sind.

Die *Symptome* der Rectumsyphilis entwickeln sich meist ganz allmählich. Anfangs bestehen Unregelmässigkeiten und Beschwerden beim Stuhlgange, welche den üblichen angewandten Mitteln hartnäckig widerstehen. Zuweilen kommen auch, wie wir beobachtet haben, im ersten Stadium der Krankheit häufige und starke *Blutentleerungen* mit dem Stuhle vor, welche lange Zeit fälschlicher Weise für „Hämorrhoidalblutungen" gehalten werden können. Mit zunehmender Vernarbung des Geschwürs und mit der sich ausbildenden Stenosirung des Rectums werden die Beschwerden immer stärker. Meist bildet sich ein starker Katarrh des Rectums aus, so dass die dünnen Stühle reichliche Schleim- und Eiterbeimengungen enthalten. Der Zustand der Kranken wird durch die Schmerzen bei den häufigen, aber stets spärlichen Stuhlentleerungen und durch den sich einstellenden hochgradigen Tenesmus ein äusserst qualvoller. Um den After herum bilden sich knotige Verdickungen und Prolapse der Schleimhaut, zuweilen auch echte Hämorrhoiden. Die Kräfte der Patienten werden durch die Schmerzen und die beständigen Durchfälle immer geringer. Die Kranken magern ab, sehen schliesslich sehr blass und elend aus und fiebern in den Abendstunden. Unter zunehmender allgemeiner Schwäche, selten auch durch eine terminale perforative Peritonitis tritt der Tod ein, nachdem die ganze Krankheit etwa 1½—2½ Jahre gedauert hat.

Dieser ungünstige Ausgang scheint leider in allen bereits vorgeschritteneren Fällen die Regel zu sein. Die *Prognose* ist daher in allen Fällen von Rectumsyphilis sehr ernst zu stellen. Nur wenn das Leiden im Anfange richtig erkannt und behandelt wird, ist eine nennenswerthe Besserung, vielleicht sogar Heilung möglich.

Die *Therapie* muss im Anfange der Krankheit selbstverständlich vor allem in einer energischen Allgemeinbehandlung der Syphilis bestehen (Schmierkur und Jodkalium). Sobald sich aber bereits die charakteristische Trichterstenose des Rectums ausgebildet hat, ist von der antiluetischen Behandlung nicht viel zu erwarten, da diese auf die gebildeten Narben und deren Folgen keinen Einfluss mehr ausüben kann. Am ehesten ist jetzt noch eine wenigstens palliative Besserung durch eine *langsame mechanische Erweiterung* der Stenose vermittelst passender Bougies zu hoffen. Daneben ist eine entsprechende locale Behandlung (Irrigationen) des Katarrhs und der etwa noch bestehenden Geschwüre im Rectum von Nutzen. Innerlich kann man Jodkalium auch jetzt noch gebrauchen lassen.

ACHTES CAPITEL.

Darmkrebs.

Krebsentwicklung im Darm ist ungleich seltener, als im Magen. Nur am unteren Ende des Darms, im *Rectum*, werden Carcinome relativ häufig beobachtet. Im Uebrigen sind der *Dickdarm*, namentlich die Umbiegungsstellen desselben, ferner der *Blinddarm* (und der processus vermiformis), im *Dünndarm* namentlich die Gegend der papilla duodenalis die Prädilectionsorte für Carcinombildung.

Die meisten Darmkrebse treten in Form ringförmiger, den gesammten Umfang des Darms einnehmender Geschwülste auf. Seltener findet sich eine mehr diffuse, auf grössere Flächen des Darms ausgebreitete papilläre Wucherung. An der Oberfläche des Krebses bildet sich oft ein ziemlich ausgedehnter Zerfall der Neubildung, wodurch tiefe Ulcerationen entstehen. Zuweilen werden *Metastasen* in anderen Organen (Drüsen, Bauchfell, Leber u. s. w.) gefunden.

Ihrem histologischen Bau nach sind die Darmkrebse durchweg *Cylinderzellencarcinome*, welche zum Theil noch einen deutlich drüsigen Bau darbieten (*Adenocarcinom*), zum Theil den übrigen Formen des Krebses (Scirrhus, Markschwamm, Gallertkrebs) zugerechnet werden müssen.

Wie die Carcinome überhaupt, so kommen auch die Darmkrebse vorzugsweise, wenn auch nicht ausnahmslos, im *höheren Lebensalter* vor.

Die *klinischen Symptome* des Darmkrebses sind nur in einem Theil der Fälle so ausgeprägt, dass eine sichere Diagnose des Leidens möglich ist. Ein charakteristisches Krankheitsbild liefert uns der Krebs des Rectums.

Der *Mastdarmkrebs* beginnt gewöhnlich mit Stuhlbeschwerden und mit Schmerzen im Rectum, welche anfangs nur bei der Defäcation eintreten, später aber fast continuirlich werden. Oft strahlen die Schmerzen in die Umgebung aus, in die Oberschenkel, in die Genitalien u. s. w. Die örtlichen Symptome nehmen allmählich immer mehr und mehr zu, die Stühle enthalten oft Schleim- und Blutbeimengungen, Durchfälle wechseln mit hartnäckiger Verstopfung ab. Dabei magern die Kranken ab und werden immer schwächer und elender. Nicht selten tritt schliesslich eine völlige Parese des Sphincter ani ein, so dass aus dem halbgeöffneten After beständig eine schleimig-blutige Flüssigkeit abfliesst. Die Diagnose kann durch die *manuelle Untersuchung des Rectums* fast immer leicht und sicher gestellt werden. Man fühlt die höckrige, feste Krebswucherung, deren Ausdehnung und etwaiges *Uebergreifen auf die Nachbarorgane* (Scheide, Harnblase) ebenfalls meist mit annähernder Genauigkeit festgestellt werden kann. Die Untersuchung mit dem *Mastdarmspiegel* unterstützt die genauere Diagnose. In einigen Fällen kommt es durch Zerfall der Neubildung zu *Perforationen* in den genannten Organen und den hieraus entstehenden, leicht verständlichen Folgeerscheinungen (Cystitis, eitriger Vaginalausfluss u. s. w.).

Die *Carcinome des Colons* machen in der Regel lange Zeit hindurch nur sehr unbestimmte und schwer zu deutende Symptome. Diese bestehen namentlich in Stuhlbeschwerden, in hartnäckiger Verstopfung, in dumpfen Schmerzempfindungen im Leibe und in den Zeichen der langsam zunehmenden allgemeinen Abmagerung und Schwäche. Die Untersuchung des Abdomens ergiebt in zahlreichen Fällen ein negatives Resultat, zuweilen kann man aber die Neubildung als deutlichen *Tumor* durch die Bauchdecken hindurch fühlen. Auch in solchen Fällen ist es indessen fast immer schwer, den Sitz der Geschwulst mit Sicherheit festzustellen. Verwechslungen mit Carcinomen, welche vom Magen, vom Netz, von den mesenterialen Lymphdrüsen u. s. w. ausgehen, können sehr leicht vorkommen. Die *Carcinome am Blinddarm* sind häufig lange Zeit nicht von den durch chronische Typhlitis und Perityphlitis bedingten Tumoren zu unterscheiden. Nur das Alter des Patienten, der langwierige Verlauf und die zunehmende Verschlimmerung des Leidens, zuweilen auch eine eintretende Anschwellung der Inguinallymphdrüsen erwecken den Gedanken an ein Carcinom. In einem auf der hiesigen chirurgischen Klinik beobachteten Fall erfolgte ein Durchbruch des vom Wurmfortsatz ausgegangenen Carcinoms durch die Haut nach aussen.

Die seltenen *Dünndarmkrebse* machen der Diagnose meist noch grössere Schwierigkeiten. In den Fällen, wo ein Tumor von aussen fühlbar ist, kann zuweilen eine den verschiedenen Lagen der befallenen Darmschlinge entsprechende auffallende *Beweglichkeit der Geschwulst* constatirt werden. Täuschungen über den Ort der Geschwulst kommen zuweilen dadurch zu Stande, dass bei Carcinomen des Darmes (sowohl des Dünndarms, wie des Dickdarms) die fühlbaren Tumoren zuweilen gar nicht der Neubildung selbst, sondern den oberhalb derselben sich ansammelnden Fäcalmassen entsprechen. Ein für die Diagnose aller Darmkrebse ziemlich wichtiges Zeichen ist eine Veränderung in der Form der Fäces, welche die letzteren beim Durchtritt durch die stenosirte Stelle erlangen. Die Stühle bestehen nämlich oft aus eigenthümlich *plattgedrückten kleinen Knollen*, welche eine gewisse Aehnlichkeit mit dem Koth von Schaafen haben.

Die *Carcinome des Duodenums* haben in vieler Beziehung Aehnlichkeit mit den Carcinomen des Magens, speciell des Pylorus. Auch sie führen schliesslich neben der Erweiterung des oberhalb der Neubildung gelegenen Duodenalabschnitts zur *Erweiterung des Magens* und hiermit zu den bekannten Folgezuständen der Magenectasie. Carcinome, die in der Gegend der Papilla duodenalis ihren Sitz haben, verursachen meist hochgradigen und langdauernden Icterus.

Die *Prognose* aller Darmcarcinome ist absolut ungünstig. Die Dauer des Leidens kann sich zuweilen auf relativ lange Zeit, etwa auf 2—3 Jahre, erstrecken. In manchen Fällen dagegen ist die Dauer der eigentlichen Krankheitssymptome nur kurz (wenige Monate oder gar Wochen), offenbar weil das Leiden vorher lange symptomlos bestanden hat. Der schliessliche Ausgang der Darmcarcinome erfolgt entweder unter den Zeichen einer zunehmenden allgemeinen Entkräftung, oder es tritt Perforation des Carcinoms und eine terminale eitrige Peritonitis ein. Auch ausgedehnte Verjauchungen im umgebenden Bindegewebe, Phlebitis und Pyämie können sich an Darmcarcinome anschliessen. Endlich führen eine Anzahl von Darmcarcinomen unter den Erscheinungen einer langsam oder rasch sich entwickelnden vollständigen *Darmstenose* (s. u.) zum Tode. Doch können in einzelnen Fällen durch eintretende Ulceration des Krebses die bereits bestehenden Symptome ziemlich hochgradiger Darmstenose vorübergehend wieder verschwinden.

Die *Therapie* muss sich darauf beschränken, die Beschwerden der Kranken möglichst zu lindern. Durch passende Diät und durch Abführmittel ist für leichten Stuhlgang zu sorgen. Eintretende Schmerzen müssen durch Narcotica verringert werden. Die *chirurgische Behandlung* der Darmkrebse hat bisjetzt nur beim Rectumkrebs Erfolge aufzuweisen. Der eine Zeit lang andauernde palliative Nutzen von Auskratzungen des Rectums ist auch in vorgeschrittenen Fällen oft ziemlich erheblich. Alles Nähere ist in den chirurgischen Lehrbüchern nachzulesen.

NEUNTES CAPITEL.

Hämorrhoiden.

Mit dem Namen „*Hämorrhoiden*“ bezeichnet man die diffusen oder varicösen Erweiterungen an den Hämorrhoidalvenen, speciell an den Venengeflechten des unteren Mastdarmendes. Die „*Hämorrhoidalknoten*“ sind einzelne stärkere Varicen, welche gewöhnlich von der Submucosa ausgehen und die Schleimhaut vor sich her ausstülpen. Sitzen die Knoten ausserhalb des Sphincter ani, so nennt man sie *äussere Hämorrhoidalknoten* im Gegensatz zu den oberhalb des Sphincters gelegenen *inneren Hämorrhoidalknoten.* Die Grösse der Knoten wechselt mit dem Füllungszustande der erweiterten Venen. Doch bestehen die Hämorrhoidalknoten in der Regel nicht ausschliesslich aus den erweiterten Gefässen, sondern oft findet gleichzeitig auch eine ziemlich beträchtliche Verdickung des umgebenden Bindegewebes statt, so dass die ganze Schleimhaut ein gewulstetes Aussehen mit stellweisen polypösen Wucherungen zeigt. Gewöhnlich präsentiren sich die Hämorrhoiden als bläuliche, erbsen- bis wallnussgrosse Geschwülste, welche den After kranzartig umgeben. Manche derselben haben eine breite Basis, während andere gestielt sind.

Die *Ursache* der Hämorrhoiden sind vor allem häufig wiederholte *Stauungen* in den betreffenden Venen. Die Erschwerung des Abflusses aus den letzteren hat zuweilen rein *locale* Gründe. So entwickeln sich namentlich häufig Hämorrhoiden bei Leuten mit habitueller Stuhlverstopfung, daher auch oft bei Personen, welche eine sitzende Lebensweise führen. Ferner kommen Hämorrhoiden im Anschluss an Stauungen im *Pfortadersystem* (bei Lebercirrhose u. dgl.) und endlich bei *allgemeinen Circulationsstörungen* (Lungenleiden, Herzfehlern) vor. Ziemlich oft lässt sich aber auch keine ausreichende Ursache für die Entwicklung des Leidens nachweisen und man ist dann zur Annahme einer besonderen individuellen (vielleicht zuweilen ererbten) Disposition genöthigt. Am häufigsten beobachtet man Hämorrhoiden bei Männern im mittleren Lebensalter.

Zuweilen machen die Hämorrhoiden gar keine oder nur geringe *Symptome*, in anderen Fällen aber sind sie ein langwieriges, sehr lästiges, ja selbst qualvolles Uebel für die Patienten. Die Hauptbeschwerden bestehen in *Schmerzen*, welche als ein beständiges Gefühl von Brennen am After empfunden werden, namentlich aber bei jeder Stuhlentleerung sich aufs heftigste steigern. Stärkere Schmerzen treten dann ein, wenn die Hämorrhoidalknoten und ihre Umgebung allmählich in den Zustand der Entzündung gerathen. Nicht selten bilden sich auch auf der Haut in der Umgebung des Afters Erytheme, Excoriationen und zuweilen kleine, meist sehr schmerzhafte Fissuren. Die Schleimhaut am untersten Ende des Rectums findet man oft katarrhalisch erkrankt, wodurch dann Eiter- und Schleimbeimengungen zum Stuhl entstehen („Schleimhämorrhoiden“). Zuweilen bildet sich an einzelnen Hämorrhoidalknoten eine echte Phlebitis aus, welche mit Abscedirung endigt. Sehr heftige Schmerzen entstehen, wenn durch das Pressen und Drängen beim Stuhlgang ein innerer Hämorrhoidalknoten nach aussen getrieben wird und sich am Sphincter einklemmt. Da alle die genannten Zufälle (vorübergehende stärkere Füllung, Entzündung und Einklemmung der Hämorrhoidalknoten) zu zeitweisen auffallenden Verschlimmerungen der Beschwerden Anlass geben müssen, so ist die oft gehörte Benennung derartiger Beschwerden als „*Hämorrhoidalanfälle*“ verständlich.

Ein häufiges und allgemein bekanntes Symptom sind ferner die *Hämorrhoidalblutungen*, welche durch stellweises Bersten der erweiterten Venen zu Stande kommen und gewöhnlich durch den Stuhlgang veranlasst werden. Die Blutungen sind meist nicht sehr reichlich, so dass der Blutverlust als solcher fast niemals gefährlich wird. Durch die nach den Blutungen eintretende Abschwellung der Varicen erklärt es sich, dass die Hämorrhoidalbeschwerden, so lange Blutungen eintreten, meist geringer sind, als wenn keine Blutungen erfolgen. Daher die alte Bezeichnung der Hämorrhoidalblutungen als „goldene Ader.“

Ausser den erwähnten localen Beschwerden am After treten zuweilen noch weitere Erscheinungen auf, welche durch die *Theilnahme der benachbarten Venenplexus* (Plexus vesicalis, prostaticus, sacralis u. s. w.) bedingt sind. Manchmal entstehen Schmerzen in der Kreuzgegend, Beschwerden bei der Harnentleerung, zuweilen sogar Blutbeimengungen zum Harn („Blasenhämorrhoiden“), bei Frauen Vaginalkatarrhe, Menstruationsanomalien u. dgl. Da ausserdem oft noch die Symptome des etwa bestehenden Grundleidens (Leberleiden, Herzfehler u. s. w.) sich dem allgemeinen Krankheitsbilde hinzugesellen können, so begreift man, dass der medicinische Aberglauben in den Hämorrhoiden einen reichlichen Anlass zur Bildung der abenteuerlichsten Vorstellungen („versetzte Hämorrhoiden"!) gefunden hat.

Die *Therapie* der Hämorrhoiden hat meist keine leichte Aufgabe, da das Leiden oft ursächliche Momente hat, welche nicht zu entfernen sind. In allen Fällen, wo grössere Hämorrhoidalknoten bestehen und heftige Beschwerden verursachen, giebt es nur ein radicales Mittel — die *operative Entfernung* derselben, welche ungefährlich und nicht schwer ausführbar ist. Am zweckmässigsten geschieht sie durch Abklemmung der Knoten mit einer Flügelzange und Abbrennen der ersteren mit dem Thermokauter. Näheres hierüber findet man in den Lehrbüchern der Chirurgie.

Haben sich einzelne Knoten entzündet, so ist die locale Application von Eis anzuwenden, unter Umständen auch eine locale Blutentziehung vorzunehmen. Hat sich ein Abscess gebildet, so muss er eröffnet werden. Eingeklemmte Hämorrhoidalknoten versucht man vorsichtig und langsam mit dem eingeölten Finger zu reponiren.

Die Behandlung der *chronischen Hämorrhoidalbeschwerden* besteht ausser der Berücksichtigung des etwa vorhandenen Grundübels (Leberleiden, Herzfehler u. s. w.) vorzugsweise in der Sorge für regelmässige und leichte Stuhlentleerungen, weil hierdurch die localen Beschwerden am meisten vermindert werden können. Die Nahrung soll nur wenig Fleisch, kein gröberes Brod und keine sonstigen, eine reichlichere Fäcalbildung verursachenden Substanzen enthalten, vielmehr aus Früchten, Wurzelgemüsen, leichten Mehlspeisen, Reis u. dgl. bestehen. Die Verordnung von genügender Körperbewegung, von kühlen Bädern und Abreibungen ist oft zweckmässig. Ausserdem kommen die Abführmittel in Betracht, vor allem der Gebrauch der Bitterwässer, die Trinkkuren in Marienbad, Kissingen u. s. w., ferner regelmässige kalte Klystiere, Rheum, Aloë u. s. w. Ein besonders berühmtes Abführmittel bei der Behandlung der Hämorrhoiden ist der *Schwefel*, der Hauptbestandtheil der meisten „Hämorrhoidalpulver", z. B. Sulphur depuratus, Tartarus depur. ana 15,0, Sacchari albi, Elaeosacchari Citri ana 10,0.

Die *Hämorrhoidalblutungen* sind, wie erwähnt, nur ausnahmsweise so stark, dass man gegen dieselben mit Stypticis (Eis, Eisenchlorid, Tamponade des Rectums) einschreiten muss.

ZEHNTES CAPITEL.

Habituelle Obstipation.

Eine andauernde Neigung zu Stuhlverstopfung ist ein häufiges Symptom bei zahlreichen verschiedenen Krankheiten, welches in letzter Instanz fast immer auf einer *Herabsetzung der normalen peristaltischen Darmbewegungen* beruht. In zahlreichen Krankheitszuständen ist diese verminderte Energie der Peristaltik nur eine *Theilerscheinung der allgemeinen Schwächung des Körpers.* So sehen wir bei allen möglichen chronischen Krankheiten, welche mit Abmagerung und Entkräftung der Kranken verbunden sind, auch die Bewegungen des Darms träge werden und in Folge davon Retardation des Stuhlgangs eintreten. Doch wirken hierbei gewöhnlich noch mehrere andere Ursachen in gleichem Sinne ein. Die geringere Menge der aufgenommenen Nahrung, die Qualität der Nahrung, welche oft zum grossen Theil nur aus Flüssigkeit und „reizlosen“ Stoffen besteht, endlich die Bettruhe oder wenigstens das geringe Maass der ausgeführten körperlichen Bewegung — dies alles sind Umstände, welche bei der häufigen Stuhlverstopfung chronisch Kranker ebenfalls eine Rolle spielen.

In anderen Fällen handelt es sich um *Erkrankungen des Darms* selbst, welche der Grund der habituellen Verstopfung sind. Beim *chronischen primären und secundären Darmkatarrh* beobachtet man nicht selten andauernde Neigung zu Verstopfung, welche nur zeitweise von Durchfall unterbrochen wird. Auch hierbei wirken gewöhnlich mehrere Momente zu gleicher Zeit ein. Die chronisch entzündete, ausserdem oft mit Schleim bedeckte Darmschleimhaut ist weniger reizbar und daher die reflectorische Anregung der Darmbewegungen schwieriger, als bei normaler Darmschleimhaut. Ferner nimmt oft die Muscularis selbst an den krankhaften Veränderungen Theil und namentlich ist eine Atrophie derselben im Anschluss an chronischen Darmkatarrh wiederholt nachgewiesen worden. In ähnlicher Weise erklärt sich die habituelle Obstipation bei chronischen Affectionen des Peritoneums, welche ebenfalls die Muscularis direct beeinflussen (collaterales Oedem u. dgl.). Endlich sei hier noch die Obstipation bei allen Formen des *chronischen Icterus* erwähnt, welche wenigstens zum Theil auf dem Wegfall des Reizes, den die Galle normaler Weise auf die Darmwand ausübt, beruht.

Sehr häufig beobachtet man chronische Verstopfung bei den verschiedensten *Erkrankungen des Nervensystems,* speciell des Gehirns und Rückenmarks. Hierbei handelt es sich um abnorme Hemmungen oder um directe Störungen in dem Ablaufe der nervösen Erregungen, welche zum Zustandekommen der Darmbewegungen nothwendig sind. Von grossem Einflusse sind auch abnorme *psychische Zustände*. Bei zahlreichen Psychosen, namentlich bei Hypochondrie, Melancholie, bei manchen Formen von Hysterie und Neurastenie kommt habituelle Obstipation sehr häufig zur Beobachtung.

Während bei den bisher besprochenen Krankheitszuständen die Obstipation ein Symptom darstellt, welches den anderen Krankheitserscheinungen gegenüber mehr oder weniger in den Hintergrund tritt, giebt es eine practisch äusserst wichtige Form der habituellen Stuhlverstopfung, bei welcher dieser Zustand das hauptsächlichste oder fast alleinige Symptom ist, also gewissermaassen als ein Leiden sui generis zu betrachten ist. Sehr häufig kommen Patienten zum Arzt, welche im Ganzen durchaus gesund aussehen, auch ihre Berufsgeschäfte vollkommen erfüllen können, dabei aber von der beständigen Sorge geplagt werden, dass sie nicht, wie andere Leute, täglich, sondern nur alle drei oder vier Tage eine Stuhlentleerung haben. In einigen Fällen dieser Art beschränken sich die Klagen der Kranken auf die Verzögerung ihres Stuhlgangs, öfter aber gesellt sich zu der habituellen Obstipation eine Anzahl anderer subjectiver abnormer Sensationen und Beschwerden, welche von den Kranken selbst als die Folge der Verstopfung angesehen und meist mit grosser Besorgniss und übertriebener Genauigkeit beobachtet werden. Dies sind die Fälle, welche zu den höchsten Graden der *Hypochondrie* führen können. Das ganze Denken und Sinnen der Patienten beschäftigt sich schliesslich fast nur noch mit ihrem eigenen kranken Zustande, wodurch ihnen alle Thatkraft und Freude am Leben verloren geht. Sie suchen bei den verschiedensten Aerzten und Kurpfuschern Hülfe, meist aber ohne jemals wirkliches Zutrauen und die nöthige Ausdauer bei den vorgeschriebenen Verordnungen zu haben. Ausser den Stuhlbeschwerden klagen solche Patienten vorzugsweise über Eingenommensein des Kopfes (Kopfdruck), über Kältegefühl und sonstige abnorme Sensationen in den Extremitäten, namentlich oft über kalte schweissige Hände, über Oppressionsgefühl auf der Brust, über unruhigen Schlaf u. s. w.

Die richtige Deutung dieser Fälle ist nicht immer ganz leicht. Wahrscheinlich ist nicht selten das nervöse Leiden (Hypochondrie, Neurasthenie) die *primäre* Krankheit, welche die Obstipation zur Folge hat, während in anderen Fällen die habituelle Verstopfung erst secundär zu der nervösen Verstimmung führt. Meist stellen beide Zustände einen Circulus vitiosus dar, da jeder derselben den anderen zu unterhalten und zu steigern im Stande ist. Die Ursache der primären habituellen Verstopfung ist gewöhnlich gar nicht zu ermitteln. Wahrscheinlich handelt es sich nicht selten um angeborene Schwächezustände in der Muskulatur oder in der Innervation des Darms, zumal manche dieser Fälle von habitueller Verstopfung schon von früher Jugend her datiren.

Die *Behandlung* der habituellen Obstipation ist für den Arzt eine schwere und undankbare Aufgabe, welche Geduld und ärztliches Geschick erfordert. In erster Linie muss man selbstverständlich stets nach den ursächlichen Momenten forschen. Gelingt es, das Grundleiden, z. B. den chronischen Magen- und Darmkatarrh, die chronischen Herz- und Lungenaffectionen, die anämischen Zustände, etwaige Nervenleiden u. s. w. zu bessern, so tritt hiermit oft eine Regelung des Stuhlgangs von selbst ein. Im Uebrigen versucht man zunächst durch allgemeine *diätetische Verordnungen* einen Erfolg zu erzielen. Die passenden Vorschriften müssen hierbei nach den individuellen Verhältnissen gewöhnlich erst in jedem einzelnen Falle erprobt werden. Von erwünschter Wirkung ist zuweilen der reichliche Genuss von Obst (Trauben, Pflaumen) und von gröberem Brod (Pumpernickel, Grahambrod). Sehr verbreitet ist das bekannte Mittel, früh Morgens nüchtern ein Glas kaltes Wasser zu trinken. Mit den eigentlichen *Abführmitteln* sei man nicht zu freigebig, da leicht eine Gewöhnung an dieselben eintritt und man dann zu immer grösseren Dosen greifen muss. Unter den leichteren Abführmitteln thun die verschiedenen *Bitterwässer* (Friedrichshaller u. s. w.) oft gute Dienste. Man verordnet gewöhnlich 1—2 Weingläser voll. Die übrigen Abführmittel, welche längere Zeit hindurch regelmässig gebraucht werden können (Tamarinden, Rheum, Aloë, Gummi Gutti, Coloquinthen, Jalappe u. s. w.) werden in den verschiedensten Combinationen als Pillen und Pulver verordnet, von denen man eine Anzahl Receptformeln im Anhange findet. Oft muss man mit der Wahl und mit der Dosirung des Mittels mehrmals wechseln, bis man das Richtige findet.

Bei der *Therapie der mit Hypochondrie verbundenen habituellen Obstipation* ist die erste Regel, dass man die Kranken psychisch richtig behandelt. Man soll sich nicht über ihr Leiden lustig machen und soll die Kranken nicht in schroffer Weise fühlen lassen, dass man ihre Klagen für nicht so bedeutungsvoll hält, wie sie es selbst darstellen. Die Kranken verdienen in der That keine spöttische Behandlung, da für sie ihre subjectiven Leiden wirklich von der drückendsten Art sind. Nur zu oft ist der Arzt selbst daran Schuld, wenn die Kranken, welche nirgends wahre Theilnahme finden, alles Vertrauen verlieren und in ihrem Zustande hierdurch nur noch verschlimmert werden. Die Abführmittel, welche von den meisten Kranken bereits vielfach ohne die gewünschte Wirkung genommen sind, haben gewöhnlich keinen Nutzen. Im Gegentheil ist es oft nothwendig, den Patienten den Gebrauch von Abführmitteln ganz zu untersagen. Sehr guten Erfolg hat dagegen eine richtige Allgemeinbehandlung. Namentlich sind *methodische Kaltwasserkuren* in einer gut geleiteten Anstalt anzurathen, unter Umständen auch ein Seebad. Ferner verdient die *elektrische Behandlung* angewandt zu werden, deren Erfolge freilich zum Theil auf der psychischen Wirkung beruhen mögen. Namentlich erzielt die Faradisation der Bauchdecken zuweilen eine deutliche Besserung. In psychischer Beziehung muss man ferner versuchen, die Gedanken der Patienten von ihren Leiden abzulenken. Wie bei vielen anderen reflectorischen Vorgängen, so hat auch bei der Stuhlentleerung die in abnormer Weise hierauf gerichtete willkürliche Aufmerksamkeit eine hemmende Wirkung. Man ermahnt daher die Patienten, möglichst wenig an ihr Leiden zu denken und wieder eine regelmässige Thätigkeit anzufangen, und sucht sie allmählich von der Grundlosigkeit ihrer Sorgen zu überzeugen. Nur auf diese Weise gelingt es, den Kranken wieder neuen Lebensmuth zu verschaffen und zuweilen noch in schweren und langdauernden Fällen schliessliche Heilresultate zu erzielen.

ELFTES CAPITEL.

Verengerungen und Verschliessungen des Darms.

Aetiologie und pathologische Anatomie. Verschiedene pathologisch-anatomische Vorgänge können an umschriebenen Stellen zu Verengerungen resp. völligen Verschliessungen des Darmrohrs führen. Da hierbei der rein *mechanische* Effect der Darmstenose die Hauptursache der klinischen Erscheinungen ist, so ist das Krankheitsbild trotz der Mannigfaltigkeit der anatomischen Ursachen in allen hierher gehörigen Fällen ein sehr ähnliches. Wir können daher nach Aufzählung der einzelnen zur Darmverengerung führenden Affectionen die Symptome derselben gemeinschaftlich besprechen.

Die *anatomischen Ursachen* der Darmverengerungen resp. Verschliessungen sind folgende:

1. *Angeborene Verschliessungen* des Darms kommen am *After* vor (*Atresia ani*), viel seltener am Colon und am Dünndarm. Nur die erstgenannnten haben klinisches Interesse, da sie wenigstens in einigen Fällen auf operativem Wege beseitigt werden können. Alle übrigen ange-

borenen Darmverschliessungen sind mit einer längeren Fortdauer des Lebens unvereinbar.

2. *Geschwülste und narbige Stricturen.* Unter den Geschwülsten hat nur der *Krebs des Darms* klinische Bedeutung. Wir haben die wichtigsten anatomischen Verhältnisse desselben und das dabei mögliche Zustandekommen einer Darmstenose bereits besprochen.

Narbige Stricturen beobachtet man relativ am häufigsten im Dickdarm nach der Heilung *dysenterischer Geschwüre.* Ferner ist die ebenfalls von uns bereits besprochene *syphilitische Mastdarmstenose* von practischer Wichtigkeit. Typhusgeschwüre führen fast niemals zu Narbenstenose. Auch im Anschlusse an tuberkulöse Darmgeschwüre sind Stricturen höchst selten. Die Duodenalstenose nach verheiltem Duodenalgeschwür schliesst sich ihren klinischen Erscheinungen nach nicht an die Darm-, sondern an die Pylorusstenose an.

3. *Obturationen des Darms.* Die häufigste hierher gehörige Form der Darmverschliessung kommt durch *stagnirende Fäcalmassen* zu Stande. Unter den verschiedensten Umständen, welche eine Abschwächung der peristaltischen Darmbewegungen bewirken, kann es, namentlich im Colon, zu einer Kothanhäufung (*Koprostase*) kommen, welche allmählich immer mehr und mehr an Ausdehnung gewinnt und schliesslich zu den ausgebildeten Erscheinungen der Darmstenose führt. Da hierbei häufig eine Parese der Darmmuskulatur als erste Ursache der eintretenden Obstipation angenommen worden ist, so hat man das in derartigen Fällen zuweilen schliesslich eintretende Kothbrechen als „*Ileus paralyticus*“ bezeichnet. Uebrigens ist zu bemerken, dass auch bei den Darmstenosen aus sonstigen anatomischen Ursachen die Koprostase nicht selten ein bedeutsames, die Stenose verstärkendes Moment darstellt.

Viel seltener, als die Verstopfung des Darms durch Kothmassen, beobachtet man Darmobturationen aus anderen Ursachen. In einigen Fällen hat man, namentlich im unteren Ileum, *eingeklemmte Gallensteine* gefunden, welche das Darmlumen fast vollständig verstopften. Ausnahmsweise können auch die sehr seltenen echten *Darmsteine* zu einem Darmverschluss führen. Endlich ist hier der sehr seltene Fall zu erwähnen, dass ein verschluckter grösserer *Fremdkörper* sich an irgend einer Stelle des Darms einkeilt. Namentlich bei Kindern und bei Geisteskranken sind derartige Beobachtungen gemacht worden.

4. *Darmeinklemmung.* Während der Mechanismus der Darmeinklemmung bei den *äusseren Hernien* in das Gebiet der Chirurgie fällt, haben wir hier die hauptsächlichsten Ursachen der sogenannten *inneren Darmeinklemmung* (*Incarceratio s. Strangulatio interna*) anzuführen.

Auch in der Bauchhöhle selbst kommen Taschen und Ausstülpungen des Bauchfells theils als normale, theils als abnorme Bildungen vor, in denen sich einzelne Darmschlingen fangen und einklemmen können. Erwähnenswerth ist besonders die *Hernia duodeno-jejunalis* (die sogenannte Treitz'sche *Hernia retroperitonealis*), welche durch Eintreten von Darmschlingen in die Fossa duodeno-jejunalis entsteht. Diese Hernie kann eine sehr beträchtliche Ausdehnung gewinnen. Sie wird zuweilen als zufälliger Leichenbefund angetroffen, ohne Symptome im Leben gemacht zu haben. In seltenen Fällen kann sie aber auch die Veranlassung einer acuten inneren Einklemmung sein. Ferner sind zu nennen die *Hernia bursae omentalis* (Eintritt von Darmschlingen durch das Foramen Winslowii), die *Hernia intersigmoidea*, *H. subcoecalis* u. a. Von grösserer practischer Bedeutung, weil etwas häufiger vorkommend, ist die *Hernia diaphragmatica*, mit welchem Namen man sowohl echte Ausstülpungen im Zwerchfell, als auch den Durchtritt von Baucheingeweiden durch angeborene oder erworbene (Traumen) Defecte des Zwerchfells bezeichnet. Auch diese Hernie kann symptomlos, oder wenigstens ohne schwerere Krankheitserscheinungen hervorzurufen, bestehen. In anderen Fällen aber ist sie die Ursache eines durch Einklemmung oder Achsendrehung der dislocirten Darmschlinge entstehenden Darmverschlusses.

An die inneren Hernien schliessen sich diejenigen Fälle an, in welchen abnorme *Spalten und Lücken im Netz oder im Mesenterium* den Anlass zu einer inneren Einklemmung abgeben.

Endlich sind abnorme *Fäden, Membranen und Pseudoligamente* in der Bauchhöhle eine verhältnissmässig nicht seltene Ursache der inneren Einklemmung. Derartige Stränge und Bänder bleiben zuweilen als *Residuen einer abgelaufenen Peritonitis* zurück und können die Veranlassung zu förmlichen Einschnürungen und Abknickungen einzelner Darmschlingen werden. Eine besonders erwähnenswerthe Form derartiger Pseudoligamente, welche eine Darmeinklemmung bewirken kann, kommt als Anhang eines Meckel'schen *Divertikels* vor. Mit diesem Namen bezeichnet man jene Divertikel, welche als persistirender Rest des Ductus omphalo-mesentericus aufgefasst werden müssen und dem entsprechend ihren Sitz stets etwa $^1/_2$—1 Meter oberhalb der Ileocoecalklappe haben. Von dem freien Ende eines solchen Divertikels entspringt zuweilen ein festes Band (die obliterirte vena omphalo-mesenterica), welches mit irgend einer Stelle der inneren Bauchwand verwachsen ist und die Ursache einer Darmabklemmung werden kann. Auch der an seinem freien Ende verwachsene *Wurmfortsatz* ist in einigen beobachteten Fällen die Veranlassung einer inneren Einklemmung geworden.

5. *Achsendrehung* (*Volvulus*) und *Knotenbildung des Darms* (*Darmverschlingung*). Achsendrehung (um die Mesenterialachse) und hierdurch bewirkte völlige Abschnürung eines Darmstücks kommt am häufigsten in der Flexura sigmoidea vor, namentlich wenn die Mesenterialwurzel der Flexur eine angeborene ungewöhnliche Schmalheit hat. Durch die Schwere der mit Gas und Kothmassen angefüllten Darmschlinge, sowie durch andere, sich auf die Umdrehungsstelle auflagernde Darmabschnitte wird das Zurückgehen der abnormen Drehung verhindert. Zuweilen schlingen sich andere Darmstücke mehrfach um den Stiel der gedrehten Darmschlinge herum, so dass es zur Bildung förmlicher Knoten kommt. Namentlich zwischen der Flexura sigmoidea und einem Abschnitt des Ileums sind derartige Verschlingungen beobachtet worden. Den Anlass zur Knotenbildung giebt zuweilen ein Trauma. In anderen Fällen gehen abnorm starke peristaltische Bewegungen (heftige Diarrhoen) dem Eintritt des Darmverschlusses voran. Wir selbst sahen einen Fall von Darmverschlingung im obersten Abschnitt des Dünndarms, welche im Anschluss an sehr heftiges Erbrechen (hervorgerufen durch ein von einem Kurpfuscher verabreichtes Bandwurmmittel!) entstanden war.

6. *Invaginationen des Darms* (*Intussusception, Darmeinschiebung*). Wenn ein Darmabschnitt sich in die Höhlung des zunächst tiefer gelegenen Darmstücks einstülpt, so bezeichnet man diesen Vorgang als *Darminvagination*. Die Ursache derselben ist wahrscheinlich in einer Herabsetzung oder einer völligen Aufhebung der Darmperistaltik an einem umschriebenen Abschnitt des Darms zu suchen. Treten jetzt energische Bewegungen in dem unmittelbar höher gelegenen Darmstück ein, so wird dieses hierdurch in das paralytische Stück hineingeschoben. Am häufigsten findet man Invaginationen des Ileum in den Leichen atrophischer Kinder. Sie sind hier eine *prämortale Erscheinung*, welche auf dem ungleichzeitigen Aufhören der Peristaltik an den einzelnen Darmabschnitten beruht.

Ausser diesen Invaginationen, welche nur anatomisches Interesse haben, kommen auch, und zwar besonders häufig bei *Kindern* bis zum 10. Lebensjahre, plötzliche Invaginationen vor, für welche sich meist keine sichere Veranlassung nachweisen lässt und welche in kurzer Zeit zu den schwersten Symptomen der Darmstenose führen. Derartige Invaginationen, welche oft ziemlich lange Darmstrecken betreffen, können ihren Sitz an fast allen Theilen des Darms haben. Relativ am häufigsten ist die Einstülpung des Coecums und eines Stücks vom untersten Ileum ins Colon (*Invaginatio ileocoecalis*). Diese Invaginationen erreichen bei Kindern zuweilen eine solche Ausdehnung, dass das eingeschobene Ileum schiesslich bis ins Rectum hineinreicht, ja zuweilen sogar nach aussen prolabirt. In den invaginirten Darmstücken tritt gewöhnlich Entzündung und Verwachsung ein. Auch Gangrän des inneren Darmstücks in Folge Abklemmung der zuführenden Gefässe ist nicht selten. Der necrotisch gewordene Theil kann abgestossen und mit dem Stuhl entleert werden — ein Vorgang, welcher in einigen beobachteten Fällen zur Spontanheilung der Invagination und des durch dieselbe bedingten Darmverschlusses geführt hat.

Als eine besondere Ursache der Darminvagination müssen wir noch die *Darmpolypen* erwähnen, welche, wie dies wiederholt festgestellt worden ist, durch ihre Schwere denjenigen Darmabschnitt, an welchem sie sitzen, allmählich immer mehr und mehr in das benachbarte, nächstuntere Darmstück hineinzerren.

7. *Compression des Darms* von aussen als Ursache einer Darmstenose ist bei Uterustumoren, Ovarialcysten, Beckenabscessen, Netzgeschwülsten u. s. w. in seltenen Fällen beobachtet worden. Die Erscheinungen der Darmverengerung kommen hierbei entweder sehr allmählich oder zuweilen auch ziemlich plötzlich zu Stande.

Wir haben jetzt noch einige pathologisch-anatomische Veränderungen anzuführen, welche bei *jeder* Darmverschliessung, aus welcher Ursache dieselbe auch entstanden sein mag, vorkommen können.

Beachtung verdienen vor allem die weiteren *Veränderungen des Darms. Oberhalb* der verengten Stelle ist derselbe meist in hohem Grade durch Gas und angehäufte Fäcalmassen aufgetrieben. Die ganze Darmwand befindet sich hier in entzündetem Zustande, welcher theils auf mechanische Wirkungen, theils auf die in Folge der abnormen Umsetzungen des Darminhalts sich massenhaft bildenden Entzündungserreger zu beziehen ist. Häufig entwickelt sich eine hochgradige Diphtherie des Darms mit Geschwürsbildung oberhalb der Stenose. In der entzündeten, morschen, durch die abnorme Ausdehnung verdünnten Darmwand kommt es leicht an irgend einer Stelle zu einem kleinen Einriss, seltener zu einer echten Geschwürsperforation. Von dem fauligen Darminhalt gelangt hierdurch etwas in die Bauchhöhle und der Eintritt einer intensiven eitrigen resp. *jauchigen Peritonitis* ist unvermeidlich. Daher ist acute Peritonitis ein so häufiger Sectionsbefund bei den an Darmverschluss gestorbenen Personen. Hat die Darmstenose längere Zeit bestanden, so findet man in dem oberhalb gelegenen Darmabschnitt ausser den Zeichen der Entzündung meist auch eine deutliche *Hypertrophie der Muscularis,* die Folge der abnorm starken Peristaltik, durch welche die Muskulatur das Hinderniss zu überwinden gesucht hat. Der Darm *unterhalb* der verengten Stelle zeigt sich im Gegensatz zu dem eben Beschriebenen eng, contrahirt und leer.

Die *Veränderungen in den übrigen Organen* entsprechen der allgemeinen Inanition. Der Befund von *Verschluckungs-Pneumonien* hat bei dem vorangegangenen starken Erbrechen (s. u.) nichts Auffallendes.

Krankheitsverlauf und Symptome. In Bezug auf die klinischen Erscheinungen müssen wir die Fälle mit raschem vollständigen Verschluss des Darms von denjenigen unterscheiden, bei welchen eine allmähliche Entwicklung des Zustands stattfindet und mithin, wenigstens eine Zeit lang, bloss eine Darmverengerung besteht.

Das gewöhnlich zuerst auftretende Symptom der **Darmverengerungen**, welche durch Narbenstricturen und Neubildungen, durch theilweise Verstopfung des Darmlumens, durch Invaginationen u. a. zu Stande kommen, sind *Störungen in der Stuhlentleerung*. Der Stuhlgang wird angehalten, erfolgt nur in längeren Zwischenzeiten, ist oft mit Schmerzen und Tenesmus verbunden. Schon bei der Besprechung des Darmcarcinoms haben wir erwähnt, dass die entleerten Fäces zuweilen eine eigenthümliche plattgedrückte oder kleinknollige Gestalt annehmen. Nicht selten sind Schleim- und Blutbeimengungen zum Stuhle, was von der Art des Grundleidens abhängig ist. In einigen Fällen fehlt aber die Verstopfung und treten sogar beständige Durchfälle auf. Aus den physiologischen Verhältnissen ist es leicht verständlich, dass bei Stenosen im Dünndarm, dessen Inhalt noch eine annähernd flüssige Consistenz hat, die Stuhlbeschwerden weniger leicht eintreten, als bei Stenosen des Dickdarms, in welchem die Fäcalmassen bereits ihre festere Consistenz angenommen haben.

Die *objective Untersuchung des Abdomens* ergiebt oft wichtige und verwerthbare Aufschlüsse. Gewöhnlich ist der Leib durch *Meteorismus* aufgetrieben, welcher in Folge der Gasansammlung oberhalb der verengten Stelle zu Stande kommt. Die Stärke des Meteorismus ist in den einzelnen Fällen und auch bei demselben Patienten zu verschiedenen Zeiten sehr wechselnd. Zuweilen, namentlich bei Stenosen im Anfangstheil des Darms, fehlt der Meteorismus. Dann kann deutliche Magenectasie eintreten. Sehr charakteristisch für die meisten Darmverengerungen sind die durch die Bauchdecken hindurch deutlich *sichtbaren starken peristaltischen Darmbewegungen*. Häufig treten die Contouren einzelner Darmschlingen zeitweise vollkommen scharf hervor und man kann dann zuweilen bei schlaffen Bauchdecken die verdickte Darmwand hindurchfühlen. Aus dem Orte und dem Verlaufe der sichtbaren peristaltischen Bewegungen lässt sich manchmal ein Schluss auf den Sitz der Stenose ziehen. Endlich erwähnen wir noch, dass uns wiederholt die grosse Verbreitung und Stärke, in welcher die Pulsation der Aorta durch die aufgetriebenen Darmschlingen hindurch fühlbar wird, aufgefallen ist. Legt man das Ohr an die vordere Wand des Abdomens an, so hört man zahlreiche gurrende und plätschernde Geräusche, zuweilen mit deutlich metallischem Beiklang. Häufiges *Aufstossen* kommt oft vor, zuweilen auch vereinzeltes *Erbrechen.*

Die Dauer aller dieser Erscheinungen ist je nach der Art des Grundleidens verschieden. Entweder allmählich oder zuweilen auch ziemlich plötzlich gehen die Symptome der Darmverengerung in die Erscheinungen des Darmverschlusses über. Hiermit entwickelt sich dasselbe Krankheitsbild, welches bei allen acuten inneren Einklemmungen beobachtet wird.

Die *Symptome der* **Darmverschliessung** gehören zu den schwersten und schrecklichsten Zuständen, welche die Pathologie kennt. Das Allgemeinbefinden der Kranken erfährt in kurzer Zeit eine bedrohliche Verschlechterung. Die Zeichen des allgemeinen *Collapses* entwickeln sich rasch: das Gesicht sinkt ein und nimmt ein verfallenes, spitzes Aussehen an, die Extremitäten werden kühl und livide, der Puls wird frequent und kaum fühlbar, die Stimme wird schwach und matt. Die *Körpertemperatur* ist meist herabgesetzt, doch kommen auch einzelne Fiebersteigerungen vor. Der *Leib* ist stark meteoristisch aufgetrieben, dabei auf Druck meist sehr schmerzhaft (beginnende Peritonitis). Die *Stuhlentleerung* und das Entweichen von Flatus hören ganz auf. Oft sieht man durch die Bauchdecken hindurch die peristaltischen Bewegungen der oberhalb des Verschlusses gelegenen Darmtheile. In anderen Fällen ist die Darmmuskulatur bereits so paretisch, dass sie zu einer stärkeren Peristaltik nicht mehr fähig ist.

Das am meisten für den Darmverschluss charakteristische Symptom ist das Auftreten von Erbrechen mit Entleerung fäculent riechender Massen, das sogenannte *Kothbrechen* (*Ileus, Miserere*). Gewöhnlich stellt sich gleich im Beginn der Darmverschliessung häufiges *Aufstossen* ein, welches mit wirklichem Erbrechen abwechselt. Das Erbrochene ist anfangs von gewöhnlicher Beschaffenheit, bekommt aber bald einen deutlich fauligen, fäcalen Geruch. Die frühere Anschauung, dass hierbei durch antiperistaltische Bewegungen des Darms wirklich Fäcalmassen aus dem Dickdarm rückwärts bis in den Magen getrieben werden, ist falsch. Kothbrechen kommt nicht nur vor, wenn der Verschluss im Dickdarm sitzt, sondern ebenso auch bei Verschluss des Dünndarms. Es handelt sich dabei um eine *faulige Zersetzung des oberhalb der*

Verschlussstelle stagnirenden Darminhalts. Von diesen fauligen Massen gelangen beim Erbrechen Theile in den Magen, da der Pylorus allmählich der zunehmenden Auftreibung des Dünndarms nachgiebt. Das Erbrechen selbst wird wahrscheinlich grösstentheils durch die Zerrung des Peritoneums, vielleicht auch durch den Reiz der abnormen in den Magen gelangenden Massen ausgelöst.

Schliesslich haben wir noch eine bei den verschiedenen Formen der Darmstenose beobachtete Thatsache zu erwähnen, welche von theoretischem Interesse und auch von diagnostischer Wichtigkeit ist. In dem oberhalb der Stenose stagnirenden Darminhalt entstehen nämlich durch die Fäulniss der Eiweisskörper neben anderen Fäulnissproducten auch reichliche Mengen von Indol und Phenol, welche zum Theil resorbirt und mit dem Harn ausgeschieden werden. Man findet daher bei Stenosen des *Dünndarms* häufig einen *vermehrten Gehalt des Harns an Indican* [1]) (Jaffé) und *Phenol* (Brieger). Bei Dickdarmstenosen fehlt dagegen die Vermehrung des Indicans im Harn, weil fäulnissfähige Eiweisskörper im Dickdarminhalt nicht mehr in einer hierzu ausreichenden Menge vorhanden sind.

Der *Verlauf* der Darmverschliessung ist je nach der im einzelnen Falle bestehenden anatomischen Ursache verschieden. In manchen Fällen von acuter innerer Einklemmung entwickelt sich das oben beschriebene schwere allgemeine Krankheitsbild zuweilen in sehr kurzer Zeit und führt schon nach 1—2 Tagen zum Tode. Gewöhnlich ist aber der Verlauf etwas länger und beträgt ca. 1 Woche. Bei den Darmverschliessungen, welche sich allmählich aus einer Darmverengerung entwickeln, kann sich die Krankheit noch länger hinziehen und mannigfache Schwankungen in der Intensität zeigen. Bei den blossen *Darmverengerungen* lassen sich über die Dauer und den Verlauf der Affection noch weniger bestimmte Angaben machen, da die Krankheitssymptome ganz von der Art des Grundleidens abhängig sind.

Der *Ausgang der Darmverschliessung* ist in der grossen Mehrzahl der Fälle ungünstig. Der *Tod* erfolgt entweder durch den zunehmenden Collaps oder die secundär eintretende Peritonitis (s. o.), in selteneren Fällen durch weitere Complicationen (pyämische Zustände, Pneumonien u. s. w.). *Heilung* kann auch noch nach den schwersten Erscheinungen eintreten, ist aber selten. Einer Heilung fähig sind vor allem die Ob-

1) Die *Indicanprobe* wird in folgender Weise angestellt: man mischt gleiche Volumina Harn und officinelle Salzsäure und setzt dann unter Umschütteln tropfenweise eine concentrirte Chlorkalklösung zu. Bei stärkerem Indicangehalt des Harns tritt eine deutliche blaue Indigofärbung auf.

turationsverschliessungen des Darms. Eingeklemmte Gallensteine, angehäufte Fäcalmassen u. dgl. können entleert werden, wonach die schweren Symptome verschwinden. Die Möglichkeit der Heilung bei Darminvagination durch Abstossung des brandigen innern Darmstücks ist schon oben erwähnt worden. Dass auch die inneren Einklemmungen einer Rückbildung fähig sind, kann nicht ganz geläugnet werden, obwohl die Entscheidung bei der Unsicherheit der Diagnose im einzelnen Falle fast immer zweifelhaft bleiben muss.

Auch bei den *Darmverengerungen* bedingt die Natur des Leidens in den meisten Fällen einen ungünstigen Ausgang, entweder durch die Grundkrankheit an sich oder in Folge des schliesslich eintretenden völligen Darmverschlusses. Doch ist immerhin bei gewissen Zuständen (Darmobturation, Compression von aussen u. s. w.) die Möglichkeit einer Heilung nicht ganz ausgeschlossen.

Auf die klinischen Erscheinungen der *einzelnen Formen* der Darmverengerung und Darmverschliessung noch einmal näher einzugehen, würde nur zu Wiederholungen führen. In den meisten acuten und in vielen chronischen Fällen kann die Diagnose überhaupt nur auf das Vorhandensein eines mechanischen Hindernisses im Darm gestellt werden, während die nähere Bestimmung der *Art* dieses Hindernisses sich höchstens auf Vermuthungen stützen kann. Einzelne Anhaltepunkte in dieser Beziehung und in Betreff der Frage nach dem *Sitz* der Stenose sind in der obigen Besprechung der Aetiologie und Symptomatologie schon enthalten.

Nur eine nicht seltene Art der Darmverschliessung wollen wir ihrer practischen Wichtigkeit halber hier noch kurz besonders erwähnen. Wir meinen diejenige Form, welche durch die *Anhäufung reichlicher alter Kothmassen im Rectum* bewirkt wird. Namentlich bei alten Frauen, welche schon früher an habitueller Verstopfung litten oder bei welchen aus einem sonstigen Grunde Obstipation eintritt, kommt es zuweilen zu ganz monströsen Kothansammlungen im Rectum. Gewöhnlich stellen sich dann nach längeren leichten Prodromalerscheinungen ziemlich plötzlich schwere Erscheinungen ein, welche ganz an das Bild einer innern Einklemmung erinnern: heftige, zuweilen kolikartige Leibschmerzen, grosse Empfindlichkeit des meist aufgetriebenen Leibes, starker allgemeiner Collaps, Verfall der Kräfte, kleiner Puls, Ausbruch eines kalten Schweisses, Erbrechen u. s. w. Versucht man in solchen Fällen ein Klystier zu geben, so läuft fast gar keine Flüssigkeit ins Rectum hinein. Der eingeführte Finger stösst gewöhnlich schon dicht oberhalb des Sphincters auf harte alte Fäcalmassen und gewöhnlich bleibt einem nichts anderes übrig, als das unsaubere Geschäft vorzunehmen und wenigstens einen Theil der alten Scybala höchsteigenhändig zu entfernen. Erst dann gelingt es, durch oft wiederholte Klystiere und innerlich gereichte Abführmittel die zuweilen ganz unglaubliche Menge der angesammelten Fäces zu beseitigen und damit eine rasche Heilung des Zustandes zu erzielen.

Therapie. Sobald die gefährlichen Zeichen einer *Darmverschliessung* vom Arzte richtig erkannt sind, handelt es sich in erster Linie darum, festzustellen, ob die Stenose nicht einer directen Therapie zugängig ist. Man untersucht daher zunächst aufs Genaueste die äussern Bruchpforten, damit man nicht etwa einen eingeklemmten Bruch übersieht. Dann nimmt man eine manuelle Untersuchung des Rectums vor, um zu entscheiden, ob die Stenose nicht hier ihren Sitz hat (Koprostase, Rectumgeschwülste, fühlbare Darminvagination). Ausserdem wird selbstverständlich, soweit der Zustand der Kranken es erlaubt, auch das übrige Abdomen untersucht, um hierdurch, sowie durch etwaige anamnestische Angaben, sich ein Urtheil über die Art der Stenose zu verschaffen (Obturations- und Compressionsstenosen).

Aus den angedeuteten Verhältnissen ergeben sich zuweilen bereits bestimmte therapeutische Maassnahmen. Die *eingeklemmten äusseren Hernien* verlangen eine operative, von der Chirurgie gelehrte Behandlung. Bei den *Obturationsstenosen* kann man in einigen Fällen durch den vorsichtigen Gebrauch von Abführmitteln eine rationelle Hülfe schaffen. Besonders wichtig ist die Therapie der Kothobturationen, deren häufigste Form wir oben genauer besprochen haben. Wie schon erwähnt, ist es meist nothwendig, wenigstens einen Theil der Fäces mit den Fingern oder mit einem Instrument (Kornzange, Löffel) zu entfernen. In zweiter Linie kommen grosse Klystiere aus reinem Wasser oder Seifenwasser in Betracht, welche oft 4—5 Mal täglich wiederholt werden müssen, bis sie genügenden Erfolg haben. Dieselben werden am besten mit einem Trichter und einer möglichst hoch in den Darm eingeführten Schlundsonde („Darmrohr“) applicirt. Zur Unterstützung dienen innerlich gereichte Abführmittel, namentlich Ol. Ricini und Rheum.

Bei den *Stenosen des Rectums* durch Narben und Neubildungen ist ebenfalls eine locale chirurgische Behandlung zuweilen möglich (Dilatation, Auskratzen u. s. w.). Meist spielt auch hier die Behandlung der Fäcalanhäufung eine wichtige Rolle. Endlich können die Fälle von *Invaginatio ileocoecalis*, bei denen das vordere Ende des eingestülpten Ileums bis ins Rectum hinabreicht, einer localen Behandlung unterworfen werden. Man kann mit einer „Schwammsonde“ (elastische Schlundsonde, an deren einem Ende ein Schwamm befestigt ist) die theilweise

Reposition versuchen. Ferner sind zu diesem Zwecke *Lufteinblasungen* (Blasebalg) schon von den alten Aerzten empfohlen worden. In der Regel wendet man aber auch hierbei reichliche warme Wasserklystiere an, welche zuweilen eine günstige mechanische Wirkung auszuüben scheinen.

Sehr häufig ist die anatomische Ursache und der Sitz der Darmverschliessung am Krankenbette überhaupt nicht näher festzustellen. In diesen schweren Fällen bleibt dem Arzt nur eine *symptomatische Behandlung* übrig. Gewöhnlich wird bei der bestehenden Stuhlverstopfung anfangs ein Versuch mit Abführmitteln gemacht, erst mit schwächeren, dann mit stärkeren, schliesslich als „letztes Mittel“ mit *regulinischem Quecksilber* (Hydrargyrum depuratum in Einzeldosen zu 150—300 Grm.), welches durch seine Schwere angeblich noch in „verzweifelten Fällen“ zuweilen von mechanischer Wirkung sein soll. Indessen neigt man in neuerer Zeit, abgesehen von einigen Vertheidigern des Mercurius vivus, doch weit mehr der Ansicht zu, dass die Abführmittel meist keinen Nutzen haben, oft sogar durch Verstärkung des Hindernisses direct schädlich wirken. Man ist daher gegenwärtig meist zur Behandlung der schweren innern Incarcerationen mit *grossen Dosen Opium* übergegangen. Das Opium wirkt namentlich auf die Schmerzen der Kranken günstig ein, das Erbrechen wird vermindert und durch die Ruhigstellung des Darms wird die Gefahr einer Verstärkung der Stenose und einer Zerreissung des Darms geringer. In der That hat auch die Opiumbehandlung einige günstige Erfolge aufzuweisen. Zuweilen tritt sogar während der Darreichung von Opium die erste Stuhlentleerung ein.

Wenn somit der innere Gebrauch der Abführmittel manche Bedenken gegen sich hat, so ist doch die Anwendung *grosser Massenklystiere* auch in solchen Fällen, wo der Sitz der Stenose nicht sicher im Dickdarm nachweisbar ist, zu versuchen. Dieselben müssen mit Vorsicht, aber consequent und oft wiederholt werden; sie erzielen dann zuweilen noch in schweren Fällen einen schliesslichen Erfolg.

Auf die übrige *Allgemeinbehandlung* brauchen wir nicht näher einzugehen. Dass die Kräfte der Patienten nach Möglichkeit zu erhalten sind, dass in den schweren Collapszuständen alle möglichen Reizmittel (heisser starker Caffee, Campher, Aether) angewandt werden, versteht sich von selbst. *Oertliche Applicationen aufs Abdomen* werden der Schmerzhaftigkeit wegen meist schlecht vertragen. Man kann Eisumschläge oder PRIESSNITZ'sche Einwicklungen versuchen. Gegen das *Erbrechen* und die *Schmerzen* ist Opium das beste Mittel, welches oft noch durch *subcutane Morphiuminjectionen* unterstützt werden muss.

ZWÖLFTES CAPITEL.

Darmschmarotzer.

(Helminthiasis.)

1. Bandwürmer.

Naturgeschichte der Bandwürmer. Von den im Darme vorkommenden Bandwürmern (Cestoden) haben drei eine klinische Bedeutung, die *Taenia solium*, die *Taenia mediocanellata* und der *Bothriocephalus latus.*

1. Die *Taenia solium* hat im entwickelten Zustande eine Länge von 2—3 Meter. Der Kopf (Fig. 26 und 27) ist etwa stecknadelkopfgross, trägt vier stark vorspringende *Saugnäpfe* und vorn ein *Rostellum*

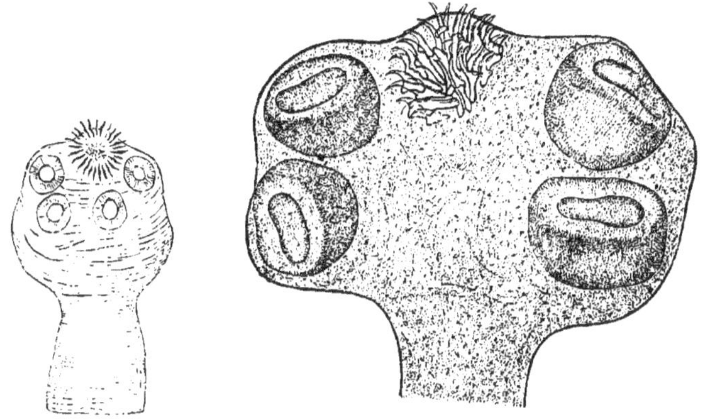

Fig. 26. Kopf von Taenia solium. Fig. 27. Kopf eines Hirncysticercus.

mit ca. 26 Haken. Der Scheitel des Kopfes ist in der Regel deutlich pigmentirt. An den Kopf schliesst sich ein ca. zolllanger schmaler Hals an und dann folgen die einzelnen „Glieder“ (*Proglottiden*) des Bandwurms, von denen die jüngsten, am Kopfende gelegenen, noch sehr schmal und kurz sind. Allmählich nehmen sie an Breite und Länge zu, so dass sie etwa 1 Meter vom Kopfe entfernt eine annähernd quadratische Form haben. Die noch weiter abwärts gelegenen älteren, bereits geschlechtsreifen Glieder haben die Form von Kürbiskernen und sind 9—10 Mm. lang, 6—7 Mm. breit. In der Mitte der reifen Proglottiden (Fig. 28 S. 612) verläuft der *Fruchthälter* (Uterus), von welchem jederseits 7—10 Seitenzweige abgehen und sich dendritisch verästeln.

Seitlich, etwas unterhalb der Mitte, liegt die Geschlechtsöffnung (Fig. 28 a). Die männlichen Geschlechtsorgane bestehen in einer Anzahl kleiner heller, im vorderen Abschnitt der Glieder gelegener Bläschen. In dem Fruchthalter entwickeln sich die dickschaligen Eier (Fig. 29, 3), welche einen Embryo mit 6 Häkchen enthalten.

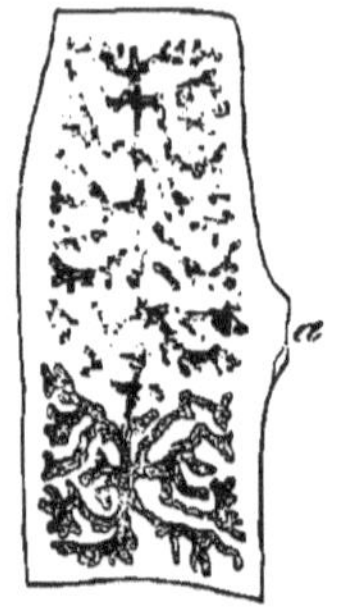

Fig. 28. Taenia solium. Reifes Glied.

Die Taenia solium bewohnt den Dünndarm des Menschen. Der Kopf haftet so fest an der Schleimhaut (gewöhnlich an einer Stelle im oberen Drittel des Dünndarms), dass der Hals der Taenia beim Versuch, den Wurm von der Darmwand loszulösen, oft durchreisst. Der übrige Wurm ragt, zum Theil in zahlreiche Schlingen gelegt, bis in die unteren Abschnitte des Ileums, nur ausnahmsweise bis in den Blinddarm hinein. An seinem unteren Ende lösen sich grössere Ketten oder einzelne Stücke von den reifen Gliedern ab, mischen sich dem Dickdarminhalt bei und werden, ebenso wie einzelne bereits aus dem Fruchthalter ausgetretene Eier, mit den Fäces entleert.

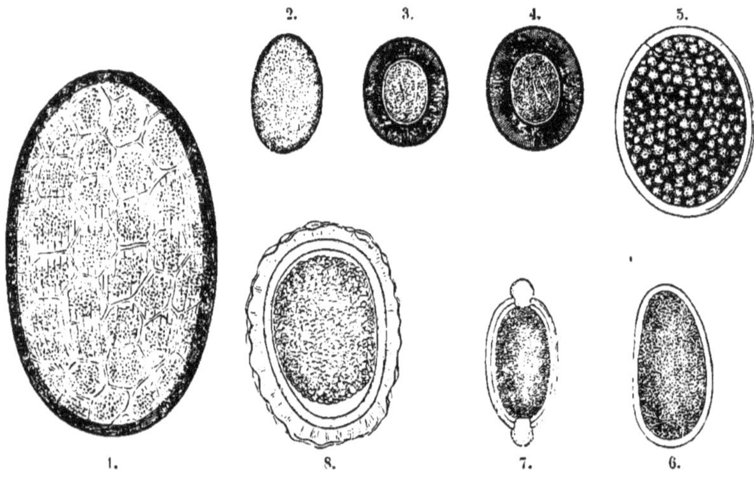

Fig. 29. Vergleichende Darstellung der Eier einiger der häufigeren Darmparasiten. Eier von: 1. Distomum hepaticum. 2. Distomum lanceolatum. 3. Taenia solium. 4. Taenia mediocan. 5. Bothriocephalus latus. 6. Oxyuris vermicularis. 7. Trichocephalus dispar. 8. Ascaris lumbricoides.

Die weitere Entwicklung der Eier der Taenia solium findet in einem anderen „Wirth" statt und zwar fast stets im Schwein. Die Schweine inficiren sich durch den Genuss von Koth, Abfallstoffen u. s. w. mit den Taenieneiern. In dem Magen der Schweine werden die dicken Eischalen gelöst, die frei gewordenen Embryonen durchbohren die Magen- und Darmwand und wandern mit dem Blutstrom oder auch durch die Gewebe hindurch in verschiedene Körperorgane, vor allem in die Muskeln hinein. Hier entwickeln sich die Embryonen innerhalb 2—3 Monate zu Blasen von etwas über Erbsengrösse, an deren Innenwandung ein neuer ausgebildeter Bandwurmkopf, ein sogenannter *Scolex* (Amme), hervorsprosst. Diese Blasen bezeichnet man als *Blasenwurm*, *Schweinefinne*, *Cysticercus cellulosae*. Sie haben eine Lebensdauer von 3—6 Jahren. Dann sterben sie ab und verkalken. Gelangt beim Genuss von rohem oder unvollständig gekochtem Schweinefleisch ein Cysticercus in den Magen des Menschen, so sprosst aus dem Scolex eine neue vollständige Tänie hervor, an welcher sich schon nach 3—4 Monaten wieder geschlechtsreife Proglottiden gebildet haben.

Meist findet sich nur *ein* Bandwurm zur Zeit beim Menschen, doch sind auch schon mehrere Exemplare gleichzeitig in demselben Darm beobachtet worden. Die Lebensdauer des Bandwurms ist nicht ganz sicher bekannt. Doch ist es vorgekommen, dass einzelne Personen 10—15 Jahre hindurch denselben Bandwurm beherbergt haben.

Während, wie erwähnt, die entwickelte Taenia solium nur beim Menschen vorkommt, ist der Cysticercus cellulosae ausser beim Schwein in seltenen Fällen auch bei Hunden, Ratten, Affen u. a. gefunden worden. Wichtig ist vor allem, dass der *Cysticercus cellulosae als solcher auch im Menschen selbst vorkommt.* Gelangen Bandwürmer oder reife Proglottiden irgendwie (wahrscheinlich durch Selbstinfection, durch die Finger u. dgl.) in den *Magen* des Menschen, so tritt auch hier eine Wanderung der Embryonen in die verschiedensten Organe ein. Namentlich in der Haut, im Gehirn, im Auge, in den Muskeln sind beim Menschen schon oft Cysticercen, einzeln oder in grosser Menge, gefunden worden. Im Gehirn kommt eine besondere Form des Cysticercus vor, bei der sich eine ganze Reihe traubenartig gruppirter, aber steriler Bläschen vorfinden: sogenannter *Cysticercus racemosus.*

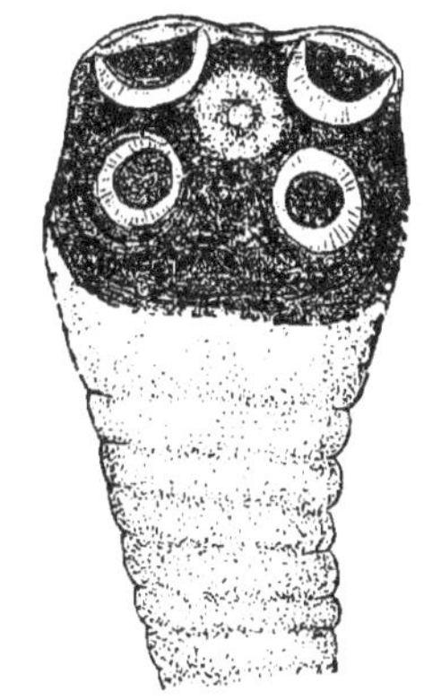
Fig. 30. Kopf von Taenia mediocanellata.

2. Die *Taenia mediocanellata* oder *T. saginata* (saginare = mästen) ist in vielen Gegenden von Deutschland noch häufiger, als die T. solium. Sie ist länger (3—4 Meter), als die T. solium, ihre einzelnen Glieder im Ganzen breiter und dicker. Der Kopf (Fig. 30) trägt ebenfalls vier starke Saugnäpfe, hat aber *keinen Hakenkranz.* Die reifen Glieder

zeichnen sich im Gegensatz zu den Proglottiden der T. solium dadurch aus, dass der median gelegene Uterus viel *zahlreichere* (20—30) *Seitenäste* abschickt, welche sich *dichotomisch* (nicht dendritisch) theilen. Die Geschlechtsöffnung ist ebenfalls seitlich gelegen (Fig. 31 a).

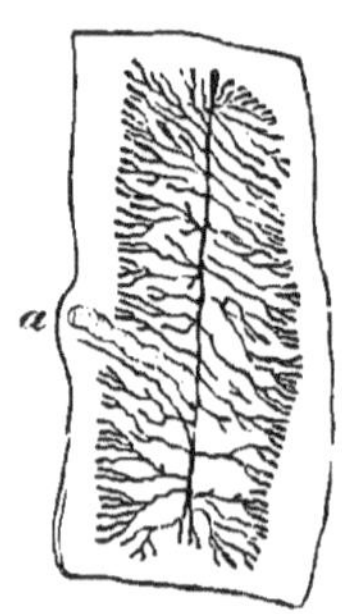

Fig. 31. Taenia mediocanellata. Reifes Glied.

Die Lebensgeschichte der T. mediocanellata ist im Ganzen ähnlich derjenigen der T. solium. Noch viel häufiger, als bei der letzteren, lösen sich bei der T. mediocanellata *einzelne* reife Proglottiden ab, welche in den Fäces gefunden werden und hier oft noch eine kriechende Bewegung zeigen. Der Cysticercus der T. mediocanellata bewohnt aber nicht das Schwein, sondern das *Rind*, so dass die Infection des Menschen mit diesem Bandwurm durch den *Genuss rohen Rindfleisches* zu Stande kommt. Beim Menschen ist der Cysticercus der T. mediocanellata, welcher etwas kleiner, als der C. cellulosae ist, noch niemals beobachtet worden.

3. Der *Bothriocephalus latus* (Grubenkopf) kommt in Holland, in der Schweiz (Genf), ferner in Pommern, in Ostpreussen, in Hamburg und in Russland (deutsche Ostseeprovinzen) vor. In Mitteldeutschland ist er noch nicht beobachtet worden. Er ist der grösste Bandwurm, welcher 6—8 Meter lang werden kann und zuweilen über 4000 Glieder hat. Der Kopf des Bothriocephalus (Fig. 32) besteht aus einer kleinen keulenförmigen Anschwellung mit zwei seitlichen spaltförmigen Sauggruben. Auf den Kopf folgt ein langer, fadendünner, aus den jüngsten Gliedern zusammengesetzter Hals. Die ausgewachsenen Proglottiden (Fig. 33) sind kurz, zeichnen sich aber durch ihre grosse Breite aus. Die grössten Glieder messen in der Länge ca. 3—4 Mm., in der Breite 10—12 Mm. Nur die letzten Glieder werden länger und nehmen an Breite ab, so dass sie eine annähernd quadratische Form zeigen. Der Uterus besteht aus einem in der Mitte gelegenen, vielfach gewundenen Canal. Die Geschlechtsöffnung liegt nicht seitlich, wie bei den Taenien, sondern in der Mitte der Bauchfläche, näher dem vorderen Rande der Glieder, als dem hinteren. Die Eier (s. o. Fig. 29, 5) haben eine ovale Form und tragen an dem einen Ende ein kappenförmiges Deckelchen.

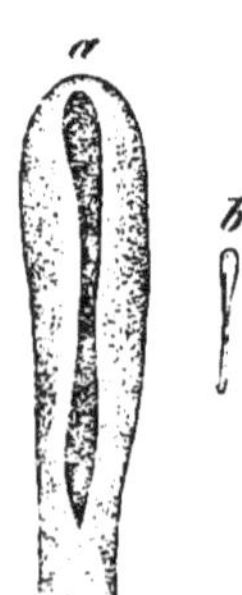

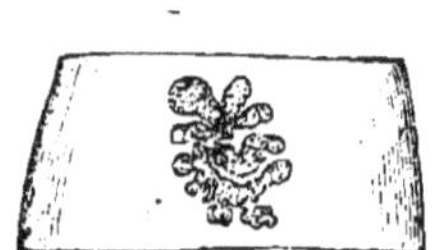

Fig. 32. Kopf von Bothriocephalus latus. *a* Vergrössert von der Seite. *b* Natürliche Grösse.
Fig. 33. Bothriocephalus latus. Reifes Glied.

Sie sind fast in jedem Stuhlgang der mit einem Bothriocephalus behafteten Personen zu finden. Dagegen werden einzelne Bandwurmglieder nicht mit dem Stuhle entleert, sondern von Zeit zu Zeit (besonders im Frühjahr und Herbst) gehen mehrere Fuss lange Stücke des Wurms ab.

Die merkwürdige Lebensgeschichte des Bothriocephalus ist neuerdings von Braun in Dorpat völlig klar gelegt. Die Eier entwickeln sich nur in *süssem Wasser* weiter. Der nach einigen Monaten in ihnen gebildete, mit 6 Häkchen und mit Flimmerhaaren versehene Embryo (Fig. 34) wird von Fischen (namentlich von Hechten und Quappen) verschluckt und entwickelt sich in den Muskeln und Eingeweiden derselben zur Finne. Durch den Genuss von derartig finnenhaltigem Fischfleisch geschieht die Infection des Menschen mit dem Bothriocephalus.

Krankheitserscheinungen und Diagnose. In vielen Fällen werden Bandwürmer im Darme beherbergt, ohne dass dieselben irgend welche Krankheitserscheinungen hervorrufen. Nur die gelegentliche Wahrnehmung von Bandwurmgliedern in den Stuhlentleerungen lässt die Anwesenheit des Parasiten erkennen.

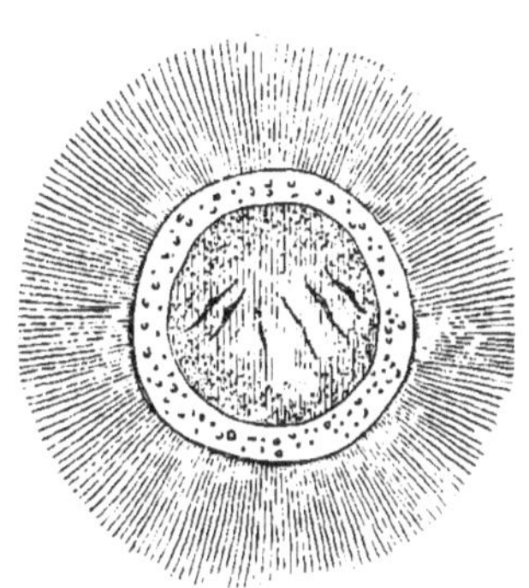

Fig. 34. Embryo von Bothriocephalus latus mit Flimmerkleid. (Leuckart.)

In anderen Fällen dagegen verursachen die Bandwürmer eine Reihe von Störungen, welche zwar von ängstlichen, hypochondrischen und nervösen Personen oft übertrieben werden, jedoch andererseits auch nicht zu gering geachtet werden dürfen. Die Symptome beziehen sich vorzugsweise direct auf den Darmcanal. Zuweilen bestehen ziemlich heftige *Leibschmerzen*, welche einen kolikartigen Charakter annehmen können. Ausserdem klagen die Patienten häufig über Unregelmässigkeiten des Stuhlgangs, über zeitweise *Diarrhöen*, welche mit Verstopfung abwechseln. Zu den genannten Erscheinungen gesellen sich nicht selten mannigfache Allgemeinsymptome: *Appetitlosigkeit* oder zeitweise auffallender *Heisshunger*, allgemeine *Mattigkeit*, Unlust zur Arbeit, *psychische Unruhe*, Verstimmung u. dgl. Es ist begreiflich, dass die allgemeine Ernährung unter solchen Umständen zuweilen nicht unbeträchtlich leidet.

Ausserdem ist eine Anzahl von Erscheinungen zu nennen, welche wahrscheinlich abnormen reflectorischen Vorgängen ihren Ursprung verdanken. Hierher gehört der zuweilen beobachtete starke *Speichelfluss*, das *Kitzelgefühl in der Nase*, die *Erweiterung der Pupillen*, *Herz-*

klopfen, Erbrechen u. a. Selbst schwerere *Krampfzufälle, choreatische Zustände* u. dgl. hat man in einigen Fällen auf die Anwesenheit von Bandwürmern im Darmcanal zurückführen wollen. Doch ist es kaum zu entscheiden, in wie weit wirklich ein derartiger Zusammenhang als berechtigt anerkannt werden darf.

Wenn auch manche der genannten Symptome den Verdacht auf einen Bandwurm hervorrufen können, so soll doch die *Diagnose* desselben *nur* aus dem Nachweise von Bandwurmgliedern resp. Eiern im Stuhl gestellt werden. In vielen Fällen bringen die Kranken selbst dem Arzte einige von ihnen in dem Stuhlgange gefundene Proglottiden. Bei der Beurtheilung derselben ist aber immer eine gewisse Vorsicht nöthig, da nicht sehr selten auch Schleimfetzen, Speisereste u. dgl. dem Arzte als vermeintliche Bandwurmglieder präsentirt werden. Wenn möglich, soll man sich bemühen, aus den vorliegenden Gliedern auch die Art des Bandwurms näher zu bestimmen, was nach der oben gegebenen anatomischen Beschreibung meist nicht schwer ist. Die dickeren feisteren Glieder der Taenia mediocanellata mit ihrem vielverzweigten Uterus lassen sich, wenn man die Bandwurmstücke zwischen zwei Objectträgern ausbreitet, gewöhnlich leicht von den zarteren, durchsichtigeren Gliedern der T. solium mit der geringeren Anzahl von Seitenzweigen des Geschlechtscanals unterscheiden. Die Angabe vieler Patienten, dass ihnen häufig auch ausser der Zeit der Stuhlentleerungen einzelne Bandwurmglieder abgehen, welche in der Wäsche, in den Hosen u. s. w. gefunden werden, deutet fast stets auf die Anwesenheit einer Taenia mediocanellata im Darm.

Vermuthet man einen Bandwurm, ohne den sicheren Nachweis von Gliedern in den Stuhlentleerungen bis dahin geführt zu haben, so ist es zweckmässig, dem Patienten ein leichtes Abführmittel (Ol. Ricini) oder eine Portion gekochter Kürbiskerne zu geben, da hiernach fast immer, wenn der Darm überhaupt einen Bandwurm beherbergt, einzelne Theile desselben abgehen.

Therapie. Die „Bandwurmkuren“, welche in so grosser Zahl angegeben sind, dass wir hier keineswegs alle, sondern nur die wichtigsten und dienlichsten Mittel anführen können, bezwecken den Wurm zu tödten resp. zu betäuben und ihn dann durch Abführmittel in toto aus dem Darm zu entfernen.

Gewöhnlich beginnt man mit einer sogenannten „*Vorbereitungskur*“. Dieselbe soll zunächst den Darm, speciell den Dickdarm von älteren Fäcalmassen reinigen, um eine möglichst freie Passage für den Wurm herzustellen. Man giebt zu diesem Zwecke dem Patienten ein leichtes Laxans oder noch besser einige reichliche Kaltwasserklystiere. Ausserdem verbietet man 1—2 Tage lang den Genuss von Gemüse, Schwarzbrod u. dgl., verordnet vielmehr eine schmale Kost aus Weissbrod, etwas Fleisch, Milch, Caffee u. dgl. Allgemein verbeitet als Vorbereitungskur ist ferner der Genuss gewisser Speisen, welche den Wurm „krank machen" sollen. Hierher gehört besonders ein Salat aus fein zerschnittenem, stark gesalzenem Häring mit Zwiebeln und Knoblauch. Auch den Erdbeeren, Preisselbeeren und Heidelbeeren wird die gleiche Wirkung zugeschrieben. Man lässt daher am Tage und besonders am Vorabend vor der Kur reichliche Mengen der genannten Speisen (Häringssalat u. s. w.) geniessen.

Am anderen Morgen, nachdem alles (Nachtstuhl u. s. w.) wohl vorbereitet ist, bleibt der Patient nüchtern oder geniesst nur etwas starken, süssen, schwarzen Caffee. Dann nimmt er das eigentliche Bandwurmmittel und nach 2—3 Stunden, wenn er einen stärkeren Druck im Leibe verspürt, ausserdem noch einige Löffel Ricinusöl oder Rheuminfus ein.

Die Zahl der empfohlenen *Bandwurmmittel* ist, wie erwähnt, eine sehr grosse. Am meisten Anwendung finden gegenwärtig die folgenden.

Die *Granatwurzelrinde*, Cortex radicis Punicae Granati, gehört zu den wirksamsten Mitteln. In der hiesigen Klinik wird sie seit Jahren in Verbindung mit dem *Extractum filicis maris aethereum* nach folgender Vorschrift verordnet: Cort. Granati 120,0—150,0 macera cum Aq. commun. 1000,0 per horas 24, deinde coque ad remanent. 150,0. Adde Extr. filicis aeth. 5,0. Die ganze Menge wird in 3—7 Portionen möglichst rasch hinter einander genommen. Um dem schlechten Geschmack des Mittels zu entgehen und um durch Einführung einer grösseren Menge auf einmal die Wirkung zu erhöhen, hat man empfohlen, die ganze Menge eines noch stärkeren Granatwurzeldecocts auf einmal durch ein eingeführtes Schlundrohr in den Magen einzugiessen. In der Regel ist dieses Verfahren wohl zu umgehen.

Ein zweites vielfach mit Erfolg erprobtes Mittel sind die *Flores Kusso*. Wir lassen 3—4 Pulver zu je 5,0 (Flor. Kusso pulverisati) in Weisswein nehmen, etwa alle halbe Stunde ein Glas Wein, in welchem ein Pulver eingerührt wird. Angenehmer einzunehmen, aber auch theurer, sind aus Kussoblüthen gepresste Kugeln, welche einen Gelatineüberzug haben und auf einmal verschluckt werden müssen. Aus dem Alkoholextract der Kussoblüthen ist auch ein *Kussin* dargestellt worden, welches in Dosen zu ca. 2—3 Grm. sehr wirksam sein soll.

Von den sonstigen Mitteln erwähnen wir noch die *Kamala* (Pulver zu 5—10 Grm. in Wein oder Wasser), das *Terpenthinoel* (40—60 Grm. auf zwei Portionen in Milch), ein wirksames, aber in dieser Dosis nicht ganz ungefährliches Mittel, und das *Kali picronitricum*. Das *Rhizoma filicis* verordnet man in Pulvern zu 4,0, drei bis vier Pulver innerhalb einer Stunde zu nehmen.

Die Kur ist nur dann als sicher gelungen zu bezeichnen, wenn ausser den Bandwurmgliedern auch der Kopf des Bandwurms in den Ausleerungen des Kranken aufgefunden wird. Das Aufsuchen des Kopfes in den Fäces geschieht am besten in der Weise, dass man den Stuhl mit Wasser verdünnt, wiederholt sich absetzen lässt und das Wasser abgiesst. Der Bandwurm bleibt dann auf dem Boden des Gefässes zurück.

Jede Bandwurmkur ist ein etwas forcirter Eingriff und es ist daher rathsam, nach Beendigung der Kur dem Patienten eine Zeit lang vorsichtige Diät und Schonung seines Darmcanals anzuempfehlen. Bei sehr schwächlichen oder sonst kranken Personen nimmt man überhaupt eine Bandwurmkur nicht gern ohne dringenden Grund vor. Bei sonst gesunden Personen dagegen ist es rathsam, jeden Bandwurm, auch wenn er keine schwereren Erscheinungen hervorruft, zu entfernen. Eine ernstere Gefahr birgt freilich nur die Taenia solium in sich durch die Möglichkeit einer Cysticerceninvasion ins Gehirn (s. Gehirnkrankheiten). Die beste Zeit zur Vornahme einer Bandwurmkur ist dann gegeben, wenn auch spontan relativ häufig Bandwurmglieder oder grössere Stücke abgehen. *Niemals* soll man auf die blossen Angaben und Vermuthungen des Patienten hin eine Kur anordnen. Man muss sich stets selbst mit völliger Sicherheit von der Anwesenheit eines Bandwurms im Darm überzeugen.

Schliesslich ist noch zu erwähnen, dass die einzige wirksame *Prophylaxis* gegen die Acquisition eines Bandwurms in dem vollständigen Vermeiden des Genusses von rohem oder halbrohem Rind- resp. Schweinefleisch besteht. Je verbreiteter der Genuss von rohem Fleisch ist (wie z. B. in Abessynien), um so häufiger sind auch die Bandwürmer beim Menschen. Ebenso sind gewisse Berufsarten (Köche, Fleischer) durch ihre Beschäftigung der Infection besonders ausgesetzt.

2. Spulwürmer.
(Ascaris lumbricoides.)

Naturgeschichte. Die Ascariden sind blassröthliche, cylindrische, an beiden Enden zugespitzte Würmer mit getrenntem Geschlecht. Die Weibchen sind ca. 30—40 Ctm. lang, die Männchen nur ca. 25 Ctm.

Am Kopfende des Wurms befinden sich drei mit feinen Zähnchen versehene Lippen. Das Schwanzende ist bei den Weibchen gestreckt, bei den Männchen gekrümmt. In den Geschlechtsorganen des Weibchens (s. Fig. 35) können sich nach einer ungefähren Schätzung bis zu 60 Millionen Eier entwickeln. Dieselben werden in den Fäces von Leuten, welche Spulwürmer in ihrem Darm beherbergen, häufig gefunden (s. Fig. 29, 8). Sie haben eine grosse Resistenzfähigkeit gegen äussere Einflüsse und in ihnen entwickelt sich nach einigen Monaten ein wurmartiger Embryo. Die weiteren Schicksale desselben und die Art und Weise, wie die Infection beim Menschen gewöhnlich stattfindet, sind noch nicht genauer bekannt.

Die Spulwürmer leben vorzugsweise im Dünndarm. Bei starken Brechbewegungen gelangen sie nicht selten in den Magen und werden ausgebrochen. In vereinzelten Fällen hat man auch in den Gallenwegen, in den Luftwegen, bei Darmperforationen in der Bauchhöhle Spulwürmer gefunden. Die Zahl der gleichzeitig im Darme anwesenden Spulwürmer kann eine sehr beträchtliche sein. Am häufigsten findet man die Spulwürmer bei Kindern und bei Erwachsenen aus den niederen Volksschichten. Wiederholt beobachtet ist es, dass Kindern im Schlafe Spulwürmer zum After oder zum Munde resp. zur Nase herauskriechen.

Ausser beim Menschen kommt der Spulwurm auch beim Schwein und beim Rind häufig vor.

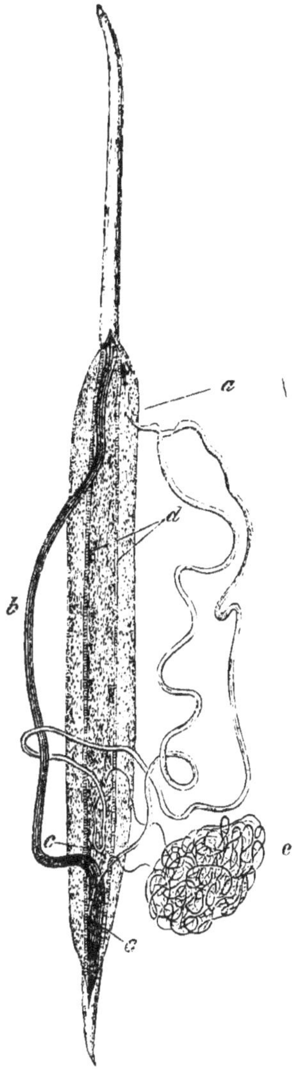

Fig. 35. Ascaris lumbricoides. 143 Millimeter langes Weibchen. *a* Vagina. *b* Darm. *c* Grenze von Uterus u. Eileiter. *d* Längsbänder. *e* Knäuel der Eileiter und Ovarien.

Krankheitserscheinungen. Im Allgemeinen sind die Spulwürmer unschuldige Parasiten, welche sich auch in grösserer Zahl im Darm befinden können, ohne irgend welche üblen Folgen zu haben. In anderen Fällen verursachen sie ähnliche Symptome, wie die für die Taenien angegebenen: Leibschmerzen, Mattigkeit, Jucken in der Nase, Brennen in den Augen u. dgl., Symptome, die alle an sich vieldeutig sind und deren sicherer Zusammenhang mit der Anwesenheit von Spulwürmern schwer zu beweisen ist. Ziemlich zahlreich sind die in der Litteratur verzeichneten Fälle, bei welchen *schwerere nervöse Erscheinungen* durch Spulwürmer bedingt gewesen und nach der Beseitigung der Parasiten sofort verschwunden sein sollen. So vorsichtig man auch in der Beurtheilung aller derartiger Erzählungen sein soll, so darf ihre Glaubwürdigkeit doch nicht ganz angezweifelt werden. Namentlich handelt es sich um Convulsionen, epileptiforme Krämpfe, choreatische und kataleptische Zustände, Contracturen und vorübergehende psychische Störungen, welche angeblich durch Ascariden hervorgerufen werden können. Leichtere nervöse Zufälle (Kopfschmerz, Schwindel, weite Pupillen, Fröste) werden sogar relativ häufig bei Kindern mit Ascariden beobachtet.

In vereinzelten Fällen kann die Anwesenheit von Ascariden durch unglückliche Zufälligkeiten noch viel schwerere Symptome hervorrufen. So ist z. B. plötzliche Erstickung durch das Hineingelangen eines Spulwurms in den Kehlkopf vorgekommen. Bei der Anwesenheit einer sehr grossen Menge von Spulwürmern im Darme sind durch Zusammenballen derselben die schweren Symptome einer Darmstenose beobachtet worden. Das Hineinkriechen eines Spulwurms in die Gallenwege kann zu Icterus und sogar zur Entstehung eines Leberabscesses Anlass geben. Bei den gewöhnlich als „*Wurmabscessen*“ bezeichneten Abscessen in der vorderen Bauchwand spielen die Spulwürmer aber wahrscheinlich immer eine rein zufällige Rolle. Es handelt sich um perityphlitische Abscesse oder um entzündete und nach aussen perforirte Hernien, durch welche die zufällig im Darm befindlichen Spulwürmer nach aussen gelangen, ohne irgend eine ursächliche Beziehung zur Entstehung der Abscesse zu haben.

Therapie. Das älteste und bewährteste Mittel gegen Ascariden sind die *Zittwerblüthen*, *Flores Cinae.* Man giebt sie am besten in Form eines Electuariums (Flor. Cinae 5,0, Tub. Jalapae 1,0, Syr. commun. 30,0, in drei Portionen zu nehmen) mit einem Abführmittel in Verbindung. In neuerer Zeit sind die Zittwerblüthen ihres sehr schlechten Geschmacks wegen fast ganz durch das aus ihnen dargestellte *Santonin* verdrängt, welches in Pulvern zu 0,05—0,1 oder noch häufiger in der Form der in allen Apotheken zu habenden *Trochisci Santonini* („Wurmplätzchen“) verordnet wird. Auch das Santonin giebt man zweckmässig in Verbindung mit einem Abführmittel (Calomel). Man lässt ca. 3 Tage lang früh 1—2 Dosen Santonin nehmen, am vierten Tage giebt man noch einmal ein Abführmittel. Schwerere Vergiftungserscheinungen (Krämpfe) sind nur vereinzelt bei unvorsichtiger Anwendung beobachtet worden. Leichtere Santoninerscheinungen, Gelbfärbung des Urins, der Conjunctivae und Xanthopsie (Gelbsehen), kommen etwas häufiger vor.

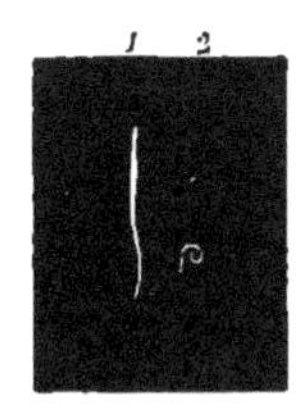

Fig. 36. Oxyuris vermicularis. Natürliche Grösse. 1. Weibchen. 2. Zwei Männchen.

3. Oxyuris vermicularis.
(Pfriemenschwanz.)

Naturgeschichte. Die Oxyuren sind kleine Rundwürmer, die Weibchen 9—12 Mm., die Männchen nur 3—4 Mm. lang (s. Fig. 36, 37). Die in den Magen eines Menschen gelangten Eier entwickeln sich sehr rasch. Die freigewordenen Embryonen sammeln sich im Dünndarm und weiter im Coecum an, wo sie bald geschlechtsreif werden. Die befruchteten Weibchen kriechen grösstentheils ins Rectum hinunter, setzen hier ihre Eier ab, kriechen theils selbst aus dem After heraus, theils werden sie, ebenso wie die Männchen, mit dem Koth entleert. Die ganze Entwicklung der Oxyuren dauert nur ca. 14 Tage. Die Zahl der gleichzeitig im Darm vorhandenen Oxyuren kann sehr beträchtlich sein, so dass „die ganze Dickdarmschleimhaut pelzartig von ihnen besetzt ist."

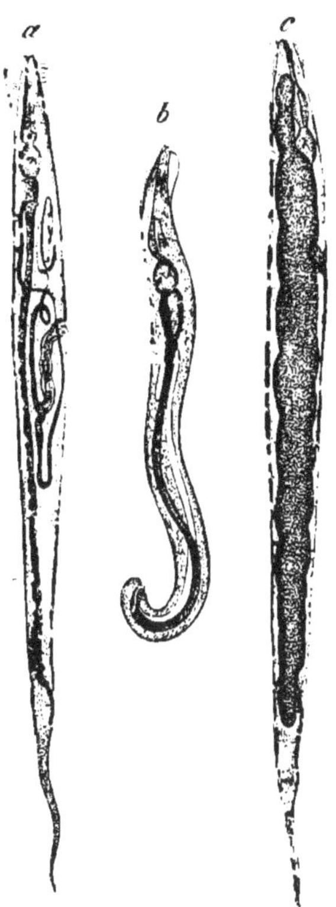

Fig. 37. Oxyuris vermicularis, vergrössert. *a* Reifes noch nicht befruchtetes Weibchen. *b* Männchen. *c* Eierhaltiges Weibchen.

Die Infection mit Oxyuriseiern geschieht wahrscheinlich in der Regel von einem Menschen auf den andern, indem die an den Händen (Kratzen am After!) haftenden Eier durch Nahrungsmittel (Brod, Obst u. dgl.) weiter verbreitet werden. Bei Kindern und unsauberen Erwachsenen können auf analoge Weise häufig wiederholte *Selbstinfectionen* vorkommen.

Symptome und Therapie. Die in den oberen Darmabschnitten und im Coecum befindlichen Oxyuren rufen gar keine Krankheitserscheinungen hervor. Im unteren Rectum dagegen entstehen durch die Anwesenheit der Würmer locale Symptome, namentlich ein oft sehr starkes Gefühl von Jucken und Brennen am After, welches die Kinder zu beständigem Kratzen und Bohren mit den Fingern veranlasst. Dieses Jucken am After tritt am stärksten Abends im Bett auf. Bei Mädchen ist auch ein Ueberwandern der Oxyuren in die Scheide nicht selten, wodurch ebenfalls heftiges Jucken entsteht, welches zuweilen zur Masturbation verleitet. Auch bei Knaben und Männern sind in vereinzelten Fällen Oxyuren als Ursache abnormer sexueller Erregungen gefunden worden.

Die *Diagnose* der Oxyuren ist nicht schwierig. Durch das Jucken am After aufmerksam gemacht, sucht man nach den Würmern. Im Stuhl, nicht selten auch auf der Haut in der Umgebung des Afters sind einzelne Würmer leicht zu finden. Auch der mikroskopische Nachweis von Eiern (Fig. 29, 6) in den Fäces sichert die Diagnose.

Die *Therapie* kann die Oxyuren zwar leicht aus dem *Rectum* entfernen, aber nur schwer aus den höheren Darmabschnitten, namentlich aus dem Coecum und dem Processus vermiformis. Gewöhnlich wird *Santonin* angewandt, daneben müssen aber noch grosse Kaltwasserklystiere und innerlich Abführmittel verordnet werden. Statt gewöhnlichen Wassers kann man Seifenwasser, Essigwasser, in schweren Fällen eine schwache Sublimatlösung (0,01 : 100,0) zu den Klystieren benutzen. Das Jucken am After wird durch Einreiben von etwas grauer Quecksilbersalbe gemindert.

4. Anchylostomum duodenale.

(Dochmius s. Strongylus duodenalis.)

Das Anchylostomum duodenale ist ein zuerst in Ober-Italien und Egypten beobachteter Wurm, welcher einzeln oder in grosser Menge den oberen Abschnitt des Dünndarms, vorzugsweise das Duodenum bewohnt. Das Männchen ist 6—10 Mm., das Weibchen 10—18 Mm. lang. Am Kopfende (Fig. 38, 39 S. 623) befindet sich eine glockenförmige Mundkapsel, welche an ihrem dorsalen Rande mit 2 kleinen, an ihrem ventralen Rande mit 4 grösseren gebogenen Zähnen versehen ist. Mit diesem Saug- und Beissapparat setzt sich der Wurm wie ein Schröpfkopf an die Darmschleimhaut fest und nährt sich von dem ausgesogenen Blute. Die Stellen im Darm, an welchen ein Anchylostomum gesessen hat, lassen sich noch in der Leiche als kleine Ecchymosen erkennen. Zuweilen bohren sich die Würmer auch vollständig ins Innere der Mucosa hinein.

Beherbergt ein Darm zahlreiche Anchylostomen, so bleiben die hierdurch bedingten zwar kleinen, aber andauernden Blutverluste nicht ohne

Einfluss auf den Organismus. Es entwickelt sich allmählich das Krankheitsbild einer schweren Anämie. GRIESINGER hat zuerst im Jahre 1854 den Nachweis geführt, dass die unter dem Namen „*egyptische Chlorose*" schon lange bekannte Krankheit durch das Anchylostomum duodenale bedingt wird. Seitdem sind in zahlreichen Gegenden der Tropen bestätigende Beobachtungen gemacht worden. In den letzten Jahren ist die Anchylostomenkrankheit dadurch besonders bekannt geworden, dass sie in grosser Häufigkeit unter den italienischen, beim Bau des Gotthard-Tunnels beschäftigten Arbeitern auftrat. Auch in Deutschland sind, namentlich bei Ziegelarbeitern, welche in feuchten Lehmgruben beschäftigt sind, einige Fälle mit Sicherheit nachgewiesen worden. Die Infection geschieht wahrscheinlich vorzugsweise durch den Genuss von unreinem schlammigen Wasser, in welchem sich die Eier des Anchylostomum vorfinden.

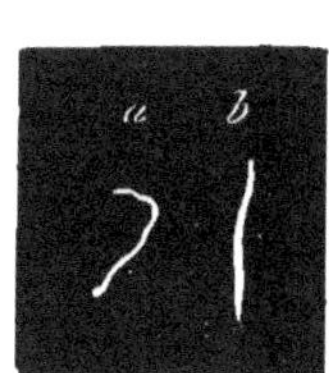

Fig. 38. Anchylostomum duodenale. Natürliche Grösse. *a* Männchen. *b* Weibchen.

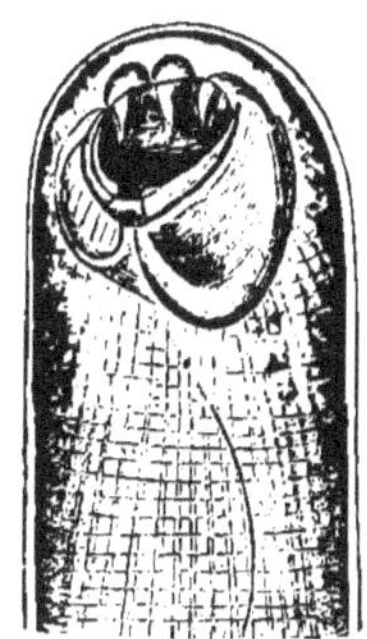

Fig. 39. Anchylostomum duodenale. Vergrössert. Kopf mit Mundglocke.

Die *Symptome* des Leidens bestehen in einer allmählich immer mehr zunehmenden allgemeinen Anämie, für welche sich kein besonderes Organleiden als Ursache objectiv nachweisen lässt. Dabei leiden die Kranken an einer hochgradigen allgemeinen Schwäche und Mattigkeit, an Athembeklemmungen, Herzklopfen, Kopfschmerzen u. dgl. Die Krankheit kann Monate oder selbst Jahre lang dauern und endet nicht selten tödtlich.

Die Diagnose ist leicht zu stellen, wenn man überhaupt an die Möglichkeit von Anchylostomen denkt. In den Fäces lassen sich ohne grosse Mühe reichliche Eier auffinden, welche eine ziemliche Aehnlichkeit mit den Eiern von Ascaris lumbricoides haben, nur etwas kleiner sind. Nach dem Gebrauche von Abführmitteln sind auch die ausgebildeten Würmer oft in grosser Zahl in den Ausleerungen der Kranken gefunden worden.

Ist das Leiden richtig erkannt, so kann die *Therapie* meist gute Resultate erzielen. Man verordnet dieselben Anthelminthica, wie bei den übrigen Darmparasiten, namentlich Santonin und Extractum filicis maris, ausserdem Abführmittel und Klystiere. Auf diese Weise gelingt es häufig die Parasiten ganz aus dem Darmcanal zu entfernen und hierdurch eine vollständige Genesung selbst in schweren Fällen herbeizuführen.

5. Trichocephalus dispar.

(Peitschenwurm.)

Der *Trichocephalus dispar* ist ein 4—5 Ctm. langer Wurm, dessen Vordertheil sehr dünn ist, während der hintere Abschnitt sich bedeutend verdickt (Fig. 40).

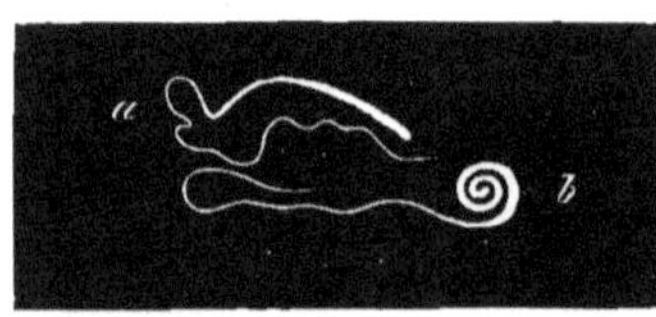

Fig. 40. Trichocephalus dispar.

Der Wohnort des Trichocephalus ist hauptsächlich das Coecum, wo er einzeln oder in grösserer Menge nicht selten gefunden wird. Eine *klinische Bedeutung* scheint diesem Wurme gar nicht zuzukommen. Höchstens könnte er, wenn er in sehr grosser Menge vorhanden ist, zu Kothstagnation, Typhlitis u. dgl. Anlass geben. Doch ist eine derartige Beobachtung noch niemals mit Sicherheit gemacht worden.

SECHSTER ABSCHNITT.

Krankheiten des Bauchfells.

ERSTES CAPITEL.

Acute Peritonitis.

(Acute Bauchfellentzündung.)

Aetiologie. Zwei Wege giebt es, auf welchen die Entzündungserreger am häufigsten zum Peritoneum gelangen: vom Magen resp. Darm aus und — bei Frauen — von den Genitalien aus.

Bei allen den *mannigfaltigen Geschwürsformen, welche im Digestionscanal vorkommen*, kann der Process bis auf die Serosa fortschreiten und diese in Mitleidenschaft ziehen. So entsteht eine zunächst begrenzte, später aber sich unter Umständen weiter ausbreitende Entzündung, welche der Entzündung der Pleura bei der Pneumonie analog zu setzen ist. Sehr häufig bringen es aber die anatomischen Verhältnisse des Magens und Darms mit sich, dass ein geschwüriger Process in ihnen zu einer vollständigen *Perforation* der Wandung führt. Dann treten mit dem Magenresp. Darminhalt Entzündungserreger sofort in grösserer Menge in die

Peritonealhöhle hinein und bewirken hier eine Entzündung, welche in Folge der specifisch-schädlichen Natur ihrer Ursache ausnahmslos eine eitrige, sehr oft zugleich eine septisch-jauchige ist. Diese Möglichkeit der Entwicklung einer sogenannten *Perforations-Peritonitis* im Anschluss an die verschiedenen geschwürigen Processe im Magen und Darm haben wir in den vorigen Abschnitten häufig zu erwähnen Gelegenheit gehabt. Wir sahen, dass beim Magengeschwür, beim ulcerirten Magenkrebs, bei den typhösen, tuberkulösen und dysenterischen Darmgeschwüren, bei den Ulcerationen in der Darmwand oberhalb der verschiedenartigsten Darmstenosen, bei den kleinen durch Kothsteine bedingten Druckgeschwüren im Processus vermiformis u. s. w. durch Perforation des Geschwürs eine Peritonitis entstehen kann.

Den zweiten häufigen Ausgangspunkt für die Entstehung einer Peritonitis bilden die *weiblichen Genitalien.* Bei Geburten und Frühgeburten häufig, viel seltener auch unabhängig von diesen Vorgängen (z. B. bei der Menstruation) kommen directe Infectionen der Geburtswege von aussen vor. Die hierdurch entstandenen Entzündungen (Endometritis, Metritis, Parametritis) können auf verschiedene Weise sich bis auf das Peritoneum fortsetzen und die Entstehung einer Peritonitis verursachen. Bei einer septischen Endometritis kann die Entzündung sich unmittelbar auf die Tuben fortpflanzen, so dass die Entzündungserreger durch diese hindurch den Weg ins Peritoneum finden. In anderen Fällen aber bilden die Lymphgefässe den Weg, durch welche bei einer eitrigen Metritis resp. Parametritis die Entzündung sich bis aufs Peritoneum ausbreitet. Haben sich grössere parametritische Abscesse gebildet, so kann auch eine Perforation derselben in die Peritonealhöhle hinein erfolgen. Indessen muss besonders hervorgehoben werden, dass in manchen Fällen von septischer puerperaler Peritonitis die Genitalien (Uterus und Adnexa) selbst ganz normal befunden werden, indem sie zwar den Entzündungserregern als Eingangspforte gedient haben, dabei aber ohne selbst Schaden zu leiden passirt sind.

Ausser den beiden genannten Gruppen von Entstehungsursachen giebt es noch zahlreiche andere Möglichkeiten für die Entwicklung einer Peritonitis, welche alle aber verhältnissmässig viel seltener in Betracht kommen.

Zuweilen entsteht eine Peritonitis durch Uebergreifen entzündlicher Processe *von anderen Unterleibsorganen aus.* Leberabscesse, vereiternde Leberechinococcen, Geschwüre in den Gallenwegen, Milzabscesse, Milzinfarkte, eitrige Nephritis und Pyelitis, pericystitische Abscesse, Prostataabscesse, vereiterte Ovarialcysten, Tubarschwangerschaften, Psoasabscesse,

Spondylitis u. s. w. können alle in leicht verständlicher Weise durch Uebergreifen aufs Bauchfell oder durch Perforation in die Bauchhöhle hinein eine Peritonitis hervorrufen.

Bemerkenswerth ist die Möglichkeit der Entstehung einer Peritonitis *im Anschluss an eine Pleuritis.* Nicht nur, wie wir im nächsten Capitel sehen werden, die tuberkulöse Pleuritis, sondern auch eine eitrige Pleuritis kann sich aufs Peritoneum fortsetzen, weil die Pleura- und die Peritonealhöhle durch die Lymphgefässe des Zwerchfells mit einander in unmittelbarer Verbindung stehen.

Eine wichtige Veranlassungsursache der acuten Peritonitis sind *penetrirende Bauchwunden.* Hierher gehören nicht nur die eigentlichen Verletzungen, sondern auch die *operativen Verwundungen* der Bauchhöhle. Eine grosse Zahl der Laparotomien (Ovariotomien u. dgl.) nahm namentlich früher in der vor-antiseptischen Zeit einen unglücklichen Ausgang, weil in Folge der bei der Operation in die Bauchhöhle gelangten Entzündungserreger eine allgemeine septische Peritonitis entstand. Selbst nach einer einfachen Ascitespunction mit einem unreinen Troikart kann sich eine acute Peritonitis entwickeln. Viel seltener, ja vielleicht überhaupt zweifelhaft, ist das Auftreten einer Peritonitis nach *Traumen des Unterleibs* ohne penetrirende Verletzung der Bauchdecken (innere Blutergüsse u. dgl.)

Endlich haben wir noch zwei Krankheiten zu erwähnen, in deren Verlauf eine acute Peritonitis — wenngleich selten — als selbständige Complication resp. als Theilerscheinung des gesammten Krankheitsprocesses auftritt: den acuten Gelenkrheumatismus und die Nephritis. Die Entstehung dieser secundären Peritonitiden ist nicht ganz klar. Beim *acuten Gelenkrheumatismus* muss das Auftreten einer Peritonitis zu den im Verlaufe desselben vorkommenden Entzündungen der übrigen serösen Häute (Pleura, Pericardium) in Analogie gesetzt werden. Auch an die Möglichkeit der Fortleitung des entzündlichen Processes von der Pleura aus ist zu denken. Bei den verschiedenen Formen der acuten und chronischen *Nephritis* incl. der *Amyloidniere* ist in seltenen Fällen, meist als terminale Affection, eine acute Peritonitis beobachtet worden. Vielleicht spielt die Retention der festen Harnbestandtheile im Blute bei der Entstehung dieser Peritonitis eine Rolle.

Pathologische Anatomie. Wie die Entzündung der übrigen serösen Häute (Pleura, Pericardium), so theilt man auch die Peritonitis je nach der Beschaffenheit des entzündlichen Exsudats in mehrere Formen ein. Die Natur der Entstehungsursache in den meisten Fällen von Peritonitis bringt es mit sich, dass die *fibrinös-eitrige* Form der Peritonitis die bei weitem häufigste ist. Erstreckt sich die Entzündung auf das ganze Peritoneum, handelt es sich also um eine sogenannte „*diffuse allgemeine Peritonitis*“, so findet man bei der Eröffnung des Leibes das parietale Blatt des Peritoneums und die äussere Oberfläche der Darmschlingen meist deutlich geröthet in Folge der *stärkeren Gefässinjection*. Hier und da kommt es auch zu kleinen Blutungen. Dabei ist die Serosa getrübt, theils in Folge der Abstossung des Endothels, theils namentlich durch das mehr oder weniger reichliche *fibrinöse Exsudat*, welches als eine dünnere oder stärkere Schicht geronnenen Fibrins das Peritoneum bedeckt. Sehr häufig kommt es unter den einzelnen Darmschlingen zu zahlreichen *Verklebungen* mit einander (vgl. die pleuritischen Verwachsungen), welche in frischen Fällen noch leicht zu lösen sind, im späteren Verlaufe aber zu festen *Verwachsungen* der Darmschlingen führen. Neben dem fibrinösen findet sich meist auch flüssiges, *fibrinös-eitriges* Exsudat frei in der Bauchhöhle. Die Menge desselben ist sehr wechselnd. Zuweilen sammeln sich nur geringe Mengen trüber Flüssigkeit in den abhängigen Theilen der Bauchhöhle an, zuweilen kann die Menge des flüssigen Exsudats viele Liter betragen, so dass die Bauchhöhle durch dasselbe in hohem Grade ausgedehnt wird. Selten hat das Exsudat eine mehr serös-eitrige Beschaffenheit, meist ist es überwiegend eitriger Natur. Sehr oft, namentlich bei den Perforationsperitonitiden vom Darme aus und in vielen Fällen von puerperaler Peritonitis nimmt das eitrige Exsudat in Folge eintretender Zersetzungsvorgänge eine *stinkende, jauchige Beschaffenheit* an (*septische Peritonitis*). Bei grösseren Perforationsöffnungen im Darm treten reichlichere Fäcalmassen und Darmgase in die Bauchhöhle hinein. Auch bei der Zersetzung jauchiger peritonealer Exsudate kann es vielleicht zuweilen zur Entwicklung von Fäulnissgasen kommen. Endlich haben wir noch zu erwähnen, dass in seltenen Fällen das Exsudat eine *hämorrhagische* Beschaffenheit annimmt. Die meisten Fälle hämorrhagischer Peritonitis gehören aber nicht hierher, sondern zu der tuberkulösen Peritonitis (s. u.).

Der *Darm* betheiligt sich in den schwereren und längere Zeit andauernden Fällen von Peritonitis insofern an dem Processe, als seine Wandung in Folge eines eintretenden collateralen entzündlichen Oedems oft nicht unbeträchtlich verdickt ist, dabei aber mürbe und leicht zerreisslich sein kann. Die vermehrte Nachgiebigkeit der ödematösen Darmmuscularis, welche sich zuweilen zu einer vollständigen Lähmung der Darmmuskulatur steigert, bedingt die oft sehr hochgradige meteoristische Auftreibung des Darms oder einzelner Abschnitte desselben.

Leichtere Formen allgemeiner Peritonitis mit *serös-fibrinösem* oder vorwiegend *serösem Exsudat* sind selten. Relativ am häufigsten findet man sie bei einem längere Zeit vorher bestehenden Ascites. Die mässigen oder zuweilen auch stärkeren *entzündlichen* Veränderungen am Peritoneum, welche in solchen Fällen bei der Section gefunden werden, lassen sich indessen in der Regel auf früher vorgenommene *Punctionen des Ascites* zurückführen. Bei den selten beobachteten Fällen von Peritonitis im Verlaufe eines Rheumatismus acutus mit Ausgang in Heilung handelt es sich wahrscheinlich auch um eine Entzündung mit sero-fibrinösem Exsudat.

Ausser der bisher besprochenen diffusen allgemeinen Peritonitis müssen wir die nicht selten vorkommende *umschriebene*, *abgegrenzte* („*abgesackte*") *Peritonitis* erwähnen. Auch hier kommen einerseits leichte Formen mit fibrinösem Exsudat und andererseits umschriebene eitrige Entzündungen (abgesackte eitrige peritonitische Exsudate) vor. Die ersteren sind von den verschiedensten Processen in der Nachbarschaft des Peritoneums her fortgesetzte Entzündungen. Bei tiefgreifenden Ulcerationen im Darm z. B. sieht man nicht selten an der entsprechenden Stelle der Serosa eine leichte umschriebene Peritonitis. Ebenso findet sich bei oberflächlich gelegenen Milzinfarkten, bei verschiedenen bis an die Oberfläche reichenden Leberaffectionen, bei zahlreichen pathologischen Zuständen in den weiblichen Genitalien eine umschriebene einfache Peritonitis. In vielen der hierher gehörigen Fälle nimmt die Peritonitis eine chronische, zu Verwachsungen führende Form (*Peritonitis adhaesiva*) an.

Die *umschriebene eitrige Peritonitis* wird durch genau dieselben Ursachen, wie die allgemeine Peritonitis hervorgerufen. Nur kommt es bei dieser Form frühzeitig zu festeren Verwachsungen in der Umgebung der Ausgangsstelle für die Peritonitis, so dass die Entzündung eine beschränkte bleibt und sich nicht über das ganze Peritoneum hin ausbreiten kann. Abgesackte eitrige Peritonitis findet sich am häufigsten als sogenannte *eitrige Perityphlitis* (s. d.) nach Perforationen des Wurmfortsatzes, ferner als abgesackte Beckenperitonitis (Pelveoperitonitis) im Anschluss an die meist puerperalen Entzündungen des Uterus und seiner Adnexa. Doch auch nach Perforationen von Magen- und Darmgeschwüren, nach perforirten Leberabscessen und nach analogen Affectionen kommt eine abgesackte eitrige Peritonitis vor.

Die feineren *histologischen Vorgänge* bei der acuten Peritonitis sind genau den Entzündungserscheinungen an den übrigen serösen Häuten analog. Das Endothel zerfällt und wird grösstentheils abgestossen. Die

Exsudation aus den Gefässen besteht in dem Austritt einer zum Theil gerinnenden Flüssigkeit (fibrinöses Exsudat) mit gleichzeitiger Auswanderung mehr oder weniger zahlreicher Rundzellen. Weiterhin kommt es zur entzündlichen Neubildung von Gewebe (Bindegewebe und Gefässe), zu welcher wahrscheinlich grösstentheils die ausgewanderten Zellen das Material abgeben. Doch scheint eine Neubildung von Gefässen auch durch Sprossung von den Capillaren der Serosa her stattzufinden. So entstehen die bindegewebigen Adhäsionen und Pseudomembranen zwischen den einzelnen Darmschlingen in den älteren Fällen von Peritonitis. Dieselben führen bei chronischem Verlauf der Krankheit schliesslich zu starken Verdickungen und Schrumpfungsvorgängen im Netz und Mesenterium. In der Mehrzahl der Fälle von eitriger Peritonitis tritt der Tod bereits im ersten acuten Stadium der Entzündung ein. Erfolgt in den leichteren Formen der Peritonitis eine Heilung, so wird das Exsudat nach vorhergehender Verfettung und nach dem dadurch bedingten Zerfall seiner zelligen Elemente resorbirt.

Die Ausgänge der umschriebenen eitrigen Peritonitis sind bei der Besprechung ihrer klinischen Symptome erwähnt.

Klinische Symptome und Krankheitsverlauf. 1. *Acute diffuse Peritonitis.* Die folgende Beschreibung bezieht sich vorzugsweise auf die bei weitem am häufigsten zur Beobachtung kommende schwere Form der diffusen eitrigen Peritonitis, wie sie sich in den meisten Fällen von Perforationsperitonitis, von puerperaler Peritonitis und von Peritonitis nach äusseren Verletzungen (Operationen) darstellt. Da in den meisten dieser Fälle die Peritonitis eine secundäre Erkrankung darstellt, so ist es leicht verständlich, dass das allgemeine Bild und der allgemeine Verlauf der Erkrankung durch das bestehende Grundleiden zahlreiche Modificationen erleidet. Dieselben beziehen sich zunächst auf die Art des *Beginns der Peritonitis.* Manche Fälle von perforativer Peritonitis können sich rasch, scheinbar bei vorhergehender vollständiger Gesundheit des Patienten entwickeln. Wir haben gesehen, dass ein Ulcus ventriculi oder duodeni, welches bis dahin völlig symptomlos verlaufen ist, plötzlich perforiren kann. Ebenso rasch und unvorhergesehen entwickeln sich die Symptome der Peritonitis in den meisten Fällen von Perforation des Wurmfortsatzes.

In zahlreichen anderen Fällen dagegen geht den Erscheinungen der Peritonitis bereits ein andersartiger schwerer Krankheitszustand vorher. Dieses Verhalten sehen wir z. B. bei den Perforationsperitonitiden im Verlaufe eines Typhus, einer Darmtuberkulose, einer Darmstenose u. s. w. In solchen Fällen werden die peritonitischen Symptome nicht selten ganz oder fast ganz von den gleichzeitig bestehenden sonstigen schweren localen und allgemeinen Krankheitserscheinungen verdeckt.

Endlich entwickelt sich, wie wir gesehen haben, die acute allgemeine Peritonitis zuweilen im Anschluss an eine vorhergehende locale umschriebene Peritonitis. So führt z. B. eine eitrige Perityphlitis, eine puerperale eitrige Pelveoperitonitis u. dgl. bei ungünstigem Verlauf schliesslich zu einer diffusen Bauchfellentzündung, deren Symptome sich in solchen Fällen oft ohne scharfe Grenze an den vorher bestehenden Krankheitsprocess anschliessen.

Abgesehen aber von den soeben angedeuteten Verschiedenheiten des allgemeinen Krankheitsbildes, sind die Symptome jeder, auf irgend eine Weise entstandenen acuten diffusen Peritonitis doch meist in so vieler Beziehung charakteristisch und klinisch übereinstimmend, dass sich sehr wohl eine allgemeine Beschreibung der Krankheitserscheinungen geben lässt.

Die *Symptome der acuten Peritonitis* zerfallen in zwei Gruppen, in die *localen Symptome* und in die von der Einwirkung der Localaffection auf den Gesammtzustand des Kranken abhängigen *Allgemeinerscheinungen.*

Unter den *localen Symptomen* der Peritonitis nimmt der *Schmerz* die erste Stelle ein. Er ist meist das früheste Symptom, welches die Patienten empfinden. Jedoch auch im ganzen späteren Verlauf der Krankheit treten die *äusserst heftigen Leibschmerzen* meist in den Vordergrund der Erscheinungen. Die Localisation der Schmerzen im Beginn der Erkrankung hat zuweilen insofern eine diagnostische Bedeutung, als sie in zweifelhaften Fällen auf den möglichen Ausgangspunkt der Peritonitis hinweist (Wurmfortsatz, Magengeschwür u. s. w.). Später sind die Schmerzen über den ganzen Leib ausgebreitet. Meist zeigen sie kurz dauernde Remissionen, welche von neuen heftigen Steigerungen des Schmerzes gefolgt sind. Letztere werden namentlich durch Bewegungen des Kranken, bei jeder tieferen Inspiration, ausserdem wahrscheinlich durch eintretende peristaltische Bewegungen des Darms u. dgl. herbeigeführt. Sehr charakteristisch für die Peritonitis ist die oft enorme *Druckempfindlichkeit des Leibes.* Schon bei der vorsichtigsten Palpation entsteht lebhafter Schmerz und oft kann der leiseste Druck der Bettdecke kaum ertragen werden. Häufig ist die Gegend des Nabels die am meisten schmerzhafte Stelle.

Nur selten *fehlt der Schmerz* bei acuter Peritonitis. Ein derartiges Verhalten findet man vorzugsweise bei sehr heruntergekommenen, stumpfsinnigen oder bei benommenen Patienten. In solchen Fällen wird dann die Peritonitis auch leicht ganz übersehen.

Auch die *objective Untersuchung des Leibes* ergiebt eine Anzahl für die Diagnose der Peritonitis wichtiger Momente.

In der Regel stellt sich bald nach dem Beginne der Erkrankung eine allmählich immer mehr und mehr zunehmende *Auftreibung des Leibes* ein. Dieselbe hängt grösstentheils von der schon oben erwähnten meteoristischen Ausdehnung der Darmschlingen ab, welche bei eintretender Paralyse der Darmmuskulatur zuweilen einen sehr hohen Grad erreicht. In den späteren Stadien trägt natürlich das flüssige Exsudat in der Bauchhöhle zur Auftreibung des Leibes bei, doch ist auch dann die Vorwölbung des Abdomens selten eine so gleichmässige und eine so in die Breite gehende, wie bei der einfachen Bauchwassersucht (Ascites). Vielmehr charakterisirt sich die peritonitische Auftreibung des Leibes nicht selten dadurch, dass die Contouren einzelner ausgedehnter Darmschlingen durch die Bauchdecken hindurch vortreten. Im Ganzen ist die peritonitische Auftreibung des Leibes um so grösser, je nachgiebiger und dünner die Bauchdecken sind; sie ist daher am stärksten in den Fällen von puerperaler Peritonitis, wo die Bauchdecken durch die vorhergehende Schwangerschaft schlaff geworden sind. Bei muskelkräftigen Individuen mit strammen Bauchdecken kann die Auftreibung des Leibes viel schwerer einen höheren Grad erreichen. Schliesslich muss noch bemerkt werden, dass in manchen Fällen *die Auftreibung des Abdomens überhaupt fehlt.* In solchen Fällen, welche oft diagnostische Schwierigkeiten machen, sind die Bauchdecken zuweilen sogar bretthart contrahirt, der Leib flach oder etwas eingesunken.

Die *Percussion* ergiebt über den aufgetriebenen Darmschlingen einen hellen, meist tympanitischen Schall. Erst wenn sich eine grössere Menge *flüssigen Exsudats* in der Bauchhöhle angesammelt hat, wird der Schall, namentlich über den abhängigen Theilen des Abdomens, gedämpft. Doch kann sich bei bestehendem stärkeren Meteorismus eine ziemlich grosse Menge Flüssigkeit dem percutorischen Nachweise ganz entziehen. Genauere Untersuchungen über den Wechsel der Dämpfungsgrenzen bei verschiedenen Körperlagen des Patienten lassen sich wegen der bestehenden heftigen Schmerzen meist nicht anstellen. Im Allgemeinen ist die Beweglichkeit der peritonitischen Exsudate durch die mannigfachen Adhäsionen und Verwachsungen zwischen den einzelnen Darmschlingen nicht selten beeinträchtigt.

Ausser dem Nachweise eines eitrigen Flüssigkeitsergusses in der Peritonealhöhle ergiebt die Percussion auch ein weiteres Anzeichen für die abnorme Ausdehnung des Leibes, nämlich den *Hochstand des Zwerchfells.* Die Leber- und die Herzdämpfung beginnen höher, als gewöhnlich, schon an der V. resp. IV. Rippe. Oberhalb des rechten unteren Rippenbogens beginnt tympanitischer Schall. Die *Leberdämpfung* ist aber nicht nur in die Höhe gerückt, sondern meist auch deutlich *verkleinert.* Dies rührt theils von der Ueberlagerung der vorderen Leberfläche durch aufgetriebene Darmschlingen her, theils von einer Verschiebung der Leber um ihre frontale Achse nach oben und hinten, so dass überhaupt nur noch ein kleiner Theil derselben der vorderen Rumpfwand anliegt (sogenannte „Kantenstellung" der Leber). Von mehreren Autoren ist früher ein grosses Gewicht auf das völlige *Verschwinden der Leberdämpfung* gelegt worden, weil hierin ein sicherer Beweis für den Austritt von Luft (Gas) aus dem Darm in die Bauchhöhle liegen sollte. Indessen trifft dieses Verhalten keineswegs immer zu. Auch durch Rückwärtsdrängung der Leber und durch Vorlagerung von Darmschlingen kann die Leberdämpfung verschwinden, ohne dass sich Luft frei in der Bauchhöhle befindet.

Hat sich eine reichlichere Menge von flüssigem Exsudat in der Bauchhöhle angesammelt, so kann man bei leichter stossweiser Palpation ein deutliches *Fluctuationsgefühl* am Abdomen wahrnehmen (s. Ascites).

Die *Auscultation* am Abdomen ist im Allgemeinen nicht von besonderer Wichtigkeit für die Diagnose der Peritonitis. In den aufgetriebenen Darmschlingen hört man nicht selten allerlei gurrende und plätschernde Geräusche. Zuweilen beobachtet man *peritonitische Reibegeräusche*, welche von den Athembewegungen abhängig sind, indem zwei gegenüberliegende rauhe Peritonealflächen durch die respiratorischen Bewegungen des Zwerchfells gegen einander verschoben werden.

Fast constant ist die Betheiligung des *Magens* und *Darmcanals* bei jeder schwereren Peritonitis.

Unter den Erscheinungen von Seiten des *Magens* ist das *Erbrechen* das häufigste und wichtigste Symptom. Schon im Beginn der Peritonitis tritt häufig Erbrechen auf, welches sich auch im weiteren Verlaufe der Krankheit oft wiederholt. Das Erbrechen erfolgt theils spontan, theils nach der Nahrungsaufnahme. Im ersteren Falle besteht das Erbrochene nur aus etwas schleimig-wässeriger, meist grünlich gefärbter Flüssigkeit. Die Ursache des häufigen Erbrechens bei der Peritonitis ist nicht ganz sicher bekannt. Zum Theil werden die Brechbewegungen wahrscheinlich reflectorisch von der entzündeten Serosa ausgelöst. Doch scheinen bei der Peritonitis die Magennerven eine abnorme Empfindlichkeit zu besitzen. Auch der äussere Druck des Exsudats auf den Magen kommt vielleicht in Betracht. Neben dem Erbrechen beobachtet man bei den Kranken meist auch häufiges *Aufstossen.*

Von den Symptomen, welche sich auf den *Darmcanal* beziehen, haben wir den vorzugsweise auf einer Paralyse der Darmmuskulatur beruhenden *Meteorismus* schon kennen gelernt. Aus der Parese der Muscularis erklärt sich auch leicht, dass in der Regel bei der Peritonitis eine andauernde *Stuhlverhaltung* besteht. Doch können andererseits auch in Folge theilweise vermehrter Peristaltik und secundärer Entzündungen der Darmschleimhaut *Durchfälle* eintreten.

Bemerkenswerth ist der Einfluss, welchen der Hochstand des Zwerchfells auf die *Brustorgane* ausübt. Die unteren Lungenlappen werden comprimirt, so dass die Athmung hierdurch nicht unbeträchtlich erschwert wird. Das *Herz* ist ebenfalls nach oben gedrängt und der Spitzenstoss desselben meist im IV. Intercostalraum fühlbar.

Von der grössten Wichtigkeit ist die *auffallende Beeinträchtigung des Allgemeinzustandes der Kranken* durch jede ausgebreitetere acute Entzündung des Bauchfells. Zum Theil erklärt sich die schwere Störung des Allgemeinbefindens durch die in Folge der Schmerzhaftigkeit der Affection eintretende Schlaflosigkeit, durch die allgemeine Unruhe der Patienten, durch das Fieber und dgl. Ausserdem aber kommen aller Wahrscheinlichkeit nach noch bestimmte reflectorische Hemmungswirkungen in Betracht, welche durch die starke Erregung der Peritonealnerven namentlich aufs Herz ausgeübt werden (cf. den bekannten GOLTZschen „Klopfversuch"). Bei keiner anderen Krankheit, abgesehen von den in ganz analoger Weise wirkenden inneren Einklemmungen, tritt so schnell das ausgesprochene Bild des *allgemeinen Collapses* hervor, wie bei der Peritonitis. Das Gesicht zeigt einen raschen Verfall seines Aussehens, die Wangen und Augen sinken ein, die Nase wird spitz und kühl, die Lippen werden bläulich und trocken. Auch an den Extremitäten zeigt sich die Mangelhaftigkeit der Circulation in dem bläulichen Aussehen der kühlen Haut. Die allgemeine Schwäche ist sehr bedeutend. Der Grund dieser Erscheinungen liegt vorzugsweise in der bestehenden hochgradigen *Herzschwäche*. Schon bald nach dem Beginn der Peritonitis macht sich die eintretende *Kleinheit* und *Spannungsabnahme des Pulses* bemerklich. In vielen schweren Fällen ist der Puls schliesslich kaum noch fühlbar. Dabei nimmt die *Frequenz* desselben, wie bei fast allen Collapszuständen, zu. Sie beträgt nicht selten 120—140 und mehr Schläge in der Minute.

Die *Körpertemperatur* bietet in den einzelnen Fällen mannigfache Verschiedenheiten dar. Sie kann trotz der Abkühlung in den peripheren Theilen im Innern des Körpers erhöht sein. Doch sind die Fiebersteigerungen meist nicht sehr hoch und oft durch tiefere Senkungen der Eigenwärme unterbrochen. Auch subnormale Collapstemperaturen werden häufig beobachtet. Die *Zahl der Athemzüge* in der Minute ist in der Regel vermehrt (bis auf 30—40). Ausser der Compression der unteren Lungenlappen kommt hierbei noch die Schmerzhaftigkeit jeder tieferen Inspiration, sowie die Beeinträchtigung der Circulation in Betracht.

Das *Sensorium* bleibt in den meisten Fällen von acuter Peritonitis bis zum Ende der Krankheit fast ganz frei. Nur ausnahmsweise stellen sich in der letzten Zeit leichte Delirien oder stärkere Benommenheit ein.

Der *Verlauf der acuten diffusen Peritonitis* ist in der grossen Mehrzahl der Fälle ein ungünstiger. Sobald sich die im Vorhergehenden geschilderten schwereren Symptome ausgebildet haben, muss die *Prognose* stets als äusserst bedenklich angesehen werden. Gewöhnlich ist der Verlauf auch ein relativ rascher. Stärkere Schwankungen in der Intensität der Symptome kommen nicht häufig vor. Die schweren localen und allgemeinen Symptome dauern fort und meist erfolgt schon nach wenigen (2—6) Tagen der Tod. Doch lassen sich bestimmtere allgemeine Angaben über den Gesammtverlauf der Krankheit schwer machen, da derselbe je nach den im einzelnen Falle vorliegenden ätiologischen Verhältnissen mannigfache Verschiedenheiten zeigt. Die im Anschluss an Magen- und Darmperforationen entstandene Peritonitis endet meist rasch tödtlich, ebenso die überwiegende Mehrzahl der puerperalen septischen Peritonitiden. Viel seltener ist eine *Abgrenzung des Processes* mit Bildung eines umschriebenen abgesackten peritonitischen Exsudats, welches durch schliessliche Perforation nach aussen oder in den Darm zur Heilung gelangen kann. In einzelnen seltenen Fällen endlich findet ein *Uebergang der acuten in eine chronische diffuse Peritonitis* statt. Das flüssige Exsudat wird grösstentheils resorbirt, die neugebildeten Adhäsionen und Pseudomembranen schrumpfen zu festen bindegewebigen Strängen zusammen. Die einzelnen Bauchorgane (Leber, Milz u. s. w.) werden von derben Bindegewebsschwarten umgeben. Netz und Mesenterium werden verkürzt und verdickt, das erstere kann fast vollständig zusammengerollt werden. Die klinischen Erscheinungen nehmen zwar an Heftigkeit ab, doch entwickelt sich in der Regel ein andauernder Schwächezustand des Patienten, welcher durch Erschöpfung schliesslich zum Tode führt. In manchen Fällen können sich auch durch Knickungen und Abklemmungen des Darms die Erscheinungen einer schweren Darmstenose einstellen.

Der *Ausgang in Heilung* ist bei der acuten diffusen Peritonitis sehr selten. Er wird bei leichteren Formen beobachtet, welche sich im Anschluss an die Menstruation, an Aborte und Wochenbette zuweilen entwickeln. Bei der sehr selten vorkommenden Peritonitis im Verlaufe des acuten Gelenkrheumatismus ist ein günstiger Ausgang die Regel. In allen derartigen Fällen handelt es sich wahrscheinlich niemals um eine eitrige, sondern um eine serös-fibrinöse Peritonitis.

2. *Acute umschriebene Peritonitis.* Die *localen* Symptome der umschriebenen Peritonitis sind im Wesentlichen dieselben, welche wir soeben bei der Besprechung der diffusen Peritonitis kennen gelernt haben; nur sind sie, entsprechend der anatomischen Begrenzung der Affection, weniger ausgebreitet. Der Schmerz und die Druckempfindlichkeit sind vorzugsweise auf eine bestimmte Stelle beschränkt, obgleich eine scharfe Grenze in dieser Beziehung niemals vorhanden ist. Die *Palpation* ergiebt an der betroffenen Partie des Leibes eine abnorm vermehrte Resistenz, welche sich bisweilen beinahe tumorartig abgrenzt. Handelt es sich um ein abgesacktes flüssiges Exsudat, so ist zuweilen deutliches *Fluctuationsgefühl* vorhanden, namentlich wenn ein Durchbruch des Abscesses nach aussen bevorsteht. Bei der *Percussion* über der erkrankten Stelle hört man einen gedämpften oder gedämpft-tympanitischen Schall.

Die *allgemeinen Symptome* sind ebenfalls dieselben, wie bei einer ausgebreiteten Peritonitis, jedoch meist weniger intensiv. Reflectorisch entstandenes *Erbrechen* kommt vor, wiederholt sich aber gewöhnlich nicht so häufig, wie bei der diffusen Bauchfellentzündung. Die *allgemeine Schwäche* und *die Collapserscheinungen* sind deutlich ausgeprägt, ohne aber in der Regel den äussersten Grad zu erreichen. Meist besteht unregelmässiges *Fieber*, welches in einigen Fällen einen intermittirenden, pyämischen Charakter annehmen kann. Der Verlauf der meisten Fälle von abgesackter Peritonitis ist chronisch. Zieht sich die Krankheit sehr in die Länge, so kann sie schliesslich in Folge des allgemeinen Kräfteverfalls der Patienten zum Tode führen. Ein günstiger Ausgang kann dann eintreten, wenn eine Entleerung des Eiters möglich ist. Abgesehen von operativen Eingriffen sind auch Spontanheilungen möglich, wenn der Eiter durch *Perforation des Abscesses nach aussen* oder in den *Darm*, ja in vereinzelten Fällen sogar durch die Pleura in die *Lungen* hinein einen Ausweg findet. Erfolgt die Perforation dagegen in die Bauchhöhle hinein, so entsteht eine allgemeine Peritonitis mit tödtlichem Ausgang.

Auf alle einzelnen Formen der circumscripten Peritonitis näher einzugehen, würde hier zu weit führen und auch zu vielfachen unnöthigen Wiederholungen Anlass geben. Eine besonders wichtige Form, die *Perityphlitis*, ist bereits eingehender besprochen worden. Die genauere Erörterung der namentlich an puerperale Affectionen sich anschliessenden umschriebenen peritonitischen Exsudate im kleinen Becken (*Perimetritis* und *Pelveoperitonitis*) gehört in das Bereich der Gynäcologie.

Grosse diagnostische Schwierigkeiten können sehr tief (z. B. hinter dem Magen oder vor der Wirbelsäule) liegende Abscesse bereiten, da sie der directen Untersuchung nur wenig zugänglich und ihre Symptome daher oft sehr unbestimmter Natur sind. Kurz erwähnen wollen wir noch die nach Perforation des Magens oder des Colon transversum zuweilen beobachteten lufthaltigen *subphrenischen Abscesse*, welche zwischen Leber und unterer Zwerchfellsfläche gelegen sind, das Zwerchfell in die Höhe drängen und bei oberflächlicher Untersuchung mit einem Pyopneumothorax verwechselt werden können. Schliesslich möchten wir auf eine seltene, namentlich bei Kindern einige Mal beobachtete Form von umschriebener eitriger Peritonitis aufmerksam machen, welche oberhalb der *linken* Inguinalfurche einen schmerzhaften, fluctuirenden Tumor hervorruft und gewöhnlich mit einer Perforation ins Rectum günstig endet.

Diagnose. Die Diagnose der Peritonitis ist in vielen Fällen unter Berücksichtigung der am meisten charakteristischen Symptome (Schmerzhaftigkeit und Auftreibung des Leibes, Erbrechen, allgemeine Collapserscheinungen) nicht schwer zu stellen. In vielen Fällen von secundärer Peritonitis, welche im Verlauf einer bereits sicher diagnosticirten Krankheit (Typhus, Magengeschwür, Puerperalaffectionen u. a.) eintreten, kann man auch über den Ausgangspunkt derselben nicht im Zweifel sein. In den Fällen von scheinbar primär auftretender Peritonitis dagegen wird man höchstens aus einer genauen Anamnese oder aus der genauen Berücksichtigung der ersten Krankheitserscheinungen eine Vermuthung über die Aetiologie des Leidens gewinnen können.

Besondere Schwierigkeiten bei der Diagnose der Peritonitis entstehen zuweilen dadurch, dass unter gewissen Umständen andere Krankheitsprocesse im Darm zu sehr ähnlichen Symptomen führen. Besteht z. B. bei einem Abdominaltyphus hochgradiger Meteorismus mit schweren Allgemeinsymptomen, Schmerzhaftigkeit des Abdomens u. s. w., so kann man leicht zu der Diagnose einer Peritonitis verleitet werden, ohne dass, wie die etwaige Section zeigt, eine solche vorhanden ist. Tief greifende Ulcerationsprocesse im Darm der verschiedensten Art bewirken zuweilen eine solche Druckempfindlichkeit des Leibes, dass hierdurch ebenfalls eine Peritonitis vorgetäuscht werden kann. Auch bei dem schweren Krankheitsbilde des acuten Darmverschlusses ist es häufig nicht mit Sicherheit möglich zu entscheiden, ob zu der Darmaffection sich bereits eine Peritonitis hinzugesellt hat oder nicht. Andererseits haben wir schon oben einmal erwähnt, dass bei sehr schweren, benommenen Kranken eine bestehende Peritonitis manchmal trotz aller Aufmerksamkeit übersehen wird, weil die wichtigsten Symptome, die Auftreibung des Leibes, die Druckempfindlichkeit u. s. w., fehlen können.

Die Diagnose der umschriebenen Peritonitis ist, auch abgesehen von den tief liegenden und daher der Untersuchung kaum zugänglichen peritonitischen Abscessen, nicht immer leicht. Verwechslungen mit Neubildungen kommen nicht selten vor. Oft kann nur eine längere Zeit fortgesetzte Beobachtung die Entscheidung ermöglichen. Mit Probepunctionen zur Befriedigung der diagnostischen Neugierde sei man vorsichtig.

Schliesslich halten wir es nicht für unnöthig, auch noch daran zu erinnern, dass sogar der schwangere Uterus und die stark gefüllte und deshalb schmerzhafte Harnblase schon wiederholt den Anlass zur falschen Diagnose einer Peritonitis gegeben haben!

Therapie. Obgleich in den meisten schweren Fällen von Peritonitis die Aussicht auf Erfolg nur gering ist, so muss man doch versuchen, die schweren Krankheitserscheinungen symptomatisch zu lindern und der vielleicht noch möglichen Abgrenzung des Processes nach Kräften Vorschub zu leisten.

Von den *äusseren, „ableitenden Mitteln“* kann man sich nur in wenigen Fällen günstige Wirkungen versprechen. Die Einpinselung der Bauchdecken mit Jodtinctur und das Einreiben von grauer Salbe sind aller Wahrscheinlichkeit nach so zwecklos, dass sie ganz unterlassen werden sollen. *Locale Blutentziehungen* können bei ausgebreiteter Peritonitis mit schwerem allgemeinen Kräfteverfall der Patienten nicht angewandt werden. Nur bei circumscripter Peritonitis mit grosser Schmerzhaftigkeit möchten wir, so lange der Allgemeinzustand der Kranken noch ein relativ guter ist, die locale Blutentziehung (8—15 Blutegel) nicht ganz aus der Reihe der therapeutischen Maassnahmen streichen, da sie zuweilen in der That eine bedeutende Besserung der Schmerzen zur Folge hat. Allgemeine Verbreitung hat die örtliche *Application von Eis* auf die Bauchdecken gefunden, welche meist die Schmerzhaftigkeit lindert und auch durch die Verminderung der Darmperistaltik von günstigem Einfluss sein kann. Indessen wird Eis nicht von allen Patienten vertragen und zuweilen schaffen *heisse Tücher und Umschläge* eine grössere Erleichterung.

Von allen *inneren Mitteln* hat nur eins eine wesentliche Bedeutung bei der Therapie der Peritonitis: das *Opium.* Grosse Opiumdosen (stündlich 0,05 Extract. Opium und noch mehr) sind fast immer von günstiger Wirkung. Sie mildern die Schmerzen und ermässigen das Erbrechen und das Aufstossen. Die durch das Opium herbeigeführte Verminderung der peristaltischen Darmbewegungen trägt ebenfalls zur Herabsetzung der Schmerzen und vielleicht auch etwas zur Beschränkung des Entzündungsprocesses bei. Erfahrungsgemäss werden von fast allen Kranken mit Peritonitis auch sehr grosse Opiumdosen auffallend gut vertragen, was vielleicht von der verlangsamten Resorption des Opiums im Darm abhängt. Ein Ersatz des Opiums durch subcutane Morphiuminjectionen ist nur dann empfehlenswerth, wenn eine möglichst rasche narcotische Wirkung wünschenswerth ist oder wenn auch nach der Opiumdarreichung anhaltendes Erbrechen fortbesteht.

Zuweilen verlangen einzelne Symptome noch eine besondere Berücksichtigung. Gegen das *Erbrechen* reicht man ausser dem Opium Eisstückchen, kleine Mengen Fruchteis u. dgl. Bei hochgradigem *Meteorismus* sucht man durch ein möglichst hoch eingeschobenes Darmrohr einen Theil der Gase zu entfernen. Von manchen Aerzten ist auch die Punction der aufgetriebenen Darmschlingen mit einem feinen Troikart ausgeführt worden. Die *Collapserscheinungen* und die *Herzschwäche* erfordern das Darreichen von Excitantien (Champagner, Wein, Aether, Campher, die beiden letzteren subcutan). Die *Ernährung der Kranken* ist meist sehr schwierig. Am dienlichsten sind gewöhnlich geringe Portionen auf Eis gekühlter Milch.

Die Therapie der *umschriebenen Peritonitis* richtet sich im Allgemeinen nach denselben Vorschriften. Sehr wichtig kann in geeigneten Fällen die *operative Behandlung* der Krankheit sein, deren nähere Erörterung der Chirurgie überlassen bleibt.

ZWEITES CAPITEL.

Chronische Peritonitis und tuberkulöse Peritonitis.

Aetiologie. Die *chronische, nicht tuberkulöse Peritonitis* ist eine ziemlich seltene Affection. Relativ am häufigsten findet man sie bei der Autopsie von Kranken, bei welchen lange Zeit ein Stauungsascites bestanden hat, also bei Kranken mit chronischen Herzfehlern, Leberleiden u. dgl. Indessen ist die chronische Peritonitis in derartigen Fällen meist nicht eine Folge der Stauung an sich, sondern ist meist, wie erwähnt, auf die zu Lebzeiten der Kranken gemachten *Punctionen des Abdomens* zur Entleerung der Ascitesflüssigkeit zurückzuführen. In seltenen Fällen schliesst sich eine chronische Peritonitis an *schwerere Erkrankungen* (*Ulcerationsprocesse*) *im Darm* an. So ist z. B. nach einem Abdominaltyphus zuweilen chronische Peritonitis beobachtet worden.

Weiterhin kann sich eine chronische Peritonitis als *Folge einer acuten Peritonitis* entwickeln. Ein derartiger Ausgang ist zwar selten, kommt aber doch bei den leichteren, nicht rasch zum Tode führenden Formen der acuten Peritonitis zuweilen vor. Die abgesackten peritonitischen Exsudate nehmen, wie aus dem früher Mitgetheilten hervorgeht, in der Regel einen chronischen Verlauf.

In einer kleinen Anzahl von Fällen chronischer Peritonitis endlich kann kein genügender ätiologischer Grund aufgefunden werden. Zuweilen wird ein *Trauma* als Ursache angegeben. Ferner soll der Alkoholismus eine besondere Disposition zu chronischer Peritonitis hervorrufen. Viele der scheinbar idiopathisch entstandenen Peritonitiden stellen sich schliesslich als tuberkulöse Affectionen heraus.

Die *tuberkulöse Peritonitis* ist die häufigste Form der chronischen Peritonitis. Oft bildet sie eine Theilerscheinung der von uns bereits wiederholt erwähnten *Tuberkulose der serösen Häute* (vgl. S. 348 und S. 441). Sie entsteht in diesen Fällen meist durch eine Fortleitung des tuberkulösen Processes von der Pleura her durch das Zwerchfell hindurch. Eine andere Entstehungsart der tuberkulösen Peritonitis beruht auf der Infection des Peritoneums von benachbarten, tuberkulös erkrankten Organen aus. Am häufigsten geschieht dieser Vorgang *von tuberkulösen Darmgeschwüren*, welche bis aufs Peritoneum in die Tiefe greifen, oder von tuberkulös erkrankten *retroperitonealen* und *mesenterialen Lymphdrüsen* aus. Interessant ist die Entwicklung einer tuberkulösen Peritonitis bei Frauen von einer *Tuberkulose der Genitalorgane* aus. Bei der Tuberkulose des Uterus findet man zuweilen eine durch directe Fortpflanzung des Processes entstandene Tuberkulose der Tuben und aus diesen gelangt dann das tuberkulöse Virus direct in die Bauchhöhle, wo es die Entstehung einer tuberkulösen Entzündung veranlasst. Schliesslich wäre noch zu erwähnen, dass bei allgemeiner Miliartuberkulose auch das Peritoneum der Sitz reichlicher Tuberkelknötchen sein kann, welchen aber in der Regel keine besondere klinische Bedeutung zukommt.

Pathologische Anatomie. In den schwereren Fällen chronischer Peritonitis findet man das Peritoneum meist beträchtlich verdickt. Sehr zahlreich und ausgebreitet sind die mannigfachen Verwachsungen der Darmschlingen unter einander und mit den Nachbarorganen. Oft macht es grosse Schwierigkeit, das zusammengeballte Convolut des Darmes aus einander zu lösen. Leber und Milz sind zuweilen in feste derbe Kapseln eingehüllt. Am Netz und Mesenterium machen sich starke Schrumpfungsvorgänge bemerkbar (*Peritonitis deformans*). Das Netz kann hierdurch in einen einzigen dicken Strang verwandelt sein. Flüssiges Exsudat findet sich meist nur in geringer Menge vor, zuweilen fehlt es ganz. Es ist bei der einfachen chronischen Peritonitis gewöhnlich von trüb-seröser, viel seltener von eitriger Beschaffenheit.

Leichtere Formen der einfachen chronischen Peritonitis beobachtet man, wie erwähnt, besonders in Fällen von Stauungsascites, bei welchen wiederholt Punctionen gemacht worden sind. Hier sind manchmal die einzelnen Punctionsstellen an der inneren Fläche der Bauchwand durch Verwachsungen kleiner Hämorrhagien u. dgl. noch kenntlich. Die gebildeten Pseudomembranen sind oft recht zahlreich, aber meist noch locker und leicht zu durchtrennen. Die seröse Flüssigkeit in der Bauchhöhle ist zum Theil Transsudat, doch schwimmen in ihr reichlichere Fibrinmassen umher. In seltenen Fällen hat man eine eigenthümliche Form chronischer Peritonitis nach Ascitespunctionen beobachtet, bei welcher fast das ganze Peritoneum von einer neugebildeten, mit grossen Hämorrhagien durchsetzten Membran ausgekleidet ist („*chronische hämorrhagische Peritonitis mit Hämatombildung*" FRIEDREICH).

Von der tuberkulösen Erkrankung des Peritoneums unterscheidet man zweckmässig zwei Formen: die (acute und chronische) *Tuberkulose des Peritoneums* und die (meist chronische) *tuberkulöse Peritonitis.* Bei der erstgenannten Form ist das Peritoneum mit reichlichen kleineren miliaren oder grösseren (bis erbsengrossen) Tuberkelknoten besetzt, ohne dass gleichzeitig stärkere *entzündliche* Veränderungen vorhanden sind. Bei der eigentlichen tuberkulösen Peritonitis dagegen sind die entzündlichen Veränderungen am Bauchfell in der oben geschilderten Weise meist sehr ausgesprochen und zuweilen vermag erst die genauere mikroskopische Untersuchung durch den Nachweis von Tuberkeln und käsigen Herden in der entzündlichen Neubildung die tuberkulöse Natur der Entzündung mit Sicherheit festzustellen. Die tuberkulöse Peritonitis nimmt gewöhnlich einen ziemlich chronischen Verlauf, so dass es zu zahlreichen festen Verwachsungen der einzelnen Baucheingeweide kommt. Die Menge des Exsudats ist manchmal ziemlich beträchtlich, zuweilen nur gering. Wie bei der tuberkulösen Pleuritis kommt auch bei der tuberkulösen Peritonitis eine *hämorrhagische Beschaffenheit des Exsudats* nicht selten vor. Zu erwähnen ist noch die relativ häufig beobachtete Combination der tuberkulösen Peritonitis mit einer *Lebercirrhose* (s. d.)

Symptome und Krankheitsverlauf. Diagnose. Geht die chronische Peritonitis aus einer acuten hervor, so lassen die schweren Erscheinungen der letzteren allmählich nach, während eine andere Reihe von Symptomen bestehen bleibt. In den übrigen Fällen von chronischer Peritonitis entwickelt sich die Krankheit von vorn herein allmählich und in schleichender Weise.

Die *Empfindlichkeit des Leibes* ist niemals so hochgradig, wie bei der acuten Peritonitis. Zuweilen klagen die Kranken wohl über dumpfe Schmerzen und über Druckempfindung im Abdomen, nicht selten treten die Schmerzen aber ganz oder wenigstens zeitweise in den Hintergrund. Die *objective Untersuchung des Abdomens* ergiebt in der Regel eine mässige Auftreibung des Leibes, welche häufig nicht ganz gleichförmig ist, indem einzelne stärker aufgetriebene Darmschlingen besonders hervortreten. In einigen Fällen fehlt die Auftreibung des Leibes ganz. Der Leib ist flach oder eingesunken und die Bauchdecken sind hart und gespannt.

Die *Palpation* ergiebt bei manchen Formen der chronischen Peritonitis recht charakteristische Resultate, insofern nämlich die oben erwähnten Verdickungen des Netzes und die mannigfachen bindegewebigen Verwachsungen zwischen den Darmschlingen zuweilen als eigenthümlich resistente Stellen und höckrige Prominenzen durch die Bauchdecken hindurch fühlbar sind. Namentlich kann das klumpig aufgerollte Netz einen förmlichen Tumor vortäuschen. Zu erwähnen ist noch, dass nicht selten, besonders bei der tuberkulösen Peritonitis, auch der untere Rand der *vergrösserten Leber* fühlbar ist. In anderen Fällen von chronischer Peritonitis dagegen sind die anatomischen Veränderungen der Art, dass sie an sich der Palpation nicht zugänglich sind oder durch gleichzeitiges flüssiges Exsudat, durch die gespannten Bauchdecken u. dgl. verdeckt werden. Grössere Exsudatmengen sind durch die stärkere Auftreibung des Leibes, durch das Fluctuationsgefühl am Abdomen und die Percussion nachweisbar. Im Allgemeinen ist eine reichlichere Flüssigkeitsansammlung in der Bauchhöhle bei uncomplicirter chronischer Peritonitis nicht häufig, während sie fast immer vorhanden ist in den Fällen, welche eine Combination der tuberkulösen Peritonitis mit Lebercirrhose darstellen. Hierbei findet sich dann gewöhnlich auch ein Stauungsmilztumor. Bereits erwähnt ist, dass durch die Zerrungen und Knickungen des Darms bei chronischer Peritonitis die Symptome der *Darmstenose* entstehen können. Abknickungen des Duodenums und des Ductus choledochus können andauernden *Icterus* verursachen.

Wir haben die objectiven Symptome der einfachen chronischen und der tuberkulösen chronischen Peritonitis zusammen besprochen, weil die Erscheinungen am Abdomen bei beiden Affectionen dieselben sind. Die Entscheidung, dass eine bestehende chronische Peritonitis tuberkulöser Natur ist, kann nur durch die Berücksichtigung anderer Momente getroffen werden. Man beachtet den Allgemeinhabitus des Patienten und forscht nach ätiologischen Momenten (Heredität, frühere tuberkulöse Affectionen). Sehr wichtig ist die genaue Untersuchung der Brustorgane. Findet man Zeichen einer gleichzeitigen Lungentuberkulose oder namentlich einer Pleuritis, so ist die Diagnose der tuberkulösen Natur der chronischen Peritonitis stets im allerhöchsten Grade wahrscheinlich. Die Beschaffenheit des Exsudats ist insofern von Wichtigkeit, als hämorrhagische Beimengungen, wie erwähnt, vorzugsweise bei tuberkulöser Peritonitis vorkommen. Ob Tuberkelbacillen im Exsudat vorhanden sein können, ist unseres Wissens noch nicht festgestellt worden.

Die Diagnose der einfachen Peritonealtuberkulose ohne gleichzeitige stärkere *entzündliche* Veränderungen im Bauchfell ist meist schwierig, oft überhaupt unmöglich. Schmerzen und Druckempfindlichkeit des Leibes fehlen häufig ganz. Gewöhnlich besteht nur eine mässige, von dem Flüssigkeitserguss in die Bauchhöhle abhängige Auftreibung des Abdomens.

Eine besondere Erwähnung verdient das Vorkommen der *chronischen Peritonitis bei Kindern.* Zunächst möchten wir das von anderen Autoren und auch von uns wiederholt beobachtete Vorkommen eines deutlichen, sogar zuweilen ziemlich starken *Ascites bei Kindern* (von 2—10 Jahren) erwähnen, für welchen sich gar keine Ursache nachweisen lässt und welcher nach einigen Monaten sich wieder vollständig verliert. Die Kinder sind während dieser Zeit meist etwas blasser, matter, als sonst, magern ein wenig ab, haben aber nur selten stärkere locale Beschwerden. Da die Fälle in Heilung übergehen, so ist eine sichere anatomische Grundlage des Leidens nicht anzugeben. Vielleicht handelt es sich um eine leichte Form einfacher chronischer Peritonitis.

Eine wichtige Rolle spielt die *tuberkulöse Peritonitis der Kinder* als Theilerscheinung der Tuberkulose der Unterleibsorgane, der sogenannten *Tabes mesaraica* (Atrophia mesaraica). Wie schon früher erwähnt, nimmt die Tuberkulose in diesen Fällen ihren Ausgangspunkt wahrscheinlich meist vom Darm aus. Gewöhnlich findet man daher gleichzeitig Tuberkulose des Darms, des Bauchfells, der Leber und der abdominalen Lymphdrüsen. Die klinischen Erscheinungen sind häufig hauptsächlich von der tuberkulösen Peritonitis abhängig: Auftreibung und Schmerzhaftigkeit des Leibes, Flüssigkeitserguss in demselben u. s. w. Dazu kommen oft hartnäckige Durchfälle, welche von den gleichzeitigen tuberkulösen Darmgeschwüren abhängen, anhaltendes intermittirendes Fieber, allgemeine Abmagerung, Anämie, eventuell auch tuberkulöse Erkrankungen in den übrigen Organen (Lunge, Pleura, Meningen), während in anderen Fällen die Tuberkulose vollkommen auf die Unterleibsorgane beschränkt ist.

Ueber den weiteren *Verlauf der chronischen Peritonitis* haben wir wenig mehr hinzuzufügen. Handelt es sich um eine einfache chronische Peritonitis, so ist eine definitive Heilung möglich, obwohl sie — abgesehen von der eben erwähnten Form bei Kindern — wegen der oft gleichzeitig bestehenden sonstigen pathologischen Zustände selten ist. Die tuberkulöse Peritonitis giebt ausnahmslos eine absolut ungünstige Prognose und nimmt in wenigen Wochen oder Monaten ein tödtliches Ende.

Therapie. Unsere Mittel, auf den Verlauf der chronischen Peritonitis günstig einzuwirken, sind sehr gering. Die Therapie muss sich meist auf die Bekämpfung einzelner Symptome beschränken. Von örtlichen Applicationen kommen namentlich warme und PRIESSNITZ'sche Umschläge in Betracht. Opiate sind verhältnissmässig selten durch bebestehende stärkere Schmerzen indicirt, häufiger müssen sie gegen eintretende stärkere Durchfälle angewandt werden. In anderen Fällen dagegen erfordert die Neigung zu Stuhlobstipation Berücksichtigung (Clysmata, leichte Abführmittel). Von besonderen Medicamenten sind die *Jodpräparate* zu nennen, Jodkalium und Jodeisen (Syrupus ferri jodatus), welche zuweilen anscheinend mit Nutzen verordnet werden. Eisen und Jodeisensyrup kommen auch bei der chronischen Peritonitis der Kinder zur Anwendung.

DRITTES CAPITEL.

Ascites.

(Bauchwassersucht.)

Mit dem Namen *Ascites* bezeichnet man die Ansammlung eines serösen Stauungstranssudats in der Bauchhöhle. Da die Peritonealvenen zum Gebiete der Pfortader gehören, so kommt die Entwicklung eines Ascites in erster Linie bei allen denjenigen Krankheiten zu Stande, welche den Pfortaderkreislauf beeinträchtigen. So werden wir im nächsten Abschnitt das häufige Vorkommen der Bauchwassersucht bei der Lebercirrhose, bei Lebersyphilis, bei der Compression der Vena portarum durch Geschwülste, bei Pfortaderthrombose u. dgl. kennen lernen. Doch auch bei dem Hydrops in Folge allgemeiner Kreislaufstörungen ist Ascites eine häufige Theilerscheinung, namentlich bei Herzfehlern und Lungenemphysem, ebenso bei dem Hydrops im Verlaufe der verschiedenen acuten und chronischen Nierenaffectionen.

Die *klinische Bedeutung* des Ascites liegt zunächst in den bei jeder stärkeren Flüssigkeitsansammlung in der Bauchhöhle auftretenden *localen Beschwerden*. Geringe Mengen Ascites bleiben von dem Kranken freilich oft unbemerkt. Beträgt aber die Menge des Transudats viele Liter (15—20 und mehr können vorkommen), so werden die Bauchdecken hierdurch sehr ausgedehnt und die Patienten empfinden ein oft sehr lästiges Gefühl von Druck, Schwere und Spannung im Leib. Von grosser Bedeutung ist ferner, dass das Zwerchfell durch den gesteigerten intraabdominellen Druck nach aufwärts gedrängt wird. Hierdurch wird die Athmung nicht unwesentlich erschwert. Bei hochgradigem Ascites sind die unteren Lungenlappen in Folge der Compression in ziemlicher Ausdehnung atelectatisch.

Der Nachweis des Ascites durch die *objective Untersuchung* ist nur möglich, wenn sich grössere Mengen Flüssigkeit angesammelt haben. Der Leib ist dann *aufgetrieben*, die Bauchdecken sind stark gespannt und glänzend und auch die untere Thoraxapertur wird allmählich durch den Druck der Flüssigkeit stark erweitert, so dass der Thorax unten viel breiter erscheint, als in seinen oberen Partien. Sobald die Spannung des Leibes einen gewissen Grad erreicht hat, nimmt man bei leicht ausgeführter stossweiser Palpation mit beiden Händen ein sehr ausgesprochenes *Fluctuationsgefühl* wahr. Die *Percussion* ergiebt an allen Stellen, wo Flüssigkeit der Bauchwand anliegt, einen dumpfen Schall. Entsprechend der Schwere des Transsudats findet man die Dämpfung bei Rückenlage des Patienten in den abhängigen Theilen des Bauches und zwar ist sie bei mittelgrossen Transsudaten durch eine nach oben concave Linie von dem tympanitischen Schall in den oberen und mittleren Partien des Abdomens abgegrenzt. Da die Flüssigkeit einen horizontalen Spiegel bildet, so muss selbstverständlich die Dämpfung bei Rückenlage des Untersuchten in den Seitentheilen des Abdomens höher hinaufreichen, als in der Mittellinie. Zu bemerken ist noch, dass man den gedämpften Schall über einer dünneren Schicht Ascitesflüssigkeit nur bei schwacher, oberflächlicher Percussion erhält. Drückt man das Plassimeter oder den Finger tief in die Bauchdecken ein, so verdrängt man hierdurch die Flüssigkeit und hört jetzt bei der Percussion den von einer darunter liegenden Darmschlinge herrührenden tympanitischen Schall. Von grosser diagnostischer Wichtigkeit ist die *Veränderung des Percussionsschalls bei Lagewechsel des Kranken*. Legt sich der Kranke auf die eine Seite, so sammelt sich die Flüssigkeit in dem abhängigen Theile der Bauchhöhle an und giebt hier eine ausgedehnte Dämpfung, während auf der andern, jetzt nach oben gelegenen Seite der Schall tympanitisch ist. Wechselt der Kranke seine Lage und legt sich auf die andere Seite, so sammelt sich das Transsudat wieder an der abhängigen Stelle an und nun wird der Schall hier gedämpft, während an Stelle des vorher gedämpften Schalls tympanitischer Schall auftritt. Aehnliche Unterschiede finden sich, wenn man den Kranken abwechselnd im Liegen und in sitzender Stellung untersucht. Nur wenn sich sehr reichliche Mengen Flüssigkeit im Peritoneum angesammelt haben, ist der Schall am ganzen Abdomen gedämpft.

Die angegebenen Zeichen lassen in den meisten Fällen die *Diagnose* des Ascites leicht und sicher stellen. Die Unterscheidung von einem peritonealen *Exsudat* (bei chronischer Peritonitis) ist freilich zuweilen nicht leicht, da natürlich die von dem Flüssigkeitserguss in der Bauchhöhle abhängigen Symptome bei beiden Zuständen die gleichen sein müssen. Nur ist im Allgemeinen die Verschiebbarkeit der Dämpfungsgrenzen bei den peritonitischen Exsudaten weniger deutlich, als beim Ascites, weil die oft vorhandenen peritonitischen Verwachsungen die freie Beweglichkeit der Flüssigkeit hemmen. Ausserdem kommen selbstverständlich alle übrigen Krankheitssymptome (etwa bestehende Schmerzhaftigkeit, fühlbare peritoneale Verdickungen, Zeichen einer bestehenden Tuberkulose u. s. w.) und die Berücksichtigung des etwa vorhandenen Grundleidens (Herzfehler, Leberleiden u. s. w.) in Betracht. Wird die Flüssigkeit durch eine Punction entleert, so ergiebt auch die Beschaffenheit derselben zuweilen einige diagnostische Anhaltepunkte. Der Ascites ist eine rein seröse Flüssigkeit, welche fast gar keine morphologischen Bestandtheile enthält. Das specifische Gewicht derselben ist entsprechend ihrem relativ geringeren Eiweissgehalt in der Regel niedriger, als bei den peritonitischen Exsudaten. Als Grenzwerthe kann man annehmen, dass das specifische Gewicht der Flüssigkeit bei Peritonitis in der Regel höher, als 1018 ist, bei Ascites ca. 1012 oder noch weniger beträgt.

Nicht geringe Schwierigkeiten kann in manchen Fällen die *Differentialdiagnose zwischen Ascites und Eierstockscysten* machen, wenn es sich um sehr grosse Cysten handelt, welche das ganze Abdomen einnehmen. Zur Unterscheidung ist zunächst eine genaue percutorische Abgrenzung der Dämpfung und die Untersuchung ihrer Verschiebbarkeit bei Lagewechsel der Kranken nothwendig. Bei Ovarialcysten findet ein deutlicher Dämpfungsunterschied in dieser Beziehung nicht statt. Das Verhalten des Percussionsschalls an den tiefsten, abhängigsten Theilen des Bauches kann in zweifelhaften Fällen, wie wir bemerken wollen, dadurch einen Irrthum veranlassen, dass auch bei freiem Ascites zuweilen gerade hier eine schmale Zone tympanitischen Schalls vorhanden ist. Namentlich dicht über der Symphyse findet man bei Ascites zuweilen einen tympanitischen Schall. Derartige Befunde sollen einen nicht irre machen und zu der falschen Annahme einer Ovarialcyste führen. Sie beruhen darauf, dass an den genannten Stellen des Abdomens Darmschlingen mit kurzem Mesenterium trotz des bestehenden Ascites der Bauchwand nahe anliegen können. Im Uebrigen stützt sich die Unterscheidung zwischen Ascites und Ovarialcysten auf die Anamnese (Ort des ersten Entstehens der Anschwellung), auf die Berücksichtigung etwaiger Grundleiden und auf die Resultate der Untersuchung per vaginam, vorzugsweise auf den Nachweis der freien Beweglichkeit des Uterus bei Ascites, während der Uterus bei Ovarialcysten häufig durch bestehende Verwachsungen fixirt ist. Näheres über die Differentialdiagnose findet man in den gynäcologischen Lehrbüchern.

Die *Therapie* des Ascites richtet sich in erster Linie natürlich gegen das Grundleiden. Wir wollen daher hier nur einige Bemerkungen über die *Punction des Ascites* einfügen. Dieselbe ist dann indicirt, wenn die localen, von dem Ascites herrührenden Beschwerden sehr hochgradig sind, wenn also ein unerträgliches Spannungs- und Druckgefühl im Abdomen besteht und vor allem, wenn die Hinaufdrängung des Zwerchfells stärkere Dyspnoë bewirkt. Die Punction geschieht mit einem gewöhnlichen mittelstarken Troikart. Gewöhnlich punctirt man, während sich der Patient im Bett in Seitenlage befindet, an einer möglichst tief gelegenen Stelle der seitlichen Bauchwand. Doch kann man zweckmässiger Weise auch in der Mittellinie des Leibes, etwa in der Mitte zwischen Nabel und Symphyse punctiren, während der Patient in einem Lehnstuhl sitzt. Die Ausführung der Punction ist leicht und fast immer gefahrlos. Man kann grosse Mengen Flüssigkeit (5—10 Liter und mehr) auf einmal langsam entleeren. Die Punctionsöffnung wird mit Heftpflaster geschlossen oder, wenn man sehr vorsichtig sein will, antiseptisch verbunden. Sickert nach der Punction noch Flüssigkeit heraus, was häufig vorkommt, weil die Bauchdecken durch die andauernde starke Spannung an Elasticität eingebüsst haben, so schliesst man die Punctionsöffnung durch eine Sutura circumvoluta. Die Schlaffheit der Bauchdecken nach der Punction benutzt man, um eine genauere palpatorische Untersuchung der Unterleibsorgane vorzunehmen.

Da die Ursache der Stauung im Pfortadergebiet auch nach der Punction fortbesteht, so bildet sich in den meisten Fällen nach der Punction sehr rasch eine neue Ansammlung der Ascitesflüssigkeit. Da diese durch den hierdurch für den Körper entstehenden Eiweissverlust die Ernährung nicht unwesentlich beeinträchtigt, so ist die Punction des

Ascites nicht selten von einem merklichen Kräfteverfall des Patienten gefolgt. Hieraus ergiebt sich, dass man die Punction immer nur bei dringender Indication ausführen soll.

VIERTES CAPITEL.

Krebs des Bauchfells.

Unter den im Peritoneum vorkommenden Neubildungen hat nur das *Carcinom* ein klinisches Interesse. Sehr selten ist der *primäre Endothelkrebs* des Peritoneums, welcher dem primären Endothelkrebs der Pleura analog ist. Die meisten vorkommenden Krebse des Bauchfells sind *secundäre Geschwülste*, welche von dem primären Krebs eines anderen Organs (Magen, Darm, Pankreas, Leber u. s. w.) ausgehen. Die secundären Krebsknoten treten häufig in grosser Zahl als kleine bis etwa erbsengrosse Geschwülste auf (sog. *Miliarcarcinose des Bauchfells*). Seltener sind einzelne grössere Krebsknoten, welche an verschiedenen Stellen des Bauchfells, namentlich im Netz, im Douglas'chen Raum, um den Nabel herum u. a. ihren Sitz haben können. Ausgedehnte Krebsentwicklung kommt zuweilen gleichzeitig in den *retroperitonealen Lymphdrüsen* vor. Nicht selten finden sich im Bauchfell ausser der Krebsentwicklung auch ausgesprochene entzündliche Veränderungen (*carcinomatöse Peritonitis*).

Die *Symptome* des Peritonealkrebses ähneln in mancher Beziehung den Symptomen der tuberkulösen Peritonitis. Einfache Miliarcarcinose des Bauchfells kann sich ganz latent entwickeln und wird, weil sie keine besonderen Krankheitssymptome verursacht, häufig gar nicht diagnosticirt. In manchen Fällen entwickelt sich ein mässiger Flüssigkeitserguss im Peritoneum, welcher beim Bekanntsein einer primären Krebsherdes die Entwicklung einer secundären Peritonealcarcinose vermuthen lässt. Viel ausgeprägter sind die Erscheinungen, wenn sich gleichzeitig entzündliche Erscheinungen im Peritoneum einstellen. Dann bestehen meist sehr heftige Schmerzen, stärkere Auftreibung des Leibes, Stuhlbeschwerden u. s. w. Grössere Tumoren im Netz oder an der Innenfläche der vorderen Bauchwand können durch die Bauchdecken hindurch, Krebsknoten in den untersten Partien des Peritoneums zuweilen von der Vagina aus gefühlt werden. Wird flüssiges Exsudat aus der Bauchhöhle durch eine Punction entleert, so ist es entweder von rein seröser oder zuweilen von hämorrhagischer Beschaffenheit. In einigen Fällen kann die mikroskopische Untersuchung charakteristische Krebselemente in der Flüssigkeit nachweisen.

Die *Diagnose* des Peritonealkrebses ist nur dann mit einiger Sicherheit stellbar, wenn sich im Anschluss an einen nachgewiesenen primären Krebsknoten die deutlichen Zeichen einer Peritonealaffection, Flüssigkeitserguss, Schmerzhaftigkeit u. s. w. einstellen. Ausserdem kommen die bekannten, für alle Krebsformen gemeinsamen Anhaltepunkte, das Alter des Patienten, die Krebskachexie und das Auftreten secundärer Drüsenschwellungen (Inguinaldrüsen) in Betracht.

Die *Therapie* muss sich darauf beschränken, die lästigsten Symptome zu mildern. Warme Umschläge aufs Abdomen, Morphinm und die zu einer möglichsten Erhaltung der Körperkräfte dienenden Verordnungen werden vorzugsweise in Anwendung gezogen.

SIEBENTER ABSCHNITT.

Krankheiten der Leber, der Gallenwege und der Pfortader.

ERSTES CAPITEL.

Icterus catarrhalis.

(Icterus gastro-duodenalis. Katarrhalische Gelbsucht.)

Aetiologie. Schon bei der Besprechung des Darmkatarrhs haben wir erwähnt, dass die katarrhalische Entzündung des Duodenums sich auf die Ausführungsgänge der Leber, zunächst auf den Ductus choledochus fortsetzen kann. An sich würde diese Mitbetheiligung der gröberen Gallenwege an dem katarrhalischen Process kaum von klinischer Bedeutung sein, wenn sie nicht in vielen Fällen eine *Behinderung des Gallenabflusses in den Darm* zur Folge hätte. Sobald dieser Folgezustand eintritt, gewinnt der Katarrh der gröberen Gallenwege ein pathologisches Interesse, insofern als die Störung der Gallenexcretion eine Reihe der wichtigsten klinischen Symptome nach sich zieht. Da hierbei allein das *mechanische* Moment der Gallenstauung eine Rolle spielt und da genau dieselben Folgeerscheinungen, höchstens in verschiedener Dauer und Intensität, auch bei jedem auf irgend eine andere Weise entstandenen Verschluss der Ausführungsgänge der Leber eintreten, so ist der katarrhalische Icterus nur eine und zwar die häufigste Form des sogenannten *Stauungsicterus* oder *hepatogenen Icterus.* Wir werden daher auf die allgemeinen, bei jedem Stauungsicterus zur Geltung kommenden Verhältnisse in diesem Capitel näher eingehen, damit wir uns im Nachfolgenden auf die hier angestellten Erörterungen beziehen können.

Die Ursachen, welche zu einem Gastroduodenalkatarrh und weiterhin zu einem Katarrh des Ductus choledochus führen können, sind dieselben, welche wir bei der Besprechung der Aetiologie des Magendarmkatarrhs überhaupt kennen gelernt haben. In der Mehrzahl der Fälle sind es mechanische oder chemische Schädlichkeiten, welche mit den Ingestis eingeführt werden und den Katarrh hervorrufen. Dass hierbei wahrscheinlich oft auch infectiöse Ursachen in Betracht kommen, haben wir schon wiederholt hervorgehoben. Beim Icterus catarrhalis weisen einige Thatsachen noch speciell auf dieses letztgenannte Moment hin. Namentlich ist es eine schon oft gemachte Erfahrung, dass der katarrhalische Icterus zu manchen Zeiten (besonders im Herbst und im Frühjahr) eine deutlich *epidemische Ausbreitung* gewinnt. Noch wahrscheinlicher aber ist die infectiöse Natur des Icterus in den Fällen, welche eine ausgesprochen *endemische Verbreitung* zeigen. Wiederholt hat man in Kasernen, in Gefangenanstalten und in einzelnen Häusern ziemlich bedeutende Icterusendemien beobachtet, welche sich nur durch die Annahme einer localen Infectionsquelle erklären lassen.

Von sonstigen Ursachen des gastro-duodenalen Icterus sind noch die ziemlich häufigen, jedoch selten hochgradigen *Stauungskatarrhe* des Duodenums zu nennen, welche besonders bei Kranken mit Herzfehlern vorkommen. Auch der leichte Icterus, den man nicht selten *im Verlaufe mancher acuter Krankheiten*, namentlich bei der *croupösen Pneumonie* beobachtet, muss als katarrhalischer Icterus aufgefasst werden. Zuweilen werden *Erkältungen* als Ursache von Icterus angegeben, doch bleibt die Bedeutung dieses ätiologischen Momentes meist zweifelhaft. Dagegen kann man den Einfluss *stärkerer psychischer Erregungen*, namentlich eines heftigen *Aergers,* auf die Entstehung von Icterus nicht ganz läugnen. Da ausgesprochene gastrische Erscheinungen, Appetitlosigkeit, Erbrechen, Cardialgien zweifellos keineswegs selten nach derartigen psychischen Affecten auftreten, so ist auch die Entwicklung eines Icterus in solchen Fällen nicht ausser aller Analogie.

Pathologische Anatomie. Die Zeichen des Gallengangkatarrhs sind ebenso, wie die meisten sonstigen katarrhalischen Schleimhautaffectionen, in der Leiche keineswegs immer sehr ausgeprägt, da die Schwellung und Injection der Schleimhaut mit dem Eintritt des Todes beträchtlich abnehmen. Gewöhnlich benutzt man zur Entscheidung der Frage über die erhaltene resp. aufgehobene Durchgängigkeit des Ductus choledochus den Versuch, den Inhalt der Gallenblase durch Druck auf dieselbe in den Darm zu entleeren. Besteht in Folge eines Katarrhs im Choledochus Verschluss desselben, so gelingt die Entleerung der Galle nicht sogleich. Bei einem kräftigeren Druck wird aus der Mündung des Choledochus in der Papilla duodenalis ein *zäher, weisslicher Schleimpfropf* hervorgedrängt und jetzt erst ist die Passage für die nachrückende Galle frei geworden. Doch braucht ein derartiger „Pfropf“ keineswegs immer vorhanden zu sein, da schon die einfache katarrhalische Schwellung der Schleimhaut genügt, um eine Gallenretention hervorzurufen.

Schneidet man die Gallenwege auf, so findet man den Ductus choledochus in grösserer oder geringerer Ausdehnung mit weissem, zähem Schleim erfüllt. Am stärksten afficirt ist gewöhnlich der in der Darmwand gelegene Theil des Choledochus, die sogenannte *Pars intestinalis* desselben. Die hinter der verstopften Stelle gelegenen Abschnitte der Gallenwege sind, wenn die Gallenstauung längere Zeit bestanden hat, erweitert. Diese Erweiterung kann sich bis in die kleinsten, in der Leber selbst gelegenen Gallengänge erstrecken. Die Leber schwillt in Folge davon nicht unbeträchtlich an und ist diffus gallig tingirt. Wenn die Gallenstauung längere Zeit andauert, was aber bei einem einfachen katarrhalischen Icterus kaum jemals vorkommt, so geht ein Theil der Leberzellen in Folge der schädlichen Einwirkung des gestauten Secrets zu Grunde. An Stelle des untergegangenen Leberparenchyms tritt dann neugebildetes Bindegewebe. Näheres hierüber siehe in dem Capitel über biliäre Cirrhose.

Symptome und Krankheitsverlauf. Da der Katarrh des Choledochus sich fast immer an einen Gastroduodenalkatarrh anschliesst, so sind die ersten Krankheitserscheinungen auch gewöhnlich auf diesen zu beziehen. Zwar beobachtet man nur selten im Anfange der Krankheit schwerere Magenerscheinungen (starkes Erbrechen, heftige Magenschmerzen u. dgl.), doch geht dem Auftreten des Icterus fast immer eine längere oder kürzere Zeit andauernde Krankheitsperiode vorher, während welcher die Patienten sich nicht recht wohl fühlen, über Mattigkeit, Appetitlosigkeit, schlechten Geschmack im Munde, Uebelkeit, Druck im Magen, Aufstossen, zuweilen auch über zeitweiliges Erbrechen zu klagen haben. Das Uebergreifen des Katarrhs auf den Ductus choledochus macht sich erst dann bemerklich, wenn die Haut und die sichtbaren Schleimhäute eine deutliche gelbe, *icterische Färbung* annehmen.

Da der Secretionsdruck der Galle in der Leber ein äusserst geringer ist, so genügt schon die einfache katarrhalische Schwellung der Schleimhaut und die Ansammlung von zähem Schleim in dem Ductus choledochus, um ein beträchtliches Hinderniss für die weitere Entleerung der Galle in den Darm abzugeben. Eine vollständige Retention der Galle findet beim gewöhnlichen katarrhalischen Icterus nur selten und höchstens zeitweise statt. Indessen staut sich doch ein beträchtlicher Theil der Galle rückwärts in den Gallenwegen bis in die Leber hinein. Sobald diese Stauung einen gewissen Grad erreicht hat, findet eine *Resorption der gestauten Galle durch die Lymphgefässe der Leber* statt. Die sämmtlichen Bestandtheile der Galle gelangen somit durch den Ductus thoracicus ins Blut und weiterhin in alle Körperorgane. Sehr bald, schon nach wenigen Tagen, beginnt eine Imbibition der Gewebe mit Gallenfarbstoff, welche sich für die klinische Untersuchung durch die deutliche gelbe Färbung der Haut und der sichtbaren Schleimhäute bemerkbar macht („*Gelbsucht*", *Icterus*). Zuerst fällt der Icterus gewöhnlich an den Conjunctivae auf. Später wird die ganze Haut gelb und auch an der Schleimhaut des Mundes und Rachens ist diese Färbung sehr deutlich, namentlich wenn man durch Druck auf die Schleimhaut (z. B. an den Lippen) das Blut zur Seite drängt. Die inneren nicht sichtbaren Organe sind selbstverständlich ebenfalls mit Gallenfarbstoff imprägnirt. Namentlich zeigen auch etwa gleichzeitig vorhandene flüssige Exsudate und Transsudate stets eine deutlich gelbe Färbung. Nur das Gewebe des Knorpels, der Cornea und der peripheren Nerven besitzt nicht die Eigenschaft, sich mit Gallenfarbstoff zu imprägniren. In den übrigen Organen dagegen kommt zuweilen neben der diffusen Imbibition mit Gallenfarbstoff sogar eine körnige Ausscheidung desselben vor.

Ausser der sichtbaren Gelbfärbung machen sich in der Haut bei Icterischen häufig noch einige weitere Erscheinungen geltend, welche von der Anwesenheit des Gallenfarbstoffs abhängig sind. Fast constant leiden alle Kranken mit länger dauerndem Icterus an einem oft sehr heftigen *Hautjucken*, welches des Nachts im Bette so stark werden kann, dass es den Kranken den Schlaf raubt. Durch das viele Kratzen entstehen auf der Haut häufig zahlreiche *Excoriationen und Schrunden*, welche sogar den Anlass zur Bildung grösserer Furunkel geben können. Auch *Urticaria*-Eruption beobachtet man zuweilen. Als eine eigenthümliche, besonders von englischen Autoren beschriebene Hautaffection beim Icterus ist das sogenannte *Xanthelasma* zu erwähnen. Dasselbe besteht in hellgelben, meist etwas erhabenen Flecken, welche ihren Sitz namentlich an den Augenlidern, seltener auch an anderen Körperstellen haben.

Die übrigen beim Stauungsicterus auftretenden Krankheitserscheinungen lassen sich in zwei Gruppen eintheilen. Die erste Gruppe von Symptomen ist von der Anwesenheit der Gallenbestandtheile, namentlich der *Gallensäuren im Blute* abhängig, während die zweite in der *Absperrung der Galle vom Darm* ihre Erklärung findet.

Wie wir gesehen haben, findet nach dem Verschluss oder der Verengerung des Gallenausführungsgangs eine Resorption der Gallenbestandtheile durch die Lymphe statt. Die Schicksale des auf diese Weise ins Blut gelangten *Gallenfarbstoffs* haben wir bereits zum Theil kennen gelernt. Von ziemlich grosser klinischer Bedeutung ist aber weiterhin die Anwesenheit der *Gallensäuren im Blute.* Wie aus der Physiologie bekannt, besitzen dieselben eine Anzahl giftiger Eigenschaften, unter denen ihre Fähigkeit, die rothen Blutkörperchen zu zerstören, für den Körper die bedenklichste wäre. Dieselbe kommt aber in Wirklichkeit, wenn überhaupt, nur in geringem Maasse in Betracht, theils weil die hierzu erforderliche Concentration der resorbirten Gallensäuren nicht stark genug ist, theils weil die Gallensäuren im Blute wahrscheinlich grösstentheils bald wieder zersetzt werden. Dagegen ist der Einfluss, welchen die Gallensäuren auf gewisse nervöse Centra ausüben, auch klinisch deutlich bemerkbar. Am häufigsten ist die von der Einwirkung des cholsauren Natrons auf die Herzganglien oder vielleicht auch auf das Vaguscentrum abhängige *Pulsverlangsamung.* Beim einfachen katarrhalischen und bei jedem anderen Stauungsicterus ist dies, falls keine anderweitigen Complicationen (Fieber u. s. w.) bestehen, eine fast constante Erscheinung. Man beobachtet eine Pulsfrequenz von 60—50, ja noch weniger Schlägen in der Minute. Auch kleine *Unregelmässigkeiten der Herzaction* kommen nicht selten vor. Ausser den Pulsanomalien sind es namentlich gewisse *nervöse Störungen,* welche sich bei Icterischen häufig einstellen und auf die Anwesenheit von Gallenbestandtheilen, speciell Gallensäuren im Blut zu beziehen sind. Hierher gehören eine zuweilen auffallende allgemeine *Mattigkeit* und *Muskelschwäche,* ferner *Kopfschmerzen, psychische Verstimmung* u. dgl. Die *schweren nervösen Störungen,* welche zuweilen beim Icterus vorkommen und als *Cholaemie* bezeichnet werden, kommen in einem anderen Capitel zur Sprache. Ebenso sei hier nur kurz erwähnt, dass sich bei manchen Kranken mit schwerem Icterus eine auffallende *Neigung zu Blutungen,* eine Art *„hämorrhagische Diathese“* ausbildet. Blutungen auf der Haut und in inneren Organen, Nasenbluten u. dgl. werden bei Icterischen nicht selten beobachtet.

Wir kommen jetzt zur Besprechung derjenigen Symptome, welche die Folge der *Absperrung der Gallenzufuhr zum Darm* sind. Ein richtiges Verständniss derselben werden wir leicht erlangen, wenn wir uns die physiologischen Functionen, welche die in den Darm ergossene

Galle zu verrichten hat, kurz vergegenwärtigen. Wie bekannt, spielt die Galle zunächst bei der Fettverdauung eine wichtige Rolle, indem sie die Emulsion des Fettes besorgt und den Durchtritt desselben durch die Darmwand in die Chylusgefässe erleichtert. Dem entsprechend erfährt die Fettresorption bei jedem Stauungsicterus eine nicht geringe Beeinträchtigung, welche sich vor allem in dem *abnormen Fettgehalt der Stühle* kundgiebt. Seit Alters her ist die *weisse, thonartige Farbe der Stühle* beim Icterus bekannt und gilt als hauptsächlichster Anhaltepunkt zur Beurtheilung der Vollständigkeit des Gallengangverschlusses. Zum Theil beruht die helle Farbe des Stuhls beim Icterus einfach auf dem Mangel des Gallenfarbstoffs, welcher die hauptsächlichste Ursache der normalen dunkelbraunen Färbung der Fäces ist. Die charakteristisch *weisse* Thonfarbe der Stühle rührt aber ausschliesslich von ihrem reichlichen Gehalt an unverdautem Fett her. Wir selbst haben den Versuch gemacht, einem Kranken mit hochgradigem Stauungsicterus eine möglichst fettfreie Nahrung zu reichen und haben dabei beobachtet, wie die Stühle bei dieser Nahrung keineswegs thonartig, sondern hellbraun waren.

Ausser der mangelhaften Resorption des Fettes hat die Retention der Galle noch einige weitere Folgen. Die Galle besitzt ausgesprochene antiseptische Eigenschaften und ist im Stande, die Fäulniss des Darminhalts aufzuhalten. Wir finden daher beim Stauungsicterus manche Anzeichen vermehrter Fäulnissvorgänge im Darm: die *Fäces sind ungewöhnlich übelriechend* und die Kranken leiden nicht selten an *Flatulenz und Auftreibung des Leibes* in Folge der abnormen Gasentwicklung. Ferner übt die Galle einen entschieden anregenden Einfluss auf die peristaltischen Darmbewegungen aus. Demgemäss leiden viele Kranke mit Stauungsicterus an *Obstipation.*

Endlich müssen wir noch einer wichtigen Function der Galle gedenken, nämlich der *Aufhebung jeder Pepsinverdauung* im Darm durch Fällung des Pepsins. Die physiologische Nothwendigkeit dieser Function hat Kühne nachgewiesen, indem er fand, dass das Pepsin das Pankreasferment zerstört und somit im Darm die Pankreasverdauung stören würde. Daraus folgt, dass man berechtigt ist, bei jedem stärkeren Icterus auch an eine Störung der vom Pankreassaft abhängigen Fett- und Eiweissverdauung zu denken, auch wenn der Zufluss des Pankreassaftes zum Darm ungehindert ist. In manchen Fällen, beim katarrhalischen Icterus sogar wahrscheinlich in der Regel, ist ausser dem Ductus choledochus gleichzeitig auch der Ductus pancreaticus verlegt, so dass auch die Entleerung des Secrets der Bauchspeicheldrüse ebenso, wie die

Gallenexcretion gehemmt ist. Wieviel von den Verdauungstörungen im gegebenen Fall auf den Gallenmangel, wieviel auf das Fehlen des Succus pancreaticus zu beziehen ist, lässt sich natürlich nicht feststellen.

Wir müssen jetzt nach dem *Verbleiben der resorbirten Gallenbestandtheile* fragen. Von den Gallensäuren haben wir bereits angeführt, dass sie wahrscheinlich zum grossen Theil weiter zersetzt werden. Ueber die Schicksale der übrigen Bestandtheile (Taurin, Cholestearin u. s. w.) wissen wir nichts. Nur den Gallenfarbstoff können wir weiter verfolgen und zwar auf den Wegen, auf welchen der Körper sich desselben als eines fremden Bestandtheils wieder zu entledigen sucht. Sobald eine stärkere Anhäufung von Gallenfarbstoff im Blut und in den Geweben stattfindet, sehen wir auch schon die Ausscheidung desselben beginnen und zwar wird dieselbe vorzugsweise von den *Nieren* besorgt. Fast gleichzeitig mit dem ersten Auftreten der icterischen Hautfärbung zeigen sich daher auch schon bestimmte Veränderungen des Harns, welche von dem Gehalt desselben an ausgeschiedenem Gallenfarbstoff herrühren.

Der *icterische Harn* ist meist schon äusserlich auffallend durch seine dunkle, bierbraune Farbe. Schüttelt man ihn, so ist der sich bildende Schaum nicht weiss, wie beim normalen Harn, sondern deutlich gelb. Ein Stückchen in den Harn eingetauchtes weisses Filtrirpapier nimmt eine deutlich gelbe Färbung an. Mischt man in einem Probirgläschen Harn mit etwas Chloroform, so löst sich der Gallenfarbstoff in diesem auf, und das in der Ruhe sich zu Boden senkende Chloroform hat eine starke gelbe Färbung angenommen („*Chloroformprobe*"). Eine andere Reaction, welche meist, aber freilich nicht immer ein positives Resultat ergiebt, ist die sogenannte GMELIN'sche *Probe.* Giesst man aus einem Probirgläschen icterischen Harn langsam und vorsichtig längs dem Glase in ein anderes Probirröhrchen, welches etwas mit einer Spur salpetriger Säure verunreinigte Salpetersäure enthält, so bildet sich an der Grenze beider Flüssigkeiten ein prächtiges Farbenspiel. Durch die Einwirkung der Salpetersäure auf den Gallenfarbstoff bildet sich eine Anzahl farbiger Ringe, zu oberst ein besonders charakteristischer grüner, dann ein blauer, violetter und röthlicher Ring.

Auch *Gallensäuren* können im icterischen Harn nachgewiesen werden, doch ist dieser Nachweis umständlich und ohne practische Bedeutung.

Sehr häufig enthält der icterische Harn charakteristische morphologische Bestandtheile, die von NOTHNAGEL zuerst näher beschriebenen *Icteruscylinder* d. h. hyaline Harncylinder, welche meist gelb tingirt, nicht selten auch ganz mit dunkelgelben Körnchen besetzt sind. Zuweilen, aber keineswegs immer, enthält der icterische Harn gleichzeitig geringe Mengen von *Eiweiss*.

Ausser den Nieren sind auch die *Schweissdrüsen* eine Ausscheidungsstätte für den Gallenfarbstoff. Im Schweiss Icterischer lässt sich ebenso, wie im Harn, Gallenfarbstoff nachweisen und nicht selten findet man in der Wäsche der Kranken gelbe, vom Schweiss herrührende Flecken. In andere Secrete dagegen, z. B. in die Thränen, in den Speichel, in den Schleim, in den Magensaft u. a. geht der Gallenfarbstoff *nicht* über.

Wir kehren jetzt, nachdem wir die, wie erwähnt, bei jedem Stauungsicterus in genau derselben Weise in Betracht kommenden Erscheinungen erörtert haben, zur Besprechung des *einfachen katarrhalischen Icterus* zurück. Sobald sich nach den kürzere oder längere Zeit (gewöhnlich einige Tage, seltener 1—2 Wochen) andauernden prodromalen gastrischen Erscheinungen eine deutlich icterische Hautfärbung einstellt, treten auch die weiteren Folgen des Icterus auf. Der Harn wird dunkel und gallenfarbstoffhaltig, die Stühle hell, mehr oder weniger thonfarben. Schwerere nervöse Störungen kommen in den gewöhnlichen Fällen nicht vor, doch fühlen sich die Kranken meist recht matt, der Appetit ist gering, der Stuhl meist etwas angehalten. Der Puls zeigt eine deutliche mässige Verlangsamung und auch die Körpertemperatur ist nicht selten etwas subnormal (36°,0—36°,5).

Bemerkenswerthe Resultate liefert in den meisten Fällen die *objective Untersuchung der Leber*. Dieselbe wird, wie schon angeführt, in Folge der Gallenstauung vergrössert. Demgemäss überragt die untere Grenze der Leberdämpfung meist einige Finger breit den Rippenbogen und nicht selten kann man den unteren Leberrand durch die Bauchdecken hindurch deutlich fühlen. In manchen Fällen ist die Gallenblase durch angestaute Galle und zum Theil auch durch das Secret ihrer eigenen Schleimhaut so ausgedehnt, dass sie unter dem Leberrande hervorragt. In solchen Fällen kann man, worauf namentlich GERHARDT zuerst aufmerksam gemacht hat, zuweilen an der unteren Grenze der Leberdämpfung eine deutliche, der Gallenblase entsprechende Vorbuchtung durch die Percussion nachweisen. Bei schlaffen Bauchdecken kann man sogar in einigen Fällen die ausgedehnte Gallenblase deutlich fühlen. Stärkere subjective Empfindungen in der Lebergegend fehlen meist, doch klagen die Patienten nicht selten über ein gewisses Gefühl von Druck und Spannung im rechten Hypochondrium.

Die Dauer der geschilderten Symptome beträgt beim einfachen katarrhalischen Icterus selten länger, als einige Wochen. Gewöhnlich bessert sich bei richtigem Verhalten der Kranken sogar noch früher ihr Allgemeinbefinden. Der Harn wird heller, die Stühle nehmen wieder eine normale dunklere Färbung an, der Puls wird rascher u. s. w. Die gelbe Färbung der Haut dauert freilich in abnehmendem Grade oft noch bis in eine Zeit hinein, in welcher sich die Kranken subjectiv bereits vollständig wohl fühlen. Allmählich verliert sich aber auch der Icterus und die Krankheit geht in völlige Heilung über. Recidive kommen zwar, namentlich durch Diätfehler u. dgl. veranlasst, vor, sind im Ganzen aber selten.

Der *Ausgang* des katarrhalischen Icterus ist somit fast ausnahmslos ein günstiger. Die ganze Dauer der Krankheit beträgt etwa 3—6 Wochen, selten noch länger. Nur in ganz vereinzelten Fällen, an welche man freilich stets denken muss, geht der anfangs scheinbar leichte und ungefährliche Zustand ziemlich plötzlich in die schwere Form des perniciösen Icterus über (s. u. das Capitel über acute gelbe Leberatrophie und Icterus gravis).

Diagnose. Die Diagnose des katarrhalischen Icterus ist in der Regel leicht zu stellen. Sie stützt sich vorzugsweise auf den Verlauf des Leidens, auf die Entwicklung eines Icterus im Anschluss an deutliche gastrische Erscheinungen bei einem vorher ganz gesunden, meist jugendlichen Individuum. Von besonderer Wichtigkeit ist es immer, die *übrigen Zustände, welche einen Icterus hervorrufen können, auszuschliessen.* Man hat daher darauf zu achten, ob die Anamnese keine Anhaltepunkte für das Vorhandensein von Gallensteinen (Kolikanfälle u. dgl.) ergiebt, ob ferner die objective Untersuchung der Abdominalorgane nicht ein ernsteres Leiden der Leber und ihrer Nachbarorgane (Cirrhose, Geschwülste u. dgl.) nachweist. Namentlich bei älteren Personen kommt es nicht selten vor, dass eine anfangs für einen gewöhnlichen katarrhalischen Icterus gehaltene Gelbsucht sich später als Symptom eines schwereren chronischen Leidens herausstellt. Man soll daher die Diagnose des katarrhalischen Icterus immer erst nach einer sorgfältigen Erwägung aller durch die Anamnese und die objective Untersuchung gewonnenen Ergebnisse stellen.

Therapie. Bei dem günstigen Verlauf der meisten Fälle von katarrhalischem Icterus ist eine eingreifendere Therapie für gewöhnlich nicht nothwendig. Die Kranken bedürfen der *Ruhe und Schonung* und sind auf die Nothwendigkeit einer *strengen Diät* aufmerksam zu machen, damit der Magenduodenalkatarrh nicht verschlimmert wird. Besonders zu untersagen ist der Genuss von Fett, da, wie wir gesehen haben, dasselbe doch nicht resorbirt wird und nur zu abnormen Zersetzungen im Darm Anlass giebt. Mageros Fleisch, Weissbrod, leichte Suppen, Gemüse, gekochtes Obst, Fruchtlimonaden u. dgl. sind die zweckmässigsten Nahrungsmittel für Icterische.

Ausser durch diätetische Vorschriften sucht man auf den bestehenden Magendarmkatarrh auch direct günstig einzuwirken. Die verschiedenen Stomachica, namentlich die *Tinct. Rhei aquosa* und *vinosa* werden häufig verordnet. Besonders zweckmässig ist der Gebrauch des *Carlsbader Wassers* oder des künstlichen *Carlsbader Salzes*, von welchem man ½—1 Esslöffel voll in einer Tasse warmen Wassers gelöst früh nehmen lässt. Ausser dem günstigen Einfluss der Alkalien auf die Magenschleimhaut kommt auch ihre abführende Wirkung in Betracht. Besteht stärkere Obstipation, so muss man zuweilen noch zu anderen Abführmitteln (Ol. Ricini, Calomel, Rheuminfus) greifen.

Sehr gerühmt worden ist in neuerer Zeit die *Behandlung des katarrhalischen Icterus mit grossen Kaltwasserklystieren.* Dieselben sollen durch die Anregung der Darmperistaltik und vielleicht auch der Gallensecretion das Hinderniss für die Gallenentleerung zu beseitigen im Stande sein. Dem Kranken wird täglich einmal mit 1—2 Liter Wasser von 12—18° R. eine Irrigation ins Rectum gemacht, welche derselbe so lange wie möglich bei sich behalten soll. Schon nach wenigen Tagen tritt angeblich der günstige Erfolg ein, kenntlich an der Besserung des Allgemeinbefindens, an der Abnahme des Gallenfarbstoffgehalts im Harn und an der stärkeren Färbung der Fäces.

Auch mit mechanischen Mitteln hat man versucht, die Entleerung der Galle in den Darm zu bewerkstelligen. So hat namentlich GERHARDT die Angabe gemacht, dass man zuweilen die prall gefüllte und fühlbare (s. o.) Gallenblase durch die Bauchdecke hindurch so stark comprimiren kann, dass man hierdurch, zuweilen plötzlich mit einem Ruck, die Gallenblase entleert und auf diese Weise die Passage durch den Choledochus frei macht. Allgemeine Verbreitung hat diese Methode noch nicht gefunden, da sie doch nur in einzelnen Fällen anwendbar erscheint und wahrscheinlich auch nicht ganz ungefährlich ist. Von mehreren Seiten ist auch empfohlen worden, die Gallenblase durch äussere *Faradisation* zur Contraction und Entleerung ihres Inhalts anzuregen.

ZWEITES CAPITEL.
Gallensteine.
(Gallensteinkolik. Cholelithiasis.)

Aetiologie. Trotz des sehr häufigen Vorkommens der Gallensteine ist doch über die Ursachen ihrer Bildung erst wenig Sicheres bekannt.

Nur einige Momente können wir angeben, welche aller Wahrscheinlichkeit nach beim Entstehen der Concremente von Einfluss sind.

Eine wichtige Rolle spielt jedenfalls die *Stauung* und die in Folge davon eintretende Verdickung und *vermehrte Concentration der Galle*, welche zur Ausscheidung gewisser vorher gelöster Gallenbestandtheile führt. Indessen kann dieses Moment, so vielfache Thatsachen auch für seine Wirksamkeit sprechen, doch nicht als *alleinige* Ursache angesehen werden. Vielmehr weist namentlich die chemische Untersuchung der Gallensteine mit Entschiedenheit darauf hin, dass der Steinbildung gewisse *abnorme chemische Zersetzungs- und Umsetzungsprocesse in der Galle* vorausgehen müssen. Denn nur so allein lässt sich der Umstand erklären, dass die Bestandtheile der Gallensteine in mehreren Beziehungen von den in der normalen Galle gelösten Stoffen abweichen. So ist namentlich das Gallenpigment in den Steinen niemals als solches vorhanden, sondern stets an Kalk gebunden. Da Kalk in der normalen Galle nur in sehr geringer Menge vorhanden ist, so hat Frerichs schon vor längerer Zeit die Vermuthung ausgesprochen, dass derselbe von der Schleimhaut der Gallenblase geliefert wird. Von besonderer Wichtigkeit ist die Thatsache, dass das Cholesterin und wahrscheinlich zum Theil auch die Gallenpigmente in der normalen Galle durch die Anwesenheit des gallensauren Natrons gelöst sind. Sobald also letzteres sich aus irgend einem Grunde zersetzt, würde hierin ein Anlass zur Ausscheidung der oben genannten Stoffe gegeben sein. Sehr begünstigt wird die Zersetzung der gallensauren Salze durch eine eintretende saure Reaction der Galle, über deren Zustandekommen wir freilich noch nichts Näheres wissen. Vielleicht spielen fermentative Vorgänge hierbei eine Rolle. Die Ansicht, dass häufig ein Schleimklümpchen den Kern bilde, um welchen herum die Ausscheidung von Gallenbestandtheilen stattfinde, hat sich insofern nicht bestätigt, als sich Schleimreste in den Gallensteinen chemisch niemals nachweisen lassen.

Etwas besser, als über die chemischen Vorgänge bei der Concrementbildung, sind wir über eine Anzahl von *disponirenden Ursachen* unterrichtet, welche beim Entstehen der Gallensteine eine Rolle spielen.

Einen entschiedenen Einfluss auf die Bildung der Gallensteine zeigt das *Lebensalter*. Die bei weitem grösste Zahl der Fälle von Cholelithiasis fällt in das Alter über 40 Jahre. Bei Personen im Alter von 20—40 Jahren kommen Gallensteine viel weniger häufig vor und nur in einzelnen seltenen Fällen beobachtet man auch bei Kindern (selbst bei Neugeborenen) Gallensteine. Der Grund dieser auffallenden Disposition des *höheren Lebensalters* wird zum Theil wenigstens darin gesucht, dass es in Folge von Schwäche der Blasenmuskulatur im höheren Alter leichter zu einer theilweisen Stagnation und Zurückhaltung von Galle in der Gallenblase kommen kann, als bei jüngeren Individuen. Auch auf die Möglichkeit eines abnorm vermehrten Cholesterin- und Kalkgehalts der Galle bei älteren Leuten ist hingewiesen worden.

Ausser dem Alter wirkt auch das *Geschlecht* in ausgesprochenem Maasse auf die Disposition zur Gallensteinbildung ein. Nach den übereinstimmenden Beobachtungen aller Autoren sind Gallensteine beim *weiblichen Geschlecht* häufiger, als beim männlichen, etwa im Verhältniss von 3 : 2. Zur Erklärung dieser Thatsache hat man auf die sitzende Lebensweise und besonders auf die Störung der Gallenexcretion in Folge des engen Schnürens aufmerksam gemacht.

Vielfach hat man die Bildung von Gallensteinen mit gewissen Eigenthümlichkeiten der *Körperconstitution* in Beziehung gebracht. Namentlich sollen die *Fettleibigkeit*, die *Gicht* und die *chronische Endarteriitis* die Disposition zur Cholelithiasis erhöhen. Auch die *Lebensweise*, die zu reichliche Nahrungsaufnahme, insbesondere der übermässige Genuss von Fett und von Fleisch, der Mangel an genügender körperlicher Bewegung u. dgl. sind angeblich von ähnlicher Wirkung. Doch ist die Bedeutung aller dieser Momente keineswegs irgendwie mit Sicherheit festgestellt worden.

Dagegen unterliegt es keinem Zweifel, dass *Krankheiten der Leber und der Gallenwege* selbst das Entstehen von Gallensteinen begünstigen, indem sie die Ausscheidung der Galle aus den Gallenwegen und der Gallenblase auf mannigfache Weise (Compression und Verstopfung eines Gallengangs, Degeneration der Wandungen der Gallenblase u. dgl.) hemmen können. Die ziemlich verbreitete Ansicht freilich, dass schon der einfache chronische Katarrh der Gallenwege ein die Steinbildung förderndes Moment sei, ist wahrscheinlich nicht richtig. Die häufigen Fälle, in welchen man gleichzeitig Gallensteine und Katarrh der Gallenwege findet, sind vielmehr so zu deuten, dass der Katarrh nicht die Ursache, sondern die *Folge* der Gallensteine ist.

Vorkommen, chemische und physikalische Eigenschaften der Gallensteine. Der *Ort*, an welchem Gallensteine am häufigsten gefunden werden, ist die *Gallenblase*. Hier sieht man sie einzeln oder in beträchtlicher Anzahl (über 100). Ihre Grösse wechselt von der eines Sandkörnchens bis zu der eines Hühnereis. Die grossen Steine können die Gallenblase vollständig ausfüllen, ebenso kleinere Steine, wenn sie in reichlicher Menge vorhanden sind. Meist liegen die Steine frei in der Blase drin. Nur ausnahmsweise adhäriren sie fester an einer Stelle der

Wand. Selten findet man ein Divertikel der Gallenblase, in welchem ein Stein sich gebildet hat. Die Schleimhaut der Gallenblase zeigt in Folge der mechanischen Reizung durch die Steine nicht selten die Zeichen eines ziemlich intensiven Katarrhs. Zuweilen kommt es in derselben auch zu kleineren oder ausgedehnteren Necrosen und Ulcerationen (s. u.).

Steine, welche in den grossen *Gallengängen* gefunden werden, haben sich nicht dort gebildet, sondern sind auf ihrem Wege in den Darm stecken geblieben. Man spricht in solchem Falle von einer *Gallenstein-einklemmung*. In der *Leber* selbst kommen Gallensteine nicht sehr selten vor, oft in grosser Anzahl. Dieselben können einen Durchmesser von ½—1 Ctm. erreichen. Die kleinen Gallengänge in der Leber sind dann meist ziemlich beträchtlich erweitert, zuweilen stellweise nischenförmig ausgebuchtet. In der Umgebung der Steine beobachtet man in der Regel chronische oder acute eitrige Entzündung des Lebergewebes (s. u.).

Die *Gestalt* der Gallensteine bietet alle möglichen Verschiedenheiten dar. Die kleinsten Gallensteine bilden den aus unregelmässigen sandartigen Concrementen zusammengesezten „*Gallengries*". Die grösseren Steine haben eine annähernd kuglige, eiförmige oder polyedrische Gestalt. Letztere entsteht in der Regel dadurch, dass die neben einander gelegenen Steine sich gegenseitig abschleifen und in ihrer Form anpassen. Die *Farbe* der Steine ist je nach ihrem Pigmentgehalt dunkelschwarz, dunkelbraun oder heller, mehr grünlich oder hellgelb. Die frischen Gallensteine sind alle schwerer, als Wasser. Im getrockneten Zustande dagegen, in welchem sie Luft einschliessen, schwimmen sie meist auf Wasser. Macht man einen *Durchschnitt* durch einen Gallenstein, so findet man entweder eine homogene Structur oder eine mehrfache Schichtung. In der Regel sieht man einen dunkel *pigmentirten Kern*, welcher von einer helleren, concentrisch geschichteten oder deutlich krystallinischen *Schale* umgeben ist. Oft kann man die äussersten Lagen des Steins noch als besondere, dunklere und härtere Rinde unterscheiden.

Ihrer *chemischen Zusammensetzung* nach theilt man die Gallensteine gewöhnlich in mehrere Gruppen ein. Bei weitem am häufigsten sind die *Cholesterinpigmentsteine*, in welchen die beiden hauptsächlichsten Bestandtheile der Gallensteine, *Cholesterin* und *Gallenfarbstoff* (letzterer theils rein, theils in Verbindung mit Kalk), in sehr wechselndem Mengenverhältnisse mit einander gemischt vorkommen. Als Durchschnitt kann man etwa einen Cholesteringehalt von 70—80 % annehmen. Neben den genannten Stoffen enthalten auch diese Steine meist noch

Kalk und *Magnesia*. Entsprechend ihrem geringeren oder reichlicheren Gehalt an Farbstoff haben sie eine mehr helle oder dunklere, fast schwarze Farbe. Seltener sind reine *Cholesterinsteine*, welche in der Regel nur vereinzelt gefunden werden, eine weiche Consistenz und oft ein fast transparentes Aussehen zeigen. Uebrigens enthalten auch die meisten Cholesterinsteine einen Kern aus Pigmentkalk. *Reine Pigmentsteine* sind selten und meist klein, griesförmig. Noch seltener hat man kleine, steinharte *reine Kalkconcremente* gefunden.

Anatomische und klinische Folgeerscheinungen der Gallensteine. Sowohl in der Leber selbst, als auch namentlich in der Gallenblase können Gallensteine lange Zeit liegen, ohne die geringsten Beschwerden für die betreffenden Personen zu verursachen. Dies geht daraus hervor, dass man keineswegs selten bei Sectionen Gallensteine vorfindet, auf deren Anwesenheit niemals irgend ein krankhaftes Symptom hingewiesen hat.

In anderen Fällen dagegen bedingen die Gallensteine ein wichtiges und schweres, ja zuweilen sogar tödtliches Leiden. Zwei Umstände sind es, welche die Ursache derartiger schwerer Erscheinungen werden können, einmal gewisse *mechanische Momente* (Einklemmung und Gallengangverschluss) und dann *secundäre*, von der Anwesenheit der Gallensteine abhängige *Entzündungen*. Diese beiden Vorgänge müssen wir jetzt näher besprechen.

Die Gallensteine *verlassen nicht selten ihren ursprünglichen Entstehungsort*. Steine, die sich in der Leber gebildet haben, werden mit dem Strom der abgeschiedenen Galle allmählich vorwärts getrieben, gelangen durch den Ductus hepaticus in den Ductus choledochus und weiterhin in den Darm. Auch die viel häufigeren Steine in der Gallenblase verlassen ihren Ort nicht selten. Die hierbei wirksamen treibenden Kräfte sind nicht ganz sicher festgestellt. Wahrscheinlich kommen verschiedene Momente in Betracht; vor allem die Muskelcontractionen der Gallenblase, ferner aber wahrscheinlich auch die Schwere der Steine, sowie der Druck des Zwerchfells und der Bauchpresse (Athembewegungen, Stuhlgang, etwaiges Erbrechen u. dgl.). Sind die Steine erst in die Gallengänge gelangt, so ist die nachrückende Galle als die hauptsächlichste treibende Kraft anzusehen, da sowohl der Ductus cysticus, als auch der Ductus choledochus keine eigene Muskulatur besitzt.

Während kleinere Steine diese ganze Passage durchmachen können, ohne dabei irgendwelche Symptome zu verursachen, ruft der Durchtritt grösserer Gallensteine einen sehr charakteristischen Symptomencomplex hervor, welcher das hauptsächlichste Kriterium zur Diagnose der Cholelithiasis abgiebt, nämlich die sogenannte *Gallensteinkolik* (*Leberkolik*).

Die Schmerzanfälle sind häufig, wenngleich nicht immer, das erste Symptom der Gallensteinkrankheit. Ihre Intensität ist in den einzelnen Fällen sehr wechselnd. Man beobachtet sie von leichten Graden mit meist unbestimmtem Charakter und daher von schwieriger, unsicherer Deutung an bis zu den heftigsten, qualvollsten Anfällen.

Der ausgeprägte *Anfall einer Gallensteinkolik* beginnt plötzlich oder mit geringen Vorboten (Uebelkeit, Frösteln, leichte allgemeine Erregung u. dgl.), relativ am häufigsten einige Stunden nach der Mittagsmahlzeit. Der *Schmerz* tritt entweder auf einmal mit grosser Heftigkeit auf oder er ist anfangs geringer, um rasch seinen höchsten Grad zu erreichen. Gewöhnlich localisiren ihn die Kranken hauptsächlich ins Epigastrium und in das rechte Hypochondrium, doch strahlt er von hier auch in den Rücken, in die Schultergegenden, ja sogar bis in den rechten Arm aus. Der Schmerz steigert sich in einzelnen Paroxysmen bis zur grössten Heftigkeit. Wiederholt hat man, namentlich bei nervösen Personen, das Auftreten *allgemeiner Convulsionen* in Folge des Schmerzes beobachtet. Ziemlich häufig tritt im Verlaufe der Gallensteinkolik ein heftiger *Schüttelfrost* auf, auch *Erbrechen* ist nicht selten. Der *Stuhl* ist meist angehalten. Das *Allgemeinbefinden* ist in der Regel stark gestört. Die Kranken fühlen sich im höchsten Grade matt und angegriffen und machen einen collabirten Eindruck. Der *Puls* ist klein, etwas beschleunigt, nicht selten aber auch verlangsamt. Die *Körpertemperatur* ist normal, doch kommen zuweilen auch Steigerungen der Eigenwärme, sogar bis auf 40° C. und darüber während der Schüttelfröste vor. Die *objective Untersuchung* der Leber ergiebt meist eine geringere oder stärkere Anschwellung derselben. In einigen Fällen kann man auch die gefüllte und prall gespannte Gallenblase fühlen oder eine ihr entsprechende Dämpfung nachweisen. *Icterus* tritt gegen Ende des Anfalls häufig, aber keineswegs constant ein. Er kann selbstverständlich nur dann entstehen, wenn durch den Stein ein länger andauernder Verschluss des Ductus hepaticus oder choledochus bewirkt wird, während er ganz fehlt, wenn die Einklemmung im Ductus cysticus stattfindet.

Die *Dauer* eines Anfalls von Gallensteinkolik beträgt in leichteren Fällen nur einige Stunden, in schwereren 1—2 Tage, selten länger. Wahrscheinlich hört der Schmerz sofort auf, wenn der Stein glücklich die letzte engste Stelle des Ductus choledochus vor seiner Einmündung in den Darm (das sogenannte Diverticulum Vateri) passirt hat oder, was vielleicht auch zuweilen vorkommt, wenn der Stein wieder rückwärts in die Gallenblase zurückgetreten ist. Durchsucht man nach Ablauf des Anfalls sorgfältig die Stühle des Kranken, am besten indem man sie mit Wasser verdünnt und durchsiebt, so findet man sehr häufig einen oder mehrere Steine in den Ausleerungen. In vereinzelten Fällen hat man auch beobachtet, dass Gallensteine in den Magen gelangten und durch Erbrechen entleert wurden. Ueber die *Wiederkehr der Anfälle* lassen sich keine bestimmten Angaben machen. Zuweilen tritt schon nach kurzer Pause, zuweilen erst nach Monaten oder Jahren ein neuer Anfall auf. Nicht selten folgen sich kurz nacheinander wiederholte Anfälle, um dann für Jahre oder gar für immer aufzuhören. In der Zwischenzeit zwischen den einzelnen Anfällen befinden sich manche Kranke ganz wohl, in anderen Fällen dagegen bestehen ein leichter Icterus, Lebervergrösserung, chronische Verdauungsbeschwerden u. dgl. fort.

Anders sind die Erscheinungen der Cholelithiasis, wenn es zu einer *dauernden Einklemmung eines Steins* an irgend einer Stelle der Gallenwege kommt. Die anfangs gewöhnlich bestehenden heftigen Symptome der Gallensteinkolik lassen dann in der Regel nach mehreren Tagen nach und es bleiben nur noch dumpfe, mitunter exacerbirende Schmerzen übrig. In einigen Fällen hören sogar die Krankheitssymptome fast ganz auf, wenn nämlich der Verschluss des Gallengangs durch den Stein kein ganz vollständiger ist. Besteht dagegen ein vollständiger Verschluss, so treten meist weitere Folgen ein. Sitzt der Stein im *Ductus cysticus*, so wird die Gallenblase durch eine in ihr stattfindende Schleimansammlung immer mehr und mehr ausgedehnt. Der Farbstoff aus der zurückgehaltenen Galle wird allmählich resorbirt, so dass der Inhalt der Gallenblase schliesslich nur aus einer fast farblosen, schleimigen Flüssigkeit besteht. Man bezeichnet diesen Zustand, welcher selbstverständlich in derselben Weise auch bei jedem andersartigen dauernden Verschluss des Ductus cysticus entstehen kann, als *Hydrops vesicae felleae.* Zuweilen kann man in solchem Falle die stark ausgedehnte Gallenblase durch die Bauchdecken hindurch fühlen. Klemmt sich ein Gallenstein in dem *Ductus hepaticus* oder, was viel häufiger vorkommt, in dem *Ductus choledochus* ein und wird hierdurch ein Hinderniss für die Entleerung der Galle geschaffen, so tritt nothwendiger Weise ein *chronischer Icterus* ein.

Eine weitere Reihe von sehr wichtigen Folgeerscheinungen entsteht durch die sich im Anschluss an die Gallensteine entwickelnden *secundären Entzündungen und Ulcerationen.* An jeder Stelle, wo ein Gallenstein sitzt, in der Gallenblase, in den grossen Gallenwegen oder in der Leber selbst kann es zu einer secundären Entzündung kommen. Der Vorgang hierbei ist ein durchaus ähnlicher, wie wir ihn bei der Entzündung des Processus vermiformis in Folge von Kothsteinen kennen gelernt haben. Die Wirkung des Gallensteins ist zunächst eine rein *mechanische*. Durch den Druck, welchen er auf die anliegende Schleimhaut ausübt, entsteht eine einfache Necrose. Die Entzündung und Ulceration ist erst ein weiterer Vorgang, welcher sich in der Umgebung der necrotischen Stelle entwickelt und sich von hier weiter ausbreiten kann. Das Einwandern der Entzündungserreger geschieht wahrscheinlich in allen Fällen vom Darm her. So lange der ulceröse Process auf die Schleimhaut beschränkt bleibt, macht er keine besonderen Erscheinungen. Nicht selten greift er aber allmählich weiter in die Tiefe und geht auf die benachbarten Organe über. Von der fast unerschöpflichen Zahl der vorkommenden Möglichkeiten wollen wir hier nur einige der wichtigsten und häufigsten erwähnen.

Tritt von der Gallenblase oder einem grossen Gallengange aus eine *Perforation in die Bauchhöhle* ein, so ergiesst sich die Galle ins Peritoneum. Wiederholt sind in solchen Fällen auch Gallensteine frei in der Peritonealhöhle gefunden worden. Die Folge einer derartigen Perforation ist fast ausnahmslos eine *eitrige*, in den meisten Fällen *rasch tödtliche Peritonitis*. Dieselbe wird indessen nicht durch den Gallenerguss als solchen hervorgerufen, da die *normale* Galle selbst nicht entzündungserregend wirkt, sondern durch den gleichzeitigen Eintritt septischer Stoffe (zersetzte Galle) in die Bauchhöhle. In seltenen Fällen hat man auch eine *Perforation nach aussen* beobachtet. Die entzündete Gallenblase verwächst mit den Bauchdecken, die Ulceration greift langsam vorwärts und führt schliesslich zum Durchbruch. Auf diese Weise kann eine echte *„äussere Gallenblasenfistel“* entstehen, aus welcher Steine und Galle entleert werden. Häufiger, als die beiden bis jetzt erwähnten Vorgänge, sind Perforationen in andere benachbarte Organe, vor allem ins *Duodenum*. Schon von VIRCHOW, in neuerer Zeit namentlich von FIEDLER ist darauf hingewiesen worden, dass der Durchbruch ins Duodenum in allen den Fällen angenommen werden muss, bei welchen überhaupt grössere Steine in den Darm gelangen und mit dem Stuhl entleert werden. Denn es erscheint in der That kaum denkbar, dass wallnussgrosse oder sogar noch grössere Steine durch die unverletzten engen Gallenwege ihren Weg nehmen. Derartige grössere Steine treten also wahrscheinlich in der Regel durch allmählich gebildete *Duodenalfisteln* ins Duodenum hinein. Da auch die Galle selbst unter solchen Umständen leicht ins Duodenum gelangen kann, so müssen in solchem Fall auch die Folgen der Gallenstauung und des Gallenabschlusses vom Darm verschwinden. In einigen seltenen Fällen hat man auch *Perforationen in den Magen*, in das *Colon*, ja sogar in die Pfortader, in die Harnwege u. a. gesehen.

Die *klinischen Symptome* aller dieser secundären Entzündungen und Ulcerationen können sich natürlich in der verschiedensten Weise geltend machen. Zuweilen sind die Symptome lange Zeit so unbestimmt, dass keine irgendwie sichere Diagnose möglich ist. Schmerzen im Leibe, einzelne Fieberanfälle, Störungen des Allgemeinbefindens und des Appetits weisen auf ein schwereres Leiden hin, dessen nähere Natur aber nur dann vermuthet werden kann, wenn früher ausgeprägtere Symptome bestehender Gallensteine (Kolikanfälle, Icterus, Gallensteine in den Stuhlentleerungen u. s. w.) beobachtet worden sind. Tritt Perforation in die Bauchhöhle ein, so entwickelt sich, wie erwähnt, fast ausnahmslos der Symptomencomplex einer schweren acuten Peritonitis. Die Perforationen in die anderen Organe können nur dann erkannt werden, wenn Gallensteine auf aussergewöhnlichem Wege (nach aussen, durch Erbrechen, mit dem Harn) entleert werden. Die Erscheinungen der durch die Anwesenheit von Gallensteinen in der Leber hervorgerufenen Abscesse („*Gallenabscesse*") werden wir im Verein mit den übrigen Leberabscessen besprechen. Schliesslich ist noch daran zu erinnern, dass in seltenen Fällen grosse in den Darm gelangte Gallensteine zu einer *Darmverschliessung* führen können. Auch secundäre durch Gallensteine bedingte Entzündungs- und Ulcerationsprocesse im Darm sind einige Mal beobachtet worden.

Diagnose. Aus dem Obigen geht hervor, dass die Diagnose der Cholelithiasis in manchen Fällen leicht und mit voller Sicherheit gestellt werden kann, während in anderen Fällen die ganze Krankheit unter so dunklen und vieldeutigen Symptomen auftritt und verläuft, dass ein bestimmtes Urtheil über die Natur des Leidens unmöglich ist. Das am meisten charakteristische Symptom, die *Gallensteinkolik*, kann nur dann mit Bestimmtheit richtig gedeutet werden, wenn ausser den Schmerzen Icterus vorhanden ist, und namentlich, wenn nach dem Anfalle das Auffinden von Steinen in den Stuhlentleerungen gelingt. Sonst sind Verwechselungen mit *Cardialgien*, mit *Darmkoliken*, *Nierensteinkoliken* und der in seltenen Fällen vorkommenden *Neuralgie im Gebiete des Plexus hepaticus* leicht möglich. In zweifelhaften Fällen muss man daher mit seinem Urtheil zurückhaltend sein und erst nach einer sorgfältigen Erwägung aller Symptome und nach einer längere Zeit fortgesetzten Beobachtung des Krankheitsverlaufs die Diagnose stellen.

Die objective Untersuchung der Leber liefert im Ganzen nur selten einen unzweideutigen Befund. Indessen kann, wie erwähnt, eine prall mit Steinen gefüllte Gallenblase durch die Bauchdecken hindurch fühlbar sein. In einigen Fällen hört man dann sogar, namentlich bei aufgesetztem Stethoskop, das *Crepitationsgeräusch* beim Verschieben der Steine gegen einander.

Prognose. Die mannigfachen Gefahren, welche die Bildung von Gallensteinen im Gefolge haben kann, sind oben erwähnt worden. Im Ganzen gehören sie aber alle zu den seltenen Ereignissen. Als Regel muss ein *günstiger Ausgang* der Krankheit angesehen werden. Entweder tritt eine vollständige Heilung ein, nachdem die Steine aus dem Körper auf irgendwelche Weise ausgestossen sind, oder die Symptome lassen wenigstens nach und es tritt wieder ein vollständiges Wohlbefinden des Patienten ein. Im letzteren Fall bleibt natürlich die Möglichkeit eines Recidivs des Leidens stets vorhanden.

Was die einzelnen Erscheinungen betrifft, so ist der Kolikanfall an sich fast niemals lebensgefährlich. Nur ganz vereinzelt hat man bei ungewöhnlich schweren Anfällen den Tod durch Collaps eintreten sehen. Schwerere Folgen kann der *dauernde Verschluss* des Choledochus durch einen Gallenstein nach sich ziehen, indem er zu bedeutenden Ernährungsstörungen und zu secundären Leberveränderungen (s. u.) führt. Von den verschiedenen möglichen Perforationen ist die Perforation nach dem Dünndarm die günstigste. Wahrscheinlich kann später sogar eine vollständige Heilung der entstandenen Fistel eintreten. Ein ungünstiger Ausgang entsteht zuweilen dadurch, dass die in Vernarbung übergegangenen Ulcerationsprocesse am Choledochus einen dauernden *Narbenverschluss* desselben bewirken.

Therapie. Die Therapie der Cholelithiasis besteht erstens in der symptomatischen Behandlung der durch die Gallensteine hervorgerufenen Beschwerden und zweitens in dem Versuche, die Steine aus dem Körper zu entfernen und eine weitere Neubildung derselben zu verhindern.

Unter den einzelnen Symptomen erfordert die *Gallensteinkolik* am häufigsten ein ärztliches Eingreifen. Das wichtigste und unentbehrlichste Mittel ist das *Opium* resp. *Morphium.* Gewöhnlich lässt man den Patienten bei heftigen Schmerzen alle 1—2 Stunden ein Pulver von 0,05 Opium nehmen. Wird das Opium ausgebrochen oder erfordern sehr starke Schmerzen eine möglichst rasche Linderung, so macht man eine subcutane Injection von 0,01—0,02 Morphium. Andere Narcotica, wie *Chloral* und *Belladonna,* sind fast immer entbehrlich. Von äusseren Applicationen auf die Lebergegend leisten *warme* und *heisse Umschläge* die besten Dienste. Nur selten ziehen die Kranken eine Eisblase vor. Wohlthuend sind gewöhnlich gelinde Einreibungen der Lebergegend mit Chloroformöl (Mischung von Chloroform und Olivenöl zu gleichen Theilen). In einigen Fällen empfinden die Kranken Erleichterung, wenn sie auf längere Zeit in ein warmes Bad gesetzt werden. Besteht heftiges *Erbrechen*, so giebt man Opiumtropfen, Bromkalium, Eispillen u. dgl. Tritt stärkerer *Collaps* ein, so müssen Excitantien angewandt werden, Wein, starker schwarzer Caffee, in schwereren Fällen Aether- oder Campherinjectionen. Ist der Kolikanfall überstanden, so verordnet man in der Regel den Gebrauch leichter Abführmittel (Bitterwasser), um die Entleerung der etwa in den Darm gelangten Steine zu beschleunigen.

Der zweiten, oben erwähnten Indication entspricht vor allem der Gebrauch gewisser *alkalischer Mineralwässer*. Ohne dass wir eine sichere Erklärung dafür geben können, hat die practische Erfahrung die günstige Wirkung derselben doch hinlänglich festgestellt. Den grössten Ruf gegen Gallensteine haben sich die Quellen von *Carlsbad* erworben. Gestatten es die äusseren Verhältnisse des Patienten, so ist eine Carlsbader Kur stets anzurathen. Während derselben werden dann häufig unter relativ geringen Beschwerden zahlreiche Gallensteine entleert und die Kranken sind nicht selten nach Beendigung der Kur auf längere Zeit oder für immer von ihrem Leiden befreit. Ausser Carlsbad ist der Gebrauch von *Vichy* am meisten beliebt, ferner *Kissingen, Homburg*, *Marienbad*, *Ems* u. a. Ist die Reise in einen Badeort nicht ausführbar, so lässt man zu Hause etwa 4—6 Wochen lang Carlsbader Wasser trinken.

Alle anderen Mittel, welchen die Fähigkeit, Gallensteine aufzulösen oder zu beseitigen, zugeschrieben ist, sind von recht zweifelhafter Wirkung. Viel Verbreitung hat sich das „DURANDE'sche *Mittel*" erworben, eine Mischung von Aether und Terpentinöl, im Verhältniss von 3 : 2, von welcher 2—3 mal täglich 20—30 Tropfen längere Zeit hindurch genommen werden sollen. Auch der innerliche Gebrauch von *Chloroform* (10—15 Tropfen in einem schleimigen Vehikel, 3—4 mal täglich) ist empfohlen worden.

Treten besondere Zufälle und Complicationen ein (Perforationen, Peritonitis u. s. w.), so müssen diese symptomatisch nach den allgemein üblichen Regeln behandelt werden.

DRITTES CAPITEL.

Eitrige Hepatitis.

(Suppurative Hepatitis. Leberabscess.)

Aetiologie. Sehen wir von äusseren Verwundungen der Leber ab, welche zuweilen zu einer eitrigen Entzündung derselben führen, so sind es zwei Wege, auf welchen Bacterien in die Leber eindringen und die

Ursache einer suppurativen Hepatitis werden können: der Blutstrom und die Gallengänge. Auf dem *Wege des Blutstroms* gelangen namentlich durch die *Pfortader* vom Darm her Entzündungserreger in die Leber. So erklärt sich das gelegentliche Vorkommen bei manchen Geschwürsprocessen im Darm (z. B. bei schwerer Dysenterie) und bei sonstigen eitrigen Entzündungen im Gebiete der Pfortader, namentlich bei eitriger Pylephlebitis (s. d.). Einen grösseren Umweg müssen die Entzündungserreger machen bei den als Theilerscheinung allgemeiner Pyämie auftretenden Leberabscessen. Hier passiren die Bacterien von dem primären Eiterherde aus erst die Venen und die Lungen, um dann durch die *Arteria hepatica* zur Leber zu gelangen. Bekannt ist schon lange das relativ häufige Auftreten von secundären Leberabscessen nach eiternden Kopfverletzungen. Ausnahmsweise kommt es vielleicht vor, dass auch von der *Vena cava* aus der Infectionsstoff in die *Lebervenen* gelangt („rückläufige Embolie").

Die infectiösen Stoffe, welche *von den Gallenwegen aus* in die Leber eindringen, stammen stets aus dem Darm her. Fast ausnahmslos schliesst sich die Leberentzündung in diesen Fällen an vorhergehende Erkrankungen der Gallengänge an. Als die bei weitem häufigste Ursache dieser Art Leberabscesse haben wir die Bildung von *Gallensteinen* in der Leber bereits kennen gelernt. Die mechanische Verletzung (Drucknecrose) der Umgebung und die zur Zersetzung der Galle führende Retention derselben sind die wesentlichsten, das Zustandekommen der Entzündung unterstützenden Momente.

Während bei uns Leberabscesse aus anderen, als den angeführten Ursachen, sehr selten sind, werden in den *Tropen* angeblich ziemlich häufig grosse scheinbar *primäre Leberabscesse* beobachtet, deren Entstehungsweise noch nicht näher aufgeklärt ist.

Pathologische Anatomie. Die anatomischen Vorgänge bei der Bildung eines Leberabscesses lassen sich an den kleinsten, noch in der Entwicklung begriffenen Abscessen am besten studiren. Hier findet man die Gefässe mit Mikrococcen vollgestopft, die Leberzellen in der Umgebung kernlos und in Zerfall begriffen. Längs den Gefässen bemerkt man eine starke Anhäufung von Kernen (ausgewanderten weissen Blutzellen). Die zellige und flüssige Exsudation nimmt rasch zu, das Lebergewebe geht vollständig zu Grunde und an Stelle desselben tritt der Abscess. Durch allseitiges Weitergreifen kann sich derselbe beliebig vergrössern. Grosse Abscesse können schliesslich fast einen ganzen Leberlappen einnehmen. In anderen Fällen begrenzt sich die Eiterung, indem sich der Abscess durch eine Membran abschliesst. Zuweilen kommt es zu einer sogenannten sequestrirenden Eiterung, durch welche grössere Stücke Lebergewebe necrotisch abgestossen werden. Einzelne übrig gebliebene Gewebsfetzen finden sich fast stets im Abscesseiter. In den Abscessen, welche durch Gallensteine bedingt sind, findet man letztere dem Eiter beigemischt.

Kleinere Abscesse können durch Resorption zur Heilung kommen. In vielen Fällen ist freilich die Grundkrankheit (Pyämie u. a.) an sich ein unheilbares Leiden. Grössere Abscesse brechen zuweilen in benachbarte Theile durch. Beim Durchbruch in die Bauchhöhle tritt eine secundäre allgemeine Peritonitis ein. Am günstigsten ist der wiederholt beobachtete Durchbruch nach aussen nach vorheriger Verlöthung der Bauchdecken mit der Leber. Auch Durchbruch in die Pleurahöhle, ins Pericardium, in den Darm, ins rechte Nierenbecken u. a. ist beobachtet worden.

Symptome und Krankheitsverlauf. Ein abgeschlossenes Krankheitsbild des Leberabscesses lässt sich nicht geben, da derselbe, wie erwähnt, eine Theilerscheinung der verschiedensten pathologischen Processe sein kann. Häufig, namentlich bei pyämischen Processen u. dgl., werden Leberabscesse in der Leiche gefunden, welche gar keine besonderen Symptome gemacht haben. In anderen Fällen aber bewirkt der Leberabscess klinische Erscheinungen, welche theils von dem Entzündungsherd direct, theils von der Einwirkung desselben auf benachbarte Theile abhängig sind.

Vergrösserungen der ganzen Leber sind nicht selten durch die Percussion, zuweilen auch durch die Palpation nachweislich. Sie beruhen auf der Schwellung und Hyperämie des gesammten Leberparenchyms. Von weit grösserer diagnostischer Bedeutung aber ist, dass umfangreiche Abscesse, welche an der vorderen Leberfläche gelegen sind, als flache oder halbkuglige, zuweilen sogar *fluctuirende Tumoren* durch die Bauchdecken hindurch gefühlt werden können. Namentlich die tropischen Leberabscesse erreichen nicht selten eine derartige Grösse.

Schmerz in der Lebergegend fehlt bei kleineren, selbst zahlreichen Leberabscessen nicht selten ganz. Bei grossen Leberabscessen dagegen treten oft sehr heftige und anhaltende Schmerzen auf, welche von der Anspannung oder Betheiligung des Bauchfellüberzugs der Leber herrühren. Oft strahlt der Schmerz nach verschiedenen Richtungen hin in die Nachbarschaft aus. Namentlich gelten Schmerzen in der rechten Schultergegend schon seit alten Zeiten als ein bedeutsames Zeichen eines bestehenden Leberabscesses.

Von grosser diagnostischer Wichtigkeit kann die Beobachtung des

Fieberverlaufs sein. Zwar kann in manchen Fällen von abgekapselten, chronischen Abscessen das Fieber ganz fehlen, in der Regel aber ist es vorhanden und zwar in der für viele Abscesse überhaupt charakteristischen Form eines *intermittirenden Fiebers* mit einzelnen hohen, meist unter *Frost* eintretenden Steigerungen und darauf folgenden, mit Schweiss verbundenen tiefen Senkungen der Temperatur. Sind die Leberabscesse nur Theilerscheinung einer allgemein pyämischen Erkrankung, so hängt das Fieber von dieser ab und ist insofern für die specielle Diagnose der Leberabscesse ohne Werth. Bestehen aber die Zeichen eines schweren *localen* Leberleidens (Schmerzhaftigkeit, Tumor, Icterus u. s. w.) und treten dabei in verschiedener Häufigkeit derartige Fieberanfälle ein, so liegt hierin stets ein sehr zu berücksichtigender Hinweis auf die Möglichkeit eines Leberabscesses. Bei den grossen *tropischen Leberabscessen* kommt das intermittirende Fieber in der Regel vor. Bei uns ist dasselbe namentlich bei der *eitrigen Pylephlebitis* und bei den *Gallensteinabscessen* von grosser diagnostischer Bedeutung. Das von den Franzosen sogenannte „fièvre intermittente hépatique" beruht in der grossen Mehrzahl der Fälle auf Gallensteinen in der Leber mit secundärer Abscessbildung.

Unter den secundären Symptomen des Leberabscesses ist zunächst der *Icterus* zu nennen, obwohl derselbe keineswegs eine constante Erscheinung ist. Er tritt nur dann ein, wenn durch den Abscess ein grösserer Gallengang comprimirt und hierdurch Gallenstauung und Gallenresorption in die Lymphgefässe bewirkt wird. In seltenen Fällen kann der Abscess durch Compression der Pfortader auch einen *Ascites* verursachen. Ziemlich beträchtlich sind zuweilen die *Respirationsbeschwerden*, welche, abgesehen von complicirenden Lungenkrankheiten, durch das Hinaufdrängen der rechten Zwerchfellshälfte bei grossen Abscessen an der convexen Leberfläche entstehen. Der mitunter beobachtete quälende *Singultus* ist vielleicht durch Druck des Abscesses auf den Magen zu erklären. Auch *Erbrechen* ist ein nicht seltenes und oft sehr lästiges Symptom.

Das *Allgemeinbefinden* ist fast in allen Fällen beträchtlich gestört. Die Kranken sind appetitlos und magern, namentlich wenn häufigere Fiebersteigerungen eintreten, beträchtlich ab. Manchmal treten schwere *nervöse Zufälle* ein. Nur in einigen seltenen Fällen kann die Krankheit lange Zeit latent und ohne merklichen Einfluss auf den Gesammtzustand des Patienten bleiben.

Der *Verlauf des Leidens* richtet sich in erster Linie nach der Natur der Grundkrankheit. Die schweren pyämischen Processe, in deren

Verlauf sich Leberabscesse entwickeln, verlaufen meist ziemlich acut und enden fast ausnahmslos tödtlich. Die Gallensteinabscesse und die scheinbar idiopathischen grossen Leberabscesse dagegen zeigen meist einen protrahirteren Verlauf, welcher sich über Wochen oder sogar Monate und noch länger hinziehen kann. Im Einzelnen kommen je nach dem Sitze, der Grösse, der Anzahl und den eintretenden Folgeerscheinungen die mannigfachsten Verschiedenheiten vor. Unter den Folgen haben wir noch einmal die möglichen *Perforationen des Abscesses* in die Nachbarorgane zu erwähnen. Bricht der Abscess nach aussen durch, so kann Heilung eintreten, ebenso wenn der Eiter, wie es in seltenen Fällen beobachtet ist, durch den Darm oder gar durch die Bronchien entleert wird. Perforation in die Bauchhöhle ist stets von einer acuten tödtlichen Peritonitis gefolgt. Im Allgemeinen ist überhaupt der schliessliche tödtliche Ausgang die Regel, sind Heilungen nur die Ausnahme. Der Tod erfolgt durch die allgemeine Entkräftung oder durch eintretende Complicationen.

Therapie. Durch locale Blutentziehungen, Derivantien, Abführmittel, Brechmittel und sonstige von manchen Aerzten empfohlene Medicamente darf man wohl kaum hoffen, irgend einen Einfluss auf einen bestehenden Leberabscess auszuüben. Man wird daher so lange rein symptomatisch verfahren, die Kräfte des Patienten zu erhalten suchen, etwaige Schmerzen durch Morphium lindern, bis im günstigsten Fall die Möglichkeit eines *operativen Eingriffs* eintritt. Sobald die Diagnose neben den übrigen Erscheinungen durch das Auftreten eines fühlbaren, fluctuirenden Tumors sicher ist, besteht die Indication zur künstlichen Entleerung des Eiters mit nachfolgender Drainage des Abscesses. Näheres hierüber ist in den chirurgischen Handbüchern zu finden. Bei den grossen tropischen Leberabscessen sind wiederholt auf diese Weise Heilerfolge erzielt worden, während die bei uns zumeist vorkommenden Formen des Leberabscesses, die embolischen Abscesse und die Gallensteinabscesse, fast niemals die Möglichkeit eines operativen Einschreitens zulassen.

VIERTES CAPITEL.

Lebercirrhose.

(Cirrhosis hepatis. Laennec'sche Cirrhose. Chronische diffuse interstitielle Hepatitis. Granulirte Leber.)

Aetiologie und pathologische Anatomie. Die Lebercirrhose wird gewöhnlich definirt als eine diffuse, in dem interstitiellen *Bindegewebe* der Leber sich entwickelnde *chronische Entzündung*, welche eine secundäre Atrophie des eigentlichen Lebergewebes zur Folge hat. Diese Auffassung setzt die Lebercirrhose in vollständige Analogie zu den in manchen andern Organen, vorzugsweise in den Nieren, vorkommenden „chronischen interstitiellen Entzündungen“. Nachdem aber das genauere Studium (WEIGERT) der scheinbar vollständig verwandten Vorgänge bei der „interstitiellen chronischen Nephritis“ gezeigt hat, dass mindestens ein grosser Theil der im Bindegewebe sichtbaren Veränderungen sich erst *secundär* als eine Folge des primären Untergangs des eigentlichen Nierenparenchyms ausbildet, so entsteht selbstverständlich die naheliegende Frage, ob die gleiche Anschauung nicht auch auf die Entwicklung der Lebercirrhose zu übertragen sei. Obgleich eine speciellere Untersuchung der Lebercirrhose von diesem Gesichtspunkte aus noch nicht angestellt worden ist, so erscheint uns doch schon jetzt die Ansicht sehr der näheren Berücksichtigung werth, den Ausgangspunkt der Krankheit in einer primären Schädigung und in einem dadurch bedingten theilweisen *Untergange der Leberzellen selbst* zu suchen, an welchen sich, wie an alle primären Gewebsläsionen (Niere, Rückenmark, Herzmuskel u. s. w.), eine *secundäre Wucherung und schliessliche Schrumpfung des Bindegewebes* anschliesst.

Eine derartige Auffassung würde sich auch gut mit demjenigen *ätiologischen Moment* vereinigen lassen, welches bei der Entwicklung der Lebercirrhose von allgemein anerkannter Bedeutung ist, nämlich dem *chronischen Alkoholismus*. Das Vorkommen der Lebercirrhose bei Säufern ist so häufig beobachtet worden, dass die Krankheit in England sogar den Namen der „gin-drinker's liver“ erhalten hat. Die schädliche Einwirkung des Alkohols (vorzugsweise des Schnapses, in geringerem Grade aber auch des Weines und Bieres) erscheint begreiflich, wenn man bedenkt, dass der von den Blutgefässen resorbirte Alkohol in erster Linie der Leber zugeführt wird. Als Folge des Giftes wurde nach der bisherigen Auffassung das Entstehen einer chronischen Entzündung des Bindegewebes angesehen, während die oben angedeutete Auffassung einen specifisch schädlichen Einfluss des Alkohols auf die Leberzellen selbst annimmt, wodurch letztere in ihrer Ernährung beeinträchtigt werden und schliesslich zu Grunde gehen. Mit beiden Erklärungsweisen ist es gleich gut übereinstimmend, dass der Ausgang der Erkrankung in der Peripherie der Leberläppchen und in dem interlobulären Bindegewebe gelegen ist, welches bekanntlich die Verzweigungsstätte der Pfortadercapillaren darstellt.

Der Alkoholmissbrauch ist übrigens keineswegs die einzige Ursache der Lebercirrhose, da die Krankheit nicht selten auch bei Personen gefunden wird, bei welchen eine derartige Entstehungsweise unmöglich ist. In solchen Fällen ist man meist überhaupt nicht im Stande, einen bestimmten Krankheitsgrund nachzuweisen. Zuweilen hat man den überreichlichen Genuss anderer scharfer Stoffe (Gewürze u. dgl.) angeschuldigt, zuweilen sollen gewisse vorher durchgemachte Krankheiten (acute Infectionskrankheiten, namentlich Malaria) den Anlass zur Entstehung des Leidens geben. Die im Anschluss an Erkrankungen der Gallengänge entstehende Form der Cirrhose, sowie die „syphilitische Cirrhose“ werden wir besonders besprechen.

Entsprechend dem wichtigsten ätiologischen Factor, dem Alkoholmissbrauch, ist die Lebercirrhose vorzugsweise eine Krankheit des *mittleren Lebensalters* und wird bei *Männern* entschieden häufiger beobachtet, als bei Frauen.

Die *anatomischen Veränderungen der Lebercirrhose* werden, ohne Rücksicht auf ihre specielle Pathogenese, gewöhnlich in *zwei Stadien* eingetheilt. Im *ersten Stadium* erscheint die Leber gleichmässig vergrössert, fühlt sich derb an, ihr Rand ist stumpf, ihre Oberfläche anfangs ganz glatt, später durch kleine Einsenkungen des Gewebes uneben. Beim Einschneiden macht sich die vermehrte Härte und Derbheit des Gewebes geltend („Bindegewebsinduration“ der Leber). Die einzelnen Acini, welche durch relativ dicke grauröthliche Bindegewebszüge getrennt sind, lassen sich anfangs noch deutlich von einander unterscheiden. Später verwischt sich aber die acinöse Zeichnung der Leber, indem die Bindegewebswucherung auch in den Acinis selbst Platz greift. Die Grössenzunahme und die Derbheit der Leber beruht, wie die *mikroskopische Untersuchung* zeigt, ausschliesslich auf der reichlichen zelligen Infiltration und Bindegewebsneubildung zwischen den einzelnen Leberläppchen. An den benachbarten Leberzellen sieht man die Zeichen des Zerfalls, theils einfache Atrophie, theils fettige Degeneration.

Das *zweite Stadium* entspricht dem Vorgange der Schrumpfung des neugebildeten Bindegewebes, zugleich aber auch dem bereits zu höheren Graden vorgeschrittenen Verlust des Organs an eigentlichem Lebergewebe. Der Untergang des Lebergewebes ist nach der bisherigen Auffassung die Folge der bedeutenden in den interlobulären Pfortadercapillaren der Leber eintretenden Circulationsstörung, indem zahlreiche kleine Gefässe bei der Retraction des Bindegewebes obliterirt werden und zu Grunde gehen. Durch diese Schrumpfungsvorgänge wird die Leber allmählich immer mehr und mehr *verkleinert* und nimmt eine höckrige Oberfläche an, welche entweder von gröberen oder von zahlreichen kleineren Granulationen gebildet wird. Die Verkleinerung des ganzen Organs beträgt zuweilen die

Hälfte des ursprünglichen Volumens oder noch mehr und auch die ganze Form der Leber ist nicht selten erheblich verändert. Die *mikroskopische Untersuchung* zeigt jetzt nur noch die Reste des übrig gebliebenen Leberparenchyms, welche von breiten, derben Bindegewebszügen umgeben sind. Auch in den Acinis selbst ist längs den Gefässen eine deutliche Bindegewebsvermehrung zu bemerken. Als Reste der untergegangenen Leberzellen findet man häufig noch hier und da braune Pigmentanhäufungen. Auch *regenerative Vorgänge* machen sich nicht selten bemerkbar; namentlich begegnet man in den breiten Bindegewebszügen kleinen *neugebildeten Gallengängen.*

Wenngleich die soeben besprochene Eintheilung der Lebercirrhose in zwei Stadien für das schematische Verständniss der Krankheit sehr zweckmässig ist, so muss doch besonders hervorgehoben werden, dass eine scharfe Grenze zwischen den beiden Stadien in Wirklichkeit nicht existirt. Der Process kann gleichzeitig an verschiedenen Stellen der Leber bald das eine, bald das andere Stadium darbieten. Namentlich ist bemerkenswerth, dass die Oberfläche der Leber bereits stark granulirt sein kann, während das Organ noch deutlich vergrössert ist.

Symptome und Krankheitsverlauf. Die Anfänge der Krankheit entwickeln sich in der Regel vollständig symptomlos. Bei Sectionen findet man sogar zuweilen schon relativ weit fortgeschrittene Formen der Cirrhose, auf welche keine einzige Erscheinung während des Lebens hingewiesen hat. Ferner ist es eine häufig zu machende Beobachtung, dass die Zeit, während welcher unzweifelhafte Anzeichen des Leidens bestanden haben, viel kürzer ist, als es dem Grade der schliesslich gefundenen anatomischen Veränderung in der Leber entspricht.

Zwar gehen den eigentlichen Krankheitserscheinungen der Cirrhose nicht selten lange Zeit gewisse *Vorboten* voraus. Von diesen bleibt es aber meist zweifelhaft, ob sie bereits von dem beginnenden Leberleiden oder von anderen gleichzeitigen Affectionen, namentlich von einem chronischen Magen- und Darmkatarrh, welcher bei Säufern so häufig ist, abhängen. Diese Symptome bestehen in Appetitlosigkeit, Uebelkeit, schmerzhaften Empfindungen im Epigastrium, Aufstossen, manchmal Erbrechen, Stuhlverstopfung u. dgl. Das Allgemeinbefinden ist in manchen Fällen deutlich gestört, in anderen Fällen bleibt der Kräftezustand anfangs noch erhalten. Die schwereren Krankheitserscheinungen treten gewöhnlich erst dann auf, wenn der Process in der Leber zu einer stärkeren *Beeinträchtigung des Pfortaderkreislaufs* geführt hat. Wie wir bei der Besprechung der anatomischen Vorgänge bereits erwähnt haben, ist das interlobuläre Bindegewebe d. h. also das Verbreitungsgebiet der

Pfortadercapillaren der Hauptsitz der Erkrankung. Sobald die Schrumpfung des Bindegewebs daselbst zu einem Untergange zahlreicher Capillaren und kleinster Pfortaderzweige geführt hat, muss diese Verminderung der Abflusswege für das Pfortaderblut eine *Stauung im Gebiete der Pfortaderwurzeln* bewirken. Die Folgen dieser Stauung treten an allen Organen, deren Venen zum Gebiete der Pfortader gehören, bald deutlich hervor.

In der Regel macht sich zuerst die *Stauung in den Venen des Peritoneums* klinisch bemerkbar durch das Auftreten eines *Ascites*. Die hierdurch bedingte Auftreibung des Leibes und das Gefühl von Druck und Schwere in demselben ist nicht selten dasjenige Symptom, welches die Kranken zuerst auf ihr Leiden aufmerksam macht und zum Arzt führt. Im weiteren Verlauf der Krankheit erreicht der Ascites nicht selten die höchsten vorkommenden Grade, so dass der Leib enorm aufgetrieben ist, die Bauchdecken äusserst gespannt sind und die subjectiven Beschwerden hierdurch selbstverständlich eine grosse Intensität erreichen. Bei geeigneter Pflege und Behandlung kann ein entstandener Ascites wieder theilweise zurückgehen. Nur ausnahmsweise verliert er sich wieder ganz. Ziemlich häufig dagegen bleibt er mit mässigen Schwankungen eine Zeit lang in ungefähr gleicher Stärke bestehen, bis aus irgend einem Grunde eine Verschlimmerung eintritt.

Neben dem Ascites ist das wichtigste von der Stauung im Pfortadergebiet abhängige Symptom der *Stauungsmilztumor*, welcher durch den vermehrten Blutreichthum und eine diffuse Gewebshyperplasie der Milz zu Stande kommt. Der Milztumor erreicht in der Regel eine ziemlich beträchtliche Ausdehnung, so dass Vergrösserungen des Organs aufs Doppelte und Dreifache nicht selten sind. Der Nachweis des Milztumors, welcher von grosser diagnostischer Wichtigkeit ist, gelingt häufig nicht leicht, da sowohl die Percussion, wie auch die Palpation der Milz durch den gleichzeitig anwesenden Ascites sehr erschwert wird. Die Palpation giebt im Ganzen noch die sichereren Resultate. Subjective Beschwerden (Schmerzen) werden durch den Milztumor nur selten verursacht. Ausnahmsweise *fehlt der Milztumor* bei der Lebercirrhose, sei es, dass die Schwellung der Milz durch eine derbe, verdickte Kapsel verhindert wird, sei es bei allgemein atrophischen Zuständen des Patienten.

Die venöse Stauung in den Gefässen des *Magens* und *Darmcanals* ruft einen Katarrh der betreffenden Schleimhäute hervor, dessen Symptome in Appetitlosigkdit, Uebelkeit, Stuhlanomalien und dgl. bestehen. Gewöhnlich zeigt sich eine ziemlich hartnäckige *Verstopfung*, in anderen Fällen stellen sich anhaltende *Durchfälle* ein. Alle diese Symptome treten aber oft nicht sehr im Krankheitsbilde hervor, theils weil sie überhaupt bei jeder schwereren chronischen Krankheit vorkommen können, theils weil viele Patienten schon lange vor ihrer schwereren Erkrankung an Verdauungsbeschwerden gelitten haben. Seltener, aber bedeutsamer, sind die Erscheinungen, wenn die Stauung in der Magen- und Darmhaut einen so hohen Grad erreicht, dass es zu *Blutungen* kommt. *Magen-* und *Darmblutungen* im Verlauf der Cirrhose sind wiederholt, zuweilen sogar schon in relativ frühen Stadien, beobachtet worden. In Folge kleinerer capillärer Blutungen können zuweilen längere Zeit hindurch blutig gefärbte Stühle entleert werden. Sehr selten sind Blutungen aus dem *Oesophagus*.

Von dem bestehenden *Duodenalkatarrh* hängt zuweilen der auch bei der gewöhnlichen Cirrhose vorkommende mässige *Icterus* ab. In vielen Fällen fehlt freilich der Icterus ganz oder die *Haut* zeigt neben ihrer der Cirrhose nicht selten eigenthümlichen *dunkel-schmutzigen, erdfahlen Farbe* nur ein geringes gelbliches Colorit. In manchen Fällen beruht der bestehende Icterus vielleicht auch auf einer Beeinträchtigung der kleineren Gallengänge in der Leber und einer hiervon abhängigen Gallenstauung.

Obschon die bisher besprochenen Stauungserscheinungen im Gebiete der Pfortader oft schon mit ziemlicher Bestimmtheit auf das Bestehen eines Leberleidens hinweisen, so wird man doch in allen Fällen bemüht sein, die Annahme eines solchen auch durch die directe *objective Untersuchung der Leber* weiter zu stützen. In den späteren Stadien der Krankheit, namentlich bei bestehendem stärkeren Ascites, ist freilich diese Untersuchung oft unmöglich. In früheren Stadien aber und nach einer künstlichen Entleerung des Ascites ergiebt die Percussion und Palpation der Leber nicht selten wichtige Resultate. Hat man Gelegenheit, die Anfänge des Leidens zu beobachten, so findet man die Leber gross. Ihre Dämpfung überragt mehr oder weniger weit den Rippenbogen und häufig kann man den unteren Rand und die vordere Fläche derselben deutlich fühlen. Im weiteren Verlaufe wird die anfangs glatte *Oberfläche der Leber uneben und höckerig*. Kann man diese Höcker und Prominenzen durch die Bauchdecken hindurch deutlich fühlen, was zuweilen der Fall ist, so gewinnt hierdurch die Diagnose der Lebercirrhose natürlich sehr an Sicherheit. Wie schon oben erwähnt, sind manchmal schon Unebenheiten auf der Leberfläche zu fühlen, wenn das Organ im Ganzen noch deutlich vergrössert ist. Misslicher und unsicherer in der Deutung ist der *percutorische Nachweis der Leberverkleinerung in den späteren Stadien der Krankheit*. Hier wirkt der

Ascites oft störend ein. Ferner können meteoristisch aufgetriebene und sich vor die Leber legende Darmschlingen zu Täuschungen Anlass geben. Vermag man aber constant bei Anwendung aller Cautelen eine Verkleinerung der Leberdämpfung nachzuweisen, so ist dies immerhin ein diagnostisch verwerthbares Zeichen.

Die *allgemeine Ernährung* der Kranken erleidet in den späteren Stadien der Krankheit meist eine beträchtliche Störung. Anfangs zeigen die Kranken oft noch Reste ihres früheren guten Fettpolsters, in späteren Stadien der Krankheit magern sie aber beträchtlich ab. Allgemeines Oedem kommt am Schluss der Krankheit nur ausnahmsweise vor. Häufig ist dagegen eine ziemlich starke ödematöse *Anschwellung der Beine* und weiter hinauf am Scrotum und an den abhängigen Theilen der Bauchdecken. Dieses Oedem hat eine rein locale Ursache und beruht auf dem starken Ascites, welcher den Abfluss des Venenblutes aus den unteren Extremitäten in die Cava durch die Erhöhung des intraabdominellen Drucks nicht unbeträchtlich erschwert.

Mit der allgemeinen Ernährungsstörung der Gefässwände hängt wahrscheinlich auch das gelegentliche Vorkommen von *Blutungen in verschiedenen Körperorganen* (Haut, Schleimhäute, Retina u. s. w.) zusammen.

Fieber ist in uncomplicirten Fällen der Krankheit nicht vorhanden. Die *Respiration* kann in Folge der Hinaufdrängung des Zwerchfells erschwert und beschleunigt sein. Der *Puls* ist meist klein und oft etwas beschleunigt.

Der *Harn* zeigt in früheren Stadien der Lebercirrhose keine bemerkenswerthen Eigenthümlichkeiten. Sobald sich stärkerer Ascites ansammelt und Oedeme sich ausbilden, nimmt er an Menge ab, wird dunkel, concentrirt, von höherem specifischen Gewicht und bildet nicht selten reichliche Niederschläge von Uratsediment. Zu erwähnen ist noch, dass frühere Beobachter eine *Abnahme des Harnstoffgehalts* im Harn nachgewiesen haben, welche vielleicht mit einer Störung der durch ältere und neuere Untersuchungen nachgewiesenen harnstoffbildenden Function der Leber zusammenhängt. In vereinzelten Fällen ist auch ein geringer *Zuckergehalt* des Harns bei der Lebercirrhose gefunden worden.

Schliesslich müssen wir noch die *Collateralwege* kurz erwähnen, welche sich bei der Lebercirrhose entwickeln können, um trotz der vorhandenen Stromhindernisse Blut aus dem Pfortadergebiet in die Körpervenen überzuführen. Von grosser compensatorischer Bedeutung sind diese Collateralbahnen, wie der klinische Verlauf der Krankheit zeigt, in der Regel nicht. In Betracht kommen: 1. Verbindungen der Venae mesentericae mit den Venen der Bauchdecken. 2. Verbindungen der Vena coronaria ventriculi und der Venen in der Glisson'schen Kapsel mit den Venen des Zwerchfells. 3. Anastomosen zwischen der Vena hämorrhoidalis interna und der V. hypogastrica. 4. Von Interesse ist die von BAUMGARTEN nachgewiesene Erweiterung der im Ligamentum teres verlaufenden, nicht vollständig obliterirten *Vena umbilicalis.* Durch diese kann (in einer der normalen entgegengesetzten Richtung) Blut aus der Pfortader zu den Venen der Bauchwand fliessen. Die bei Stauungen im Pfortadersystem häufige starke Erweiterung der Venen an den Bauchdecken findet vielleicht zum Theil in diesem Verhalten seine Erklärung. In einigen Fällen hat man eine auffallende Schlängelung und Wulstung der Venen um den Nabel herum beobachtet („*Caput Medusae*").

Die *Complicationen*, welche zuweilen beobachtet werden, beruhen zum Theil wahrscheinlich auf denselben Schädlichkeiten, welche der Lebercirrhose zu Grunde liegen. Hierher gehören z. B. die *Herzhypertrophie*, die *Nierenschrumpfung*, die chronische *Pachymeningitis* u. a. Von Interesse ist eine Combination, welche von verschiedenen Beobachtern und auch von uns relativ oft gesehen worden ist: das *gleichzeitige Vorkommen einer Lebercirrhose und einer chronischen tuberkulösen Peritonitis.* Eine nähere Erklärung dieser Erscheinung ist nicht bekannt. Wahrscheinlich ist die Lebercirrhose die primäre Krankheit, welche in irgend einer Weise das Entstehen einer Peritonealtuberkulose begünstigt.

Was den *Gesammtverlauf der Krankheit* betrifft, so ist die *Dauer* derselben schwer zu bestimmen, da die Anfänge des Leidens sich meist sehr allmählich entwickeln. Im Durchschnitt dauert die Krankheit etwa 1—3 Jahre, selten noch länger. In manchen Fällen bestehen zuerst längere Zeit, etwa $^1/_2$—1 $^1/_2$ Jahre, nur geringe Symptome, dann entwickeln sich, oft relativ rasch, schwerere Erscheinungen (starker Ascites u. s. w.), welche nicht wieder verschwinden und nach wenigen Monaten zum Tode führen. Dieser Verlauf erinnert an das Verhalten mancher Herzfehler, bei welchen die Circulationsstörung lange compensirt sein kann, dann aber mit einem Mal sich geltend macht und nicht mehr gebessert wird.

Der schliessliche *Ausgang* der Lebercirrhose ist, wenigstens in allen Fällen, welche bereits ausgesprochene Krankheitserscheinungen verursachen, stets ungünstig. Dass in den früheren Stadien der Krankheit ein Stillstand oder eine dauernde Heilung vorkommt, ist vielleicht möglich, kann aber nicht sicher bewiesen werden. Sobald das Leiden mit Sicherheit diagnosticirt ist, muss die *Prognose* daher stets ungünstig gestellt werden.

Der *Tod* erfolgt, abgesehen von intercurrenten Krankheiten, meist in Folge der allmählich immer mehr zunehmenden allgemeinen Schwäche und Erschöpfung der Kranken. In vereinzelten Fällen beobachtet man auch das plötzliche Auftreten *schwerer cerebraler Erscheinungen* (Coma, allgemeine Convulsionen, Delirien u. dgl.), welche meist in kurzer Zeit den Tod zur Folge haben. Die nähere Ursache dieser nervösen Störungen ist noch nicht sicher aufgeklärt (s. das Capitel über acute gelbe Leberatrophie).

Diagnose. Die Diagnose der Lebercirrhose ist in der Mehrzahl der Fälle *keine ganz leichte.* Sie kann mit einiger Sicherheit dann gestellt werden, wenn sich bei einem Patienten, welcher früher nachweislich einem übermässigen Alkoholgenuss ergeben war, allmählich Ascites und Milztumor entwickeln und wenn die Untersuchung der Leber deutliche Veränderungen an derselben, namentlich eine höckerige Oberfläche des Organs, nachweist. Nicht selten ist aber die Diagnose unsicher, weil eins oder das andere der eben genannten vorzugsweise charakteristischen Symptome nicht mit Bestimmtheit nachweisbar ist. Häufig kommen die Kranken mit einem bereits ziemlich starken Ascites zur Beobachtung, so dass die Untersuchung der Leber und der Milz sehr erschwert ist. Dann handelt es sich zunächst darum, eine *allgemeine* Circulationsstörung als Ursache des Ascites auszuschliessen. Findet man Herz, Lungen und Nieren normal, ist ferner die *obere Körperhälfte frei von Oedem*, so lässt sich mit grosser Wahrscheinlichkeit eine *locale* Störung im Gebiete der Pfortader annehmen. Dass diese ihren Grund in einer Lebercirrhose hat, lässt sich nur dann vermuthen, wenn der ganze Verlauf des Leidens dieser Annahme entspricht und wenn das am häufigsten wirksame ätiologische Moment, der chronische Alkoholismus, vorhanden ist. Denn genau dieselben Folgeerscheinungen der Pfortaderstauung können auch durch andere Ursachen (Compression der Pfortader durch *Tumoren*, *Pfortaderthrombose* u. dgl.) hervorgerufen werden. Namentlich ist eine sichere Unterscheidung der Lebercirrhose von manchen Formen der *Lebersyphilis* (s. d.) durch die directen klinischen Merkmale ganz unmöglich. Nur die Aetiologie und der Nachweis sonstiger syphilitischer Erscheinungen rechtfertigt in derartigen Fällen die Vermuthung einer luetischen Leberaffection.

Auch die Differentialdiagnose zwischen der Lebercirrhose und einer *chronischen Peritonitis* macht manchmal nicht unbeträchtliche Schwierigkeiten. Abgesehen von der Berücksichtigung der ätiologischen Verhältnisse ist hierbei besonders die zuweilen vorhandene Druckempfindlichkeit und die weniger gleichmässige Auftreibung des Leibes, ferner das Fehlen des Milztumors bei der chronischen Peritonitis zu beachten. Die Combination der Lebercirrhose mit chronischer Peritonealtuberkulose lässt sich nur dann mit einer gewissen Wahrscheinlichkeit vermuthen, wenn ausser den Symptomen der Cirrhose bestimmte Anzeichen einer tuberkulösen Affection vorhanden sind. Namentlich ist die gleichzeitige Erkrankung einer Pleura in dieser Hinsicht von Wichtigkeit.

Therapie. Aus den bekannten Ursachen, welche zuweilen dem Entstehen einer Lebercirrhose zu Grunde liegen, ergiebt sich die mögliche *Prophylaxis* von selbst. Auch nach dem Beginne der ersten Krankheitserscheinungen muss die Enthaltung von allen Alcoholicis und analog wirkenden scharfen Stoffen (Gewürze u. s. w.) verlangt werden, in der Hoffnung, hierdurch eine weitere Ausbreitung des Processes in der Leber möglichst zu verhüten.

Hat sich die Krankheit bereits weiter entwickelt, so können wir leider nur eine *symptomatische Therapie* einschlagen. Die günstige Einwirkung, welche das *Jodkalium* auf die Lebercirrhose angeblich ausüben soll, ist ganz unsicher und bezieht sich wahrscheinlich nur auf die Fälle von syphilitischer Leberaffection. Unter den einzelnen Symptomen verdienen die Stauungserscheinungen im Pfortadergebiet die meiste Beachtung. Von grosser Wichtigkeit ist die Anordnung völliger *körperlicher Ruhe* und die möglichste *Kräftigung des Allgemeinzustandes.* Man sieht zuweilen schon hierdurch allein eine Abnahme oder wenigstens einen Stillstand des Ascites und der übrigen Folgen der Stauung.

Die sonst noch verordneten Mittel verfolgen den Zweck, theils unmittelbar eine Abnahme der Gefässfüllung in den Pfortaderwurzeln herbeizuführen, theils durch eine vermehrte Wasserausscheidung aus dem Körper die Resorption des Ascites anzuregen. In ersterer Hinsicht hat sich namentlich der Gebrauch von *Abführmitteln* seit langer Zeit eingebürgert, durch deren Anwendung man eine Abnahme des Drucks in der Pfortader zu bewirken hofft. In leichteren beginnenden Fällen empfiehlt man salinische Abführmittel, am häufigsten in der Form der verschiedenen Bitterwässer. Hat sich bereits ein stärkerer Ascites ausgebildet, so soll die Darreichung stärkerer Drastica, unter welchen das *Gummi Gutti* sich speciell bei der Lebercirrhose einen Ruf erworben hat, zuweilen gute Erfolge erzielen. Immerhin wird man die Abführmittel nur so lange anwenden können, als sie keinen schädlichen Einfluss auf den Digestionsapparat hervorrufen.

Der zweiten oben angedeuteten Indication entspricht die Verordnung der *Diuretica.* Ausser den gewöhnlichen Mitteln (Kali aceticum, Squilla, Fructus Juniperi u. s. w.) ist, namentlich von England aus, der *Copaiva-*

Balsam und das *Copaivaharz* (Resina Balsami Copaivae) als besonders wirksam bei den verschiedenen Formen des Ascites gerühmt worden. Die Dosis beträgt etwa 1,0 pro die. Zur Darreichung eignet sich am meisten die Form in Gelatinekapseln. Das Mittel hat in einigen Fällen eine rasche Zunahme der Diurese und damit eine Verminderung des Ascites zur Folge. Einen dauernden Nutzen gewährt es indessen auch nicht.

Hat der Ascites einen solchen Grad erreicht, dass die localen Beschwerden sehr beträchtlich sind und die Athmung durch den Hochstand des Zwerchfells erschwert wird, so vermag die Entleerung des Transsudats durch die *Punction* wesentliche Erleichterung zu verschaffen. Die Ausführung der Operation haben wir im vorigen Abschnitt genauer besprochen. Von manchen Aerzten ist auch empfohlen worden, die Punction möglichst *frühzeitig* vorzunehmen, ehe eine wirklich dringende Indication vorliegt. Der Erfolg soll dann ein länger andauernder sein. Meist wird indessen nach der Punction die entleerte Flüssigkeit rasch wieder ersetzt. Verzögern kann man diesen Vorgang vielleicht etwas dadurch, dass man nach der Entleerung des Ascites den Leib mit elastischen Binden einwickelt und hierdurch eine dauernde Compression auf die Abdominalhöhle ausübt.

Einzelne Symptome, welche zuweilen noch eine besondere Berücksichtigung verlangen, müssen nach den allgemein üblichen Regeln behandelt werden.

FÜNFTES CAPITEL.

Biliäre und hypertrophische Lebercirrhose.

Mit dem Namen der *biliären* und der *hypertrophischen Lebercirrhose* bezeichnet man zwei von der gewöhnlichen, im vorigen Capitel besprochenen Lebercirrhose in mancher Beziehung abweichende Krankheitsformen. Nachdem namentlich von französischen Forschern (Charcot) zuerst die Aufmerksamkeit auf diese Zustände gelenkt war, ist eine ziemlich umfangreiche Litteratur über den Gegenstand entstanden, ohne dass aber bisjetzt eine vollständige Klärung und Einigung der Ansichten erzielt ist. Wir glauben die wichtigsten Punkte in Folgendem hervorheben zu können.

Jede irgendwie entstandene, längere Zeit anhaltende *Gallenstauung* ruft in der Leber gewisse Folgeveränderungen hervor. Die kleinen und mittleren Gallengänge werden stärker ausgedehnt, in dem interlobulären Bindegewebe und in den Leberacinis selbst finden sich eingelagerte Pigmentkörner. Weiterhin kommt es aber, zweifellos in Folge der *schäd-*

lichen Einwirkung der gestauten Galle auf das Lebergewebe, zu einem Absterben und einem Untergang von Leberzellen. Wie in allen übrigen Organen, so tritt auch in der Leber allmählich an Stelle des untergegangenen Parenchyms *Bindegewebe,* welches nicht nur den Platz der zerstörten Leberzellen einnimmt, sondern durch eine überschüssige Wucherung eine Vergrösserung des ganzen Organs herbeiführt. Untersucht man daher die Leber, nach einem *andauernden* Verschluss des Ductus choledochus durch einen Gallenstein, durch eine Narbe, durch Compression desselben durch einen Tumor u. s. w., so findet man in allen solchen Fällen die Leber grösser, bindegewebsreicher, fester — mit einem Wort „cirrhotisch". Man nennt diesen Zustand, welcher also keine Krankheit für sich, sondern die Folge jeder anhaltenden Gallenstauung ist, eine (secundäre) *biliäre Cirrhose*, mit welcher Bezeichnung auch dem ätiologischen Momente Rechnung getragen ist. Die ursächliche Bedeutung der Gallenstauung ist in neuerer Zeit auch durch mehrere experimentelle Arbeiten festgestellt worden, da es gelungen ist, durch Unterbindung des Ductus choledochus bei Thieren eine ausgesprochene biliäre Lebercirrhose künstlich zu erzeugen.

Ausser dieser secundären, nach Verschluss der *grossen* Gallenwege eintretenden Cirrhose giebt es auch eine seltene *primäre Form der biliären Cirrhose,* welche gewöhnlich als *hypertrophische Cirrhose* oder mit Rücksicht auf das wichtigste klinische Symptom von den französischen Autoren als „*Cirrhose hypertrophique avec ictère*" bezeichnet wird. Die Unterscheidung dieser Form von der gewöhnlichen (Laennec'schen oder „atrophischen") Lebercirrhose ist durch den *klinischen Verlauf* der Krankheit gerechtfertigt.

Häufig, jedoch nicht immer, kommt die Krankheit bei Potatoren vor. Während aber bei der gewöhnlichen Lebercirrhose der Ascites gewöhnlich das erste schwerere Krankheitssymptom darstellt, tritt bei der hypertrophischen Cirrhose meist gleichzeitig mit den ersten unbestimmten Krankheitserscheinungen (Druck in der Lebergegend, Mattigkeit, Appetitlosigkeit u. s. w.) ein leichter *Icterus* auf, welcher sich rasch zu einem ziemlich hohen Grade steigert und während der ganzen Krankheitsdauer anhält. Bei der gewöhnlichen Lebercirrhose fehlt, wie erwähnt, der Icterus zuweilen fast ganz oder stellt sich erst in dem späteren Verlaufe des Leidens ein und erreicht auch dann selten einen hohen Grad. Umgekehrt tritt *Ascites* bei der hypertrophischen Cirrhose zuweilen gar nicht oder nur in geringer Menge auf. Stärkerer Ascites ist zwar auch wiederholt beobachtet worden, entwickelt sich dann aber immer erst in einem vorgerückteren Stadium der Krankheit.

Die *objective Untersuchung der Leber* ergiebt zu Lebzeiten der Kranken eine meist ziemlich beträchtliche Vergrösserung des Organs, dessen Oberfläche in der Regel glatt, nur selten etwas uneben ist. Hierin soll überhaupt ein wesentlicher Unterschied zwischen der gewöhnlichen und der „hypertrophischen" Lebercirrhose liegen, dass die Bindegewebswucherung bei der letzteren eine nur geringe Tendenz zur Schrumpfung zeigt und das Organ daher auch im weiteren Verlauf der Krankheit gross bleibt, nicht schrumpft. Doch ist dieser Unterschied etwas zu sehr betont worden. Wenn die Leber in vielen Fällen von hypertrophischer Cirrhose bis zum Ende der Krankheit gross bleibt, so liegt dies wahrscheinlich zum Theil daran, dass der Tod früher erfolgte, ehe umfangreichere Schrumpfungen eintreten konnten. In länger dauernden Fällen sind auch bei der „hypertrophischen Cirrhose" schliessliche Verkleinerungen der Leber gefunden worden.

Ueberhaupt muss erwähnt werden, dass der *anatomische Befund*, namentlich in den späten Stadien der Krankheit, keine sicheren Kriterien zur Entscheidung der Frage liefert, ob es sich um eine gewöhnliche oder um eine primäre biliäre Cirrhose handelt. Der *klinische Verlauf* der beiden genannten Formen der Cirrhose bietet aber jedenfalls so beachtenswerthe Unterschiede dar, dass eine Trennung derselben gerechtfertigt ist. Selbstverständlich müssen die klinischen Eigenthümlichkeiten der primären biliären Cirrhose auch ihren anatomischen Grund haben. Wahrscheinlich beginnt die Bindegewebsneubildung bei der primären biliären Cirrhose vorzugsweise um die kleinen Gallengänge herum und führt zu einer Gallenstauung in den Gallencapillaren mit darauf folgendem Icterus, während die Pfortaderzweige erst beim weiteren Fortschreiten des Processes eine Beeinträchtigung erfahren. Ob die beiden besprochenen Formen der Cirrhose nur Modificationen desselben Processes sind oder ob sie wirklich zwei principiell verschiedene Krankheiten darstellen, ist noch ungewiss. Uebergänge zwischen beiden Formen kommen jedenfalls vor.

Ueber die sonstigen klinischen Symptome der primären biliären (hypertrophischen) Cirrhose haben wir wenig mehr hinzuzufügen. Ausser der Lebervergrösserung und dem Icterus machen sich die Folgeerscheinungen des letzteren (Verdauungsanomalien, langsamer Puls, nervöse Störungen u. s. w.) am meisten bemerkbar. Von den zuweilen auch im Gebiete des Pfortaderkreislaufs eintretenden Störungen haben wir den *Ascites* bereits erwähnt. Noch häufiger und gewöhnlich auch schon früher entwickelt sich ein chronischer *Stauungsmilztumor*.

Die *Gesammtdauer* der Krankheit beträgt ca. 1—2 Jahre, zuweilen noch länger. Der *Ausgang* ist stets ungünstig. Der Tod erfolgt in Folge der allmählich zunehmenden allgemeinen Körperschwäche oder unter dem plötzlichen Eintritt schwerer nervöser Erscheinungen, Coma, Convulsionen u. s. w., welche gewöhnlich als Cholämie bezeichnet werden.

Die *Diagnose* der hypertrophischen Cirrhose ist meist nur mit einer gewissen Wahrscheinlichkeit zu stellen. Der allmählich sich entwickelnde und andauernde Icterus im Verein mit der Lebervergrösserung legt eine Vermuthung des Leidens zwar nahe. Doch ist es im einzelnen Falle fast stets unmöglich, das Bestehen eines mechanischen Verschlusses in den *grösseren* Gallenwegen (Gallensteine, Neubildungen, namentlich Neubildungen in den Gallenwegen selbst u. s. w.) mit Bestimmtheit auszuschliessen.

Die *Therapie* richtet sich nach denselben Grundsätzen, welche bei der Behandlung des Icterus und der gewöhnlichen Lebercirrhose angeführt sind.

SECHSTES CAPITEL.

Acute gelbe Leberatrophie.

Aetiologie. Die acute fettige Degeneration der Leber kommt als eigenartiges *primäres Leiden* und als eine *secundäre*, im Anschluss an andere Leberaffectionen oder als Theilerscheinung allgemeiner Krankheitsprocesse sich entwickelnde Veränderung vor. Die *secundäre acute Fettdegeneration* der Leber beobachtet man in seltenen Fällen bei schweren *acuten Infectionskrankheiten*, z. B. beim Typhus abdominalis, beim Recurrens, bei septischen und puerperalen Erkrankungen u. dgl. Ferner tritt sie, ebenfalls sehr selten, zuweilen im Verlaufe einer *Lebercirrhose* und einer *anhaltenden Gallenstauung* auf und endlich bildet sie eine constante Theilerscheinung der *acuten Phosphorvergiftung*. Letztere verursacht ein der primären acuten gelben Leberatrophie in manchen Beziehungen so verwandtes Krankheitsbild und giebt namentlich einen so ähnlichen anatomischen Befund, dass Verwechselungen der beiden Krankheiten früher häufig vorgekommen sind.

Bei der *primären acuten gelben Leberatrophie* entwickelt sich meist ohne alle nachweisbare Ursache bei vorher gesunden Personen ein äusserst schwerer Krankheitszustand, welcher in kurzer Zeit fast ausnahmslos zum Tode führt. Das Leiden ist sehr selten, so dass die Zahl aller bisjetzt veröffentlichten Fälle nicht viel mehr, als 200 beträgt. Befallen werden vorzugsweise *jugendliche Individuen* im Alter von etwa 15—35 Jahren. Doch sind einzelne Fälle auch bei Kindern und andererseits bei älteren Leuten vorgekommen. Sehr auffallend ist die entschiedene Prädisposition des *weiblichen Geschlechts*. Namentlich während der *Schwangerschaft* ist das Auftreten der Krankheit relativ häufig beobachtet worden.

Besondere *Veranlassungsursachen* sind, wie schon erwähnt, in der Regel nicht nachweisbar. Zuweilen soll dem Beginn des Leidens eine heftige psychische Erregung, ein Excess im Trinken von Alcoholicis u. dgl. vorhergegangen sein, ohne dass aber die Bedeutung dieser Momente irgendwie sicher ist.

Von Interesse ist es, dass zuweilen ein etwas häufigeres Vorkommen und eine endemische Ausbreitung der Krankheit (z. B. Befallenwerden mehrerer Mitglieder derselben Familie) beobachtet worden ist, weil diese Thatsache zur Stütze derjenigen Ansicht über das Wesen der acuten gelben Leberatrophie angeführt werden kann, welcher sich gegenwärtig die Mehrzahl der neueren Forscher zuzuneigen scheint. Der gesammte Krankheitsverlauf sowohl, als auch der anatomische Befund legt nämlich den Gedanken nahe, die Affection als *acute Infectionskrankheit* aufzufassen. Näheres über die Art der Infection ist uns freilich noch ganz unbekannt. Die Angaben von Klebs über den Befund von Mikrococcen in den Lebergefässen bedürfen noch der Bestätigung.

Pathologische Anatomie. Die hauptsächlichste Leichenveränderung, von welcher die ganze Krankheit ihren Namen erhalten hat, findet sich in der Leber.

Die *Leber* ist bedeutend verkleinert, so dass sie zuweilen nur die Hälfte oder ein Drittel ihres normalen Volumens zeigt. Die Leberkapsel erscheint daher oft runzlich zusammengezogen. Die *Consistenz* des Organs ist meist weich und schlaff, so dass die Leber an einigen Stellen beinahe eindrückbar erscheint. Die *Farbe* ist an der Oberfläche und grösstentheils auch auf dem Durchschnitt ocker- oder safrangelb. In manchen Fällen zeigen sich dagegen auf der Durchschnittsfläche verschieden gefärbte Partien und zwar theils *gelbe*, theils *rothe* Stellen („gelbe Atrophie“ und „rothe Atrophie“), welche in der verschiedensten Weise und Vertheilung angeordnet sind. Die rothen Stellen sehen wie zusammengefallen aus, haben eine zähere Consistenz und entsprechen, wie wir gleich sehen werden, den vorgeschritteneren Stadien der Affection, während die gelben Stellen die früheren Stufen des Processes vorstellen. Die acinöse Zeichnung der Leber ist für das blosse Auge meist verwaschen. Wo noch einzelne Acini unterscheidbar sind, erscheinen sie kleiner, als normal, an der Peripherie von einer grauen Zone umgeben.

Die *mikroskopische Untersuchung* ergiebt, dass das Wesentliche der Affection in einer das ganze Parenchym gleichmässig betreffenden intensiven *fettigen Degeneration der Leberzellen* besteht. Nur vereinzelt sind noch normale Leberzellen vorhanden. Die meisten sind mit kleineren und grösseren Fetttröpfchen erfüllt, viele bereits in deutlichem Zerfall und in Auflösung begriffen. An den Stellen, an welchen die Degeneration am weitesten fortgeschritten ist, sieht man nur noch Fett, Detritus, Pigment u. dgl. Da die Fett- und Eiweisskörnchen rasch von den Lymphgefässen aufgenommen und abgeführt werden, so bleiben an solchen Stellen schliesslich grösstentheils nur Gefässe und Bindegewebe übrig. Erstere sind oft ziemlich stark mit Blut gefüllt und veranlassen die oben erwähnte makroskopische rothe Färbung der älteren, eingesunkenen Partien. Zu erwähnen ist noch der interessante, zuerst von Frerichs gemachte Befund von *Leucin-* und *Tyrosinkrystallen* sowohl im Parenchym, als auch in den Gefässen. In dem Detritus, seltener im Innern der Leberzellen selbst bilden sich zuweilen auch *Bilirubinkrystalle.*

Ebenso wie in der Leber, finden sich auch in *manchen übrigen Organen fettige Degenerationen*, so namentlich im *Herzen*, in den *Nieren*, selten auch in der *Körpermuskulatur*. Doch erreicht die Entartung in den genannten Theilen niemals die gleiche Intensität, wie in der Leber. Ausserdem findet sich an den meisten inneren Organen und an der Haut (s. u.) ein deutlicher *Icterus.*

Constant ist der beträchtliche *acute Milztumor*, welcher an das Verhalten der Milz bei anderen Infectionskrankheiten erinnert. Ebenso weisen die zahlreichen *Blutungen* auf der *Haut* und *in inneren Organen*, in der Magen- und Darmschleimhaut, in den serösen Häuten, in den Nierenbecken, in den Nieren selbst, seltener im Gehirn, im Herzfleisch u. s. w. auf die Allgemeinerkrankung hin, wie sie sich in gleicher Weise bei manchen schweren Typhen u. dgl. kundgiebt. Das *Blut* selbst ist dunkel und nur wenig geronnen. Leucin und Tyrosin sind in demselben wiederholt nachgewiesen worden. In den *serösen Höhlen*, namentlich im Peritoneum, findet man zuweilen mässige Transsudatansammlungen.

Symptome und Krankheitsverlauf. Der klinische Verlauf der acuten gelben Leberatrophie wird gewöhnlich in *zwei Stadien* eingetheilt, von denen das erstere den leichteren *Prodromalerscheinungen* entspricht, während das zweite die allein charakteristischen *schweren Symptome* darbietet. In manchen Fällen fehlt aber die erste Periode ganz oder ist so kurz, dass die Krankheit fast plötzlich mit den schwersten Zufällen beginnt.

Die in der Mehrzahl der Fälle vorhandenen *Prodromalerscheinungen* bestehen in *Störungen des Allgemeinbefindens* und in leichten *Magen-* und *Darmsymptomen.* Die Kranken fühlen sich matt, appetitlos, zur Arbeit unlustig, haben Kopfschmerzen, Uebelkeit, *Erbrechen,* nicht selten auch ein leichtes *Fieber.* Gewöhnlich tritt nach einigen Tagen *Icterus* auf, welchen man anfangs fast stets für einen gewöhnlichen katarrhalischen Icterus hält.

Nach mehreren Tagen, zuweilen sogar erst nach einigen Wochen, beginnt das *zweite Stadium* der Krankheit. Dasselbe ist vorzugsweise durch das Auftreten *schwerer nervöser Symptome* charakterisirt. Dieselben beginnen mit heftigen Kopfschmerzen, mit grosser allgemeiner Unruhe und Schlaflosigkeit. Dabei sind die Kranken gewöhnlich bereits etwas unklar und ihre Sprache wird schwerfällig und langsam. Meist sehr rasch steigert sich die Verworrenheit zu lauten heftigen *Delirien.* Die Aufregung wächst zu vollständigen *maniacalischen Anfällen.* Die Kranken schreien und toben, so dass sie kaum im Bett zu bändigen sind. Nicht selten treten *krampfhafte Zuckungen* in einzelnen Muskeln auf, zuweilen, doch keineswegs häufig, auch ausgebildete *epileptiforme Anfälle.* Nach 1—2 Tagen, seltener erst nach längerer Zeit, lässt die Aufregung nach und macht einem soporösen Zustande Platz, welcher bald in ein tiefes *Coma* übergeht. Der Tod erfolgt in der Regel bei völlig aufgehobenem Bewusstsein. Nur ausnahmsweise fehlt das Excitationsstadium ganz und treten die schweren nervösen Erscheinungen von vorn herein in Form von Sopor auf.

Die *Ursache der Nervensymptome* ist bis jetzt noch nicht in allgemein angenommener Weise erklärt worden. Dieselben Theorien, welche zur Erklärung des Icterus gravis überhaupt (s. den Anhang zu diesem Capitel) aufgestellt worden sind, werden auch zur Deutung der Nervenzufälle bei der acuten gelben Leberatrophie herangezogen, so dass man theils von einer *Cholämie*, theils von einer *Acholie*, theils endlich von den Folgen einer acuten *Hirnanämie* spricht. Uns scheint es der Erwägung werth zu sein, ob die Gehirnstörung bei der *acuten gelben Leberatrophie* nicht von der als sehr wahrscheinlich anzunehmenden Allgemeininfection abhängig sein kann.

Der *Icterus,* welcher schon im ersten Stadium der Krankheit vorhanden ist, nimmt im zweiten an Intensität meist noch zu. Der Harn enthält Gallenfarbstoff und nach dem Ergebnisse zahlreicher Untersuchungen auch Gallensäuren. Letzterer Umstand spricht dafür, dass der Icterus nicht als ein hämatogener, durch Zerfall rother Blutkörperchen und Umwandlung des Blutfarbstoffs in Gallenfarbstoff entstandener, sondern als *Stauungsicterus* aufzufassen ist. Die nähere Art und Weise, wie die Gallenstauung zu Stande kommt, ist aber noch nicht ganz sicher festgestellt. In den grossen Gallengängen kann das Hinderniss nicht liegen, da die Gallenblase gewöhnlich leer gefunden wird. Wahrscheinlich ist daher eine Störung der kleinen Gallengänge in der Leber selbst die Ursache der Gallenstauung und der Gelbsucht. Uebrigens muss bemerkt werden, dass in einigen seltenen Fällen der Icterus gering ist oder sogar ganz fehlt.

Die *objective Untersuchung der Leber* ergiebt in dem letzten Stadium der Krankheit gewöhnlich eine auffallende *Verkleinerung der Leberdämpfung*, welche der Grössenabnahme des Organs entspricht. Meist ist zuerst die Verkleinerung des *linken* Leberlappens durch das Auftreten von tympanitischem Schall im Epigastrium nachweisbar. Später ist die ganze Leberdämpfung stark verschmälert oder an der vorderen Thoraxfläche sogar vollständig verschwunden. Im *Anfange* der Erkrankung verhält sich die Leberdämpfung normal oder zeigt eine leichte Vergrösserung. Bei sehr rasch tödtlichem Verlauf der Krankheit kann sich eine stärkere Verkleinerung des Organs nicht ausbilden. In manchen, jedoch keineswegs in allen Fällen, bestehen *Schmerzen und Druckempfindlichkeit in der Lebergegend*, doch erreichen diese fast nie denselben Grad, wie z. B. bei der Phosphorvergiftung.

Die *Vergrösserung der Milz* haben wir bereits als einen fast constanten pathologisch-anatomischen Befund kennen gelernt. Auch zu Lebzeiten der Kranken ist die Milzdämpfuug meist mässig vergrössert, zuweilen die Milz auch unter dem linken Rippenbogen fühlbar.

Das Auftreten der bei der Besprechung des Leichenbefundes bereits erwähnten *Blutungen* kann, namentlich in der letzten Zeit der Krankheit, oft schon zu Lebzeiten der Kranken nachgewiesen werden. Die äusseren Blutungen auf der *Haut* sind direct sichtbar, die Blutungen in den Schleimhäuten geben sich durch erfolgendes *Blutbrechen*, durch *blutige Stuhlausleerungen*, Blutungen aus den *weiblichen Genitalien*, *Nasenbluten* u. a. zu erkennen. Die Ursache der Blutungen liegt wahrscheinlich in einer eintretenden Ernährungsstörung und *abnormen Zerreisslichkeit der Gefässwände*, welche eine Theilerscheinung der schweren allgemeinen Ernährungsstörung ist.

Von grossem Interesse ist das Verhalten des *Harns* bei der acuten gelben Leberatrophie. Die Menge desselben ist entweder normal oder gewöhnlich mässig vermindert, sein specifisches Gewicht etwas erhöht. Ein geringer Eiweissgehalt ist nicht selten. Den Gallenfarbstoffgehalt haben wir schon oben erwähnt. Vor allem bemerkenswerth ist aber die zuerst von Frerichs gefundene, später von verschiedenen Seiten bestätigte Thatsache, dass der *Harnstoff* an Menge sehr bedeutend *vermindert* ist, während statt dessen eine Anzahl anderer Körper im Harn auftreten, welche ebenfalls Zerfallsproducte der Eiweisskörper vorstellen und aller Wahrscheinlichkeit nach als *Vorstufen des Harnstoffs* aufzufassen sind. Zu diesen Stoffen gehören namentlich *Leucin* und *Tyrosin*. Dieselben sind, abgesehen von ihrem hier nicht näher zu besprechenden chemischen Nachweis, oft im Sediment des Harns in charakteristischer Krystallform mikroskopisch nachweisbar (s. Fig. 41). Dieselben Krystalle erhält man auch, wenn man einen Tropfen frischen Harn langsam auf dem Objectträger verdunsten lässt. Ausser dem Leucin und Tyrosin sind noch einige andere abnorme Körper im Harn gefunden worden, deren nähere Bedeutung aber noch nicht bekannt ist. Hierher gehören die *Fleischmilchsäure*, *Oxymandelsäure*, *peptonähnliche Substanzen*, auffallend grosse Mengen *Kreatin* u. a.

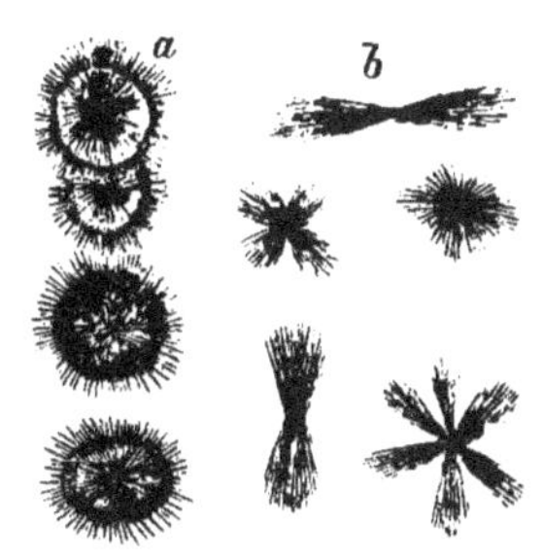

Fig. 41. *a* Leucinkrystalle. *b* Tyrosinkrystalle.

Es liegt auf der Hand, wie das Verschwinden des Harnstoffs und das Auftreten der als *Vorstufen* desselben angesehenen Körper Leucin und Tyrosin im Harn als äusserst werthvolle Bestätigung der Lehre von der Harnstoffbildung in der Leber (Meissner, von Schröder) anzusehen ist.

Ueber das Verhalten der *übrigen Organe* haben wir nur noch Weniges hinzuzufügen. *Erbrechen* ist auch im zweiten Stadium der Krankheit sehr häufig. Dasselbe leitet gewöhnlich das Auftreten der schwereren Gehirnsymptome ein. Die *Stühle* sind in der Regel thonfarben, wie beim Icterus überhaupt. Meist besteht Obstipation. Der *Puls* ist beschleunigt und erreicht nicht selten eine Frequenz von 140—160 Schlägen. Dabei ist er klein und leicht unterdrückbar. Gerade das Auftreten dieser höheren Pulsfrequenz gegenüber dem meist langsamen Pulse während des ersten Stadiums der Krankheit ist neben dem Erbrechen oft das erste Anzeichen der beginnenden gefährlichen Symptome. Von Seiten der *Lunge* beobachtet man selten gröbere Veränderungen, doch kommen Bronchitis und Aspirationspneumonien zuweilen vor. Während des terminalen Comas ist die *Athmung* meist beschleunigt, oft tief und geräuschvoll, zuweilen unregelmässig.

Die *Körpertemperatur* ist meist annähernd normal. Erst gegen das Ende der Krankheit tritt ein agonales Sinken der Eigenwärme ein oder, was noch häufiger der Fall ist, erfolgt eine hohe prämortale und zuweilen auch noch *postmortale Temperatursteigerung* bis auf 42° C. und darüber.

Schliesslich muss noch erwähnt werden, dass bei Schwangeren, welche von acuter gelber Leberatrophie befallen werden, mit wenigen Ausnahmen *Abort* resp. *Frühgeburt* eintritt.

Die Dauer des *Gesammtverlaufs* der Krankheit hängt grösstentheils von der Dauer des Initialstadiums ab. Dasselbe kann ganz fehlen, sehr kurz sein oder mehrere Wochen lang anhalten. Das zweite Stadium, vom Beginn der schweren Gehirnerscheinungen an gerechnet, dauert meist nur wenige Tage (2—4), selten eine Woche. Der *Ausgang* ist stets tödtlich. Die vereinzelten berichteten Heilungsfälle sind in ihrer Deutung zweifelhaft.

Die *Diagnose* des Leidens kann erst im zweiten Stadium gestellt werden. Die Symptome des ersten Stadiums unterscheiden sich in keiner Weise von denen eines einfachen katarrhalischen Icterus. Sobald es zur Entwicklung der schweren Erscheinungen gekommen ist, kann über die Natur der Krankheit meist kein Zweifel mehr bestehen, da der ganze Verlauf, der intensive Icterus, die Gehirnsymptome, die Hautblutungen, das Verhalten des Harns u. s. w. in dieser Weise sonst nicht vorkommen. Unklar bleibt die Diagnose höchstens in den vereinzelten Fällen, bei welchen der Icterus fehlt. Von der *acuten Phosphorvergiftung* (s. d.), welche ein in vieler Beziehung sehr ähnliches Krankheitsbild giebt, kann man die acute Leberatrophie auch in den Fällen ohne genügende Anamnese meist dadurch unterscheiden, dass bei der Phosphorvergiftung die Leber lange Zeit gross bleibt, sehr schmerzhaft ist, dass die nervösen Erscheinungen viel seltener die Form maniakalischer Erregung annehmen und dass Leucin und Tyrosin im Harn bei der Phosphorvergiftung nur in einzelnen Fällen in reichlicherer Menge vorkommen.

Die **Therapie** bei der acuten gelben Leberatrophie ist, wie aus dem Vorhergehenden sich ergiebt, ganz aussichtlos. Gewöhnlich werden Abführmittel (Calomel u. a.) angewandt. Symptomatisch versucht man die nervösen Erscheinungen durch Eisumschläge auf den Kopf, Bäder und Narcotica zu mildern, das Erbrechen durch Opium, Eispillen u. dgl. zu stillen und die beginnende Herzschwäche durch Excitantien aufzuhalten.

Anhang: Icterus gravis. Cholämie und Acholie.

In den vorhergehenden Capiteln haben wir wiederholt die Möglichkeit des plötzlichen Eintritts schwerer nervöser Störungen bei verschiedenen Leberkrankheiten erwähnen müssen. Die Aehnlichkeit dieser Erscheinungen unter einander ist so gross, dass man nach einer gemeinschaftlichen Ursache für alle hierhergehörigen Zufälle suchen muss.

Relativ am häufigsten tritt das in Rede stehende schwere Krankheitsbild bei chronischen Gallenstauungen auf. Handelt es sich um einen langdauernden Verschluss des Ductus choledochus oder hepaticus durch einen Gallenstein, oder um eine anhaltende Verengerung der Gallengänge durch ein Carcinom an der Papilla duodenalis oder im Choledochus selbst oder in dessen Umgebung, so kann ziemlich plötzlich ein Zustand entstehen, welcher in vielen Beziehungen dem oben geschilderten zweiten Stadium der gelben Atrophie entspricht. Schwere Gehirnsymptome, Delirien, Convulsionen, Coma, stellen sich ein, Blutungen in der Haut und in den Schleimhäuten treten auf und meist unter hohem Fieber (wir selbst beobachteten 41°,9 in einem Fall von Carcinom an der Papilla duodenalis) erfolgt in wenigen Tagen der Tod. Diese Fälle sind es, welche man gewöhnlich als *Icterus gravis* bezeichnet. Doch können sich auch bei der *Lebercirrhose*, ohne dass Icterus oder wenigstens ein irgend höherer Grad von Icterus besteht, fast genau dieselben Erscheinungen plötzlich entwickeln.

Ueber die eigentliche Ursache dieser schweren Symptome, sowohl bei der acuten gelben Leberatrophie, als auch bei den übrigen soeben erwähnten Zuständen, ist man noch nicht im Klaren. Vorzugsweise sind es drei Theorien, welche hierüber aufgestellt sind. Die erste, in neuerer Zeit namentlich von LEYDEN verfochtene Ansicht nimmt als Grund des Icterus gravis die *Cholämie* an, d. h. die durch die Gallenresorption bedingte Anhäufung der Gallenbestandtheile, vorzugsweise der Gallensäuren im Blute. Diese Anhäufung soll ausserdem durch die Herabsetzung der Nierenthätigkeit beim Icterus noch vermehrt werden. *Gegen* diese Theorie der „Cholämie" spricht vor allem das Vorkommen desselben schweren Symptomencomplexes ohne jeden stärkeren Stauungsicterus.

Von TRAUBE ist die Hypothese ausgesprochen worden, dass die in Folge der schweren Ernährungsstörung eintretende *Anämie* des Gehirns die Hauptursache der nervösen Zufälle sei, eine Ansicht, welcher sich in etwas modificirter Form auch COHNHEIM angeschlossen hat.

Diejenige Erklärung, von welcher wir glauben, dass sie der Wahrheit am nächsten kommt, hat FRERICHS ausgesprochen. Er hat für das in Rede stehende Krankheitsbild den Namen *Acholie* eingeführt und sucht die Ursache der Symptome in der toxischen Wirkung derjenigen im Blute (und in den Geweben) sich anhäufenden Stoffe, welche unter normalen

Verhältnissen das Material zur Gallenbildung in der Leber abgeben. Wie schon FRERICHS selbst angedeutet hat und worauf auch unseres Erachtens besonderer Werth zu legen ist, darf sich aber diese Anschauung nicht auf die gallensecretorische Thätigkeit der Leber allein beschränken, sondern ist auch auf alle übrigen Stoffwechselvorgänge in der Leber (Harnstoffbildung) mit zu beziehen. Uebrigens ist es sehr wohl möglich, dass *neben* der „Acholie" zuweilen auch die cholämische Intoxication eine Rolle spielt.

Der *Ausgang* der Cholämie resp. Acholie ist fast ausnahmslos ebenso ungünstig, wie der Ausgang bei der acuten gelben Leberatrophie. Zu erwähnen ist noch, dass man in den hierher gehörigen Fällen in der Leber neben den sonstigen anatomischen Veränderungen gewöhnlich auch eine starke fettige Degeneration der Leberzellen findet.

SIEBENTES CAPITEL.

Icterus neonatorum.

(Gelbsucht der Neugeborenen.)

Sehr häufig beobachtet man, dass bei Kindern am 2.—4. Tage nach der Geburt die normale rothe Farbe der Haut in eine deutlich gelbe, icterische Färbung übergeht, welche vorzugsweise im Gesicht und am Rumpfe, weniger deutlich auch an den Extremitäten hervortritt. Besondere sonstige Störungen des Allgemeinbefindens und der Verdauung treten nicht auf. Doch kann es als Regel gelten, dass der Icterus neonatorum überhaupt bei schwächlichen Kindern etwas häufiger sich entwickelt, als bei kräftigen. Fast immer geht der Zustand nach 1—2 Wochen wieder vorüber, ohne weitere Folgen zu hinterlassen. Ein ungünstiger Ausgang erfolgt nur dann, wenn sich irgend welche besondere Complicationen entwickeln, welche mit dem Icterus als solchem nichts zu thun haben.

Ueber die Ursache der Gelbsucht bei den Neugeborenen ist viel gestritten worden. Eine grosse Anzahl der verschiedensten Theorien ist aufgestellt worden, von denen auch heute noch keine einzige sich eine unbestrittene Anerkennung verschafft hat. Früher war man vielfach geneigt, den Icterus als einen *hämatogenen* aufzufassen, d. h. eine Entstehung des Gallenfarbstoffs aus dem Blutfarbstoff zerfallender rother Blutkörperchen anzunehmen. Hierfür schien namentlich die *helle* (*nicht icterische*) *Färbung des Harn* und die *gelbe* (*gallige*) *Färbung der Stühle* bei den icterischen Neugeborenen zu sprechen. Genauere Untersuchungen haben indessen gezeigt, dass sowohl im Harn, als auch in den Nieren der zufällig während des Icterus gestorbenen Kinder Gallenfarbstoff nachweisbar ist. Da ferner in den serösen Transsudaten auch die Anwesenheit von *Gallensäuren* sicher festgestellt ist, so kann wohl jetzt als gewiss angenommen werden, dass der Icterus neonatorum ein *Stauungsicterus*, ein *hämatogener Icterus* ist. Wodurch aber die Gallenstauung bewirkt wird, ist noch nicht sicher bekannt. Vielleicht ist es nur die anfängliche Schwäche der austreibenden Kräfte und die Enge der Gallenwege, vielleicht auch eine vorübergehende Verstopfung derselben durch abgestossene Epithelien und dgl., welche eine Retention von Galle und das Auftreten des Icterus bedingen.

Schliesslich sei hier noch kurz erwähnt, dass in sehr seltenen Fällen eine *angeborene vollständige Obliteration* oder selbst ein völliges *Fehlen der grösseren Gallengänge* vorkommt. Die Folge dieser Anomalie ist das Auftreten eines intensiven Icterus bald nach der Geburt, welcher nicht wieder zurückgeht. Die Kinder sterben ausnahmslos nach wenigen Wochen nach vorheriger stärkster allgemeiner Abmagerung.

ACHTES CAPITEL.

Lebersyphilis.

Aetiologie und pathologische Anatomie. Syphilitische Erkrankungen der Leber kommen sowohl bei der congenitalen, als auch bei der acquirirten Lues vor. Die *congenitale Lebersyphilis* tritt in Form diffuser oder herdweiser kleinzelliger Infiltration auf. Bei ausgedehnten Veränderungen ist die Leber bedeutend vergrössert und hart, in anderen Fällen treten Schrumpfungen des neugebildeten Bindegewebes ein, durch welche das Organ kleiner und höckrig wird. Auch einzelne grössere Gummata werden zuweilen bei der hereditären Lues in der Leber beobachtet.

Die Veränderungen in der Leber bei der *acquirirten Syphilis* gehören dem sogenannten *tertiären* Stadium der Krankheit an und entwickeln sich, wenigstens in ausgebildetem Grade, gewöhnlich erst mehrere oder gar viele Jahre nach der primären Infection. Der Form nach unterscheidet man ebenfalls die *diffuse syphilitische Hepatitis* von der umschriebenen *Gummabildung* (*Syphilombildung*). Erstere ist anatomisch von der gewöhnlichen Cirrhose nicht wesentlich verschieden. Letztere dagegen ist die am meisten charakteristische und klinisch wichtigste Form. Die einzelnen Gummaknoten können sich bis zur Grösse eines Apfels und darüber entwickeln. Die convexe Leberfläche, namentlich die Nähe des Ligamentum suspensorium, ferner die Umgebung der Leberpforte (GLISSON'sche Kapsel) scheinen besondere Prädilectionsorte für die Entstehung der syphilitischen Neubildungen zu sein. In den meisten zur Section kommenden Fällen befinden sich die Gummata bereits im Stadium der Schrumpfung. Dann ist die Leber im Ganzen meist verkleinert und von einzelnen tiefen Furchen und Einziehungen durchsetzt („*gelappte Leber*"). Diese Einziehungen werden von festen narbigen Bindegewebsstreifen gebildet, in deren Mitte man zuweilen noch das necrotisch gewordene und verkäste Gewebe, das eigentliche Gumma, erkennen kann. An den kleineren, zuweilen auch an den grösseren Zweigen der Arteria hepatica und der Pfortader findet man häufig die deutlichen Veränderungen der *Endarteriitis syphilitica*.

Klinische Symptome und Krankheitsverlauf. Umschriebene syphilitische Veränderungen in der Leber machen häufig gar keine Symptome. Nur wenn die Erkrankung so ausgedehnt oder zufällig gerade so localisirt ist, dass sie eine bedeutendere Störung der Pfortadercirculation zur Folge hat, entwickelt sich ein Krankheitsbild, welches aus leicht verständlichen Gründen in den wesentlichsten Zügen mit dem der gewöhnlichen Lebercirrhose vollständig übereinstimmen muss. Sobald durch die luetischen Schrumpfungsprocesse in der Leber eine grössere Anzahl von Pfortaderzweigen obliterirt ist, oder sobald ein zufällig an der Leberpforte gelegenes Gumma den Hauptstamm der Pfortader selbst comprimirt, so entstehen nothwendiger Weise die bekannten Folgeerscheinungen jeder Pfortaderstauung, vor allem *Ascites* und *Milztumor*. Ausserdem stellen sich in Folge der Circulationsstörung im Digestionstractus häufig auch Anomalien des Appetits, der Verdauung u. s. w. ein. *Icterus* ist erfahrungsgemäss bei der Lebersyphilis eine seltene Erscheinung, doch kann er immerhin zuweilen auftreten, wenn grössere oder zahlreiche kleinere Gallenwege in Folge der anatomischen Veränderungen irgendwie beeinträchtigt werden.

Die *Untersuchung der Leber* ergiebt je nach der Art und dem Stadium der Erkrankung verschiedene Resultate. Zuweilen kann man grössere Gummata in der Leber als deutliche, meist flach halbkuglige Tumoren durch die Bauchdecken hindurchfühlen. Oft fühlt man auch den unteren, gewöhnlich stumpfen Rand der vergrösserten Leber. In anderen Fällen endlich nimmt man die einzelnen Höcker und Prominenzen auf der Leber wahr. Von der Gesammtgrösse des Organs hängt selbstverständlich das Verhalten der Leberdämpfung bei der *Percussion* ab.

Erwähnenswerth ist es, dass die Lebersyphilis nicht selten (aber keineswegs immer) heftige *Schmerzen* verursacht, welche bald in der ganzen Lebergegend, bald nur an umschriebener Stelle empfunden werden. Auch äusserer Druck auf das Organ ist in solchen Fällen oft sehr schmerzhaft.

Der *Verlauf* der Krankheit ist gewöhnlich langwierig und erstreckt sich nicht selten auf viele Jahre. Die anatomischen Veränderungen bestehen wahrscheinlich oft schon eine lange Zeit, ehe sie anfangen, klinische Erscheinungen zu verursachen. Wie bei der Lebercirrhose, so ist auch bei der Lebersyphilis der Ascites gewöhnlich das erste Symptom, welches die Kranken auf ihr Leiden aufmerksam macht. Besserungen und zeitweise Stillstände der Krankheit kommen häufiger vor, als bei der gewöhnlichen Cirrhose. Der schliessliche *Ausgang* ist aber doch in den meisten Fällen mit ausgebreiteteren anatomischen Veränderungen ungünstig.

Die **Diagnose** der Lebersyphilis ist nicht immer leicht und sicher zu stellen. Gewöhnlich kann man aus den Symptomen (objective Veränderungen an der Leber, Ascites, Milztumor) zwar ein Leberleiden diagnosticiren, über die nähere Art desselben bleibt aber das Urtheil oft zweifelhaft. Vor allem sind selbstverständlich die *aetiologischen Momente* zu berücksichtigen. Handelt es sich um einen notorischen Säufer, so wird man an die gewöhnliche Form der Cirrhose zuerst denken. Ergiebt die Anamnese dagegen eine früher durchgemachte Lues und lassen sich namentlich gleichzeitig noch andere sichere Zeichen der Lues nachweisen (Knochenauftreibungen, Narben im Rachen u. s. w.), so liegt natürlich die Annahme einer syphilitischen Leberaffection nahe. Von den einzelnen Symptomen sind die *groben* Unebenheiten auf der Leberfläche (im Gegensatz zu den feineren Granula der gewöhnlichen Cirrhose) und eventuell auch die heftigen Schmerzen in der Lebergegend für die Annahme einer Lebersyphilis zu verwerthen.

Therapie. Bei der sicheren Diagnose ebenso, wie auch schon bei dem blossen Verdacht einer syphilitischen Leberaffection wird man jedenfalls zunächst den Versuch einer *specifischen Therapie* (Quecksilber und vorzugsweise Jodkalium) machen. Ein günstiges Resultat derselben darf man aber nur erwarten, so lange die Krankheit sich noch im Stadium der Gummabildung befindet. Auf die narbigen Einziehungen — und diese sind es ja gerade, welche vorzugsweise die klinischen Symptome verursachen — kann die Therapie keinen Einfluss mehr ausüben. Daher sind im Allgemeinen die Erfolge der antiluetischen Behandlung in den vorgeschrittenen Fällen nicht sehr glänzend.

In Bezug auf die *symptomatische Therapie* können wir auf das bei der Lebercirrhose Gesagte verweisen.

NEUNTES CAPITEL.

Krebs der Leber und der Gallenwege.

Aetiologie und pathologische Anatomie. Während eine *primäre Krebsbildung* in der Leber sehr selten ist, kommen *secundäre, metastatische Krebse* in der Leber verhältnissmässig sehr häufig zur Beobachtung. Der Grund hierfür liegt vorzugsweise in der *Langsamkeit des Blutstroms in der Leber*, welche das Haftenbleiben der circulirenden Krebskeime wesentlich erleichtert.

Secundäre Lebercarcinome können sich im Anschluss an jeden primären Krebs irgend eines andern Organs entwickeln. Vorzugsweise beobachtet man sie aber, wenn der primäre Krebs seinen Sitz in einem Organ hat, welches zum Pfortadergebiet gehört, also namentlich bei primären Carcinomen im *Magen*, *Darm* (Dickdarm, Rectum), *Oesophagus, Pancreas* u. s. w. In einigen Fällen kann man das Hineinwuchern der primären Neubildung in eine Pfortaderwurzel direct nachweisen und dann mit Recht annehmen, dass von dieser Stelle aus die Metastasenbildung stattgefunden hat. Die secundären Lebercarcinome können sich in sehr grosser Anzahl entwickeln. Sie sitzen theils im Innern, theils an der Oberfläche des Organs. Im letzteren Fall bilden sie flache Prominenzen, welche in ihrer Mitte häufig eine kleine Einsenkung (den sogenannten *Krebsnabel*) zeigen. Die Leber im Ganzen ist bei reichlicher Krebsbildung oft sehr beträchtlich vergrössert, so dass sie einen grossen Theil der Bauchhöhle einnehmen kann.

Der *primäre Leberkrebs* ist, wie erwähnt, sehr selten. Man beobachtet ihn zuweilen in Form *einzelner grosser Knoten*, zuweilen aber auch in Form einer mehr *diffusen krebsigen Infiltration*, welche einen grossen Theil des ganzen Organs betreffen kann. Ihrem histologischen Bau nach sind die primären Lebercarcinome Cylinderzellenkrebse, welche ihren Ausgang wahrscheinlich von den Epithelien der kleinen Gallengänge, nach der Angabe einzelner Autoren zuweilen aber auch von den Leberzellen selbst nehmen.

Häufiger, als die eigentlichen primären Leberkrebse und daher auch von grösserer klinischer Wichtigkeit sind die *primären Krebse der grösseren Gallenwege*. Sowohl in der *Gallenblase*, als auch in den grösseren Gallengängen (Ductus choledochus) kommen primäre Krebse vor, welche zu sehr reichlichen Metastasen in der Leber führen können.

Ueber die *Aetiologie* des Leberkrebses haben wir wenig zu bemerken. Wie die Krebsbildung überhaupt, so kommt auch der Leberkrebs vorzugsweise im *höheren Alter* (40—60 Jahre) vor. Besondere Veranlassungsursachen sind nicht bekannt. Zuweilen scheint eine hereditäre Beanlagung zur Krankheit nachweisbar zu sein.

Symptome und Krankheitsverlauf. Diagnose. Central oder versteckt gelegene grössere und selbst zahlreiche kleinere Krebsknoten in der Leber können vorhanden sein, ohne sich irgendwie durch klinische Symptome bemerkbar zu machen. Handelt es sich um ein sicheres primäres Carcinom in einem anderen Organ (namentlich im Magen), so muss an die *Möglichkeit* von Krebsmetastasen in der Leber stets gedacht werden. Nachzuweisen sind sie aber nur dann, wenn die objective Untersuchung der Leber deutliche Veränderungen zeigt. Vermuthen kann man sie zuweilen auch, wenn Erscheinungen einer Compression der Pfortader oder der grossen Gallenwege (Ascites und Milzschwellung einerseits, Icterus andererseits) auftreten.

Bei der *Palpation der Leber* kann man in vielen Fällen von Lebercarcinom einen oder mehrere Tumoren deutlich fühlen. Durch den Sitz des Tumors in der Lebergegend, durch den directen Zusammenhang desselben mit der durch die Percussion und durch das Fühlen des unteren Randes abgrenzbaren Leber lässt sich der Ausgangsort der Geschwulst feststellen. Ferner ist es ein charakteristisches Zeichen, dass fast alle von der Leber ausgehenden Tumoren eine sehr deutliche *respiratorische Verschiebung* zeigen, indem sie bei jedem inspiratorischen Herabsteigen des Zwerchfells mit der ganzen Leber nach abwärts geschoben werden. Die *Percussion* über einem Lebertumor ist fast stets vollständig gedämpft (im Gegensatz zu vielen vom Magen ausgehenden Geschwülsten).

Den am meisten charakteristischen Befund hat man in den nicht sehr seltenen Fällen, bei welchen die Leber der Sitz sehr zahlreicher Krebsknoten ist. Hierbei ist das ganze Organ in der Regel sehr beträchtlich *vergrössert*. Oft sieht man schon durch die welken, atrophischen Bauchdecken hindurch die grosse höckrige Vortreibung in der Lebergegend, welche weit nach abwärts, bis zur Nabellinie und noch tiefer herabreichen kann. Bei der Palpation fühlt man den grössten Theil der vorderen Leberfläche mit den einzelnen aufsitzenden, gewöhnlich wallnuss- bis apfelgrossen Krebsknoten. Der untere Leberrand ist häufig deutlich wahrnehmbar und zeigt ebenfalls nicht selten einzelne Hervorragungen; ebenso die zuweilen auch noch etwas fühlbare untere Leberfläche.

Die *übrigen klinischen Erscheinungen beim Leberkrebs* hängen theils vom Primärleiden (Magencarcinom u. s. w.), theils von der allgemeinen *Krebskachexie* (Mattigkeit, Abmagerungen, nicht selten leichte hydropische Anschwellungen der Beine u. s. w.) und endlich von der etwaigen Compression der Gefässe und Gallenwege ab. Die letztere bedingt es, dass sich nicht selten ein mässiger, zuweilen auch ein stärkerer *Ascites* einstellt. Ein grösserer *Stauungs-Milztumor* ist auch in solchen Fällen selten vorhanden, weil die allgemeine Abmagerung und Anämie das Zustandekommen desselben verhindert. Verhältnissmässig noch häufiger, als Ascites, ist *Icterus* beim Lebercarcinom, welcher entweder durch Compression des Ductus hepaticus oder durch Compression kleinerer Gallengänge in der Leber hervorgerufen wird. Andererseits ist es aber auch leicht verständlich, dass sowohl Icterus, als auch Ascites unter Umständen beim Lebercarcinom ganz oder fast ganz fehlen können.

Verwechselungen von Lebercarcinomen mit Carcinomen anderer Organe sind zuweilen schwer zu vermeiden. Namentlich bieten *Carcinome an der Pars pylorica des Magens*, zumal wenn sie, was häufig vorkommt, mit der Leber verwachsen sind, oft fast genau dasselbe Bild dar, wie ein Lebercarcinom. Auch Carcinome des Netzes und des Colons machen zuweilen Schwierigkeiten in der Differentialdiagnose, doch zeigen sie selten eine so deutliche respiratorische Verschiebbarkeit, wie die Lebertumoren. Die Unterscheidung der Carcinome von anderen Geschwülsten in der Leber giebt verhältnissmässig nicht sehr häufig zu Zweifeln Anlass. Die gutartigen Geschwülste (Adenom, Sarkom) in der Leber sind so selten, dass man sie eigentlich fast immer unberücksichtigt lassen kann. Bei *luetischen Neubildungen* kommen die Anamnese und die sonstigen Zeichen der Lues, ferner die spätere Schrumpfung und die Verkleinerung der Leber in Betracht. *Echinococcen* haben in der Regel eine viel gleichmässigere, flachrundliche Gestalt. Grössere *Abscesse* sind bei uns sehr selten und meist ätiologisch irgendwie begründet. Ausserdem verursachen sie oft Fieber (Schüttelfröste), welches beim Carcinom fehlt.

Sobald das Lebercarcinom diagnosticirt ist, entsteht die Frage, ob es sich um eine secundäre oder primäre Geschwulstbildung handelt. Wegen der grossen Seltenheit der primären Leberkrebse soll man zunächst immer an die erstere denken. Nicht selten ist der primäre Krebs gar nicht im Leben nachweisbar (kleiner Magenkrebs, flacher Oesophaguskrebs, Pancreaskrebs u. dgl.). Handelt es sich um reichliche Krebsknoten in der Leber, ohne dass in einem anderen Organ das primäre Leiden gefunden werden kann, so kommt auch die Möglichkeit der primären *Gallenblasen-* und *Gallengangskrebse* in Betracht. In seltenen Fällen kann man die krebsig degenerirte Gallenblase am unteren Leberrande hindurchfühlen, meist ist dieselbe aber klein und zusammengezogen. Erst an ihrer Innenfläche sieht man die flache, oft exulcerirte Neubildung. Namentlich in den Fällen von Lebercarcinom mit *starkem, lange andauerndem Icterus* ohne nachweisbare Carcinombildung in einem anderen Organ soll man an die Möglichkeit eines primären Krebses in den Gallenwegen denken.

Der *Verlauf* des Leberkrebses ist gewöhnlich kein sehr langer. Sobald sich die ersten deutlichen Erscheinungen desselben eingestellt haben, nimmt die allgemeine Abmagerung und Cachexie rasch zu und in wenigen Monaten, seltener erst in 1/2—1 Jahr tritt der Tod ein, meist unter den Symptomen des stärksten Marasmus.

Die *Prognose* des Leberkrebses muss demnach als absolut ungünstig bezeichnet werden. Die *Therapie* vermag nur in symptomatischer Weise die Beschwerden der Kranken etwas zu mildern.

ZEHNTES CAPITEL.

Echinococcus der Leber.

Naturgeschichte und pathologische Anatomie. Da die Leber dasjenige Organ ist, in welchem am häufigsten die Echinococcusinvasion beim Menschen beobachtet wird, so wollen wir an dieser Stelle das Wichtigste über die Echinococcenkrankheit überhaupt mittheilen.

Die *Taenia Echinococcus* (s. Fig. 42 S. 700) ist ein kleiner 3—4-gliedriger, ungefähr vier Millimeter langer Bandwurm, welcher im Darm des *Hundes* lebt. Die Infection des Menschen geschieht durch Aufnahme der Bandwurmeier in den Magen. Die auffallend grosse Häufigkeit des Echinococcus in *Island* erklärt sich durch das Zusammenleben der Isländer mit ihren zahlreichen Hunden. Bei uns ist der Echinococcus relativ selten.

Hat beim Menschen die Infection stattgefunden, so gelangt der Embryo mit dem Blutstrom in ein Organ hinein. Bei weitem am häufigsten wandert er durch ein Pfortadergefäss in die *Leber* und setzt sich hier fest. Doch kommt der Echinococcus zuweilen auch in anderen Organen zur Entwicklung, so z. B. in den *Lungen*, in den *Knochen*, im *Gehirn*, in den *Nieren* u. s. w. Aus dem Embryo bildet sich die mit einer eiweissfreien Flüssigkeit gefüllte *Echinococcus-Blase*, welche aus einer äusseren lamellös geschichteten *Cuticula* und einer inneren, Muskelfasern und Gefässe enthaltenden *Parenchymschicht* besteht. Um die Blase herum bildet sich in dem befallenen Organ allmählich eine *dicke bindegewebige Kapsel*.

Nach etwa 4—6 monatlichem Wachsthum der Blase, wenn diese ungefähr die Grösse einer Wallnuss erreicht hat, bilden sich an der Innenfläche der Kapsel aus der Parenchymschicht die sogenannten *Brutkapseln* und in diesen in mehrfacher Anzahl die *Köpfchen* („*Scolices*") des Echinococcus. Dieselben sind mit vier Saugnäpfen und einem Hakenkranz versehen, können sich in die Brutkapsel einziehen und nach aussen umstülpen (s. Fig. 43, 44 u. 45).

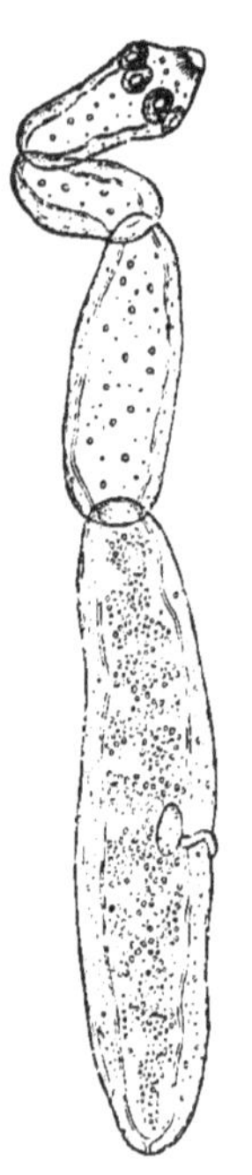

Fig. 42. Taenia Echinococcus vergrössert, rechts oben natürliche Grösse.

Gewöhnlich entwickeln sich von der primären Echinococcusblase aus secundäre sogenannte *Tochterblasen* (weiterhin *Enkelblasen* u. s. w.). Dieselben entstehen theils in der Cuticula, theils aus Brutkapseln. Beim Menschen wachsen sie meist nach innen (*endogen, Echinococcus hydatidosus*), lösen sich los und können schliesslich in sehr grosser Anzahl (zu Hunderten) in der Flüssigkeit umherschwimmen. Bei den Thieren findet häufiger eine exogene, nach aussen hin gehende Bildung der Tochterblasen statt (*E. veterinorum s. granulosus*). Eine besondere Form des Echinococcus, welche früher für eine Geschwulstform gehalten wurde, ist der von VIRCHOW so genannte *Echinococcus multilocularis*. Derselbe stellt einen harten, aus erbsengrossen Bläschen zusammengesetzten Tumor vor, welcher wahrscheinlich längs den Lymphgefässen, vielleicht auch in den Blutgefässen fortwuchert.

Das *Wachsthum* der Echinococcusblase geschieht langsam und kann Jahre lang fortdauern. Der Echinococcus kann schliesslich die Grösse

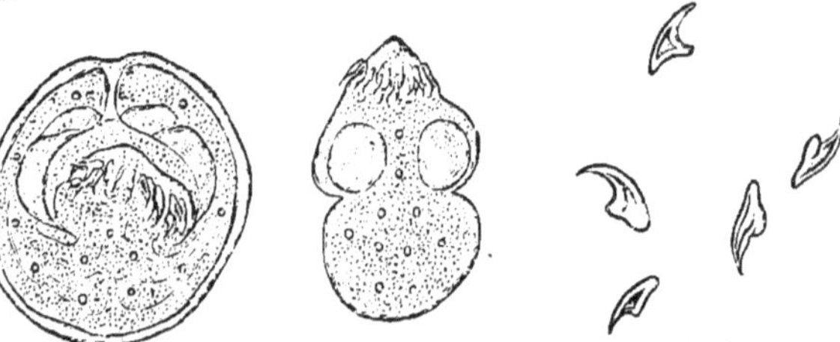

Fig. 43 u. 44. Echinococcus-Scolices. Frei. Eingezogen. Ausgestülpt. Fig. 45. Echinococcus-Häkchen.

eines Kindskopfes erreichen. Schliesslich tritt aber, bald früher, bald später, ein Absterben des Echinococcus ein. Die Blase schrumpft dann allmählich beträchtlich zusammen und die Wandung und der Inhalt derselben imprägniren sich mit Kalksalzen.

Klinische Symptome. So lange die Echinococcusblasen in der Leber eine mässige Grösse haben, machen sie gewöhnlich gar keine Beschwerden. Häufig sterben die Echinococcen ab und verkalken, ohne überhaupt jemals klinische Symptome hervorgerufen zu haben. Sie werden dann als zufälliger Nebenbefund bei den Sectionen gefunden.

Ausgesprochene Krankheitserscheinungen treten dann ein, wenn die Echinococcusblasen eine so bedeutende Grösse erreichen, dass hierdurch Druck, Schmerzen u. dgl. in der Lebergegend verursacht werden. In seltenen Fällen können sehr grosse Echinococcen, welche an der convexen Leberoberfläche gelegen sind, durch Hinaufdrängung des Zwerchfells und Compression der unteren Lungenlappen zu beträchtlichen Athembeschwerden führen. Eine Reihe anderer Erscheinungen tritt dann ein, wenn der Echinococcus so gelegen ist, dass er bei weiterem Wachsthum eine Compression auf die Pfortader oder einen grossen Gallengang ausübt. Dann ist Ascites und Milztumor resp. Icterus die nothwendige Folge.

Interessant sind die zuweilen beobachteten *Durchbrüche des Echinococcus* in die Nachbarschaft. Man hat wiederholt den Durchbruch eines Leberechinococcus in die *Pleurahöhle*, in die *Lunge* (Aushusten von Echinococcusblasen), in den *Darm* (Entleerung von Blasen durch den Stuhl), in die *Gallenwege* (Icterus, schliesslicher Durchtritt in den Darm) in die *untere Hohlvene* (plötzlicher Tod durch Embolie der Lungenarterie) und zuweilen auch einen Durchbruch nach aussen mit Entleerung des Blaseninhalts und endlicher Heilung gesehen. In seltenen Fällen kann ein Echinococcussack auch in den Zustand *eitriger Entzündung* gerathen und zu allen Erscheinungen eines Leberabscesses Anlass geben.

Ein schweres klinisches Symptomenbild bietet gewöhnlich der *multiloculäre Echinococcus* dar. Die Leber wird im Ganzen bedeutend vergrössert, fühlt sich meist fest und glatt, nur selten höckrig an. Meist entwickelt sich Icterus, Milzschwellung, Ascites und daneben eine allmählich zunehmende Abmagerung und Schwäche, welche schliesslich zum Tode führt.

Die *Diagnose* des Leberechinococcus beruht darauf, dass die Blasen zuweilen als Tumoren an der Leber gefühlt werden können. Gewöhnlich stellen sie sich als flache oder kuglige Prominenzen dar, welche eine harte, oft deutlich derb elastische Consistenz darbieten. Besonders charakteristisch, jedoch selten deutlich wahrnehmbar ist ein eigenthümliches Schwirren („*Hydatidenschwirren*“), welches man fühlt, wenn man mit der flachen Hand einen raschen, kurzen Stoss auf die Geschwulst ausübt. Ganz sicher wird die Diagnose des Echinococcus dann, wenn irgendwie Echinococcusblasen entleert werden. Wiederholt hat man zu diagnostischen Zwecken eine *Probepunction* gemacht. Die erhaltene Flüssigkeit ist hellgelb, fast immer eiweissfrei, und mikroskopisch lassen sich in ihr zuweilen kleine Stückchen der geschichteten Membranen oder einzelne Haken nachweisen. Das Fehlen charakteristischer Formbestandtheile spricht indessen keineswegs sicher *gegen* einen Echinococcus. In *chemischer Beziehung* ist der Gehalt der Flüssigkeit an *Bernsteinsäure* und *Zucker* vielleicht diagnostisch verwerthbar.

In manchen Fällen ist die Differentialdiagnose zwischen einem Leberechinococcus und anderen Affectionen der Leber schwierig und nur mit Berücksichtigung aller Verhältnisse (Aetiologie, Alter des Patienten, Fieber, Form der Geschwulst, eventuell Probepunction u. s. w.) zu stellen. Grosse in die Pleurahöhle hineinragende Echinococcen können mit einem pleuritischen Exsudat verwechselt werden.

Therapie. Da die Darreichung innerlicher Mittel — *Jodkalium* und *Quecksilberpräparate* werden vorzugsweise empfohlen — von sehr unsicherer Wirkung ist, so hat nur die *operative Behandlung* der Echinococcen Aussicht auf Erfolg. Dieselbe ist aber nicht ganz ungefährlich und daher nur dann vorzunehmen, wenn erhebliche Beschwerden und schwerere Krankheitssymptome den Eingriff wirklich nothwendig machen. Indem wir in Bezug auf die nähere Darstellung der sehr zahlreichen vorgeschlagenen Operationsmethoden auf die chirurgischen Lehrbücher verweisen, bemerken wir hier nur, dass zuweilen schon die *einfache Punction* mit Entleerung des Blaseninhalts dauernden Nutzen hat. Der Echinococcus obliterirt danach und es tritt völlige Heilung ein. In einigen Fällen hat man an die Punction die *Injection von Jodtinctur* in den Echinococcussack angeschlossen. Die meisten übrigen Methoden bezwecken zunächst eine Verlöthung des Sackes mit der vorderen Bauchwand und dann eine Eröffnung und Entleerung der Echinococcusblase. Auf der hiesigen chirurgischen Klinik kommt mit gutem Erfolge vorzugsweise die langsame Eröffnung des Sackes durch eine Aetzpaste aus Chlorzink zur Anwendung, welche durch eine adhäsive Entzündung eine vorhergehende Verwachsung der Blasenwand mit der Bauchwand bewirkt. Die SIMON'sche Methode besteht darin, dass mehrere Troikarts in einzelnen Zwischenräumen eingestossen werden und so lange liegen bleiben, bis eine Verlöthung des Echinococcus mit der Bauchwand erfolgt. Dann werden die Punctionsstellen durch einen Schnitt verbunden, der Sack wird entleert, ausgespült, desinficirt und zur allmählichen Ausheilung gebracht.

ELFTES CAPITEL.

Circulationsstörungen in der Leber.

1. Die *Anämie* der Leber, welche in höherem Grade fast nur als Theilerscheinung starker allgemeiner Anämien vorkommt, hat keine nachweisbare klinische Bedeutung.

2. Die *venöse Stauungshyperämie* der Leber („*Stauungsleber*") ist ein häufiger und wichtiger Zustand, welcher bei allen zu einer allgemeinen Circulationsstörung führenden Krankheiten zur Beobachtung kommen kann. Am häufigsten findet man die Stauungsleber bei *Herzfehlern* (vorzugsweise bei Mitralfehlern), ferner beim *Lungenemphysem*, bei chronischen *Lungenschrumpfungen* u. dgl. Die Leber ist vergrössert und blutreich. Da die Lebervenen in der Mitte der Acini gelegen sind, so erscheint das Centrum der Leberläppchen besonders dunkel gefärbt, während die peripheren Abschnitte derselben heller und wegen der nicht seltenen Fettinfiltration der Zellen oft deutlich gelb erscheinen. Hierdurch erhält die Schnittfläche der Leber jenes bekannte, gesprenkelte Aussehen, welches zu dem Namen der *Muskatnussleber* Anlass gegeben hat. Hält die Blutstauung in der Leber längere Zeit an, so kommt es, namentlich im Centrum der einzelnen Acini, zu einer ziemlich ausgedehnten Atrophie von Leberzellen, wodurch die Leber im Ganzen etwas verkleinert wird und eine leicht granulirte Oberfläche erhalten kann („*atrophische Muskatnussleber*").

Die *klinischen Erscheinungen* der Stauungsleber beziehen sich vorzugsweise auf die Vergrösserung des Organs. Hat sich bei einem chronischen Herzfehler, bei einem Lungenemphysem und anderen analogen Zuständen eine Stauungsleber entwickelt, so ist die *Leberdämpfung* vergrössert und häufig kann man auch den unteren Leberrand, sowie einen Theil der vorderen Leberfläche deutlich fühlen. In ausgesprochenen Fällen überragt die Leber fast eine Hand breit den rechten unteren Rippenbogen. Nicht selten besteht bei der Stauungsleber ein leichter oder sogar etwas stärkerer *Icterus*. Derselbe kommt wahrscheinlich in Folge des von den erweiterten Blutgefässen auf die kleinen Gallengänge in der Leber ausgeübten Drucks zu Stande. Wie bereits früher erwähnt, ist das eigenthümliche Gemisch von icterischer und cyanotischer Hautfärbung für viele Herzfehlerkranke charakteristisch.

Nicht selten verursacht eine starke Stauungsleber auch deutliche *subjective Beschwerden*. Die Kranken haben ein Gefühl von Druck und Schwere in der Lebergegend, welches sich bei stärkerer Anspannung der Leberkapsel zu wirklichem Schmerz steigern kann.

Die *Prognose* und *Therapie* der Stauungsleber hängen selbstverständlich ganz von der Art des Grundleidens ab.

3. Ueber die *active Hyperämie* (Congestivhyperämie) der Leber, welche früher als Theilerscheinung der sogenannten „Abdominalplethora“ eine wichtige Rolle spielte, wissen wir eigentlich nur wenig Sicheres. Am häufigsten wird die Annahme einer derartigen Hyperämie bei Personen gemacht, welche den Freuden der Tafel nicht abgeneigt sind, dabei aber eine sitzende Lebensweise mit wenig körperlicher Bewegung führen. Unter diesen Umständen soll zuweilen die während jeder Verdauung sich einstellende vorübergehende Hyperämie der Leber in einen andauernd vermehrten Blutreichthum des Organs übergehen, welcher zu einer Vergrösserung der Leber, zu schmerzhaften Sensationen im rechten Hypochondrium, zu Verdauungsbeschwerden, zu zeitweiliger, leicht icterischer Hautfärbung u. dgl. Anlass giebt. Der soeben angedeutete krankhafte Zustand kommt allerdings in der Praxis sehr häufig vor, doch dürfte es kaum möglich sein, eine strenge Trennung der activen Leberhyperämie von anderen, zu ähnlichen Erscheinungen führenden Zuständen (chronischer Magen- und Darmkatarrh, Herzhypertrophie und functionelle Herzstörungen mit Stauungsleber, Fettleber, beginnende Lebercirrhose u. s. w.) durchzuführen.

Eine wichtige Rolle bei dem Zustandekommen der activen Leberhyperämie wird auch dem Genuss solcher Stoffe zugeschrieben, welche besonders „reizend“ auf die Leber einwirken sollen. Hierher gehören die verschiedenen Gewürze, der Caffee und vor allem der Alkohol.

Ferner ist der zuweilen auffallende Blutreichthum der Leber bei manchen *acuten Infectionskrankheiten* zu erwähnen, so namentlich bei den schwereren südlichen Malariaformen, beim Typhus u. s. w.

Endlich sollen Leberhyperämien in Folge des *Ausbleibens sonstiger Blutungen*, vor allem menstrueller und hämorrhoidaler Blutungen, vorkommen können. Die zu Gunsten dieser Annahme angeführten Thatsachen sind aber alle in ihrer Deutung unsicher und zweifelhaft. Erwähnen wollen wir wenigstens, dass der in einzelnen Fällen bei ausbleibender oder spärlicher Menstruation beobachte Icterus („*menstruelle Gelbsucht*“) auf eine vicariirende Leberhyperämie bezogen worden ist.

Allgemeine Angaben über den *Verlauf* und die *Dauer* der activen Leberhyperämie lassen sich begreiflicher Weise nicht machen. Die *Behandlung* jener zuerst erwähnten Formen von Leberhyperämie bei Leuten mit unzweckmässiger Lebensweise besteht vor allem in einer sorgfältigen Regelung der Diät, in der Anordnung ausreichender Bewegung in freier Luft (Reiten) und in der Verabreichung von Abführmitteln (Rheum, Aloë, Trinkkuren in Carlsbad, Marienbad, Kissingen u. s. w.).

ZWÖLFTES CAPITEL.

Atrophie, Hypertrophie und Degenerationen der Leber.

1. **Einfache Atrophie der Leber.** Eine einfache Atrophie der Leber wird nicht selten beim Altersmarasmus und bei Inanitionszuständen aus den verschiedensten Ursachen beobachtet. Die Leber ist mehr oder weniger stark verkleinert und namentlich an ihren Rändern geschrumpft. Die Acini erscheinen beträchtlich verkleinert und auch die einzelnen, noch vorhandenen Leberzellen sind atrophisch und dabei gewöhnlich stark pigmentirt.

Besondere klinische Erscheinungen kommen der Leberatrophie als solcher nicht zu. Die Verkleinerung der Leberdämpfung, welche zwar meist nachgewiesen werden kann, ist ein so vieldeutiges Symptom, dass man hieraus kaum jemals das Bestehen einer Leberatrophie mit Sicherheit diagnosticiren kann. Von einiger Bedeutung ist vielleicht die angeblich beobachtete abnorm helle Färbung der Fäces, welche auf die Abnahme der Gallenbereitung hinweist.

2. **Hypertrophie der Leber.** Da die Leber schon unter normalen Verhältnissen ziemlich bedeutende Schwankungen in ihrer Grösse zeigt, so ist eine strenge Grenze, von welcher an man eine abnorme Hypertrophie der Leber annimmt, nicht zu ziehen. Zuweilen findet man bei Sectionen aussergewöhnlich grosse Lebern, welche gar keine Störung verursacht haben und für deren Entstehung sich auch kein Grund auffinden lässt.

Erwähnenswerth sind die Lebervergrösserungen, welche bei einigen bestimmten Krankheiten relativ häufig beobachtet werden, namentlich beim *Diabetes mellitus,* bei der chronischen *Malaria*, bei der *Leucämie* und zuweilen bei der *Rachitis.* Auch die bei *Säufern* nicht selten gefundenen grossen Lebern („*Säuferleber*") sind in der Regel einfache Hypertrophien der Leber. In einzelnen Fällen hat man auch eine herdweise auftretende Hyperplasie der Leber beschrieben, welche flache tumorartige Erhebungen auf der Leberoberfläche bilden kann.

Die Erkennung der Leberhypertrophie ist mit Berücksichtigung der vorhandenen ätiologischen Verhältnisse durch die objective Untersuchung (Percussion und Palpation) nur in soweit möglich, als es gelingt, das Bestehen anderer, ebenfalls zur Vergrösserung des Organs führender Veränderungen in der Leber (Amyloid, Induration u. s. w.) auszuschliessen.

3. **Fettleber.** Mit dem Namen „Fettleber" bezeichnet man die abnorm starke, diffuse *Fettinfiltration* der Leberzellen. Die Leber wird hierdurch im Ganzen vergrössert, sie ist fest, blutarm und zeigt sowohl von aussen, als auch auf dem Durchschnitt eine gleichmässig gelbe Färbung. Bei der mikroskopischen Untersuchung sieht man die Leberzellen, am stärksten in den peripheren Theilen der Acini, mit grossen und kleineren Fetttropfen erfüllt.

Die *Ursachen* der Fettleber sind keineswegs ganz klar. Zuweilen findet man Fettlebern bei überhaupt sehr fetten Personen, bei welchen man eine abnorm reichliche Zufuhr von Nahrungsfett zur Leber voraussetzen darf. Doch enthält manchmal die Leber verhältnissmässig wenig Fett, während der Panniculus adiposus und die Fettablagerung an anderen Organen beträchtlich ist. Auch bei *Säufern* findet sich zuweilen ausgesprochene Fettleber. Sehr auffallend ist das Vorkommen von Fettlebern bei *kachectischen Personen,* ganz besonders bei *Phthisikern,* seltener bei sonstigen marastischen Kranken (Krebskranken, atrophischen Kindern u. dgl.) Die näheren Verhältnisse, warum in solchen Fällen das aus der Nahrung stammende oder von anderen Organen her der Leber zugeführte Fett nicht verbrannt wird, sind uns unbekannt.

Da wir über etwaige Störungen der Leberfunction bei der Fettleber nichts wissen, so beziehen sich die *klinischen Erscheinungen* derselben lediglich auf die Grössenzunahme des Organs. Insbesondere bei Phthisikern können wir die Fettleber zuweilen mit einiger Sicherheit diagnosticiren, wenn die Leber nachweislich vergrössert ist und andere Ursachen dieser Vergrösserung (vorzugsweise die Amyloidentartung der Leber) mit Wahrscheinlichkeit ausgeschlossen werden können. Kann man den unteren Rand der Leber fühlen, so erscheint dieser bei der Fettleber meist auffallend stumpf und abgerundet.

Die *Behandlung* der Fettleber fällt mit der Behandlung des Grundleidens zusammen.

4. **Amyloidleber** (*Speckleber*). Die Amyloidleber ist fast immer eine Theilerscheinung der über verschiedene innere Organe (Milz, Niere, Darm u. s. w.) ausgebreiteten Amyloiderkrankung. Dieselbe entwickelt sich vorzugsweise bei gewissen kachectischen Zuständen, bei langwierigen Eiterungen (Knochencaries, Empyemfisteln u. dgl.), bei chronischer Lungentuberkulose, bei constitutioneller Lues u. a.

Bei der Speckleber ist das Organ im Ganzen meist vergrössert. In hochgradigen Fällen kann die Leber fast das Doppelte ihres normalen

Volumens erreichen. Die Leber fühlt sich sehr fest und hart an, ihre Oberfläche ist vollkommen glatt, ihr unterer Rand ein wenig abgestumpft. Die Schnittfläche zeigt ein charakteristisch graubraunes, glänzendes, „speckiges" Aussehen.

Die *mikroskopische Untersuchung* zeigt, dass die amyloide Degeneration vorzugsweise die *Wände der Lebercapillaren* betrifft, während an den Leberzellen selbst nur selten und in geringem Maasse Amyloid nachweisbar ist. Sehr häufig findet man die Leberzellen atrophisch und zum Theil fettig infiltrirt.

Die *Diagnose* der Speckleber stützt sich in erster Linie auf die durch die Percussion und Palpation nachweisliche Vergrösserung des Organs. Häufig kann man einen grossen Theil der vorderen Fläche und den unteren Rand der harten festen Leber, welcher bis zur Nabelhöhe herabreichen kann, sehr deutlich fühlen. Gesichert wird die Diagnose aber nur durch das Vorhandensein einer erfahrungsgemäss zur Amyloidentwicklung disponirenden Grundkrankheit und durch den Nachweis des Amyloids in anderen Organen, vor allem in der *Milz* (Milztumor) und in der *Niere* (Albuminurie).

Die übrigen Krankheitserscheinungen, die Prognose und die Therapie hängen vorzugsweise von dem bestehenden Grundleiden ab. Näheres über die Amyloiderkrankung überhaupt findet man in dem Capitel über die Amyloidniere.

DREIZEHNTES CAPITEL.

Form- und Lageanomalien der Leber.

1. **Schnürleber.** Durch den anhaltenden beim Schnüren ausgeübten Druck des unteren Brustkorbes auf die Leber entsteht häufig eine *Druckatrophie des Lebergewebes* an der entsprechenden Stelle, welche zu einer tiefen Querfurche an der vorderen Leberfläche führt. Diese „*Schnürfurche*" betrifft vorzugsweise den *rechten* Leberlappen. Sie findet sich meist an derjenigen Stelle, welche dem unteren Rippenbogen anliegt, und hier ist die Atrophie zuweilen so hochgradig, dass der untere abgeschnürte, gewöhnlich rundliche Theil der Leber nur noch durch eine schmale Brücke mit dem oberen Abschnitt verbunden ist. An der atrophischen Stelle ist der bindegewebige Ueberzug der Leber fast immer stark verdickt. Manchmal kann man den unteren Leberabschnitt wie um ein Gelenk vollständig nach oben überklappen.

Die Schnürleber findet man ziemlich häufig bei *älteren Frauen*, nur ausnahmsweise bei Männern (z. B. bei Soldaten). Geringe Grade derselben sind im Leben nicht zu erkennen und machen gar keine Beschwerden. Auch stärkere Schnürlebern verursachen in der Regel keine besonderen Symptome, können aber, wenn die Bauchdecken schlaff sind, deutlich von aussen wahrgenommen werden. Man fühlt die tiefe quere Furche und den unteren abgeschnürten Lebertheil mit seinem meist abgestumpften Rande. Namentlich bei älteren Frauen muss man an das Vorkommen der Schnürleber stets denken, weil diese leicht zu Verwechslungen mit sonstigen Lebervergrösserungen (Stauungsleber, Speckleber u. s. w.), ja sogar mit Lebertumoren Anlass geben kann.

In seltenen Fällen machen starke Schnürlebern besondere *klinische Symptome.* Sie verursachen ein beständiges Gefühl von Druck und Zerrung in der Lebergegend. Zuweilen kommt es in Folge von Blutstauung zu einer vorübergehenden stärkeren Anschwellung des abgeschnürten Theils, welche mit heftigen Schmerzen und peritonealen Reizerscheinungen (Erbrechen, leichte Collapszustände) verbunden sein kann. Die Beschwerden lassen bei Bettruhe und Application von Kälte gewöhnlich rasch nach, können aber wiederholt recidiviren.

2. **Wanderleber.** Die Wanderleber ist ein sehr seltenes, bis jetzt nur bei Frauen beobachtetes Leiden. Die Ursache der Affection ist nicht genau bekannt. Wahrscheinlich handelt es sich um eine abnorme Länge des Ligamentum suspensorium. Die Leber liegt nicht an ihrer gewöhnlichen Stelle, sondern viel tiefer in den unteren Partien der Bauchhöhle. Sie ist daselbst deutlich fühlbar und kann gewöhnlich durch äusseren Druck ziemlich leicht nach oben in ihre normale Lage reponirt werden. Sie ist stets abnorm beweglich und verändert auch bei seitlicher Lagerung der Patienten deutlich ihren Ort.

In den meisten Fällen verursacht die Wanderleber ziemlich *grosse Beschwerden,* welche namentlich in Schmerzen, in Verdauungsstörungen und dgl. bestehen. Eine Besserung des Zustandes ist nur dann möglich, wenn es gelingt, durch eine passend angebrachte Bandage die reponirte Leber an ihrer normalen Stelle zurückzuhalten.

VIERZEHNTES CAPITEL.

Pylephlebitis suppurativa.

(Eitrige Entzündung der Pfortader und ihrer Zweige.)

Aetiologie. Die eitrige Pylephlebitis ist nur ausnahmsweise ein primäres, selbständiges Leiden. In den meisten Fällen bildet sie sich durch die *Fortsetzung einer eitrigen Entzündung in der Nachbarschaft* auf die Venenwand. Selten wird der Hauptstamm der Pfortader direct befallen. Gewöhnlich geht die Entzündung von den Leberästen oder von den Wurzeln der Pfortader aus und pflanzt sich von hier erst weiter auf den Hauptstamm des Gefässes fort.

Relativ am häufigsten beobachtet man eine eitrige Pylephlebitis im Anschluss an *perityphlitische Abscesse*, indem die Entzündung eine Mesenterialvene ergreift und von hier aus sich weiter fortsetzt. In ganz analoger Weise, aber viel seltener, entsteht die Pylephlebitis, welche von einem *Magengeschwür*, von *geschwürigen Processen im Darm*, namentlich im Dickdarm (Dysenterie), von *Milzabscessen*, ferner von eitrigen Entzündungen an der *Leberpforte* und in der *Leber* selbst (Gallensteinabscesse) ausgeht.

Eine besondere Form der Pylephlebitis beobachtet man bei *neugeborenen Kindern*. Hier geht die Entzündung von der *Nabelvene* aus, und es braucht wohl kaum besonders bemerkt zu werden, dass die Ursache der Entzündung in einer septischen Infection der Nabelwunde zu suchen ist.

In vereinzelten Fällen hat man als Ursache der Pfortaderentzündung das Eindringen eines verschluckten Fremdkörpers (z. B. einer Stecknadel) in eine Vene beobachtet. Natürlich sind auch hier die an dem Fremdkörper haftenden Bacterien das eigentliche entzündungserregende Moment.

Pathologische Anatomie. An den Stellen, wo die Entzündung die Venenwand ergriffen hat, ist das Gefäss verdickt, das umgebende Bindegewebe häufig eitrig infiltrit und mit kleinen Blutungen durchsetzt. Schneidet man die Vene auf, so findet man die Intima trübe und oft oberflächlich ulcerirt. Das Lumen des Gefässes ist mit Thrombusmassen erfüllt, welche gewöhnlich grösstentheils eitrig zerfallen sind, so dass sich aus der Vene eine übelriechende eitrige oder jauchige Flüssigkeit ergiesst. Die Reihenfolge der Erscheinungen hat man sich so zu denken, dass zunächst die Gefässwand von der Entzündung ergriffen wird. In Folge dessen thrombosirt an dieser Stelle der Gefässinhalt. Das Eindringen der Bacterien in den Thrombus bewirkt die „puriforme Schmelzung“ desselben.

Die Ausdehnung der Pylephlebitis ist natürlich in den einzelnen Fällen verschieden. Von dem Thrombus reissen sich meist kleine Partikelchen los, welche in die *Leber* gelangen und hier *metastatische Abscesse* erzeugen. Ausser in der Leber können sich weiterhin in den *Lungen*, in den *Nieren*, im *Gehirn*, in den *Gelenken* u. s. w. secundäre Eiterungen bilden, so dass sich das ausgesprochene anatomische Bild der allgemeinen *Pyämie* entwickelt.

Klinische Symptome und Krankheitsverlauf. Da das primäre Leiden, welches der Entwicklung der Pylephlebitis zu Grunde liegt, von der verschiedensten Art sein kann, so lässt sich ein abgeschlossenes Krankheitsbild der eitrigen Pfortaderentzündung nicht geben. Indessen ist der Eintritt der letzteren doch häufig von einer Anzahl von Symptomen begleitet, welche wenigstens in einigen Fällen und bei richtig erkanntem Grundleiden die Diagnose dieser Complication ermöglichen.

Die *Symptome der suppurativen Pylephlebitis* hängen zum Theil von der örtlichen Erkrankung direct ab, theils sind sie die Folge des eintretenden allgemein pyämischen Krankheitszustandes. Zu den *örtlichen Symptomen* gehört der *Schmerz im Epigastrium*, welcher nur selten fehlt. Je nach dem Ausgangspunkt und der weiteren Ausbreitung der Entzündung strahlt er auch in die unteren und seitlichen Abschnitte des Abdomens aus. Die Thrombose der Pfortader muss ferner zu *Stauungserscheinungen* führen. Die *Milz* schwillt beträchtlich an und, wenn die Krankheit nicht ein rasches tödtliches Ende erreicht, bildet sich auch ein deutlicher Flüssigkeitserguss in der Peritonealhöhle. Uebrigens ist der Milztumor nicht immer ausschliesslich als Stauungstumor aufzufassen, sondern er ist zum Theil auch als „acuter Milztumor“ von der allgemeinen septischen Infection abhängig. Greift die Entzündung von den Pfortaderzweigen auf benachbarte grössere oder kleinere Gallenwege über, so entsteht *Icterus*, welcher ziemlich häufig bei der Pylephlebitis beobachtet wird. Zuweilen ist sein Auftreten auch von den gebildeten Leberabscessen, zuweilen von gleichzeitig vorhandenen Gallensteinen abhängig. In einzelnen Fällen fehlt der Icterus ganz.

Zu den pyämischen Erscheinungen gehören in erster Linie die *Leberabscesse*, welche, wie erwähnt, durch directe embolische Verschleppung des infectiösen Materials in die Leber entstehen. Im Leben geben sich die Abscesse nur durch die fast constant eintretende beträchtliche *Vergrösserung der Leber* zu erkennen. In den Fällen, wo keine Leberabscesse entstehen, bleibt das Volumen der Leber gewöhnlich normal.

Von grosser diagnostischer Wichtigkeit ist das Verhalten des *Fiebers*. Wie bei allen pyämischen Zuständen tritt dasselbe auch bei der eitrigen Pylephlebitis fast stets in Form von einzelnen hohen mit einem *Schüttelfrost* verbundenen Steigerungen (bis 41° und mehr) auf, welche von tiefen, unter reichlicher Schweissbildung stattfindenden Senkungen der Temperatur gefolgt sind. Derartige Fieberanfälle wiederholen sich in unregelmässigen Pausen, täglich oder alle 2—3 Tage.

Zugleich mit dem Fieber bildet sich ein an Schwere immer mehr zunehmender *septischer Allgemeinzustand* aus. Der *Puls* wird frequent und klein, das Sensorium wird benommen, *Somnolenz* und *Delirien* stellen sich ein und die Kräfte der Patienten werden rasch geringer.

Von Seiten der übrigen Organe ist noch zu erwähnen, dass häufig *Erbrechen* eintritt. Der *Stuhl* ist ausnahmsweise angehalten, meist bestehen *Durchfälle*, welche in Folge der Stauung blutige Beimengungen enthalten können. In einigen Fällen tritt durch die weitere Ausbreitung der Entzündung von irgend einer Stelle aus eine terminale *allgemeine Peritonitis* auf. Bemerkenswerth ist endlich, dass der *Harn* gewöhnlich in geringer Menge secernirt wird und eine auffallende *Abnahme des Harnstoffgehalts* zeigt.

Der *Verlauf der Krankheit* ist meist ziemlich acut. Die Dauer derselben beträgt durchschnittlich etwa 2 Wochen, zuweilen aber auch 3—4 Wochen oder noch länger. Der *Ausgang* ist stets tödtlich. Heilungsfälle sind wenigstens nicht bekannt.

Die *Diagnose* der eitrigen Pylephlebitis ist zuweilen mit ziemlicher Sicherheit möglich. In anderen Fällen sind aber Verwechselungen mit sonstigen pyämischen Zuständen, mit Gallensteinabscessen u. dgl. nicht zu vermeiden. Zu berücksichtigen sind vor allem der etwa nachweisbare Ausgangspunkt der Affection, ferner die pyämischen Schüttelfröste, die Milz- und Leberschwellung, der Icterus, die Schmerzhaftigkeit im Epigastrium und der schwere septische Allgemeinzustand.

In *therapeutischer Beziehung* können wir leider fast gar nichts thun. Das Fieber bleibt auch durch grosse Chinindosen unbeeinflusst. Die möglichst lange Erhaltung der Kräfte und die Linderung der Schmerzen sind daher das einzige Ziel, welches die Behandlung anzustreben hat.

FÜNFZEHNTES CAPITEL.

Thrombose der Pfortader.

(Pylephlebitis adhaesiva chronica. Pylethrombosis.)

Aetiologie und pathologische Anatomie. Ebenso, wie die eitrige Pylephlebitis, so ist auch die chronische Thrombose der Pfortader keine selbständige Krankheit für sich, sondern ein Folgezustand, welcher sich im Anschluss an mannigfache sonstige pathologische Veränderungen entwickeln kann. Sehen wir von der seltenen, meist erst gegen das Ende des Lebens entstehenden und daher klinisch bedeutungslosen *marantischen Thrombose* in der Pfortader ab, so lassen sich fast alle vorkommenden Pfortaderthrombosen auf eine Compression des Stammes oder eines der Hauptzweige des genannten Gefässes zurückführen (*Compressionthrombosen*). Relativ am häufigsten findet diese Compression bei gewissen chronischen Erkrankungen der Leber statt, bei welchen entweder die kleineren Pfortaderäste im Innern des Organs oder der Hauptstamm selbst eine mechanische, zur Gerinnung des Inhalts führende Beeinträchtigung erfahren. Hierher gehört vor allem die *Lebercirrhose* und die *Lebersyphilis,* in deren Gefolge Pfortaderthrombose wiederholt beobachtet worden ist. Doch können auch sonstige Erkrankungen in der Umgebung der Vena portarum die gleiche Folge nach sich ziehen. Bei Compression des Gefässes durch *Neubildungen* der verschiedensten Art, ferner durch *chronisch-entzündliche Verdickungen des Bindegewebes* an der Leberpforte, wie sie bei chronischer allgemeiner und umschriebener Peritonitis (z. B. nach Ulcus duodeni) vorkommen, kann sich eine secundäre Pfortaderthrombose entwickeln.

Die frühere Ansicht, dass eine primäre adhäsive Pylephlebitis manchen Formen von „gelappter Leber" zu Grunde liegt, ist unrichtig. In den hierher gehörigen Fällen handelt es sich wahrscheinlich stets um eine primäre Leberkrankheit (meist Syphilis). An sich hat selbst der lange andauernde Verschluss der Pfortader keinen Einfluss auf die Grösse der Leber, weil durch die Arteria hepatica eine ausreichende Versorgung des Organs mit Blut stattfinden kann.

Die *anatomischen Veränderungen* der Pylethrombosis sind nicht wesentlich von denen jeder anderen Venenthrombose verschieden. Je nach ihrem Alter bewahren die Thromben noch eine rothe Farbe oder sind derber, blasser und brüchiger. Hat die Thrombose lange Zeit bestanden, so bildet sich eine vollständige Organisation des Thrombus aus, wie wir dies auch am Hauptstamme der Pfortader gesehen haben.

Symptome und Krankheitsverlauf. Die Symptome der Pfortaderthrombose bestehen in denselben Folgezuständen der Stauung, welche wir schon wiederholt bei verschiedenen Krankheiten der Leber kennen gelernt haben. Die Intensität, die Ausbreitung und die Zeit der Entwicklung dieser Symptome hängen selbstverständlich ganz von dem Sitz und der Stärke der Thrombose ab. Bei einer den Hauptstamm der Pfortader betreffenden Thrombose, welche ausgedehnt genug ist, um ein wesentliches Stromhinderniss darzustellen, machen sich die Stauungserscheinungen in allen Wurzelgebieten des verstopften Gefässes deutlich bemerkbar. Die *Milz* schwillt beträchtlich an und ihre Vergrösserung kann durch die Percussion und Palpation leicht nachgewiesen werden. Bald stellt sich *Ascites* in Folge der Stauung in den Peritonealvenen ein, während die Ueberfüllung der Magen- und Darmgefässe zu katarrhalischen Erscheinungen (Durchfälle u. dgl.), nicht sehr selten auch zu wiederholten *Magen-* und *Darmblutungen* Anlass giebt.

Da die Möglichkeit der Entwicklung von Collateralbahnen (s. S. 677) besteht, auf welchen das Blut aus dem Pfortadergebiet in die Körpervenen übergeführt wird, so kann ein Theil der bereits eingetretenen Stauungserscheinungen vorübergehend (vielleicht auch dauernd?) wieder verschwinden. Wir beobachteten einen Fall von Pfortaderthrombose (im Anschluss an eine wahrscheinlich syphilitische Leberaffection), bei welchem ein ziemlich starker Ascites etwa 6—7 Mal in Zwischenräumen von $^1/_4$—$^1/_2$ Jahr auftrat und bei ausreichender Pflege des Patienten wieder verschwand. Als der Patient nach 6jähriger Krankheitsdauer und etwa 15 Mal nothwendig gewordenen Ascitespunctionen starb, fand sich der Stamm der Pfortader in einen vollständig festen Bindegewebsstrang verwandelt, welcher ein nur noch für eine Stricknadel durchgängiges Lumen zeigte. Mit der Entwicklung der Collateralbahnen hängt auch die meist starke Ausbildung des *Venennetzes auf den Bauchdecken* (zuweilen in der Form des „caput Medusae") zusammen.

Locale Symptome (Schmerz u. dgl.) sind bei der einfachen Pfortaderthrombose nicht vorhanden. Das Verhalten der *Leber* hängt von der bestehenden Grundkrankheit ab. Vielleicht kann eine mässige allgemeine Atrophie der Leber in Folge einer langdauernden Unterbrechung des Pfortaderblutstroms auftreten. Die gleichzeitig gefundenen cirrhotischen und gelappten Lebern sind aber, wie gesagt, nicht die Folge, sondern die Ursache der Pfortaderthrombose oder derselben coordinirt.

Ueber den *Verlauf* und die *Dauer* des Leidens lassen sich keine allgemeinen Angaben machen, weil hierbei allein die Art der Grundkrankheit maassgebend ist.

Die *Diagnose* der Pfortaderthrombose ist meist sehr schwierig und streng genommen fast niemals mit Sicherheit zu stellen. Zwar kann man aus den bestehenden Erscheinungen gewöhnlich leicht erkennen, dass ein erhebliches Stromhinderniss im Gebiete der Vena portarum bestehen muss. Ob dieses aber in einer Thrombose oder in einer Compression der Pfortader oder endlich in dem Untergange zahlreicher kleiner Pfortaderäste in der Leber selbst seinen Grund hat, — dies sicher zu entscheiden, ist kaum jemals möglich. Vermuthen darf man eine Pfortaderthrombose am ehesten dann, wenn alle anderen möglichen Ursachen einer Pfortaderstauung unwahrscheinlich sind und wenn irgend ein ätiologisches Moment (z. B. eine vorhergehende umschriebene Peritonitis u. dgl.) ausfindig gemacht werden kann.

Die *Prognose* ist in allen Fällen ungünstig zu stellen, obwohl, wie wir gesehen haben, vorübergehende bedeutende Besserungen des Zustandes möglich sind. Die *Therapie* richtet sich nach den bestehenden Symptomen und schliesst sich hierin im Ganzen den bei der Lebercirrhose näher besprochenen Grundsätzen an.

ANHANG.

Die Krankheiten des Pancreas.

Die wenigen bekannten und *klinisch* wichtigen Thatsachen über die Pathologie des Pancreas lassen sich in Folgendem zusammenstellen.

1. **Hämorrhagie des Pancreas.** Kleinere Blutungen im Pancreas bei allgemeiner hämorrhagischer Diathese, bei starker venöser Stauung u. dgl. kommen nicht selten vor, ohne eine besondere Bedeutung zu haben. Dagegen sind von Klebs und von Zenker einige Fälle beschrieben worden, in welchen eine ausgedehnte Pancreashämorrhagie als einzige nachweisbare Todesursache bei der Section gefunden wurde. Es handelte sich um vorher ganz gesunde und kräftige, freilich auffallend fettleibige Männer, welche einen *plötzlichen Tod* erlitten hatten. Vielleicht ist es die Einwirkung der Blutung auf das Ganglion semilunare oder den Plexus solaris, welche den raschen Tod herbeiführt. Ueber die Ursache der Blutung in diesen Fällen ist nichts Näheres bekannt.

2. **Atrophie des Pancreas.** Abgesehen von der Atrophie des Pancreas bei allgemein marantischen Personen, findet man diesen Zustand in auffallend hohem Grade fast constant in den Leichen von Kranken mit *Diabetes mellitus* (s. d.). In welcher Beziehung diese Veränderung zu dem Diabetes steht, ist nicht mit Sicherheit bekannt.

3. **Entzündung des Pancreas.** Die Litteratur enthält einige Beobachtungen, welche das freilich äusserst seltene Vorkommen einer *primären acuten Pancreatitis* darzuthun scheinen. Die Krankheit beginnt mit einem heftigen kolikartigen Schmerz im Epigastrium. Erbrechen und allgemeiner Collaps treten bald ein. Der Puls wird klein, die Extremitäten kühl und in kurzer Zeit erfolgt der Tod. Bei der *Section* fand sich in den wenigen hierher gehörigen, bekannt gewordenen Fällen eine beträchtliche Schwellung der ganzen Bauchspeicheldrüse. Dieselbe war mit Hämorrhagien oder auch mit einzelnen Eiterherden durchsetzt. Ueber die *Aetiologie* des Leidens wissen wir nichts. — Secundäre Abscesse im Pancreas kommen bei pyämischen Affectionen nicht selten vor.

Die *chronische indurative Pancreatitis* entsteht zuweilen durch Fortpflanzung eines chronisch-entzündlichen Processes von der Nachbarschaft her. Nach FRIEDREICH soll sie bei Säufern zuweilen als selbständige Affection auftreten. Auch *syphilitische Veränderungen* im Pancreas mit Schrumpfung und Verhärtung des Organs sind beobachtet worden. Besondere klinische Symptome kommen allen diesen Veränderungen nicht zu. Höchstens könnte eine Erscheinung darauf hinweisen, welche überhaupt bei allen möglichen tiefgreifenden Störungen im Pancreas zuweilen vorkommt, nämlich das Auftreten von reichlichen Mengen *Fett in den Stühlen.* Da der pancreatische Saft bei der Fettverdauung bekanntlich eine wichtige Rolle spielt, so ist es allerdings verständlich, dass hochgradige Veränderungen des Pancreas zu „Fettstühlen" Anlass geben können. Indessen verliert dieses Zeichen dadurch an Werth, dass die Galle allein offenbar auch die Fettresorption ermöglichen kann und dass man daher nicht selten trotz vollständiger Atrophie oder Degeneration des Pancreas das Auftreten der Fettstühle vermisst hat.

4. **Krebs des Pancreas.** Der primäre Krebs des Pancreas ist die häufigste und daher klinisch wichtigste Krankheit der Bauchspeicheldrüse. In der Regel ist der Kopf des Pancreas der Sitz der Neubildung, welche in den meisten Fällen ein Markschwamm, in seltenen Fällen auch ein Gallertkrebs ist. Directe Fortwucherung auf die Nachbarorgane und Metastasen in den verschiedensten Organen (Leber, Peritoneum, Lymphdrüsen u. s. w.) sind wiederholt beobachtet worden.

Die *klinischen Symptome* des Pancreaskrebses sind fast nimals so ausgeprägt, dass sie eine sichere Diagnose der Krankheit ermöglichen. Zuweilen sind nur die secundären Krebsknoten in der Leber, im Peritoneum u. s. w. nachweisbar. Dann bleibt die Frage nach dem Sitz des primären Krebses zweifelhaft. Oder der primäre Tumor ist deutlich durch die Bauchdecken fühlbar. Dann ist aber eine *sichere* Unterscheidung desselben von einem Carcinom am Magen, am Netz u. dgl. kaum jemals möglich.

Das allgemeine Krankheitsbild des Pancreaskrebses hat mit dem der meisten Carcinome in den Abdominalorganen viel Aehnlichkeit. Gewöhnlich handelt es sich um ältere Personen. Die ersten Krankheitserscheinungen bestehen in den Zeichen der allgemeinen Schwäche und Abmagerung oder in auftretenden Compressionssymptomen. Manchmal klagen die Patienten über beständige dumpfe *Schmerzen im Epigastrium.* Wird die Pfortader durch die Neubildung beeinträchtigt, so entwickelt sich *Ascites*, wird der Ductus choledochus comprimirt, so entsteht *Icterus.* Unter zunehmendem Marasmus erfolgt gewöhnlich nach $1/2$ bis 1 jähriger Krankheitsdauer der Tod.

Die *Diagnose* ist nur dann mit einer gewissen Wahrscheinlichkeit zu stellen, wenn das Auftreten von Fettstühlen auf eine Erkrankung des Pancreas hinweist, wenn ein der Gegend des Pancreas entsprechender Tumor fühlbar ist und wenn eine primäre Carcinombildung in anderen Organen mit Wahrscheinlichkeit ausgeschlossen werden kann. Meist sind aber, wie gesagt, die bestehenden Symptome sehr vieldeutig. Die Fettstühle hat man wiederholt, auch bei ausgedehnter Krebsbildung im Pancreas, vermisst.

Die *Prognose* ist absolut ungünstig. Die *Therapie* hat nur die Aufgabe, durch die Behandlung einzelner Symptome die Beschwerden der Kranken zu vermindern.

NACHTRÄGE.

Zu Seite 78. Die specifischen Krankheitserreger des Erysipels sind neuerdings von FEHLEISEN mit Sicherheit nachgewiesen worden. Sie stellen eine besondere Art von Mikrococcen dar, welche künstlich gezüchtet werden können. Impfungen mit dem gezüchteten Material haben das Auftreten eines in jeder Hinsicht charakteristischen Erysipels zur Folge.

Zu Seite 134. Das Contagium des Rotzes ist ebenfalls vor Kurzem von LOEFFLER und SCHÜTZ entdeckt worden. Die genannten Forscher vermochten in allen Producten der Rotzkrankheit feine Stäbchen, ungefähr von der Grösse der Tuberkelbacillen, nachzuweisen. Diese Bacillen konnten künstlich gezüchtet und mit zweifellosem Erfolge auf Pferde und andere Thiere übergeimpft werden, wobei sich stets eine typische Rotzerkrankung entwickelte.

www.ingramcontent.com/pod-product-compliance
Lightning Source LLC
Chambersburg PA
CBHW020849210326
41598CB00018B/1616

* 9 7 8 3 7 4 2 8 0 9 1 4 8 *